U0398048

中国中医科学院“十三五”第一批重点领域科研项目
我国与“一带一路”九国医药交流史研究（ZZ10-011-1）

覆载万安方

〔日〕梶原性全 撰　肖永芝 等 校点

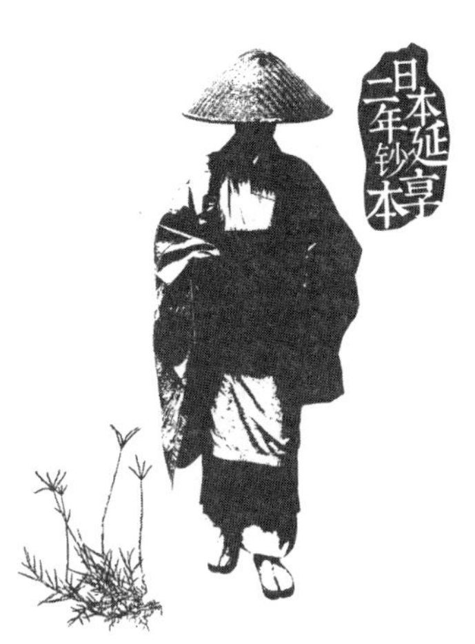

北京科学技术出版社

图书在版编目（CIP）数据

覆载万安方／〔日〕梶原性全撰，肖永芝等校点．—北京：北京科学技术出版社，2018.7
ISBN 978-7-5304-9131-7

Ⅰ.①覆… Ⅱ.①梶… ②肖… Ⅲ.①方书—汇编—日本 Ⅳ.①R289.2

中国版本图书馆 CIP 数据核字（2017）第 156626 号

覆载万安方

作　　者：〔日〕梶原性全
校　　点：肖永芝　等
策划编辑：李兆弟
责任编辑：杨朝晖　张　洁　周　珊
责任校对：贾　荣
责任印制：李　茗
出 版 人：曾庆宇
出版发行：北京科学技术出版社
社　　址：北京西直门南大街 16 号
邮政编码：100035
电话传真：0086-10-66135495（总编室）
0086-10-66113227（发行部）　0086-10-66161952(发行部传真)
电子信箱：bjkj@bjkjpress.com
网　　址：www.bkydw.cn
经　　销：新华书店
印　　刷：北京七彩京通数码快印有限公司
开　　本：889mm×1194mm　1/16
字　　数：1772 千字
印　　张：57.25
版　　次：2018 年 7 月第 1 版
印　　次：2018 年 7 月第 1 次印刷
ISBN 978-7-5304-9131-7/R·2341

定　　价：980.00 元

校点者：

肖永芝　张丽君　何慧玲　李　君　孙清伟

田　博　王俊文　李　隽　管琳玉　王文娟

前 言

我的博士生导师是著名中医文献学家马继兴先生。马老师有向同事和学生“现宝”的雅兴，每当研究兴致盎然之时，便会从他那简陋的办公室翻出自己得意的文献资料，向大家展示他数十年间收集到的“宝贝”。我入学后不久的某一天上午，马老师向我介绍了他的一件“宝贝”——日本古医籍《覆载万安方》（简称《万安方》）。之前，我对日本汉方医学一无所知，根本不知道日本人竟然会用汉文撰著医籍。因此，当看到这样一部体系完备、内容丰富、酷似中医古籍的日本医书时，我的内心无比震惊。20多年过去了，每当回忆起当天的情景——老师童稚般的笑靥、洒满阳光的小屋以及《万安方》带给我内心的震撼，我都会感慨万千。也就是从那天起，我萌生了引进、介绍日本古医籍的想法。或许，马老师也没有想到，他无意间用《万安方》把我引上了一条研究海外医学古籍的道路。

此后不久，马老师亲自选定梶原性全的《万安方》和《顿医抄》、释有林的《福田方》、曲直濑道三的《启迪集》等几部日本古医籍，希望经校点或翻译整理后在中国出版。他还指定了分工校点、翻译的人员，把校点《万安方》的任务分配给了我的同事王淑民教授，而把《顿医抄》的翻译工作分配给了我。此后，王淑民教授对《万安方》做了大量研究工作，并以此指导研究生获得硕士学位。由于对《万安方》情有独钟，在征得王淑民教授同意后，我从她手中接过了此书的校点整理和研究工作。其后，对这几部日本古医籍的整理研究工作因种种原因搁浅。不过，校点《万安方》、翻译《顿医抄》却成为我的两大心愿。

《万安方》是马老师推荐我阅读的第一部医学著作。我对海外传统古医籍的研究，萌动于《万安方》《顿医抄》，起步于日本汉方医籍，以后逐渐扩展到韩国、越南古医籍。时至2017年，中国中医科学院将“我国与‘一带一路’九国医药交流史研究”列入本院“十三五”第一批重点领域科研项目，我们的研究团队进一步拓展研究领域，联合国内外多家机构的学者，将研究范围扩大到中国与日本、韩国、越南、泰国、蒙古、俄罗斯、英国、法国、德国等国家的医学交流。

1997年，受日本药史学会邀请，在该学会常务理事川濑清教授的支持下，得到留日学者赵中振教授的帮助，我首次赴日本开展书目调查，历访东京、大阪、京都、横滨、名古屋、福冈、水户、奈良等地，调研了数十家公私藏书机构和大学图书馆，从日本收集、复制了日韩两国的古医籍书志资料和重要图书馆的藏书目录，所获资料涉及500余家日韩两国的公立、私立和大学的图书馆。

从2000年开始，国家科技部支持中国中医科学院中国医史文献研究所开展“海外中医古籍的抢救回归与发掘整理”工作，课题负责人郑金生教授派我赴日收集海外保存的中医古籍。依托于此课题的经费，我开始收集复制日本、韩国和越南的传统医籍。

2007年，得到中国中医科学院中国医史文献研究所的经费支持，我开始组织研究团队，对所获日韩两国的古医籍书志目录进行筛选、分类、整理，编制出日韩古医籍目录数据库，收载1912年以前的日本古医籍12275种、1910年以前的韩国古医籍416种。在此基础上，我们进一步深入研究日韩传统医籍的品种数量、成书年代、现存版本、保存现状、收藏机构、收集复制途径及其研究利用前景、价值等，对日韩传统医籍的保存现状有了大致的了解。

研究海外古医籍的工作一直持续了近20年。其间，我5次赴日本访书，多次得到日本茨城大学真柳诚教授鼎力支持，逐步积累了开展海外传统古医籍研究的文献资料和研究经验。迄今为止，我通过多种途径搜集日本、韩国和越南的古医籍千余部，包括医经、基础理论、伤寒金匮、诊法、针灸推拿按摩、本草、方书、临证各科、养生、医案医话医论杂著、医史、综合性著作、兰医兰药等门类。2016年，出版的《海外汉文古医籍精选丛书》被列入“2011—2020年国家古籍整理出版规划项目”，并获得该年度国家古籍整理出版专项经费资助。2017年，在北京科学技术出版社的支持下，我们的研究团队遴选出部分海外汉文古医籍精品，影印出版《海外汉文古医籍精选丛书》第一辑，收载了26种海外医家用汉文撰写的传统医籍。2018年，我们又出版了《海外汉文古医籍精选丛书》第二辑，继续影印海外医籍20种。

时光倒回到2013年，中国中医科学院中国医史文献研究所将“日韩传统医学文献整理、发掘与利用研究”列入自主选题项目。此项研究旨在以《万安方》《东医宝鉴》为典型范例，探索并积累整理、研究与利用海外古医籍的原则、方法和经验。校点整理《万安方》的工作终于被提上日程，我20多年前的心愿即将成为现实。

《万安方》的作者梶原性全是日本镰仓时期（1185—1333）的著名僧医，一生主要撰著了《顿医抄》和《万安方》两部著作。其中，《顿医抄》用日文编撰，重点依据宋代王怀隐、王祐等奉敕编写的《太平圣惠方》编撰而成，目的在于普及推广中国医学；而《万安方》则用汉文编著，主要仿照宋徽宗赵佶敕撰的《圣济总录》编撰而成，系性全专为其子冬景编著、秘不外传的家族医学宝典。两部著作均为大型综合性医学全书，内容从临床各科病证治方、诸药治禁、灸疗外治、房中养生，乃至脏腑形候、内景图谱、经络脉法、医风医德等，无所不包。两部著作均系征引中国汉、魏、唐、宋、元初的众多医籍，同时采撷日本民间俗方、僧侣和阴阳师的咒术疗法，附以撰者之己见，经多方折衷参合而成，不仅反映了日本镰仓时期的医学特色，代表了同期日本医学的最高水平，而且以其恢宏的巨制、广博的内容和可靠的临床疗效，堪与平安时期（794—1192）的《医心方》媲美，历来深受日本汉医学者的重视。同时，两部著作中大量征引辑录以《太平圣惠方》《圣济总录》为代表的中国唐宋时期医学文献，汇粹了元初以前的医学精华，保存了许多现已散佚的中医古籍，有些佚文甚至仅见于此，具有非常高的文献学价值。马老师数十年来著作等身，却从未校点过古医籍。或许正是由于对《万安方》学术价值的深刻理解，他才会将《万安方》等几部著作选入自己想组织团队校点整理的几部日本医籍之中。

本次校点整理《万安方》，我们的团队经过反复比较，综合考虑各种因素，选定日本国立公文书馆内阁文库所藏延享二年（1745）钞本为底本，以台北故宫博物院图书文献馆所藏天保三年（1832）钞本为主校本，用日本内阁文库、东京博物馆、京都大学图书馆收藏的几种《顿医抄》为参校本，同时广泛参考了书中所引中国医籍。但是，《万安方》至今未经刊刻，现存传本均为钞本。全书原文近80万字，书中的汉文古字、通假、避讳，日本俗写汉字以及原书本身的错讹衍倒、部分卷篇的和文古语，加上底本存在较为严重的错简现象等，都给校点整理本书造成了极大的困难。我们的研究团队精心整理，多方考证，反复校点，断断续续用了5年时光，反复校点了7次方告完成。

5年之间，我们研究团队中有一名学生通过对《万安方》中灸法的研究取得硕士学位；另有三位学生研究书中的经方、儿科、药学内容，相继发表了相关学术论文；多名参与研究的年轻学者借此学到了古籍校点整理的一些原则、方法和步骤。这些都是令我十分欣慰的意外收获，想必我的导师马继兴先生也会为20多年前的那次“现宝”感到高兴吧。

多年的研究工作使我深切体会到：古医籍的研究工作，想要不出错误是那么的困难，而无意间的疏漏却是那么的容易。因此，尽管我们殚精竭力，以极大的耐心，尽可能认真仔细地开展整理、研究和校点工作，但其间的错误仍然会在所难免。因此，当《万安方》的校点本即将付梓面对读者时，我的心情反而无比忐忑。

时光荏苒，世事沧桑，终日杂务缠身，常常身不由己，翻译整理梶原性全姊妹篇《顿医抄》的心愿至今未了。他日若条件成熟，希望能静下心来将该书译出，使之与《万安方》合成完璧，以供中国读者学习研究中国元初以前、日本镰仓时期的医学以及两国当时的医学交流历史，参考借鉴日本医籍中的一些有益于学术研究和临床运用的宝贵内容。

肖永芝

2017年11月

校点凡例

一、本次以日本内阁文库所藏延享二年（1745）钞本为底本，以台北故宫博物院图书文献馆所藏天保三年（1832）钞本为校本（在校记中简称为“校本”），同时参照其他相关中国医籍进行校点。

二、全书采用简体横排、现代标点。原书中繁简字错出，以繁体字为主，现均采用通行简化汉字。个别容易产生歧义的简体字，仍沿用繁体。如“橘”可以简化为“桔”，但“桔”字在中医书中有“桔子”和“桔梗”两意，为避免混淆，作“桔子”用时不改为简体。

三、凡底本不误而校本有误者，遵从底本，不改不注。底本引文虽有化裁，但文理通顺、意义无实质性改变者，不改不注。若底本有错、脱、衍、倒文，致文理不通、医理有误者，据校本改正并加注说明。若仍存其旧，亦加校记说明。

四、底本中的总目和子目与正文出入较大，不便检索。今删除底本各卷前的子目，依据正文实际内容新编总目录。但由于底本原来的总目附加了很多小字注文，可以帮助更好地理解正文中的相应内容，故今原样保存底本的总目，只为存旧，不作检索之用。

五、底本中的双行小字，统一改为单行，字号较正文小一号。原书眉批和旁注中的文字，据其文义插入正文相应的文字之后，在眉批、旁注前后用黑鱼尾号（【 】）前后相括，以为标记，并将字体改为楷体。

六、在底本中的正文、眉批和旁注中，均夹杂着少量日文内容，多数情况是标注病名、证名和药名的日语名称（和名）或日语发音。本次校点，在不影响阅读、理解原义的情况下，删除正文、眉批及旁注中的多数和名及日文注音，不出校记；少数情况下，若遇删除日文会影响理解原义，则保留该部分日文原文。

七、原抄录者在稿本上所做的校改，以改后文字为准。凡其新增删的内容，均遵从其最终修改意见，不再加以标识。

八、若因版式变更造成文字含义变化，依现代排版予以改正。如书中的“右”“左”两字，斟酌其文义，凡表示前文的“右”字通改为“上”，表示下文的“左”字则改为“下”，不另出注。

九、底本中的中医名词术语用字与今通行者不同时，一般改用通行之名（如“心胞”改作“心包”，“藏府”改作“脏腑”等）。但书中某些带有特殊含义的术语，用字虽与现今通行者不同，如表示舌质的“胎”字，仍沿用该字，不改作“苔”；确系表示舌苔的“胎”字，酌情改字，不出注，书中也不做统一。

十、凡底本中出现的异体字、俗写字等，均据文义径改为正字，一般不出注。遇通假字、避讳字等，改作正字，并酌情出注说明。若显系笔误或误用之字（如“曰”误作“日”、“己”误作“已”、“炙”误作“灸”等），则据文义径改，不另出注。

十一、底本中的方名、药名，有很多为当时习用之字，如“圆”等同于“丸”、“消”等同于“硝”等，尽量沿用其旧，不做硬性统一。

十二、若遇书中疑难冷僻之字，或某些特殊典故、术语，酌情予以简要注释。

十三、底本中漫漶不清或脱落遗漏的文字，用方框“□”表示，一个“□”表示一个文字，不另出注。

目　录

献万安方序

初，臣寿品高祖宗什世居平安。家医见推，博洽书籍，藏过五车。藏中有梶原性全《万安方》，传以尊信，殊加韫匮。及台庙时，召见为医官，赐禄千石，遂移东都。后复应诏至京，进药天子，而得奏起虢之功。敕赐启迪院法印位号，亦皆以此书多已见功也，以故世世子孙传以至今。

侍医臣望三英有志古方，与臣相善。乃一览，惊叹曰：呜呼，古方未丧，赖天之灵，何幸也！乃劝臣曰：当今国家设天官之政，尚宋局之方，亦欲以救恤民瘼，仁莫大焉。夫上有好者，下必有甚焉。此书显于世，诚以圣明之所融。乃欲令臣献之。臣唯恐仿献芹之愚而反获辽豕之谤，未敢焉。既而臣英遂奉狗监之对，乃得蒙凌云之誉。前奉教命，当誊写进献，因图防朽蠹，特赐剪春罗纸五千张，于是与英等共俱校正，周岁而成，凡六十二卷。原阙二本，目次一本，总计五十九册也。独以经五百年蠹简，误字、衍文、错简，尚犹不鲜，悉仍旧贯，不改一字，所以存古也。既以进献焉。

谨按：性全者，不知何人，相传云以医仕足利氏鹿苑公，恒悬药囊，时称名医。嘉历之间著此书。鹿苑公嘉其志，为记花押二，今见在此书中。性全博览强识，自言所见方书，凡贰百有余部，二千有余卷，亦皆汉魏唐宋经验之方及自所试效，莫不集载。

呜呼！古方之损益，以今视之，亡彼存此，而其引用，亦独在此书，则可谓海内无双古方书也。今也藏之秘府，则使彼性全之业再垂不朽。臣亦与此显祖先十袭之功，岂不幸哉。臣岁已八十耄矣，无能为而不任犬马之老伏。惟国家无穷之恩，无报万一，喜遇此举，聊表愚衷，以叙其由云尔。

延享二年乙丑冬十二月

启迪院法眼　冈本玄冶　谨上

《万安方》总目

性全　集

第一卷

一，中风门
二，五脏中风
三，通药诸方
四，中风发热
五，热毒风散集诸方

第二卷

一，中风诸候《病源论》有五十九篇，《圣惠方》有七十三篇，《风科集验方》二十四卷，《圣济总录》二百卷内中风篇有二十卷。
二，急风
三，卒中风
四，风癔癔，噫也，噫气。
五，口噤牙关紧急不开也
六，风口㖞
七，破伤风诸疮肿并金疮愈后再破伤也，此治尤可在伤损疮肿卷中也。
八，中风失音
九，中风舌强不语
十，柔风腹中急，皮肤缓倦也。
十一，摊缓风诸方云左瘫[①]右痪是也。
十二，风亸曳亸，垂垂引手足也。
十三，贼风邪风窃害中和之气，故云贼也。
十四，风痉痉，其郑反，风强病也。
十五，中风角弓反张
十六，偏风半身不随也
十七，风偏枯半身枯悴不动，偏风之至极也。
十八，半身不随
十九，风痱痱，音肥，又扶沸反，又蒲罪反，肉损坏也，シシムラノ消失之病也。
二十，肉苛苛，音何。
廿一，历节风骨节疼痛之疾也

① 瘫：原作“难”，据文义改。

廿二，百节疼痛

廿三，中风身体疼痛分肉之间疼痛也

第三卷

一，中风走注痛疼疼痛无定处，故云走云注。注，住也。

二，白虎风亦名虎啮风，亦名虎咬风，モロモロノ骨肉四肢疼痛也。

三，腰脚疼痛肾风也

四，腲腿风腲，乌每反，肥貌，鱼败。

五，中风不仁

六，风瘙痒

七，风瘖瘟分肉结瘟スル也

八，风疮瘾疹有赤疹，有白疹。

九，蛊风一身尽痛，如中蛊毒。

十，刺风皮肤之间如以针刀刺也

十一，风热此病证世间多之，世俗云气逆上是也，上热下冷也。

十二，漏风亦名酒风，汗多出而身体枯竭无津液也，饮酒中风为漏风。

十三，风消此病相似虚劳。此章治方，又可治男女五劳七伤、诸虚百损也。【风消与虚劳相似，治方亦可通用也。】

十四，风劳老少俱目冥并唾如涕

十五，风成寒中泪多出，云寒中。

十六，风成热中人肥而目黄疾也，相似黄疸。

十七，中风寒热寒热往来如疟，尤可分别。

十八，风狂阳病也，如邪鬼祟。

十九，疯癫阴病也，小儿曰痫。

二十，风厥噫欠之病名也，风厥名可记之。

第四卷

一，首风头风也【三末附】

二，风头眩

三，风头痛【第五十一卷诸痛门可看照】

四，偏头痛

五，风头旋头脑内如旋风也

六，头面风面上多汗而痛也，头面皮肿痒如虫行貌。

七，胃风此病世间太多，人不知病源，治方常可并①之。其证颈多汗，食饮不下，衣薄食冷则腹胀泄利，全相似虚劳也。形瘦腹大。

八，风秘大便结秘也

九，风入腹拘急切痛又云里急切痛

十，诸痹统论痹，音畀。《素问》云方配反。麻痹，又麻木，又麻又木。

十一，肝痹筋痹也。夜卧则惊多，亦饮少小便多数也，相似内消也。

十二，心痹以夏遇此脉痹

---

① 并：原脱，据台北故宫博物院图书文献馆藏日本天保三年（1832）钞本（以下简称“校本”）补。

十三，脾痹肌痹也，其证四肢懈堕。
十四，肺痹皮痹也
十五，肾痹骨痹也

第五卷　恶癞诸风世俗云山病

一，疬疡风附白驳、白癜风、紫癜风。
二，白癜风
三，紫癜风
四，恶风癞病也，世俗云カタキ。
五，大风眉须堕落大风，癞总名也，又云大麻风也。
六，大风出虫五虫入五脏作此病
七，大风癞病癞者，《内经》为“厉”。
八，乌癞又云黑癞
九，白癞

第六卷　伤寒上

一，伤寒门总疗“疗”“瘵”字同。
二，伤寒十劝
三，伤寒历传六经次第
四，表不可汗有七种《一览方》
五，伤寒伤风有汗无汗论
六，伤寒时行疫疠论
七，伤寒六经转变诸候
八，伤寒可下候
九，伤寒可吐候
十，伤寒过经不静
十一，伤寒后不思食
十二，伤寒后宿食不消
十三，伤寒手足厥冷又云逆冷
十四，伤寒大小便秘结
十五，伤寒禁慎

第七卷　伤寒中诸证异类

一，伤寒结胸邪毒气结聚于胸膈也
二，伤寒谵语又云讝语，又云乱语；又病人声如隔壁闻之，曰郑声，又云重言。
三，伤寒潮热热气晡时（申刻也）发热，如海潮以时往来，故曰潮热。
四，伤寒咳嗽
五，伤寒呕哕哕，于歇反，又云气逆，又云哕逆。
六，伤寒心悸
七，伤寒心腹胀满

八，伤寒霍乱吐泻也，附转筋。
九，伤寒小便不通附血淋，小便出血也。
十，大便不通
十一，伤寒下利脓血利在下卷，有肠垢之名。
十二，伤寒阴证又云阴毒伤寒，经七日之后不可治。
十三，伤寒阳证又云阳毒伤寒
十四，伤寒发斑全类赤斑疮。又《医说》等诸方中疮疹疱章有斑疮。
十五，伤寒发豌豆疮是亦小儿篇为一篇

第八卷 伤寒下

一，伤寒发黄类黄疸，又有急黄兼喘急。
二，伤寒发狂又云重阳病，又为惊狂。
三，伤寒坏病证又云破证，又云坏伤寒，数十日不愈也。
四，伤寒狐惑因伤寒而变证也。虫食其喉为惑，使人声嘶；虫食其下部为狐，使人咽干。嘿嘿欲眠不得卧，起居不安。
五，伤寒百合病百脉一宗，致其病四十余日，久病恼也。
六，伤寒阴阳易男女交通互染病
七，伤寒鼻衄又云红汗
八，伤寒吐血血汗，吐衄并出。
九，伤寒后劳复瘥后再三发复也
十，伤寒后余热病后余热不解者也
十一，伤寒后虚羸类虚劳也
十二，伤寒后虚烦外热曰烦，内热曰躁。
十三，伤寒后盗汗又曰寝汗
十四，伤寒后惊悸世俗云肾气是也
十五，伤寒后身体虚肿类水肿，或变成水肿。
十六，伤寒后变成疟
十七，伤寒后下痢脓血
十八，伤寒杂病口舌疮、舌肿、咽喉痛、口苦、眼目、急中风、骨节疼痛、手足肿痛、腰痛并膀胱气痛。
十九，辟温疫令不相传染治方
二十，伤寒时气【时气】
二十一，伤寒疫疠屠苏白散在此卷【屠苏酒白散在此篇】

第九卷

一，中暑亦名中暍，或云伤暑。

第十卷

一，诸疟门
二，寒疟证治论曰：寒热凌虐于人，故名为疟。
三，温疟先温后寒之疟，世间ニ稀ナリ。
四，寒热往来疟

五，瘅疟热疟也，但热不寒也，单阳无阴故也。
六，间日疟
七，痰疟痰心下胸中积而致气逆烦呕，作寒热。
八，痎疟此疟世间多统于诸疟也
九，劳疟再发、三发之谓也，愈后复发，如伤寒劳复，故名劳疟也。
十，久疟疟久不瘥也，积岁而不瘥，难治。
十一，鬼疟诸疟中，此一种独可用咒术而治也。
十二，疟母或名母疟，或名老疟。疟久不瘥，即结为癥癖是也。【腹病而□之疟也】
十三，五脏疟肝疟、心疟、脾疟、肺疟、肾疟。
十四，疟病发热身黄，小便不利
十五，疟痢赤白相杂脓血等痢
十六，瘴气瘴、痁皆疟类也。白氏曰：椒花落时瘴炎起①。
十七，瘴疟感山川毒厉之气而为此病也
十八，寒热往来上有此篇目，上则疟一种也，此则非疟而似疟，非传尸虚劳而似传尸虚劳，此类尤可详辨。
十九，诸疟通用方
二十，诸疟灸法
廿一，疟名不同《医说》
廿二，痁疟服辰砂五苓散

第十一卷

一，霍乱霍，《玉篇》云：鸟飞急之貌也，急卒之义也。
二，霍乱呕吐不止但吐不泻也
三，霍乱四逆四肢逆冷，谓之四逆。
四，霍乱欲死真气逆而邪气盛也，四肢脉绝也，心腹满痛。
五，霍乱昏塞下利昏瞢而遗屎
六，干霍乱今俗中不详此证而称内疮，妄作邪治，丧人性命，可悲哉。
七，中恶霍乱是又人不辨为内痈，甚误矣。
八，霍乱呕哕
九，霍乱转筋中风脚气亦有转筋
十，霍乱转筋灸穴《备急灸法》最秘穴
十一，霍乱杂治烦渴吐利，干呕，下利冷，赤白冷热利，冷利，赤血脓但热利。

第十二卷

一，心痛心胸痛也【十一之末附】
二，九种心痛虫痛、注痛、风痛、悸痛、食痛、饮痛、冷痛、热痛、去来痛。
三，虫心痛
四，心痛灸穴
五，胸痹痛心巨阙之间痛也。胸，两乳间也。胸背俱痛云胸痹。

① 椒花落时瘴炎起：“炎”，当作“烟”。此文出自唐代诗人白居易的《新丰折臂翁》诗，原文为：“闻道云南有泸水，椒花落时瘴烟起。”

六，胸痹心痛灸穴
七，厥逆胸痹膺肿颈痛，谓之厥逆。

第十三卷

此卷与第五十六卷杂方中有脾胃进食止泻方，可照用之。【此卷万病之通药也】

一，气诸病九气，《病源论》《素问》七气，《三因方》隔气、冷热、惊悸。此一卷，诸病通治也。
二，疗诸气疾诸病通治也
三，膈气门附五噎并哕吃
四，上气附喘息。喘咳一病，性全作《保气论》三卷，仍此中不具载之。【《保气》三卷事】
五，上气腹胀
六，上气，喉中如水鸡声水鸡，蛙也。
七，短气
八，冷气百节酸痛，咳嗽声嘶，膈脘否壅者，皆冷气之疾也。
九，阳厥嗔狂也，气逆上之谓也。
十，风恍惚世俗云肾气是也
十一，风惊病也
十二，风惊邪今世俗云邪气鬼祟是也
十三，风惊恐病心ノ患也
十四，风惊悸中风篇亦有此证
十五，诸气要穴

第十四卷　虚劳门上

附传尸、骨蒸、肝劳、心劳、脾劳、肺劳、肾劳，已上五脏虚劳。

一，虚劳统论五劳、七伤、六极详于此。
二，虚劳盗汗中风亦有盗汗证
三，虚劳身体痛
四，虚劳羸瘦五脏伤损也
五，虚劳腰痛肾虚损篇亦有此证
六，虚劳心腹痛
七，虚劳咳唾脓血此《万安方》第五十三卷有血疾门，与彼可照看。
八，虚劳四肢逆冷
九，虚劳惊悸中风篇、气篇、虚损篇亦皆出此证治。
十，虚劳不得眠
十一，虚劳通药男女老少通方
十二，热劳
十三，急劳与热相似，但得之差暴也。
十四，风劳此候常多虚劳与中风相交疾也，以此证治，须救于人。【风劳之病，人人可知之。】
十五，诸虚不足因房事过度，肾并诸脏劳损。
十六，内消饮水又云消渴，又云三消。

第十五卷　虚劳门下

附传尸、骨蒸。【近代此卷尤为急要，世间此病多故也。】

一，虚劳失精梦中或寝未寝精漏出也，谓之失精，又云遗精也。
二，虚劳脱营失荣乐富贵而伤精神者得此病，形体气血耗损惊悸也。
三，虚劳积聚积聚痃癖，在第十八卷，相照可治之[①]。
四，虚劳泄痢
五，虚劳浮肿虚浮肿满也，又云胕肿也。
六，虚劳小便白浊《究原方》名云土淫。脾土干肾水，故云土淫也。
七，虚劳小便余沥
八，虚劳小便利多无渴饮而小便多，同内消。
九，虚劳小便难不利也，相似于淋疾。
十，虚劳大便难秘难也。因房事过度而肾精不足，后得虚劳疾，津液弥尽，令已精液，故云重亡津液也。
十一，劳瘵传尸之一类也。此证或有二十二种，或有二十四种，或有三十六种，或有九十九种。
十二，骨蒸传尸门，虚劳五蒸骨蒸、脉蒸、皮蒸、肉蒸、血蒸。
十三，骨蒸羸瘦
十四，骨蒸肺痿痰如脓涕，咳嗽不已，谓之肺痿也。
十五，三焦咳此咳嗽腹满，不欲饮食，令人多涕唾而面浮气逆也。
十六，骨蒸痃癖
十七，骨蒸烦渴
十八，传尸病总论从先亡尸，后人传染之义也。
十九，灸穴，四花穴《幼幼新书》云六花穴，小儿亦灸之。
二十，集善说
廿一，总论观尸虫色知病浅深法
廿二，总论六代传病及诸虫形状
廿三，论第一代病并尸虫形状游食日治法
廿四，论取虫及取后防护法
廿五，苏游论

第十六卷

一，痰饮门附喘咳。性全别撰《保气论》三卷。

第十七卷　水气　心腹痛

一，水肿门附腹胀痛、心腹痛。
二，十水白水、青水、黄水、黑水、赤水、气水、垂水、石水、风水、里水。
三，涌水肿证如囊裹浆，谓之涌水。
四，风水骨节疼痛，恶风，颈脉动，时咳者，是证也。
五，石水其证胸腹鼓胀，按之如石，腋下胀痛，其脉沉迟，身体发热，四肢头面皆肿也。

---

① 之：此下原衍“下卷有四火”5字，据校本删。

六，大腹水肿诸水之一种也，今人通号大腹水肿，不弁其总别也。上下溢于皮肤，故为胕肿，其证腹大、四肢小。
七，水肿咳逆上气气逆而不得卧也
八，水气遍身肿满
九，水肿胸满气急
十，水蛊腹膜肿胀，皮肤粗黑，摇动有声，害人如蛊之毒，故谓之水蛊。
十一，膜外气水病名也，世号水病，皆是证也，可委悉之。
十二，十水肿满证候《事证方》
十三，水肿五伤证候《事证方》，察之可定死生决。
十四，三焦统论尤可详之
十五，三焦有水气
十六，三焦胀
十七，宜禁物
十八，心腹门，心腹痛
十九，心腹卒胀痛
二十，腹虚胀
廿一，腹肉结强
廿二，膜胀膜胀，常如饱也。
廿三，鼓胀水谷不能化，旦食则夕不能食，心腹逆满，气鼓而胀也。

第十八卷　积聚　痃癖　黄疸

一，积聚门并诸癖癥瘕、发黄、黄疸。
二，积聚五积六聚
三，肥气肝之积也，在左胁下如覆杯。
四，伏梁心之积也，起脐上，小腹盛，上下左右皆有根，名曰伏梁也。
五，痞气脾之积也，在胃脘，覆大如盘者，脾之积也。痞结不通，故曰痞气。
六，息贲肺之积也，在右胁下，覆大如杯。
七，贲豚肾之积也，发于脐下，上至心下。
八，积聚心腹胀满甚则泄利也
九，久积癥癖身瘦腹大也
十，食癥脾胃虚弱，饮食累积，作食癥之疾，肢体消瘦，心腹鞕痛。
十一，诸癥身瘦腹坚强，推之不移则癥也。
十二，结癥结伏积聚久不散，谓之结。浮流腹内，不住着于一处，故曰假也。
十三，痃气在脐腹左右，象如弓弦之急，故曰痃气，弦字从病也。
十四，癖气僻在肋下，两胁间有时而痛也。
十五，寒癖癖气逢寒发痛也
十六，酒癖因饮酒过多成癖也
十七，痃癖不能食，《病源论》不载此名。
十八，发黄【黄疸】
十九，黄疸

第十九卷　泄泻门水痢也，和语云荒痢[①]。

一，水泻五泻者，一水泻，二濡泻，三飧泻，四洞泄寒中，五鹜溏。

二，濡泻因湿气得之

三，飧泄风泄也，依晚食，夜得此疾，故云飧。○青。

四，洞泄寒中长夏能病洞泄寒中。食讫即泄，云洞泄。飧泄，甚也。

五，鹜溏利色青黑如鹜屎、溏屎也。

第二十卷　滞下门

滞谓秘涩不滑之义也，即涩秘疼痛，曰滞下，是痢病也。【俗云痢病，古今方书皆云滞下也。】

一，白滞痢此《万安方》第四十六卷小儿痢疾中载乎多奇方，可与此照用。

二，冷痢痢色青白黑，皆冷也。

三，热痢痢色黄赤，皆热也。

四，赤痢热痢之甚者，为赤痢也。

五，血痢热邪客血脉之中，便血下也，脉疾数者难治。

六，脓血痢脉滑大，或微小沉细虚迟者，皆生；若悬绝，或实急数大，身热者，皆死也。

七，赤白痢冷热相抟也，或赤多白少，或白多赤少，或赤白同等。又有如鱼脑痢，有脱肛利。

八，协热痢或下利清水，其色赤黄，或米谷不化，但欲饮冷，时时呕逆，小便不利，脉虚大而数，谓之协热利也。五苓散主之。

九，气痢冷热不调，便利赤白，号之气痢。唐太宗病气利，服牛乳、荜拨瘥。出《太平广记》，《事证方》引之，沈存中方荜拨散是也。

十，休息痢瘥而复发，连绵经年月，谓之休息利。

十一，蛊痢下利脓血，间杂瘀黑有片，如鸡鸭肝，与血皆下者，蛊利也，如病蛊疰之状，故名蛊痢也。又连年不瘥者。

十二，久痢久利不瘥则谷气日耗，肠胃损伤，湿气散溢，肌肉虚肿，以胃土至虚也。

十三，下痢里急后重论曰：下利里急后重者，有瘕聚故也。《经》云：大瘕泄者，里急后重，数至圊而不能便，茎中痛是矣。茎中痛[②]者，阴中疼也。

十四，痢兼渴

十五，痢兼肿下利，身体虚肿也，利小便即愈[③]。

十六，痢后脱肛利秘涩即至圊，极力于下，则肛门脱出，故谓之脱肛利。温脏则愈。

十七，痔痢，痔𧏾痔有五痔，肛门烂开，便利脓血，或下瘀血黑利。

十八，诸痢总治此篇通治诸痢，好着眼记忆于此，救急。

十九，酒痢酒客患此。此篇有治诸利之灸穴等。

第二十一卷　大小便门

一，大便不禁又云大便遗矢，又云失禁。

二，大便秘涩有热秘，有冷秘，非不通。秘与结，则浅深轻重之异也。

三，大便不通结也

四，驶利泻药此方第五十二卷有泻药门

---

① 痢：此下原衍“泄泻门”3字，据校本删。

② 痛：原脱，据文义补。

③ 愈：原作“喻”，据校本改。

五，小便不禁不知小便出，谓之失禁也。

六，小便利多肾虚膀胱冷，故作此患。

七，小便赤涩

八，小便出血悲哀过度，故作此疾也。

九，诸淋五淋者，《事证方》云：诸淋大卒有五，曰冷、热、膏、血、石。此五种不同，皆以气为本。今加卒淋、气淋、劳淋，有八种，故云诸淋。【淋病】

十，膀胱虚冷膀胱者，肾之府也。有胞痹，有胞转，小便不通，谓之转胞疾。伤寒、利病、淋病、诸痔、虚劳、脚气之诸病之时，多有此证也。

第二十二卷　痈疽论治《万安方》第三十八卷有妇人痈疽

一，痈疽总论义理深记之，不可容易。

二，疗病所向吉凶方

三，占病色候上面法

四，论五发《疮肿科精义方》五卷，汝南齐本[①]作，抄乎《圣济总录》者也。

五，将护忌慎法

六，辨疮疽浅深法《疮肿[②]科精义方》一

七，疮出未辨，津润墨围方

八，辨疮疽善恶法《圣济录》并《精义方》

九，灼艾当识痛痒二证论

十，辨痈疽有脓无脓并疮口法

十一，贴熁[③]之法虽有温凉二结，不可专冷治事。

十二，既灸之后宜服药

十三，痈疽发寒热多汗误用药

十四，调节饮食兼平胃气法

十五，溻洗淋渍法

十六，视生白痂切护勿触

十七，痈疽及诸疮杂疗诸法

十八，出《太素经》第十六卷中并诸疽凡十五处，不可伤之，处处医人尤可知之。

十九，石痈并石疽

二十，附骨疽痈

二十一，痈内虚

二十二，久痈

二十三，缓疽近世俗人常患之，人不知之，尤可详之。

二十四，肠痈又云内痈，世俗云内疮是也。【内疮】

二十五，乳痈又名吹奶，在妇人第三十八卷。

二十六，痈疽发背疮疖诸肿大小便不利方

二十七，诸痈疽托里法，并瘥后补养方、诸膏药秘药等【诸膏药】

---

① 齐本：原文如此，当作“齐德之”。齐德之为元代医家，曾任医学博士、御药院外科太医，著有《外科精义》三卷。

② 疮肿：原脱，据前文补。

③ 熁：音 xié，义为“烤”。《续通志》卷三百七十四载：“（曲端）为张浚所忌，诬以反，下恭州狱，糊其口，熁之以火，干渴求饮。”

第二十三卷

一，丁疮又云丁肿，亦云丁毒。附诸疮疥、瘾疹、瘰疬、恶核如核。
二，诸疥小疮也。服四物汤，大有神验。【四物汤治诸疥疮】
三，灸疮灸所成疮久不愈，谓之灸疮也。
四，瘘疮诸瘘破成疮而不瘥也
五，热肿一名流肿，《病源论》名游肿，《圣济录》号流肿，诸肿类也。
六，丹毒和语云火，又云草，小儿方中，此《万安方》四十七卷，同可照见。
七，瘾疹又云风疹
八，瘰疬
九，恶核又云结核，如桃李核而生于颈腋，是瘰疬之类也，出没不定。小儿多有之，妇人、大人亦有也。

第二十四卷　金疮门疵也，并竹木车马落伤折等。

一，金疮血不止
二，金刃伤中筋骨
三，金疮烦闷及发渴
四，金疮中风水及痉【身不动也】名破伤风，又云破伤中风也。【疵中风】
五，金疮肠出
六，毒箭所伤日本附子矢同此疗也
七，箭镞金刃入肉
八，竹木刺伤肌肉不出
九，治金疮大散方《可用方》肠出
十，伤折坠堕高处车马
十一，汤火疮并灸疮不瘥方

第二十五卷

一，脚气门《病源论》十三卷出八证
二，风毒脚气
三，脚气肿满左右脚或双足脚，谓之肿满。
四，脚气心腹胀满
五，脚气冲心是顿死之大病也，有脚气之人预慎之，又急须治之。
六，脚气语言謇涩无快辩流言，谓之謇涩。
七，脚气惊悸世俗云肾气，此类也。
八，干湿脚气干脚气，痛而不肿也。四肢肿，谓之湿脚气也。
九，脚气变成水肿水肿卷同载之
十，脚气大小便不通
十一，江东岭南瘴毒脚气
十二，论脚气冷热不同
十三，论因脚气续生诸病并灸法

第二十六卷[①]

一，阴疝，膀胱阴㿗日本世俗云筑紫病。《书》曰：㿗病有四种。㿗，男子病也。疝气即通于男女，有七疝、八疝也。此四㿗或云本脏气，或云本气，或云疝气，或云肾气。

第二十七卷

诸痔门

第二十八卷

眼目门

第二十九卷

一，耳门

二，鼻门

三，吐血诸血疾在第五十三卷

第三十卷

一，舌齿门

二，咽喉门《千金方》第六上有五香圆并含香圆，治一切口气等臭秽气，此卷可抄入。

第三十一卷　妇人一

一，通论总疗

二，妇人血风劳气虚劳中风兼患也

三，带下月水赤白兼带而下，故曰带下。或白带下，或赤带下云云。

四，漏下月水恶露不断，名漏下。

五，通治妇人血疾经血暴下，暴下血，故名曰崩中，如山颓落，谓之崩倒也。此中妇人通用之总药也。

六，瘀血产后败血不散也。瘀者，旧败之血也，是积血也。

七，血分疾似水肿，身浮肿，详察之。

八，水分是亦似水肿，与血分治疗有先后，深可察病证。

九，脱血血枯先唾血及吐血、下血，谓之脱血。《事证方》《三因方》《圣惠方》等九窍出血，谓之失血，又名血枯，亦月水不来也。

十，血瘕血癥气块积聚痃癖等

十一，妇人淋病此《万安方》二十卷男子淋病也，与此卷相照可用之。妇人淋病，与男子通用有之。妊妇淋疾，谓之子淋。【子淋】

---

① 卷：原脱，据文例补。

第三十二卷　妇人二

一，无子，妊娠
二，妊娠门
三，恶阻一名子病。《大全良方》十一云恶阻病，俗呼选饭，唯思酸辛之味也。【选饭】
四，辨知妊胎法
五，胎杀【神名也】避忌产前将护法尤可守之，常人不知之。
六，月游胎杀勘历节，可记之。
七，十干日游胎杀
八，十二支日游胎杀
九，六甲旬游胎杀
十，太史局日游胎杀
十一，妊娠漏胎将理失宜，经血时时下，谓之漏胎。

第三十三卷　妇人三

一，妊娠中风【卅二之末附】
二，妊娠伤寒出《伤寒一览方》第十五卷
三，妊娠热病，胎死腹中
四，妊娠疟病《伤寒一览方》并《大全良方》
五，妊娠泄泻世俗云荒痢
六，妊娠痢病又名滞下
七，妊娠子淋子淋者，淋病也。
八，妊娠小便利不禁
九，妊娠大便不通
十，妊娠大小俱不通
十一，妊娠霍乱《圣济录》不出治方，出《大全良方》第十四卷。
十二，妊娠心痛
十三，妊娠子烦《圣济录》不出此治证
十四，妊娠胎间水气肌肤浮肿
十五，妊娠咳嗽

第三十四　妇人四

一，妊娠转女为男法并安胎方
二，体玄子【人名也】借地法
三，安产藏衣十三神吉凶方位
四，入月预备药物
五，催生易产符
六，胞衣不出世俗云后物，《大全良方》第十八有二十二方。
七，产后将护法将护者，养生也。

第三十五卷　妇人五

产妇推行年等法并安产图

第三十六卷　妇人六

《千金方》妊娠十章并产前十八证、《大全良方》六由。

一，《千金方》第二妊娠诸病十章
二，校正时贤胎前十八论治《严氏济生方》名胎前十八证
三，杨子建十产论《大全良方》第十六卷
四，产难有六由《大全良方》第十七卷

第三十七卷　妇人七

郭稽中《产科经验保庆集》廿一篇，此二十篇。孙思邈自昆明池龙宫感之【产后急用】

第三十八卷　妇人八

一，产后虚劳杂病总药谓之产后蓐劳【卅七之末附】
二，产后风虚劳冷《大全良方》廿一卷
三，产后呕逆不食
四，产后霍乱
五，产后发热伤寒伤风，《大全良方》第二十二。
六，产后头痛
七，产后阴脱玉门开不闭
八，妇人阴蚀五痔方虫食阴门痛痒
九，产后乳汁自出如流
十，产后吹奶方此《万安方》第二十二卷痈疽篇出证治也
十一，疗乳硬作痛
十二，疗乳痈诸般疮疖痈疽
十三，大小便血及口鼻出血【此第五十三卷血疾门可看之】
十四，治妇人百病
十五，妇人产后诸病总疗

第三十九卷　小儿门一

一，小儿论
二，断脐法
三，裹脐法今世此法用稀也
四，拭初生儿口法
五，甘草与朱蜜前后用与法
六，朱蜜法

七，张涣牛黄法
八，藏衣法
九，小儿剃发法
十，浴儿法
十一，小儿名法《幼幼新书》第二卷云：叙初有小儿方第一。
十二，相小儿寿命《千金》相小儿寿命长短法
十三，小儿脉法
十四，择乳母法
十五，乳小儿法
十六，乳母忌慎法
十七，哺儿法乳之法外，令与食谷物，谓之哺。
十八，小儿出初生将护法《千金翼》云养小儿【今私请和尚导师之义，此卷之奥书有之。】

第四十卷　小儿二

一，乳母无乳汁治法
二，小儿变蒸在《幼幼新书》第七卷，世俗云夜，是夜夜热故欤。
三，客忤世俗云人气。人气，似邪气。
四，被魃病一名继病。魃，音奇，小儿鬼也。
五，小儿喜啼惊啼夜啼
六，初生小儿有悬痈病《幼幼新书》亦名垂痈，喉中如帛抱水之貌，谓之悬痈。
七，小儿重舌コ舌，小舌。
八，小儿木舌舌肿胀，满塞口中，谓之木舌。
九，小儿撮口鼻口左右悉黄而啼，闭目取面，是云撮口病。
十，小儿脐病有三种病
十一，解颅久不合也
十二，滞颐多涎病也
十三，齿不生
十四，发不生
十五，虫胞
十六，鹤节瘦，骨节皆露，如鹤之脚节。
十七，语吃下，居一反，语言难也，讷义也。
十八，行迟
十九，语迟
二十，龟胸鸽胸
二十一，龟背【《资生经》云：《甄权经》云：肺俞胸中满背偻如龟，腰强，头目眩云云】，庄子不龟手龟字，ムネカカマル，背カカマル義欤。

第四十一卷　小儿三

一，惊候小儿此病多，尤可详记之。
二，急慢惊风急惊风、慢惊风。
三，急惊风但热之病也

四，慢惊风积热之所致也

五，天瘹亦云天吊，似邪祟。

六，诸痫小儿曰痫，大人曰癫。

已上九册四十二。

第四十二卷　小儿四

一，中风小儿中风，与大人不异，只以与药之多少为异也。

二，伤寒是亦与大人全同

三，伤寒咳嗽

四，伤寒鼻衄

五，伤寒烦渴

六，伤寒大小便不通

七，伤寒结胸

八，伤寒下痢

九，伤寒喉咽痛

十，伤寒发斑如赤斑疮

十一，伤寒发黄如黄疸

十二，伤寒余热不退

十三，伤寒劳复再发、三发也。

十四，疮疹《幼幼新书》十八卷云：斑疮、麻豆疮有十六门，疮则痘疮，疹则赤疹，是赤斑疮也。【疱疮，赤斑疮。】

十五，防面上及眼中疮疹是曰爱护面目法

十六，咽喉痛并牙龈肿

十七，疮疹间杂病大便不通，脓血痢，疮疹后余热毒，小便不利，烦喘，灭疮疹痕法。

第四十三卷　小儿五

一，咳嗽喘息

二，疟病第十卷大人疟疾可并看，又在《幼幼新书》第十七卷。

三，小儿温热诸病非变蒸，伤寒而有温热病候，不可不辨。此类小儿太多，医师亦不详知，深留心知之。

第四十四卷　小儿六

一，骨蒸附骨热，凡骨蒸与骨热，虽有浅深，治方可通用。骨热在次前卷中。

二，盗汗

三，劳气见爪甲色，知病浅深，虫之所致是多。

四，黄疸

五，小儿诸寒疾

六，胃气不和脾胃疾，不食也，诸大病后多有此患。

七，积聚、癥瘕、癖气、乳癖、痃癖、痞结、宿食不消、伤饱、丁奚已上九个条，在《幼幼新书》第二十二卷。

第四十五卷　小儿七

一，诸疳
二，无辜疳是亦疳之类也，《幼幼新书》第二十四卷。
三，二十四疳候《庄氏家传》
四，十二疳各各治方
五，走马疳齿龈之疾也
六，鼻疳
七，眼疳目疾
八，疳瘦
九，灸诸疳法
十，热疳
十一，疳劳
十二，疳积积聚
十三，疳泻、疳痢
十四，湿疳虫䘌谷道湿䘌疾也
十五，疳疮

第四十六卷　小儿八　泄泻　痢病

一，一切泄泻《幼幼新书》第二十八卷有十五种泻痢，"泄"字又作"洩"，同。
二，积泻面青黄，眼微黄，口渴，腹胀，呕逆，遍身潮热也。
三，伤泻腹胀肚硬，身微热，呕逆，或噎食不消也。
四，冷泻
五，热泻浑身热下利
六，洞泄春伤于风，夏为洞泄，久而变作惊痢。
七，水谷泻
八，暴泻亦名卒痢，亦云暴利，变作赤白利。
九，曩泻曩者，昔义、旧义也，经夏秋而连滞旧积，以成泄泻也，秋之痢病泄泻，皆可谓之曩痢也。
十，久痢不止
十一，病渴不止
十二，虫泄虫烦腹而泄泻也
十三，下痢羸瘦
十四，痢病瘥后遍身肿
十五，滞痢赤白已下出痢病。古方痢病名滞下。此《万安方》第十九卷载泄泻，第二十卷明滞下痢病，大人、小儿可并看。
十六，小儿八痢八种痢病可详之
十七，一切痢痢色无定之义也
十八，冷痢
十九，热痢附伤寒热痢
二十，冷热痢
二十一，白脓痢
二十二，纯血痢

二十三，脓血相杂痢一名重下痢

二十四，五色痢

二十五，休息痢时瘥时发，经年月也。○赤。

二十六，脱肛又在痔卷，五痔之一，谓之脱肛痔也。

第四十七卷　小儿九

一，丹毒或三十八条，或四十七条。

二，一切丹毒诸丹通治方也。《病源论》大人丹毒十三条，小儿丹毒三十条。

三，土虺丹两手指起作红丝，渐下行至关节便杀人。

四，眼丹眼卒然赤肿生翳，至有十数翳者，名眼丹。方迟救之必损目。

五，五色丹非一色也

六，伊火丹

七，熛火丹

八，茱萸丹

九，赤丹如丹色

十，白丹

十一，黑丹

十二，天雷丹从头项起

十三，天火丹遍身斑赤也

十四，殃火丹发两胁及腋下髂上也

十五，神气丹从头背上起，无药方。

十六，神火丹丹发两髂，不过一日便赤黑。

十七，神灶丹从肚起

十八，鬼火丹发于两臂，赤起如李子。

十九，野火丹赤斑，斑如梅子，遍背腹。

二十，骨火丹发初在臂起，正赤若黑。

二十一，家火丹初发着两腋下两髂上，谓之家火丹。

二十二，火丹热如伤寒，赤着身而日日渐大者，是曰火丹。赤如日出时，故亦名日丹也。世间此丹多。

二十三，萤火丹丹发如灼，在胁下正赤，初从额起而长上痛是也。《颅囟经》云乃从耳起。

二十四，朱田火丹丹先发背起，遍身一日一夜而成疮，谓之朱田火丹也。

二十五，胡吹灶丹从阴囊上起，无治方。

二十六，胡漏灶从脐中起

二十七，土灶丹从阴或踝起

二十八，天灶火丹从两髂里尻间起正赤，流阴头赤肿。《千金》云：小儿生未满百日，犯行路灶君。若热流下，令阴头赤肿血出。

二十九，废灶火丹从足趺起

三十，尿灶火丹从膝上两股起，及脐间走入阴头也。

三十一，野龟丹从背脊起，无治方。

三十二，赤流丹小儿身上或一片片，赤色如燕脂[①]染及渐引，此名丹毒，因热而起也。

三十三，赤游肿大人无此证，但大人犹有此病欤，准小儿可治之。从风而起，皮肤赤而肿起，其风随气行游不定，至心即死也。

---

① 燕脂：原作“燕指”，据校本改。

三十四，身有赤处其肉色赤而壮热是也，亦名血疸。赤色如燕脂渐引开，初如钱大，或手掌皮肤光紧也。

三十五，小儿腹皮卒青黑

已上丹毒，略抄载三十五类，可见《幼幼新书》三十五卷。

第四十八卷　小儿十　杂病上

一，吐逆呕吐也。《幼幼新书》第二十七卷。

二，哕逆哕，于月反，逆气也。又火外反，鸟鸣也。

三，霍乱吐利大人霍乱在第十卷，可照用。

四，冷吐

五，热吐

六，挟惊吐反吐也

七，毒气吐服汤药，不胜药势，吐下不止，是曰中毒吐。

八，吐血大人吐血，在第二十九卷。

九，鼻衄

十，大便出血

十一，小便出血

十二，大便不通

十三，小便不通

十四，大便不禁大便不觉而出，谓之失禁。

十五，小便数

十六，大便青

十七，小便白

十八，小儿虫动

十九，蛲虫

二十，寸白虫

二十一，小儿癞病疝气，膀胱也。

二十二，阴肿并阴疮

二十三，肿满水肿类也

二十四，水肿

二十五，赤眼胎赤眼、翳障、眼睛突出、青盲、雀目等，《幼幼新书》三十三。

二十六，耳聋耳鸣、耳痛、耳中疮、聤耳、耳中息肉生。

二十七，鼻诸病

第四十九卷　小儿十　杂病下

一，口病

二，咽喉肿痛气息出入曰咽，饮食通处曰喉也。

三，齿病

四，痈疽《幼幼新书》第三十六卷，《万安》二十二卷大人。

五，附骨疽《万安》二十二卷

六，毒肿风热之所致，其肿赤而热是也。其处不定，令人壮热，与风肿不殊。

七，疖长一寸至二寸，名之为疖，亦如痈热痛，久则脓溃。

八，恶核似瘰疬常生颈边
九，恶疮人身体生疮，其疮则痛痒肿焮，久不瘥，故名恶疮也。
十，瘘疮瘰疬久而自破，脓血不止，瘥而复溃，脓无尽期，是曰瘘疮也。
十一，瘰疬身生热疮，必生瘰疬，其形作结核，在皮肉间，三两个相连累也，生颈项及腋下也。
十二，诸疮又名一切疮，依中风邪，或生瘾疹，或食热毒物则化作脓也。在脏为积热，在腑为疮疥，或作惊疮，或作风疮也。
十三，热疮世俗熱カサ，又云杂热是也。皮肤之间生疮，初作瘭浆黄汁出，风多则痒，热多则痛，久则多脓血，故名热疮。
十四，癣疮
十五，瘑疮手足小疮有虫也
十六，头疮《幼幼新书》第三十八
十七，白秃疮
十八，疿子又云疿疮，又云沸子也。
十九，白癜、白驳、疬疡
二十，漆疮
二十一，汤火烧
二十二，恶刺
二十三，骨鲠鱼骨在喉中不拔出也，谓之鲠也。
二十四，食土世食土器并炭者有之，《全婴集》云小儿食糠。
二十五，遗尿小便①下出，是云遗尿也。
二十六，尿床睡里尿也
二十七，狐臭并漏液
二十八，头多生虱
二十九，攧扑损瘀身体打损也
三十，灭诸疮疵瘢痕
三十一，小儿慎忌
三十二，前代方书《幼幼新书》中所载用，医人尤可记忆也。

第五十卷 五脏六腑病候形

五运六气六十甲子，每年民间病事，是曰本气疾也。

第五十一卷 一切诸痛门

一，头痛
二，厥头痛厥者，逆也，气脉逆而不顺也。
三，风头痛
四，痰头痛
五，心痛
六，胸痹痛乳上曰胸
七，心脾痛鸠尾下曰心脾
八，心腹痛
九，腹痛

① 小便：原作“小儿”，据校本改。

十，胸胁痛
十一，胁痛
十二，小腹痛
十三，疝气痛
十四，阴肿痛
十五，骨间痛肉痛附
十六，手臂痛附四肢痛
十七，肩背痛附身疼
十八，腰痛
十九①，腰膝脚痛附膝冷，有淋渫法。

第五十二卷

泻药门类泻宣诸病，有百五十九道最秘方

第五十三卷　血疾门

一，鼻衄
二，吐血附呕血、咯血、唾血。
三，舌上出血附齿血、唇血。
四，九窍四肢指歧间出血《可用方》
五，尿血血淋
六，大便下血
七，结阴病大便下血，谓之结阴。《内经》云：便血一升，再结二升，三结三升，因阴脉不和而为便血，故谓之结阴。【大便下血，谓之阴结也。】

第五十四卷　医人大纲

一，详脉口诀【医师造次可耽看此卷也】
二，诊脉法
三，三部分位并九候
四，诊脉入式歌王叔和
五，七表八里九道名二十四节脉名状
六，诊杂病死生候叔和歌
七，诊四时相生脉《千金》《素问》《难经》等
八，诊四时五行相克脉叔和歌
九，定死脉形证歌《活法秘方》《希范宗诀》谓之十种恶脉
十，七表八里主病歌尤可记忆之，《仁存活法秘方》说。
十一，五科七事《三因方》《活法秘方》，今略引之。
十二，视形色吉凶诀《仁存孙氏活法秘方》
十三，病证生死脉候《活法秘方》

---

① 十九：原作“二十”，据文例改。

十四，诸病不治死证决
十五，诊妇人有妊娠歌《大全良方》十一卷
十六，欲产之诀《大全良方》第十一卷
十七，人迎气口脉诀
十八，医师用心
十九，论大医习业《千金要方》
二十，戒医人用好心，劝病家用好医《活法》

第五十五卷

一，医师大义
二，脉说　苏轼子瞻东坡居士
三，苍耳说
四，芋家ノ芋也，又云蹲鸱。
五，苍术、白术
六，论流水、止水此《万安方》劳水饮下有东流、逆流等说。
七，论脏腑
八，论君臣药违《本草》说
九，论汤散圆
十，论采药
十一，论鸡舌香
十二，论淡竹
十三，论赤箭《本草》说根名天麻，用苗名赤箭，此只用根，同赤箭云云。
十四，论地菘
十五，论苦耽《本草》名酸浆
十六，论龙芮
十七，论麻子去皮壳之样
十八，四花、六花灸穴之后，服地黄圆。【灸四花穴之服地黄圆】
十九，论赤目病
二十，论小柴胡汤又作散服。此下有木香圆、五积散、顺元散、七枣汤、金液丹、木香散、小建中汤、进食散传、治气块方、火角法、九宝散（治积年肺气）、灸咳逆法、羌活散、治肺喘半夏汤、龙胆圆。
二十一，治眼齿
二十二，治内障眼

此下治头痛法、治口疮法、治牙疼法、治小肠气法、治内外臁疮不瘥法、治阴疮法、治癣法、治甲疽、治妇人妊娠伤寒白术散、治产后疾黑神散、增益八味圆秘方、加减十全汤方、黄耆散（胜于黄耆建中汤云云）、治自汗大建中汤、治盗汗耆附汤、三白圆、治内消缩泉圆、双白圆、治小便白浊龙骨圆、治脾胃虚冷泄泻水利火轮圆、同加减火轮圆、建脾圆、补脾圆、益胃圆、人参大温中圆、苏橘大圆、枣肉圆、治肾泄谷神圆、沉香养脾汤、草果养脾汤（化痰进食及防疟利）、丁香快脾汤、十九味正气散、厚肠圆、木香圆（治经年水利不食）、补中圆。

第五十六卷

诸丹石炼药法

第五十七卷

诸灸穴以《明堂》《铜人》《资生》《备急》等诸经钞载之

第五十八卷

万通历避人神法

第五十九卷

药名类聚上

第六十卷

药名类聚下

第六十一卷

照味镜上

第六十二卷

照味镜下
朱墨之纸数五拾四丁

（花押）

此卷有鹿苑相公御判，同梶原性全判朱墨共存。
又相公判在六十贰卷。

初虞世《养生必用方》云：秋冬不可发汗，以阳气归根，即不见有“秋冬不可服麻黄”之文，麻黄虽开玄府，又有诸药佐使混并，但能微微发散风寒尔①。

鹿苑院殿此末六十二卷ニテアリ

（花押）

① 初虞世……发散风寒尔：此处疑有错叶，在本书卷第十四下“麻黄散”处有完全相同的文字。

《覆载万安方》卷第一

性全 撰

中风门

【一[①]】诸风统论[②]

夫风者，天地山川之气也。所发远近有二焉：一者，天地、八方、四时、五行之气，为近风。春秋冬夏，各依其时。从东西南北、天涯地际、八卦之乡来者，为远风。温凉寒暑，从微至盛，各随其孟仲季，以顺十二月，周一岁也。温凉寒暑之气，是风也。动则靡靡然，静则含含尔【不动貌】，是天地之风也。《经》曰：诸邪风者，非是时行乘节之风，亦非山川鼓振之风，是人间庭巷门户窗牖之迳气尔。天无风之日，其恒有迳气，人长居其间，日月积久，乃能虚人肤肉，入人百脉，流注五脏六腑，则致生病焉。

凡四时风者，春九十日，名曰清风，伤人为肝风。夏九十日，名曰阳风，伤人为心风。秋九十日，名曰凉风，伤人为肺风。冬九十日，名曰寒风，伤人为肾风。其分布八方，亦异名也。太一之神，随其节，居其乡，各王四十五日，风云皆应之。

东北方艮之气，立春王，名为条风，一名凶风，王四十五日。自立春四十五日间，从艮方来风，曰乡来风，生长万物，不伤人，余准之。

东方震之气，春分王，名为明庶风，一名婴儿风，王四十五日。

东南方巽之气，立夏王，名为清明风，一名弱风，王四十五日。

南方离之气，夏至王，为景风，一名大弱风，王二十七日，合仲夏也。仲夏中央之气，戊己王十八日，合夏至，都四十五日，王皆同在此。仲夏者，非孟仲之仲也。是天地之正中，五行之所会，四季之所同。其一节而火土二气王之，分夏数为仲夏也。

西南方坤之气，立秋王，名为凉风，一名谋风，王四十五日。

西方兑之气，秋分王，名为阊阖风，王四十五日，一名刚风。

西北方乾之气，立冬王，名为不周风，一名折风，王四十五日。

北方坎之气，冬至王，名为广莫风，一名大刚风，王四十五日。

此八风者，八方之风也。若从其乡来者，主长养万物，则人少病。若不从其乡来，而从所克来者，为贼邪，害于万物，则人多病。是故圣人云：避风如避矢。是以风者百病之长，至其变化，乃为他病也。

【二】五脏中风

论曰：《内经》谓以春甲乙中风为肝风。肝风之状，多汗恶风，善悲咽干，善怒时憎，但踞坐不得低头，绕两目连额色微青。唇青面黄者可疗，急灸肝俞百壮。若大青黑面，一黄一白，是肝已伤，不可复疗。女人者，头目瞤，两胁痛，行常伛偻，嗜甘味，如阻妇状也。肝俞在第九椎左右。【肝风】

石膏汤

治肝脏中风，筋脉拘挛，手足不随，或缓或急。《圣总》

---

① 一：原无，据文例补。

② 诸风统论：此标题原无，据《圣济总录》卷第五补。

石膏一两，碎　麻黄去根节，一两二分　川芎　芍药　桂心　黄芩　甘草炙　人参　当归　防风各二分　杏仁一分

上粗末。每服五钱匙，水一盏半，生姜二分，切片，煎至八分。去滓温服，空心，朝、午时、夜卧各一服，后啜热生姜葱薤稀粥，出微汗，慎外风。

升麻汤

治肝虚中风，头痛目眩，胸中客热，气壅冲心，烦闷。

升麻　前胡各一两二分　玄参　地骨皮各一两　羚羊角　葛根各二两　茯神一两一分

上粗末。每服五钱匕，水一盏半，竹茹一分，煎至八分。去滓温服。食后如人行五六里半时，更进一服。热气未退，至三五服，热闷气退，即更可服小续命汤等通用药矣。

论曰：心中风之状，多汗恶风，焦绝善怒，赫赤色。病甚则言不快，口色赤则心受风，风盛则生热，热盛则汗不止，心之液为汗故也。汗多则腠理疏，疏则真气、邪气相搏，是以恶风。又心恶热，恶极则唇焦，内躁多怒。心之声为言，病甚则言不快，心气通于心故也。又其证胸背拘急，不可倾侧，面赤头痛，熻熻发热，不能安卧。以心主血脉，其风日久，随荣卫行，内外相搏，蕴积而热也。若唇赤流汗者可疗，急灸心俞百壮在第五椎左右。若唇或青，或黑，或白，或黄，此是心坏为水，面目亭亭，时悚动者，不可复疗，五六日而死也。【心风】

人参饮

治因心惊，风邪入心包，或加胸背闷痛，惊怖，小腹微痛，寒热，心烦闷，色变青黄赤白，兼治虚劳、惊惧、风邪诸疾。

人参　甘草　麻黄　独活　当归　川芎　石膏　秦艽去苗，各二两　附子炮，二分　白术　细辛　桂心去粗皮，各三分　防风一两一分　杏仁三分　黄芩一两　赤芍药　干姜各二分

上剉散。每服五钱匕，水一盏半，煎至七分。去滓温服，日三夜二。

论曰：脾风之状，多汗恶风，身体怠惰，四肢不欲举，色少黄，不思食，鼻上黄色。又曰：踞而腹满，身通黄，吐咸汁。又曰：熻熻发热，形如醉人，腹中烦重，皮肉瞤动，短气。脾，埤诸脏，灌四旁者也，所主四肢，故脾中风则身体怠惰，四肢不欲动。脾者，仓廪之官，故病则不嗜食。诊在鼻中央之位也。其色黄，如黄土之色也。烦重发热，风之候也。形如醉人者，邪气之甚也。急灸脾俞百壮在十一椎左右。若手足青者，不可复疗也。【脾风】

独活汤

治脾脏中风，肢体缓弱，言语不利，熻熻发热。《圣总》

独活　麻黄　防风各一两　白茯苓　羚羊角　人参　前胡　沙参《外台方》代用地骨皮　旋覆花　黄耆　半夏　附子炮，各三分　甘草炙，半两

上剉散。每服五钱匕，水一盏半，生姜七片，煎至七分。去滓温服，不拘时候，日三服，夜一服。

论曰：肺中风之状，多汗恶风，色皏【普幸反】然，时咳短气，昼日则瘥，暮则甚。诊在眉上，其色白。又口燥而喘，身运而重，胸而肿胀，冒闷汗出。夫热生风，风盛，盛则热，腠理开，多汗者，热盛故也。风薄于内，所以恶风。皏然而白，金之色也。在变动为咳。又肺主气，故时咳短气也。风，阳也，阳昼则在表，暮则在里。阳衰而风应之，故暮则甚也。喘而肿胀，偃卧而胸满短气，以主气故也。肺中风，偃卧而胸满短气，冒闷汗出，视目下、鼻上下两边下行至口色白者可疗，灸肺俞百壮。若色黄为肺已伤，化为血，不可复疗。其人当妄掇空指地，或自拈衣寻衣缝，如此数日而死。诊其脉虚弱者，亦风也；缓大者，亦风也；浮虚者，亦风也；滑散者，亦风也。【肺风】

羚羊角丸

治肺中风，气急，背项强鞕，语声嘶败。《圣总》

羚羊角　白鲜皮一名仙灵脾，代用羌活，一两半，或代用秦艽　升麻一两　蔓荆子一两　天麻二两　秦艽二两　恶实牛蒡子也，一两　枳壳一两

上细末，以炼蜜和丸梧桐子大，食后煎桑根白皮汤下三十丸，若五七十丸，日三服。

论曰：肾风之状，多汗恶风，脊痛，不能正立。其色炲，隐曲不利。诊在肌上，其色黑。夫身之本在肾，受五脏六腑之精气，以养百骸九窍。肾受风，则诸阳之气不能上至于头面，故有面痝然[1]浮肿之证。阳气虚者，则多汗恶风。肾主骨，骨不强则脊痛不能立。精神衰弱，则隐曲之事不利，肌上色黑如炲色。又路而腰疼，不可俯仰，或为冷痹，或为偏枯，耳鸣声浊，志意昏沉，善恐多忘，皆肾风证也。肾中风，踞而腰痛。视胁左右未有黄色如饼粢大者可疗，急灸肾俞百壮。若齿黄赤、鬚须直、面土色者，不可复疗也。【肾风】

吴茱萸丸

治肾中风，恶风多汗，面浮肿，腰脊痛，不能正立，面色枯黑。

吴茱萸二钱半　山茱萸　牛膝酒浸，焙　石斛各五钱　细辛　川芎　附子炮，二钱半　菟丝子酒浸，五钱　白茯苓二钱半　羌活　独活　南木香各二钱半　萆薢五钱

上细末，用醇酒半盏，炼蜜半盏，拌和杵丸，如桐子大。每服五十丸，若七八十丸，以盐汤或盐酒服之，空心、日午、临卧。

已上五脏中风，分明审察，则如上可疗之。若不详辨别，则可用通药诸方。

【三】用通药诸方

小续命汤

治卒中风欲死，身体缓急，口目不正，舌强不能语，神精闷乱。诸风服之皆验，不令人虚。

防风一两半　麻黄　防己[2]　人参　黄芩　桂心　杏仁　白芍药　甘草　川芎各一两　附子二分

上剉散。每服四钱重，水一盏半，生姜七片，枣三个，煎至七分。去滓，不拘时服，日二三服，夜一二服。

《深师录验方》有白术，不用杏仁；《救急方》无川芎、杏仁；《延年方》无防风；《崔氏》《外台方》不用防己。忌猪、冷水、海藻、菘菜、生葱。

一本【《千金方》】恍惚，加茯神、远志各一两；骨节烦疼，本有热气，去附子，倍芍药；脏寒，大便利，去黄芩，加附子；骨肉冷痛，加肉桂、附子；烦多惊悸，加犀角；呕逆腹胀，加人参、半夏；自汗，去麻黄；秘结，胸膈不快，加枳实、大黄；气塞不通，加沉香；有痰，加天南星，炮，切片，数片。《叶氏方》有羌活、川乌头、当归，无防己。

春加麻黄一两，夏加黄芩三两，秋加当归四两，冬加附子半两。风虚，加川芎一两；身疼痛，加秦艽一两；失音，加杏仁一两；渴，加麦门冬、干葛各一两；浮肿喘急，加防风一两。已上是名四时加减续命汤。

《千金方》治中风痱，身体不知自收，口不能言，冒昧不识人，背痛拘急，不得转侧。用麻黄六两，石膏四两，甘草、川芎、干姜、黄芩、当归各一两，杏仁三十粒二分。

上每服五六钱重，水二盏，姜三五片，煎一盏。去滓温服，是名西州续命汤。

《外台方》林亿等作云：余昔任户部员外，忽婴风疹，便服此汤。三年之中，凡得四十六剂，风疾迄今不发。余曾任殿中少监，以此状说向名医，云此方为诸汤之最，有脚气人服此方，至六七剂得瘥。有风疾家，天阴节变辄合之，可以防瘖也。

《事证方后集》云：《千金》曰治风不以续命汤治之，则不为治风。斯以见圣人之心矣。有人脚气服此方，至六十剂得瘥。

《简易方》云：小续命汤，古今治风良方也。但无通气药，不可独用，以此药【乌药顺气散】兼而治之，成功必矣。《和剂方》人参顺气散下有此说

① 痝然：原作“疣然”，据《圣济总录》卷第五改。痝（音 máng）然，肿大貌。

② 防己：此下原有错叶，据校本调顺。

【《局方》云：治脚气缓弱，久得瘥，风人[1]，每遇天色阴晦，节候变更，预服之，以防瘖痖。

《百一选方》云：治妇人产后感冒伤风，服此以防中风搐搦，治伤寒。

《究原方》云：大便秘，胸膈不快，加枳实、大黄。

《大全良方》第四妇人血风病下传云：有一妇人，先自两足踝骨痛不可忍，次日流上于膝，一二日流于髀骨，甚至流于肩，肩流于肘，肘流于后溪。或如锤锻，或如虫啮，痛不可忍，昼静夜剧，服诸药无效。召仆诊之，六脉紧。予曰：此真历节证也，非解散之药不能愈。但用小续命汤，一剂而愈。

又刘安人夏月亦病历节，痛不可忍，诸药无效。召仆诊之。人迎与心脉虚，此因中暑而得之，合先服酒蒸黄连丸。众医莫不笑。用此药服，一帖即愈。自其施人，良验。

《无倦斋卫生良剂续》《备急方》云：切记风中人，不可便服风药；气中人，不可便服气药。才觉有此证候，急用真好麝香肉三钱，乳钵中研令极细。以真清麻油不拘多少，调令稀薄可饮为度，即令患人一服顿尽。须辨菜子油不可用，药少即效迟。如牙关紧，即拳开灌入，候少苏省，然后服紫汤。紫汤者，其方用独活刷洗去沙土，薄切片，以豆淋酒煎浓汁服之，累服一二斤无害。服此二药，永无手足偏废、言语謇涩之患。后见得是中风，只服小续命汤之类；见得是中气，只须服调气药，自然无事也。

《百一方》曰：麻油、麝香，又胜麝煎五积散云。

神柏散

治中风不醒人事，涎潮口噤，语言不出，手足觯曳。得病之日，便服此药，可使风退气和，不成废人。

柏叶一握，去枝　葱白一握，连根

上同研如泥，用无灰酒一升，同煎二十沸，去滓温服，不拘时候。

独香散

治气中目不开，四肢不收，昏沉。

上南木香细末，二三钱，以瓜蒌子煎汤调服。

脚气，服小续命汤。《大全良方》第四卷脚气篇云：脚气寒冷，如本方服之；若热脚气，则小续命汤去附子，减桂一半主之。

《伤寒一览》云：太阳伤寒，发热，脉沉细，摇头口噤反张，汗出而不恶寒者，名柔痓，亦曰阴痓，小续命汤主之。又同第四卷云：小续命汤治伤寒刚柔二痓证，中风及脚气痹弱，不能转侧，兼治小儿慢惊。

《魏氏家藏》云：治脚气肿痛，小续命汤与四物汤合煎服，尤有效，号双和汤。

《杨仁斋直指方》：治小儿中风，续命汤与排风汤合煎服，又名双和汤。】

人参顺气散《局方》名通气驱风汤

治一切风，与小续命汤可杂服，通气除风也。

乌药五两，以十钱为一两　桔梗　香白芷不见火　川芎　甘草　陈皮　白术各二两半　麻黄　枳壳各一两半　干姜七钱半　人参半两【又《局方》乌药顺气散十味也】

上细末。每服三钱，若五钱匕，水一盏，姜三片，枣三枚，煎八分。和滓食前服，日两服。续命汤食后，日日可兼用也。

八味顺气散《济生方》

治一切中风，先当服之调气，次可兼服续命汤等。

白术　白茯苓　青皮　香白芷　陈皮　乌药　人参各一两　甘草半两

上细末。每服三五钱，水一大盏，煎至七分，温服不拘时，仍以酒化苏合圆间服。有风之人，先宜服此，次进风药。或书中苏合圆不可以酒化服，无效云云。可以白汤、井花水、人参汤等化服欤。

《病源论》有五十九种风证诸方，即或三十六种，或云一百二十种风，而续命汤、顺气散、苏合香圆

---

① 久得瘥，风人：原文如此。《太平惠民和剂局方》卷之一“小续命汤”下作“久服得瘥，久病风人”，可参。

通以可治之。今人仅服一二剂，已责其验。疾若不瘥，求失于医，贻疑于药，是则暗愚之所致。

予[①]治风人，渐及数百，只灸大椎百壮，百会或五十[②]，或七八十壮，肩井、手三里、曲池、风门二椎、膻中、巨阙、胃脘、气海、风市、足三里、绝骨各百壮，或二三百壮【绝骨，一名悬钟，出《必用方》中】，春秋各一报，而用此两三方药，咸得平复。此外遇有异证疾，则任诸方说处治之，无不验者也。

【《卫生良剂方》云：如欲调气化涎，宜先服六味顺气散，其方：

白术五两　白茯苓三两　人参二两　陈皮二两半　青皮二两　甘草一两，炮，再麸炒

上细末。每服三大钱，水一盏半，枣一个，姜五片，煎七分温服，日三四服。】

大续命汤《圣总》

治中风入脏，四体不自知，口不能语，昏昧不知痛处，或筋脉拘急，中外疼痛，不得转侧，并宜。

麻黄去根节，六两　当归　桂心　甘草炙，各二两　川芎　黄芩　干姜各一两　石膏四两　杏仁四十枚，或三分

上粗散。每服五钱，水一盏半，煎至八分。去滓温服，空心二服，相去如人行五七里半时行十里，用热生姜稀粥投。衣覆，微觉身润，或汗出，切慎外风。

取涎丸

治中风病不语，喉中如拽锯，口中沫出。

天南星大者一枚，去浮皮，剜中作坑，入醋令八分满，四面用火，令醋干黄色时，剉　藜芦一分

上二味，研末，用面糊丸，如梧子大，三五丸，以温酒服之，良久吐出涎为效。若吐不止，用冷葱汤呷即止。【虞世南《养生必用方》有吐涎良方，可见彼说。】

秦艽丸

治中风汗出不止。

秦艽去苗　附子炮　白术　桂心去粗皮　石斛各一两

上为散。每服五钱匕，空腹，温酒服之，日二三服。

续断汤《事证方》

治久年病风不瘥，王思和用此方，一月而愈。思和，名医，寓仪真，时人少知者，后至都下，声名藉甚，为医官。

续断　杜仲　肉桂　防风　甘草　牛膝　白茯苓　细辛　人参　当归　白芍药各一两　川芎　秦艽　熟地黄　独活各三两

上为细末。每服三钱，或五钱。水一盏，生姜三片，枣子一个，同煎至七分。空心食前稍热服，或日三服、夜一服。

排风汤《局方》

治男子、妇人风虚冷湿，邪气入脏，狂言妄语，精神错乱。肝风发则面青心闷，吐逆呕沫，胁满，头眩重，耳不闻人声，偏枯筋急，曲拳而卧。心风发则面赤，翕然而热，悲伤瞋怒，目张呼唤。脾风发则面黄，身体不仁，不能行步，饮食失味，梦寐倒错，与亡人相随。肺风发则面白，咳逆唾脓血，上气，奄然而极。肾风发则面黑，手足不随，腰痛难以俯仰，痹冷骨疼。若有此候，令人心惊，志意不定，恍惚多忘。服此汤安心定志，聪耳明目，通脏腑，诸风疾并主之。【《大全良方》有传记，可见第三卷。】

白鲜皮一名仙灵脾，二两，若无，用秦艽　当归二两　肉桂去粗皮，二两　芍药二两　杏仁二两　甘草炙，二两　防风二两　川芎二两　独活三两　麻黄三两　茯苓三两　白术二两

上为粗末。每服三钱五钱，水一盏半，入生姜四片，同煎至八分。去滓温服，不计时候。

《活人事证方后集》云：排风汤、续命汤、风引、竹沥诸汤及神精丹之类，更加以灸，无不愈者。然此疾积习之久，非一日所能致，皆大剂久而取效。

《济生方》云：排风汤者，大理荣血，摧抑肝邪。肝实有风，脉浮实有力，目赤胁疼，口苦心烦，错

---

① 予：此前原衍一“可”字，据校本删。

② 十：此下原衍一“一”字，据校本删。

语多怒，宜加羚羊角；肝虚有风，脉浮虚无力，当去麻黄，加黄耆；不能言者，加荆沥荆沥者，以火炙荆芥茎，从两头所出之汁，以钵受盛用之。若无，代荆芥穗。

二香三建汤《济生》

治男子、妇人中风虚极，六脉俱微，舌强不语，痰涎并多，精神如痴，手足偏废，不能举运。此等证候，不可攻风，止可扶虚。

天雄无则可代用大乌头　附子去皮尖，生用　川乌头去皮，生用，各一两　南木香不见火，半两　沉香一两

上㕮咀。每服四五钱，水二盏，生姜十片，煎至七分。去滓温服，空心食前。

三生饮《局方》

治卒中，昏不知人，口眼㖞斜【斜】，半身不随，咽喉作声，疾气上壅。无问外感风寒，内伤喜怒，或六脉沉伏，或指下浮盛，并宜服之。兼治痰厥[①]，及气虚眩晕，大有神效。

天南星生用，一两　川乌头生，去皮，半两　附子生，去皮，半两　木香半两

上㕮咀。每服半两若一两。水二大盏，姜十五片，煎至八分。去滓温服，不拘时候。

《易简方》云：或口噤，不省人事者，用细辛、皂角各少许，吹鼻。中风人，口噤不省人事，只用半夏末，以芦管吹入鼻中，嚏，少苏，然后进药也。又细辛、皂角、半夏合用，吹入鼻中也。

防风通圣散《御方》【《御药院方》】

治一切风热郁结，气血蕴滞，筋脉拘挛倦[②]，手足麻痹，肢体焦痿，头痛昏眩，腰脊强痛，耳鸣鼻塞，口苦舌干，咽嗌不利，胸膈痞塞，咳嗽喘满，涕唾稠粘，肠胃燥涩，便溺淋闭，或肠胃蕴热郁结，水液不能浸润于周身，而为小便出多者；或湿热[③]内甚，而有溏泄者；或表之正气与邪热并甚于里，阳极似[④]阴而寒颤烦渴者；或热甚变为疟疾，久不已者；或风热走注，疼痛顽麻者；或肾水阴虚，心火阳甚，热暴甚而中风；或暴瘖不语，及暗风痫病；或破伤中风，时发潮搐，并小儿热甚惊风；或瘢疹未出不快者；或热剧黑陷，将欲死者；或风热疮疥，久不愈者；并解酒热毒，及调理伤寒发汗不解，头项肢体疼痛，宜服之。

防风　甘草　荆芥穗各二钱半　川芎　赤芍药　大黄　麻黄　白术　黄芩　桔梗　牛膝　人参　半夏各半两　石膏　当归　薄荷叶　滑石三两　山栀子三钱重　连翘半两

上粗末。每服四钱重，水一盏，生姜三片，煎至六分。去滓温服，不计时，日三服。病甚者，五七钱至十余钱；极甚，须可下者，多服二三十钱；得利后，却当服三五钱，以意加减。病愈后，更宜常服三二钱，别无所损，使病不能再作。

调气圆《全书》

疏风顺气，流注血脉，舒畅筋络。凡是风中气中，先用此调气，次用治风药，无不效验，终不为废人。此方乃庞安常所制也。

沉香　槟榔　木香　川芎　肉桂　羌活　枳壳各半两　大黄　郁李仁各一两半

上为末，炼蜜为圆，如梧子大。每服三十、五十、七八十丸。食后临卧温酒服，或熟水亦得。

犀角圆《局方》

除中风三焦邪热，疏一切风气。治风盛痰实，头目昏重，肢节拘急，痰涎壅滞，肠胃燥涩，大小便难。【泻药】

黄连　犀角　人参　大黄各二两　黑牵子末十二两，炒末

上细末，炼蜜为丸，如梧子大。每服三十丸，临卧温水服。未利，加丸数至五十丸、七十丸、八九十丸、百余丸。

巴郡太守所献四时加减三黄丸方。治五劳七伤六极，中风中气诸疾，不问老少虚实，并宜服之。【泻药】

---

① 痰厥：原作"疾厥"，据校本改。

② 倦：原文如此，《御药院方》同，疑当作"蜷"。下凡遇此，不再出注。

③ 湿热：原作"温热"，据《御药院方》卷之一改。

④ 似：原作"以"，据《御药院方》卷之一改。

春：黄芩四两　大黄三两　黄连四两

夏：黄芩六两　大黄一两　黄连一两

秋：黄芩六两　大黄二两　黄连三两

冬：黄芩三两　大黄五两　黄连二两

上细末，蜜丸如大豆大。每服五丸，乃至七丸，日三服，一月病愈。久服走逐奔马，常试其验身轻之貌也。

今案：本方如此。若利不快者，可服七八十丸，或百余丸。若尚秘结，病人兼于脚气，水气腹胀，痃癖积聚，血癥血瘕等，本方上加黑牵牛子末三两、五两半生半炒，减丸数。每日，若隔日，或两三日，以夜半可用之。若无蜜，皂角十余梃，去粗皮并弦、实，细剉，以沸汤搽出汁，可丸之。

青州白圆子一名白玉丹，《局方》。

治男子、妇人半身不随，手足顽麻，口眼㖞斜，痰涎壅塞，小儿惊风，大人头风，妇人血风。

南星三两，生用　白附子二两，生用　半夏七两，生用，以水洗白　川乌头半两，去皮脐，生用

上为细末，以生绢袋盛，用井花水于钵中摆出。未出者，更以手揉出。如有滓，更以乳钵研末。又再入袋中，以水摆出，以尽为度。放磁盆中，日夜露星月，至晓换水，又搅立。昼日露晒，至来日再换水搅。如此每晓换水，春五日，夏三日，秋七日，冬十日。去水晒干如玉片，碎研，以糯米粉煮粥为丸，如绿豆大。每服五十丸，以生姜汤咽下。

《易简方》云：此药本方所服圆数极少，恐难愈病，今加数服之。《局方》初服五丸，加至十五丸，不计时候。若瘫痪风，以温酒服二十丸，日三服，至三十日后，浴[①]当有汗，便能舒展。服经三五十日，呵欠是应。又常服十粒已上，永无风痰膈壅之患。小儿惊风，薄荷汤服两三丸。

今案：小儿可服十丸、廿丸，大人可服五十丸、七十丸。虽服数十丸，不可损真气，必可有速效也。《易简》说尤叶理矣。

【《易简方》云：治中风头风，世药所不能疗者，小儿惊风，男子、妇人小便白浊，尤效。

《百一选方》治小儿慢惊，用此与金液丹等分，同研为末，以面糊圆，如黍米大，量儿大小，服二十丸至三十丸，名青金丹。

《卫生良剂续方》云：四宝丹治小儿惊痫潮热等证，发为搐搦，惊痫痫，鬼忤。每服一圆，生姜米饮汤化服。但是惊痫潮热，悉皆治之。此药安镇心神，温养胃气，压惊化涎，止吐进食，极有神效。更量儿大小加减服之。若急惊，薄荷汤化下；慢脾风，米饮汤化下，并食后。

上用苏合香圆、青州白圆子、感应圆、金箔镇心圆等分，同擦细，入少熟蜜为圆，如鸡头大。金箔镇心圆，在《局方》小儿卷中。

《大全良方》六云：若因思忧过度，小便白浊，用四七汤吞青州白圆子，极妙。】

脾约麻仁圆《局方》

治肠胃燥涩，津液耗少，大便坚硬，或秘不通，脐腹胀满，腰背拘急，及有风人，大便结燥。又治小便利数，大便因硬而不渴者，谓之脾约，此药主之。【泻药】

厚朴姜汁制　芍药　枳实去穰，麸炒，各二两　杏仁一两一分三铢　大黄四两　麻仁三分

上细末，炼蜜和圆，如梧子大。每服二十丸，或三五十丸。临卧温水服下，以大便通利为度。未利再服，三利为度。未利，再服三服。

川芎圆《局方》

消风壅，化痰涎，利咽膈，清头目。治头痛旋运，心忪烦热，颈项紧急，肩背拘倦，肢体烦疼，皮肤瘙痒，脑昏目疼，鼻塞声重，面上游风，状如虫行。

龙脑薄荷　川芎各一两二分　防风一两　桔梗四两　甘草一两一分　细辛

上细末，炼蜜和搜一两二分，作五十圆。每服一丸，细嚼，以蜡茶清下，食后临卧，或二三丸。蜡茶

---

① 浴：原作"洛"，据《普济方》卷一百一十六改。

清者，蜡茶中片一片，细末。以水一盏，煎令清冷也。

乌荆圆《局方》

治诸风缓纵，手足不随，口眼㖞斜，言语謇涩，眉目瞤动，头昏脑闷，筋脉拘挛，不得屈伸，遍身麻痹，百节疼痛，皮肤瘙痒，抓成疮疡。又治妇人血风，浑身痛痒，头疼眼晕，及肠风脏毒，下血不止，服之尤效。久服令人颜色和悦，力强轻健，发须不白。

川乌头炮，去皮脐，二两二分　荆芥穗五两

上细末，以醋面糊圆，如梧子大。每服二十粒，温酒或熟水下。有病，空腹食前，日三四服；无疾，早晨一服。

有少府郭监丞，少病风挛搐，头颔宽亸不收，手盛颔然后能食。服此药六七服即瘥，遂长服之，已五十余年。年七十余，强健，须发无白者。此药疗肠风下血尤妙，累有人得效。予所目见，下血人服此而瘥者，一岁已数人矣。已上《大全》《局方》

今案：每服七八十丸为佳。诸药如此，一二倍、二三倍服之，皆有验。

加减三五七散《局方》

治八风五痹，瘫痪亸曳，口眼㖞斜，眉角牵引，项背拘强，牙关紧急，心中愦闷，神色如醉，遍身发热，骨节烦疼，肌肉麻木，腰膝不仁，皮肤瞤动，或如虫行。又治阳虚头痛，风寒入脑，目旋运转，有似舟船之上。耳内蝉鸣，或如风雨之声。应风寒湿痹，脚气缓弱等疾，并皆治之。【八风五痹】

山茱萸　干姜各三两　附子炮，一两二铢　防风四两　茯苓三两

上细末。每服二三钱，温酒调下。食前，日二三服，夜一二服。【《究原方》云：治气虚头晕，耳内常鸣，手足麻木，身重拘急。磨沉香水少许，生姜三片同煎服。】

枳壳圆《全书》

治风中气中，大小便秘结，小腹痛，不得大小便，邪气客入，约而不行，故谷气不得通也。并治诸疾。【泻药】

枳壳去穰，麸炒，三两　牵牛子半炒半生，头末，一两半

上为末，炼蜜为丸，如梧子大。每服三十丸、五十丸，或七八十丸。以米饮下之，夜半服之，至晓以白粥补之尤佳。

京师俞山人降气汤真方《百一》《三因》《选奇》《事证》《全书》皆同

治虚阳上攻，气滞不快，上盛下虚，膈壅痰实，咽干不利，咳嗽中满，喘急气粗，脐腹膨胀，满闷虚烦，微渴引饮，头目昏眩，腰痛脚弱，四肢倦怠。此药专治脚气上冲，中满喘急，下元【肾也】虚冷，服补药不瘥者，饮之立效。兼治诸中风，故诸方载于中风段。

紫苏子五两　川当归　半夏姜汁制　厚朴姜制　前胡　肉桂　陈皮各三两　甘草二两

上粗散。每服三大钱四五钱。水一盏半，生姜三五片，枣二个，煎至八分。去滓，食前服。二滓并作一服，煎饮之。

凡患中风中气，肿满及脚气等疾，多是虚气上攻，胸膈不快，不进饮食。此药能降此气。昔京师俞山人专卖此药有名，但人多不得其真方，故服之无效。唯此八味，最其真者也。其他加人参、附子、五加皮、大腹皮、萝蔔子者，皆伪方也。此本出《千金翼》，名紫苏子汤。云：湘东王患脚气，十年困笃，一日得此方，遂安。然最要真紫苏子。若铺上买者，皆野苏子，杂以他物，皆无效不佳。

麻黄汤

治中风四肢拘挛，百节疼痛，心烦，恶寒淅淅【淅淅，冷也】，不欲饮食。

麻黄去根节，末，一两半　独活一两　细辛　黄芩各半两

上剉散。每服五钱匕，水二盏，煎一盏。去滓，空心温服。相去如人行五七里，再服，微汗即愈。病在四肢者，并服。有热，加大黄二分以醋炒令紫也；腹满，加枳壳二分；气逆，加人参二分；胁下悸满，加牡蛎灰二分；渴，加栝楼二分；素有寒，加附子二分。

杜仲饮

治中风筋脉挛急，腰膝无力。

杜仲去粗皮，炙，一两半　川芎一两　附子半两

上㕮散。每服五钱匕，水二盏，生姜一块，拍碎，煎至一盏。去滓，空心温服。如人行五里，再服。汗出，慎外风。

人参汤【《圣济录》】

治中风半身不随，手脚拘急，不得屈伸，身体痹冷，或时瘛疭，或身背强直【角弓反张】，不语，或狂言妄语，或角弓反张，或欲得食，或不能食，或大小便不利，悉皆治之。

人参　甘草各一两半　麻黄一两　桂心　当归　独活　石膏　黄芩　干姜各二分　杏仁三分

上粗末。每服四钱匕，水一盏，煎至七分。去滓温服，空心，并服二服。相去如人行五里，衣覆令汗出，汗解即食白粥，慎外风。未汗，复更煎服之，唯汗出得瘥。服药后，又如人行七八里，食热生姜稀粥，乃汗出。

【四】中风发热

论曰：中风发热者，身体无汗，肢节烦疼，腹急，大小便不利。盖风邪所客则皮肤闭密，内不得通，外不得泄，蕴滞发而为热。热盛则内燥，津液虚少，故无汗也。汗不出则气不舒，肢节疼而腹满急，大小肠不利。缘风邪流传心肺之经，外干于腑。不愈，则加头疼面赤而渴燥也。

麻黄汤

治中风发热，头目昏疼，失音不语，喘息粗大，口偏吐涎，手足不随。

麻黄去根节，末，焙，二两　防风　赤芍药各一两二分　石膏碎，三两　羌活　杏仁炒　甘草炙，各一两

上粗散。每服五六钱匕，水一盏半，煎至八分。去滓，空心服，日二服。若牙颌冷痹舌强，加附子二分，竹茹少许；若渴，加麦门冬、栝楼各一两半，犀角一两。

防风汤

治中风头痛面赤，熻熻发热，恶风烦闷，身痛。

防风　白术　桂心各一两　细辛半两　赤芍药　黄芩　甘草炙，各一两　麻黄三两　石膏二两

上粗散。每服五钱匕，水一盏半，大枣三个打破，煎至八分。去滓，空心温服，日二三服。

【五】热毒风散在诸方

论曰：热毒风之状，头面肿热，心神烦躁，眼目昏暗，时复语涩，痰粘口干，皮肤壮热，肢节疼痛是也。皆由脏腑虚弱，风邪因入，客于心胸，或服热药，与饮酒过度，心肺壅滞，热积不散，故其证如此。

黑豆饮

治热毒风，皮肤壮热，心神烦躁，口干面热，肢节疼痛。

黑豆紧小，五两　防风一两　羌活　甘草炙，各半两

上粗捣。每服五七钱，水一盏半，生姜三片，煎一盏。去滓温服，食后临卧，日二夜一。

羌活散

治热毒风，头面肿痒，心胸烦闷。

羌活　防风　川芎　荆芥穗　麻黄　甘草　木通　恶实炒，各五两，牛蒡子

上捣罗。每服三四钱匕，茶酒任服，不拘时。

省风汤

治卒急中风，口噤，全不能言，口眼㖞斜，筋脉挛急，抽掣疼痛，风盛痰实，眩晕僵仆，头目眩重，胸膈烦满，左瘫右痪，手足痹麻，骨节烦疼，步履艰辛，恍惚不定，神志昏愦。应一切风证，可预服之。

防风四两　天南星生用，四两　半夏生洗用，二两　黄芩二两　甘草生用，二两

上吹咀。每服五钱匕，水[①]二盏，生姜十片，煎一盏。去滓温服，不拘时候，日三夜一。

《医学全书》云：气逆者，加紫苏一两、南木香三分；气虚人，加生附子一两、沉香三分；胸膈不利，有痰，加半夏一两、人参半两。

《覆载万安方》卷第一

正和四年九月九日书之，子孙励稽古，莫失坠此术。

性全六十一

嘉历元年六月廿三日，重令宋人道广清书，而今日加朱点了。冬景[②]除秘重此方而如守眼睛，不敢忽之，不敢忽之。

性全（花押）

同日，墨点了。

性全（花押）

① 水：原无，据校本补。

② 冬景：为本书作者梶原性全之子，又名道全。本书系梶原性全专为其子所作，故每卷之末常有“为冬景点了”之类的句子，书中也常有各种叮嘱之语。

《覆载万安方》卷第二

性全

【一】中风诸候

夫中风证，其类是多。巢氏论有五十九篇，《圣惠方》有七十三篇，《风科集验方》二十四卷独论中风一病。《圣济总录》二百卷内，中风篇有二十卷，或名或证，或灸或方，繁乱难辨，混杂易迷。是以入崑山而拾片玉之堪握，临溟海以酌涓滴之满掬。只以救人为心，则天必加术；以耻天为性，则人自施惠而已。性全自叙

【二】急风

论曰：急风中人，乃毒厉之气，非天地阴阳橐籥【风是天地之橐籥也】之常也。其证筋脉紧急，身背强直，面黑鼻干，口噤不语。须臾风入五脏，与精气相引，则通身壮热，汗出如油，直视唇青，痰涎结聚，咽塞如拽锯声。诊脉阴阳俱细缓者生，或沉微浮数者难治。

《圣惠方》云：急风者，是天地毒厉之气，非山川鼓振之风。世有体虚之人，不避寒湿，触犯之者，乃多中尔。仓卒之际至膏肓，故名急风也。

治急风吐痰方《圣总》

荠苨桔梗根，味甘也

上切，以水五盏，煎取三盏，每一盏入生姜汁半盏服之。良久，即吐痰并恶物等。

治急风吐痰方同

桂心为末　发灰研，各一两

上二味和匀为散，以好酒一盏调，灌入口，以吐为度。凡中风人口噤，或不咽药，即用黑豆二三升，以青布裹，于醋汤铛内蘸蒸，及热熨前后心。风气散，即得药下入，或炒盐灌醋熨亦得。

【三】卒中风

论曰：卒中风之人，由阴阳不调，腑脏久虚，气血衰弱，风毒乘间，扑倒不识人事者，此其证也。

救生散

治卒中风[①]。

白矾生用　半夏生用　天南星生用

上等分，细末。每服以好酒一盏，药三钱匕，生姜五片，煎七分。温灌入口，当吐涎，即扶令正坐，经一伏时，不得令卧。若卧则涎难出。良久，再依法煎药一钱，常可服半钱。

芎藭汤

治卒中风，四肢不仁。

芎藭　当归各一两半　黄芩　干姜　秦艽　甘草　黄连　麻黄各一两　桂心二两　杏仁三分

上粗末。每服五钱匕，水一盏半，煎取八分。去滓温服，日三服，夜二服。

---

① 救生散治卒中风：此7字原脱，据《圣济总录》卷第六补。

【四】风瘖喑也

论曰：风邪中于阴，发于五脏。其状奄忽不知人，喉中噫噫然有声，舌强不能言，身软而汗。眼下及人中左右白者，可治；一黑一赤，吐沫，汗不出，身体强直者，死。阴阳之气，不得偕行，荣卫不流，所以目瞑不知人也。喉者所以通气，气既不利，故喉中噫噫然有声。阴气闭密，得汗则表里疏通，筋脉和缓，阳气得复，故可治也。

独活汤

治风瘖，舌强不语，昏冒不知人，喉中作声。

独活　生葛根各二两　甘草一两半　桂心　芍药各一两

上每服五钱匕，水一盏半，入生姜五片，煎至八分。去滓温服，日三夜二。

马尾散

治风瘖，咽喉作声，言语涩。

白马尾急火烧

上一味烧末，以酒服一字一分有四字，故一字四分一也，渐至半钱匕，若一钱，日夜三服，勿令病人知。

又方

桂心紫色者，去粗皮，一两

上细末。每用少许，吹入鼻中，及置舌下。

又方

菖蒲根石上九节者，刮净，一两

上取新者焙末，每用少许，吹入鼻中。

又方

梁上尘

上罗取少许，吹入鼻中。

【五】风口噤

论曰：风寒客于三阳之筋，使筋脉拘急，口噤不开，牙关紧急。若不速治，恐致他病，以风者善行而数变也。

防己汤

治中风口噤，颈项筋急，饮食不下。

防己　桂心去粗皮　麻黄去根节，末　葛根各二两　甘草　防风　芍药各一两

上粗散。每服三钱或五钱匕。以水一盏，生姜三片，煎七分。去滓温服，日三夜一。失音不能言者，皆治之。

吴茱萸汤

治中风口噤，闷乱不知人，汤饮共不下。

吴茱萸汤洗七返，炒，二两　豉炒，六两

上粗捣。每服四五钱匕，水一盏半，煎七分。去滓温服，朝、夕、夜二三服。

附子散

治中风牙关紧急，遍身强鞕。

附子一两，炮制　白附子炮制，一分

上为细散。每服一二钱匕，温酒调下，三服必有效。

白矾散

治一切急风，口噤不开。

白矾半两　盐花一分

上细研，以手点揩牙根下。又以半钱匕，以绵裹，安牙头咬。

【六】风口㖞

论曰：足阳明脉循颊车，手太阳脉循颈上颊，二脉俱受风寒气，筋急引颊，令人口㖞僻，言语不正，目不能平视。又云：风入耳中，亦令口㖞。其脉浮而迟者，可治。

附子汤

治中风口面㖞斜。

附子炮　干姜各四两　桂　麻黄去根节，末，各二两　川芎一两二分

上剉散。每用十钱匕，以水三盏，煎至二盏。去滓，分三服，空心一服，夜卧并二服。

【《可用方》云：治心虚寒风，半身不随，骨节解离，缓弱不收，便利无度，口眼㖞斜，干姜附子汤。药数分两同此方。】

青松叶浸酒方

治中风口面㖞斜。

青松叶一斤，细剉，五粒松叶佳

上木石臼中捣令汁出，用生绢袋贮，以清酒十盏浸二宿，近火煨一宿。初服半盏，渐加至一盏，头面汗出即止。又胡麻一斤，如松叶可服。

【**木香附子汤**《魏氏家藏方》

治急中风不语，口眼㖞斜，半身不随，肢体瘫痪。

附子一枚，七分重者，炮，去皮脐　南木香一两十分重，不见火

上切片，量病势，重则分为二服，轻则分四服。每服水一盏半，生姜二十片，煎至半盏，去滓，空心，食前热服。间服小续命汤。若急中，附子不炮。】

蚕砂浸酒方

治口面㖞僻，口角涎流。

蚕砂微炒，捣碎，五盏

上用生绢袋贮，以酒十五盏浸，历七日取，饮之半盏至一盏、二盏。令常有酒气，以瘥为度。

人参丸

治中风口眼㖞斜，手足无患，语无劳止，缘坐卧处对耳有窍，为风所中，筋牵过一边，连眼皆紧，睡着一眼不合者。服此药，二十日内，口眼皆正。

人参　草乌头生用，去皮尖，日本有大毒　牛膝去苗，酒浸，焙，各二两二分

上捣罗，水面糊为丸，如梧子大。每服廿丸、三十丸。炒黑，豆淋酒服，日二服，夜一服。

【七】破伤风

论曰：破伤风者，伤损处卒暴风邪袭之，传播经络，致寒热更作，身体反强，口噤不开。甚者邪气入脏，则不可治。诸疮久不瘥，荣卫虚弱，肌肉不生，疮口不合者，风邪亦能外入，为破伤风之候。此证并治方，可在肿疮并疵段也。

夺命散亦名南星散

治破伤中风。

天南星　防风各一两

上细末，先用童子小便洗疮口，后以此药酒调贴之。

独圣散

治破伤风。

苏枋木不拘多少

上一味细末。每服三钱、五钱匕，酒服之，立效。

白僵蚕散

治破伤风，身肿，牙关不开。

白僵蚕直者，不拘多少

上不见火，生用，为细末。用生姜自然汁调，以鸡羽刷于疮口，勿令干，斯须肿搨皮皱为效。又仍用生姜汁调半钱、一钱服之。

银花散

治破伤风，打扑内损。

天南星大者，半生半炮　白附子半生半炮　防风

上三味等分，为细散。每服三钱匕。重者，以童子小便调下；稍轻者，以热酒调下。如外伤，用此药贴疮口，仍依法服之；如破伤风，先以小便温洗疮口，次用药干贴，追出风毒，立愈；势稍恶，口噤者，以童子小便调，斡开口灌之；如斗打至死，但心头微暖者，频灌三服即活。常须合，以备急用。

【八】中风失音

论曰：喉咙者，气之所上下也。会厌者，音声之门户也。其气宣通，则声音无所阻碍。若风邪搏于会厌，则气道不宣，故令人失音。入脏则不能言语矣。

姜附汤

治中风失音不语。

干姜　附子炮　甘草炙　桂　当归　白术　细辛　杏仁各一两　麦门冬二两

上剉。每服三五钱匕，水一盏，煎至七分，去滓温服。

菖蒲饮

治中风失音，立效。

菖蒲根石上者，二钱半重　桂二两二分

上粗末。每服三钱匕，水一盏，煎至七分。去滓温服，不计时服。

白矾丸

治卒中风不语，失声及声噎不出。

白矾生研　陈皮炒　桂去粗皮，各一两

上为细末，以枣肉和丸，如弹子大。每服一二丸，含化咽津，不计时。

【九】中风舌强不语

论曰：中风舌强不语者，盖脾脉络胃，挟咽，连舌本，心气所通。今风邪客搏，则气脉闭塞不利，所以舌强不能舒卷，有害于言语也。

麻黄汤

治中风舌强不得语，身体缓急，口目不正，奄忽神情闷乱。凡中诸风者，服之皆验，不令人虚。

麻黄去根节，末　防己　黄芩　桂　芍药　甘草　防风　人参各一两半　附子炮，二分

上剉。每服三五钱匕，水一盏半，生姜五片，枣三枚打破，煎至一盏。去滓服，空心，半时又一服，再三服。衣覆汗出，慎外风。

陈醋方

治中风不得语，舌根涩强。

陈醋半盏　三年酱汁　人乳汁各一盏

上相和研，以生绢滤，绞取汁。分为三服，日夜服之，服尽能语。

白矾散

治中风舌强不得语。

白矾生用　桂去粗皮，各二两

上细末。每服一二钱匕，安舌下，有涎吐出即语。

又用桂心末一种，亦有效。

【十】柔风腹中急，皮肤缓倦也。

论曰：柔风之状，四肢不能收，里急不能仰。盖以血气俱虚，风邪并入，在阳而搏于外，则皮肤缓；在阴而乘于内，则腹里急故也。

附子炮，二两二分

上㕮咀。每服三四钱，水一盏半，绿豆百粒，并至一盏。去滓，细细饮之，空心，日午、临卧。诸方在大部方书中

【十一】瘫缓风

论曰：瘫则懈惰而不能收摄，缓则弛纵而不能制物，故其证四肢不举，筋脉关节无力也。不可枝梧者，谓之瘫矣；其四肢虽能举动，而肢节缓弱，凭物方能运用者，谓之缓。或以左为瘫，以右为缓，则非也。但以左得之病在左，右得之病在右耳。皆由气血内耗【减也】，肝肾经虚，阴阳偏废而得之。或有始因他病，服吐下之药过度，亦使真气内动，荣卫失守，一身无所禀养而致然。

镇心散

治瘫缓风，四肢缓弱无力。

白牵牛半生半炒　防风　甘草各一两

上细末。每服三钱匕，新汲水调下。服了后，便令患人就所患一边卧于铺上。才上铺，便用追魂散三五钱匕，酒一盏，煎两沸，和滓服。服尽当有汗出如胶水。

追魂散

五灵脂三两，水飞过。唐物也，哭寒虫屎也

上一味研。每服三五钱匕，酒一盏，煎两沸服之，继服续命汤。

【《究原》第二云：**金银散**

治左瘫右痪，筋骨疼痛，手足麻痹，肾脏风毒上攻头面，下注腰脚生疮，行步不能，常服活血，去诸风湿痹气急。

金银花即鹭鸶藤，上开黄白花也

上不以多少，晒干，为细末。每服二三钱，热酒调服。不饮酒人，以木瓜汤、荆芥汤调服，不计时候。】

【十二】风亸曳

论曰：人假水谷之精，化为气血，周流一身，使四肢相随，筋脉相续，犹挈裘领，无所不从。若脾胃虚弱，水谷不化，筋脉无所禀养，复遇风邪，外搏亸曳。其亸则偏而不举，曳则弛而不随，是皆不能收摄也。

独活汤

治中风手足亸曳，不能言。

独活二两　甘草　桂心　生葛根　芍药　栝蒌实各一两

上剉散。每服五六钱匕，水一盏半，生姜三五片，煎取一盏。去滓温服，日三夜一服。

羚羊角丸

治中风手足颤，亸曳语涩。

羚羊角一两　犀角三分，无代升麻　羌活　防风各一两半　薏苡仁炒　秦艽各二两

上细末，炼蜜丸如梧子大。每服三十丸，煎竹叶汤下，渐加至五十丸。

【十三】贼风邪风窃害中和之气，故名贼风。

论曰：邪之中人有四，从所不胜【相克方】来者，谓之贼邪，与冬至之日疾风南来，名曰贼风，其义一也。圣人于虚邪贼风，避之有时。以邪从所不胜来，故谓之虚邪；以其窃害中和之气，故谓之贼风。加以风冷，则骨解深痛，按之彻骨；或遇冷气相薄，则结成瘰疬；或偏枯，风热相薄，则变附骨疽。

甘草饮

治贼风入腹，角弓反张，口噤舌强，目视不明，不能言语，举体不仁，或心腹疠痛。

甘草　黄芩各二两　附子二分，炮　人参　川芎　防风　麻黄　防己各一两

上剉散。每服五钱匕，水一盏半，生姜三五片，煎八分。去滓，空心，食前温服。

麻黄饮

治贼风入五脏，四肢心胁急痛，咽干口噤。

麻黄去根节，二两　当归　川芎　甘草　干姜各二两　黄芩一两　杏仁二分

上粗末。每服五钱匕，酒半盏，水一盏，煎至一盏。去滓，空心温服，日三夜一。

当归饮

治贼风口噤，角弓反张。

当归三两　附子二分　防风三两　独活　麻黄各一两半　细辛一两

上剉散。每服五钱匕，酒半盏，水一盏，生姜三片，煎至八分。去滓，空心温服。

【十四】风痓痓，其郢反，风强病也。

论曰：风痓者，以风伤太阳之经，复遇寒湿故也。其状口噤不开，腰背强直，如发痫。盖风邪内薄于经，则荣卫凝泣【泣，音涩，凝也】，筋脉紧急，故令口噤不开，卒然倒卧，不知所以。凡发极则复苏，苏则复作。其或耳中策策【耳鸣声】而痛，身背直而不屈者，不可治也。

甘草汤

治风痓，口噤不语，肢体强直，神识不明。

甘草　羌活各一两一分　人参半两　防风一两　附子半两

上剉散。每服四钱匕，水一盏半，入地黄汁一合，先同煎至八分，去滓；次入荆芥、竹叶，同煎三沸。温服，日夜各一服。

附子汤

治风痓，口噤不语，身体强直。

附子二分　羌活　防风　桂各二两

上剉散。每服五钱匕，水二盏，煎一盏，入竹叶十叶本竹沥一合，更煎三五沸。去滓温服，空心食前，日二三服。

【十五】中风角弓反张

论曰：风角弓反张之状，腰背反折，不能俯也。由风邪客于诸阳之经，邪正相搏，风气胜则筋脉缩急，腰背反折，如弓之形也。

当归汤

治中风，身如角弓反张，口噤不开。

当归　细辛各三分　防风　独活各一两半　麻黄一两一分　附子二分

上剉散。每服三钱、五钱匕，水一盏，酒半盏，同煎一盏，去滓温服。如得汗出，慎外风。若口噤，即斡开口灌之。【此第一卷中人参汤治角弓反张】

当归酒

治中风角弓反张。

当归　细辛　防风各一两半　麻黄二两半　独活三两　附子二两

上剉如麻豆，以酒五盏，煮取三盏。去滓温服一盏，食前。

【十六】 偏风半身中风也

论曰：人身所养者，惟血与气。血气均等，则无过、不及之害。稍至衰微，则所运不周，随致体有偏虚。复因风客身一边者，谓之偏风。其状半体不知痛痒，或瘰【瘰，五还反，痹也】痹不仁，或纵缓，或痹痛是也。

防己汤

治偏风半身不随，口眼喎斜，不能言语，筋脉拘急，不得转侧。

防己　麻黄　附子　川芎　桂心　黄芩　芍药　人参　甘草　防风各一两　杏仁三分

上剉散。每服五钱匕，水一盏半，生姜五片，煎一盏。去滓温服，日二三服，夜一二服。

羚羊角汤

治偏风手足不随，四肢瘰痛。

羚羊角三两一分　独活二两　乌头炮制，二两一分　防风三分

上剉散。每服五钱匕，水一盏半，煎一盏。去滓温服，空心、夜卧各一服。

羌活汤

治偏风一边，手足亸曳，行履不得，肌肉瘰痹，百日内能起。

羌活一两半　桂心一两　葛根一两　附子二分

上剉。每服五钱匕，水二盏，煎一盏。去滓温服，空心、临卧二三服。

独活酒

治偏风一边不随，口眼喎斜。

独活六两　大豆廿两，紧小不蚛者，炒熟

上粗捣，以清酒五盏，煎十余沸，去滓。每服半盏或一盏，日二三服，夜一二服。

【十七】 风偏枯偏风之重极也

论曰：气血不足，腠理开疏，风湿客于分肉之间而不瘥。真气去，邪气独留，乃为偏枯之疾。其状肢体不随，肌肉偏枯，细小而痛，言语不变，神智不乱，乃可治也。宜温卧取汗，益不足，损有余。诊其胃脉沉而大，心脉小而牢急，皆偏枯之脉也。

磁石汤

治中风偏枯，骨酸无力。

磁石烧赤，浸醋七返，打碎，三两　防风三两　五味子二两　甘草炙，一两　玄参二两　附子炮，一两　牡丹去心，二两

上剉散。每服五钱匕，水二盏，入黑豆三十五粒，同煎至一盏。去滓，空心，日午、夜卧服之。

天南星丸

治风偏枯，肢体细小而痛，言语神智不乱。

天南星　半夏　乌头　草乌头　木鳖子　自然铜　滑石各二两　乳香一分。已上并不见火

上捣研为细末，以酒面糊和丸，如梧子大。每服十丸，若廿丸，温酒下。

【十八】 中风半身不随

论曰：脾胃为水谷之海。水谷之精，化为气血。气血充盛，则身体滋荣，而风邪不能为寇。脾胃既弱，水谷亏耗，所以滋养者不足，血气偏虚，又为邪风所侵，此所以半身不随。病苦悲伤不乐，恶闻人声，少气，时汗出，臂偏不举。诊其脉，寸口沉细是也。又寸口偏绝者，则偏不随，两手俱绝，则不可治。

独活汤

治中风半身不随，口不能言。

独活 桂心各二两 葛根生，四两 甘草炙 防风 当归各一两 芍药一两半 附子半两，炮 半夏姜制，二两

上㕮咀。每服五钱匕，水一盏半，生姜半分【二分】，煎至一盏。去滓温服，空心，午时及夜卧各一服。

芎藭汤

治中风半身不随，口不能语，冒昧如醉，不知人。

又《集验方》云：凡风生于涎毒，多起于肾脏。肾恶燥，燥则生热，热气上乘，风则成病。又入室【入室者，伤房也】多则肾干，故令半身不随。

川芎 人参 甘草 当归各二两 石膏四两 麻黄 干姜各三两 桂心二两 杏仁三分

上粗末。每服四五钱，水二盏，煎至一盏。去滓温服，日二三服，夜一服。

羚羊角汤

治中风半身不随。

羚羊角 桂心 甘草各一两 独活 麻黄各一两半 升麻 葛根 防风各一两一分

上粗散。每服十二钱匕，水四盏，浸药，经一宿，明旦五更初【寅刻】，便煎取二盏，绞去滓，分作二服。温服，可相去如人行五里。服后以衣覆微汗出，慎外风。

【十九】风痱痱，音肥，又扶沸反，又蒲罪反。肉损坏。

论曰：气血虚甚，风邪乘之，内外不得通泄，其病为痱。风痱之状，身体不痛，四肢不收，神智不乱，时能言者是也。字书谓病痱而废，肉非其肉者，以身体无病，四肢不收而无所用也。若瘖不能言者，渐至于不可治。

续命汤

治风痱身体不能自收，口不能言，冒昧不知人，不知痛处，或拘急不得转侧。

麻黄三两 甘草 桂心 当归 人参 石膏 干姜各二两 川芎一两 杏仁三分

上剉。每服五钱匕，水一盏半，煎八分，去滓温服。当小汗，薄覆脊，凭机坐，汗出则愈。

伏龙肝汤

治风痱卒不能语，口噤，手足不随而强直者。

伏龙肝三两

上一味，以冷水四盏，和搅取汁，去滓，澄清二盏，分作二服服之。

【二十】肉苛苛，音何，政苛，烦也，怒也。

论曰：《内经》谓人之肉苛者，虽近衣絮尚苛也。以荣气虚，卫气实。夫血为荣，气为卫，气血均得流通，则肌肉无不仁之疾。及荣气虚，卫气实，则血脉凝涩，肉虽如故，而其证㿏重为苛也。

升麻汤

治肉苛，肌肉不仁。

升麻 秦艽 连翘 芍药 防风 羚羊角 南木香 枳壳 薏苡仁各半两

上细剉，分为十服。每服水二盏，生姜五片，煎一盏，去滓温服。

【二十一】历节风

论曰：历节风者，由血气衰弱，为风寒所侵，血气凝涩，不得流通，关节诸筋，无以滋养，真邪相薄，所历之节，悉皆痛疼，故谓历节风也。痛甚则使人短气汗出，肢节不可屈伸。

羌活汤

治历节风，身体骨节疼痛，不可屈伸，举动不随。

羌活三两　桂心　芍药　熟干地黄　葛根　麻黄各二两　甘草一两二分　防风　当归　川芎各一两

上剉。每服先用水三盏，黑豆三十粒，枣三个，生姜五片，煎至一盏半。去滓，入药五钱匕，煎至一盏。去滓温服，空心，日午、夜卧各一服。

附子汤

治历节风疼痛，日夜不可忍。

附子炮，一两　黄耆四两　甘草半两　麻黄五两　防风半两

上剉。每服四钱匕，水一盏半，枣三个去核用肉，生姜三片，煎至一盏。去滓温服，日二三服，夜一服。

紫桂汤

治历节风，疼痛不可忍。

桂四两　防风三分　防己　赤茯苓　芍药各四两　人参二两　乌头七个　白术四两　甘草五两　当归一两二分

上剉。每服三四钱匕，水一盏，酒少许，生姜五片，煎至七分。去滓温服，空心，日午、临卧各一服。

防己汤

治历节风，举体疼痛。

防己　白术各四两　桂　赤茯苓　人参　甘草各三两　附子半两

上剉。每服四五钱匕，水一盏半，生姜三片，煎至一盏，入醋少许，搅匀。去滓温服，当觉身热痹。未知，六七钱加增服之，空心二服。如人行五里再服，用热姜粥投。汗出，慎外风。

知母汤

治历节风，身体四肢疼痛如脱落，或肿，按之皮急，头眩身热，闷欲呕吐。

知母二两　防风　桂心各三两　白术五两　芍药　甘草各三两　附子

上剉。每服五钱匕，水二盏，生姜三片，煎至一盏。去滓温服，日三夜一服。

秦艽汤

治历节风，骨节疼痛，日夜不可忍。

秦艽　防风各二两　黄耆三两　附子一两　麻黄四两　当归一两

上剉。每服五六钱匕，水一盏半，生姜三片，煎一盏。去滓温服，空心频二服，临卧频二服。厚覆微出汗，慎外风。

没药丸

治历节风，百骨节疼痛，日夜不可忍。

没药一两，研　虎胫骨酒浸，炙，六两

上细研末，以蜜丸如梧子大。每服五十丸，或七八十丸，温酒服，日三服，不拘时候。

独活散

治历节风。

独活一两半　玄参一两　犀角二两，无代用升麻　升麻三两　恶实根半两　豉三两　生干地黄半两

上细末。每服三钱，若五钱。以米饮，空腹，日二三服。

此病证世多之，故抄载于数方。

【二十二】中风百节疼痛

论曰：由体虚受风，风邪中于关节，故令百节筋脉拘急疼痛，寒热更作，不可屈伸，皆此真气怯弱，不胜风邪，真邪相薄，故痛也。

加减三黄汤

治中风手足拘挛，百节疼痛，烦热心躁，恶寒，经数日不欲饮食。

麻黄十二文重　独活十文重　黄耆五文重　细辛二钱半重　黄芩七钱半重

上㕮咀。每服五六钱匕，水二盏，煎至一盏。去滓，空心，一服小汗，两服大汗。心躁，加大黄五钱重；腹满，加枳实一个每服加一二个；气逆，加人参三分；惊悸，加烧牡蛎粉七钱半重；渴，加栝蒌根七钱半重；先有寒，加附子炮一个。

又方

杏仁炒，二两　虎骨以酒涂，炙黄

上细末，用好酒一盏，服一两，日一服。

【二十三】中风身体疼痛

论曰：由寒邪风湿之气，时袭于体，阳气内弱，为邪气所胜，在分肉之间，不得发散，往来攻击，故身体疼痛也。

萆薢散

治中风身体筋骨痛。

萆薢　牛膝酒浸，炙　蒺藜子炒，去角　枸杞或子，或根皮　恶实炒　秦艽去苗土　羌活　当归　桂各二两

上细末。每服三钱匕，先嚼胡桃仁，以热酒调服之。痛甚者，二服三服痛止。未平，更可五服。骨痛者，饭后服。脚膝及腹内痛者，空心服。

《覆载万安方》卷第二

正和四年十一月二日巳刻，抄之。

性全（花押）五十岁

嘉历元年六月廿四日，以清书本，亦加朱墨点。

同日朱点。

性全（花押）

性全（花押）六十一岁

朱墨纸数三十九丁（花押）

《覆载万安方》卷第三

性全　集

【一】中风走注疼痛

论曰：走注风疼痛之病，其痛无定处是也。气血流通，筋脉和同，则骨肉滑利。一有不调，风邪乘虚，与血气偕行，使荣卫【血气】凝涩，随所注处，悉为疼痛，故云走注风也。

干地黄丸

治走注疼痛。

生干地黄　香白芷　当归　没药　乌头炮　防风　南木香　赤小豆拣

上等分各三两，细末，以面糊和丸，如梧子大。每服十丸，若廿丸，以冷酒空心食前服，日二三服。

没药丸

治风邪走注，百节疼痛，昼夜不可忍。

没药研，二分　虎胫骨涂酒炙，三两

上细末，炼蜜若面糊为丸，如梧子大。每服三五十丸，以温酒服，不拘时，日二三、夜一服，或散服之。

【二】白虎风或名虎啮风

论曰：白虎风之状，或在骨节，或在四肢。其肉色不变，昼静而夜发，发则痛彻骨髓，或妄言、妄有所见者是也。盖由风寒暑湿之毒乘虚而感，播在经脉，留于血气，蓄聚不散，遇阳气虚弱，阴气隆盛，则痛如虎啮，故以虎名焉。

羌活汤

治白虎风，痛甚如啮。

羌活一两二分　防风二两　秦艽　川芎　当归三两　牛膝酒浸炒，二两　附子炮，一两二分　大腹子连皮，六个　桃仁二分

上剉散。每服五钱匕，水二盏，生姜五片，煎至一盏。去滓温服，日二三、夜一二服。

附子散

治白虎风，止痛疼。

附子炮　虎胫骨涂酒炙，各二两　桂二分

上细末。每服二三钱匕，温酒入盐调服。空心、午时各一服，夜一二服。

牛膝散

治同前。

牛膝酒炙　当归各一两　虎骨酒炙黄，二两　赤芍药一两　芒消二分　桃仁炒，二两　川芎二分

上为末。每服空心，温酒服二三钱，日二夜一。

抵圣散

治白虎风，骨髓疼痛，至夜转甚。

虎胫骨不计多少，打破，酒浸，渐炙令黄脆为度

上为细末。每服二钱或一钱。入加薄荷末一钱匕，人参末半钱匕，以酒一盏，煎乳香半钱若一钱服

之，日夜各一二服。

七神散

治白虎风，昼静夜发，痛彻骨髓，狂言妄见。

防风　羌活　桂　地骨皮　川芎　细辛　虎骨酒炙，各二两

上细末。每服一二钱匕，或三钱匕，温酒调下。

【三】风腰脚疼痛

论曰：腰者，肾之府也。肾主腰脚，其气不足，风湿冷气，乘虚内攻，与正气交争，经脉蕴滞，不能荣养于腰脚，故屈伸步履皆疼痛也。

狗脊丸

治风腰脚疼痛。

狗脊去毛　防风　萆薢　乌头炮，各二两　蓬莪术煨，一两

上细末，水煮面糊和丸，如梧子大。每服三十、五十、七八十丸，空心，温酒下。

三神散

治风腰脚痛，不得履地，及拗折伤肿，瘀血攻痛。

黑豆四两，连皮炒　当归　熟地黄二两

上细散。每服二三钱匕，温酒服。食前，日二三服。

牛膝散

治冷痹，下焦风冷，脚膝疼痛，痛痹无力。

牛膝酒炙　山茱萸各二两　桂一两

上细散。每服二三钱匕，温酒服，空心食前。

【四】腲腿风腲，乌每反，肥貌也，鱼败也。

论曰：腲腿风之状，四肢不收，身体疼痛，肌肉虚满，骨节懈怠，腰脚缓弱，不自觉知也。盖风邪侵于分肉，流于血脉，荣卫稽留，涩而不行，致身体骨节肌肉腰脚痹滞无力，不能用也。

独活汤

治腲腿风，四肢不收，身面浮肿，筋骨怠惰，皮肤不仁。

独活　防风　赤茯苓　防己　赤芍药　桂各二两　川芎　当归　白术各一两二分　人参　秦艽　麻黄　细辛各半两　甘草炙，一两

上㕮咀。每服五钱匕，水一盏半，生姜三片，枣三个打破，煎至七分。去滓温服，日二三服，夜一服。

【五】风不仁

论曰：风不仁之状，皮肤搔之如隔衣是也。由荣气虚，卫气实，风寒入于肌肉，血气不相与，凝痹结滞，皮肤瘰厚，无所觉知。《内经》曰：皮肤不荣，故为不仁，此之谓也。

乌头丸

治风不仁，膝胫瘰痹，兼治皮肉身体诸风。

乌头炮，半两　附子炮，一两半　麻黄去根节，末，二两　防风一两

上细末，炼蜜丸如梧子大。每服十丸，或二十丸，若三十丸。温酒，空心，午时、夜卧各一服。若不用防风，只三味生用，为末，面糊为丸，如大麻子大。每服五丸、七丸、十、二十丸，酒服。服已，即不可热食。

摩风膏

治皮肤瘰痹，不知痛痒，去风毒。

龙骨二两　虎骨三两，酒炙　当归切，焙　桂去粗皮，各一两　苦酒二盏许，醋也　皂荚去黑皮，炙，末，八两

上除醋外细末。又别皂荚十梃，以酒五盏，挼取[①]汁，去滓，入铛【铛】中煎半分，即皂荚末熬。次入前四味，候如稀饧，入瓷合。患不仁者，旋取摩身体。

秦艽汤

治荣气虚为不仁，皮肤搔之如隔衣状。

秦艽　连翘　升麻　芍药　防风　羚羊角　木香　枳壳　薏苡仁各半两

上细剉，分为六服。每服以水二盏，入姜五片，煎取一盏。去滓，缓缓温服。

【六】风瘙痒

论曰：风瘙痒者，表虚，卫气不足，风邪乘之，血脉留滞，中外鼓作，变而生热，热则瘙痒。久不瘥，淫邪散溢，搔之则成疮。

威灵仙散

治脾肺风毒攻，皮肤瘙痒，或生疮癣。

威灵仙和汉共用，无则代用甘草、栀子　防风　羌活　甘草各一两　紫参半两，无代用苦参　荆芥穗一分

上细末，为散。每服二三钱匕，沸汤入蜜少许，调服不拘时。

枳壳散

治风皮肤瘙麻痹。

枳壳二两　苦参　蒺藜子炒去角　蔓荆子各一两

上为细末。每服三钱匕，温酒服，日二三服，不计时。

荆芥散

治风瘙痒，搔之成疮。

荆芥穗　麻黄　羌活　独活各五两

上细末。每服二三钱匕，腊茶或温酒服，食后临卧。

苦参丸

治肺风皮肤瘙痒，或生瘾疹疥癣。

苦参一斤　皂荚去皮并子，打碎，二斤，以水十五盏浸，揉取浓汁，去滓，熬成膏

上苦参为细末，以皂荚膏和丸，如梧子大。每服三十丸、五十丸，以荆芥薄荷酒服之。以酒煎荆芥、薄荷用之。

天门冬丸

治风热皮肤瘙痒，瘾疹生疮，如水疥，或如粟粒。

天门冬二两　枳壳三两　白术　人参各一两二分　独活　苦参各一两一分

上细末，以炼蜜为丸，如梧子大。每服，食后米饮服三十、五十丸，日二服。又可服《和剂局方》胡麻散、何首乌散、苦参圆。

【七】风瘖瘟

论曰：风瘖瘟者，由腠理不密，阳气外泄，发而为汗，汗出未已，为风邪所搏，风热相并，不得流行，故结为瘖瘟，状如麻豆，甚者渐长，搔之成疮。

天门冬丸

治肺脏风热，皮肤结成瘾疹瘖瘟，搔之痒痛成疮。

天门冬二两　枳壳　白术　人参各一两半　苦参　独活各一两一分

上为细末，炼蜜和丸梧子大。每服二十、三十丸，若五十、七十丸。温酒或米饮服，日二三、夜一

---

① 挼取：原作“按取”，据《圣济总录》卷第十一改。下凡遇此误径改，不再出注。

服，以酒糊丸亦得。

【八】风瘙瘾疹瘾，隐也，皮下隐搔发出，故云隐也。

论曰：风瘙瘾疹，其状有二，皆缘肌中有热。若凉湿之气折之，热结不散，则成赤疹；若因风邪所折，风热相搏，则成白疹。赤疹得热则剧，得冷则灭。盖热气郁结于内，故恶热宜冷。白疹得阴雨则甚，得晴暄则消。盖热气散释于外，故恶冷宜热。冷热之证杂异，其为瘾疹则一。盖身体风瘙而痒，搔之隐隐而起是也。

蔓荆实散

治风瘙瘾疹，手足麻木。

蔓荆子　何首乌各二两　羌活　威灵仙无则用甘草、栀子　荆芥穗　防风各一两　苦参一分

上细散。每服三四钱匕，温酒服，日三夜一，不拘时。

紫葳散

治风瘙瘾疹。

紫葳瓦上炒，凌霄花是也　附子炮，半两

上细末。每服二三钱匕，温酒入蜜少许调服，日二服。

蒺藜子散

治风瘙皮肤瘾疹痒痛，或有细疮。

蒺藜子炒去角，二两　枳壳面炒，去穰　荆芥穗　羌活　防风各一两　苍术米泔浸一宿，炒，四两

上细散。每服二三钱匕，温酒或腊茶调下，不拘时。

蒴藋汤淋洗方

治风瘾疹。

蒴藋十两，根叶茎俱用

上以水三升，煎五七沸，冷暖得所，洗患处，日一度，以瘥为度。

芒消汤洗方

治风瘾疹。

芒消研

上以热汤和，拭贴疮疹上。

矾石涂方

治风赤白瘾疹积年不愈，每发遍身肿，久恐入腹伤人。

矾石生末，三两　酒三盏

上先煎酒令沸，次入矾石末同煮，煮如稀糊涂之，频用之。

枳实熨方

治风白疹。

枳实生用，八两

上捣碎，以醋浸，令浥浥，炒热，用帛包裹熨疹上，冷即易。作两包子，相更熨，尤佳。

《和剂局方》乌荆圆、何首乌散尤妙。

【九】蛊风

论曰：蛊风之状，在皮肤间，一身尽痛。若划刺，如中蛊毒，故名蛊风。皆由体虚受风，侵伤正气也。

何首乌散

治蛊风。

何首乌　威灵仙各一两　苦参半两　麒麟竭一分

上并生捣罗为散，入乳钵研三五百遍。每服一钱匕，用荆芥汤服之。每日三服，酒服尤妙。二三钱亦得。

【十】刺风

论曰：刺风者，以气血为风寒所侵，不得宣利，则蕴滞而生热。寒热相搏于皮肤之间，淫跃不能发泄，故遍身如针刺也。人其痛甚，若刀划者，谓之蛊风，与刺风相似，不可不辨也。

何首乌散

治体虚受风，侵伤气血，遍身刺痛；或因寒邪未解，食热物，亦能致此。

何首乌三两　蔓荆子　威灵仙　菖蒲根九节者　苦参　荆芥穗　蒺藜子炒去角，各一两　甘草半两

上细散。每服二三钱匕，薄荷茶或温酒服下，不计时候。

恶实根酒

治刺风游风。

恶实根去土，干，牛蒡也　生蒴藋根去土，干，各一斤

上细剉，以酒三升，浸七日后，每服温一盏，日三四服。

芎枳丸

治刺风，遍身刺痛。

川芎米泔浸一宿，剉，焙　枳壳米泔浸三宿，每日换泔水，麸炒，各四两

上细末，蜜丸如梧子大。每服三十、五十丸。温汤食后服，日二三服，至月余见效。

【十一】风热今云气逆上是也【上气，此病证世间多之。】

论曰：风热者，风邪热气客于皮毛血脉，传入肺经也。令人头面熻然发热，皮肤痛，咳嗽咽干，上焦不利，故谓之风热也。

地骨皮汤

治风热毒气，身体烦热，头目不利，口干舌涩，夜卧不安。

地骨皮　人参　甘草　柴胡　葛根　麦门冬各一两

上粗散。每服三钱匕，水一盏，入竹叶二十片，生姜三片，煎至七分，去滓温服。此药兼解伤寒余热烦躁。【治伤寒余热】

凉心知母汤

治风热攻头面，壅盛虚烦。

知母焙　人参　赤茯苓　麦门冬　甘草　地骨皮各一两　黄芩二分

上粗散。每服三五钱匕，水一盏，入竹叶十片，煎七分。去滓温服，食后，日二三服。

缓中汤

治风热，三焦壅滞，口干，咽喉不利，咳嗽。

黄耆　防风　地骨皮　甘草　紫苏叶生用，各三两

上粗散。每服三五钱匕，水一盏，煎至七分。去滓，食后临卧服，日三服。

牵牛子丸

治风热气结，疏风顺气。

牵牛子不限多少，饭上炊，气透便出，冷后捣为末　青皮　陈皮　木通　桑根白皮　芍药各一两　栝楼根二两

上细末，牵牛子末一斤，入余药末四两拌和，以蜜和，杵三五千下，丸如梧子大。每服二十丸，若三五十丸，以紫苏汤服。未利，可服七八十丸服之。瘰疬，茶汤服；妇人血气，芍药酒下；血风疮痒，枳壳酒下；五淋，榆皮酒下；瘫痪中风，豆淋酒下；肠风下血，萎蕤酒下；肺气，诃梨勒酒下；伤寒，葱白酒下；风秘，葱姜茶下。

羌活散

治风热头面生疮。

羌活　防风　川芎　荆芥穗　麻黄　甘草　木通　恶实炒，各三两。牛蒡子也

上细末。每服二三钱匕，茶酒调下，不拘时。

大黄丸

治风热，上焦痰毒。

大黄三两　青皮　半夏各二两

上一处炒熟，为细末，以面糊丸，如梧子大。每服二三十丸、五七十丸，食后临卧，温水服下。

【十二】漏风亦名酒风

论曰：《内经》曰：饮酒中风，则为漏风。漏风之状，或多汗，不可单衣，食则汗出，甚则身寒，喘息恶风，衣裳濡，口干善渴，不能劳事。又曰：身热懈惰，汗出如浴，恶风少气，亦名酒风。夫酒以养阳，酒入于胃，与谷气相搏，热盛于中，其气剽悍，与阳气俱泄，使人腠理虚而中风，故其证多汗恶风，不可单衣。其喘息而少气者，热重于肺，风客于皮毛肺主皮毛也。其口干善渴者，汗出多而亡津液也。其懈惰而不能劳事者，精气耗竭，不能营其四肢也。谓之漏风，以汗出不止，若器之漏。久而不治，转为消渴。

秦艽散

治风虚，汗出不止。

秦艽　附子　石斛去根　菖蒲根　白术　桂各三两　麻黄根　防风各五两

上细散。每服二钱，若三四钱匕。温酒服，日三服。

防风散

治风虚，多汗恶风。

防风一两一分　泽泻　牡蛎煅赤，冷　桂各三分

上细散。每服三钱匕，温酒服下，空心，日二三服。

牡蛎白术散

治风虚，多汗少气。

牡蛎煅赤，三分　白术二两一分　防风二两二分

上细散。每服三四钱匕，温水服下，不计时。恶风，倍防风；少气，倍白术；汗多面肿，倍牡蛎。

附子汤

治漏风汗出不止。

附子炮，一两半　山椒去目并闭口，炒，出火毒，半两　白术二两　杏仁炒，一两

上剉散。每服三四钱匕，水一盏半，煎至一盏。去滓温服，日三夜一。

【十三】风消

此疾与虚劳相似也。以此方可治男子、女人诸虚劳、五劳七伤等也。【虚劳通用。憔悴曰消也。】

论曰：《内经》【《黄帝内经》】谓二阳之病发心脾，不得隐曲【隐曲】，女人不月【无月水欤】，其传为风消。夫肠胃发病，传于心脾，心主血，心病则血不流；脾主味，脾病则味不化而精不足。精血不足，故其证不能隐曲，女子不月，久则传为风消。盖精血已亏，则风邪胜而真气愈削也。

黄耆羌活饮

治心脾受病，精血虚少，风气乘之，日益消削。

黄耆一两半　羌活　石斛　防风　枳壳　人参　附子　茯苓　五味子　牛膝酒炙，各一两　续断半两　地骨皮三分　生干地黄二两　牡蛎煅，一两

上剉散。每服五六钱匕，水一盏半，煎至一盏。去滓温服，日二三服。

五补人参丸

治风消。

人参　白茯苓　黄耆　地骨皮　熟地黄各二两二分

上细末，炼蜜丸如桐子大。每服三十丸，或五七十丸。温酒服，空心，夜卧二三服。

太和汤

治风消，五劳七伤，痃癖积聚等男女诸病。

前胡 枇杷叶拭毛 鳖甲醋炙 白茯苓 桔梗 白芷不见火 五味子 白术 厚朴姜制 半夏 京三棱 蓬莪术 藿香叶 防风各一两 人参三分 柴胡半两 桂一两半 桑白皮 当归 芍药 枳壳 牡丹皮 甘草 知母 杏仁炒，各半两

上廿五味，粗散。每服三五钱匕。水一盏，生姜三片，煎七分。去滓温服，不计时，日二三服。

【十四】风劳老弱[①]俱目冥并唾如涕

论曰：目视不明，唾如涎涕，从肾肺之虚损起也。

芎枳丸

治风劳强上冥视。

川芎二两 枳壳一两

上细末，蜜丸如梧子大。每服廿丸，或三十丸。食后温水服，日二三。

枳壳汤

治风劳涕唾稠粘。

枳壳二两 人参 赤茯苓各一两

上剉散。每服三四钱匕，水一盏，煎六分。去滓温服，日二三服。

【十五】风成寒中泪多出，云寒中也。

论曰：其人瘦，泪泣频出也。瘦则腠理开疏，风邪投虚而入，故津液化而为目泪泣出也。

温中汤

治风邪所伤，肌瘦泄汗，寒中泣出。

当归 白术各二两 人参 附子 干姜 甘草 蜀椒 桂各一两

上㕮咀。每服四五钱匕，水一盏半，煎八分。去滓温服，日二三服。

石斛散

治肌瘦中风，汗出太多，成寒中，泪泣出。

石斛去根 附子炮 白术 桂心 秦艽 黄耆各三两

上细末。每服三钱匕，以温水服，不拘时，日三夜一。

【十六】风成热中人肥目黄疾也

论曰：《内经》云：其人肥而风气不得外泄，乃为热中而目黄也，热气入目故也。

内解散

治风邪入中，蕴瘀成热，头昏目黄，心膈注闷。

柴胡 黄芩 葛根各二两 黄连 石斛去根，各二分 甘草二两二分

上为细末。每服二钱匕，薄荷汤入蜜少许。每服之，日一二服，以黄色散为度。

【十七】中风寒热寒热往来如疟，尤可分别。

论曰：因于露风，乃生寒热，始感于腠理。腠理开则洒然寒，腠理闭则闷热。依寒饮食减，依热肌肉消。寒热相争，所以栗振，故《内经》云：病成而变，风成为寒热。

葛根汤

治中风项背急强，洒淅寒热，无汗，渴。

---

① 弱：原作“若”，据文义改。

葛根二两　麻黄一两半　甘草炙　芍药　桂各一两

上粗散。每服五钱匕，水一盏半，生姜三片，枣二个去核，煎至一盏。去滓，连三服，衣覆取汗。未汗，用热姜粥服。

柴胡散

治阴阳不和，寒热往来，头目昏重，身体烦疼，咳嗽咽干，鼻塞清涕。

柴胡四两　人参一两一分　甘草一两　白术三分　半夏　黄芩各一两一分　防风三分

上剉散。每服四五钱，水一盏半，生姜五片，煎至七分。去滓热服，不拘时。又热多寒少，加天仙藤一两、葛根二两，增柴胡二两。

又《局方》不换金正气散尤宜。

【十八】风狂阳病也

论曰：风狂之状，始发则少卧不饥，自高自贤，自辩自贵。盖人之荣卫，周身循环，昼夜不穷。一失其平，则有血并于阴而气并于阳者，有血并于阳而气并于阴者。阴阳二气，虚实不调，邪乘虚而入。并于阳则谓之重阳，故病妄笑好乐，妄行不休，甚则弃衣而走，登高而歌，或至数日不食，故曰狂也。又肝藏魂，魂则随神往来，悲哀动中，有伤于魂，则为狂妄，是亦血气俱虚，风邪乘之，阴阳相并也。阳病狂动，阴病癫绝也。

麻黄丸

治中风邪狂走，或自高自贤，或悲泣呻吟，及卒得惊悸，邪魅恍惚，心下虚悸。

麻黄去根节，末　甘草　半夏各二两　生姜去皮，三两，与半夏捣，炒干

上捣罗，炼蜜丸如大豆大。生姜汤服七丸、十丸，或二三十丸，空心、午时各一服。

禹余粮饮

治风邪所中，惊狂啼哭，或笑。

禹余粮煅赤，冷研　防风　桂心去粗皮　赤芍药　远志　独活　白术　人参　牡蛎　秦艽　石膏　甘草各二两　雄黄研　茯神　菖蒲　蛇蜕炙　防己各一两

上粗末。每服五钱匕，水一盏半，煎七分。去滓，食后服，日二三服。

【十九】风癫阴疾也

论曰：风癫之状，发无常时，每发则扑地，吐涎沫，无所觉知。盖由血气皆虚，精神离散，魂魄失守，风邪入于阴经故也。又以胞胎之初，其母卒大惊，精气并居，能令子发癫。其证与风癫大率相似。

飞鸱头丸

治风癫瘛疭。

飞鸱头三个，自然死者也，去毛喙，炙焦，捣罗为末　铅丹黄丹也，八两

上二味合研，蜜为丸，如绿豆大。每服三丸，若五丸、七丸、十二三丸。温酒服下，日三夜一。

雄黄丸

治风癫失性欲死，并治五惊诸痫。

雄黄别研　雌黄研，唐物也，日本以水银灰称雌黄，大误也，有大毒也　真珠别末，各一两　黄丹酒醋炒用之　水银各二两，入合于蒸枣肉二两，入乳钵内以柳木杵杵，研令青色，水银星尽为度①

上水银之外五味，各别研如粉。后合水银枣肉膏，入臼更杵千杵，为丸如大麻粒。每服三丸或五丸，以人参茯苓汤服之，日二夜一，食后。癫病治方，可见小方等。

又可灸于百会、大椎、膏肓、膻中、巨阙、胃脘、足三里、气海等。灸之得愈数十人，两三遍可灸之。

【菖蒲圆《究原方》二

① 度：此下原衍"黄丹一两"4字，黄丹在本方中出现2次，系重出，今据《圣济总录》卷第十五删。

治诸痫疾神妙。

九节菖蒲不以多少

焙干为末，炼蜜为丸，如桐子大。每服五十、七十丸，食后临睡，用温酒服。又用猪心煎汤汁送下，神妙。】

【二十】风厥噫欠之病名也

论曰：《内经》云：二阳一阴发病，主惊骇背痛，善噫善欠，名曰风厥也。夫胃土也，肝木也。木克土，故风胜而惊骇背痛；土不胜木，故善噫；土不制水，则肾气上逆而善欠，为风厥也。

远志散

治风厥多惊骇背痛，善噫善欠。

远志　人参　细辛　白茯苓　黄耆　桂心各一两　熟地黄　菖蒲　白术　防风各半两

上细末。每服二三钱匕，温酒服，空心，日晚、食前，或四五钱。

茯苓汤

治风厥，惊骇背痛，善噫欠。

白茯苓　熟地黄　人参　桂心各二两　半夏一两半　甘草　麦门冬各半两

上细剉。每服五钱匕，水一盏半，生姜七片，煎八分。去滓温服，不拘时，日二三服。

独活汤

治风厥，肩背痛，惊惕不安，善噫多欠。

独活　人参　白茯苓　当归各二两　桂心　远志　熟地黄　防风各一两半　细辛　甘草各一两

上细剉。每服五六钱匕，水一盏半，煎八分。去滓温服，不拘时，日二三服。

【《魏氏家藏方》第一治风痹方诀云：大凡风痹，真气昏乱，致有偏瘫缓，软弱㖞斜，涎流不随之候。切不可便服风药吐泻，因此有损，非徒无益，而又害之。盖缘常人多忽事机，先有目瞤腰痹脚疼，舌涩面赤贪食等候，并谓等闲无虑。一旦疾作昏沉，举族惊惶，止务速安，顷刻之间，药饵妄进，不知性命之存亡，在须臾也。其次，庸医不明此理，偶遇人家仓卒招请，计无所因，便据方书用药，或吐或利，或使用针灸，拙术既施，遂致不救。最下者【下医】求速效，急近利，不顾害之在后也。凡如此者，未有能已人之疾苦也。惟明哲之士，审观要理，万一失卫生，遂至此疾。切不可当惊扰之际，任人妄攻，以自取毙。止用正气药，便是救性命之要策也。莫若用附子、木香。

附子炮制，去皮脐，二两　木香炮过，二钱半

为细末。每服四钱，姜十片，水二碗，搅令温服。有热，则俟药冷服之。比坏正气者，盖有间矣。气正则精神渐定。数日之后，服风药未晚也，小续命汤之类，并前药勤服，自可取瘥。风药如碧霞丹、金虎、灵宝之类，最不可服。初虞世论之甚详。《苏沈方》所用药，尤合人情。今录此方，以为后来之戒。已上可见《魏氏家藏方》。

辰砂五苓散

治头风。

《究原方》第二云：又有人患头疼数月，痛致厥，不省人事，皆作虚阳上攻，又有做风气并痰治。求医于仆。诊其脉，心脉、肝脉俱洪大，遂以辰砂五苓散，用龙胆草煎汤调下二钱。一服，顷刻如失。

又云：治气虚头晕，耳内常鸣，手足麻木，身重拘急，《局方》三五七散磨沉香水少许，生姜三片，同煎服。】

《覆载万安方》卷第三

嘉历元年六月廿四日，宋人道广清书本。

加愚点了，朱墨同时终功了。

性全（花押）

朱黑之纸数三拾六丁（花押）

《覆载万安方》卷第四

性全　述

【一】首风头风也

论曰：《内经》云：新沐中风，则为首风。首风之状，头面多汗，恶风，当先风一日则病甚，头痛不可以出内，至其风日，则病少愈。夫诸阳之脉，皆会于头，平居安静，则邪无自而入。新沐之人，皮腠既疏，肤发濡渍，不慎于风，风邪得乘之，故客于首而为病。其证头面多汗，恶风头痛，不可以出内者，以邪气之客也。当先风一日则病甚，至其风日则少愈者，阳之气以天地之疾风名之，风行阳化。头者，诸阳之会，与之相应也。

茯神汤

治首风头痛，当先风则甚。

茯神去木　羌活　木通　防风　细辛　蔓荆子去白皮　生干地黄　白术　当归　芍药　陈皮　川芎各一两

上粗末。每服三五钱匕，水一盏，煎七分。去滓，空心，食前温服。

一字散

治沐头中风，头面多汗，为首风头痛。

藿香叶　乌头去皮脐，各二两　甘松　零陵香各一两　白附子　天南星各半两

上并生用，细末。每服一字一钱四分之一，温酒服下。口噤，斡开口，徐灌服半钱。未愈，再三服。一二三钱服，无毒。

天麻散

治首风头痛。

天麻二两，日本有之，和名乃土知又贼足　藿香　石膏研　莎草根香附子也，各一两　川芎一两半

上细末。每服二三钱，以蜡茶煎调服。

【《究原方》第二云：有人患头晕，耳鸣作蝉声，令煎《局方》四桂散，服下黑锡丹百粒，两服顿除。中风目眩头旋，谓之头晕。】

茶调散

治首风，定偏正头痛。

菊花　细辛　石膏　香附子炮，去毛，各五两

上为细末。每服二三钱，若五七钱匕，以茶清调服，食后。

茶调散《事证》并《局方》

治偏正头风，诸药不愈者，宜服此。李全总领云：此天下第一头风药。

香白芷二两半，炒　川芎一两，炒　甘草一两，炒　川乌头二分，炮

上细末。每服二三钱，好茶少许，薄荷五七叶，沸汤调服。若伤寒伤风头疼，可加葱白五七茎，切，和茶服。

芎香散同

治头风。

川芎　香附子大者，烧去毛，各三两

上细末。每服三五钱，食前空心，以热酒服，亦食后以茶清重服。此药明目，又治妇人血风。

藿香散《三因方》

治伤风挟涎饮上厥，头疼偏正，夹脑诸风。

藿香半两　川乌头汤浸七返，去皮，一两　乳香二分　草乌头炮，半两

上细末。每服一钱，若二钱，薄荷茶清调下，食后。

芎辛汤《三因方》

治伤风伤寒生冷，及气虚痰厥，头痛如破，兼眩晕欲倒，呕吐不定。

附子生，去皮脐　乌头生，去皮尖　天南星　干姜　甘草炙　川芎　细辛各二两

上㕮散。每服四大钱，水二盏，姜五片，茶芽少许，煎七分。去滓，食后服，日二三服。

救生散《三因》

治外伤风冷，内积忧思，气郁聚涎，随气上厥，伏留阳经，头疼壮热，眩晕，或胸膈塞痞，兼服宽中圆攻之。

菊花蒂【蒂，盖也，花也】　川芎　石膏煅冷，各一两　甘草一分

上日干，为细末。每服三钱，煎葱汤调服。如觉胸塞，即调此下宽中圆，不拘时。

【**头痛硫黄圆**《沈存中方》《本事方》

硫黄五两，研细　消石二两二分

上水圆如指头大，空心，腊茶嚼下。

予中表兄病头风二十余年，每发头痛如破，数日不食，百方不能疗。医田滋见之，曰：老母病此数十年，得一药遂愈。就求之，得十圆，日一枚。十余日，滋复来，云：头痛平日食何物即发？答云：最苦饮酒食鱼。滋取鱼酒令恣食。云：服此药十枚，岂复有头痛耶？如其言食之，竟不发，自兹遂瘥。予与滋相识数岁，临别以此方见遗。陈州怀医有此药，圆如梧子大，每服十五圆。暑暍懵冒者，冰冷水服，下咽即豁然清爽；伤冷，即以沸艾汤下。

《素问》云：头痛癫疾，下虚上实，过在足少阴、巨阳，甚则入肾，徇蒙招摇，目瞑耳聋；下实上虚，过在足少阳、厥阴，甚则入肝。下虚者，肾虚也，故肾厥则头痛；上虚者，肝虚也，故肝虚则头晕。徇蒙者，如以物蒙其首，招摇不定，目眩晕，耳聋，皆晕之状也。故肝厥头晕，肾厥巅痛，不同如此。】

宽中圆《三因》

治气滞不快，饮食不消，胸膈痞塞，凝痰聚饮，状如伤寒头疼。

大附子　南木香炮　青皮　大黄湿纸裹，煨，各等分

上细末散，醋煮米糊，圆如梧子大。每服十丸、廿丸，若三十丸，以生姜汤服。头疼甚，则以救生散服之。

除风荆芥汤

治首风，头目昏眩，肢体痛，手足麻痹，上膈烦闷，或发寒热。

荆芥穗　川芎　防风　独活　甘草　麻黄各一两　人参二两

上粗末。每服三五钱匕，水一盏，生姜三片，薄荷五七叶，煎七分。去滓温服，食后临卧再服。

芎藭散

治首风，头面多汗，恶风头痛。

芎藭　石膏研　细辛　荆芥穗　甘草炙　草乌头去皮，与大豆同炒，去豆

上各等分，细末。每服半钱匕，若一二钱匕。蜡茶清调服，空心，食前服。

搐鼻药《三因方》

荜拨　高良姜　香白芷一钱匕　细辛半钱匕

上细末。每用一小字，先含水一口，搐鼻内，即吐出水。

吹鼻药

川芎一分，末　鹅不食草二分半

上细末，先令病人含水一口，而后以笔管此药大豆许，令吹入于鼻中，吹入后吐去口中水，万不失一。年远日近，用之咸得愈也。一方入麝香少许。

如圣饼子《三因方》

治气厥，上实下虚，痰饮风寒，伏留阳经，偏正头疼连脑巅，吐逆恶心，目瞑耳聋。常服清头目，消风痰，暖胃气。

川乌头生，去皮　天南星　干姜各一两　甘草　川芎各二两　天麻　防风　半夏各半两

上为末，汤浸，蒸饼和丸，如鸡头子大，捻作饼子，晒干。每服五片，荆芥穗三五穗，同细嚼，茶酒任下，熟水亦得，不拘时。

《三因》云：头者，诸阳之会，上丹产于泥丸宫【头也】，百神所集。凡头痛者，乃足太阳受病。上连风府眉角【マユノ骨也】而痛者，皆可药愈。或上穿风府，陷入于泥丸宫而痛者，是为真头疼。不可以药愈，夕发旦死，旦发夕死，责在根气先绝也。原其所因，有中风寒暑湿而疼者，有气血食饮厥而疼者，有五脏气郁厥而疼者。治之之法，当先审其三因，三因既明，则所施无不切中。

【有神效。**二白散**《究原》二

治头疼不可忍。

半夏　黑附子去皮

上二味，用等分细末。用水调涂太阳穴，立效。

《翰良方》**头痛硫黄圆**

硫黄二两，研细　消石一两，研细

上水圆指头大，空心，腊茶嚼下。

予中表兄病头风二十余年，每发头痛如破，数日不食，百方不能疗。医田滋见之，曰：老母病此数十年，得一药遂愈。就求之，得十圆，日服一枚。十余日，滋复来，云：头痛平日食何物即发？答云：最苦饮酒食鱼。滋取鱼酒令恣食，云：服此药十枚，岂复有头痛耶？如其言食之，竟不发，自此遂瘥。予与滋相识数岁，临别以此方见遗。陈州怀医有此药，圆如梧子大。每服十五圆。暑暍懵冒者，冰冷水服，下咽即豁然清爽；伤冷，即以沸艾汤下①。】

点头散

治脑风头痛，吹鼻。

细辛　高良姜　瓜蒂各一分　消石半两

上研细，每用新水满含一口，药半字，吹入鼻中，良久即定。

【**金花一圣散**

治头风。《魏氏家藏方》

川乌去皮脐　川芎　白芷

上等分，为细末。每服一字，先用葱青三四寸，薄荷三四叶，安于盏内，内药食后点服。

茶调散

清神同方。

川芎十二钱重　甘草炙　白芷　香附子　防风　细辛　缩砂仁各十钱重　薄荷叶二十钱重

上细末。每服二三钱，食后，茶调下。】

远志散

治脑风头痛不忍。

远志去心，不拘多少

上细散。每用半字，先含水满口，即吹入鼻中。

---

① 头痛硫黄圆……即以沸艾汤下：此处内容与前眉批中的内容重复。

【二】风头眩

论曰：风头眩之状，头与目俱运是也。五脏六腑之精华，皆见于目，上注于头。风邪鼓于上，脑转而目系急，使真气不能上达，虚则眩而心闷，甚则眩而倒仆也。

人参汤

治风头眩，但觉地屋俱转，目闭不开。

人参　防风　白术　当归　麦门冬各一两　独活　桂　黄耆　芍药各一两半

上粗末。每服五钱匕，水一盏半，煎一盏。去滓，食前温服，日夜一。

六神散

治风眩烦闷，头目运转不止。

川芎　羌活　防风　甘草各一两　荆芥穗　鸡苏各一两半，薄荷也

上细末，米饮温水调下二钱匕，或三钱，不计时候。

【三】风头痛

论曰：风头痛之病，由风邪客于阳经，循风府而上至于头脑，令人头重疼痛，心膈烦热，上焦壅滞，头面虚汗。诊其脉，尤手寸口浮紧者是也。

槐实散

治风头痛，清头目，化风痰。

槐实炒，八两　荆芥穗　甘草炙，一两　防风三两

上细末。每服一二钱，三四钱匕。茶酒任服，食后，日二三服。

香芎汤

治头痛，清气。

川芎五两　细辛二两半　人参一两半　半夏曲一分　甘草炙，三分

上㕮咀。每服三五钱匕，水一盏，入生姜三片，薄荷五七叶，煎七分。温服，日二三服，不拘时。

【《魏氏家藏》**香芎散**

白芷　菖蒲各三两　川芎　甘草各一两　川乌炮　香附子各二两

上细末，煎服。

《本事方》十云：妇人患头风者，十居其半，每发必掉眩，如在船车。盖因血虚，肝有风邪袭之尔。《素问》云：徇蒙招摇，目眩耳聋，上虚下实，过在足少阳、厥阴，甚则归肝。盖谓此也。予尝处此方以授人，比他药捷而效速。

芎羌散

川芎十钱重，洗　当归洗，去芦，薄切，焙，七钱半重　羌活去芦　旋覆花　细辛去黄　蔓荆子　石膏生　藁本　荆芥穗　半夏曲炙　防风去芦、叉、股　熟地黄酒浸，焙　甘草炙，各五钱重

上末。每服二钱，水一大盏，姜五片，煎至七分，去滓温服，不拘时候。

偏头疼方《翰良》

裕陵傅王荆公偏头痛方，云是禁中秘方，用生芦菔汁一蚬壳，仰卧注鼻中，左痛注右，右痛注左，或两鼻皆注亦可。数十年患，皆一注而愈。公与仆言，已愈数人。】

【四】偏头痛

论曰：偏头痛之状，由风邪客于阳经。其经偏虚者，邪气凑于一边，痛连额角，故谓之偏头痛也。

至灵散

治偏头痛。

雄黄研　细辛等分

上细末。每用一字，右边痛吹入左鼻，左鼻痛吹入右鼻。

乳香散

治偏头痛不可忍。

乳香　高良姜

上等分。如烧香，于香炉火上烧，迎烟熏鼻孔，左痛左鼻，右痛右鼻。

神妙方

治偏头痛，不可忍者。

莱菔大根也

上洗去土，绞取汁。每用少许，以笔管吹入鼻内，随左右用之。

荜拨散

治偏头疼。

荜拨

上细散。每用一字，先令病人满口含温水，随病左右，搐入鼻中。

【五】风头旋

论曰：风头旋者，以气体虚怯，所禀不充，阳气不能上至于脑，风邪易入，与气相鼓，致头运而旋也。又有胸膈之上，痰水结聚，复犯大寒，阴气逆上，风痰相结，上冲于头，亦令头旋。

【《本事方》二

羚羊角散

治一切头旋。本因体虚，风邪乘于阳经，上注于头面，遂入于脑；亦因痰水在于胸膈之上，犯大寒，使阳气不行，痰水结聚，上冲于头目，令头旋。

羚羊角屑　茯神去木，各二两二分　川芎　防风　半夏　白芷　甘草炙，各一两一分　枳壳去白，麸炒　附子炮，各一两三分二铢

上粗末。每服四钱，水一盏半，生姜三片，慢火煎至七分，去滓温服，不拘时。】

防风丸

治风头旋，眩运，肩背拘急，发热恶寒，肢节疼痛。

防风　甘草炙，各一两　羌活　独活　桔梗各半两　川芎　香白芷各三分

上细末，炼蜜圆如大拇指大。每服一丸，或二三圆，食后荆芥汤嚼下。

祛痰圆

治风头旋，痰逆恶心，咽膈不利。

天南星生　半夏生，洗　赤茯苓　干姜炮　陈皮各三两

上细末，稀面糊圆，如梧子大。每服三十圆，或五十圆、六七十丸。温米饮下，不拘时。

【六】头面风

论曰：头面风之状，头面多汗，恶风头痛是也。盖诸阳之脉，皆上至头面。若运动劳役，阳气发泄，腠理开疏，汗多不止，阳气虚弱，风邪乘之，上攻于头面，故恶风而痛也。

檀香散

治头面风，头目昏眩，肩背疼痛，头皮肿痒如虫行，颈项拘急。

白檀香半两　甘菊花三两　川芎二两　甘草生用，一两

上细散。每服一二钱，薄荷汤调下，茶清或沸汤调亦得。

羌活散

治头面风，眼黑及面肿。

羌活　独活　川芎　桂　干姜　附子各三两

上细末。每服豉汁二三钱，服立瘥。

【七】胃风

此病世间太多，人不知病源治方，常可弁之。

论曰：胃风之状，颈多汗，恶风，食饮不下，膈塞不通，腹善满，失衣则䐜胀，食寒则泄利，形瘦而腹大。盖胃者水谷之海，五脏六腑之大源，因于食寒失衣，则风邪易感，故其证颈多汗。恶风者，以人迎胃脉之所动也。食饮不下，膈塞不通，腹善满者，其经循腹里，其病在中焦也。失衣则䐜胀者，重感于风邪，伤肌肉也。食寒则泄者，风寒交伤于胃，故泄注也。形瘦者，精不营也。腹大者，气不通也。

豆蔻圆

治胃风，颈项多汗，恶风，饮食不下，膈塞不通，腹善满，失衣则䐜胀，食寒则泄，形瘦而腹大。

肉豆蔻半两　羌活　防风　桔梗各一分　陈皮　独活　薏苡仁　人参　草豆蔻仁　川芎各半两　甘草　木香各一分

上细末，炼蜜圆如梧子大。每服三十丸、五七十丸。米饮服，日三夜一。

厚朴陈橘皮汤

治风邪干胃，食物不化，便利完出，病名飧泄。

厚朴姜制，一两　陈皮　甘草　川芎　肉豆蔻　赤茯苓　防风　吴茱萸　羌活各二分

上粗末。每服三五钱匕，水二盏，煎一盏。去滓温服，空心食前。又加附子、缩砂各一两，尤佳。

【八】风秘利秘结也

论曰：风秘之病，以大肠秘涩不通。大肠者，肺之府，通行水谷，传导所出。若三焦不和，风热所搏，则肠胃干燥，津液虚少，糟粕结聚，传导不行，令人心烦腹满，便秘不通也。

前胡圆

治风秘，润利肠胃。

前胡二两　大黄剉，炒　黄芩　木通　麻子仁　芍药各一两一分

上细末，炼蜜圆如梧子大。每服二三十丸，温水服下，每夜一服。未快利，至五六十圆，久服渐生津，润滑利。

羌活圆

治风气，大肠秘涩。

羌活　槟榔　木香　桂心　陈皮各一两　大黄二两，煨　牵牛子末，八两，取四两

上细末，蜜丸如梧子大。每服十五丸，或二三十丸、五十丸、七十丸，以生姜紫苏汤服。此药不损人脏腑，年高气弱人常服之，自然通利，兼不转泻。

香枳散

治大肠秘涩，祛风顺气。

枳壳麸炒，四两　防风四两　甘草二两

上细散。每服四五钱匕，沸汤点服。空心食前，各一二服，夜一服。

槟榔圆

治风秘，大便不通，发燥引饮。

槟榔二两　牵牛子末三两

上炼蜜丸梧子大。每服二三十丸，或四五十圆。生姜汤服，不拘时。更看人虚实加减。大渴，加栝楼末二两。

【九】风入腹拘急切痛

论曰：风入腹，拘急切痛者，风邪搏于阴经也。风邪搏于阴经，则肠缩蜷。肠缩蜷，则风寒之气与

正气相击，故里急而切痛也。

甘草汤

治风入腹中疠痛，并飞尸【传尸一类】、遁注【传尸一类也】，发作无时，发则抢心胀满，胁下如锥刀刺。

甘草　细辛　干姜　当归　桂　白茯苓　赤芍药　吴茱萸　熟地黄各一两

上粗末。每服五钱匕，水一盏半，煎八分。去滓，空心，日午、夜卧服。

理中汤

治风入腹，心腹疠痛，痰逆恶心，或时呕吐，膈塞不通。

人参　干姜　甘草　白术各三两

上粗散。每服四五钱匕，水一盏，煎七分。去滓，稍热服，空心，食前。

【十】诸痹统论

痹，《素问》《太素》有二音义，一必至反，一方废反。

论曰：饮天和，食地德，皆阴阳也。然阳为气，阴为血，气为卫，血为荣。气卫血荣，通贯一身，周而复会，如环无端，岂郁闭而不流哉。夫惟动静居处失其常，邪气乘间，曾不知觉，此风、寒、湿三气所以杂至，合而为痹。浅则客于肌肤，深则留于骨髓。阳多者，行流散徙而靡常；阴多者，凝泣滞碍而有着。杂异状殊，然即三气以求之，则所谓痹者，可得而察矣。且痹害于卑，其为疾也，初若无足治，至其蔓而难图，则偏废弗举，四体不随，皆自诒伊戚【诒伊戚】者也。可不慎哉。

【十一】肝痹筋痹也

论曰：《内经》云：风、寒、湿三气杂至，合而为痹。又曰：以春遇此者，为筋痹。又曰：筋痹不①已，复感于邪，内舍于肝。盖五脏皆有合，病久而不去者，内舍于其合。肝之合，筋也，故筋痹不已，复感于邪，则合于肝也。其证夜卧则惊，多饮，小便数，上为引怀【上气也】者是也。

薏苡仁汤

治肝痹，筋脉不利，拘挛急痛，夜卧多惊，上气。

薏苡仁　羌活　蔓荆子　荆芥穗各二两　白术　木瓜　防风　牛膝　甘草炙，各一两

上剉散。每服五钱匕，水一盏半，生姜五片，煎一盏。去滓，稍热服。

【十二】心痹

论曰：《内经》言：风、寒、湿三气杂至，合而为痹。又曰：以夏遇此，脉痹。脉痹不已，复感于邪，内舍于心，是为心痹。其状脉不通，烦则心下鼓，暴上气而喘，嗌干善噫。厥气上则恐，盖淫气忧思，痹聚在心经，所谓"诸痹不已，亦益内"者如此。

赤茯苓汤

治心痹，胸中满塞，心中微痛，烦闷不能食。

赤茯苓　人参　半夏　柴胡　前胡　桂心　桃仁炒，各三分　甘草一分

上粗剉。每服三钱匕，水一盏，生姜五片，枣三个打破，煎七分。去滓热服，不拘时。

【十三】脾痹

论曰：风、寒、湿三气杂至，合而为痹。又曰：以至阴遇此者，为肌痹。肌痹不已，复感于邪，内舍于脾，是为脾痹。其状四肢懈惰，发咳呕汁，上为大寒，《经》所谓"诸痹不已，亦益内"者如此。

大半夏汤

治脾痹，四肢怠惰，发咳。

---

① 不：原脱，据《素问·痹论》补。

半夏五两　白术　白茯苓　人参　甘草　附子　陈皮各二两　桂三两

上剉散。每服五钱匕，水一盏半，生姜五片，煎一盏。去滓温服，日三服。

【十四】肺痹

论曰：风、寒、湿三气杂至，合而为痹。以秋遇此者，为皮痹。皮痹不已，复感于邪，内舍于肺，是为肺痹。其候胸背痛甚，上气烦满，喘痹呕是也。

紫苏子汤

治肺痹，胸心满塞，上气不下。

紫苏子炒，八两　半夏五两　陈皮　桂各三两　甘草　人参　白术各二两

上粗散。每服四五钱匕，水一盏，生姜五片，枣三枚，煎六分。去滓温服，不计时。

【十五】肾痹

论曰：风、寒、湿三气杂至，合而为痹。又曰：以冬遇此者，为骨痹。骨痹不已，复感于邪，内舍于肾，是为肾痹。其证善胀，尻以代踵，脊以代头。盖肾者胃之关，关闭不利则胃气不行，所以善胀，筋骨拘迫，故其下挛急，其上蜷屈，所以言“代踵代头”也。

牛膝酒

治肾气虚冷，复感寒湿为痹。

牛膝　秦艽　川芎　防风　桂　独活　丹参　白茯苓各二两　杜仲　附子　石斛　干姜　麦门冬　地骨皮各一两半　五加皮五两　薏苡仁一两　大麻仁半两，炒

上剉如麻豆，以生绢袋盛，浸酒一斗，春夏三日，秋冬五日。每服半盏，空心温服，日二三服。

已上五痹如此。此外有痛痹、著痹、行痹、皮痹、肌痹、血痹、脉痹、筋痹、骨痹、肠痹、周痹、风冷痹、风湿痹、痹气、热痹。或云十八痹，或云二十痹，或云五痹，皆此中也。可见《圣济总录》。

五痹汤《局方》

治风、寒、湿邪客留肌体，手足缓弱，麻痹不仁，或气血失顺，痹滞不仁，并皆治之。

姜黄老生姜，二两　羌活二两　白术二两　防已二两　甘草一两

上㕮咀。每服四五钱重，水一盏半，生姜十片，煎八分，去滓温服。病在上，食后服。病在下，食前服。

又可服《局方》换腿圆、追风应痛圆、省风汤、三五七散等，皆治诸痹也。

《覆载万安方》卷第四

嘉历元年六月廿四日申刻，朱墨两点同时加之。

性全（花押）

朱墨之纸数二拾八丁（花押）

《覆载万安方》卷第五

性全　撰

恶癞诸风门从浅至深，诸风之流类，故次之。

【一】疬疡风附白驳、白癜风、紫癜风。

论曰：疬疡之病，其状斑驳，点点相连而圆，大概似白驳而稍微也。皆由风邪热气搏于脾肺经，流散肌肉使然也。

雄黄散涂方

治疬疡风，面颔颈项，忽生斑驳，其状如癣。

雄黄　硫黄　白矾并研如粉，各一分

上合研令匀，以猪脂调涂驳上，常涂即瘥。

硫黄散

治疬疡及赤白癜风。

硫黄研，半两　砒霜研　腻粉各一分，又名胡粉　苍耳子五两，为末

上细研，入生姜自然汁泥连涂之，勿令近口，有毒。

附子散涂方

治同前。

附子一个，大者，去皮，生用　硫黄研，半两　苍耳苗一握，干者

上为末，以米醋调。先以布巾揩疡上，即以药涂之，干更涂。

油麻酒

治疬疡风。

油麻不拘多少，净拣，生用

上一味。每服半合，细嚼。用温酒服，空心，日午、夜卧，渐加至一合，百日服得瘥。

又方

治头项及面上白驳，渐长如癣，但不成疮，宜用此。

桂心去粗皮，一两

上细末，以津唾和傅于白驳上，日三。

【二】白癜风

论曰：白癜风之状，皮肤皱起，生白斑点是也。由肺脏壅热，风邪乘之。风热相并，传流荣卫，壅滞肌肉，久不消散故也。

防风汤

治风热熏蒸，皮肤白癜。

防风　地骨皮　王不留行　栀子　荆芥穗　恶实炒，各一两　甘草三分　人参　生干地黄焙，各半两

上粗末。每服三钱匕，若五六钱匕。水一盏，更入恶实根【牛蒡也】二三寸，煎七分。去滓温服，不

拘时候。

玉粉膏

治白癜风。

白矾 石硫黄各半两

上研细，以醋调为膏涂，以愈为度。

又方

治白癜。

杏仁生用

上每日早晨烂嚼十四五粒，昼夜搔烂揩涂。

【三】紫癜风

论曰：紫癜风之状，皮肤生紫点，搔之皮起而不痒痛是也。此由风邪挟湿，客在腠理，荣卫壅滞，不得宣流，蕴瘀皮肤，致令色紫，故名紫癜也。

硫黄膏

治紫癜风。

石硫黄

上研，用生姜自然汁煎成膏。每沐浴，揩涂之令热，度度洗之。

雄黄膏

治紫癜风，点点相连。

五倍子二分 胡粉一分 石硫黄半两 雄黄一分 牡蛎二分 胡桃廿个 羊蹄根自然汁 生姜自然汁

上末，调成膏，先以羊蹄根，浴时揩烂傅此膏。一日不得洗，不过两三度必消愈。

【四】恶风癞病也

论曰：恶风者，皆五风厉气所致也。风有青、白、赤、黑、黄之异。其毒中人五脏则生虫，虫亦有五种。虫生息滋蔓，入于骨髓，五脏内伤，形貌外应，故食肝则眉睫堕落，食肺则鼻柱倒塌，食脾则语声变散，食肾则耳鸣如雷鼓之声。心不受食，食心则为不可治，是故谓之恶风。

白花蛇散

治恶风。

白花蛇一条，酒浸，炙，取肉三两 露蜂房炙 苦参 防风 丹参 栀子 山芋各二两半 秦艽一两一分

上细末。每服，温酒服三四钱匕，日二服。

蔓荆实散

治肺脏风毒，发作如癞，变成恶风证。

蔓荆子去白皮，生用，四两 胡麻末，炒，半两 天麻二两 菊花四两，未开者良，生用 天南星炮，一两 枸杞生用，四两 苦参粉，四两

上细罗。每服，温酒调下三四钱匕，日三夜一服。食前食后，稍可远相隔，恐药食气相犯。

治恶风**天蓼散**

天蓼叶焙干，一斤 天麻三两 何首乌酒炒 王不留行炒，各二两

上细散。每服三四钱匕，以热汤服，日三，不拘时。

【五】大风眉须堕落大风癞总名也，又云大麻风也。

论曰：大风眉须堕落者，盖癞病也。皆恶风染着，荣气不清，风湿毒气，浸渍肌肉，致淫邪散溢，痒瘙成疮，皮肤疡溃，鼻柱倒塌，须眉坠落。

何首乌丸

治风气留滞，皮肤不仁，须眉堕落，多生疮癣，身体瘙痒等。

何首乌刮去黑皮，十二两　白牵牛子拣，末　薄荷干，各三两　肥皂荚三斤。一斤去皮子，椎碎，用好酒三四盏浸两宿，揉出浓汁，去滓，入石器中熬成膏；一斤炭火烧令烟尽，收放湿纸上，覆盆出火毒，候冷用；一斤去皮涂蜜，炙令焦，为末

上细散，三味为末，用皂荚膏和剂，使膏尽为度，熟捣，丸如梧子大。每服二三十丸，不拘时候，温酒服，日三服。无效，则可服五六十丸。

山栀子散

治大风癞疾，眉须堕落，偏身痹痹，手足挛缩。

山栀子去皮，二两半　川芎一两半　藁本三分　当归　蔓荆子各一两　桔梗炒，一两三分　羌活　白蒺藜炒　白茯苓　防风各一两一分　侧子炮，又用乌头　天麻各半两

上细末。每服三五钱匕，若六七钱匕。温酒，空心，食前、夜卧各一服。服一二剂，眉毛再生。

苦参圆

治大风癞病，遍身瘾疹如烂桃李大作疮，经年不愈，重者毛发脱落。

苦参十六两　生干地黄焙末，五两半　乳香半两　丹砂辰砂也，一两一分

上研匀，炼蜜和丸，如梧子大。每服三十、五十圆。以温水，每日空心食前、夜卧服之。

羚羊角饮

治大风癞，身上生疮，并面部浮肿，眉须堕落，四肢痹痹。

羚羊角　甘草各一两二分　独活　山栀子各三两　防风二两　枳壳麸炒　黄耆　蒺藜炒　丹参炙　玄参　木通各二两二分

上粗散。每服五钱，若七八钱匕，水一盏半，煎一盏。去滓温服，每日早旦及午食前、晚食前、夜卧各一服。可二三剂、四五剂，可见效。

侧子丸

治大风癞，眉须堕落，身上有疮，手足胀闷，痹痹挛缩，鼻梁未坏。

侧子乌头亦得，三两二分　白芷微炒　附子　天麻酒浸，焙　龙骨　防风各二两二分　蔓荆子三两　白蒺藜炒，四两　白术二两　人参　山芋　生干地黄　当归各一两二分

上细散，炼蜜和丸，如梧子大。空心食前，温酒服三十丸，五十、七十丸。日服此药后，唇舌微痹为效。慎避外风。

乳香丸

治大风癞，卒无眉须者。

乳香炒软，冷研　人参　紫参无用丹参　沙参　玄参　苦参　天麻酒浸，焙　菊花未开者　枳壳麸炒，各二两

上细末，炼蜜和丸，如梧子大。食后温酒服三五十丸，日二夜一服，百日内瘥。六十日内，两鼻中血出，是效之候也。

侧柏丸

治大风癞，令生眉须。

侧柏叶不计多少，ムロノ木ノ若葉

上一味，九蒸九曝，捣罗为末，炼蜜和丸，如梧子大。每服五十、七十乃至百丸。以熟水空心食前、夜卧各一服，百日必毛生。

法制蓖麻方似巴豆，名蜱麻。蜱，牛蜱。形如牛蜱，故云蜱麻也。

蓖麻子不拘多少

去皮，浸黄连水七日。每服四五粒，空心，用黄连水服。至一月，觉四肢肿，用针刺出水。再服一月，永除根本。

【六】大风出虫

论曰：虫，动物也，皆风之所化。风入五脏，化生五虫，则成五癞。入肝，其虫青；入心，其虫赤；入脾，其虫黄；入肺，其虫白；入肾，其虫黑。四虫皆可治，惟黑虫为难疗。或所伤未深，专意治之，

亦有愈者。

通神散

治大风癞疾，凡是鼻梁未折，服之虫出，无不愈。

皂荚树上独生刺无杖叉者　川大黄剉

上二味生用，等分，细罗为散。每服三五钱匕，以冷酒调，每临卧服。至明朝，令病人于净地上登溷，当下黑身赤头虫。虫下后，即可服平胃散、嘉禾散温补风药。候气完复，又依前法，更可进通神散，直候无虫，即病根已除，不须服也。服药时，慎勿语病人能取虫。若知之，则无验。

【七】大风癞病

论曰：癞者，《内经》为厉。厉者，荣气热，其气不清，故使其鼻柱坏而色败。皮肤疡溃，其证不同。其始则乍寒乍热，腠理壅塞，血气精髓耗竭，久而不治，令人痹痹。汗不流泄，手足酸疼，面目习习奕奕，胸头间状如虫行，身体遍痒，搔之成疮。或身体锥刺不痛，青赤黄黑，如腐木形。或痛无常处，流移非一处，或似绳缚，拘急不可俯仰，眼目浮肿，小便黄赤余沥，心神恍惚而善忘也。日月浸久，其风化生毒虫，虫即变动，外先食气血，肤革不泽【革，皮肤如革也，故曰肤革】，甚则内食五脏。食肝则眉睫堕落，食肺则鼻柱损坏，食脾则语声散乱，食肾则耳闻雷鼓之音，食心则死。推是癞病，率皆风与虫之为害也。

苦参丸

治大风癞，及热毒风疠疮疥癞。

苦参九月末取者，成粉，一斤　枳壳麸炒，六两

上捣罗，炼蜜为丸，如梧子大。每服三十、五十、七十丸。患冷者，以温酒服下。余者，以粟米饮，或以温水服下。食后，日三服，夜一服。

胡麻续肌散

治大风癞疾。

胡麻八两　天麻二两　乳香三分

上捣罗。每服三四钱匕，用荆芥蜡茶调服。慎房室、盐酒二三年。服药半月后，两腰眼中灸三五十壮，次常服补药。

犀角圆

治一切大风，疮化为水。

乌犀角一两　升麻　黄芩　防风　人参　当归　黄耆　干姜　黄连　甘草　栀子仁各半两　大黄煨，一两　巴豆去皮心，炒，研粉，三分

上捣研为末，炼蜜和杵二三百下，丸如梧子大。每服三五丸，温汤服。以利为度①，三两行为度。不利，以意加之。

黄耆丸

治大风癞疾。

黄耆　防风　丹参　白术　白茯苓　川芎　山栀子　赤芍药　枳壳麸炒　细辛各一两半　大腹子一两二分　升麻　秦艽各二两　蒺藜子炒　独活　苦参各三两

上捣罗为末，炼蜜和丸，如梧子大。每服三五十丸，空腹，以枳壳汤服，日二三服。

【八】乌癞

论曰：乌癞，初觉皮肤变异，肌腠之间，淫淫跃跃，如虫行动，眼前有物，如丝悬布，时发惊恐，言语错乱，皮肉瘾疹，如桃李实，或赤或黑，手足痹痹，不知痛所，或脚下痛，不可践地，身体生疮，

---

① 度：原作“利”，据校本改。

两肘如缚。此名黑癞，皆由恶风日渐伤损，血气不荣所致也。

露蜂房酒

治乌癞，又治白癞。一名苦参酒。

露蜂房五两[①]　苦参四斤

上剉散，用水五十盏，煮取廿五盏，去滓。浸曲【神曲也】四斤半，炊黍米二升，如常酝法【作浊酒之法】，候酒熟。每服一盏若半盏，日二三服，夜一服，多服无妨。

雌黄散涂方

治乌癞。

雌黄半两，研

上以米醋和，涂疮上，干即更涂。

【九】白癞

论曰：白癞之候，语声嘶嗄，目视不明，四肢瘰痹，关节热痛，如火燔灼，脊膂拘急，肉如刀劈，手足缓弱，身体瘾疹，鼻生肉，目生白珠，肉色斑白，故谓之白癞也。

苦参酒

治遍身白点，搔之屑落，或痒或痛，色白渐展，世呼白癞。

苦参五斤　露蜂房五两　猬皮一具

上用水六十盏，煮三十盏。去滓，浸曲四斤半，黍饭三十盏，如常醖酒。酒熟，每服三盏、二盏、一盏，服之以瘥为度。

商陆酒

治白癞大风，眉须堕落，八风十二痹，筋脉拘急，肢节缓弱，手足痹瘰。

商陆根削去粗皮，二十五斤。和名号山牛蒡

上一味，用水百五十盏，煎取八十盏。去滓，浸曲十五斤，入黍米饭百盏，如常醖酒法。熟，每服半盏或一盏，或二盏，随人日二三服，夜一服。重者至三十盏，轻者二十盏有效。若得药吐泻为佳，唯宜食鹿羹。

艾叶酒

治白癞。

熟艾叶艾二十两，曲三斤

上先煎取艾叶水百盏，艾叶二十两，煎五十盏，用浓艾煎汁，浸曲三斤，入黍米饭五十盏，如常酒法。熟时稍温服之，日二三服，夜一服，常令酒气势相接。水并曲饭，寻访酒家可作之。久服有效。

《三因方》云：大风者，《经》所载厉风，即方论中所谓“大风恶疾癞”是也。虽名曰风，未必皆因风。大率多是嗜欲劳动气血，热发汗泄，不避邪风冷湿，使淫气与卫气相干，致肌肉愤胀，气有所凝，则肌肉不仁。荣气泣【泣，音涩，《素问》泣涩同用】浊，则胕热不利，故色败，皮肤疡溃，鼻梁塌坏。《千金方》【《千金方》】所得[②]自作不仁【不慈也】极猥【恶事】之业，虽有悔言，而无悔心，良得其情【恶癞人情如此】。然亦有传染者，又非自致，此则不谨之故，气血相传，岂宿业缘会之所为也？原其所因，皆不内外涉外所因而成也，证候多端，并见诸后。

又曰：凡治大风，须推其所因。凡因风寒湿热，劳逸饮食，与夫传染，不可混乱，散寒温风湿，清热，调和气血，颖然不同【传染者与性恶大病者异也】。若例以泻风药治之，则失其机要矣。昔见一僧得病，状如白癞，卒不成疮，但每旦起白皮一升许，如蛇蜕。医者谓多啖炙煿所致，与《局方》解毒雄黄圆，三四服而愈，岂非得其因邪治之？

---

① 五两：原脱，据《圣济总录》卷第十八补。

② 所得：原文如此，疑当作“所谓”。

【解毒雄黄圆

郁金 雄黄研，飞，各一两 巴豆去皮，出油，五十一个

上为末。醋煮面糊为丸，如绿豆大，用热茶清下七丸。或云郁金、雄黄各一分，巴豆十四个。】

通天再造散

治大风恶疾。

郁金半两，生，五钱重也 大黄一两，炮，十钱重也 白牵牛子末，六钱重，半生半炒 皂角刺一两，十钱重也，炮，经年黑大者好也

上为末。每服五钱，或六七钱。日未出，面东以温酒服。每朝如此尽剂，晚利黑头小虫。稍病轻者，只利如鱼肠臭秽物。忌诸热毒、猪肉等物。但食稠粥软饭，渐生眉毛、皮肤，甚者不过三两剂。

三济圆

治如前。

当归 熟地黄 川芎 荆芥穗各二两 防风 细辛各一两 桂心一分

上剉散，以醋一盏半，浸一宿，漉出焙干。再以生地黄一斤捣汁，浸一宿，焙干，亦浸酒一盏半一宿，焙干为末。入乳香末五钱重，以前所浸之酒、醋、地黄汁，入面粉作糊，圆如梧子大。每服五十丸、七八十圆，日二三服。又加乌头二分，炮裂，剉，荆芥穗半两，同浸酒，焙干，末，尤有神效。

八叶汤

淋渫大风疮。

桑叶 荷叶 地黄叶 皂角叶 蒴叶 苍耳叶 菖蒲叶 何首乌叶

上等分，晒干，烧黑灰存性如粉，搯涂身体手面。

又曰《三因》：大风恶疾，疮痍荼毒，脓汁淋沥，眉须堕落，手足指脱，顽痹痛痒，颜色枯痒，鼻塌眼烂，齿豁唇揭。病证之恶，无越于斯。负此病者，百无一生。犹且爱恋妻孥，复着名利，不仁之行，仍欲更作，死而无悔，深可悲伤。凡遇此疾，切须断盐及一切口味，公私世务，悉宜屏置，能不交俗事，绝庆吊，幽隐林下，依法治疗。非但愈疾，亦能因是而至神仙，所谓因祸而得福也。

胡麻散《局方》

治脾肺风毒攻冲，遍身皮肤瘙痒，或生疮疥，或生瘾疹，用手搔时，浸淫成疮，久而不瘥，愈而复作，面上游风，或如虫行，紫癜、白癜、顽麻等风，或肾脏风攻注，脚膝生疮，并宜服之。

胡麻十二两 荆芥穗八两 苦参八两 何首乌十两 甘草六两 威灵仙六两，无则代用甘草、栀子

上细末。每服三四钱，薄荷茶点服。食后服，或酒服，蜜汤点服亦得。服此后频洗浴，贵得汗出而立效。

苦参圆《局方》

治心肺积热，肾脏风毒，攻于皮肤，时生疥癞，瘙痒难忍，时出黄水。及大风手足烂坏，眉毛脱落，一切风疾，并皆治之。

苦参三十二两 荆芥穗十六两

上细末，水糊为圆，如梧子大。每服三十、五十、七八十圆，好茶服，或荆芥汤服下，食后服，日二三服，久可服之。

《易简方》缩脾饮下云：多有病家，无主病之人，亲故问疾，各立一说，各传一方，皆谓屡经作效。来者既众，议论纷然，不知孰是，犹豫之间，遂致困笃。莫若参以外证，确意服药，无信浮言，以贻后悔。此语诸病家者要节也

《覆载万安方》卷第五

嘉历元年六月廿五日巳刻，朱点墨点同时加之。为冬景了。

性全（花押）

朱墨之纸数二拾五丁（花押）

《覆载万安方》卷第六上

性全　撰

伤寒门总疗上【瘵疗字同】

【一】伤寒统论[1]

论曰：寒、暑、湿、饮食、劳倦，皆能为病，是谓五邪。冬伤于寒者，春必病温；春伤于风者，夏必飧泄；夏伤于暑者，秋必痎疟；秋伤于湿者，冬必咳嗽。【冬即病曰伤寒，至春病曰瘟病，至夏病曰热病，至秋即变病疟疾。】是乃四时之气也。然五邪所中虽不同，本皆外邪，大率同类。唯冬时严寒，其毒厉尤甚，人或中之，病在冬时，则正名伤寒。若邪毒藏于肌肤，至春之时，乘温而发者，为温病。若留连日久，至夏之时，乘盛暑而发者，为暑病。所谓"先夏至日为病温，后夏至日为病暑"是也。

其病传之次，先客于太阳，其病令人头项痛，腰脊强，其脉尺寸皆浮。太阳不已，传于阳明，其病体热，目疼鼻干，不得卧，其脉尺寸皆大。阳明不已，传于少阳，其病胸胁痛而耳聋，其脉尺寸皆长。少阳不已，太阴受之，其病腹满体重，其脉尺寸俱微。太阴不已，少阴受之，其病口燥舌干而渴，或背微恶寒，其脉尺寸俱沉。少阴不已，厥阴受之，其病烦满，舌卷囊缩，其脉尺寸俱缓。病之所传，不过三阳三阴而已。

其未满三日者，邪在阳经，未入于里，其病在表，宜汗之而愈。若经四日者，邪入阴经，其病在里，宜下之而愈。特其大略尔。盖有一日而传至数经者，亦有数日而尚在太阳者。阳病虽宜发汗，阳明之病反宜下之，少阴之病或宜温之。由人之禀受虚盛，其传有迟速。又有不传经者，当审其脉证。

凡此六经受病，五邪脉证各不同。伤风者，必恶风，其脉浮缓。伤寒者，必恶寒，其脉浮紧。以至【以至，乃至也】伤暑脉虚，伤湿脉濡。人迎【左寸口】紧盛为伤寒，气口【右寸口】紧盛为伤食。诊得五邪，知其本也。诊得六经，知其标也。

有病虽在表而不可汗者，或在里而不可下者；或若汗之太多，则津液燥竭，遂致亡阳。下之太早，则邪气动膈，乃成结胸；清浊相干，则变为霍乱；热毒内瘀，则变为瘀血。又或为发黄者，湿热相蒸也；或为发斑者，阳毒太盛也；阳盛之人，得之于热，乃为阳毒；阴盛之人，得之于寒，乃为阴毒；虫动，则为狐惑；坏病之甚，则为百合。【病之慎也】。若劳复、阴阳易之类，虽瘥后犹宜节慎，变态多端，不可备举。当以类求之，皆以适当为良。唯二感之病，表里皆受邪，为难治。其他或阴证似阳、阳证似阴，或阴盛隔阳、阳盛隔阴者，在诊病者以意详之。

王硕《易简方》序云：医言神圣工巧，尚矣。然有可传者，有不可传者。就其可传者言之，其略则当先诊脉，次参以病，然后知为何证，始可施以治法。古人所谓"脉、病、证、治"四者是也。如头疼发热，人总谓之感冒，不知其脉浮盛，其病恶风自汗，其证则曰伤风，治法当用桂枝。若其脉紧盛，其病恶寒无汗，其证则曰伤寒，治法当用麻黄。或二证交攻，则两药兼用。倘脉之不察，证之莫辨，投伤寒以桂枝，投伤风以麻黄，用药一误，祸不旋踵。王硕以还，不分伤寒、伤风，总一谓之感冒。王硕以汗有无而分于两伤之后，无桂枝、麻黄之谬耳。

---

① 伤寒统论：此标题原无，据《圣济总录》卷第二十一补。

【二】伤寒十劝

一，头痛又身热，便是阳证，不可服热药。伤寒传三阴三阳共六经内。太阴病，头不疼，身不热。少阴病，有反热而无头疼。其阴病有头疼而无发热，故知头疼又身热，即是阳证。若医者妄热药，决然致死。

二，当直攻毒气，不可补益。邪气在经络中，若随证早攻之，只三四日痊安。医者妄谓先须正气，却行补气流炽，多致杀人。

三，不思饮食，不可服温脾胃药。伤寒不思饮食，自是常事，终无饿死之理。如理中圆之类，亦不可轻服。若阳病服之，致热气增重，或至不救。

四，腹痛亦有热证，不可轻服温暖药。《难经》云“痛为实”，故仲景论腹满时痛之证，有曰痛甚者加大黄。夫痛甚而反加大黄，意可以见也。唯身冷厥逆腹痛者，方是阴证，须消息之。每见医者，多缘腹痛，便投热药而杀人。

五，自利当看阴证，不可例服补暖及止泄泻药。自利，唯身不热，手足温者属太阴，身冷四逆【四肢逆冷，曰四逆。】属少阴、厥阴外，其余身热下利，皆是阳证，当随证依仲景法治之。每见医者，多缘下利，便投暖药及止泻药而杀人。

六，胸胁痛及腹胀满，不可妄用艾灸。常见村落间有此证无药，便用艾灸，多致毒气随火而盛，膨胀发喘以死。不知胸胁痛自属少阳，腹胀满自属太阴也，此外唯阴证可灸。

七，手足厥冷，当看阴阳，不可作阴证治。有阳厥【厥，逆冷也】，有阴厥，医者少能分辨。阳厥而投热药，杀人速于用锋刃。阳病不至于极热，不能发厥，仲景所谓“热深则厥【逆冷也】深也”是也。热深而更与热药，岂复有活之理。但看初得病而身热，至三四日后热气已深，大便秘，小便赤，或语言昏愦，及别有热证而及发厥【逆冷】者，必是阳厥也，宜急用承气汤下之。若初得病，身不热，大便不秘，自引衣盖身，或下利，或小便数，不见热证而厥逆者，即是阴厥也，方可用四逆汤之类。二厥所使人疑者，缘为脉皆沉。然阳厥脉沉而滑，阴厥脉沉而弱。又阳厥时复指爪却温，阴厥常冷，此为可别也。

八，病已在里，即不可用药发汗。伤寒证，须看表里：如发热恶寒，则是在表，正宜发汗；如不恶寒，反恶热，即是里证。若医者一例发汗，则所出之汗，不是邪气，皆是真气。邪气未除，而真气先涸，死者多矣。又别有半在表在里之证，及无表里之证，不唯终不可下，仍亦皆不可汗，但随证治之。【《一览方》十一云：古人云：未满三日者，可汗而已；其满三日者，可泄而已。此大略之言耳。病人有虚有实，邪气传受有迟有速，岂可拘以日数？仲景云：日数虽多，但有表证而脉浮者，犹宜发汗；日数虽少，若有里证而脉沉者，即宜下。】

九，饮水为欲愈，不可令病人恣饮过度。病人大渴，当与①之水，以消热气，故仲景以饮水为欲愈。人见此说，遂令病者纵饮水，为呕、为逆、为喘咳、为下利、为悸、为水结、为小便不利者，多矣。且如病人欲饮一碗，可与半碗之类，常令不足为佳。

十，病初瘥，不可过饱及劳动、食羊肉、行房事与食诸骨汁并酒面。脾胃尚弱，饮食过饱，则不能消化，恐病再来，谓之食复。病方愈，气血尚虚，劳动太早，病若再来，谓之劳复。伤寒不忌食羊肉。

行此十劝，乃陈漕在鄂渚刊于宣风堂，所以济人。

【三】伤寒历传于六经次第

足太阳，即膀胱经也。手太阳，即小肠经也。

足阳明，即胃经也。手阳明，即大肠经也。

足少阳，即胆经也。手少阳，即三焦经也。

足太阴，即脾经也。手太阴，即肺经也。

足少阴，即肾经也。手少阴，即心经也。

---

① 与：原脱，据宋·朱肱《类证活人书》卷第二十二补。

足厥阴，即肝经也。手厥阴，即心包经也。心包，亦名心主，与三焦为表里。

《三因》并《全书》等曰：夫伤寒始自太阳，逆传阳阴，至于厥阴而止。六经既别，治法不同。太阳属膀胱，非发汗则不愈，必用麻黄者，以麻黄生于中牟【处名】，雪积五尺，有麻黄处，雪则不聚。盖此药能通内阳气，却外寒也。阳明属胃，非通泄则不愈，必用大黄、芒消以利之。少阳属胆，无出入道，柴胡与半夏，能利能汗，佐以子芩【黄芩也】，非此不解。太阴[1]属脾，中州土也，性恶寒湿，非干姜、白术，不能温燥。少阴属肾，性畏寒燥，非附子则不能温。厥阴属肝，藏血养筋，非温平之药，不能润养。此经常之道也。后学不知伦类，妄意进饵，遂致错乱，诸证蜂起，夭伤人命，可不究辨？且三阳病汗下和解，人心知之，至太阴脾经，温燥不行，亦当温利，自阳明【胃也】出，如温脾圆用大黄者是也。少阴肾经，虽用附子，复使麻黄，则知少阴亦自太阳出。厥阴用桂心，少阳出明矣。及其二阳郁闭，皆当自阳明出。故三阴皆有下证，如少阴口燥咽干、下利清水，太阴腹满时痛，厥阴舌卷囊缩，皆当下之。学者宜审详，不可率易投也。

《南阳活人书》云：治伤寒先须识经络，不识经络，触途冥行，不知邪气之所在。病在太阳，反攻少阴，证是厥阴，乃知少阳寒邪未除，真气受弊。又况伤寒看外证为多，未诊先问，最为有准。孙真人云：问而知之，别病浅深，名为巧医。病家云发热寒，头项病，脊强，则知病在太阳经也。身热目疼，鼻干，不得卧，则知病在阳明经也。胸胁痛，耳聋，口苦舌干，往来寒热而呕，则知病在少阳经也。腹满咽干，手足自温，或自利不渴，或腹时痛，则知病在太阴经也。引饮恶寒，或口燥舌干，则知病在少阴经也。烦满囊缩，则知病在厥阴经也。然后切脉，以辨其在表在里，若虚若实，以汗下之。古人所以云：问而知之为中工，切而知之为下工。若经隧支络懵然不分，按寸握尺，妄意疾证，岂知坐授明堂【黄帝之纳针药之室堂等之名也】、藏室金兰者耶。

又云：治伤寒须识阴阳一证。手足各有三阴三阳，合为十二经。伤寒只传足经，不传手经。《素问·热论》亦只说足三阴三阳受病也。巢氏曰：足之阳者，阴中之少阳；足之阴者，阴中之太阴。足之三阳，从头走足；足之三阴，从足走腹。阳务于上，阴务于下。阳行也速，阴行也缓。阳之体轻，阴之体重。阴家脉重，阳家脉轻。阳病则日静，阴病夜宁。阴阳消息，证状各异，当消息以法治之。

《千金要方·伤寒例》云：天地有斯瘴疠，还以天地所生之物以防备之。命曰：知方则病无所侵矣。然此病也，俗人谓之横病，多不解治，皆曰日满自瘥。以此致枉者，天下大半。凡始觉不佳，即须救疗，迄至于病愈，汤食竞进，折其毒势，自然而瘥。必不可令病气自在恣意攻人，拱手待毙，斯为误矣。今博采群经，以为上下两卷，广设备拟。好养者，可得详焉。

《巢氏论》并《伤寒论》等曰：伤寒为病[2]，六经受邪，始传于三阳。病在表者，可汗。其满三日，传于三阴，病入里者，可下。至七日，太阳病衰，头痛少愈。至八日，阳明病衰，身热少歇。至九日，少阳病衰，耳聋微闻。至十日，太阴病衰，腹满减如故。十一日，少阴病衰，渴止舌干而嚏。十二日，厥阴病衰，囊纵，少腹微下，大气皆去，病人精神爽慧也。故伤寒愈者，皆在十二日。若过此经，病犹不解者，治疗在别，谓之过经不解病焉。

【四】《一览方》云表不可汗有七证《活人书》第三

大抵伤寒热多寒少，其脉微弱，或尺脉迟者，血少也，不可汗也。而衄血、下血者，不可汗也。

伤寒太阳经受病，已经汗吐下，仍不解者，转为坏病者，不可汗也。

妇人月水适来而发汗，则郁冒不知人，此为表里俱虚，不可汗也。

风温及湿温，不可汗也。风温者，尺寸脉俱浮，头疼身热，自汗体重。其息必喘，其形不仁，欲眠者，风温也。所谓伤风也，复发汗者，死矣。湿温证，两胫逆冷，胸腹满，头目痛重，妄言，不可发汗。发汗者，名曰重暍。诸虚烦热，与伤寒相似，但不恶寒，身不痛，故知非伤寒不可汗也。头不痛，脉不

---

① 太阴：原作“太阳”，据宋·陈言《三因极一病证方论》卷之四改。

② 病：此下原衍一“下”字，据校本删。

紧，故知非表实也，不可下。

病人腹间左右上下有筑触动气者，不可汗。动气在左，汗之则头眩，汗不止，筋惕肉瞤，此为逆，难治。动气在右，汗之则衄而渴，心烦饮引则吐。动气在上，汗之则气上冲心。动气在下，汗之则无汗，心中大烦，骨节烦疼，目晕，食即反吐，谷食不化也。已上七证，审察之。【又不可下有十证，在此卷杏苏散下。】

又云：《玉机真脏论》曰：五虚者死【五虚必死】，谓一曰脉细，二曰皮寒，三曰少气，四曰前后泄利，五曰饮食全不入。此五者必死矣。所以然者，元气固【涸】也。

《金匮》云：五脏气绝于内，下利不禁；六腑气绝于外，手足寒冷。

【五】伤寒伤风有汗无汗桂枝麻黄论

吴月潭《伤寒一览方》第三云：夫伤风者，皆因房劳沐浴，或夜卧脱衣失盖，感冒被风吹霎者，则洒然骨寒毛起，恶风不恶寒，头项强，腰脊痛。且伤寒、伤风，何以别之？伤寒者，脉紧而涩；伤风者，脉浮而缓。伤寒者无汗，伤风者有汗。伤寒者畏寒，不畏风；伤风者畏风，不畏寒。仲景谓“无汗不得服桂枝，有汗不得服麻黄”。常须识之，勿令误也。今人才见身热头疼便发汗，不知汗空闭而用麻黄，汗空疏而用桂枝。伤寒、伤风，其治不同。有汗者当解肌，无汗者可发汗。治伤寒有法，治杂病有方。阴阳传受，日数浅深，药剂温凉，用有先后，差之毫厘，轻者危殆。其余证候，将病合证，将证合药，无不愈者。

【吴敏《济世指迷方》云：论曰：伤风者，谓风邪之气卒然伤人，不因冬时伏寒在内，至春而发者。其中经络之间，更不传经，即非伤寒之病。其状恶风寒栗，肤皮粟起，头痛项强，翕翕发热，肢节拘倦。由将摄失宜，邪气乘虚中于经络，外闭皮肤。

《一览方》三云：善饥为伤风，不食为伤寒云云。故知伤风即轻，伤寒即重。伤风治方，可见《一览》第三卷。】

【六】伤寒时行疫疠不问表里日数阴阳通用诸方

【已下伤寒时行疫疠之总药也】

圣散子《事证方》

东坡云：昔尝览《千金》三卷散方，于病无所不治，而孙思邈特为著论，以谓此方用药节度不近人情。至于救急，其验时异，乃知神物效灵，不拘常制，至理开感智不能知。今予所谓圣散子者，此类也。自古论病，惟伤寒为至危急。表里虚实，日数证候，应汗下之类，差之毫厘，辄至不救【时行恶气毒疫，疠也】。若时毒流行，用圣散子者，一切不问阴阳之感，连服取瘥。盖不可与伤寒比也【时疫之毒，与常伤寒异也】。若疾疫之行，平旦辄煮一釜，不问老少贵贱，各一大盏服，即时气不入其间，平居无病，能空腹一服，则饮食快气，百病不生，济世卫家之宝也。其方不知其所从出，而故人巢①君谷世宝之，以治温疫，百不失一。予既得之，谪居黄州，连年大疫，所全活者，不可胜数。巢君初甚惜此方，指江水为盟，约不传人。余切隘【隘，于士反也】之，以传蕲水道人庞安常，庞以闻于世，又善著书，故以授之，且使巢君之名与此方闻之不朽。东坡居士序。【《苏沈良方》有异说，又有传，可看彼中。】

草豆蔻十个，去皮，面煨熟　猪苓去皮　石菖蒲　苍术《局方》有　茯苓　高良姜　独活　附子炮　麻黄　厚朴　藁本　芍药　枳壳麸炒　柴胡　泽泻　细辛　防风　白术　藿香　吴茱萸《局方》有　半夏姜制，各半两　甘草一两，炙

上㕮如麻豆大。每服五六钱，水一盏半，煎八分。去滓热服，二滓并煎，空心服。

私云：频进三五服，少发汗。

【《翰良方》云：圣散子主疾，功效非一。去年春，杭州民病，得此药全活者，不可胜数。所用皆中下品药，略计每千钱即得千服，所济已及千人。由此积之，其利甚博。凡人欲施惠而力能自辨者，尤有

① 巢：此下原衍一“居”字，据校本删。

所止。若合众力，则人有善利，其行可久。今募信士①，就楞严院修制。自立春后起施，直至来年春夏之交，有入名者，径以施送本院。昔薄拘罗善者，以诃梨勒施一病比丘，故获报身，身常无众疾。施无多寡，随力助缘，疾病必相扶持，功德岂有限量？仁者恻隐，当崇善因。吴郡陆广秀才施此方并药②，得之于智藏主禅月大师宝泽，乃乡僧也。其陆广见在京施方并药，在麦麹巷居住。】

神授香苏散《事证》

治四时伤寒、瘟疫等疾。有一白发老人授此方，与富者家云：此方治瘟疫时气，可依此修合救人，大有阴德。是时城中瘟疫大发，其家合施，举城瘟者皆愈。其后瘟鬼问富者，富者以实告之曰：此老已教三人矣。瘟鬼稽颡而退。伤风兼治

香附子炒，四两　紫苏叶四两　甘草一两，炙　陈皮二两

上为粗末。每服五七钱，水一盏，煎七分。去滓热服，不拘时。少发汗。

《和剂局》**香苏散**

治四时伤寒温疫。

《简易方》云：每服四钱，身热头痛，加连须葱白三五茎煎，频进数服，发汗即愈。

一方用白芍药一两，升麻、干葛、甘草、紫苏、陈皮、香附子、川芎、白芷、青皮各一两。每服四钱，水一盏半，煎至一盏。去滓热服，覆汗。

若初感风寒，头痛项强，乃升麻葛根汤与香苏散二药合和，外加川芎、白芷、青皮煎服，号十神汤。

一方去青皮，用麻黄。

又《良验方》**六味香苏饮**

治四时瘟疫伤寒及劳倦，发热头痛，才觉感冒，即宜服之。

香附子　紫苏叶　白芷　陈皮　石菖蒲各八两　甘草四两

上㕮咀。每服四钱，水二大盏，乌梅一二个，煎至一盏半。去滓热服，不拘时，立见功效秘传。加川楝子、木瓜，煎服，大治脚气。痛者，更加苏方木煎服。

诸般恶疮，诸药不效，及久年寒湿脚气，腿肿生疮，下部瘙痒，入川楝子煎服，仍用平胃散四味涂疮上。

脚指赤肿，痛不可忍，加槟榔、木瓜煎服。

天阴，浑身重疼无力，此乃湿气所致。香苏散与四味平胃散合和，加木瓜煎，频数服。

又《良验方》有来苏散，与六味香苏全同。已上香苏散加减，功效如此。

《活人书》第三卷云：发热恶寒，身体痛而脉浮者，表证也。浮，表阳也。其脉按之不足，举指有余。然伤寒发表，须当随病轻重而汗之，故仲景有发汗者，有和解者，兼四时发汗，亦自不同。

春不可大发汗，以阳气尚弱，不可亟夺，使阴气胜于时。天寒初解，荣卫腠理缓，可用小柴胡汤之类。

冬不可汗者，以阳气伏藏，不可妄扰。不问伤寒、伤风，以轻药解利之。伤寒无汗者，只与桂枝麻黄各半汤。伤风有汗，只与柴胡桂枝汤，或得少汗而解，或无汗自解，但病势甚者，不拘此。

夏月天气大热，玄府【太名③】开，脉洪大，宜正发汗，但不可用麻黄、桂枝热性之药，须是桂枝麻黄汤加黄芩、石膏、知母、升麻也加减方在《活人书》第十卷也。夏月有桂枝麻黄证，不加黄芩辈服之，转助热气，便发黄斑出也。

凡发汗，欲令手足但周濈濈然一时许为佳，不欲如水淋沥，服汤中病即止，不必尽剂。然发汗须如常覆腰以上，厚衣覆腰以下。盖腰以上流漓，而腰已下至足心微润，病终不解。凡发汗病证仍在者，三日内可二三汗之，令腰脚周遍为度。

---

① 信士：原作“言士”，据《苏沈良方》卷第二改。

② 药：原作“薄”，据《苏沈良方》卷第二改。

③ 太名：原文如此，疑“太”当作“大”，此处注解者或将“玄府”理解成“大府”。

《活人书》第三卷又有十证不可下，谓大抵伤寒最慎于下【里证不可下有十证】。若表证未罢，不可乱投汤剂，虚其胃气。仲景云：表解而内不消，非大满，犹生寒热，则病不除也。表已解而内不消，大满大实坚，有燥屎，乃可下之，虽四五日，不能为祸也。若不宜下而便攻之，内虚热入，协热遂利，烦躁诸变，不可胜数。轻者困笃，重者必死矣。古人所以伤寒有承气汤之戒。

脉浮者，不可下。仲景云：脉浮者，病在表，可发汗。

脉虚细者，不可下。王叔和云：脉微不可吐。又虚细不可下。

恶寒者，不可下。阳明与太阳合病，属表，可发其汗。

呕吐者，不可下。仲景云：呕而不大便，舌上白苔者，宜与小柴胡汤，津液通汗出解。

不转矢气者，不可下。转者，谓下泄也。不大便六七日，恐有燥屎。欲知之法，少与小承气汤。腹中转矢气者，此有燥屎也，乃可攻之。若不转矢气者，此但头硬后必溏，不可攻之，攻之必胀满不能食也。又云：阳明病谵语，发潮热，脉滑而疾者，小承气汤主之。因与小承气汤一升，腹中转矢气者，更服一升。若不转矢气者，勿更与之。仲景无治法。今详宜与小柴胡汤。明日又不大便者，难治。

大便坚，小便数，不可用承气汤攻之。麻仁丸主之。《千金》云：脾约者，大便坚，小便利，枳实丸主之。

小便清者，不可下。小便清者，里不热也。

大便硬，小便少者，未可攻。恐津液还入胃，必先硬后溏也。

阳明病，自汗出。若发汗，小便自利者，不可下。此为津液内竭，虽硬不可攻之，以蜜兑导利。

以此知古人慎用转药如此。《活人书》第三卷

私云：伤寒治方，以麻黄【麻黄，《本草》云：以麻黄生于中牟，雪积数尺，有麻黄处，雪则不积。盖此药通纳阳气，却外寒也，所以太阳宜汗。】发表热，谓之发汗；以大小承气汤下里热，谓之下药；如正气散、养胃汤、香苏散等发微汗，徐徐退表热，谓之和解；以大小柴胡汤、竹叶石膏汤等，取微利，除里热，谓之稳当也。是则非猛利攻击之剂，即正气顺理之法矣。若遇变转异证，病家临时施治，勿刻舟胶柱焉。

保真汤

治伤寒疫气，不拘阴阳两证，但初觉不快，连进三五服，立效。此方系葛丞相镂板印施。【通治阴阳二毒伤寒】

苍术一斤　藁本四两　川芎四两　甘草二两

上粗末。每服四五钱，水一盏半，生姜三片，煎八分。去滓温服发汗。

神术散

治四时瘟疫，头痛项强，发热憎寒，身体疼痛，及伤风鼻塞，声重咳嗽，头昏，并皆治之。

苍术五两，米泔浸一宿　藁本　白芷　羌活　细辛　甘草　川芎各一两

上细末。每服四五钱，水一盏，生姜三片，葱白五茎，煎七分。温服，不拘时候。或作粗末煎服，尤快。微觉伤风鼻塞，只用葱茶点服下亦得。

神授太一散

治四时气候【气候者，二十四气、七十二候也。气则节也】不正，瘟疫妄行，人多疾病，此药不问阴阳两感，风寒湿痹，并皆治之。此药升麻葛根汤与香苏散合和之，外加川芎、青皮，尤巧也。【通治阴阳二毒】

升麻【一两，《究原》】　白芍药【一两，《究原》】　紫苏叶【一两，《究原》】　香附子【一两，《究原》】　干葛【一两，《究原》】　香白芷【半两，《究原》】　川芎【半两，《究原》】　陈皮【一两，《究原》】　青皮【《究原》无青皮】　甘草【半两，《究原》】各二两

上粗末。每服四五钱重，水一盏半，生姜三五片，煎八分。去滓，通口服，不计时候，连进二三服，发汗。《选奇方》谓之号太一流气散。《究原方》名香葛汤。【《究原方》三云：香葛汤无青皮，亦分两少异也。即云：无汗头痛，加葱白；若呕逆，加藿香数叶、白术数斤；中脘胀，加枳实；若大便秘，加大黄；有痰，加半夏；咳嗽鼻塞，加桂心、五味子。】

万金散

治四时伤寒，不问阴阳二证，和表顺里，服之百发百中，其效如神。陈漕常合此施病者，无不效验。【通治阴阳二毒】

枳壳制，四两　桔梗　川芎　前胡　苍术各六两　甘草　独活各三两

上细末。每服四五钱，水一盏半，生姜五片，煎八分。去滓热服，连进三五服，汗出即愈。

顺解散

治乍暴伤寒，阴阳二证，表里未分，皆可服之。福堂陈寺正宅常合此奉施，服者皆效。【治二毒】

苍术　藁本　桔梗　甘草　防风　独活已上各二两　厚朴　陈皮各一两

上细末。每服三四钱，生姜七片，水一盏半，煎一盏。去滓温服，连进三五服。

五积散

调中顺气，除风冷，化痰饮。

治脾胃宿冷，腹胁胀痛，胸膈停痰①，呕逆恶心。或外感风寒，内伤生冷，心腹痞闷，头目昏痛，肩背拘急，肢体怠惰，寒热往来，饮食不进。及妇人血气不调，心腹撮痛，经候【月水】不调，或闭不通【月水不通】，并宜服之。

白芷　甘草　川芎　当归　芍药　半夏各三两　陈皮　枳壳别麸炒　麻黄各六两　厚朴　干姜各四两　桔梗十二两　苍术二十四两　茯苓　桂心去粗皮，各三两

上粗末。桂心外十四味，以慢火炒令色转，冷入桂、枳壳别麸炒，和匀。每服五六钱，水一盏半，生姜三五片，煎一盏，去滓热服。如伤寒时疫，头痛体疼，恶风发热，项背强痛，入葱白五七茎，黑豆二三十粒煎服。若但觉恶寒，或身不甚热，肢体拘急，或手足厥冷，即入炒吴茱萸三五十粒，盐少许，煎服。

若寒热不调，咳嗽喘满，入枣三个煎服。

妇人难产，入醋一合，同煎服。

若冷气奔冲，心胁脐腹胀满刺痛，及胃呕吐，泄利清谷，及痃癖癥瘕，膀胱小肠气痛，即入煨生姜五七片，盐少许，同煎服，并不拘时候。

五积散《百一选方》

治卒暴中风，入麝香少许，煎服。

风湿及卒中风中气，用此药二钱，顺元散一钱，水一盏半，姜五片，同煎八分。去滓，稍热服。

【**至圣散**《魏氏家藏》

治一切时行伤寒，不问阴阳，不拘轻重，孕妇皆可服之。

香白芷一斤，生，剉　甘草半斤，生

上二味，焙干，为细末。每服五钱，水一盏半，枣子二枚，生姜五片，连须葱白三寸，煎至八分，热服。用衣被盖覆，约行五六里，更进一服，汗出即愈。此药乃异人传授，救人无数。可卜病吉凶：如煎得黑色，或误打翻，其病难愈；如煎得黄色，其病即愈。煎时须要至诚，无不应效云云。此方神至也。

普救散同

治四时伤寒，浑身发热，四肢疼痛，头重眼疼，不问阴阳二证，并皆治之。

苍术一斤，泔浸三日，焙　干葛半斤，切，焙　甘草四两，炙　香白芷六两

上为粗末。每服三大钱，水一盏，煎七分，去滓热服。如要出汗，加连根葱白二寸同煎，并两服滓，再煎一服，不拘时候。但用砂铫煎煮，不得犯铜铁器。

普济散同

治伤寒感冒，表里未分，不拘老幼，皆可服之。且宣导经络，不致传遍。

川芎　白芷　香附子　陈皮　青皮　升麻　干葛　芍药　甘草炙　紫苏叶

上等分，为粗末。每服四五钱，水一盏半，姜五片，煎至七分，不拘时候。如发热头痛，加连须葱白三寸；如胸满气痞，加枳壳少许。】

顺元散

川乌头炮，二两　附子炮　天南星炮，各一两　木香半两

上㕮咀。

---

① 停痰：原作“停疾”，据校本及《太平惠民和剂局方》卷之二改。

《良验方》脚气五积散，每服加槟榔一枚同煎服。服后被覆，令股腿间出少汗为佳。

《究原方》治因食酒面，臂不能举，加木瓜、槟榔，煎服。

《胡氏方》治伤风，与败毒散合煎服之，仍加生姜五片煎服。

《易简方》治风寒相搏，以致腰疼，加桃仁煎。

脚气，加吴茱萸、木瓜煎。

大便秘者，加大黄煎。

浑身疮疥淋淫，经时不愈，加升麻、大黄煎，名升麻和气饮。

《叶氏方》云：寻常被风寒湿气交互为病，颈项强直，或半身偏疼，或复麻痹，但服此药，加麝香末少许煎服，自能平治。

治妇人经候【月水也】不调，心腹撮痛，或闭壅不通，加醋一合煎服。

产妇催生【令生儿也】，及胎死腹中，亦并如前法服。若能饮酒者，更加酒半盏。

产后发热，或往来寒热，不问感冒风寒，及恶露【产后余血污水下也】为患，均可治疗。腹中血块，尤宜加醋煎服；伤寒手足逆冷，面青呕吐者，宜加附子。

或痃癖癥瘕，膀胱小肠气痛，加炒吴茱萸半钱，盐少许，煎服。

脚气，加吴茱萸、木瓜、大黄，煎服。

脚气下注，焮然赤肿者，以大便流利为度。

脚气初发，憎寒壮热者，宜服此药利之。盖疮癣为患，多因内有所蕴，发在皮肤。若只外傅以药，何由得愈？不若以此涤之。若寒湿之气注下作疮，疮愈则毒气入腹，为害不浅。此药尤效。若有热证，则以败毒饮，亦加大黄煎服。

败毒饮

人参　赤茯苓　甘草　前胡　川芎　羌活　独活　桔梗　柴胡　枳壳

等分，细末，或㕮咀。

亲验方：脚气及遍身疮疥，加大黄煎服，名驱毒散。《易简方》等

性全谓：五积散功效诚如上，但本朝【日本】则每人不相应欤。以正气散发汗退热之功而比之，【五积散】劣于彼【正气散】，在正气散下可述之。

升麻葛根汤

治大人、小儿时气瘟疫，头痛发热，肢体烦疼，及疮疹已发及未发，疑贰之间，并宜服之。【初虞世《必用方》云：四时觉头痛壮热，疑是伤风、时气、伤暑、风热之类，未能辨认，并急服此。并三四服取效，服少无效。又小儿本虚寒者勿服云云。】

升麻二两二分　白芍药同　甘草同　葛根三两二分。《必用方》四味等分【《大全良方》云：用近人家之葛根矣。野葛杀人云云。】

上粗末。每服五六钱，水一盏半，煎一盏。去滓热服，不拘时候，日二三服，夜一二服。以病气去，身清凉为度。小儿量力服之。诸发热病，皆可通服之。

参苏饮

治感冒发热头疼，或因痰饮凝结[①]，兼以为热，并宜服之。若因感冒发热，亦如服养胃汤法，以被盖卧，连进数服，微汗即愈。【《易简方》云：若憎寒壮热者，当先服养胃汤。只发热者，止宜服此。】尚有余热，更宜徐徐服之，自然平治。因痰饮发热，但连日频进此药，以热退为期，不可预止。虽有前胡、葛根，但能解肌耳。既有枳壳、橘红辈，自能宽中快膈，不致伤脾。兼大治中脘痞满，呕逆恶心，开胃进食。无以逾此，毋以性凉为疑。一切发热，皆能取效，不必拘其所因也。小儿、室女【未嫁之女云室女，如童女童男】，亦宜服之。

木香半两　紫苏叶　干葛　半夏　前胡　人参　茯苓各三分【各三分也，《易简》各三两云云】　枳壳　桔梗

---

① 凝结：原作“凝节”，据《太平惠民和剂局方》卷之二改。

甘草　陈皮各半两

上㕮咀。每服四五钱，水一盏半，生姜十片，枣三个，煎一盏。去滓，微热服，不拘时，连进数服出汗。

《易简方》【他本】不用木香，只十味。素有痰饮者，俟热退，以二陈汤或六君子汤间服。【六君子汤者，《易简》云：人参、茯苓、白术、枳壳、橘红、半夏等分,㕮咀，名六君子汤。专治素有痰饮，胸膈痞闷，脾胃虚寒，不嗜饮食，服燥药不得者，大宜服之。】

《良验方》**参苏饮**

治痰饮停积，中脘闭塞，眩晕嘈烦，忪悸呕逆，及痰气中人，停留关节，手脚亸曳，口眼㖞斜，半身不遂，食已即呕，头足发热，状如伤寒，悉皆主之。一切发热头疼体痛，若憎寒壮热者，先服养胃汤，次服此药。单单【无憎寒故曰单单】发热者，止宜服此，以热退为度。若因感冒，亦如服养胃汤法，以被盖卧，连进数服，汗出即愈。或尚有余热，更宜徐徐服之，自然安平。治虚劳发热，其效尤著。但是发热，服之皆效，不必拘其所因。小儿、室女，尤得其宜。兼治气盛、气虚人，痰气上壅，咽喉不利，哮呷【哮呷，引咽气也】有声，气息气短，上盛下虚，宜加木香煎服。

寻常感冒风寒，头目昏重，鼻流清涕，加川芎煎服。

疝气初发，憎寒壮热，呕逆恶心，加木香煎服。服两日，寒热必退。或阴㿗尚肿，牵引作楚，加灯心二十茎煎服。青木香圆，仍用五苓散，多加灯心煎服，极有功效。

《易简方》：本方治男子、妇人虚劳发热，或五心烦热，并治吐血、衄血、便血，妇人下血过多【崩中】致虚者，或因用心过度，发热及往来寒热者，用参苏饮二两，四物汤一两半，和合茯苓补心汤。已上《良验方》《易简方》

神术散

治四时瘟疫，头痛项强，发热憎寒，身体疼痛，及伤风鼻塞声重，咳嗽头昏，并皆治之。

苍术五两　藁本　白芷　细辛　羌活　川芎　甘草各一两

上细末。每服五六钱，水一盏，生姜五片，葱白五七茎连须，煎七分，温服，不拘时。如觉伤风鼻塞，只用葱茶服之。

对金饮子

治诸疾无不愈者，常服固元阳，益气健脾进食，和胃祛痰，自然荣卫调畅，寒暑不侵。此药疗四时伤寒，极有功效。

厚朴　苍术　甘草各二两　陈皮八两

上粗末。每服五钱，水一盏，姜钱三四片，煎八分。去滓，空心食前数服，合两度滓，又再煎服。

瘟疫、时气二毒，伤寒头痛壮热，加连须葱白七八茎，黑大豆一百粒，煎服。频数六七服，汗出得安。如未得汗，以稀葱粥投服之。厚盖衣，服此药，取汗立愈。始、中、终并愈后，食未复本，久久服之，除病余气，进食助脾胃。

《大全》《和剂方》云：五劳七伤，脚手心热，烦躁不安，肢节酸痛，加柴胡、黄耆、天仙藤、秦艽，煎服。

痰嗽疟疾，加姜制半夏。

本脏气痛，加茴香并香附子。

水气肿满，加桑白皮、大腹皮、地骨皮。

妇人赤白带下，加黄耆、川芎、香附子。

酒毒不醒，加丁香、柑皮。

宿食不消，加高良姜。

泄泻冷利，加肉豆蔻、缩砂。

大风癞气，加荆芥穗。

腿膝冷疼，加牛膝、茯苓。

中风，浑身拘急，及气壅塞，加地骨皮；腿痹，加菟丝子；白痢，加吴茱萸；赤痢，加黄连；头风，加藁本、葱白；转筋霍乱，加楠木皮。

已上助使药，皆每服加一钱若一钱半。

此药不问老少，胎前产后，五劳七伤，六极八邪，耳鸣眼昏，梦泄盗汗，四肢沉重，腿膝酸疼，妇人宫脏久冷，月水不调。若能每日空心一服，即出颜容，丰肌体，调三焦，壮筋骨，祛冷气，快心胸，神效巨述。

葱白散

解四时伤寒，头痛壮热，项背拘急，骨节烦疼，憎寒恶风，肢体困倦，大便不调，小便赤涩，呕逆烦渴，不思饮食。又治伤风感寒，头痛体热，鼻塞声重，咳嗽痰涎，及山岚瘴气，时行疫疠，并皆治之。

川芎　苍术　白术各二两　甘草　石膏　干葛各一两　麻黄三两

上细末。每服三五钱，水一盏，姜四五片，葱白五七茎，煎七分。热服，不拘时候。如要出汗，并煎三四服，盖被，汗出为度。

不换金正气散

治四时伤寒，瘴疫时气，头疼壮热，腰背拘急，五劳七伤，山岚瘴气，寒热往来，五膈气噎，咳嗽痰涎，行步喘乏，或霍乱吐泻，脏腑虚寒，下痢赤白，并治。

厚朴　藿香　甘草　半夏　苍术　陈皮各等分

上粗剉。每服四五钱，水一盏半，姜五片，枣三个，煎八分。去滓，食前热服。忌生冷、油腻、毒物。若四方人不伏水土，宜服之。常服能辟岚气，调和脾胃，美饮食。伤寒伤风，时行瘟病疟病，霍乱吐泻，频进三五服，或发汗，立愈。

《良验方》云：不换金正气散，治四时伤寒，五种膈气，和脾胃，止吐泻，温中，下痰饮，止腹痛，胀满吞酸，噫痞噎塞，干呕恶心，内受寒湿，外感风[①]邪，身体沉重，肢节酸疼，头昏鼻塞，未分阴阳之间，尤宜服之，则气自正而邪气退；及能止汗，解山岚瘴气，八般疟疾，遍身浮肿，五劳七伤；或风气所灌，手足肿痛，全不思食，孕妇产前产后，皆可服饵。霍乱吐泻，心腹疼痛。又治胃气虚弱，脏腑自鸣，小儿脾胃不和，时气诸疾，及治四方不伏水土。每服如方，常服和一切气，永无瘟疫。此乃不换金真方也《家宝方》。【兼常服不患瘟疫、时行，尤神妙。圣散子同有此功。】

草果仁生【《局方》无草果】　厚朴姜制　半夏　藿香叶　苍术　甘草炙　陈皮

上等分，先将厚朴入砂锅内炒，次入苍术炒令紫色，次入半夏炒香熟，次入甘草炒令黄，次入陈皮红炒破，方斡开众药，入安藿香叶在中心，用药罨定，少时，约藿香叶干，方取出，同为㕮咀。

藿香正气散

治伤寒阴阳证，憎寒恶风，正气逐冷，胸膈噎塞，胁肋膨胀，心下坚痞，吐痢，呕逆酸水，咳逆，怠惰嗜卧，不思饮食。又治久患疟病，膈气心痛。常服顺气宽中，辟除瘟疫。【兼常服不患瘟疫、时行，尤神妙也。】

藿香叶　陈皮各一两　厚朴　半夏各三两　甘草三分，《局方》加白术一两，六味也

上㕮咀。每服二三钱，水二盏，姜、枣同煎至一盏半。分两服，稍热，食前服。《局方》细末

《究原方》治脾胃虚弱，饮食减少，胸膈不快，时作寒热，加附子，生姜十片，水二大盏，同煎至八分，热服。

大便秘，加槟榔、南木香各少许[②]；热而秘结，加大黄。大便泄泻，加肉豆蔻、附子、生姜煎。

脾胃伤冷，呕逆恶心，头重旋晕，加白干姜煎；浑身拘急，憎寒咳嗽，头目昏重，加人参煎。

治诸般疟疾，加草果仁，同煎服。《良验方》

《局方》**藿香正气散**

治伤寒头疼，憎寒壮热，上喘咳嗽，五劳七伤，八般风痰【《病源论》有十六种痰饮证候，今八般未见之】，五

---

① 风：原脱，据《普济方》卷一百四十七补。

② 许：此下原衍一“同”字，据校本删。

般膈气【五般膈气，即五膈气也，见五膈宽中散下】，心腹冷痛，反胃呕恶，气泻霍乱，脏腑虚鸣，山岚瘴疟，遍身虚肿，妇人产前产后，血气刺痛，小儿疳伤，并宜治之。

大腹皮　白芷　紫苏　茯苓各一两　半夏曲　白术　陈皮　厚朴　苦梗各二两　藿香三两　甘草炙，二两半

上细末。每服二三钱，水一盏，生姜钱大三五片，枣二三个，同煎至七分，热服。若欲出汗，衣被盖，再三服，煎服。

败毒散

治伤寒时气，头痛项强，壮热恶寒，身体烦疼，及寒壅咳嗽，鼻塞声重，风痰头痛，呕哕寒热，并皆治之。

人参　赤茯苓　甘草　前胡　川芎　羌活　独活　桔梗　柴胡　枳壳

上等分,吹咀。每服三钱，水三盏，姜五片，枣一个，薄荷各少分，同煎至二盏。去滓温服，不拘时。

《陈氏方》治噤口痢，昼夜无度，病势甚者，入陈米百粒，同姜、枣煎服。【治噤口痢】

亲验方：脚气及遍身疮疥，加大黄煎服，名驱毒散。

《究原方》治患痢，或赤或白，时又下血，数月不断，遂成禁口，加人参煎服；若血痢，加陈仓米煎服。

《十便方》《胡氏方》治伤风，与五积散等分，合和煎服，加生姜五片。《良验方》

养胃汤《良剂方》【《局方》名曰人参养胃汤】

治外感风寒，内伤生冷，憎寒壮热，头目昏痛，肢体拘急，不问风寒二证及内外之殊，俱可治疗。先用厚被盖睡，连进此药数服，以薄粥热汤之类佐之，令四肢微汗濈濈然【汗貌】，候汗干则徐徐去被，谨避外风，自然解散。若先自有汗，亦须温润，以和解之。或有余热，则以参苏饮款款调之。或尚头疼，则以浓煎生姜葱白汤下如圣饼子。二证既除，不必服药，但节其饮食，适其寒温，自然平治。大抵感冒，古人不敢轻发汗者，正由麻黄能开腠理，用或不能得其宜，则导泄真气，因而致虚，变生他证。【麻黄之戒，失真气故也。麻黄生于中牟，有麻黄处雪不积，故知其性大热。】此药乃平治之剂，止能温中解表而已，不致于妄扰。兼能辟山岚瘴气，四时瘟疫，常服尤佳。兼治饮食伤脾，发为痎疟，或脾胃虚寒，呕逆恶心，并用此下服红圆子。或发寒疟、寒疫及恶寒者，并加附子同煎，服之无不立效，甚妙。《易简方》《良剂方》引之

厚朴　苍术　半夏各一两，十钱重　茯苓　人参　草果　藿香叶各半两，五钱重　橘红三分，七钱半重　甘草一分，二钱半重

上吹咀。每服四钱，水一盏半，生姜七片，入乌梅一个，同煎至八分。去滓热服，不拘时候。【《易简》或发寒疟，或感寒疫，及恶寒者，加附子，足为十味。不换金散、藿香正气散，皆此药也，然不若此方之备云云。】

《覆载万安方》卷第六上

《覆载万安方》卷第六下

性全　集

五苓散

治伤寒温热病，表里未解，头疼发热，口燥咽干，烦渴饮水，或水入即吐，或小便不利，及汗出表解，烦渴不止者，宜服之。又治霍乱吐利，燥渴引饮。

每服二钱，热汤调服，不拘时。服讫，多饮热汤，有汗出即愈。或用水一盏半，灯心五茎，同煎八分，热服亦得。又治瘀热在里，身发黄疸，浓煎茵陈蒿汤下，食前服之。疸病发渴及中暑引饮，亦可用水调服。《局方》

猪苓　白术　赤茯苓各一两二分　桂心去粗皮，一两　泽泻二两二分

上为细末。

【《信效方》名也。《古今录验养生必用方》第一云：春夏之交，人病如伤寒，其人汗自出，肢体重痛，转侧难，小便不利，此名风湿，非伤寒也。阴雨之后，地卑湿，或引饮过多，多有此证，但多服五苓散，小便通利，湿去自愈。切忌转泻发汗，小误必至难救。

初虞世云：风湿之病，医者不识，作伤寒治之，发汗死，下之死。己未年，京师大疫，正为此。予自得此说，救人甚多。壬辰年，予守官洪州，一同官妻有此证，因劝其连服五苓散，不信。医投发汗药，一夕而毙。不可不慎也。大抵五苓散能引水去湿耳。胸中有停饮、吐逆及小儿吐哯，欲作痫疾，服五苓散最效。初君[1]之说详矣。】

《百一选方》治痢疾，不问赤白，而后为冷热之证。若手足和暖则为阳，用粟米饮调服，次服感应圆二十粒即愈。

血淋，酸浆草煎服之。一名醋秋也

疝气，小肠偏坠，加酒半盏，灯心二三十茎，枣三个，同煎服，下青木香圆；次服煨姜煎五积散；服候平复，再服沉香荜澄茄散。

小儿吐泻发搐，觉有痰者，入生姜、半夏煎服。吐了痰，泻亦止，惊自退。

《陈氏方》：伏暑水泻，用此药并平胃散各二钱，水一盏，枣二个，姜三片，同煎至七分，温服。少顷，次再服、三服。

湿气入肾经，外肾肿疼，腰背挛曲，入坯子[2]【坯子，ヘネ，燕脂粉也，傅坯碗而用，故云坯子。又云杯子，燕脂也】少许，同煎青木香。

《鸡峰方》治因病未除，忽然一身面目悉黄如橘色，由瘀血在里，或因大热，以冷水洗之，湿热相搏，熏蒸肌肉，谓之黄疸。用猪苓、茯苓、泽泻、白术各一两，桂心半两，为细末，以茵陈蒿一分，水一盏，煎至七分。去滓，调服五苓散二钱匕。服不以时，名茵陈五苓散。

《究原方》：烦渴饮水，吐出涎沫，头痛烦躁，加吴茱萸、人参；发黄，加茵陈同煎；小便不利，加去心麦门冬；烦躁，睡卧不安，加辰砂；燥渴，热极如狂，加大黄。

治肾气发动【疝气也】，同蟠葱散各一帖合和，分三服。一服水一大盏，入盐煎数沸服。

---

① 初君：即初虞世。原作“初使”，据《医说》卷三引《信效方》之文改。

② 坯子：原作“坏子”，据文义改。下凡遇此误径改，不再注出。明·戴元礼《秘传证治要诀及类方》卷之二载：“致及肾经，外肾肿痛，腰背挛曲，只以五苓散一帖，入真坯少许，下青木香丸。”又本书卷第三十九有眉批云：“杯燕脂，ヘ二也，付干子杯碗故也。又只云杯脂，又云杯字，又只云杯，皆是红粉名也。ヘ二也。又云烟脂也。”可参。

《叶氏方》治久痢，诸药不效，用粟米饭细研如糊圆。此药如弹子两个大，缓急之间搥碎，以白水一大盏煎开。温服，不拘时候。未止，再三服。

《家宝方》治因酒色太过，眼赤腹胀，脓血淋沥，腹痛，名七圣散。五苓散半两，杏仁一分，去皮尖，研；桃仁一分，去皮尖，研，和入。每服三钱，温水调服。

秘传治伤冷腹痛，加赤芍药煎。

《婴孩妙诀》：热淋，加辰砂，煎灯心竹叶汤调服。

治消暑生津，治渴，加人参、辰砂，如官桂之数，炼蜜圆如芡实大，含化。小儿夏月心热，烦渴引饮，煎灯心竹叶汤化服，遇渴投之止。

小儿，加白术末少许；如发虚热，加绵黄耆、人参末少许，服之。

辰砂五苓散《局方》

治伤寒表里未解，头痛发热，心胸郁闷，唇口干焦，神思昏沉，狂言谵语，如见神鬼，及治瘴疟烦闷未省者。

辰砂　白术　木猪苓　泽泻　赤茯苓各六两　肉桂去粗，二两

上细末。每服二三钱，沸汤点服，不拘时。若中暑发渴，小便赤涩，用新汲水调服。小儿半钱或一钱服之，或以温熟水服之。

《医说》云：毛崇甫事母叶夫人极孝。叶年六十一岁，痁【痁，疟也】旬余。忧甚，每夕祷于北辰，拜且泣。妹立母仄，恍惚间有告者曰：何不服五苓散？持一帖付之。启视，皆红色。妹曰：寻常此药不如是，安可服？俄若梦觉，以语兄，向医云：此病盖蕴热所致，当加辰砂于五苓散内，以应神言。才服罢，痁不复作。【辰砂五苓散传】

《事证方》云：林祭酒曰：医人刘从周治痢甚有功，议论不凡。大抵痢疾有阴阳二证，不问赤白。若手足温热，则为阳证，宜先服感应圆，次服五苓散，粟米饮调服。若手足厥冷，则为阴证，常服暖药。如已寒，可服附子之类。如此则治痢无不效者。有人下痢，日夜六七十行，只用五苓散，一服立止。【治赤白痢】

减桂五苓散

通心经，利客热，宽膈脘，消痰饮。治身热头痛，面赤咽干，烦渴引饮，恶心呕逆，头面虚浮，腹胁满胀，小便赤涩，淋闭不通，目黄气促，恍惚惊悸，唇焦咽痛，鼻衄口疮，消渴黄疸，热淋血淋，并皆治之。及治伤寒时气，燥渴饮水，精神昏愦，语言狂妄。又疗中暑烦渴，引饮不止，霍乱燥闷，小便涩少，悉能主之。

每服二三钱，水二大盏，入灯心少许，同煎至一盏。去粗，温冷随意服，不以时候。若患黄疸，加茵陈少许。若患淋闭，加木通少许，同煎服。【《一览方》治小便不利或不通，加麦门冬云云。私云：加木通、滑石、麦门冬、车前子尤佳。】

赤茯苓　猪苓　白术各二两半　泽泻四两半

上㕮咀。脾湿肿满，加萝蔔子；小便赤色，入辰砂，用灯心汤服。以热退为期，频数服。

生朱五苓散

治伤寒表里未解，头痛发热，心胸郁闷，唇口干焦，神思昏沉，狂言谵语，如见神鬼，及治瘴疟，烦闷未省。

每服二三钱，沸汤点服，不拘时候。中暑发渴，小便赤涩，新汲水调服；热淋，煎灯心淡竹叶汤服；小儿五心烦热，焦躁多哭，咬牙上撺，欲为惊状。每服半分，温熟水服。《局方》名辰砂五苓散

辰砂别研　官桂去粗皮，各一两　猪苓　白术　赤茯苓各一两半　泽泻二两半

上为细末。

参朱五苓圆

治伤暑伏热，心胸烦躁，发渴饮水，恶心头疼。

每服如鸡头大一圆，或二三圆，细嚼，以熟水服下。当暑，用一圆含化，消暑生津止渴，可免饮水。

小儿夏月心热，烦渴引饮，煎灯心淡竹叶汤化服。遇渴，投之止。秘传

人参　辰砂　官桂去粗，各一两　猪苓　赤茯苓　白术各一两半　泽泻二两半

上细末，以炼蜜为圆，如鸡头大。已上《良验方》

《选奇方》五味五苓散，浮水汤上，恶难化，以粟粥作丸服亦可。

加减五苓散《严氏济生方》

治伏暑热二气及冒湿，泄泻注下，或烦或渴，或小便不利。

赤茯苓　泽泻　木猪苓　肉桂去粗　白术各一两，十钱重　车前子半两，五钱重

上㕮咀。每四钱重，水一盏半，姜五片，煎八分。去滓温服，不拘时候。

又与平胃散等分，合煎服，名胃苓散。《事证》《选奇》《良验》等同

《伤寒一览方》第四卷曰：五苓散治风湿证。太阳病发汗后，烦躁不得眠，欲得饮水者，少少与饮之，令胃气和则愈。

又治疫疠证，发汗后烦躁而渴者。

又治渴证，病人小便不利，汗少，脉浮而渴。

又治鼻衄证，心烦而渴，可除桂心主之。与减桂五苓同

又治发黄证，心脾引饮，小便不利者，可除桂，此主之。

泽泻二两五钱，私云二十五钱重　白术一两五钱，私云十五钱重　猪苓去黑皮，一两五钱，私同　茯苓去皮，一两五钱，同　桂去皮，一两，云十钱重

上细末。每服二钱，以白汤点服。

同第二卷云：伤寒阳明证，汗多，不可服五苓散。阳明病则发热恶寒，大小便不秘结也。但同第七卷《一览方》太阳、阳明发汗出，烦躁不得眠，欲饮水者，五苓散、猪苓汤主之。

同卷云：五苓散治不得眠证，太阳发汗，大汗出，烦躁不得眠，脉浮，小便不利，发渴者。

又治吐证，伤寒有表证，渴欲饮水，水入口即吐者，谓之水逆。心经热，小肠不利故也。

又治小便不利，小便难证，发汗后渴而饮者，是邪热入于膀胱也。小便不利者，脉浮，以灯心汤服五苓散。合药分两同第四卷

猪苓汤

治不得眠证，少阴病，下利而渴，不得眠者。又呕而发渴，小便不利，翕翕发热而呕者。

猪苓五钱重　茯苓同　白术同　泽泻　滑石各一两

上㕮咀。每服抄五钱，水二盏，煎至一盏，去滓温服。

同《一览方》第十三云：五苓散，太阳证热多而烦躁者，入朱砂一两许，为朱砂五苓散。朱砂，辰砂也。

私云：今五苓散除桂心，加入人参，号春泽汤。其理尤相叶，可用与之。但唐宋诸[1]部医方全不见其说矣，和医以意作此方欤。

八解散

治四时伤寒，头疼壮热，感风多汗，及疗劳伤过度，骨节酸疼，饮食无味，四肢疼倦，行步喘乏，面色痿黄，怠惰少力，咳嗽寒热，羸弱自汗，胸膈不快，呕逆恶心。

人参　茯苓　甘草　陈皮　白术　藿香各一两　厚朴二两　半夏一两

上细末。每服四五钱，水一盏，生姜五片，枣三个，葱白五七茎，煎八分。温服，不拘时。

私云：已上伤寒、伤风、时行瘟疫、阴阳二毒、瘴气、疟疾，始、中、终令进之，汗出热气退，得半愈全愈。若有内热，大小便结，咳利，吐血鼻衄，寒热往来，及潮热往来，痃癖水肿，脚气等诸证，因方说诊脉明源，次第可治之。不知诊脉疗方，初中后，以已前诸药治之，纵虽不除尽病根，无以药误人之失。以见伤寒、伤风，头疼壮热，以正气散、五积散、香苏等发汗。退热之后，表热散，里热深，退衣欲水，则可进小柴胡汤、五苓散；寒热往来如疟，则可进养胃汤、正气散等；大便结，则可进大小

① 诸：原作“都”，据校本改。

承气汤、大柴胡汤等；发黄结胸，下利发斑等诸疾出来，依后段诸药可治之。若无寒战而只潮热往来，与柴胡汤及黄芩汤，其方在《一览方》第八卷。

伤寒六经转变诸候上[①]

【七】伤寒可汗证治在表

论曰：伤寒病，汗之而愈者，以初得病一日至三日，阳经受病，未传诸阴，其邪在表，故当发汗，此大约也。然病数日，脉浮，太阳证不罢者，亦可汗之，当以脉证为准。凡头痛发热，恶风振寒，是为可汗之证。其脉浮者，是为可汗之脉。阳虚则恶寒，脉浮为在表，或浮而弱，或浮而紧，或浮大而数，皆宜汗之。衄家，脉虽得之，不可汗，故《内经》曰：其在皮肤者，汗而发之。

麻黄汤

治伤寒太阳病，头痛发热，身疼腰痛，骨节疼痛，恶风无汗而喘者。

麻黄去根节，三两　桂心去粗，三两　甘草炙，一两　杏仁一两一分

上㕮咀。每服五钱匕，水一盏半，煎八分。去滓温服，覆取微汗，频进二三服。

麻黄葛根汤

治伤寒初得一二日，出汗。

麻黄去根节，一两二分　葛根　柴胡各一两　芍药三分

上粗末。每服五七钱匕，水一盏半，黑豆二百粒，山椒开口十五粒，连须葱白五七茎，薄荷三十叶，煎八分。去滓热服，服后葱豉汤一二盏投之，衣覆取汗。汗未快，再三服，发汗为度。

葛根汤

治伤寒初觉，头痛恶寒，壮热内热，脉洪大。一二日服之，发汗。

葛根　黄芩　柴胡各半两　葱白十茎　黑大豆三百粒

上㕮咀。每服五七钱，水二盏，生姜七片，煎一盏。去滓温服，良久再服，得汗即止。

【八】伤寒可下治在里

论曰：凡伤寒邪入于阴，其病在里，法当下之。诸腹满，不大便，或口燥舌干而渴，或潮热谵语，皆为可下之证。诸诊得脉沉而实，即为可下之脉。但脉证已具，不必拘以日数，急宜攻里。若病虽过经，而里证未备者，未可下也。故《经》曰：阳盛阴虚，下之则愈。其法谓此。

调胃承气汤

阳明病，不吐不下心烦者，可与之。太阳病三日，发汗不解，蒸蒸热者，可与之。伤寒吐后，腹胀满者，可与之。

甘草炙，二两　大黄以清酒洗，四两

上㕮咀。每服五七钱匕。水一盏半，煎一盏，去滓。入芒消一钱匕，更煎一二沸。温服，以下利为度。不下，至七八钱、十钱。

【伤寒不可下有十证，此卷上香苏散下，引《活人书》第三卷出之，与病证详察，可服大小承气汤，不可乱服之。】

大承气汤

阳明病，脉迟，虽汗出，不恶寒者，其身必重，短气腹满而喘。有潮热者，此外欲解，可攻里也。手足濈然汗出者，此大便已鞕【结也】也，与大承气汤。若汗多，微发热恶寒者，外未解也。其热不潮，未可与承气汤。若腹大满不通者，可与小承气汤微和胃气，勿令至大泄下。

---

① 上：原无，据文例补。

大承气汤

大黄酒洗，四两　厚朴八两　枳实麸炒，三两

上㕮咀。每服五钱匕，或七八钱，水一盏半，煎一盏。去滓，入芒消一钱、二钱匕，更煎一二沸。温服，不下二三服。

小承气汤

阳明病，其人多汗，以津液外出，胃中燥，大便必鞕，鞕则谵语，小承气汤主之。以谵语止、利下为度，再三服之。

大黄四两　厚朴二两　枳实二两

上㕮咀。每服五七钱，水一盏半，煎一盏，去滓温服。初服汤，当更衣；不尔者，尽饮之；若更衣者，勿服。

大承气汤

治阳明伤寒，脉长身热，不恶寒，目疼鼻干，不得卧，腹满，咽干渴，大便硬，谵语，或汗后脉沉实，或下利，心下坚，或已经下，其脉按之浮沉，尚有力者。足阳明胃经也

大黄酒洗，二分　芒消一分　厚朴一两　枳实一分

上为粗末。每服五钱，水二盏，煎八分。去滓，入芒消再煎服。

若脉迟而滑，汗出身重，时发潮热，并得病二三日，无太阳证，烦躁，心下硬，下利后谵语者，去芒消，名小承气汤。或发汗不解，蒸蒸发热，温温欲吐，胸中痛，大便反溏【如鸬鹚放屎白溏也】，反吐利后腹胀，厥烦谵语，去厚朴、枳实，入甘草半两、芒消一分煎，名调胃承气汤。或结热膀胱，如狂状，下血，小腹急结者，去厚朴、枳实，加桃仁十二粒，桂、甘草各半两，芒消一分，名桃核承气汤①。在于《三因方》第四卷

【《仲景伤寒论》第八云：伤寒发汗后不解，腹满痛者，急下之，宜大承气汤。

大黄四两，酒洗　厚朴八两，炙　枳实五枚，炙　芒消三合

上四味，以水一斗，先煮二物，取五升，内大黄，更煮取二升。去滓，内芒消，更一二沸。分再服，得利者，止后服一剂，两服太猛。利，与后诸方，较量服之。】

《三因》又云：若脉沉短，囊必缩，急以大承气下之，可保五死一生。承气汤乃利阳明药耳，若病到厥阴，其势已甚，盖阳明养宗筋，宗筋为热毒所攻，乃以承气汤泻其能养，故利阳以救阴，此犹假虞伐虢、围魏救赵之意也。

虞伐虢者，《左传・僖公五年》，晋献公复假道于虞，以伐虢。宫之奇谏曰：虢恃虞以为里，虞依虢以为表，虢若为晋所灭，虞必与虢同灭。谚所谓唇亡齿寒者，其虞、虢之谓也。虞公不从其谏，十二月丙子朔，晋灭虢。虢公奔京师，晋师遂袭虞，灭之。依《左传》详节取意。围魏救赵者可勘入。已上《因方》四

《一览方》云：大承气汤，治刚柔二痓证。伤寒若吐若下后不解，不大便五六日，上至十余日，日晡所【申刻曰晡】发潮热，不恶寒，独语如见鬼状。若剧者，发则不识人，循衣摸床，惕而不安，微喘直视。脉弦者生，涩者死。微者，但发热谵语者，此主之。若一服利，则止后服。

又治汗后仍热证，伤寒得汗后热不退，发昏狂言者，此主之。

大黄二两，用酒浸　枳实去穰，半两　厚朴二两，姜汁浸　芒消二两

上㕮咀。每服抄五钱，水二盏，先煎厚朴、枳实至一盏余，下大黄，煎取六分。去滓，入芒消，亦煎一二沸。放②温服，以利为度。未利者，再与一服。

又《本事方》有曲说，可见彼合方分两有少异，仍略记之。

四味承气汤

治伤寒四日已后，腹胀满痛，喘粗壮热。

---

① 桃核承气汤：原作"桃核承胃汤"，据校本改。

② 放：原作"故"，据文义改。

大黄　枳壳　朴消　甘草

上粗末。每服五七钱，水一盏半，煎一盏。去滓，空腹温服。

黄芩汤

治伤寒五日，口干头痛，大便涩。

黄芩　山栀子仁　大黄醋炒，各一两　陈皮焙，一分　朴消一两

上粗剉。每服五七钱，水一盏半，煎一盏。去滓温服，以利为度。

柴胡大黄汤

治伤寒日数过多，心中气闷，或发疼痛，狂言不定，烦躁不得眠，大小便不通。

柴胡　大黄湿纸包，煨　朴消　枳壳麸炒，一两　甘草半两

上粗捣。每服五七钱，水一盏半，煎一盏。去滓温服，日二三服，不可过多。若大小便通，则汗自出。

宣毒散

治伤寒脉大，潮燥伏热。

大黄炒　甘草各半两　朴消研，一分　牵牛子半生半炒，末，一两

上细末。每服四五钱匕。龙脑大豆许，胡粉二大豆许，以水研化，入蜜少许调下。一方以蜜为丸，如梧子大。每服三五十丸，用龙脑、胡粉水服下。

小黄芩汤

治伤寒八九日，大便不通，心神闷乱。

黄芩一两　大黄炒，二两　枳壳麸炒　大腹子剉，醋炒，各一两

上粗末。每服五七钱匕，水一盏，煎七分。去滓温服，不拘时候。如人行三五里，未通再服，以利为度。

承气丸

治伤寒时气，温热病，大便结。

大黄剉，炒，三分　郁李仁去皮，研　枳实麸炒　朴消研，各一分

上末，以蜜丸如梧子大。每服五十圆，生姜汤下。未利再服，不拘时，或服七八十丸。

小柴胡汤

治伤寒湿热病，身热恶风，烦渴，寒热往来，身面皆黄，大小便不利，及妇人经血适断，寒热如疟，产后伤风，头痛发热。《活人书》中，伤寒十余日外，或坏证、虚烦一切证，不问表里，小柴胡汤主之。

柴胡八两，《易简》二两　黄芩《易简》已下四味各三分　人参　甘草各三两　半夏二两半

上粗末。每服五六钱，水盏半，姜五片，枣二三个打破，煎七分。去滓热服，不拘时。小儿分作二服，更量大小加减。《究原方》第三小柴胡汤有多加减，可见此卷终空纸。

【**小柴胡汤**《究原方》三

治伏暑烦躁发渴，极妙。若躁闷，煎，放水沉冷服。

柴胡八两　黄芩三两　人参三两　甘草炙，三两　半夏三两

上㕮咀。每服五钱，水二盏，生姜五大片，枣子一个和物五枚，加栝蒌实一个。若渴，去半夏，加人参、栝蒌、赤茯苓各一两；腹痛，去黄芩，加赤芍药三两；胁下痞鞭，去枣，加牡蛎；心下悸，小便不利，去黄芩，加赤茯苓四两；若不渴，外有微热，去人参，加桂[1]三两，取汗愈；若嗽，加五味子三两，干姜二两；治伤寒病，身热恶风，头强急，胸满胁痛，呕哕烦渴，寒热往来，身面皆黄，小便不利，大便秘涩，或过经[2]未解，或潮热不除，及瘥后劳复发热，经水适断，热入血室，或谵语，加地黄三两。又妇人发热，经水适来，昼静夜剧，如见鬼状，不治自愈。经水既行，热随血散。又治胃热生苔，邪初传入里，皆令舌生苔，宜小柴胡汤主之。若苔黑者，则毒气深欲绝，有数种。[3]】

---

① 桂：原缺，据《伤寒论·辨少阳病脉证并治》补。
② 经：原脱，据文义补。
③ 小柴胡汤……有数种：此节系后人补录的内容，原在本卷末。今据文义、医理移于此。

大柴胡汤

功能全如小柴胡汤。

柴胡八两　黄芩　赤芍药各三两　大黄二两　半夏二两半　枳实半两

上粗末。每服五六钱，水一盏半，姜五片，枣二三个，煎一中盏。去滓热服，食后卧时。

《简易方》云：伤寒十余日，热在里，往来寒热，或心下急，郁郁微烦，或口生白苔，大便不通，或发热汗出，或腹中满痛，或日晡发热如疟，或六七日目中不明，目睛不和。不问表里证，大便难，身微热者，里实也，可与大柴胡汤。乃是误以圆子药利之，非其治。宜小柴胡汤，可加芒硝一两。

【《活人书》第三云：伤寒四五日后，以至过经，无表证，又于里证未可下者，但非汗证，亦非下证者，皆可用小柴胡汤。注云：十三日为过经。

《一览方》第十二云：柴胡与半夏，能利三焦，佐以黄芩，非此不释云云。

《易简方》有加减，可见勘。

又云：小儿温热悉疗之。

伤寒小便不利，涩难便，小柴胡汤加麦门冬煎服。《一览方》

《易简方》即小柴胡下有大柴胡汤，分两与《局方》殊，可见勘之。

又此《万安方》第七卷大便不通中，重载大柴胡汤，可与此卷照见之。又第八卷劳复下引《苏沈翰良方》有加减的论，可照见于彼。

《活人书》第三云：病人无表里证，发热七八日，脉虽浮数，可与大柴胡汤。又以过经，其人气稍虚，当下者，用大柴胡汤则稳，盖恐承气汤太紧，病人不禁也。】

僧伽应梦人参散《简易方》

治伤寒体热头痛，及风壅痰嗽咯血。

人参　白术　白芷　干葛　桔梗　青皮各三两　甘草一两半　干姜二分

上末。每服四五钱，水一盏半，枣二个，煎七分。去滓，通口服。

又入黑豆百粒煎服，大有神效。

《局方》无甘草、干葛，只六味等分，疑非真方。

崇宁癸未，米芾为太常博士，始造待漏，冒寒，痰嗽如胶有血，更三医不退【病不退】。一日，谒太尉蔡元度，以人参散①一帖并枣见授，继妇【妾女曰继妇也】②，有客承议郎薛道至，留食。药熟进一服，良久痰嗽立止。客怪曰：公气色顿快，此何药也？为道其由。求方，蔡公又送一帖。三日病全除，往见蔡公。公曰：此僧伽【佛欤】药也。元祐中，泗州刘士彦病，八日不汗，女求僧伽甚确，夜梦告曰：翌日塔中取药。遂于大圣钵中取得此药，题印曰：太平杨州家之人参散。《三因方》同

【九】伤寒可吐此段可在可下之前、可汗之后。

论曰：诸病吐之而愈者，邪在胸中也。伤寒大法：三日以前，可汗。四五日，若入阴经，其传未深，邪气高而里实，客于胸膈，下之则动胃，发汗则亡阳，唯宜吐而出之。凡寒邪热毒痰实在胃中者，及有宿食在胃脘者，皆当吐之。其证胸心痞满，郁郁而痛，不能息，多涎唾，饮食入则吐，欲吐复不能出，或手足厥冷，及心下满而烦，饥不能食，吐下后心中懊憹者是也。《内经》所谓“其高者，因而越之”，即其法也。

吐痰散

治伤寒四日，毒气入胃，喉中闭闷。

瓜蒂炒　丁香各二分　赤小豆三分

上细末。每服二三钱，空心，温水调下。当吐下后，便可煮葱黑豆粥补之。

人参汤

治伤寒出汗后，心胸妨闷，烦热未退。

---

① 散：此字原脱，据宋·陈言《三因极一病证方论》卷之六补。

② 继妇【妾女曰继妇也】：原文如此。据陈言《三因极一病证方论》卷之六，“继妇”当作“继归”。

人参半两　灯心一小束，二十茎许　枳壳麸炒，一分　大腹皮三分　甘草不见火，一分

上细末，用淡浆水二大盏，煎至一盏。去滓，入茶末二钱搅匀，分二服，温服。以纸捻子①，于咽喉中引吐为度。

【十】伤寒过经不解

《活人书》第三卷十六问下曰：伤寒十三日，为过经也。

论曰：伤寒为病，六经受邪，至十二日，病气皆去，精神爽慧也。故伤寒愈者，皆在十二日。若过此经，病犹不解者，为邪热结于里。其状或谵言妄语，或郁郁微烦，或腹满吐下。皆缘治之失宜，邪气稽留，故病过经不能解也，当随其证以治。若更感异气，变为他疾者，当依坏病法疗之。

调胃承气汤

治伤寒十三日，过经谵语，有热也，当以汤下之。若小便利者，大便当鞕，而反下利，脉调和者，知医以丸药下之，非其治也。若自下利者，脉当微厥，今反和者，此为内实也。

大黄四两，酒洗　甘草二两，炙

上二味，剉散。每服五七钱，水一盏半，煎七分，去滓，入芒消一钱匕，更煎一两沸。放温顿服，以热退为度。

鳖甲汤

治伤寒过经，半月不解。若作别病治之，不可愈。

鳖甲去裙，醋炙　柴胡　升麻各一两　乌梅去核，半两　枳实　犀角　黄芩各一两　甘草半两　生干地黄二两

上粗末。每服五七钱，水一盏半，煎七分。去滓温服，空心食后，日二三服。

木通汤

治伤寒十三日，过经不解，脐腹胀满，小便淋涩，烦闷燥渴。

木通　葛根　青皮　槟榔　滑石　瞿麦穗

上粗末。每服五六钱，水一盏，入葱白五七茎，煎六分。去滓温服，不拘时，以病去为度，日二三服，夜一服。

柴胡汤

治伤寒发汗下利之后，过经不解，胸满结，渴而不呕，但头汗出，寒热往来，小便不通。

柴胡二两　桂心　黄芩各一两　牡蛎生用　甘草炙，各半两　栝楼根一两二分　木通一两

上粗散。每服五六钱，水一盏半，入生姜半分，葱白五茎，煎七分。去滓，食后温服，日二三服。

【《活人书》第五卷三十四问下云：仲景有发汗者，有和解之者。发汗方，麻黄汤；又和解法，小柴胡汤之类是也。但当和解之，所谓“和其营卫，以通津液，令其自解也”。】

【十一】伤寒后不思食

论曰：伤寒后不思食者，脾胃虚弱故也。由汗下之后，邪气已除，谷气未复，脾胃虚弱，故不思食。

人参丸

治伤寒后脾胃虚弱，不思食。

人参　白术　厚朴各半两　五味子　细辛各一分　陈皮一两

上细末，煮枣肉，和捣为丸，如梧子大。每服三十、五十、七十丸，生姜汤服。食前，日二三服，二三剂服之。

茯苓煮散

治伤寒后脾胃气虚，四肢乏力，骨节烦疼，口苦舌干，不思饮食。

白茯苓　柴胡　陈皮　诃子皮　桔梗炒　人参各一两　甘草炙　半夏各半两　枇杷叶去毛，姜汁炙，二两　枳

① 子：此下原衍一“指”字，据《圣济总录》卷第二十一删。

壳去穰，麸炒，三分

上细末。每服五七钱，水一盏半，生姜五片，煎七分。去滓，食前温服，日三服。

理中丸

治伤寒后脾胃虚冷，不入饮食。

人参　白术　干姜炮　甘草炙，等分

上细末，蜜丸如弹子大。每服两三丸，以沸汤化破，食前服。

人参煮散

治伤寒后胃气冷，不思饮食。

人参　厚朴　白茯苓各一两　柴胡　半夏　枇杷叶去毛，姜汁制　草豆蔻去皮，各半两

上细末。每服五六钱，水一盏半，生姜五片，煎七分。去滓，食前温服，日二三服。

白术汤

治伤寒瘥后，胃虚不入食。

白术　陈皮各三分　甘草炙，一分　白豆蔻　高良姜各半两　茯神去木，一两

上粗散。每服五六钱，水一盏半，生姜五片，枣三个，煎七分。去滓，食前温服，日二三服。

藿香汤

治伤寒后胃气未和，呕吐不入食。

藿香叶　竹茹　陈皮　麦门冬　枇杷叶去毛，姜汁制，炙，各半两　人参三分

上粗末。每服五钱，水一盏半，生姜五片，煎七分，去滓温服。若咽干渴，则加栝楼一两。若有微热呕，加灯心十茎、廿茎。

参橘汤

治伤寒后脾肺未和，痰壅欲吐，不思饮食。

人参　陈皮各一两　前胡　白术　杏仁　枇杷叶各半两，制　甘草炙，一分

上粗末。每服五钱，水一盏半，煎七分。去滓，食前温服，以进食为度。

百合饮

治伤寒后脾胃有余热，气满不能食。

百合二分　人参三分　黑大豆炒　粳米各三两　陈皮一两　薤白五十茎　生姜切，一两

上剉，分为三服。每服水一盏半，煎一盏。去滓，食后温服，日二三服。

嘉禾散、对金饮子、理中汤、四味平胃散、胜红圆等，久可服之。

《和剂局·指南论》伤寒后调理云：伤寒本无补法，不可用大温药补之。若补甚，则再发热。但可用微温药调理，只可与参苓白术散；虚弱老人，用嘉禾散之类调理。

【十二】伤寒后宿食不消

论曰：胃受谷，脾播而消之。伤寒发汗吐下之后，腑脏俱虚，气血未复，脾胃弱，不能克化饮食，故令宿食不消也。其状烦热如疟，心胸满胀，噫气酸臭者是也。

麦蘖人参圆

治伤寒后胃气虚冷，宿食不消。

大麦蘖炒　人参　枳壳　白术各一两　甘草炙，半两　南木香　干姜各三分

上细末，蜜丸如梧子大。每服三十、五十、七八十丸。食前温酒服，日二三服。

调中圆

治伤寒后宿食不消。

白术　高良姜各一两半　桂　甘草　人参　京三棱各一两　红豆蔻　干姜各半两　枳壳三分

上细末，蜜丸如梧子大。每服三十、五十、七八十丸。空心食前，温酒服，日二三服。或加缩砂一两、蓬莪术一两，尤佳。

疏气丸

治伤寒后宿食不消，心腹妨闷，大肠不利。

京三棱二两　牵牛子炒末，四两　干姜半两　陈皮一两

上细末，蜜丸如梧子大。每服三十、五十、七八十丸。生姜汤，半夜、临卧各一服，快利为度。

【十三】手足厥冷有阴毒，有阳毒，不可一概为冷。

《全书》云：手足厥冷，不可例作阴证。有阳厥，有阴厥。但看初得病，身热至一两日，热气已深，大便秘，小便赤，语言昏愦，有热而反厥冷者，阳厥也，法当下之；初得病，身不热，大便不秘，自引衣盖身，小便数，不见热者，阴厥也。

【十四】大小便秘涩有寒有热，不可一概为热。

【此《万安方》第二十一卷，治大便秘涩及不通，有数法。又可见第五十二卷诸泻药篇。】

《全书》云：凡有吐泻，不可便以为寒，不得以秘结为热，当以脉候。六脉俱大，寸口脉大，微[①]关尺脉小，虽吐泻，大热之证也；六脉微小，或寸口脉小，关尺脉大，虽秘结，大寒之证也。《经》曰：关前为阳，关后为阴。医者治伤寒，多留意于大便，未尝留心于小便。小便，伤寒之通窦也。小便利则重病轻，小便涩则轻病重。但常令小便快利，无使淋涩，如瞿麦、茯苓、人参平稳之药，服之无害。

【十五】伤寒禁忌【慎】

服药中病即已，不必尽剂，谓服药中病即停后服也。

《千金》云：伤寒新瘥后，食猪肉、肥鱼、油腻等，必大下利。若食饼饵、鲙炙、果实、脯腊难消之物，胃气尚虚弱，不能消化，必更结热，皆难救也。又云：新病瘥后，但得少食糜粥，常令稍饥，不可过饱，不得他有所食。虽思之，勿与也。又忌诸般骨汁。

此一卷，则于伤寒一病初中后取要，治疗大概如斯。依此，大病诸疾竞起，宿病【久病也】相催，其证惟多，不可述穷。披《圣济总录》《南阳活人书》《伤寒一览方》《张仲景伤寒论》等，须审察而治之，万不失一矣。伤寒、温疫，流类繁多，亦在于后卷耳。

《覆载万安方》卷第六下[②]

【嘉历元年，后醍醐天王将军者尊氏，今至天文四年，二百十八年也。

寿子考

此说非也。嘉历元丙寅，尊氏末将军守邦亲王也，执权高时入道宗鉴也。天文四乙未，止二百九年也。

正德二辰六月，盐泽氏义规书

此宋人不审。本朝嘉历元，仁宗泰定三年也。大宋亡国凡至五十余年，疑元人乎。】

嘉历元年六月廿八日，令宋人道广手写，而今日同时加朱墨两点了。

冬景令看察于此一部，可救人扶身。

性全（花押）六十一岁

朱墨之纸数九拾丁（花押）

① 微：原文如此，疑当作“唯”。

② 下：此字原无，据文例补。

《覆载万安方》卷第七

性全　抄

伤寒诸证异类中

【一】伤寒结胸

论曰：伤寒病，发于阳，下之早，邪毒之气，结聚于胸膈，故名结胸。其证心下坚鞕，按之则痛，项强，如柔痓状；或从心下至少腹坚满而痛，其痛不可近手，其脉寸口浮，关脉自沉，是其候也。若正在心下，按之即痛，而其脉浮滑，亦名结胸。凡此本太阳病，脉浮而动数。医反下之，胃中空虚，客气动膈，令人短气躁烦，心中懊憹，阳气内陷，心下坚满，则为结胸。又或因得病二三日，不能卧，但欲起者，心下必结。若脉微弱者，此素有积寒，而反下之，利止必作结胸。但下之而脉浮者，必结胸，皆当下之。脉促者，不为结胸也。脉若浮，即不可下，下之则死。又有水结，又有脏结者。结胸无大热，水结似结胸状，饮食如故，时下利。又寸脉浮，关上脉沉细而紧者，为脏结。舌上白苔滑者，为难治。若心下痞坚，按之不痛者，非结胸，乃痞【《周易》有否卦①。阴阳气塞②不通，谓之痞塞也。】也。宜审察而各依其法治之。

小陷胸汤

治伤寒小结胸病，正在心下，按之则痛，脉浮滑者。

黄连去须，一两　半夏二两半　栝楼实大者，一个

上各别细剉。先以水五盏，煎栝楼至三盏。去滓，入黄连、半夏，煎一盏半。去滓，分三服服之。

大黄桔梗汤

治伤寒热病，饮水结胸鞕满。【利结也】

大黄剉，醋炒，二两　桔梗炒，一两　甘草炙　朴消各半两

上粗末。每服五六钱，水一盏半，煎七分。去滓，食前温服。

又有胸痞者，胃中不和，心下坚硬，干呕，恶寒汗出，噫气不除。

枳实理中圆

治伤寒及诸吐利后胸痞欲绝，膈高起，急痛，手不得近。

枳实　茯苓　人参　白术　干姜　甘草各等分

上末，蜜丸，每两作四丸。每服一二丸，以热汤化服。若渴，加栝楼根；下利，加牡蛎粉，各等分。

桔梗枳壳汤

治胸痞胸满欲死。

桔梗　枳壳各一两

上剉散。每服五钱，水一盏半，煎至七分。去滓，食前服。

《究原方》三云：病人以伤寒为大患，伤寒以结胸为恶证。又结胸有阴阳：阳结者，阳盛下之太早；

① 否卦：原作“痞卦”，据校本改。

② 塞：原作“寒”，据校本改。

阴结者，阴盛下之太早。拘结胸[①]，何以辨明？阳结则实痛，阴结则暄痞。其病伤寒之叉手偃仰，满硬攻心，起而两目上视，才坐两足前移。医者见此证，便投陷胸丸。若阳结则痓，阴结则杀之。因饮水多停者，满不实，当以二苓汤主之。

二苓汤

赤茯苓五钱重　木猪苓二钱半重　陈皮同　滑石同　白术五钱重　麦门冬去心，一钱三铢　木通一钱三铢

上㕮咀。每服四钱，灯心五茎，水一盏半，煎至一盏，去滓热服。小便涩，加瞿麦；干呕，加半夏一两。

鹤顶丹

治阴阳二结，如神之妙，每用随验，胜陷胸、承气、理中、泻心等诸汤，不分之用，不敢自隐，普愿救人。

白矾生，二两　真银朱一两。画工之朱砂也，水银朱也，以水银、硫黄炼

上二味，一处同研极细，用熨斗盛些少炭火，坐一小黑盏子在于火上。用抄一钱，入盏中镕化，急刮，入手心搓成圆。如遇此疾，每服一圆，研细，以腊茶清调下，放温服。听心头如发酒之声【酒热之声也】，结者自散，不动脏腑，老人、小儿、虚人皆可服。白矾解毒；水银朱是水银、硫黄炼成汁。专破积聚，故治结胸也。

【二】伤寒谵语

论曰：伤寒不应发汗而汗之，遂致亡阳，津液内竭，胃中燥实，则令谵语。此病或由津液不和，内有燥屎，或瘀热蓄血在里，或妇人热入血室，皆使谵语也。然谵语属胃，胃者，足阳明经也。阳明为病，主身热，故胃有热则谵语妄言也。脉当洪大，洪大亦阳脉也，故其病为顺。若谵语而手足四厥【逆冷也】，脉反沉细而微者，为逆也。然又有郑声者，取其郑重之意，与谵语相类，盖古人以此分虚实。医者当以脉证参合别之，不可不慎，故谓虚则郑声，实则谵语。又云谵语也，又云乱语也。病人之声，如隔壁闻之，谓之郑声。又重言也。

小承气汤

大便秘结谵语，一二服必有验。谵语止，不可服。在前卷。大承气汤尤佳。

枳实汤

治伤寒脉沉在里，而反发汗，津液越出，大便难甚，表虚里实，遂发谵言，其人如狂。

枳实　木香各一分　朴消三分　大黄炒，一两　甘草炙，半两

上粗末。每服五钱，水一盏半，煎七分。去滓温服。

芎藭汤

治伤寒里实，谵语狂妄。

川芎三分　大黄炒，一两　甘草炙，半两

上粗末。每服五钱，水一盏半，煎七分。去滓温服。

《究原方》第四云：谵语者，呢喃也。呢，女知反，小声多言也；喃，女衔反，多言也。盖实则谵语，虚则郑声。郑者，重也。谵语意同

《内经》曰：邪气盛则实，精气夺则虚。谵语由邪气盛而神识昏，郑声由精气夺而声不全也。大小柴胡汤主之。谵，古减反，又乾袮反。

大柴胡汤《究原方》四

治伤寒邪气结在里，寒热往来，大便秘，腹胀，语言谵妄，心中痞鞕，饮食不下，绕脐痛，时发烦躁，及汗后如疟，日晚潮热。脉有力者，可服；若身体痛，表证未解，未可与服。寒热往来，亦分三也：皮寒热，肺也；肌寒热，脾也；骨间寒热，肾也。杂病当以此准。

---

① 拘结胸：原文如此，疑有讹误。

柴胡三两　黄芩一两　赤芍药一两　半夏半两　枳实麸炒，半两　大黄一两

上㕮咀。每服四钱重，水二大盏，生姜五片，枣一个，同煎八分。去滓热服。

《一览方》第九仲景云：后汉张仲景，为长沙太守，而作《伤寒论》十卷。实则谵语，虚则郑声。郑，重也，重语也。世多不别。然谵语、郑声亦相似，卒难辨识，更用外证与脉别之：若大小便利，手足冷，脉微细者，郑声也；大便秘，小便赤，手足温，脉洪数者，谵语也。以此相参，然后用药，万全矣。有三阳合病谵语者，口中不仁，面垢遗溺【小便漏也】，不可下，白虎人参汤主之。有胃实谵语者，病人身热汗出，大便燥硬，为胃实，宜调胃承气汤、大承气汤主之。仲景又云：发汗多亡阳。亡阳[1]者，不可下。此为津液不和，与柴胡桂枝汤，和其荣卫，以通津液，其人自愈。恐人作燥粪攻之，慎不可也。又有身热下利谵语者，是热毒居于肠胃，宜竹叶石膏汤主之。有妇人热入血室谵语者，妇人伤寒发热，月水适来，昼日明了，暮则谵语，如见鬼状。此为热入血室，速用小柴胡汤。若迟与之，则热入胃，令津液燥，上中焦不荣，成血结胸。仲景云：大抵谵语随证施用，无有不痊之者。

【《究原方》第四云：柴胡饮子，解肌热，蒸积热，发寒往来，表热里和则发寒，里热表和则发热，半在表半在里，出入进退无常，即寒热往来，阴阳相胜者也。

蓄热寒战，及伤寒发汗不解，或中外诸邪热，口干烦渴，或下后热未愈，汗后劳复，或骨蒸肺痿咳嗽，妇人余疾，产后经病。

柴胡　人参　黄芩　甘草炙　当归　芍药各一两　大黄　五味子炒　半夏　桔梗炒，各半两

上㕮咀，四钱重，水一盏半，生姜五片，乌梅半个，同煎八分，去滓热服[2]。骨蒸潮热，加醋炙鳖甲一两；若寒多，加官桂半两。可见《究原方》第四卷。

《本事方》曰：仲景云：伤寒十余日，热结在里，复往来寒热者，与大柴胡汤三服而病除。大黄荡涤蕴热，伤寒中要药。王叔和云：若不用大黄，恐不名大柴胡，须是酒洗生用为有力。昔后周姚僧垣，名医也。帝因发热，欲服大黄药。僧垣曰：大黄乃是快药，至尊年高，不宜轻用。帝不从，服之遂至不起。及元帝有病，诸医皆谓至尊至贵，不可轻服，宜用平药。僧垣曰：脉洪而实，必有宿食，不用大黄，必无瘥理。元帝从之，果下宿食乃愈。合用与不用，必心下明得谛当然后可云云。可见《本事方》第八卷大柴胡汤下，传有神妙义说等。】

柴胡桂枝汤

治谵语发汗多，亡阳，不可下，此为津液不和。此药和其荣卫，以通津液。

柴胡十钱重　桂枝去粗，二钱半　半夏三钱　黄芩五钱　人参三钱　甘草二钱，炙　芍药五钱

上㕮咀。每服抄五钱，生姜四片，枣一个，水二盏，煎至一盏。去滓，空心温服。

竹叶石膏汤

治其人下利谵语【《伤寒》注解云寝语也】，热毒居于肠胃者，及表里余热未解，主之。

半夏半两　石膏四两，打碎　淡竹叶少许　人参半两　甘草半两，炙　麦门冬二两，去心

上㕮咀。每服抄五钱，水二盏，生姜三片，粳米百粒，煎至一盏，米熟为度。去滓温服。

【《局方》曰：治伤寒时气，表里俱虚，遍身发热，心胸烦闷，或得汗已解，内无津液，虚羸少气，胸中烦满，气逆欲吐，及诸虚烦热，并宜服之。又诸虚劳烦热，与伤寒相似，亦可服之云云。】

【三】伤寒潮热

论曰：伤寒潮热者，谓潮作有时，由邪气入里，故病有日晡所发潮热。已而微利者，有微发潮热而大便溏【大泻也】者，有潮热而咳逆者，有结胸而潮热者。大凡潮热，皆以邪气内实也。制方者，宜酌其轻重。小柴胡汤、承气汤大小佳。

柴胡厚朴汤

治伤寒后潮热不退，或时头痛目眩，此是腹中有结燥。

---

① 亡阳：此2字原缺，据文义补。

② 服：原脱，据文义补。

柴胡　厚朴　朴消研，一两　大黄炒，一两半　枳壳三分

上粗末。每服五钱，水一盏半，煎七分。去滓温服，以利为度。

【潮热者，热气来往也，无寒战之证，谓之潮热，表解而热在里故也。寒与热交往来，则热半在表、半在里故也。《究原方》柴胡饮子主之。此《万安方》第八卷劳复篇中，载于彼柴胡饮子也。但寒往来，但热往来，寒热往来，其候少殊，不可妄乱。】

柴胡鳖甲汤

治伤寒过经，潮热不解，或时作寒如疟状。

柴胡　鳖甲醋炙　赤茯苓各一两　黄芩　知母　桑根白皮各三分　甘草半两

上粗末。每服五钱，水一盏半，生姜五片，煎七分。去滓温服，不拘时。

秦艽汤

治伤寒后潮热不退，发歇无时，如虚劳，寒热往来。

秦艽　鳖甲各二两　甘草一两

上粗末。每服五钱，水一盏半，生姜五片，黑豆二百粒，葱白五茎，煎七分。去滓温服。

柴胡人参汤

治伤寒汗下后潮热不退，口干烦躁。

柴胡　人参　知母　石膏　葛根　赤茯苓各一两　甘草炙，半两

上粗末。每服五钱，水一盏半，生姜五片，煎七分。去滓温服，不拘时。

月潭吴光霁《一览方》第八云：潮热，阳明【胃经也】证也，须当下之。但脉若弦若浮，及外证恶寒，犹有表证，且与小柴胡汤以解之。若腹大满不通者，可与小承气汤，微和其胃气，勿令大泄也。仲景云：日晡发热者，属阳明也。脉实者下之，大承气汤、大柴胡汤。纵使潮热当行大承气汤，亦须先与小承气汤。若不转矢气，不可攻之。后发热腹硬者，大柴胡下之。阳明病，汗出不恶寒，腹满而喘，有潮热者，宜下之，属大承气汤。伤寒十三日不解，胸胁满而呕，日晡发潮热，可以微利。潮热者，实也。先服小柴胡汤，以解其外；后以小柴胡加芒消，以解其内。又有微发潮热而大便溏，胸满不去者，或潮热而咳逆者，皆当用小柴胡也。冬阳明病，脉浮而长，必发热而呕，黄芩汤主之。

小柴胡加芒消汤

治伤寒汗下后十三日不解，胸胁满而呕，日晡发潮热，可以微利。潮热者，实也。先服小柴胡汤解其外，后以小柴胡加芒消汤微利之。

黄芩半两　芒硝一两　柴胡二两　人参半两　甘草半两，炙　半夏一分三铢

上㕮咀。每服抄五钱，生姜五片，枣一个，水二盏，煎至一盏。去滓，下芒硝，更微沸，温服。

黄芩汤

治潮热往来。

黄芩一两半　芍药　甘草炙，各一两

上㕮咀。每服抄五钱，枣一个，水二盏，煎至一盏。去滓温服。

下后仍热【以药而下后仍热】，病人脉微滑者，是热毒入里不消，乃可下也。其人下后而热不退者，为医所病，大发其汗使阳微，又大下之使阴弱。病有虚实，证有难易。实，发热，烦躁不安，大柴胡再下之；虚者，但微热不解者，勿以火迫取汗，宜和荣卫，以洗心散，内有麻黄、大黄，能散表邪。若是下后微热，虚烦不解者，人参一两，竹茹①少许，以水三盏，煮取一盏，服之为良。

《经》云：脉微者不可吐，脉虚细者不可下。大抵伤寒八日已上，大发热，无休止者，此为难治。阴阳但虚，热不止者，死也。

洗心散

治伤寒微热，鼻塞声重，百节疼痛，大小便不利，时行瘟疫，口苦唇焦，狂语多渴，咽喉肿痛，涕

---

① 竹茹：原作“竹絮”，据文义改。下凡遇此误径改，不再出注。

唾稠粘，此主之。

当归　芍药　荆芥穗　麻黄去根节　大黄各二两　甘草炙，一两　白术一两

上㕮咀。每服五钱，水二盏，姜三片，薄荷叶三片，同煎至一盏。去滓，放温服。

《究原方》第四云：伤寒潮热，如水之潮。日晡时发，属阳明胃经，法当下之。若大便秘，小便赤，手足汗，可与大柴胡汤、小承气汤。大便溏，小便涩，小柴胡汤主之。

【四】伤寒咳嗽

论曰：伤寒咳者，寒气留客于肺也。肺虚受寒，微则为咳嗽。然又有邪热客于上焦，其人必饮水，水停心下，水气乘肺而咳嗽者，当熟察之。

五味子饮

治伤寒咳嗽。

五味子炒　麻黄　阿胶炒　陈皮各一两　甘草　杏仁各半两

上粗末。每服四五钱，水一盏，生姜三片，煎六分。去滓温服，不拘时候。

润肺汤

治伤寒客邪在肺，咳嗽声重，身体微热。

杏仁　甘草各一两　干姜　麻黄　知母焙　款冬花　桑白皮　陈皮各半两

上粗末。每服四五钱，水一盏，煎七分。去滓，热呷，食后临卧。

【五】伤寒呕哕于歇反

论曰：伤寒呕哕者，病在足阳明胃之经也。足阳明之脉，厥【逆也】而上行，即令人气逆，故呕哕。仲景云：呕多，虽有阳明证，慎不可下，盖为此也。又伤寒呕哕，有因热结胸中，邪气之高所致，有因吐下后虚热在内，及饮水停积所致者。证既不同，治亦随异，不可不察。

半夏汤

治伤寒后胃气逆冷，食已呕哕即欲吐。

半夏　白茯苓各一两　枳壳　人参各半两　白术一两半

上粗末。每服四五钱，水一盏，生姜一分，切片，煎至七分。去滓温服，日二三服。

橘皮汤

治伤寒呕哕不止。

陈皮　前胡　甘草各一两　白术半两

上粗末。每服五钱，水一盏，生姜五片，煎七分。去滓温服，日二三服。

藿香汤

治伤寒呕哕不定，饮食不下。

藿香叶一两　丁香　白豆蔻各一分　高良姜炒　陈皮各半两

上粗末。每服五钱，水一盏，煎七分。去滓，食前热服，连连呷。

厚朴汤

治伤寒脾胃虚冷，呕哕，不思饮食。

厚朴　人参各一两　枇杷叶　肉豆蔻各半两　白茯苓一两半

上粗末。每服四五钱，水一盏，生姜三片，煎七分。去滓温服，空心食前。

藿香人参汤

治伤寒呕哕不定，胸满烦躁。

藿香叶三分　人参一两　陈皮　甘草各半两

上粗末。每服五钱，水一盏，生姜三片，煎六分。去滓温服，不拘时。

定气散

治伤寒时多，呕哕不止。

高良姜半两　草豆蔻　甘草　木香炮，各一分

上用酒浸，纸裹，煨令香熟，焙干，捣罗为散。每服三五钱匕，醋汤调下。

通正散

治伤寒哕逆呕吐，是诸虚气妄行。

丁香　干柿蒂各一两　莲子肉八十个，去心壳

上捣罗。每服四五钱，温酒调下，饭饮亦得。

丁香汤

治伤寒呕哕不止，或吐酸水。

丁香三分　厚朴　干姜炮，各一两　高良姜一分

上粗末。每服五钱，水一盏，煎五分。去滓热服，不拘时。兼治一切冷气吐逆。

柿蒂汤

治伤寒呕哕不止。

干柿蒂二十个　白梅五个

上少炒，只作一服，用水一盏，煎六分。去滓温服，不拘时。

荜澄茄汤

治伤寒呕哕，日夜不定。

荜澄茄　高良姜各三分

上粗末。每服五钱，水一盏，煎十余沸，入醋少许搅匀。去滓热服，不拘时。

高良姜汤

治伤寒呕哕，心腹冷疼，痰逆不消。

高良姜　甘草各半两　桂心

上粗末。每服五钱，水一盏，生姜三片，煎五分。去滓，食前温服。兼治一切冷气，心腹疼痛。

【六】伤寒心悸

论曰：伤寒心下悸者，谓悸动不定也。伤寒饮水过多，水停心下，肾气乘心，则心气虚弱，故为之悸动也。此皆由发汗已后又下之，津液燥少。若内生虚热，热则饮水，水气停积，故必振寒而心下悸也。

真武汤

治伤寒发汗不解，发热，心忪惊悸，头眩目瞤。

赤茯苓一两　芍药一两　附子炮，半两　白术一两　甘草半两

上㕮咀。每服五钱，水一盏半，生姜五片，煎七分。去滓温服，日二三服。

茯苓半夏汤

治伤寒呕哕，心下悸动，胸膈有滞水，往往头眩。

赤茯苓二两　半夏三两　陈皮一两

上粗末。每服五钱，水一盏半，生姜五片，煎七分。去滓温服，日二三服。

【七】伤寒心腹胀满

论曰：伤寒心腹胀满者，以脏气不调，邪气入乘，正邪相搏，故令人心腹胀闷而满。然脏有虚实，邪有冷热。若吐下已后病不除，内外有热，心腹胀满而痛者，此为实也；若其人素有冷癖，因病发热，服冷药及饮水过度，水结心下，动于痼滞，心腹胀满者，此为虚也。

桔梗半夏汤

治伤寒冷热不和，心腹痞满，时发疼痛，顺气消痞。

桔梗炒　半夏　陈皮各一两

上粗末。每服五钱，水一盏，生姜三片，煎七分。去滓热服。

厚朴汤

治伤寒汗后腹胁胀满，食少呕逆。

厚朴三分　桂心　诃子皮　人参　陈皮　赤茯苓　丁香各半两　甘草一分

上粗末。每服五钱，水一盏，入生姜五片，枣三个，煎六分。去滓，食前服。

又大承气汤、调胃承气汤等尤佳。

【八】伤寒霍乱吐泻曰霍乱

论曰：呕吐而利，病名霍乱。此由邪气在中焦，使阴阳二气不能升降，则心腹鼓痛而作吐利也。其候先心痛则先吐，先腹痛则先利，心腹俱痛则吐利并作。古人以其病迅暴，挥霍之间，便致撩乱，故谓之霍乱。伤寒霍乱，亦由中焦阴阳不和所致，故其状有热而渴者，有寒而不渴者，有发热恶寒，汗出厥逆者，有病势已而身体疼痛不休者，治之不可概以一法。

理中丸

治伤寒后霍乱吐利，寒多，不喜饮水。

人参　干姜　甘草　白术各三两

上细末，炼蜜丸如弹子大。每服一二丸、二三丸，以沸汤化破，温服，日三夜二服。腹中冷不除，加至四五丸。

五苓散

治伤寒霍乱，头痛发热，多欲饮水。

猪苓　白术各三分　泽泻　赤茯苓各一两　桂心半两

上细末。每服三五钱，温水调下，日二三服。

芦参汤

治伤寒后霍乱，心烦呕。

芦根二两　人参　麦门冬　赤茯苓各一两　枇杷叶炙，去毛，一分

上粗末。每服五钱，水一盏半，薤白三十茎，煎一盏。去滓温服，日三服。

藿香汤

治伤寒后霍乱转筋【转筋】，呕吐不止，闷绝。

藿香叶　当归　附子炮　人参　桂心　木瓜各一两

上剉散。每服五钱，水一盏，姜三片，煎七分。去滓温服，不拘时。或加丁香、吴茱萸、高良姜各一两。

白术汤

治伤寒后霍乱吐利，脚转筋。

白术　陈皮各二两　干木瓜四两

上粗末。每服五钱，水一盏，姜三片，煎七分。去滓温服，日三五服。

通脉四逆汤

治伤寒霍乱吐利，脉微欲绝，或恶寒，四肢厥逆，小便利，或吐利已定，汗出而厥，四肢不解。

甘草炙，二两　附子炮，二个　干姜三两

上剉。每服五钱，水一盏半，煎八分。去滓温服，脉出即愈。面色赤者，加葱白三五茎煎；腹痛，去葱白，加芍药二两；呕吐，加生姜七片煎；咽痛，去芍药，加桔梗、人参二两。以吐利止、手足温为度。

私云：已前诸吐利尚不止，可用小香散。若有热气不止，可用五苓散，加竹叶廿片，灯心廿茎煎服，立有效。又手足转筋，有秘灸：足内转，可灸内踝上十一壮；外转，可灸外踝上十一壮。不定若定亦发，可灸数壮也。手筋转，内外一样，内腕中自手颈大横纹去四指，可灸十、二十壮。是最上秘灸也。又脚转筋，灸三里、绝骨最良。

【九】伤寒小便不通附血淋

论曰：伤寒小便不通者，或因发汗过多，津液虚少，胃中干燥，或小肠有伏热，气道不宣，皆令小便不通也。方论云：胃中干则无小便，慎不可利。盖言汗后亡津液是也。若下焦有热而小便不利，又当随证利之。

茯苓木通汤

治伤寒后下焦热，小便不通。

赤茯苓　木通　车前叶若子　滑石各二两

上粗剉。每服五钱，水一盏半，煎八分。去滓，空心温服。

又五苓散加滑石或瞿麦穗煎服，尤佳。

血余散

治伤寒小肠不通，便如血。

血余灰三钱匕，乱发灰也　大麻根一两

上先麻根一两，剉。以水一盏半，煎一盏。去滓，入乱发灰搅匀，食前温服。不愈，二三服。

竹茹汤

治伤寒小便出血。

青竹茹　木通各一两　甘草一分　连翘　芦根　蒲黄各半两

上粗末。每服五钱匕，水一盏半，灯心二三十茎，姜五片，煎八分。去滓，食前温服。

小便全不通，即以盐安脐穴，以艾炷可灸盐上数壮，以小便通为度。

【十】伤寒大便不通

论曰：伤寒大便不通者，胃腑实也。盖因太阳病若发汗、若下、若利小便，亡其津液，胃中干燥，因转属阳明。不更衣，内实，大便难，此阳明证也，当下之。然有阳明证不可下者，当问其小便日几行。若本小便日三四行，今日再行，故知大便不久出，为小便数少，津液当还胃中，故知不久必大便也。如此则伤寒呕多，虽有阳明证，其不可下明也。大凡胃中有燥粪，法当以汤水和之。汤入腹中，转矢气者，此所谓有结燥，下之无害。若不转矢气者，此但初鞕【结也】后必溏【泻也】，不可下，下之则胀满不能食也，可与大小承气汤。大小承气尚不下，则可用余方。

厚朴汤

治伤寒五六日，大便不通，壮热头痛，谵语，腹中有结燥。

厚朴一两　柴胡　大黄炒，一两半　朴消二两　枳壳三分

上粗末。每服五钱，水一盏半，生姜五片，煎七分。去滓，空心温服。良久再服、三服，以利为度。

桑白皮汤

治伤寒五六日，大便不通，气喘。

桑白皮一两　大腹皮半两　枳壳　大黄炒，各二两

上粗末。每服五六钱，水一盏，生姜五片，煎六分。去滓，下朴消末一钱匕，空心温服。未通，再三服，以通为度。

快通圆

治伤寒后风气壅滞，胸膈聚痰，大便不通。

牵牛子半生半炒，为末，二两　半夏　木通各一两　桑白皮三分　青皮半两

上细末，蜜丸如梧子大。每服三十丸，乃至八十丸。空心，生姜汤服下，临卧再服。不下，加至百丸。

蜜兑方

治伤寒阳明证，自汗，小便利。因此津液内竭，大便秘鞕。

蜜四两 盐三两

上先入蜜于铜器中，以微火煎。次入盐，搅如饴，冷，捻如小指，长二寸，乘热涂油，入下部，须臾通利也。再三可作之。《本事方》并《一览方》《伤寒论》等中即无盐，只蜜一味也。

【此《万安方》第廿一卷并五十五卷，载于诸泻药方，可双照用。杂入下部诸方，同下第廿一卷中。又第六卷有大便秘涩篇，可看彼中。

蒴藋根及乌梅肉，入下部中。又有涂手心等药术，同在第廿一卷中。

初虞世《古今录验方》云：为路公作蜜兑方云云。彼传可见《万安方》第五十二卷。】

《本事方》云：蜜兑法，蜜四两，铜器中文武火煎之，稍凝如饴状，搅之勿令焦。候可圆即出，捻作梃，如指许，长贰寸。当热时急作，令头锐，内谷道中，以手急抱定，欲大便时乃去之，未利再作。有一士人家，病者二人，皆旬日矣。一则身热发汗，大便不通，小便如经，神昏多睡。诊其脉长大而虚，予【许叔微[①]】用承气汤下之而愈。一则阳明自汗，大便不通，小便利，津液少，口干燥，其脉亦大而虚。予作蜜兑，三易之，下燥屎，得溏利而解。其家问曰：皆阳明大便不通，何治之异？予曰：二阳虽相似，然自汗小便利者，不可荡涤五脏，为无津液也。然则伤寒大证相似，余证稍有不同，要在变通，仔细斟酌，正如格局看命，虽年月日时皆同，而贵贱穷通不相侔者，于一时之中，又有浅深，故此不可不谨。

《一览方》第九：不大便、鞕、溏、难、燥五证者，谓伤寒数日不大便者，秘也，宜大柴胡下之；大便鞕者，是其结也，宜用小承气汤微泄之；大便溏者，肠中寒也，宜用干姜豆蔻圆；大便难者，是其涩也，宜用神功圆滋润之；大便燥者，是干也，有燥粪在直肠，宜用麻仁圆、蜜煎导[②]主之。然仲景论大便不通，亦有数种。又有阳结、阴结之论，不可不知也。其脉浮而数，能食，不大便，此为实，名曰阳结，宜用小柴胡汤，和其荣卫，以通津液，得粪而解也；其脉沉而迟，不能食，身体重，大便反硬，名曰阴结，宜用金液丹。所谓"阳盛则促，阴盛则结"。又有大便溏者，何也？古云：岁火【五运六气】不及，寒乃大行，民病鹜溏。大率病人肠中有寒，大便则鸭溏。盖溏者，胃中冷，水谷不别故也。华佗云：寒即溏，热即垢热痢曰肠垢也。仲景说前鞕后溏【□如泻也】，小便不利，小便少，皆水谷不分也。

蜜煎导

治大便燥证，是其干涩，有燥粪在直肠也。不可攻之，当自欲大便，宜蜜煎导而通之。若土瓜根及大猪胆汁，皆可为导药。

蜜四两

上一味，于器中微火煎之，稍凝如饴状，搅之，勿令焦着。欲可圆，捻作指长二寸，当热时急作，令头锐，内谷道中，以手急抱，欲大便时乃去之。此方不入盐

又方《圣济录》

盐一斤

上熬令色变，用醋浆水【米泔水经二三宿，如醋味也】三四升，煎五七沸，入盐搅匀，入盆中。冷温得所，令病人盆中坐，淋浴少腹，须臾便通。

又古方

入盐水于小竹筒中，内灌谷道中，便通。未通，则再三内灌之。

又方

上以土瓜根二寸，涂猪脂，入下部，亦可导利也。

神功圆

治大便难涩者主之。《活人书》并《一览方》等

大黄三两 杏仁半两 麻子仁三两，令研 枳壳一两，微炒

上细末，炼蜜为圆，如梧子大。每服五十圆，温水下，日二服，以导为度。

---

① 许叔微：原作"许之微"，据文义改。此段引文出自宋·许叔微《普济本事方》卷第八。下凡遇此误径改，不再出注。

② 蜜煎导：原作"蜜煎道"，据文义改。

麻仁圆《一览方》第七

治里不可下证。趺阳脉浮则胃气强，涩则小便数，浮涩相搏，大便则鞕，其脾为约。脾约者，其人大便坚，小便利，谓之脾约也。又治不大便、鞕、溏、难、燥证。其人大便燥者，有燥粪在直肠也。

麻仁五两，炒去壳　芍药四两　厚朴一两，姜制　枳实四两，炒　大黄八两　杏仁二两半，去皮尖

上细末，蜜和为圆，如梧桐子大。每服五十圆，或七十圆。饭饮下，日二服，以利为度。

《和剂方》**脾约麻仁圆**

治肠胃燥涩，津液耗少，大便坚硬，或秘不通，脐腹胀满，腰背拘急，及有风人大便结燥。又治小便利数，大便因硬而不渴者，谓之脾约。此药主之。

厚朴　芍药　枳实麸炒，各四两　大黄蒸，八两　杏仁炒，去皮尖　麻仁别研，各二两二分

枳实圆

治不可下证，大便坚，小便利者主之。《一览方》

枳实一两　白术二两

上细末，米糊为圆，如梧子大。每服七十圆，沸汤送下，日三服。

神功丸《保生信效方》《古今录验方》

治风壅痰实，口苦咽干，小便赤，大便秘燥，疮疡并作，并治脚气、有风人大便秘有热方。

大黄三两，湿纸裹，文火煨，切，焙　麻子仁五两，别研　诃子皮一两　人参半两

上三味为末，入麻仁同杵，炼蜜和丸桐子大。每服自三十丸始，温水下。未知，加至五十丸，以通利为度。

【《和剂局方》

麻仁　人参各二两　诃梨勒　大黄各四两

以米饮、温水、温酒任下，食后临卧。】

脾约丸同方

治老人津液少，大便秘，及有风人大便燥方。仲景【《伤寒论》】治小便多，大便秘，其脾为约。

大黄二两，酒洗，焙　厚朴　枳壳麸炒　白芍药各半两　麻子仁一两半，炒，别研　杏仁麸炒黄，去皮，三分，别研

上为末，炼蜜和杵千下，丸如桐子大。每服三十丸，温水下，加五十丸。

安康郡君苦风秘，予【初虞世】为处**枳诃二仁丸**方。

杏仁去皮尖，麸炒黄　麻子仁别研　枳壳麸炒赤，去穰　诃子皮各一两

上二物细末，同二仁杵，炼蜜和杵千下，丸如桐子大。温水下三十、五十丸。未知，稍增服。私曰：坚秘甚，即加牵牛末少许。

干姜豆蔻圆《一览方》九

治大便溏者，肠寒冷也，宜此主之。

肉豆蔻二两二分，炮　干姜一两一分，炮

上细末，米糊为圆，如梧子大。每服五十丸，至一百丸，饮送下。

大柴胡汤《本事方》，许学士叔微作。

柴胡二两【二十钱重】，去苗洗　黄芩　芍药各三分【七钱半重】　半夏六钱【二字重】　枳实二枚【五钱重】，麸炒　大黄半两【二钱重】

上粗末，抄五钱，水一盏半，生姜五片，肥枣一二个，煎至八分。去滓温服，以利为度。未利，再三服。

常记有人病伤寒，心烦喜呕，往来寒热，医以小柴胡与之，不除。予【许叔微】曰：脉洪大而实，热结在里，小柴胡安能去之？仲景云：伤寒十余日，热结在里，复往来寒热者，与大柴胡汤，三服而病除。大黄荡涤蕴热，伤寒中要药。王叔和云：若不用大黄，恐不名大柴胡，须是酒洗生用为有力。

昔后周姚僧垣，名医也。帝因发热，欲服大黄药。僧垣曰：大黄乃是快药，至尊年高，不宜轻用。帝不从，服之遂至不起。及元帝【后周】有疾，诸医皆谓至尊至贵，不可轻服，宜用平药。僧垣曰：脉洪

而实，必有宿食，不用大黄，必无瘥理。元帝从之，果下宿食乃愈。合用不用，必心下明得谛当然后可。

又记有人患伤寒身热，目痛鼻干，不得卧，大便不通，尺寸脉俱大，已数日，一夕汗出。予谓：速以大柴胡下之。医骇曰：阳明自汗，津液已漏，法当行蜜兑，何若须用大黄药？予谓曰：子只知抱稳。若用大柴胡，此仲景不传之妙，公安能知之？予力争，竟用大柴胡，二服而愈。

仲景论：阳明之病，多汗者，急下之。人多谓已是自汗，若更下之，岂不表里俱虚？又如论少阴云：少阴病一二日，口干燥者，急下之。人多谓病发于阴，得之日浅，但见干燥。若更下之，岂不阴气愈盛？举斯二者，则其他疑惑处，不可胜计。此仲景之书，世人罕读也。予以谓不然。仲景称急下之者，亦犹急当救表，急当救里。凡称急者有三处，谓才觉汗多，未至津液干燥，便速下之，则为径捷，免致用蜜兑也；若胸中识得了了，方无可疑；若未能了了，误用之，反不若蜜兑为稳也。

又记一乡人伤寒身热，大便不通，烦渴郁冒。医者用巴豆药下之，虽得溏利，病宛然如旧。予视之，阳明热结在里，非大柴胡、承气等不可。巴豆止去积，安能荡涤邪热蕴毒耶？亟进大柴胡等，三服得汗而解。尝谓仲景百一十三方，为圆者有五，谓理中圆、陷胸丸、抵当丸、乌梅圆、麻仁圆也。是以理中、陷胸、抵当皆大弹子，煮化而服，与汤散无异；至于麻仁治脾约，乌梅治湿䘌，皆用小圆，以达下部；其他逐邪毒，破坚癖，道瘀血，润燥屎之类，皆凭汤剂。未闻用巴豆小圆药以下邪气也。既下而病不除，不免重以大黄、朴消下之，安能无损也哉？

私云：伤寒之病，不下之，热结而致死；妄下之，则为结胸而不可救之。《活人书》有四种，谓一发汗用麻黄，二和解正气散并养胃汤等，三上涌吐药，四下利大小承气、大小柴胡等也。此四般疗治，详之。

【十一】伤寒下利脓血利在下卷

论曰：伤寒下痢，其理固多，然皆由表实里虚，寒热湿气，乘虚客搏于肠胃之间，肠胃随其所伤而下。若寒则青白，热则黄赤；若寒热相杂，则赤白俱下；兼以湿毒，则又下脓血，如鱼脑，如烂肉也。其候不同，有下痢而脉虚者，有下痢而脉实者，有湿毒胜而腹痛者，有热气盛而烦渴者，有津液搏滞而肠垢【热利有肠垢之名也】者，有燥屎结聚而谵语者，其要固在审别虚实治之也。

桃花汤

治伤寒少阴病二三日，至四五日，腹痛，小便不利，下痢不止，便脓血。

赤石脂四两，二两细末，二两打碎，可煎　糯米七两　干姜一分，剉

上先以水五盏，煎石脂粗碎与米、姜，米熟烂时去滓。每服一盏，入赤石脂末三四钱，再煎一沸服。日二三服，夜一二服。

犀角地黄汤

治伤寒应发汗而不发汗，内有瘀血【黑痢瘀血】，鼻衄吐血，面黄，大便黑。此药主消瘀血，兼治大人、小儿疮疹出得太盛，此药解之。《究原方》五

赤芍药　牡丹皮去心，各二两二分　生干地黄五两　犀角屑二钱半重

上㕮咀。每服四钱重，水一大盏半，煎至一盏。去滓热服。若发狂谵语，加黄芩二两二分；其人脉来迟，腹不满者，为无热，去黄芩。

私云：瘀血者，血依热溢，极热则变成黑，鲜血腐坏成黑色，谓之瘀血瘀热。若瘀血自利，则为吉兆；若秘结，则难治。亦瘀血下尽而鲜血下，则热病欲瘥之证也，见于《南阳活人书》矣。今犀角地黄汤散瘀血，令逐热气故也。

芍药汤

治伤寒后血利，腹痛不忍。

芍药　当归　黄芩　黄连各三两　伏龙肝一两半

上粗末。每服五六钱，水一盏，煎六分。去滓，食前空心，日三五服，夜一二服。

犀角汤

治伤寒后毒热不解，日晡即壮热腹痛，纯下鲜血。

犀角　黄连　地榆　茜根　黄芩各一两　栀子半两

上粗末。每服五钱，水一盏半，入薤白五十茎，同煎八分。去滓，食前温服，日二三服，夜一二服。

龙骨汤

治伤寒后热毒攻肠胃，下痢赤白，困绝①。

龙骨　犀角　当归　阿胶炒　黄连炒，各一两　人参三分

上㕮咀。每服五钱，水一盏半，煎八分。去滓，食前温服。

黄蘖汤方

治伤寒后下痢脓血。

黄蘖　阿胶炒，各半两　黄连炒，一两　栀子仁一分

上剉。每服五钱，水一盏，煎六分。去滓，食前温服。

诃梨勒饮

治伤寒后气不和，自利无度。【冷利】

诃子皮六个，三个煨熟去核，三个生去核　草豆蔻八个，四个煨去皮，四个生去皮

上粗末。每服四五钱，以水一盏，煎六分。去滓，空心温服，日二三服。

龙骨丸

治伤寒后脏腑虚冷，下利白脓，腹痛。【虚冷利】

龙骨　干姜　附子炮，各三两

上细末，煮醋面糊和丸，如梧子大。每服五十、七十、八九十丸，若百圆、百二三十丸。米饮服，日二三服，夜一二服。小儿量岁可与。

黄连丸

治伤寒后一切痢疾，无问冷热腹痛。【冷热】

黄连炒，二两　木香　吴茱萸炒，各一两

上末，面糊和丸，如梧子大。每服五十、七八十丸。空心食前，米饮服，日三五服，夜一二服。

黄芩汤

治伤寒太阳与少阳合病，自下痢者。治赤痢、血痢、脓痢、肠垢，尤神验。

黄芩一两二分　芍药　甘草炙，各一两

上㕮咀。每服五钱，水一盏半，大枣三个打破，煎八分。去滓温服，日二三服，夜二服。

【十二】伤寒阴毒

论曰：阴毒独盛，阳气暴衰，阳为阴所胜，内外皆阴，故成阴毒。伤寒，有初得病便成阴毒者，又有服冷药，经五六日以上不瘥，变成阴毒者。其候四肢逆冷，脐腹筑痛，身如被击，呕吐下利，其脉沉细而疾者是也。

宜阴毒甘草汤

治伤寒初得病一二日，便结成阴毒，或服药经旬以上，变成阴毒，身重背强，腹中绞痛，咽喉不利，毒气攻心，心下坚强，短气不得息，呕逆唇青面黑，四肢厥冷，其脉沉细，身如被击，五六日可治，至七日不可治。【阴证伤寒，经七日之后，不可治之。】

甘草炙　升麻　当归各半两　雄黄研　蜀椒去目及闭口者，炒出汗，各一分　鳖甲　桂心

上㕮咀。每服五钱，水一盏半，煎一盏二分。去滓温服，日二三服。

当归散

治阴毒伤寒，唇青面黑，四肢逆冷，脉沉细，体生斑点，身背强重，及心下短气呕逆。

当归半两　山椒去目、合口者，炒出汗，一分　甘草半两　鳖甲醋炙，一两一分　升麻三分

---

① 困绝：原作“困纯”，据《圣济总录》卷第二十六改。

上粗末。每服五钱，水一盏，煎半盏。去滓，食前温服，日二三服。【《局方》四逆汤治阴证】

此外诸方，见《圣济总录》第二十卷，可见之。

【十三】伤寒阳毒

论曰：阳气独盛，阴气暴衰，阴为阳所胜，内外皆阳，故为阳毒。伤寒，有初得病便成阳毒者，有服汤药经五六日以上不瘥，变成阳毒者，以病本属阳，或以火劫发其汗，或因灸焫，阳气转盛，阴气内消所致。其候面赤发躁，狂走妄言，发斑如锦纹，喉咽疼痛，涕唾脓血，或下利黄赤，其脉洪实滑促是也。

升麻汤

治伤寒一二日，便成阳毒。或服药吐下之后，变成阳毒。腰背痛，烦闷不安，面赤狂言，或走见鬼，或下利，脉浮大数，面赤斑纹如锦，喉咽痛，出脓血。五日可治，七日不可治。

升麻　犀角　射干　黄芩　人参　甘草炙，各一两

上㕮咀。每服五钱，水一盏半，煎八分。去滓温服，食顷再服，又三服，温覆出汗，未汗再三。

泻心汤

治阳毒伤寒，头痛壮热，狂言妄语，似见鬼神。

石膏一两　芍药　葛根　黄芩各半两　大黄　黄连各三分

上粗末。每服五钱，水一盏半，生姜五片，煎一盏。去滓温服，日二三服，不拘时。

五解汤

治阳毒伤寒，发热烦躁。

山栀子　黄芩　甘草　大黄剉，醋炒，各五钱重　朴消四钱重

上粗末。每服五钱，水一盏半，煎一盏二分。去滓，空心温服，日二三服。

葛根散

治阳毒伤寒，身热如火，头痛烦躁，咽喉干痛。

葛根三分　栀子仁　黄芩　大黄剉，醋炒　甘草各半两　朴消一两

上细末。每服三四钱，沸汤或熟水调服，不拘时。日二三服，夜一二服。

妙应汤

治阳毒伤寒，遍身壮热，大喘上气，躁闷。

甘草　人参　赤茯苓各一两　大黄煨　栀子　麻黄各半两　陈皮　木香各一分

上粗末。每服五钱，水一盏，入蜜一匙，生姜汁少许，煎八分。去滓冷服，不拘时，日二三服。

【十四】伤寒发斑

私云：赤斑疮也。今人以赤斑疮属疱疮，无证据。诸方属伤寒相叶。

【赤斑疮，异名也，但又赤斑疮并疱疮、豌豆疮等，可明于别卷。今此存于伤寒一篇内，异证也。】

论曰：伤寒发斑，阳盛故也。其病在表，或未经发汗，或已发汗未解，或吐下后邪热不除，毒气内盛，因表虚，热毒乘虚出于皮肤，发为斑疹如锦纹。若色赤及发在五日内者，可治；若色黑，过七日乃发者，难治，甚则喉舌身体皆成疮也。

犀角汤

治伤寒热病，毒气内盛，身发赤斑。

犀角　麻黄　石膏各一两　栀子仁一两半　黄连三分

上粗剉。每服五钱，水一盏半，煎一盏。去滓温服，日二三服。

麻黄葛根汤

治伤寒发斑，状如锦纹，呕逆烦闷。

麻黄　葛根　知母焙　陈皮　黄芩各一两　杏仁炒　甘草各半两

上粗剉。每服五钱，水一盏半，煎一盏。去滓温服。

玄参升麻汤《三因方》

治伤寒失下，不当下而下之，热毒在胸，发斑如锦纹，甚则烦躁谵语，兼治喉闭肿痛。又云：赤斑易治，黑斑难治。

玄参　升麻　甘草各二两

上剉散。每服五钱，水一盏半，煎七分。去滓温服，日二三服。

【十五】伤寒发豌豆疮

论曰：凡伤寒热毒内盛，多发疱疮者，以病人里实表虚故也。里实，则毒气不能内消；表虚，故乘虚发于肌肉而成疮也。大小形如豌豆，其色或白或赤。若头【疮头】作瘭浆，戴[①]白脓者，其毒则轻；若紫黑色，作根隐隐在肌肉里者，其毒则重；甚者，周匝遍身、五内七窍皆有也。

《三因方》云：此病多因伤寒失于汗下，或时气胜复，岁主客气及天行疫疠，长幼相染者，当随因辨证治之。

参麻汤

治伤寒热病，生豌豆疮并疱疮，烦闷昏迷。

玄参一两　升麻三分　犀角半两　干蓝叶一两　甘草三分

上粗剉。每服五钱，水一盏半，入葱白三五茎，黑大豆二百粒，煎一盏。去滓温服，日二三服，夜一服。

升麻汤

治伤寒热盛，发豌豆疮。

升麻半两　大黄炒，一两　黄连　甘草各三分　栀子一两

上粗剉。每服五钱，水一盏，煎七分。去滓温服，日二三服。

又方

青黛一分

上以新汲水研调，顿服，不拘时。不过两三服，内热顿消。

紫草汤

治伤寒发斑疹豆疮。

紫草根茎俱用　荆芥穗　恶实各二两

上粗剉。每服四五钱，水一盏，煎七分。去滓温服，日一二服。

犀角汤

治伤寒热毒气盛，发豌豆疮。

犀角　麻黄　黄连各一两半　南木香一两

上粗剉。每服五钱，水一盏半，煎一盏。去滓温服，日二三服。

牡丹汤

治伤寒热毒，发疮如豌豆。

牡丹皮　栀子　黄芩　大黄剉，炒　木香　麻黄各一两

上粗剉。每服五钱，水一盏，煎七分。去滓温服，日二三服。

凡伤寒经五六个日，赤斑及豌豆疮出现，则皆汗下失度故也。拙医见疮疹，以从前伤寒热气，将谓斑[②]、豌之序分太拙之所致也。伤寒中初见出疮，急即治之。若不早治，杀人。既瘥后疮瘢色黑，弥岁方灭，此是皆恶毒伤寒时气之余类也。若疱疮瘥后疮瘢不黑，终身有点陷之痕，是真豌豆疮，非伤寒之流

---

① 戴：原作“载”，据校本改。

② 斑：此下原有错叶，今据文义调顺。

类也。伤寒中疱痘赤斑者，全异于真斑疮、痘疮也。已上《圣济录》之说，不可混乱矣。

竹叶汤

治伤寒时气，发疮如豌豆，烦闷。

苦竹叶[1]切　小麦各二两　石膏碎，三两

上粗末。每服五钱，水一盏半，煎一盏。去滓温服，不拘时候。

《究原方》第三卷云：发斑之证，胃主于内，瘀热在胃，蛊【蛊则毒也】则生斑。斑者，阳之患也。暑气方隆，病人若阳毒之患。阳热内然，暑气外迫[2]，而又医家误投温中养气之药，于是斑形于内外也。红斑则胃热，赤斑则胃损，黑斑则胃烂。已上宜速下，承气汤主之。当是之时【盛夏之时也】，蚊虫伤人，亦成赤斑点。恐医人不审，便投下药，误伤人命，又不可不熟虑也。若寸口脉大，病人困剧，先红后赤斑也。若寸脉不大，病人自静，先红后黄者，蚊虫之迹，非斑也。斑多在腹，蚊虫多在手足。

《覆载万安方》卷第七

嘉历元年六月晦日，朱墨同时加点了。此卷最秘，此卷最秘。

性全（花押）

朱墨之纸数陆拾叁丁（花押）

---

① 苦竹叶：原作“若竹叶”，据《圣济总录》卷第二十八改。

② 阳热内然，暑气外迫：原文如此，疑有讹文。

《覆载万安方》卷第八上

性全　集

伤寒诸证异类下

【一】伤寒发黄如黄疸【发黄】

论曰：伤寒发黄之状，身体尽变，或如熏黄熏黄者，雄黄之类，或如橘色是也。凡阳明【胃经热也】中风，太阳中湿，皆令人发黄。盖由得病无汗，小便不利，寒湿不散，则热结脾胃，腠理闭塞，瘀热之气与宿谷相薄，而郁蒸不能消散，故大小便结涩不通，令人身体面目皆变黄色。其病腹满，一身尽疼，发热。若其人小腹满急，眼睛涩疼，鼻骨痛，两膊及项强，腰背急者是也。但得小便快利即愈，仍不用大便多，多即令人心胀。又有急黄者，身体黄甚，卒然而发，心满气喘，命在须臾，故名急黄。有初得病便黄者，或初不知是黄，死后方变黄者。此病亦因脾胃瘀热，本天行时气所作也，宜细辨之。但发热心战者，是乃急黄之候也。

茵陈蒿汤

治阳明病发热汗出，此为越热，不得发黄；但头汗出，小便不利，渴引水浆者，此为瘀热在里，身必发黄，下之，宜茵陈蒿汤。又伤寒七八日，身黄如橘皮，小便不利，腹微满者。

茵陈蒿六两　栀子五十个　大黄生，三两

上㕮咀。每服五钱，水二盏，煎一盏，去滓温服。三五服后，小便当利，如皂荚汁者，其黄乃愈。

栀子黄皮汤

治伤寒身黄发热。

栀子三十个　黄蘗炙，二两　甘草一两

上㕮咀。每服五钱，水一盏半，煎一盏。去滓温服，日二三服。

消湿散

治伤寒瘀热在内，湿气郁而不散，熏发肌肉，小便不利，身体发黄，利水道。

牵牛子炒末，二两　赤茯苓　木香　陈皮各半两

上为散。每服四五钱匕，以葱白汤调下，不拘时。

茅根汤

治伤寒发黄，通身如金色者。

茅根洗，剉　栀子　茵陈蒿　地骨皮　甘草各半两

上粗剉。每服五钱匕，水一盏半，姜三片，黑豆五十粒，煎一盏。去滓，早晚食后温服。

柴胡枳壳汤

治伤寒发黄，壮热，骨节烦疼，两胁下气胀急鞕痛，不能食。

柴胡　枳壳　黄芩　栀子　茵陈蒿　龙胆　大黄　甘草各半两

上粗剉。每服五钱，水一盏半，煎一盏。去滓，早晚食后温服。

急黄散

治伤寒热毒所加，卒然心中满，气喘急，发热心战。

大黄半两，生，剉　朴消一分，别研

上用水二盏，渍大黄一宿，次旦煎一盏。去滓，入朴消末，搅令匀，温服，不拘时。快利热退，止；不退，至两三服。

私云：五苓散减桂心，每服五六钱，以茵陈蒿煎汤频频数服。渴引，加栝楼实尤宜。今常有神效。

【二】伤寒发狂

论曰：重阳者狂，谓阳气独盛也。伤寒热毒既盛，内外皆热，则阳气愤嗔而发为狂越。其病使人狂走妄言，或骂詈不避亲疏，或妄见妄闻，甚则至弃衣而走，登高而歌，或数日不食，逾垣上屋者。盖四肢诸阳之本也，热盛而四肢实，是为重阳，故所上之处，皆非素所能，而病乃能也。若乃因火【火，炙也，热病加火炙则作此矣】为邪而发为惊狂，及内有瘀血而外证如狂，其为病虽不同，然其为阳气有余则一也。

大黄汤

治伤寒热结在内，心神恍惚狂妄。

大黄剉，炒　芒消各一两半　桂心三分　大腹皮　甘草　木通各一两　桃仁二分，麸炒

上粗末。每服五六钱，水一盏，煎六分。去滓温服，不计时，以通利为度，日二三服，夜一二服。

犀角汤

治伤寒九日至十日，头战掉，大汗出，恍惚狂走，眼见神鬼。

犀角半两　茵陈蒿　茯神去木　芍药　麦门冬　生干地黄各一两半

上粗剉。每服五六钱，水一盏半，竹叶十片，煎八分。去滓，食后，日二三温服。

人参汤

治伤寒后狂言欲走，口干，或时吐逆。

人参　羚羊角　葛根　竹茹　前胡　麦门冬各半两　甘草一分　半夏半两

上粗末。每服五七钱，水一盏半，生姜五片，枣三五个打破，煎八分。去滓，食后温服，日二三服。

香豉汤

治伤寒心狂欲走，缘风热毒气，内乘于心所致。

黑豆炒令香熟，三两　芒硝烧令白，于湿地上用纸衬，出火毒，四两

上先取豆一两二分，以水一盏，煎七分。去滓，入芒硝末四钱匕，再煎三两沸，空腹温服。如人行三里，更亦一服，日夜四五服。但初看是疯狂者，宜暂缚两手足，三四服之后解之，即无不愈者。

朴消汤

治伤寒发狂欲走，是毒气壅于上焦，毒热不散。狂盛者，但缚手足，恐自刑害及走趁①人。其脉左寸口洪数，时时伏沉。

朴消烧令白，敷纸于湿地安之，出火毒，二两　黑豆炒令香熟，五两　栀子仁二两

上粗末。每服五钱，水一盏，煎半盏。去滓，空腹温服。隔于半时，再服三服，如利即止。

绛雪丸

治伤寒发狂，眼目通赤，大小便血出，身如金色，兼治伤寒六七日，狂躁发热。

芒消四两　辰砂二两

上二味，同研如粉，以粟米饮和丸，如弹子大。每服一二丸，以沙糖冷水化服。二三服后便睡眠，移时汗出为效。

【三】伤寒坏病证又云破证，又云坏证，又坏伤寒。

论曰：伤寒太阳病三日，已发汗，若吐若下，仍热不解者，多变为坏病。此即由伤寒病在诸经络，发汗吐下而病不除，为坏病。又伤寒汗下之后，血气之力未复，故而感异气风寒暑湿等，病亦随变，故

---

① 趁：逐，追赶。杜甫诗《题郑县亭子》：“巢边野雀群欺燕，花底山蜂远趁人。”

谓之坏病。又有伤寒过经，再受热邪，留蓄脏腑，病候多变者，及伤寒表里解后，虚羸少气，余气未除者，皆谓之坏病也，数十日不愈也。

知母麻黄汤《三因》

治伤寒坏病瘥后，或十数日，或半月、二三十日，终不惺惺，精神昏，语言错，又无寒热。医者或作鬼祟，或作风疾，多端治疗不效。或朝夕潮热颊赤，或似疟，皆由发汗不尽，余毒在心包络间所致。《圣济方》说

知母焙，一两半　麻黄　甘草　芍药　黄芩各半两　桂心半两

上粗末。每服五钱，水一盏半，煎八分。去滓温服，半日内可相次三五服，温覆出汗，未汗再三服。若心烦不眠，欲饮水者，当稍稍与水服药，令胃中和即愈。

【第五卷《一览方》曰：转为坏病者，不可表也云云。仍《一览方》坏证中不出此方，尤可察之。

《活人书》第五终云：又有伤寒过经，再受热邪，留蓄脏腑，病候多变，久而不瘥，阴阳无复纲纪。及伤寒解后，虚羸少气，皆名坏伤寒也。知母麻黄汤、鳖甲散、黑奴丸，捡方与病证相参选用。若伤寒解后虚羸少气，气逆吐者，竹叶石膏汤主之。“选用”之词，不可轻用。故《活人书》第五卷三十七问下云：仲景云太阳病三日，已发汗，若吐、若下、若温针，仍不解者，为坏病，桂枝不中与也。又同卷云：坏病，麻黄、桂枝不中与也。

私云：知母麻黄汤，不可轻与也。】

黑奴丸

治伤寒坏病，头与骨肉俱痛，狂言妄语，医所不能疗者。

麻黄一两半　黄芩　甘草　灶突墨一名黑奴，百草霜也　芒消各一两　黑豆五两，炒

上细末，炼蜜和捣三五百杵，丸如弹子大。每服一二丸，新汲水研化，服之不拘时。

麦门冬汤

治伤寒坏病，经久不瘥。潮热不退，身体沉重，昏愦烦闷。

麦门冬去心，焙　赤茯苓各一两　鳖甲醋炙，去裙，二两　甘草炙，半两

上粗末。每服四五钱，水一盏，乌梅二个，小麦三百粒，煎七分。去滓温服，不计时，日二三服，夜一服。

前胡汤

治伤寒坏病，潮热颊赤，口干烦躁，神思昏塞，经久不瘥。

前胡二两　柴胡　常山　人参各二两三分　葛根[①]二两二分　甘草一两三分

上粗末。每服五钱，水一盏，乌梅二个打碎，生姜五片，煎七分。去滓温服，不拘时，日二三服。

《伤寒一览方》第十一云：伤寒坏证者，医者不辨阴阳，错谬汗下，致病不愈，以成坏证。或已过经，热留脏腑，病候数变，久而不瘥。阴阳无复纪律【轨法也】，皆为斯病。【坏证者，表里阴阳不定，故云无复纪律也。《活人书》云：阴阳无纲纪。】

人参甘草汤《一览方》

治伤寒瘥后，或十数日，或半月、二十日，终不惺惺，常昏沉，似失精神，言语错谬，又无寒热。医或作鬼祟，或作风疾，多般治不瘥。盖是发汗不尽，余毒在心胞络间所能致之。

人参五两　甘草三分，炙

上㕮咀。每服抄五钱，水二盏，煎至一盏。去滓温服，半日可相次二三服。

鳖甲散同

治坏证伤寒，八九日不瘥，诸药不能及者。

升麻　乌梅去核　枳实　犀角　人参各半两　黄耆一两　甘草炙，半钱　鳖甲米醋煮，去裙，炙赤黄，打碎，半两

上㕮咀。每服抄五钱，水二盏，煎至一盏。去滓温服。【此方同在《活人书》坏病中第十一卷，尤可为神方。】

---

① 根：此下原衍一“各”字，据文义删。

破证夺命散《百一选》【夺命者，曹氏骑竹马法云：灸之，可以夺人之危于将死之际云云。】

治伤寒阴阳二证不明，或投药错误，致患人困重垂死，七日以后皆可服。传者云千不失一。

好人参一两，去芦，薄切。水一大升【升有大盏也】，银、石器内煎至一盏，新水沉之取冷，一服而尽。汗不自他出，只在鼻梁尖上，涓涓【如水露也】如水，是其应也。苏【姓】韬光【名】云：侍郎方丈尝以救数十人。余【《百一选方》作者王君璆也】宰清流【所名】日，车申屠[①]行父之子妇，产后病时疫二十余日，已成坏证。偶见问，因劝其一味只服人参，遂安。是时未知有此方，偶暗合耳。

【《易简方》温胆汤下云：一法治伤寒坏证，时或发热，消渴烦躁。用新罗人参不拘多少，煎汤浸令水冷，俟盛汤之时，与之顿服，热则随去矣。大抵伤寒渴者，不可与之水，水积胸中，便为结胸矣。】

【四】伤寒狐惑

论曰：狐惑之病，或初得状似伤寒，或因伤寒而变，然皆虫证也。虫食其喉为惑，使人声嗄。虫食其下部为狐，使人咽干，其候皆默默欲眠不得卧，起居不安，恶饮食，面目乍赤乍白乍黑是也。此由伤寒病腹内热，饮食少，肠胃空虚，而虫为之不安，故随所食上下部而病，名狐惑也。

赤小豆当归散

治伤寒变成狐惑，其脉数，无热微烦，默默但欲卧，汗出。得之三四日，眼赤；得之七八日，目眦黑。能食者，脓已成也。

赤小豆芽焙干，二两　当归切焙，一两

上细末。每服三四钱匕，水一盏，煎五七沸。和滓温服，不拘时。

前胡汤

治伤寒不发汗，成狐惑，六七日不解，寒热往来，胸胁满痛，默默睡卧，不欲食，心烦善呕，腹痛。

前胡一两　半夏一两半　黄芩　甘草各三分　人参一两

上粗末。每服五钱，水一盏半，姜五片，枣三个打破，煎八分。去滓，空心温服。

柴胡散

治伤寒狐惑，神思昏闷，大便难，肌肤热。【大便结】

柴胡　大黄炒　赤芍药　槟榔　枳壳各一两　半夏半两

上细末。每服四五钱匕，浓煎苦楝根调服。亦用米饮服佳。

地榆汤

治伤寒不发汗，变为狐惑，毒气上攻，喉咽疼痛，下利不止。【下利】

地榆　黄连　木香各一两　白术二分半　甘草　阿胶炒，各二分

上粗末。每服五六钱，水一盏半，生姜三片，煎八分。去滓，食前温服。

熏洗四皮汤

治伤寒狐惑，毒攻下部，肛内生疮。

槐白皮　柳白皮　桑白皮　桃白皮

上等分，以浆水浓煎，熏洗下部。

雄黄熏方

治伤寒狐惑，毒蚀下部，肛外如䘌，痛痒不止。

雄黄二两，研

上用瓶一只入灰，灰中埋火，如烧香法，将雄黄烧之，候烟出，坐瓶口上，熏下部。

【五】伤寒百合病

论曰：伤寒百合病者，谓百脉一宗，悉致其病也。其状意欲食复不能食，常默默，欲得卧复不能卧，

① 车申屠：原作“申屠倅”，据宋·王璆《是斋百一选方》卷之七改。

欲出行复不能行，食饮有时美，亦有时不美，如有寒复如无寒，如有热复如无热，口苦，小便赤黄，得药则吐利者是也。此皆由伤寒及虚劳大病后，腑脏俱虚，荣卫耗弱，不能平复，变成斯疾也。然百脉一宗，悉致其病。又无复经络，故其病证变异，而治之者亦宜各随其证。百脉一宗，作此虚劳，故云百合病也。

百合滑石散

治百合伤寒，病变发热。

百合一两，焙　滑石三两

上细末，更入乳钵研如粉。每服，空心米饮调下四五钱匕。日二三服，利下即住服。

百合半夏汤

治百合伤寒病不瘥，不思食，欲成劳。

百合二两　半夏　人参　赤茯苓　黄连　知母各一两　生干地黄焙，一两半

上粗末。每服五钱，用水一盏半，姜三片，煎八分。去滓，食后温服，日三服。

百合紫菀汤

治百合伤寒病似劳，形状如疟。

百合　紫菀　柴胡　杏仁　白茯苓　甘草各三两

上粗末。每服五钱，水一盏半，生姜三片，煎七分。去滓，空心温服，日二三服。

百合前胡汤

治伤寒瘥后，已经二七日，潮热不解，时变成百合病，身体沉重无力，昏如醉状。

生百合三个，大，洗，擘　前胡　麻黄各一两半　葛根二两　生麦门冬一两　石膏三两，碎

上㕮咀。每服五钱，水一盏半，煎七分，去滓温服。后如食顷，再服三服。

《一览方》有百合知母汤、百合地黄汤。

【六】伤寒阴阳易男女相交，互染着病恼也。

论曰：凡伤寒大病之后，气血未复。若房事太早，不特令病人劳复，因尔染易。男病传女，女病传男，犹转易然，故名曰阴阳易。其状身热冲胸，头重不能举，目眯，四肢拘急。苦小腹急痛，力弱，着床不能转侧，举动凭人。若不即治，则死；或经岁月，渐至羸困，亦死。

石膏汤

治伤寒后阴阳易，头痛壮热。

石膏二两，研　荆芥穗一两　竹茹半两

上三味粗末。每服四五钱，水一盏，煎七分。去滓，食后温服，日二三服。

犀角汤

治伤寒未平复，阴阳交易，壮热头痛，或鼻中出血。

犀角一两　石膏研，三两　竹茹　葛根　丹参各一两

上粗末。每服五钱，水一盏半，煎一盏。去滓，食后温服，日二三服。

杜仲散

治伤寒后未平复，合阴阳相易，力劣汗出及鼻衄头疼。

杜仲去粗皮尖，一两　牡蛎熬，二两

上细末。每服三四钱，食后浓煎麻黄根汤调服，日三夜一。

【七】伤寒鼻衄

论曰：伤寒鼻衄者，由热气蕴盛，血液妄行。盖心主血，肝则藏之。肺主气，鼻则通之。心肝为热邪所伤，则血随气行，所以从鼻出也。昔人谓阳盛则衄者，盖阳盛则热盛，热盛则宜衄，故伤寒太阳证，衄血乃解，谓是故也。至于阴病，则不宜衄。盖阴证自无热，安得而衄？故少阴病，但厥【逆冷】无汗，强发之必动血，从口鼻耳目出者，是谓下厥上竭，为难治也。

黄芩芍药汤

治伤寒鼻衄，脉微者。

黄芩一两二分　芍药　甘草一两

上粗末。每服四五钱，水一盏，煎六分。去滓温服，频四五服。

犀角地黄汤

治伤寒及温病，应①发汗而不发汗，内有瘀血，鼻衄吐血，面黄，大便黑色。

犀角若无，代用升麻　牡丹皮各一两　生地黄八两　芍药三分

上㕮咀。每服五钱，水一盏半，煎一盏，去滓温服。有热如狂者，加黄芩二两；无热者，不入黄芩。

黄芩汤

治伤寒鼻衄不止。

黄芩　栀子　大黄炒　蒲黄　荆芥穗各二两

上剉散。每服四五钱，水一盏半，煎八分。去滓温服，不拘时候，频四五服。

竹茹汤

治伤寒鼻衄不止。

青竹茹　生干地黄等分

上每服五六钱重，水一盏半，煎八分。去滓，食后服，日三服。

茅花汤

治伤寒衄血不止。

茅花干，十把。若无花，即用茅根

上剉。每服二把，水三盏，浓煎。取一盏服之，四五服。

又方

糯米两三碗

上以冷水入磁盆浓研。每服一碗，两三服必有效。自九窍血流出，皆用此得止，百一不失。又蒲黄三钱匕，以糯米水调服，尤有验。伤寒鼻衄，一名红汗。服糯米水，得止之后，时时服竹茹汤。已下诸药，而可防再发。

【八】伤寒吐血

论曰：伤寒吐血者，热在阳经，邪盛于表，应汗不汗，热毒深入，结于五脏，遂成瘀热，熏于上焦，血随气行，并入胃中，胃得血则满闷气逆，故吐血。

地黄汤

治伤寒热病，当发汗而不发，内有瘀热，鼻衄吐血不止。

生干地黄焙　芍药　犀角各二两　牡丹皮一两二分

上粗末。每服五钱，水一盏半，煎一盏。去滓，食后温服。

犀角汤

治伤寒吐血不止，善忘如狂，热毒不散，内蓄瘀血。

犀角一两　大黄炒，三分　芍药　黄芩各一两　牡丹皮三分　生干地黄焙，一两半

上粗末。每服五钱，水一盏半，煎一盏。去滓，食后温服。

黄连汤

治伤寒吐血不定，此由心肺积热，血得热即妄行，得冷凝理。

黄连一两半　荷叶炙，一两　艾叶炒，半两　柏叶三分

上粗剉。每服五钱，水一盏半，煎一盏。去滓，入生地黄汁一合搅匀，食后服。

① 应：原脱，据《备急千金要方》卷十二补。

三黄汤

治伤寒后，心气不足，吐血及衄血。

大黄剉，炒　黄连　黄芩各三两

上粗末。每服五钱，水一盏半，煎八分。去滓，食后温服。

人参汤

治伤寒吐血、下血及血汗【血汗】。

人参　芍药　桔梗　川芎　当归　桂心　甘草各一两　竹茹三分

上粗末。每服五钱，水一盏半，煎八分。去滓，食后温服。

又频服糯米水，尤有神效。

【九】伤寒后劳复【劳复】

论曰：《内经》谓：热病少愈，食肉则复，多食则遗【遗者，遗失于大小便欤，又死欤】，此其禁也。盖伤寒病新瘥之后，脾胃尚虚，气血犹弱，谷气未复，津液未通。若将养失宜，辄嗜肉食，则脾虚不能消释；或因劳形于事，令邪热乘虚，还入经络，复成大病，故名劳复。当随其证候，或表或里，依法治之。

三物汤

治伤寒温病瘥后，或食肉，或沐浴，或嗔怒，动作劳复。

山栀子十个　鳖甲醋炙　生干地黄各三两

上㕮咀。每服五七钱，水一盏半，入黑豆二百粒，同煎八分。去滓温服，食后，日二三服。

六神汤

治伤寒瘥后劳复，壮热头痛。

鳖甲　柴胡　人参　知母焙　黄连各一两　乌梅肉炒，半两

上粗末。每服五钱，水一盏半，姜五片，煎八分。去滓，食后温服，日三服。

紫苏饮

治伤寒温病瘥后，起早及饮食，多致劳复。

紫苏茎叶二两　生姜一两　黑豆五两

上㕮咀。每服五七钱，水一盏半，煎八分。去滓，食前温服，日二三服，夜一二服。

知母汤

治劳复小腹鞕，卵缩，疞痛欲死。

知母焙　柴胡　麦门冬　甘草各三两

上㕮咀。每十钱，葱十茎，水三盏，浸一宿。次日煎，令水欲尽。入童子小便二盏，黑豆三百粒，同煎五六沸。入地黄汁半盏，更煎微沸，去滓。空腹顿二三服，微利即瘥。

白术散《局方》

治伤寒气脉不和，憎寒壮热，鼻塞脑闷，涕唾稠粘，痰嗽壅滞，或冒涉风湿，憎寒发热，骨节疼痛，或中暑呕吐眩晕，及大病后将理失宜，食后病证如初。又治五劳七伤，气虚头眩，精神恍惚，睡卧不宁，肢体倦怠，潮热盗汗，脾胃虚损，面色萎黄，饮食不美，口吐酸水，脏腑滑泄【泻利也】，腹内虚鸣，反胃吐逆，心腹绞痛，久疟久痢，及膈气咽塞，上气喘促，坐卧不安，或饮食所伤，胸膈痞闷，腹胁膨胀，妇人胎前产后，血气不和，霍乱吐泻，气厥不省人事。常服辟四时不正之气及山岚瘴疫，神效不可具述。

山药　桔梗　茯苓　甘草　白芷　陈皮　青皮　香附子各三两　白术四两　干姜二两

上细末。每服四五钱，水一盏，姜三片，枣一个，木瓜干三片，紫苏五七叶，煎七分，食前服。若吐泻霍乱，入白梅【盐白，故曰白梅也，又曰霜梅也】煎；喘咳，入桑白皮、杏仁煎；伤寒劳复，入薄荷煎；膈气塞痞，入木通二钱煎，麝香少许煎；中暑呕逆，入香薷；产前产后，血气不和，入荆芥穗煎；霍乱，入藿香煎；气厥，入盐汤调服。卒然气欲绝而四肢逆冷，曰气厥也。

枳实栀子汤《仲景伤寒论》第七

治大病瘥后劳复者。

枳实三枚，炙　栀子十四个，擘　豉一升，绵裹

上三味，以清浆水七升，空煮取四升。内枳实、栀子，煮取二升。下豉，更煮五六沸，去滓。温分再服，覆令微似汗。若有宿食者，入大黄如博棋子五六枚，服之愈。博弈之围棋之石也。私注之。

又曰：伤寒瘥后更发热，**小柴胡汤**主之。脉浮者，以汗解之；脉沉实一作紧者，以下解之。

柴胡八两　人参　黄芩　甘草炙　生姜各二两　半夏半升，洗【《本草》云：半夏一升者，洗毕，称五两为正云云。今云半升者，二两二分也】　大枣十二枚，擘

上七味，以水一斗二升，煮取六升，去滓，再煎取三升。温服一升，日三服。

私谓：一升者，今世大建盏一盏也。一斗二升，则十二盏。今此汤药，已十六两，以十二盏水，煎至六盏。去滓以后，再煎沸至三盏。分为三服，一盏药既当六两。张仲景即后汉之代，为长沙太守。长沙是南阳，彼地温暖，而人常病伤寒热病。仲景为太守，赴彼州之时，作《伤寒论》十卷，药方已有百一十三道。古方一服药剂如此。今日本俗医用药，才一二钱匕，然称古方如此，甚参差。《千金》《外台》《小品》《大品》等古方，皆一剂药二三十两，以水一二斗，煎取三升【十盏也】，分三服而一日服尽。故一服已药六两，古方皆如此。病重则用药不可少，犹如兵征敌。思之。

【《翰良方》苏轼云：小柴胡汤，此张仲景方。予以今称量，改其分剂。孙兆更名黄龙汤。近岁此药大行，患伤寒，不问阴阳表里，皆令服之。此甚误也。此药《伤寒论》虽主数十证，大要其间有五证最的当，服之必愈。

一者，身热，心中逆，或呕吐者，可服。伤寒此证最多，正当服小柴胡。若因渴饮水而呕者，不可服之；身体不温热者，不可服。仍当识此。

二者，寒热往来者，可服。

三者，发潮热，可服。

四者，心烦，胁下满，或渴或不渴，皆可服。

五者，伤寒已瘥后，复更发热者，可服。

此五证，但有一证，更勿疑，便可服，服之必瘥。若有三两证以上，更的当也。其余证候，须仔细详方论及脉候相当，方可用，不可一概轻用。世人但知小柴胡治伤寒，不问何证便服之，不徒无效，兼有所害，缘此药差寒故也。家家唯此五证，的不蹉跌，决效无疑。此伤寒中最要药也。家家有本，但恐用之不审详。今备论于此，使人了然易晓。

本方更有加减法，若胸中烦而不呕，去半夏，加人参，合前成一两，栝蒌根一两；若腹中痛者，去黄芩，加芍药三分。此一证最有验，常时腹痛亦疗。元祐二年时行，无少长皆咳①，服此皆愈。赤白痢尤效，痢药中无如此妙。】

大病瘥后喜唾，久不了了，胸上有寒，当以丸药温之。

宜理中丸

人参　白术　甘草炙　干姜各三两

上末，蜜和丸，如鸡子黄大，以沸汤数合和一丸，研碎。温服之，日三服。

伤寒解后，虚羸少气，逆欲吐，竹叶石膏汤主之。

病人脉已解，而日暮微烦，以病新瘥，人强与谷，脾胃气尚弱，不能消谷，故令微烦。损谷则愈。已上《伤寒论》第七。

《局方》总论中，进嘉禾散、对金饮子；若微利，则进参苓白术散。

柴胡饮子《究原方》三

解肌热，蒸积热，发寒热往来，表热里和则发寒，里热表和则发热，半在表半在里，则出入进退无常，即寒热往来，阴阳互相胜者也。思之。蓄热寒战，表之阳和，正气与邪气热并蓄里，脉道不行，故身脉绝，寒战而反烦渴也。及伤寒发汗不解，或骨蒸，肺痿咳嗽，妇人饮疾，产后经病【月经病也】。【寒热往来，则半在表、半在里之证也。同治骨蒸病及妇人产后寒热

---

① 咳：原作“效”，据《苏沈良方》卷第二改。

并月水期作寒热往来。】

柴胡去芦 人参去芦 黄芩 甘草炙 当归 芍药各一两 大黄 五味子 半夏洗 桔梗去芦，切，炒，各半两

上㕮咀。每服四钱重，水一盏半，生姜五片，乌梅一个，煎八分，去滓热服。骨蒸潮热，加醋煮鳖甲一两；若寒多，加官桂半两。私加黄耆

四君子汤《易简方》

治大病之后，宜服此药。但味甘，恐非快脾之剂，增损之法。

人参 茯苓 白术各二两 甘草一两

上㕮咀。每服三钱，水一盏，姜七片，枣一个，煎六分。去滓，不以时服。一方加橘红等分，名异功散，尤宜病后调理。一方去甘草，加木香、炮熟附子等分，名加味四柱饮，姜、枣煎服。治丈夫元脏气虚，真阳耗散，两耳常鸣，脐腹冷痛，头眩目晕，四肢倦怠，小便滑数，泄泻不止。大病之后，尤宜用此调理。大病则伤寒也

《究原》三曰：大病瘥后喜唾，久不了了者，胃中寒，当以《局方》四味理中圆服。故汗后阳气不足，胃中虚寒，喜唾。有吐长虫，名蚘厥，宜服理中圆也。【伤寒前后吐长虫，名曰蚘厥疾。】恐脐下有动气，曰肾气动，去白术。

地黄汤《究原》四

治妇人伤寒瘥后，犹有余热不去，谓之遗热。【妇人遗热】

干地黄 柴胡 白芍药 甘草炙，各一两 大黄 黄连 黄芩各半两

上㕮咀，四钱重，水二大盏，煎至八分。去滓热服，取溏利后汗出解。

《和剂局方》总论曰：伤寒后腹满者，不思饮食，或食后不消化，腹胁胀满者，可与调气散、沉香降气汤、参苓白术散，甚者与青木香圆[①]、嘉禾散、木香分气圆、木香流气饮，看虚实用之。【伤寒后腹胀满】

又论伤寒后调理曰：伤寒本无补法，不可用大温药补之。若补甚则再发热，但可用微温药调理，只可与参苓白术散。虚弱老人，用嘉禾散调理。

治大病后重亡津液，及老人津液不足，大便秘涩，平胃煮散加**青橘皮方**。《圣济总录》九十七

厚朴姜汁炙，五两 苍术泔浸一宿，焙，八两 陈皮五两 甘草炙，三两

上四味，捣罗为散。每服三五钱，水一盏半，加青皮末一钱，生姜二片，枣三个，擘，煎至一盏，去滓温服。

《和剂局》总论曰：伤寒后腹满者，不思饮食，或食后不消化，腹胁胀满者，可与调气散、沉香降气汤、蓬煎圆、思食圆、参苓白术散、青木香圆、嘉禾散、四君子汤、木香分气圆、木香散、木香流气饮，看虚实用之[②]云云。

私谓：今人以嘉禾散等称补药，大误，木香散、流气饮等流类也。思之。气不和，入荆芥煎；霍乱，入藿香煎；气厥【本气欲绝而四肢逆冷，曰气绝也】，入盐汤调服。

【十】伤寒后余热

论曰：伤寒病后余热不解者，盖阴阳未和，邪气未尽，传留经络，蕴而生热，潮作如疟，鼻衄烦躁，面赤目黄，腹满，小便不利，大便干涩，或谵言，渴欲饮水，脉沉数者，当以里证求之。若脉但浮者，当消息治其外。

大柴胡汤

治伤寒余热，汗出如疟状，日晡发热，脉实者可下。

柴胡四两 黄芩一两二分 半夏一两 枳实一两二分 大黄一两二分

上㕮咀。每服五钱，水一盏半，生姜五片，煎八分。去滓温服，以利下热退为度。小柴胡汤亦日夜数服。

---

① 圆：此字原脱，据校本补。

② 《和剂局方》总论曰……看虚实用之：此段文字与前文重复。

葛根汤

治伤寒后余热不除，及寒热头重体痛，表证尚未罢。

葛根　芍药　白茯苓　黄芩　乌头炮　川芎各一两　栀子半两

上㕮咀。每服五六钱，水一盏半，入黑大豆五十粒，煎七分，去滓温服。

茯苓汤

治伤寒汗后，余热不退，心神烦躁。

赤茯苓二两半　人参三分　甘草一两

上粗剉。每服五钱，水一盏，煎七分。去滓温服，不拘时，日二三服。

茯苓汤

治伤寒汗后，余热不除，及四肢拘急痛，胸膈不利，呕逆不思食。

赤茯苓　柴胡　枳壳　桑根白皮　麦门冬各一两　葛根一两二分　甘草一两　桂心　人参各二分

上粗末。每服五钱，姜五片，枣三个，水一盏半，煎一盏。去滓温服，不拘时，日二三服。

葛根人参汤

治伤寒发汗，及吐下后余热不退，头痛满闷口干。

葛根一两　人参一两　麦门冬半两　黄芩半两　黄耆一两　地骨皮半两　石膏半两，碎

上粗末。每服五钱，水一盏半，煎八分。去滓温服，日二三服。

【十一】伤寒后虚羸

论曰：伤寒之病，多因发汗吐下乃解。病虽瘥，然腑脏俱伤，荣卫皆耗，谷气未复，津液不足，无以充养，故形体虚羸。《内经》所谓“必养必和，待其来复”者，此也。若其人本自虚弱，又因大病之后羸劣不复者，则易生劳伤诸疾，当先以气味养和，后以药石疗治，故曰气味合而服之，补精益气。

人参汤

治伤寒后虚羸少力，呕哕逆气。

人参　白茯苓各一两　麦门冬　黄耆各二两　半夏　白术　陈皮各一两　甘草二分

上粗末。每服五钱，水一盏半，生姜五片，枣三个，煎八分。去滓，食前温服，日二三服。

柴胡知母汤

治伤寒后体虚成劳，遍身盗汗，四肢无力，口苦憎寒，又多咳嗽。

柴胡　知母　桔梗炒　厚朴　熟干地黄　白茯苓　山药　黄耆　紫菀　地骨皮各一两　黄芩半两　甘草　桂　半夏各三分

上粗末。每服五钱匕，水一盏半，生姜五片，枣三个打破，煎八分。去滓，空心温服，日二三服。

白术黄耆汤

治伤寒后胃气虚乏，不思饮食，日渐羸瘦。

白术　黄耆各一两　山茱萸　五味子　人参　茯神去木，各三分　半夏　前胡　山药　桔梗各半两

上粗末。每服五钱，水一盏半，生姜五片，枣三个，煎八分。去滓，空心温服。

羚羊角汤

治伤寒后烦热憎寒，口苦，不思饮食，日渐羸瘦。

羚羊角　柴胡　鳖甲醋炙　人参各三分　知母　黄耆　赤茯苓　甘草各半两　天门冬一两

上粗末。每服五钱，水一盏半，入竹茹少许，煎八分。去滓，食后温服，日二三服。

黄耆建中汤《一览方》六

治男子、女人病后怯弱，胁肋䐜胀，脐下虚满，胸中烦悸，面色萎黄，唇口干燥，少力身重，胸满短气，腰背强痛，骨肉酸痛，行动喘乏，不能饮食，或劳伤过度，或因病不复常，并宜服之。

白芍药六两　肉桂去粗皮，一两二钱　黄耆三两　甘草炙，一两二钱，十钱一两秤也

上㕮咀。每服抄五钱，水二盏，姜三片，枣一枚，煎至一盏，去滓服。不入饴方也

【十二】伤寒后虚烦

论曰：伤寒病后烦躁者【内热曰烦，外热曰躁】，有虚烦，有谷烦。阳气偏多，谓之虚烦；病瘥后食谷太早，新虚不胜谷气，胃内蒸热，谓之谷烦。若阴阳和调，则虚烦自已；损【消也】其谷食，则谷烦者瘥。

五苓散

治伤寒发热，六七日不解而烦，有表里证，渴欲饮水，水入则吐，名曰水逆。五苓散。

上每服四五钱，热汤调服，日三四服。

麦门冬饮

治伤寒汗后虚劳，心神不宁。

麦门冬　柴胡　防风　半夏　赤茯苓　犀角各一两

上粗末。每服五钱，水一盏半，生姜五片，煎八分。去滓温服，日二三服。

厚朴饮

治伤寒发汗后，气虚心烦，腹胀满，痰逆，不思饮食。

厚朴二两　甘草　半夏　人参　陈皮各一两

上粗末。每服五钱，水一盏半，生姜五片，煎七分。去滓，空心服。

茯神散

治伤寒后虚烦，心腹不快。

茯神　柴胡　陈皮　甘草各二两

上粗末。每服五钱，水一盏半，煎八分。去滓温服，日二三，夜一，不拘时。

【十三】伤寒后盗汗

论曰：汗者，心之液。伤寒瘥后，眠寝有汗者，由心气偏虚，荣卫不足，腠疏表弱。因寝寐之间汗出，故名盗汗。久不已，日渐羸瘦，肢体痿弱也。

人参汤方

治伤寒后体虚夜卧，汗出不止，头旋恶心，不思饮食①。

人参　半夏　黄耆　麻黄根各一两　牡蛎烧，二两　防风三分

上粗末。每服五钱，水一盏半，生姜三片，煎八分。去滓温服，不拘时，日二三服。

黄耆散

治伤寒后虚汗不止。

黄耆　麻黄根各一两半　牡蛎烧，二两　知母焙，半两

上细末。每服五钱，浓煎小麦汤调下。不计时候，日二三服。

蜜肤散

治伤寒后盗汗。

白术五两

上细末。每服三四钱匕，以菖蒲汤调服。不计时，日二三服。

【十四】伤寒后惊悸

【和家种成入道佛种翁初云肾气，今世诸人同云也。】

论曰：伤寒病后心气不足，风邪乘之，则令精神不宁，恍惚惊悸，此由忧愁思虑，致心气虚，邪气内乘，故神气不得泰定而生惊悸也。

人参汤

治伤寒病后壅热，心忪惊悸。

---

① 人参汤方……不思饮食：此24字原脱，据《圣济总录》卷第三十一补。

人参一两二分　犀角　甘草　黄芩　玄参　秦艽　地骨皮各一两

上粗末。每服四五钱，水一盏，煎五分。去滓温服，日二三服。

前胡汤

治伤寒后惊悸不定。

前胡　茯神　人参各二两　远志去心，三两　甘草炙，二分

上粗末。每服四钱，水一盏，煎七分。去滓温服，不计时候。温胆汤尤佳。

【十五】伤寒后身体虚肿

论曰：血气滋荣，外濡于腠理，则形体充实。伤寒汗下之后，血气不足，腑脏虚寒，荣卫涩滞，津液不通，肌肉无以充荣，故令身体虚肿。若脾与肾脏俱虚，不能约制于水，水气流溢于皮肤，则变水气肿满。

黄耆汤

治伤寒后身体肿满，心胸壅闷，喘促气满。

黄耆一两　枳壳三分　防己　桂心　细辛各半两　白术三分　当归半两　赤茯苓　赤芍药各三分

上粗末。每服四五钱，水一盏，生姜三片，煎六分。去滓温服，不拘时，日二三服。

木通汤

治病后脾肾不足，水道不利，腰脚浮肿。

木通一两　桑白皮炙黄　泽泻　防己　赤茯苓　石韦去毛，各三两　大腹子二两，少煨

上粗末。每服五钱，水一盏半，煎一盏。去滓温服，食前，日二三服。

木香丸

治伤寒病后，遍身洪肿。

南木香　肉豆蔻　青皮　槟榔子微炒，各三两

上细末，蜜丸如小豆大。每服三十、五十，乃至七八十丸。温酒，空心食前服。

【十六】伤寒后变成疟

论曰：伤寒变成疟者，因病瘥后，外邪未散，真脏尚虚，因为劳事，致二气交争，阴胜则振寒，阳胜则发热，阴阳更胜，即往来寒热，休作有时也。一日再发者，得汗必解。若伤寒八九日得之【疟也】，热多寒少，其人不呕，清【小便】便【大便也】自调者，欲自愈也。或阳明证烦热汗出，日晡所发热者，脉浮宜表，脉实宜攻里。又有妇人热入血室，发热而更作寒者，当详辨之。

人参常山汤

治伤寒后变成疟，痰毒壅脾肺，面色萎黄，寒热时作。

人参　常山各一两二分　甘草生　陈皮三分　灯心六十茎

上细剉，分三服。每服水二盏，酒一盏，煎至二盏。去滓，入好茶三钱匕，温服。即吐即瘥，未瘥再服。

常山柴胡汤

治伤寒后肾疟，令人凄凄，腰脊痛而宛转，大便难，手足寒。

常山　柴胡　麦门冬各三两　乌梅肉　半夏　槟榔　枳壳各一两二分

上粗末。每服四五钱，水一盏，生姜五片，竹叶二七[①]片，黑豆五十粒，煎七分，去滓。未发前一服，临发时一服，温服。

【十七】伤寒后下痢脓血

论曰：伤寒后变成脓血痢者，本病【伤寒也】瘥之后，热毒未散，乘虚客于肠胃，与津液相搏，故下

---

① 二七：此2字原空缺，据《圣济总录》卷第三十二补。

痢脓血；毒气甚，则壮热而腹痛；湿毒加之，则所下如鱼脑，或如烂肉。又伤寒未解，少阴病【少阴者，肾之经也】，下痢便脓血者，亦湿热相搏故也。

黄连阿胶汤

治伤寒热毒入胃，下痢脓血。

黄连炒，二两　栀子半两　阿胶炙　黄蘖炙，各一两

上粗末。每服五钱，水一盏，煎七分。去滓温服，不拘时，日三服，夜一服。

地榆汤

治伤寒毒热[1]不解，日晚壮热，腹痛，便利脓血。下利篇名犀角汤

地榆　黄连　犀角　茜根　黄芩各二两　栀子仁一两

上粗末。每服五钱，水一盏，薤白少许，煎六分。去滓温服，不拘时，日夜四五服。

桃花汤

治少阴【经也】病二三日，至四五日，腹满，小便不利，下利脓血不止。

赤石脂四两　干姜一分　粳米十两

上粗末。每服五钱，水一盏半，煎米熟烂。去滓温服，日三服，夜一二服。

香连散

治伤寒下痢，脓血疼痛。

木香一两　黄连二两　青皮一两　栀子仁二分

上细末。每服二钱匕[2]，米饮调服，日三夜一服下。

乌梅圆

治伤寒后湿热不除，下痢脓血，昼夜无度。

乌梅焙　黄连炒　当归　诃梨勒炮，去核，各三两　阿胶炙，一两半　干姜三分

上细末，蜜丸如梧子大。每服三十、五十丸，或七八十、百丸。米饮服，多服、速服有效。

龙骨散

治伤寒后下痢脓血。

龙骨四两　黄连二两

上细末。每服五六钱，食前米饮服，日三五服。

赤石脂散

治伤寒后腹痛，下痢脓血，日夜三五十行[3]。

赤石脂　厚朴　诃子皮各二两　干姜一两

上细末，米饮调下[4]，四五度。

《覆载万安方》卷第八上[5]

---

① 寒毒热：此3字原空缺，据《圣济总录》卷第三十三补。

② 二钱匕：此3字原空缺，据《圣济总录》卷第三十三补。

③ 三五十行：原作“三十五”，据《圣济总录》卷第三十三改。

④ 饮调下：此3字原空缺，据《圣济总录》卷第三十三补。

⑤ 《覆载万安方》卷第八上：底本原无此9字，据文例补。此下各卷之末凡缺此卷名者，均径补不出注。

《覆载万安方》卷第八下

性全　集①

此卷逸亡不存②。

① 《覆载万安方》卷第八下性全集：此12字原无，据文例补。
② 此卷逸亡不存：此6字原无，据校本补。

《覆载万安方》卷第九

性全　集

中暑亦名中暍

【暍

初虞世《古今录验养生必用方》云：治冻、暍等冬月冻冰死曰冻，夏月中暑曰暍。小柴胡汤如法煎，候极冷服之，治伏暑烦热极效。古今方书未尝载也。又曰：治中暑迷闷欲死。

上取蒜一瓣生嚼，以新汲水送下。或不能嚼，水研灌之，立可救。若路行仓卒，无水渴甚，嚼生葱二寸，抵饮水二升。

又曰：暑月热倒，人昏迷，急与热汤一两口，扶在阴凉处，切不可便与冷水，不可卧冷地，且于荐席上坐卧，用热汤淋心上。如无热汤，掬取道上热土，放置心上，冷即换之。饮冷水、淋冷水、卧冷地即死也。

冻

冬月冻倒人，急与冷水一两口，扶在温暖处，不得与热汤热物，亦不得近火。以人气渐温，且与温米饮喫，渐近微火。候半日已上，可渐食热物，近猛火。如便与热物及向火，必死。雪泥中行，便近火，即脚指堕落。

冻死人已救活，宜与此药一两服。

生姜二两，和皮剉碎　陈橘皮二两，不去白，剉

上共用水三盏，煎至一盏半，放温与，不可冷，不可热。

暑病、冻死之治疗，不可抄尽，可见《必用方》并《可用方》等。

葛根汤《必用方》

四时伤寒，觉头痛壮热，疑是伤风、时气、伤暑、风热之类，未能辨认，并急服此解散。亦治疮疹已出未出，虽误服无害。

葛根　升麻　芍药　甘草炙，各等分

上粗末。每服四钱，水一盏半，煎至一盏，并三四服取效，服少无验。若小儿本虚寒者，勿服。】

中暑亦名中暍。于歇反，许葛反，皆伤热也。

论曰：盛夏炎热，人多冒涉路途，热毒入伤，微者客于阳经，令人呕逆头眩，心神懊闷，汗出恶寒，身热发渴，即时不治，乃至热气伏留经络，岁久不除，遇热即发，俗号暑气。甚者热毒入内，与五脏相并，客邪炽盛，郁瘀不宣，致阴气卒绝，阳气暴隔，经络不通，故奄然闷绝，谓之暍【暍，热也】。此乃外邪所击，真脏未坏。若遇救疗，气通则苏，但治热暍不可以冷物，得冷则不救。盖外以冷触其热，蕴积于内，不得宣发故也。又曰：热暍之病，由冒犯暑热邪气也。其脉弦细芤迟，其状汗出恶寒，身热而渴，体重疼痛，小便已洒洒然毛耸，四肢厥冷，微劳动即热，口开齿燥，《经》所谓“脉虚身热，是为伤暑”。此不可汗下，汗之则恶寒甚，加灸则发热甚，数下之则淋甚，宜以除去热邪之药治之。

白虎汤

治中热暍，头痛汗出，恶寒发热而渴。

知母六两 石膏研，十六两 甘草二两 粳米六两

上㕮咀。每服五钱，水一盏半，煎米熟汤成。去滓温服，日二三服。一方加人参三两。

小香薷汤

治伏暑吐逆。

香薷二两 人参一两 白扁豆半两

上粗末。每服五钱，水一盏，煎六分。去滓温服，不拘时。

解毒丸

治伤暑中暍。

半夏醋浸一宿，炒干 甘草炙，各四两 赤茯苓三分

上细末，以生姜自然汁和，丸如梧子大。每服三十丸，若五十丸，新汲水①服。若昏闷不省者，生姜自然汁服之。

竹茹汤

治伤暑烦渴不止。

竹茹新青者，二两 甘草二分，剉 乌梅四个，打破

上分为二服，水一盏半，煎八分。去滓温服，时时细细呷。

小抱龙丸

治伏暑头痛，心胸烦闷，旋运恶心，不思饮食。

半夏醋浸一宿，石器中煮干，焙 甘草炙，各三两

上细末，以生姜自然汁煮稀面糊和，丸如梧子大，阴干。每服二三十丸，以新汲水，食后临卧服。

香薷散

治中暑烦躁。

香薷不以多少

上浓煎，温服不拘时，细细服之。

消暑散

治中暑烦躁，多困乏力。

人参末 白面各二两

上和匀。每服三钱匕，新水调服下，不拘时。

大黄丸

治暑毒及心经积热。

大黄炒 甘草炙 黄连 恶实炒，牛蒡子 荆芥穗各二两

上细末，蜜丸梧子大。每服三十、五十丸，温水食后服。若为散，水调服之。

又方

治中热暍。

生面粉

上五钱匕，以沸汤调半碗，以纸盖碗口少时，微热呷服之，大效。

中暍之病，阴阳不能升降，经络不得宣通，奄然闷绝。然真脏未坏，救疗有方，得气宣即苏，亦不可待其自苏，又不可犯冷。若外犯冷，则与热气相拒，气愈不通。

治中热暍不省。

大蒜不拘多少，捣烂

上用新汲水调匀灌之。

治中热暍不省。

---

① 水：此字原脱，据《圣济总录》卷第三十四补。

上以泥周绕暍人脐，使三五人溺其脐中。仲景云：泥即冷不可用，以热汤和泥可用。或以草鞋安脐中心，可溺其上，为令溺不使流散。此谓路途无汤可用，令人溺取温。若有汤，不必溺也，以热汤可温脐穴。

备急橘皮汤

治中热暍垂死。

陈皮　干姜　甘草炙，各三两

上粗末。每服四五钱，水一盏，煎五七沸，去滓。稍稍令咽，勿顿与之，以苏为度。

黄连散

治心中热则精神冒闷。

黄连不拘多少

上细末。每服三五钱，浓煎灯心汤调服，即得溲则愈。盖心恶热，若入心，热传小肠则气下通，故得溲则愈。灯心通利小便故也。

巢氏论曰：伤暑乃夏至前后各三十日有奇，少阳【心也】火用事之时也。炎热大行，烁石流金，草萎河涸。人或伤之，则身热恶寒头痛，状如伤寒，或往来寒热如疟，烦躁渴甚，眩晕呕吐，背寒面垢，泄泻，昏闷不清，其脉阴阳俱虚，缓而微弱，皆由伤暑之所致也。

《医学全书》云：夫暑在天为热，在地为火，在人为心脏，故暑喜归心，中之使人噎闷，昏不知人。暑入肝则眩晕顽痹，入脾则昏睡不觉，入肺则喘满痿躄，入肾则消渴【内消也】利小便。《经》云：寒则诸毛孔闭，闭则内热，而闷热则诸毛孔开，开则洒然寒。今人不识，有错认伤暑为伤寒，又有认伤寒为伤暑，用药乖戾，误事不少。

烦躁而渴者，或小便不利，或自汗，并可与五苓散数服。中暑闷倒，急扶在阴凉处，切不可与冷治。当以布巾衣物等蘸热汤，熨脐中及气海。续安布于脐上，以热汤淋灌于布上，令彻脐腹，脐腹暖即渐惺。如仓卒无汤处，掬道上热土，堆安于脐上，以多为佳，冷即易之，而可与解暑毒药。

桂苓圆

治烦渴，消痰饮，宽胸膈。

桂心　白术各二两　赤茯苓三两　乌梅肉一两半　干姜一两　甘草炙，半两

上为末，蜜丸弹子大。每服二三丸，嚼细，以熟水【井冷水也】服下。预常服，无伤暑霍乱患。

冷香汤

治夏秋暑湿，恣食生冷，遂成霍乱，阴阳相干，脐腹刺痛，胁肋胀满，烦躁引饮无度。

附子二两，皆十钱重　高良姜二两　白檀二两　丁香二钱重　干姜三分　甘草二两，炙黄　草豆蔻五个，去皮

上细末。每用五钱，水二盏，煎数沸，盛贮瓶内，深沉井底，作熟水服之，大能消暑止渴。时时服之，永无伤暑霍乱。

涤烦圆

治积年伏暑，遇夏头昏，肢体倦怠，不进饮食，烦渴多困。

茴香二两，炒　槟榔大，二个　大黄二两，湿纸裹，煨熟

上细末，白面与药末等分和匀，以水圆如梧子大。每服二三十丸，临卧嚼，温酒送下，无伤暑难。

五圣汤

治暑积年深，每遇夏月，不进饮食，疲倦少力，见日色则头目昏痛，恶心多睡。

贯众一名官仲，生用　黄连生用　甘草炙　吴茱萸生用　白茯苓生用，各半两

上㕮咀，平分二服。每服水一盏半，煎至一盏，去滓放冷，候日午时，先取熟甜瓜【熟甜瓜消暑毒】一个，削去皮，切作十二片。先嚼瓜一片，呷药一二呷送下了，亦如前嚼瓜一片，呷药一二呷，以药与瓜尽为度。常如此服用，不损脾胃，不动脏腑，须是觉大暑热时服之。

龙须散

治中暑迷闷，不省人事，及霍乱泄泻作渴，一服即愈。亦能解诸毒物。【暑利霍乱】

白矾半两，生研　五倍子一两，生用　乌梅肉一两，瓦上炒　甘草一两半，炙赤

上细末，入白面四两，拌匀。每服四五钱，以新汲水调服。平日不敢饮冷者，服之亦不妨，真有奇特之效。翟【姓】公巽【名】参政【官也】易名濯热散。滴水为圆，如弹子大，阴干，冷水嚼下亦得。世传仁庙朝【宋仁宗皇帝】所赐大臣方。

胃苓散

治伏暑水泻。

平胃散　五苓散

等分和匀。每服五六钱，水一盏，枣三个，姜三片，煎七分。温服，频二三服。

玉壶圆

治中暑。

硫黄　焰硝　滑石　白矾各二两二分　白面六两

上细末，拌匀。用新汲水和，圆如梧子大。每服三五十丸，用新汲水服。若闷乱欲死者，以水调灌之，立苏，其效如神。

桂苓圆《局方》

大解暑毒。

肉桂　茯苓各三两

上细末，炼蜜为圆，每两作八丸。每服二三丸，用新汲水或熟水嚼下。又化下亦得，预服尤佳。

消暑圆《局方》

治伤暑发热头热。

半夏八两，醋煮干，焙，为末　甘草生用，三两　茯苓四两

上细末，以生姜自然汁为稀米糊，为丸如梧子大。每服五十、七十、八十丸，以水下。

《易简方》云：此药至志修合，用之神效。中暑为患，药下即苏。伤暑发热头疼，用之尤验。夏月常服，止渴利便，虽多饮水，亦不为害。应是暑药，皆不及此。若痰饮停节，并用生姜汤咽下。入夏之后，不可阙此。

解暑三白散

治冒暑伏热，引饮过多，阴阳气逆，霍乱呕吐，小便不利，脏腑不调，恶心头晕，并皆治之。

泽泻　白术　白茯苓各三两

上㕮咀。每服五钱，水一盏，姜五片，灯心二十茎，煎八分。去滓服，不拘时。

大顺散《局》

治冒暑伏热，引饮过多，脾胃受湿，水谷不分，清浊相干，阴阳气逆，霍乱呕吐，脏腑不调。

甘草七两二分　干姜一两　杏仁一两　肉桂一两

上先以砂器炒甘草，令八分黄；次入干姜同炒，令姜裂；次入杏仁又同炒，候杏仁不作声为度；后入桂心，捣罗为散。每服四五钱，水一中盏，煎七分，去滓温服。若烦躁发热，以井花水调下，不计时，以沸汤点服亦佳。

私云：伤暑、伤寒、温疫，初患候相似。盛夏之时，见此疾有疑，先以五苓散、五圣汤、正气散、胃苓散等治之，随证可与药耳。

【初虞世《养生必用方》云：小柴胡汤如法煎，候极冷服之，治伏暑烦躁极效。古今方书未尝载也。

柴胡四两　半夏　黄芩　人参　甘草炙，各一两半

上粗末。每服三大钱，水一盏半，姜钱五片，枣二个，煎至一盏，去滓服。】

《覆载万安方》卷第九

嘉历元年七月二日巳刻，朱墨两点了。

冬景看审此书，而且立身，且备孝了。

性全（花押）

朱墨之纸数拾五丁（花押）

《覆载万安方》卷第十①

性全　撰

诸疟门

【一】诸疟统论②

论曰：夏伤于暑，秋成痎疟，该于时而作也。方夏之时，阴居于内，暑虽入之，势未能动，候得秋气，阳为之变，汗出遇风，乃成此疾，故曰痎疟。皆生于风，蓄作有时，其气阴阳上下交争，虚实更作，阴阳相移也。又曰：疟之为病，其名虽同，而其状不一。盖其受之者，有所不同也。其受之不同，故其治之，不得不异。先寒而后热者，名之为寒疟；先热而后寒者，名之为温疟；先热后寒，热多寒少，忽然热而不寒，头痛不安，身上肌肉忽通身发黄，忽通身黑色，大腑【大便道也】秘热，小便黄赤，名之为瘅疟；先热后寒，热多寒少，头痛极甚，两额角前肌肉不辍跳起，见食即吐，名之为痰疟；寒热不定，寒多热少，面色黄瘦，心中非时寒栗，频频腹痛者，名之为脾疟；发作有时，乍寒乍热，毛发焦枯，唇口干裂，夜梦泄精，两足无力，精神不定，背膊劳倦，耳立肩竦【竦，息陇反，敬也】，小便余沥，名之为劳疟。

《三因方》云：夫疟，备内、外、不内外三因。外则感四气【四气者，风寒暑湿也】，内则动七情【七情者，喜怒忧思悲恐惊也】，又饮食饥饱，房室劳逸，皆能致疟也。病气与卫气并行，故作疟疾。卫气昼行阳，夜行阴，得阳而外出，得阴而内薄，所以日作。其气内薄于五脏，横连于募原【五脏穴道，在背谓之俞，在前谓之募，在左右胁下谓之原】，其道远，其气深，其行迟，不能与卫气俱出，故间日作。以卫气一日一夜大会于风府，日下一节，以此日作稍宴，至二十五日至骶骨，二十六日入脊内，其气上行，故作日益早也。于是有日作间作、早宴不同。又邪气中于头项者，气至头项则作；中于背者，气至背则作；中于腰脊者，至腰脊即作。各随其所中而作，但卫气之所在，与邪气相合则病作也。更有疫疟、鬼疟、瘴疟等，亦以邪气中卫气之所为也。除瘅疟纯热，温疟先热，牝疟无热外，诸疟皆先寒而后热。

疟病外所因证治

病者先寒后热，寒则汤火不能温，热则冰水不能寒，以先伤寒后伤风，故先寒而后热，名曰寒疟。

病者先热后寒，躁烦自汗，恶风，以先伤风，后伤寒，风为阳，寒为阴，故先热而后寒，名曰温疟。

病者但热不寒，阴气孤绝，阳气独发，少气烦冤，手足热而欲呕，必渴，以伤于暑热，故名曰瘅疟。

病者寒热身重，骨节烦疼，胀满，濈濈自汗，善呕，因汗出复浴，湿舍皮肤，及冒雨湿，名曰湿疟。

病者寒多不热，但惨戚振栗，病以时作，此以阳虚阴盛，多感阴湿，阳不能制阴，故名曰牝疟。牡【雄也】，阳也；牝【雌也】，阴也。

五种疟疾，以外感风寒暑湿，与卫气相并而成，治之各有方法。外因疟也

病者寒热，颜色苍苍然，太息，如死状，以蓄怒伤肝，气郁所致，名曰肝疟。

病者心烦，欲饮清水，反寒多，不甚热，乍来乍去，以喜伤心，心气耗散所致，名曰心疟。

病者寒多，腹中热痛，或渴不渴，不热不泄【利也】，肠鸣汗出，以思伤脾，气郁涎结所致，名曰

---

① 卷第十：此前原有一段文字，是对疟疾的补充。今将其移至本卷末。

② 诸疟统论：此标题原无，据《圣济总录》卷第三十四补。

脾疟。

病者心寒，寒甚则发热，热闭[1]善惊，如有所见，以忧伤肺，肺气凝痰所致，名曰肺疟。

病者手足寒，洒然腰脊痛，发热，大便难，目眴，以失志伤肾。

此五种疟疾，以脏气不和，郁结涎饮所致，治之各有方。内因疟也

疟病不内外因证治

病者发寒热，一岁之间，长幼相若，或染时行，变成寒热，名曰疫疟，以岁运推之。岁运，可见此《万安方》第五十卷。

病者寒热日作，梦寐不祥，多生恐怖，名鬼疟，宜用禁避厌禳之法。

病者乍寒乍热，乍有乍无，南方多病此，名曰瘴疟，当随方土所宜治之。

病者寒热，善饥而不能食，食已支满，腹急㽲痛，病以日作，名曰胃疟。

六腑无疟，唯胃有者，盖饮食饥饱所伤胃气而成，世谓之食疟，或因诸疟，饮食不节【饱也】，变为此证。

病者经年不瘥，瘥后复发，远行久立，乃至劳力皆不任，名曰劳疟。

亦数年不瘥，百药不断，结成癥癖【癥瘕痃也】在腹胁，名曰老疟，亦曰母疟。

以上诸证，名状不同，各有治方，宜推而用之。

《素问》云：夫疟疾皆生于风。又云：夏伤于暑，秋必病疟。此四时之气使然也。或乘凉过度，露卧湿处，饮冷当风，饥饱失时，致令脾胃不和，痰积中脘，遂成此疾，所谓[2]无痰不成疟。夫病之始发也，必先起于毫毛，伸欠乃作，寒栗鼓颔，头痛如破，渴欲饮冷。或先寒后热，或先热后寒；或热多寒少，或寒多热少；或但热不寒，或但寒不热；或一日一发，或间日一发，或三日一发。一日一发者，易治；间日一发者，难愈；三日一发者，尤其难愈。疟之名状不一，有所谓瘴疟、寒疟、温疟、食疟、牝疟、牡疟之类，皆寒热二气之所变化也。大抵疟脉自弦，弦数者多热，弦迟者多寒。弦小紧者可下之，弦迟者可温之。脉紧数者，发汗，针灸之；脉浮大者，宜吐之。久而不愈，胁下痞满，结为癥瘕，名曰疟母，各分受病之由，以意消息，施以治方。

【二】寒疟证治论曰：寒热凌疟于人，故名为疟。

论曰：寒疟之状，《内经》所谓"先寒后热，病以时作"是也。盖伤暑汗出，腠理开发，因遇夏气凄沧之水寒，其气【水凉气】藏于腠理皮肤之中，秋伤于风，则病成矣。其证先起于毫毛，伸欠乃作，寒栗鼓颔，腰脊俱痛，寒去则内外皆热，头痛饮冷是也。

吴茱萸汤

治寒疟先寒后热，头痛不可忍，热极即汗出烦渴。

吴茱萸汤洗七次，炒，一两　羌活半两　甘草炙　半夏　干姜　川芎　细辛　麻黄去根节　高良姜　藁本　桂心去粗，各一分

上粗末。每服五钱，水一盏，煎七分。去滓，未发前，频三五服。

鳖甲常山酒

治疟先寒战，寒解即壮热。

鳖甲醋炙，二分　淡竹叶二两　常山　甘草炙，各一两二分

上粗末。每服五钱，酒半盏浸药，盖于地上一宿，次日添水一盏，煎七分，去滓。未发前温服，得吐为验，再三作之。

草豆蔻饮

治寒疟。

---

① 闭：原作"间"，据校本改。

② 所谓："谓"字原脱，据校本补。

草豆蔻　高良姜　常山　青皮　陈皮各三两

上㕮咀。每服五钱，水一盏半，生姜七片，淡竹叶十片，黑豆百粒，煎一盏，去滓。未发前，频二三服，每发日服之。

二姜散

治寒疟不瘥。

干姜　高良姜各三两

上剉，合炒令黑色，细末。每服三五钱匕，未发前，温酒调下，日三服。

养胃汤《严氏》

治寒多热少，或但寒不热，头痛恶心，胸满咳逆，身体疼痛，栗栗振寒，面色青白，不进饮食，脉来弦迟。

厚朴姜制，炒　藿香叶　半夏洗七次　白茯苓各二两二分　人参　甘草炙　陈皮一两三分　草果仁　苍术米泔浸一宿，炒，各一两一分

上㕮咀。每服五钱，水一盏半，姜七片，枣三个，煎八分。去滓温服，不拘时候。寒多者，加附子一两二分。

果附汤

治脾寒疟疾不愈，振寒少热，面青不食，或大便溏泄，小便反多。

草果仁　附子炮，各三两

上㕮咀。每服五钱，水二盏，姜七片，枣三个，煎七分。去滓温服，日三五服，不拘时。

吴茱萸散《全书》

治寒疟临发时，先寒战动，相次发热，便头痛不可胜忍，热极即汗出烦渴，相次便醒，宜服此方。须是先寒后热，方可服此药。

吴茱萸一两　甘草　半夏　干姜　川芎　细辛　麻黄　高良姜　藁本　官桂生使，各一两　羌活　牵牛子炒末，各二两

上细末。每服五六钱，水一盏，煎九分。临发寒时，和滓空心热服。寒间未热前，亦频一二服；寒了欲热，不可服。服药不可卧，须臾病减八分也。

【三】温疟先热后寒之疟，世稀也。

论曰：温疟之病状，《内经》所谓“先伤于风，后伤于寒，其证先热后寒，病以时作”是也。盖风为阳气，寒为阴气，风气先胜，故先热而后寒。得之冬中风，寒气藏于肾，内至骨髓，至春阳气大发，邪气不能自出；至夏大暑，脑髓烁，肌肉消，腠理发泄，或有所用力，邪气与汗俱出，故气从内之外也。其法宜先治其阳，后治其阴也。

麻黄汤

治温疟初发，身热头痛不可忍，临醒时即寒栗战动。

麻黄去根节　羌活　牡丹皮去心　独活　栀子仁去皮　柴胡　桔梗炒　升麻　荆芥穗　大黄剉，炒　半夏　木香　知母焙　黄芩各一两二分

上粗末。每服五六钱，水一盏，姜三片，煎七分。去滓，未发前二三服。

芦根汤

治温疟，初壮热，后寒战，骨节酸痛，口干烦渴。

芦根剉，一两　麦门冬　升麻　葛根各三分　栀子半两　石膏一两

上粗末。每服五七钱匕，水一盏半，竹叶二十片，煎一盏。去滓温服，未发前，连三四服。

地骨皮汤

治温疟，壮热憎寒，不能食。

地骨皮　知母各一两三分　鳖甲醋炙黄　常山各一两一分　石膏研，二两二分

上粗末。每服五六钱，水一盏半，竹叶十五片，煎一盏。去滓，未发前温服。

【四】寒热往来疟

论曰：阴阳相胜而寒热互作者，以邪气相并也。故气并于阴则为寒，气并于阳则为热。寒则振栗鼓颔，以阴实阳虚故也；热则渴而饮冷，以阴衰阳胜故也。

柴胡桂心汤

治疟发寒热。

柴胡四两　桂心　黄芩　芍药　人参各一两半　甘草一两　半夏一两一分

上粗末。每服六七钱，水二盏，姜五片，枣三个打破，煎一盏。去滓温服，日二三服，夜一服。

人参汤

治疟寒热作时，面色黄。

人参　常山各半两　甘草生，三分　陈皮一分

上粗末。每服五六钱匕，水一盏半，茶末一钱匕，灯心十茎，煎七分，去滓，入酒半盏和匀。未发已前温服，即吐痰。如未吐，再三服，以痰出尽为度。

犀角汤

治疟经吐下后，寒热头痛烦渴。

犀角　甘草炙，各五钱重　麦门冬　升麻　知母焙　鳖甲醋炙，各七文半　石膏研，十二钱目

上粗末。每服五六钱，水一盏半，煎一盏。去滓，食前温服，未发前二三服。

常山丸

治诸疟寒热往来，止而复发。

常山末，十钱重　砒霜研，二钱半　丹砂研，一钱

上研匀，以白面糊和作饼子，以油煮，以焦黑为度，再研极细。每服一钱匕，夜半以冷茶清调下。晚以汤点茶，至夜半冷清也。

三圣丸

治疟疾作发寒热。

凝水石五两　砒霜二两二分　胡粉二分半

上研细，用陈粟米饭和作梃子，以湿纸十重裹，入慢火烧令焦黑，再研为末。又以粟米饭和，丸如梧子大。每服三丸，或五丸。以水研桃仁十、二十个，冷服，夜半必愈。

草果饮子

治寒热往来，烦渴头痛，或但寒但热。

草果仁四个　人参半钱　甘草炙，半钱　半夏十三个，大　枣三个　乌梅三个　生姜一颗，大

上㕮咀，作一服。以水二盏，煎一盏。去滓温服，食前，每发日服之。

【《局方》气卷

草果饮

治脾寒疟疾。

紫苏叶　草果仁　川芎　白芷　良姜炒　青皮去白，炒　甘草炙

上等分为末。每服二三钱，水一盏，煎至七分，去滓热服，二滓并煎。当发日，连进三服，无不效验。】

鬼哭散

治一切寒热疟疾。

人参一两　常山二两　茯苓二两　甘草二两，生　肉桂二两

上细末。每服五钱，当发日，空心，以冷酒服下。

【五】瘅疟

论曰：瘅疟之状，《内经》所谓“但热不寒，阴气先绝，阳气独发，少气烦冤，手足热而欲呕者”是也。得之邪热留于身中，厥逆上冲，中气实而不外泄，因用力腠理开，风寒舍于皮肤之内、分肉之间而发，发则阳气盛，不及于阴气，故但热不寒，名之曰瘅疟，以单阳无阴故也。

茵陈枳壳汤

治瘅疟上焦热，身重目黄。

茵陈蒿取叶　枳壳麸炒，各二两　桔梗炒，剉，一两二分　大黄剉，炒　甘草炙，各一两

上粗末。每服五钱，水一盏，煎六分。去滓温服，不计时候。

白虎加桂汤

治瘅疟，阴气孤绝，阳气独发，脉微。其候少气烦满，手足热，欲呕，但热而不寒，邪气内藏于心，外舍于分肉之间，令人消烁脱肉者。

石膏研，十六文目[①]　知母六钱　甘草炙，二钱　粳米半合，余药㕮咀后，如米分之

上除粳米外，㕮咀。以水一盏半，药五钱，煎至米烂，去滓。入桂心末三四钱，煎盏之八分。热服，覆衣令出汗。

栀子汤

治瘅疟热甚不瘥。

栀子仁二两　常山一两二分　车前叶炙干，一两　粳米百粒

上粗末。每服五六钱，水一盏半，煎一盏。去滓温服，未发前一服，临发一服，以吐利为度。利若不止，以冷饭止之。

车前草汤

治瘅疟壮热不止，渴欲饮水。

车前草　常山　升麻　黑豆炒　甘草生，各一两　白粳米一合

上粗末。每服五六钱，水二盏，宿浸于药，于星月下横安一小刀于药上，至五更取一盏。去滓，少温服之。及未发前又一服，良久即吐，吐定，少食粥。

清脾汤

治瘅疟，脉来弦数，但热不寒，或热多寒少，膈满能食，口苦舌干，心烦，渴饮水，小便黄赤，大便不利。

青皮　厚朴　白术　草果仁　柴胡　茯苓　半夏　黄芩　甘草各二两

上㕮咀。每服五六钱，水一盏半，姜五片，煎七分。去滓温服，不拘时。每日二三服，夜一服。

【六】间日疟

论曰：间日疟者，邪气着于阴，不得与阳气俱出也。卫气昼行于阳，邪气不得出，故必再会而后发，是以间日乃作也。【《大全良方》云：其间日发者，由风邪内博五脏，横连募原，其道远，其气深，其行迟，不能日作，故间日蓄积而发也。】

大黄汤

治疟间日发。

大黄生，二两　甘草　常山　桂心各一两

上粗末。每服五钱，水一盏，煎七分，去滓。未发前，温二三服。

神圣丸

治间日疟。

---

① 文目：日本古代计量单位，一文目相当于一匁，即一两。

黑豆小者，二十一粒，浸水去皮　砒霜研，一分　大枣三五个，煮去皮核[1]，用肉

上须于五月五日、七月七日修合，同研，丸如豌豆大，以辰砂为衣。合时忌妇人、鸡犬见。于发日早晨，将药一二丸，面北烧香，用冷茶清服。忌诸热食物一半时。一服不止，每发日再服，三服必有神验。

【七】痰疟

论曰：痰疟之状，胸中不利，头痛振寒，怯栗而不能食，食即呕，寒去则内外皆热，寒热更作，心下支满，痰积胸中，气逆烦呕，故谓之痰疟。

半夏散

治痰疟发作有时，热多寒少，头痛，额角并胸前肌肉瞤动，食才入口即吐出，面色带赤。

半夏曲　藿香叶　羌活　芎䓖　牵牛子末，各一两

上细末。每服五钱匕，白汤调下。以吐为度，未吐再三服。

蜀漆丸

治痰逆多时，久疟不瘥，及面目四肢黄肿。

蜀漆叶常山叶也　牡蛎　黄芩各二两二分　大黄生　甘草炙　犀角各一两二分　知母焙，一两一分

上细末，蜜丸如梧子大。每服五十丸，或七八十丸。空心，温水服，日一二服。

升麻常山汤

治痰疟，发作无时。

升麻一两　常山二两　蜀漆叶一两二分

上粗末。每服五钱，井花水一盏半，煎一盏。空心顿服，良久即吐。吐定，食白粥和之。

【八】痎疟

论曰：痎疟者，以疟发该时，或日作，或间日乃作也。人卫气流行，合于昼夜阴阳，邪气内舍于荣，随卫气以出入而应于风府。其作，早晏皆以时发也。寒温瘅疟，动皆该时，故《内经》统谓之痎疟。其状伸欠乃作，寒栗鼓颔，腰脊痛，寒去则内外皆热，头痛如破，渴欲冷饮。

辰砂丸

治痎疟、寒疟、温疟、瘅疟，悉治之。

辰砂一两　常山末，三两

上研匀，蜜丸如梧子大。假令午时发者，平旦以米饮服五丸；辰时、巳时及临发时，各服五丸或七丸，至夜然后得食。

【九】劳疟再发、三发之谓也。愈后复发，如伤寒劳复也。【再发】

论曰：劳疟者，以久疟不瘥，气血俱虚，病虽间歇，劳动则发，故谓之劳疟。邪气日深，真气愈耗，表里既虚，故食减肌瘦，色悴力劣而寒热如故也。

鳖甲散

治劳疟久作不已，日致憔悴，势渐危困。

鳖甲醋炙　常山剉　蜀漆叶　乌贼鱼骨去甲壳　附子炮，各一两　知母焙　山椒去目及闭口，炒出汗，各二分　黄耆剉　柴胡各一两二分

上细末。每服四五钱，以酒一盏，渍一宿，平旦温服，未发前二三服。

柴胡汤

治劳疟。

---

① 去皮核：原缺，据《圣济总录》卷第三十四补。

柴胡二两　人参　栝楼根　黄芩　甘草炙　黄耆剉，各一两

上粗末。每服五七钱，水一盏半，姜五片，枣三个去核，煎一盏。去滓温服，空腹一二服，发前又一服。

柴胡枳壳汤

治劳疟久不瘥，熻熻发热，骨节痛，不下食，小便赤，渐渐瘦弱。

柴胡　枳壳　升麻　麦门冬　鳖甲　甘草　桃仁各二两

上粗末。每服四五钱，水一盏，煎七分，去滓。未发前二三服，不拘时温服。

牛膝饮

治劳疟，积时不断，众治不效。

牛膝生者，根茎俱用

上细剉，三两，用水五盏，煎取二盏半，去滓。分三服，早旦一服，发前一服，发后临卧一服。

二物汤

治劳疟，食减肌瘦。

童子小便三盏　蜜五两

上相合，分作三服，于石锅中煎两三沸。温服，空心食前。

【十】久疟

论曰：久疟者，疟久不瘥，发汗吐下过甚，真气虚，邪气深沉以内薄，卫气不应，故积岁月而难治也。虽有虚否，不可攻治，当先其发时，用汤液以发汗。盖浸渍熏蒸，邪气方出，出则微汗，小便利者，表里俱和，久疟自瘥矣。

【《究原方》十三卷云：治疟疾，不问逐日、间日发，《局方》红圆子。每服四十九，用生姜一小块，槌破，橘皮一个，水一大盏，煎七分服。此药最妙。

又云：治诸般疟疾，《局方》藿香正气散加草果子，去皮打破，同煎服。

又有人患疟疾几三年，连绵不断，黄瘦，饮食减少，虽有时歇三两日，每劳力，或喫少物相犯，寒热立至，令服《局方》丁香煮散，数日其病不作。

又云：患疟疾连绵不断，每发则极寒极热，疟退汗如雨，令服《局方》已寒圆，生姜、枳实煎汤送下，一服不作。】

地骨皮汤

治久疟不瘥，发不以时，或朝或夜，肌瘦食少。

地骨皮　升麻　犀角　玄参各一两二分　常山二两

上粗末。每服五钱，水一盏，煎七分，去滓。空腹，未发前温服。欲吐须忍，候不禁即吐，如此吐下即瘥。

黄耆散

治久疟，四肢虚汗不止。

黄耆　牡蛎烧研　麻黄根　知母焙　人参各二两二分

上细末。每服四五钱，用河水煎小麦汤，未发前调下。未瘥，再三服。

柴胡饮

治久疟不瘥，将成骨蒸劳，寒热无时。【疟变成虚劳也】

柴胡一两　常山一两二分　甘草生，一两　附子炮，一两　干姜二分

上粗末。每服五钱，用酒一盏半，煎一盏，去滓。空心，未发前一服，食后再服。

【十一】鬼疟诸疟中，此一种独可用咒术等欤。

论曰：鬼疟者，外邪之所乘也。人真气内虚，神守不固，则鬼邪投间而入，故恍惚喜怒，寒热更作，

若有所持而屡发屡止也。治法宜禳去之，而兼以祛邪安神之剂【药也】。

干桃丸

治鬼疟①。

桃奴树上自干付者，十四个　黑豆一两　巴豆七粒，去皮心腹油

上细末，滴冷水丸如梧子大，辰砂为衣。每服一二丸，凌晨面东，井花水吞下。

独胜丸

治鬼疟。

上桃仁一枚，和皮尖双仁者，擘作二片。一片内书“奉敕斩鬼”，一片内书“奉敕杀鬼”，却合作一枚，以线系定。五更，以新汲水吞下。

三圣丸

治鬼疟。

雌黄研磨　雄黄研　大黄生，细末，各二两二分

上再研匀，以饼浸水，合软为丸，如梧桐子大。每服二三丸，发日早晨面东北，以新汲水服。此药宜五月五日午时合。

经效疟丹

治鬼疟殊效。

阿魏半两　雄黄半两，别研　桃枝　柳枝各七茎，长一尺　辰砂一分，别研，半分合，半分为衣

上以五月五日五家粽角为丸，如梧子大，辰砂为衣。遇发时，用净器水摩一二丸，涂鼻尖并人中。又以新汲水服二三丸。

《圣惠方》云：发无定时，或甚则狂乱谵言，梦寐不安，谓之鬼疟。

【十二】疟母或名母疟，或名老疟。

论曰：疟母者，病疟不瘥，结为癥瘕是也。邪伏于阴，故久而成形。不治其母，虽或时瘥，已而复发，其本未除故也。治宜以破结削瘕之剂，除其病本。

辰砂丸

治疟母。

辰砂研　绿豆去皮，研为末　砒霜研，各一两二分

上于五月五日午时，静室内面东南，用乳钵先研细绿豆。次入砒霜、辰砂，一千返，用稀米粥丸如梧子大，阴干。每服二三丸，未发前五更时，以井花水面北咽下，少顷方可食。

如圣丸

治疟疾结成癥瘕。

巴豆三粒，去皮　黑豆四十九粒　砒霜研，半两

上先将巴豆、黑豆用米醋浸一宿，去皮膜，入乳钵顺研一百匝；入砒霜，又逆研一百匝。丸如小豆大，用辰砂为衣。每服一二丸，取嫩桃叶七片，水一盏，煎数沸，倾入盏内，用醋一二滴打匀，通口令病人面东吞下。无桃叶，以桃枝七寸煎服之。

老疟饮《三因》

治久疟，结成癥瘕痃癖在腹胁，诸药不去者。

苍术　草果去皮　桔梗　青皮　陈皮　高良姜各一两一分　香白芷　茯苓　半夏　枳壳　甘草炙　桂心　干姜　紫苏叶　川芎各一两

上㕮散。每服五钱，水二盏，盐少许，煎七分。去滓，空心服，日三服，夜一服，仍间服后红圆子。

---

① 干桃丸治鬼疟：此6字原脱，据《圣济总录》卷第三十五补。

红圆子

治疟母，并食疟尤妙。

蓬莪术　京三棱各四两，醋煮半时　胡椒二两　青皮六两，炒香　阿魏二分，醋化

上细末，以阿魏、醋和米粉为糊，丸如梧子大，以炒土朱【土朱，矾红也，土丹也】为衣。每服七八十丸，或百，或百余丸。以老疟饮服下，日二三服。

鳖甲饮子《严氏》

治疟疾久不愈，胁下痞满，病人形瘦，腹中结块，时发寒热，名疟母。

鳖甲醋炙　白术　黄耆　草果仁　槟榔子　川芎　陈橘红　白芍药　甘草　厚朴姜汁炒，各三两

上㕮咀。每服五六钱，水一盏半，姜七片，枣三个，乌梅二个打破，煎一盏。去滓温服，不拘时候，日二三服，夜一服。

【十三】五脏疟

肝疟足厥阴

论曰：《内经》谓足厥阴肝疟，在经【厥阴经也】则令人腰痛，少腹满，小便不利，如癃【癃，音隆，淋也，小便淋涩疾也】状，非癃也。数便，意恐惧，气不足，腹中悒悒。在脏则令人色苍苍然，太息，其状若死者。盖足厥阴之脉，循阴器。邪气客之，则少腹满，小便不利也。肝为将军之官，谋虑出焉，故病则恐惧不足也。苍苍者，肝之色也。

木香犀角丸

治肝疟。

木香　犀角　羚羊角各一两半　升麻　玄参　猪苓　槟榔子各二两半　龟甲醋炙，无用鳖甲　甘草炙，各二两　黑大豆五两，炒

上细末，蜜丸如梧子大。每服五十、七十，或百丸。以温酒或米饮服，日二三服。如体热，即去甘草、槟榔，加大黄五两。

乌梅饮

治肝疟，小便不利如癃。

乌梅取肉去核　栀子仁各半两　知母一两　芍药　木通　生干地黄　升麻各三分

上㕮咀。每服五钱，水一盏半，煎一盏。去滓，入朴消一钱匕。食后、未发前温服，频二三服。

心疟手少阴

论曰：心疟者，《内经》谓令人烦心，甚欲得冷水，反寒多，不甚热。盖心为神舍，邪不可干，邪气干之则烦心，欲清水者，以心火内热故也。其反寒多，不甚热者，内热而外寒故也。治宜通心经、利邪热则愈也。

常山汤

治心疟烦心，甚欲得清水，反寒多，不甚热。

常山一两　栀子仁七个　石膏一两　乌梅去核炒，七个　鳖甲一两　甘草炙，一分　黑豆炒，二两　蜀漆常山叶，三分

上粗末。每服五钱，水一盏，入竹叶七片，煎七分，去滓。未发前，温频二三服，临发再服。

黄连散

治心疟。

黄连去须，十两

上细末。每服五七钱，未发前，频以酒点服三四服。

脾疟足太阴

论曰：足太阴之经，脾之脉也。脾经之疟，令人不乐，好太息，不嗜食，多寒热汗出，病至则呕，呕已乃寒，寒则腹中痛，热则肠中鸣，鸣已汗出，故谓足太阴疟，又名脾疟。

厚朴汤

治脾疟，不思食。

厚朴姜汁炒，三两　半夏曲焙，一两　陈皮二两

上粗末。每服五钱，水一盏，姜五片，枣三个，煎七分。去滓，空心，日午、临卧各一服。

槟榔汤

治脾疟寒热。

槟榔　青皮　前胡　白术　菝葜各三两

上粗末。每服五钱，水一盏，煎七分。未发前，去滓温服，日夜三四服。

人参饮

治脾疟。

人参　甘草各二分　陈皮一两　乌梅十个，去核，焙　草豆蔻十四个，去皮

上粗末。每服五钱，用纸裹定，熟水二盏，姜五片，枣三个，以瓷器煎一盏。去滓，未发前频二三服，温下。

柴胡汤

治脾疟，寒多热少，有汗，头目昏暗，背胛拘急，或胸膈痞闷，呕逆咳嗽，心腹胀痛，面黄肌瘦，肢节疼倦。

柴胡　葛根　枣肉焙　甘草炙　槟榔　常山　乌梅去核，焙　草豆蔻去皮　厚朴姜汁炒，各四两

上粗末。每服五钱，酒半盏，水一盏，煎一盏。去滓，未发前，温频二三服。

果附汤《严氏》

治脾寒疟疾不愈，振寒少热，面青不食，或大便溏泄，小便反多。

草果仁　附子炮，各二两

上㕮咀。每服四五钱，水二盏，姜七片，枣三个，煎七分。去滓温服，日夜三四服，不拘时。

生熟饮子《全书》

治脾寒及脾经受冷，时寒热。

草果二个，一个用面裹煨，一个生用　甘草二寸，一寸炙，一寸生用　肉豆蔻二个，一个面煨，一个生用　厚朴方一寸，二切，一切姜汁炒，一切[①]生用　生姜方寸二块，一块湿纸煨香熟，一块生用

上㕮咀，分作二服。一服水二盏，煎一盏。热服，空心、日午各一服，每发日顿服。

肺疟手太阴

论曰：肺疟者，《内经》谓令人心寒，寒甚则热，热间善惊，如有所见。盖心肺独居膈上，其气相通，故疟邪干肺，内动于心，则为寒热善惊之候也。

二丹丸

治肺疟，心神惊悸。

辰砂别研　铅丹黄丹也　甘草炙，各一两　当归　常山各一两二分

上细末，蜜丸如梧子大。每服五丸、七丸、十二丸。食前温酒服，未发前二三服。候饥时，即食葱黑豆粥。

黄连汤

治肺疟心虚。

黄连三两　当归二两　干姜一两

上粗末。每服五钱，水一盏，煎七分。去滓，发前频二三服。

肾疟足少阴

论曰：《内经》谓足少阴肾疟，在经则令人呕吐甚多，寒热，热多寒少，欲闭户牖而处，其病难已；

---

① 切：原作“片”，据校本改。

在脏则令人洒洒然，腰脊痛宛转，大便难，目眴眴然，手足寒。盖肾脉入肺中，肺脉环胃口，故使人呕吐。阴虚则阳气偏，故热多。若夫洒淅腰脊痛，大便难，目眴，手足寒，特以脏气内虚，机关不利，故为此证也。

半夏散

治足少阴肾疟呕吐。

半夏姜汁炒　阿魏细研，各二两二分

上同研匀。每服三五钱，温酒一盏调服。未发前三服，顿服。

【十四】疟病发热身黄小便不利

论曰：寒热凌疟于人，名为疟病。疟而发热，小便不利者，身必发黄。此盖热气下迫，入于小肠，水道既涩，故小便不利也。

常山饮

治疟病，手足苦烦，发热渴躁，通身悉黄，小便不利。

常山　柴胡　甘草炙　栀子仁各一两　赤茯苓　石膏　蜀漆　鳖甲醋炙，各二两

上粗末。每服五钱，水一盏半，入竹叶二十片，黑豆百粒，煎八分。去滓，不拘时温服，日三夜一。

柴胡汤

治疟病，大渴烦躁，引饮不止，身体黄，小便不利。

柴胡二两　甘草炙，半两　知母　人参　麦门冬　杏仁各一两

上粗末。每服五钱，水一盏，煎六分。去滓，不拘时温服，日三夜一。

常山散

治疟病，身黄发热，小便不利。

常山　鳖甲　升麻　赤茯苓　栀子仁　人参各二两

上细末。每服四钱匕，温水调服不计时，日二三服。

茯苓汤

治疟病，发热身黄，小便不利。

赤茯苓　白芍药　瞿麦穗各三两　白术二两一分

上粗末。每服五钱，水一盏半，葱白五茎，姜五片，煎七分。去滓，食前服。

【十五】疟痢

论曰：疟痢者，疟久不瘥，寒热邪气，内传肠胃也。其病寒热往来，痢下脓血，赤白相杂，肠中切痛，随其阴阳而治之。

黄连犀角丸

治疟兼痢，无问赤白，水谷鲜血，皆主之。

黄连　犀角屑　黑大豆炒，各二两　龙骨四两　牡蛎烧，二分

上细末，蜜丸如梧子大。每服五十、七十或百丸。米饮服，日二三服，夜一服。

黄连丸

治疟痢无度，赤白相杂。

黄连　黄蘗剉，炒　羚羊角　艾叶炒　赤芍药各二两　当归一两

上细末，炼蜜①和捣三百杵，丸②如梧子大。每服五十、七八十、百丸。粥饮服，不计时，日夜四五服。

① 炼蜜：原作“蜜丸”，据《圣济总录》卷第三十七改。

② 丸：原脱，据《圣济总录》卷第三十七补。

前胡丸

治疟气急黄兼痢[1]。

前胡　赤茯苓　芍药　枳壳　黄芩各半两　大黄一两，生　大麻仁细研，一两二分

上细末，蜜丸如梧子大。每服二十、三十、五十丸。米饮服，少利愈。不快利，加至七八十丸，老少以意量服之。有痃癖者，加蓬莪术、黄耆、天门冬、鳖甲、生干地黄、赤茯苓、人参各一两。

【十六】瘴气

瘴、痁皆疟类也。白氏云：椒华落时瘴炎起。

论曰：传言瘴者，山川厉毒之气。又云：江山雾气多瘴。凡以其气郁蒸而然也。诸家方论治瘴之法不一：或谓其证与伤寒相类，有在表可汗者，有在里可下者，有在膈可吐者。又或四时皆能伤人，而七八月之间，山岚烟雾郁毒之气尤甚，故当是时，瘴疾大作，不论壮老；或因饥饱过伤，或因荣卫虚弱，或冲烟雾，或涉溪涧，但呼吸斯气，皆成瘴疾。其状头疼体痛，胸膈烦满，寒热往来，咳逆多痰，全不思食，发渴引饮，或身黄肿胀，眉须脱落，是皆毒疠郁蒸所致。夫生于陵者安于陵，其土人宜无所虑矣。

私云：凡山岚瘴气者，广南山川土气雾烟郁发所生也。今案日本此瘴疾太少欤。故《素问》《太素》论云：今原广南山川地形，瘴气所生之因，及春夏之交，瘴气所起之时。又云：广南四围之山，百川之流所赴，及秋草木不凋瘁，当冬蛰虫不伏藏，寒热之毒，蕴积不散，雾露之气，易以伤害。岐伯云：南方其地下水土弱，雾露之所聚也，故瘴气独盛于广南。然瘴气所起，其名有二：孟夏之时，瘴名芳草，而终于秋；孟冬之时，瘴名黄芒，而终于春云云。南国温暖之地，可有瘴疾，故知天气极热，大暑之岁，人多可有瘴气。瘴与疟，尤难分别欤。只不问瘴与疟，先可用《局方》正气散、养胃汤、不换金正气散等之发汗药，随证次第治。

草豆蔻饮

治山岚瘴毒气，令不着人。

草豆蔻　高良姜　甘草炙，各三两

上粗末。每服五钱，水一盏二分，煎一盏，频日三五服。

【十七】瘴疟

论曰：人与天地同流，通万物一气，故有感于山川毒疠之气而为病者，瘴疟是也。以其寒热时作，与疟同类，故谓之瘴疟。谓两山夹水多疟，盖阴气多而阳气少，易为寒热之疾故也。

白术丸

治瘴疟。苏合香圆欤

白术　辰砂　麝香　丁香　诃子皮　安息香人胡桃仁研合　檀香　荜拨　犀角各半两　薰陆香　苏合香　龙脑各一分　莎草根香附子也　石膏　木香各半两

上十五味，细研末[2]，蜜丸如梧子大。每服十丸，空腹，井华水化下，老人、小儿三丸。仍用纱绢袋盛带于臂，辟鬼气。腊月合，以新瓷器盛，勿令泄气。《圣济总录》说如此

私云：三五十丸，可为一服。

保安汤

治山岚瘴疟寒热，久不瘥。

【十八】寒热往来

上有此篇，上疟寒热往来也，此则非疟似疟，非传尸虚劳，似虚劳也。

论曰：寒热往来者，阴阳虚实更胜也。夫阴实生内寒，阳虚生外寒，皆为阴胜阳；阳实生外热，阴

---

① 疟气急黄兼痢：原作“疟痢气急黄”，据《圣济总录》卷第三十七改。

② 末：原作“抹”，据文义改。下凡遇此径改，不再出注。

虚生内热，皆为阳胜阴。阴阳相胜，故寒热互作而往来。治法宜使阴阳和平，气无相胜，则病可愈。

桔梗汤

治寒热似疟非疟，似虚劳而非虚劳。

桔梗剉，炒，二两　甘草炙，一两　知母焙，一两　柴胡三两　大黄剉，炒，一两　鳖甲醋炙，四两

上㕮咀。每服五钱，以童子小便二盏，葱白五茎，黑豆百粒，浸食顷，煎一盏。去滓，食后分温，日二三服。

黄耆汤

治寒热不能饮食，羸瘦少力。

黄耆二两　人参　白茯苓各一两　柴胡　当归各半两　白术一两　桂心　甘草　枳壳　桔梗　桃仁各半两

上粗末。每服四五钱，水一盏，生姜三片，枣三个打破，煎六分。去滓温服，不计时，日二三服。

【十九】诸疟通用方【神方药也】

七枣汤

治五脏气虚，阴阳相胜，作为痎疟，不问寒热先后，与独作【但寒但热】、叠作【寒热同作】、间日作，悉主之。

附子大，一个，炮裂，以盐水浸，再炮，如此凡七度，炮，浸，去皮脐

上㕮咀。水一盏，姜七片，枣七个，煎八分。当发日去滓，空心温服。无附子，川乌头亦可用。

万安散

治一切疟疾，得病之初，以其气壮，进此药以取效。气虚胃弱及妊妇，不宜服之。

苍术泔水浸，剉，炒　厚朴姜汁炒　陈皮　槟榔　常山酒浸一宿　甘草炙

上粗末。每服三四钱重、五六钱重。水二盏，酒一盏，煎一盏半。去滓，夜露一宿。当发日，分作二服，早晨进一服，临其发时，再进一服，如每发日可进之。服药后，忌食热物片时。

七宝散

治一切疟疾，或先寒后热，先热后寒，或寒多热少，或热多寒少，或多寒多热，但寒但热，或一日一发，或一日二三发，或连日，或间日发，或三四日一发，不问鬼疟、食疟，不伏水土，山岚瘴气，寒热如疟，并皆治之。

常山　陈皮　青皮　槟榔　草果仁　甘草　厚朴去粗皮，姜汁炒，各三两

上㕮咀。每服五六钱重，用水一盏，酒一盏，同煎至一大盏。去滓，露一宿见星。早旦温，面东服，或冷服。一服不止，每发日可两三次。必有验，百不失一。

菩萨丹

治诸疟。亦名五方丹，亦名碧霞丹。

巴豆不去皮　桂心别末　青黛　硫黄　白矾

上各等分，末，研如粉，于五月五日午时前合药。人沐浴净衣斋戒，念“救苦救难观世音菩萨”一千遍。至午时入净室内，面南将巴豆入乳钵内先研如泥，后入余四味，同研半时辰久，圆如梧子大。勿令鸡、犬、孝子、妇人见。入在净器内，于神佛前安顿供养。凡有患者，于发日前令男子取一圆，以新绵裹，火上烘令热，与男子乘热塞在病人耳窍中，男左女右。若女人病，令男子取药塞耳，候不发日，亦令男子取出，却收入药瓷合子①中。遇有患者，再用一丸，可医三五人。轻者便瘥，重者须臾重发一次即愈。须不发一两日，方取出药，其验如神。若病者用药日，斋戒至诚，志念“救苦救难观世音菩萨”五百声，其效尤灵验，故名菩萨丹。如药太干难丸，须用端午日粽子烂研，相和匀丸之，勿太湿。

辟邪丹

治一切疟疾。

---

① 瓷合子：“合”字原脱，据下文“辟邪丹”下“瓷合盛之”补。

黑豆三两，末，取七钱半重　绿豆末，取七钱半　砒霜二钱半　雄黄一钱半　辰砂二钱半　黄丹十五钱重同

上细末，已于五月五日午时和研匀，滴水丸如梧子大，晒干，瓷合盛之。大人一二丸，小儿半丸、一丸。于发日两时前，面东用冷醋一呷服下。忌冷物半时，仍忌荤腥【五辛也】三日。只可一服，不可再服。

祛疟饼子

治久新疟疾，不问先寒后热、先热后寒。

砒霜二钱半重，别研细，放置露地三宿　白茯苓　绿豆　石菖蒲　甘草四味并生用，各二两二分

上细末，研匀。煮面糊为丸，作一百二十丸。作平饼子，用竹刀切作十字，不可切断，晒干。每服一饼子，先用冷茶清半盏，浸饼子在内，临卧时调匀服。

人参散

治五般疟疾，服之不吐不泻，百发百中。《事证》

人参一分　陈皮真全者，五个　乌梅十个　大枣十个　甘草母指大，五寸　草果七个　生姜指大，五寸

上剉为五服。以湿纸裹一服，入盐少许，煨令香熟，去纸。以水一大盏，入石锅煎九分，去滓，发日空心食前温服。

辰砂圆《事证》

疟之为苦，异于诸疾。世人治之，不过用常山、砒霜之类发吐取涎而已。虽安，所损和气多矣。【常山并砒霜之戒】。夔州谭达病疟半年，前人方术用之略尽，皆不能效。邂逅故人窦藏叟，先生口授此方，遂愈。

辰砂　阿魏各二两二分

上研匀，和稀糊圆，如皂荚子大。空心，浓煎人参汤服一二丸，若服三五丸。

丁香煮散《局方》

《事证方后集》云：治三年疟，诸药不效，大有神验。

丁香　红豆蔻【高良姜子也】　青皮　甘草　川乌头　陈皮　干姜　高良姜各四两　益智仁五两半　胡椒二两

上为粗末。每服四五钱，水一盏，生姜五片，盐一捻，煎七分。空心食前，日二三夜一，热服，病退即止，极妙。

【二十】诸疟灸法

《严氏方》云：治疟疾久不愈，不问男女，于大椎中第一骨节尽处灸三七壮，立效；或灸第三骨节中亦可。

私云：可五十一壮，或七十壮、百壮灸。自发前及发期灸之，忍楚痛，汗出寒战不现，必愈。每发日频灸之。又可灸膏肓穴左右、第十一椎左右、足三里，时节如前。

《局方》总论云：若发时热多寒少，或内热外寒，但热不寒，浑身如火，头痛烦渴，心胸躁闷，谵语乱言，大小便秘涩，发作无时者，宜与小柴胡汤、升麻葛根汤；烦渴者，宜与五苓散；烦躁谵语者，宜与辰砂五苓散；头痛者，宜与茶调散。【热疟】

若但寒不热，或吐或泻，或吐泻俱作，四肢厥冷，汗出如雨，默默昏倦者，宜与术附汤、四柱散、嘉禾散、二姜圆。【寒疟】

若热多寒少，但热不寒者，于未发前先与小柴胡汤、败毒散。【热多寒少】

若热少寒多，或但寒不热，或寒热相半者，于未发前，可多与不换金正气散、平胃散、嘉禾散。【热少寒多】

瘴疟瘥后，喫粥或烂饭，又常服调和脾胃药，可与黄耆建中汤、四君子汤、嘉禾散、参苓白术散、平胃散、思食圆、和气散、大小养脾圆。【愈后治方】

切忌生冷、酒果、房色、沐浴，半月或一月，更须仔细叮咛之。《局方》【病瘥后，禁物、禁沐浴。】

【二十一】疟名不同名《医说》

《医说》五云：病者发寒热，一岁之间，长幼相若，或染时行，变成寒热，名曰疫疟。寒热日作，梦寐不祥，多生恐怖，名曰鬼疟，宜用禁避厌禳之；乍寒乍热，乍有乍无，南方多病，此名曰瘴疟；寒热善饥而不能食，食已支满，腹急疠痛，病以日作，名曰胃疟；六腑无疟，唯胃有者，盖饮食饥饱所伤胃气而成，世谓之食疟；饮食不节，变成此证，有经年不瘥，瘥后复发，远行久立，乃至微劳，力皆不任，名曰劳疟；亦有数年不瘥，百药不断，结为癥癖在腹胁，名曰老疟，亦名母疟。【《圣济录》有胆疟，有膀胱疟。】

《说文》曰：疟，寒热并作也。痁，热疟也，疾二日一发也。

《医说》又云：凡寒多者用温药，热多者用凉药，不易之法也。有积者必腹疼，当用巴豆药；有热者，当用小柴胡汤；有寒者，当用辰砂、硫黄、大蒜之类。然疟疾止后，不得服补药，补之必再作。

【二十二】痁疾

《医说》云：毛宗甫事母叶夫人极孝，叶年六十一岁，病痁旬日余。忧甚，每夕祷于北辰拜泣。妹立母仄，闻恍惚间有告者曰：何不服五苓散？持一帖付之，启视皆红色。妹曰：寻常此药不如是，安可服？俄若梦觉，以语兄。两医云：此病盖蕴热所致，当加辰砂于五苓散内，以应神言。才服罢，痁不复作。【疟病恍惚，服辰砂五苓散。】

又云：疟之疟候，经论载之详矣。先寒后热，名曰寒疟；先热后寒，名曰温疟；但热无寒，名曰瘅疟；但寒无热，名曰牡疟。是皆发作有时。若邪气中于风府，则间日而作；邪气客于头项，则频日而作。气有虚实，邪中异所，故有早晚之异。然《经》止论寒温瘅疟所受之因，而不及牡疟，又论温疟、瘅疟所舍之脏，而不及寒疟，意有互见发明处。大抵风者阳气，热也；寒者阴气，寒也。先后少多，浅深疾状，以意可察矣。

《丁氏道济方》引《医余》【书名】云：病有不可补者四，一曰疟疾，二曰狂疾，三曰水气，四曰脚气。此四疾，治得稍愈，切不可服暖药以峻补之。纵有虚证，当用平和药，须于本病上有益可耳。

凡此外治方病证，散在诸方，《事证方后集》冷附汤有神效，今则不载之。又《外台方》十二时疟繁多，略之。

性全谓云：高贵福有之人，当盛夏炎暑之时，就凉处得凉，腠理闭，毛孔塞，食冷热物，食气不外漏，冷热亦内留，寒温相争，成大霍乱；或单用热食者，成瘅疟，成寒热疟。故知盛暑之时，过度不可引凉气耳。

【**加料平胃散**《魏氏家藏》

治一切疟疾，或日久难治者。

平胃散一帖四钱重，分为两服。每一服用水一盏半，入红圆子二三十粒，连翘圆二三十粒，五苓散三钱，生姜五大片，枣子十四枚，煎至七分，隔日煎下，露星月一宿。当发日，五更服。

连翘圆在《局方》气卷

魔鸡罗鬼此鬼头鸡手持铁杓，酌热汤悬病人

凡干疟鬼人，其感皆由六淫七情，体虚之人易感，发则呵欠，寒热头疼，或先寒后热，或先热后寒，或单热单寒，一日一发，有二三日一发，烦渴且呕，渐经日，肌肉消瘦挛痛，汗多，肢节烦疼，并十二时疟鬼干人，各随病证治之。治疗之法，风以散之，寒以温之，谩不可用断截之药。截之太早，邪鬼薄五脏，传留日久，而为劳瘵，变证多端也。以神药、灸砭治则无不效。别有正方，补养宣导，今附于后[①]。】

① 加料平胃散……魔鸡罗鬼之图：此处几段文字原在本卷之首，据文例、医理移至此。

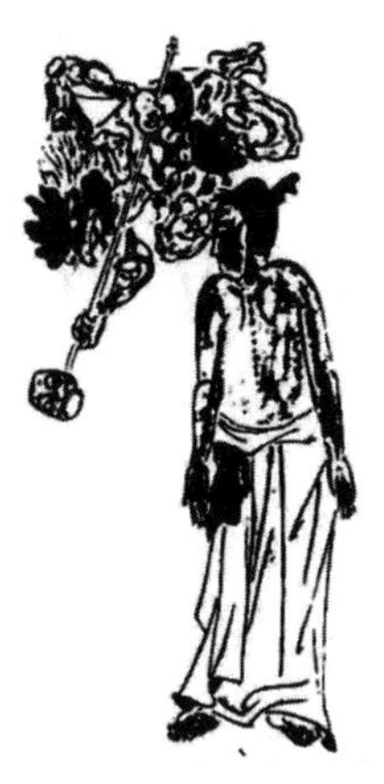

魔鸡罗鬼之图

《覆载万安方》卷第十

嘉历元年七月五日，重令宋人清书，亦同加朱墨二点了。冬景可看详。

性全（花押）

朱墨之纸数五十九丁（花押）

《覆载万安方》卷第十一

性全　撰

霍乱霍，《玉篇》云：鸟飞急之貌也。

【一】霍乱统论[①]

论曰：三焦者，水谷之道路，气之所终始也。因风冷或饮食伤胃，致中焦不和，则正气不守而邪得以干，挥霍【仓卒之貌也】之间，便致撩乱，故名霍乱。盖清浊相干于肠胃之间，心痛则吐，腹痛则利，甚者吐利俱发。其不吐不利，俗谓之干霍乱，亦以冷气暴争于中而不得出也。然脉必代者，以气不足也。脉大能言者，可治；若其脉微气劣而不欲言者，为难治。又云：治霍乱者，当以中焦为本。中焦既和，则清浊自分而吐利止矣。

藿香汤

治霍乱吐利不止。【吐泻俱治】

藿香一两　白芷　缩砂各二两　丁香二分

上粗末。每服四五钱，水一盏，煎六分。去滓热呷，不计时候。

正胃汤

治霍乱，吐利不止。

枇杷叶拭毛，炙　桂心去粗皮　厚朴姜制　陈皮各二两

上粗末。每服四钱，水一盏，姜三片，煎六分。去滓热服，不计时候。

白术汤

治霍乱吐利。

白术三两　甘草炙　附子炮　人参各一两　桂　当归　陈皮各二两

上㕮咀。每服五钱，小麦二分，竹叶三十片，姜三片，水一盏，煎八分。去滓温服，频三服。

理中汤

治霍乱吐利不止。

人参　白术各三两　甘草炙　干姜炮，各二两

上粗末。每服五钱，水一盏半，煎一盏，去滓温服。若胸满腹痛吐下者，加当归二两切焙，厚朴二两姜制。

四顺汤

治霍乱吐下，虚冷厥逆，腹痛干呕。

干姜　甘草炙　人参各二两　附子炮，二分

上㕮咀。每服五钱，水一盏半，煎一盏，去滓温服。下利甚者，加龙骨二两；腹痛不止，加当归二两，焙。

---

① 霍乱统论：此标题原无，据《圣济总录》卷第三十八补。

丁香散

治霍乱不止。

丁香　木香　肉豆蔻各一两，炮

上细末。每服四五钱，以粥饮热服，频三五服，必有验。

人参丸

治饮食过多，当风履湿，薄衣露坐，或夜卧失覆，霍乱吐利。

人参　高良姜炮，各二两二分

上细末。炼蜜和丸，如弹子大。每服二三丸，米饮热服，嚼下，不计时。

青金散

治霍乱吐逆不定，手足厥冷，面青，诸药不效。

硫黄二两二分，镕作汁　水银二两二分，入硫黄汁，如砂子结

上二味，研为散。每服三四钱，木瓜煎汤冷调服，冷米饮亦得。

小木香散《选奇方后集》

治翻胃全不下食，开胃和气。最秘

胡椒一两　木香二分，切　糯米二两

上三味同炒，以米熟黄为度。为末，分为二服。每服水一盏，煎六分热服，频进二三服，立验。

私云：此方只虽治反吐一病，霍乱吐泻用之，百不失一。一服二服，吐利俱定。治反吐，尤有神效。

又用不换金正气散《局方》

治霍乱吐泻，大有神验。在伤寒门中

【《卫生良剂方续方》云：**定胃散**治翻胃。

上用糯米一撮、胡椒二十四粒、木香一块，同炒，以糯米熟为度，并为细末。每服一钱半，热汤点服。】

【二】霍乱呕吐不止【但吐无利】

论曰：霍乱呕吐不止者，气逆故也。胃气逆则气上而不下，故呕吐不止也。若上下升降，阴阳和平，则吐自止。

青金散

尤有验。见[1]上，不重出。

人参藿香汤

治霍乱，定呕逆，止心腹刺痛，进饮食，化痰益气。

藿香叶　厚朴姜制，各二两　人参　白茯苓　干姜　青皮　枇杷叶拭去毛，姜汁炙　半夏曲各一两　甘草二分，炙　丁香半两　草豆蔻六个，去皮

上粗末。每服五钱，水一盏，姜五片，煎七分。去滓热服，不拘时，日二三服。

吴茱萸汤

治霍乱心腹痛，呕吐不止。

吴茱萸洗，炒　干姜各二两半　甘草炙，三两

上粗末。每服五钱，水一盏，煎七分。去滓热服，不计时，连三五服。

香薷汤

治霍乱吐逆不止，烦闷。

香薷经霜后收，阴干，一斤　厚朴姜制　扁豆各八两

上粗末。每服五六钱，水一盏，酒半盏，同煎一盏。去滓，放冷服，频二三服，必有效。

---

① 见：此下原衍一“次”字，据校本删。

冰壶汤

治霍乱呕吐不止。

高良姜生用，剉，五两

上粗末。每服四五钱，水一盏半，枣三个去核，煎至半分。去滓，用水沉冷，顿服，立定。二三服，一度煎，冷频进。

厚朴汤

治霍乱呕吐，不思饮食。

厚朴姜汁炙，二两　人参　白术各一两二分　半夏曲　陈皮各一两

上粗末。每服五钱，水一盏，姜三片，枣三个去核，煎七分。去滓温服，不拘时，二三服。

返魂汤

治一切霍乱呕逆，手足厥冷。

盐一两　生姜洗，切片，四两

上分作三服，用童子小便一盏半，煎一盏。去滓温服，频二三服。

小木香散见上

【初虞世《养生必用方》云：霍乱吐利，手足冷，脉伏，金液丹主之。米谷直下，百药不效，温米饮下五十丸，未知再服。以氈帛裹两足，以热汤浇淋，以防转筋入腹。淋洗方也，治反吐。

枇杷叶散《本事方》

治呕吐利膈。

枇杷叶去毛　人参各二钱半重　茯苓一两一分　茅根一两一分　半夏一两三分二铢

上细剉。每服四钱，水一盏半，生姜七片，慢火煎至七分，去滓。入槟榔末半钱，和匀服之。庞老方。

白术散同

食后多吐，欲作翻胃。

泽泻　白术　茯苓各等分

上细末。每服一二钱，沸汤调温服。

竹茹汤同

治胃热呕吐。

干葛三两　甘草三分，炙　半夏三分

上粗末。每服五钱，水二盏，姜三片，竹茹一弹子大，枣二个同煎，去滓温服。

胃热者，手足心热。政和中，一家人病伤寒，得汗，身凉数日，忽呕吐，药与饮食俱不下。医者皆进丁香、藿香、滑石等药，咽即吐。予曰：此正汗后，余热留胃脘，孙兆竹茹汤正相当。命丞治药与之，即时愈。又槐花散亦相类。

治热吐，**槐花散**。

皂角去皮，烧令烟绝　白矾熬全沸定　槐花炒　甘草炙

上四味，等分为末。每服二三钱，白汤调下。

嘉兴李使君曾病呕，每食讫辄吐，如此两月，服反胃药愈甚。或谓有痰饮，投半夏、旋覆之类，亦皆不验。幕下药判官授此方，服之即瘥。又有一老青衣，久病呕，与服之又瘥。大凡吐，多是膈热，热且生涎，此药能化胃膈热涎，特有殊效。】

【三】霍乱四逆

论曰：四肢为诸阳之本，阳气之所通也。霍乱吐利，阳气暴厥，故四肢逆冷而脉微欲绝也。古法治四逆，专于通脉。盖荣卫行流，气道升降，则手足自和，逆者顺矣。

茱萸汤

治霍乱多寒，手足冷厥，脉绝四逆手足逆冷也。

吴茱萸 当归 桂 芍药各三两 细辛 木通 甘草炙，各二两

上粗末。每服五钱，姜三片，枣三个打破核，水一盏，酒半盏，煎八分。去滓温服，日二三服，夜一二服。

理中汤

治霍乱呕逆，四肢厥冷，烦闷流汗，饮食不化，心腹虚满，拘急短气。

麦门冬去心，焙，六两 人参 白术各五两 干姜六两 甘草炙，五两 附子炮 白茯苓各三两

上粗末。每服四五钱，水一盏半，煎一盏已下。去滓温服，日三五服。

通脉四逆汤

治霍乱脉微欲绝，或恶寒，四肢拘急，手足厥冷，或吐利已定，汗出而厥，四逆不解。

甘草炙，二两 附子炮，一两 干姜三两

上剉散。每服五钱，水一盏半，煎一盏。去滓温服，连二三服，脉出即愈。面色赤者，加葱白五茎同煎；腹痛，即去葱白，加芍药二两；呕甚，加生姜五片同煎；咽痛，去芍药，加桔梗并人参二两，以吐利止为度。

桔梗汤

治霍乱吐利已定，汗出厥冷，四肢拘急，腹中痛不解，脉欲绝。

桔梗剉，炒，一两 甘草炙 附子炮，各二两 干姜炮，一两

上粗剉。每服四五钱，水一盏半，煎一盏。去滓温服，日三五服，夜一二服。

干姜汤

治霍乱吐下，虚冷厥逆。

干姜炮 甘草炙 人参各二两 附子炮，二分

上㕮咀。每服六钱，水二盏，煎一盏。去滓温服，频二三服。下利甚，则加龙骨二两；腹痛不止，加当归二两，切焙。

【四】霍乱欲死

论曰：霍乱欲死者，真气厥【逆也】而邪气盛也。或邪气暴争而未得吐利，或吐利虽极而邪气犹胜，故真气为之困乏，其证烦闷痞满，四逆自汗，脉微若绝者是也。此由阴阳痞隔，不得升降，《内经》所谓“出入废则神机化灭，升降息则①气立孤危”。

吴茱萸汤

治霍乱多寒，手足厥冷，脉绝。

吴茱萸洗，炒 当归炒 桂 芍药各三分 细辛 木通 甘草炙，各二分

上㕮咀。每服五钱，水一盏，酒半盏，姜三片，枣三个，煎一盏，去滓温服。若气痞，加葛根半两，去枣。

生姜散

治霍乱吐不止，欲死。

生姜二两，切，焙 陈皮 干木瓜各一两

上细末。每服三四钱匕，温水服下，连进三五服。

白术汤

治霍乱，脾胃气攻，腹胀满，不下食。【霍乱心腹胀满】

白术一两半 枳壳麸炒，一两一分

上粗末。每服五钱，枣三个去核，水一盏，煎六分。去滓，空心温服，朝、午、晡各一服。

---

① 则：原脱，据《素问·六微旨大论》补。

厚朴汤

治霍乱吐利，腹胀。

厚朴姜制，四两　枳壳制，一两二分

上粗末。每服五钱，姜五片，水一盏，煎七分。去滓温服，日三夜一。

半夏汤

治霍乱，心下坚满妨闷。

半夏三两三分　人参一两二分　白茯苓二两二分

上㕮咀。每服五六钱，水一盏半，姜五片，煎一盏。去滓温服，日二服，夜一服。

【五】霍乱昏塞下利昏朦而遗屎也

论曰：霍乱昏塞下利者，其人脾肾久虚，阳气不足，因风冷之气客于三焦，传于胃腑，使水谷不化，清浊相干，吐利不止，致令真气暴虚，阴阳离守，神识不明，大便遗利，无所觉知。

茯苓安心汤

治霍乱虚寒，精神不守，泄利不止，语声不出。

白茯苓　人参　干姜炮　桂心　远志去心苗，各一两半　甘草炙，一两

上粗末。每服五钱，水一盏半，煎一盏。去滓温服，日二三服，不拘时。

理中汤

治霍乱暴利不自知。

人参　白术　干姜　甘草炙，各二两

上粗末。每服五六钱，水一盏半，煎一盏。去滓温服，日二三服，夜一二服。

龙骨汤

治霍乱下利，手足逆冷，昏塞不自觉知。

龙骨烧　附子炮，各二两二分　人参　干姜　甘草炙，各三两

上㕮咀。每服五钱，水一盏，煎七分。去滓温服，日夜五七服，顿可治之。

吴茱萸散

治霍乱暴利，昏塞不自觉知。

吴茱萸二两　陈皮四两

上细末。每服四五钱匕，米饮服，不拘时，昼夜四五服。

【六】干霍乱

今俗中不知之，而称为内痈，妄作治，误人性命，可悲哉。

论曰：干霍乱之状，不吐不利，气喘闷绝而心腹胀痛是也。肠胃挟实，与冷气相搏，正气暴衰，神志昏冒，上下隔塞，白汗自出。治之稍缓则不可。

盐汤

治干霍乱，上不得吐，下不得泻，但冷汗自出，闷绝将死。

盐一钱匕　童子小便一盏

上和调，温服，少顷吐下愈。

木香散

治干霍乱，不吐不泻，但壅闷胀满，或疞痛。

木香　青皮　槟榔子生　大黄剉，炒，各一两一分　桔梗剉，炒，二两二分　桂　白术各三两三分　人参五两

上细末。每服四五钱匕，以冷生姜汤调下，以瘥为度，日夜三五服。

陈橘皮汤

治干霍乱，腹胁胀满，不吐不利，心胸闷乱不可忍。

陈皮焙，三两　山椒去目及闭口，炒出汗，四十粒。私云百粒

上粗末。每服五钱匕，水一盏半，姜五片，煎一盏。去滓温服，不拘时，日二三服，夜一二服。

活命饮

治脾元【肾】虚损，霍乱不吐泻，腹胀如鼓，心胸痰塞。

盐一合，四两钦　生姜半两　甘草一分　葛根半两　丁香十二粒

上粗剉，用童子小便一盏半，煎一盏。去滓，分为二度温服。

二胜散

治干霍乱，不吐不利，令人昏冒，烦乱气短，上下膈塞，冷汗自出。

诃子皮　干姜各二两

上不捣碎，全块用水二盏，于铫子内煮尽水取出，切，焙干为细末。每服四五钱匕，陈米饮服，三五服。

【七】中恶霍乱是又人不知为内痈，甚谬。

论曰：中恶霍乱者，客邪内干，正气暴乱，使胃中食物不化，气道痞结，不得宣通，令人心腹卒痛，吐利烦闷，甚则精神冒昧，靡所知识，此得之鬼气所作也。

丹砂丸

治中恶霍乱垂死。

辰砂研，二分　附子炮，一两　雄黄研，大豆许

上三味为末。先以巴豆三十八粒，去皮心膜，别研出油，后入药末研，和匀，以炼蜜丸如麻子大。每服五丸，或七丸，或十丸，乃至二十、三十丸，米饮服下。泻后，与冷粥少许即定。

麝香散

治卒中恶霍乱，心腹刺痛，去恶气。

麝香研，二钱半重　犀角　木香各一两一分

上细散。每服二三钱匕，空心，熟水服之。日三五服，夜一二服。又但以醋和麝香一钱，连一二服，尤神妙。

白术汤

治中恶霍乱吐利，手足麻痹，或转筋。【转筋兼治】

白术　木瓜去穰，焙　人参各一两　甘草炙　干姜炮，各半两

上粗末。每服四五钱，水一盏，姜五片，枣三个，煎七分。去滓温服，不拘时，日夜三五服。

橘皮汤

治中恶霍乱吐利，心烦。

陈皮　木瓜切，焙　桂　草豆蔻去皮　甘草炙，各一两

上粗末。每服四五钱，水一盏，煎七分。去滓温服，不拘时，日夜五七服。

木香散

治中恶霍乱，心腹痛，烦闷。

木香炮，三分　槟榔生，一两　青皮　桂心　桃仁炒　人参各半两

上细末。每服三四钱匕，温酒调服，不拘时，日夜三五服。

【八】霍乱呕哕

论曰：霍乱呕哕者，阴阳冷热不调，清浊相干，胃气不和，风冷加之故呕，呕不止则哕。

四顺汤

治霍乱呕哕，手足冷，脉绝。

见于上霍乱吐利中。

橘皮汤

治霍乱呕哕不止。

陈皮二两　甘草炙，一两　枇杷叶拭去毛，炙，二两

上粗剉。每服四五钱，水一盏，姜三片，煎七分。去滓温服，经半时再进，又三服。愈止，亦发亦服。

半夏汤

治霍乱气厥，呕哕不得息。

半夏二两　甘草炙　人参　前胡　桂心各一两

上粗末。每服五钱，水一盏半，姜五片，黑豆百粒，煎七分，去滓温服。

糯米粉

治霍乱卒哕。

糯米为粉

上每服五六钱匕，以井花水调服，不拘时。

生姜饮

治霍乱呕哕。

生姜五两，切片

上以水三盏，煎一盏半，去滓。分三服服之，不拘时。

自外呕哕之药方，可见呕哕门中。

【九】霍乱转筋

论曰：霍乱转筋，缘风冷伤于三焦，传于脾胃，脾胃得冷，则阳气不得宣行，致四肢筋络不得舒缓，其候冒闷不安，胫筋挛结，腨肉紧痛，反急于上也。又脚气篇有此候，治方有通别。

【《本事方》**青金圆**

治霍乱吐泻不止，及转筋，诸药不效者，一粒治一人。

硫黄一钱重，研　水银八钱重

上二味，铫子内炒，柳木篦子不住搅匀，更以柳枝蘸冷醋频频洒，候如铁色，法如青金块方成。刮下，再研如粉，留少半为散。余以粽子尖三个，醋约半盏，研稀稠得所，成膏和圆，如鸡头大，辰砂为衣。每服一圆，煎丁香汤磨化下。热风服散子，丁香汤调下一钱。伤寒阴阳乘伏，用龙脑冷水磨下，日三二服。】

杜仲汤

治霍乱转筋。

杜仲炒，一两一分　桂一两　甘草炙，一分

上粗末。每服四五钱，姜三片，水一盏，煎六分。去滓温服，连二三服。

肉豆蔻汤

治霍乱转筋。

肉豆蔻半两　人参二两　桂心　吴茱萸各一两半，炒

上粗散。每服五钱，姜三片，水一盏半，煎至一盏。去滓温服，频三五服。

厚朴汤

治霍乱转筋，脉微而细。此风寒客于胃，吐泻不止。

厚朴　干木瓜各一两　高良姜　香薷　陈皮　紫苏子各半两

上粗末。每服五六钱，姜五片，盐少许，水一盏半，煎八分，去滓温服。

生姜酒

治霍乱转筋，入腹欲死。【手足并腹】

生姜五两，切

上一味用酒三盏，煎二盏，顿二服，即立瘥。

盐搨方

治霍乱转筋入腹。

盐三合

上以水五升，煎取三升许，浸青布，搨转筋之上。

【十】霍乱转筋灸穴《备急灸法》最秘穴【转筋灸穴】

孙真人治霍乱转筋，及卒然无故转筋欲死者，灸足两踝尖各三炷，炷如绿豆大。转筋在股内，灸两内踝尖。若转筋在腿外，灸两外踝尖。踝者即俗称脚块子是也。男女同方。

私云：三炷者，古法也。今则可灸七壮，或十五壮，灸而得平。若再三发动，再三可灸之。又手肘转筋，不问内外，转自手掌后，四指一夫两筋间，可二七壮灸之。

【《养生必用方》云：霍乱吐利，以毾帛裹两足，用热汤浇淋，以防转筋入腹云云，淋洗方是也。】

《备急灸法》又云：葛仙翁治霍乱已死，诸般符药不效者，云此法特异，起死回生，不在方药。大抵理趣精玄，非凡俗所知。急灸两肘尖各十四炷，炷如绿豆大。私云：又可灸巨阙、胃脘、水分、脾俞等云云。

【十一】霍乱杂治

麦门冬汤

治霍乱吐利不止，渴甚。【烦渴吐利】

麦门冬　栝楼仁　人参　陈橘皮各半两　厚朴一两

上粗末。每服四五钱，水一盏，煎七分。去滓温服，日二三服。无栝楼仁，可用根。

人参汤【同】

治霍乱吐利，渴燥不止。

人参三分　葛根　白术　桔梗剉，炒　赤茯苓各半两

上粗末。每服五钱，水一盏，煎七分。去滓温服，日二三服。

糯米饮【同】

治霍乱渴甚。

糯米不以多少

上淘取泔水，频饮之即定。

人参汤

治霍乱干呕。【霍乱干呕】

人参　甘草炙　陈皮各二两

上粗末。每服四五钱，水一盏，葱白五茎，煎六分。去滓温服，日二三服。

高良姜汤【同】

治霍乱饮食辄呕。

高良姜三两

上粗剉。每服三四钱，水一盏，生姜五片，煎七分。去滓温服，日二三服。

龙骨汤

治霍乱后虚冷腹痛，下利不止。【霍乱下利冷】

龙骨　当归切，焙　干姜炮　甘草炙　人参各一两　附子炮，半两

上剉散。每服五钱，水一盏半，煎八分。去滓热服，日三夜一服。私云：加肉豆蔻、缩砂。

石榴汤

治冷利洞泄，及赤白滞利。【赤白冷热利】

酸石榴大，一个，全皮　黄连一两　干姜炮，二两

上㕮咀。每服五钱，水一盏半，煎一盏。去滓，入阿胶二三片，令烊。顿服之，日三五服。

诃梨勒丸

治霍乱后水泻，肠胃冷滑。【冷利】

诃子皮面炮，二两，诃皮并面俱用　干姜　龙骨　赤石脂各一两

上细末，以面糊为丸，如梧子大。每服五十、七十，乃至百丸。空心，以米饮日二三服。

赤石脂汤

治霍乱下焦热结，或下利脓血，烦痛热毒，鱼脑赤血杂毒，脐腹疞痛不可忍，里急后重。【赤血脓但热利】

栀子一两　黄蘖半两　茜根三分　赤石脂四两　白术一两半　干姜一两　升麻一两半　地榆一两　乌梅肉一两，焙　陈米炒，半两

上粗末。每服五钱，水一盏半，煎八分。去滓温服，空心食前，日夜三五服。

私云：秘涩有痛，加甘草一两。滑数不止，加矾石枯烧一两二分。

茯苓汤

治霍乱心下结气，连胸背痛，及吐酸水，日夜不止。

赤茯苓　厚朴　吴茱萸各一两　人参　陈皮各二两　白术三两

上粗末。每服五钱，水一盏半，姜三片，煎八分。去滓温服，日三服，夜一服。

橘皮汤

治霍乱烦躁，卧不安。

陈皮　人参各三两

上粗末。每服五钱，水一盏半，姜三片，煎八分。去滓温服，日二三服。

《覆载万安方》卷第十一

嘉历元年七月五日，以清书本朱墨加愚点了。

性全（花押）

朱墨之纸数式拾六丁（花押）

《覆载万安方》卷第十二

性全　撰

心痛门

【一】心痛统论①

论曰：心为君主之官，神明之府，正经不受邪。其支别之络脉，为风寒邪气所乘，令人心痛。盖寒邪之气痞而不散，内干经络，则发为心痛，乍间②【閒，闲也，又间断之义也】乍甚，乃其证也。心痛③甚者，有急痛，如针锥所刺者；有其色苍苍，终日不得太息者；有卧则从心间痛，动作愈甚者；有发作种聚，往来上下，痛有休止者。或因于饮食，或从于外风。中脏既虚，邪气客之，痞而不散，宜通而塞，故为痛也。若夫真心不痛，痛即实气相搏，手足厥冷，非治疗之所及，不可不辨也。

附子汤

治心痛如刺，或绕脐绞痛，白汗。

附子大者，炮，二个　川芎　干姜　厚朴　吴茱萸洗，炒　甘草炙，各一两　上㕮咀。每服五钱匕，水一盏半，枣三个，煎七分。去滓温服，日一二服。

姜黄散

治心痛不可忍。

姜黄炒，一说云老生姜也　当归炒，各一两　木香　乌药炒，各半两

上细末。每服四五钱，煎茱萸汤，入醋少许调下。

胡椒丸

治心痛，精神闷乱。

胡椒　高良姜　乌头炮，各二两二分

上细末，米醋三盏，熬令硬软得所，丸如皂子大。每服三五丸，或十、二十丸，盐汤嚼下。妇人醋汤服下。

莎草根散

治心痛。

莎草根炒，去皮，香附子也　丁香炒，各三两

上细末。每服二三钱，以酒一盏，煎三两沸，热服，以愈为度。

人参汤

治心痛。

人参一两半　吴茱萸洗，炒，一两

上粗末。每服四钱，水一盏，生姜三片，枣三个打破，煎七分。去滓温服，日二三服。

---

① 心痛统论：此标题原无，据《圣济总录》卷第五十五补。

② 间：据本叶眉批，当作“閒”。

③ 痛：原脱，据《圣济总录》卷第五十五补。

紫桂煮散

治暴心痛。

桂　高良姜　当归各一两　吴茱萸半两　厚朴各三分

上细末。每服三四钱，水一盏，姜三片，枣三个打破，煎六分。不拘时热服，昼夜三。

三圣散

治卒心痛不可忍。

附子炮　蓬莪术各二两　胡椒一两

上细末。每服三四钱，热酒服。妇人醋汤服下，不拘时。

高良姜散

治暴心痛。

高良姜　芍药各五两

上细末。每服三四钱，温酒调服，不拘时。

鹤虱丸

治久心痛，经年不止。【久心痛】

鹤虱炒　木香　槟榔　陈皮　芜荑炒，无，苦楝根皮　附子炮　干姜各二两二分

上细末，蜜丸如小豆大。每服三十、五十丸，食前以橘皮汤服，日二三服。

木香散

治心痛久不瘥。

木香半炒半生　吴茱萸洗，炒　当归焙　甘草炙　芍药炒　细辛各二分　槟榔　干姜　桂去粗皮，各一两

上细末。每服四五钱匕，生姜炒。盐汤服之，日二三服。

丁香汤

治久患心痛不止。

丁香　胡椒炒，各二分　陈皮　桂心　茴香炒　甘草炙，各二两

上粗末。每服四五钱，水一盏，煎七分。去滓温服，日二三服。

二物汤

治肝心痛连两胁，不得太息，色苍苍如死灰状是也。盖肝在色为苍，今肝虚受邪，传为心痛，故色苍苍而不泽，拘挛不得太息也。【肝心痛】

野狐粪烧灰，五两　姜黄剉，炒，三两

上细散。每服二三钱匕，温酒空腹，日中、晚食前各一服。

紫菀丸

治肝心痛连两胁，不得太息。

紫菀根　桔梗剉，炒　白术　木香　当归焙，各半两　郁李仁汤浸，去皮，炒　桂心去粗，各三分

上细末，蜜丸如小豆大。每服空腹三十、五十丸，以槟榔汤服之。

厚朴汤

治脾心痛。今脾虚受病，气上乘心，故其为痛特甚，古方谓如针锥所刺迫急者是也。

厚朴姜制　吴茱萸炒　人参各二两二分

上粗末。每服五钱，水一盏半，生姜三片，枣三个打破，煎七分。去滓温服，空心，日午、临卧各一服。

吴茱萸汤

治脾心痛如刺，或绕脐疠痛，汗出。

吴茱萸　干姜　厚朴　甘草各一两　附子炮，二分

上粗末。每服四五钱，水一盏半，枣三个，煎七分。去滓温服，食前，日二三服。

六气汤

治脾胃伤冷，心腹疼痛，霍乱吐泻，痛归于心而腹胀，是为胃心痛。【胃心痛】

白术　高良姜　桂　陈皮　茴香炒　甘草炙，各三两

上粗末。每服四五钱，水一盏，生姜三片，煎七分。去滓热服，日二三服。

高良姜散

治胃气极冷，卒病心痛，吐逆寒痰，饮食不下。

高良姜三两

上裹纸浸酒，入慢火内煨令熟，切焙为末。每服二三钱匕，米饮服之。

高良姜汤

治肾寒气逆上乘心痛。肾心痛者，心痛与背相引瘛疭，如物从后触其心，身伛偻者是也。【肾心痛】

高良姜　厚朴　桂心各三两　当归二两

上粗末。每服五钱，水一盏半，煎八分。去滓，食前温服，日二三服。

【二】九种心痛

论曰：九种心痛，曰虫、曰注、曰风、曰悸、曰食、曰饮、曰冷、曰热、曰去来者是也。治病必求其本。今九种心痛，其名虽异，而治疗各有其法。善医者，惟明攻邪以扶正，则九种之痛，其治一也。

无比丸

治九种心痛。

高良姜炮　缩砂仁　桂心　干姜炮　赤芍药各三两

上细末，醋面糊为丸，如小弹子大。每服二三丸，生莱菔一两片，和药细嚼，热汤服下，不拘时。

干漆丸

治九种心痛，及腹胁积聚滞气。

干漆炒令烟出，五两

上细末，醋面糊丸，如梧子大。每服十丸，或二三十丸，温酒服下，醋汤亦得。不拘时，日二三服。

万灵丸

治九种心痛。

石菖蒲根五六两，忌铁器

上细末，醋面糊丸，如弹丸大，以辰砂为衣。每服一二丸，男子盐汤嚼下，女人醋汤服，日二三服。

九痛丸《局方》《三因》

治九种心痛，兼治卒中恶，腹胀痛，口不能言。又治连年积冷，流在心胸，并冷肿痛上气，落马坠车瘀血等。

附子三两，炮　狼毒炙香，一两　巴豆去皮心膜，炒香，一两　人参　干姜炮　吴茱萸洗，焙，各一两

上为末，蜜丸如梧子大。每服三丸、五丸，或二三十丸，空腹温酒服。卒中恶，心痛不能言，服三五丸。

茯苓汤

治停饮心痛。先服枳壳汤，吐尽瘀痰，后可服此茯苓汤。【痰心痛】

枳壳汤

治风痰心痛，食则吐清水，痛连胸背不可忍。

枳壳炒，半两　苦参　甘草生，各一两　灯心二十茎

上粗捣筛①。每服五钱，水一盏，煎六分，入盐半钱，茶末一钱，煎五六沸。去滓温服，食后再服。以纸捻探喉中令吐，吐定更服之，以痰尽为度。

次宜服**茯苓汤**

白茯苓一两　人参一分　麦门冬一两一分

① 捣筛：原脱，据《圣济总录》卷第五十六补。

上粗末。每服五钱，水一盏半，姜三片，煎八分。去滓温服，良久煮淡粥补之。

桂朴散

治心痛多唾。

桂　厚朴各一两三分　吴茱萸一两

上细末。每服三四钱匕，温酒调服，日二三服。

【三】虫心痛

论曰：诸虫在人身中，若腑脏平调，则自安其所。若脏气虚弱，或食因肥甘过度，致动肠胃间诸虫，其虫往来，上攻于心络，则令人心痛，痛有休止，腹中热，数吐涎出。是蛔心痛也，宜速疗之；不疗，虫贯心则能杀人。

木香汤

治三虫心痛，面黄不食。

木香　槟榔煨　陈皮各三分　东引石榴根炙，一两半　吴茱萸一分　薏苡根炙，一两

上粗末。每服五六钱，水一盏，煎七分。去滓温服，日一二服，经两三时再服。

乳香散

治蛔心痛。

乳香二分　鹤虱炒，一两二分　槟榔三两

上细末。每服四五钱匕，以大麻子汁服之，以虫下为度。

槟榔丸

治虫兼气心痛。

槟榔一两半　陈皮一两　雷丸二分　牵牛子炒末，二两　木香半两

上细末，蜜丸如小豆大。每服三十丸，橘皮汤服，空心，日午、临卧各一服。

茯苓防风汤

治虚冷胸满短气，心痛呕吐，风邪冷气伤于心，皆能致痛。若阳气偏虚，宿挟①冷滞，又因饮食伤动而致心痛，则其病喜温而恶寒，其气惨而不舒，甚者四肢厥冷，攻心而发痛。

防风　赤茯苓各一两　桂心三两　甘草炙，一两　干姜二两　人参一两半　半夏二两

上粗末。每服五六钱，水一盏半，姜五片，枣一个，煎八分。去滓温服，空心，日午、临卧各一服。

丁香汤

治中恶心痛。心神安静，则邪无得而干。若心气不足，精神衰弱，则邪恶之气因得干正，连滞心络，令人气不升降，卒然心痛如刺，闷乱欲死者，中恶心痛也。【中恶心痛】

丁香　芍药炒　槟榔湿纸裹煨　吴茱萸各一两　白术三分

上粗末。每服四五钱，水一盏，煎七分。去滓温服，日三五服。

当归汤

治恶注，两胁连心痛。凡人将理失度，阴阳俱虚，血气不足。复因风寒暑湿、客忤邪恶之气，乘虚入于肌体，流注经络，伏留脏腑，毒击心包，时发疼痛，积滞日久，转相注易，故云注心痛也。【恶注心痛】

当归切，焙，一两　木香三分　槟榔五个，煨　麝香少许，别研

上除麝香外，粗末。每服三四钱，童子小便一盏，水半盏，煎八分。去滓，入麝香一字，再煎一沸。温服，日二三服，夜一服，微利为度。

桃枝汤

治心腹注痛不可忍。

桃枝东引者，切，削皮，用枝白

① 挟：原作“挍”，据《圣济总录》卷第五十六改。

上一味剉碎，长三寸，如小指三十三枝。水二盏，煎七分，去滓服。未瘥，再三服，以愈为度。

《医说》第五云：真心痛者，头心【头痛、心痛】之病，有厥痛，有真痛。手三阳之脉受风寒，则名厥头痛；入连在脑者，名真头痛。又其五脏气相干，名厥心痛；其痛甚，但在心，手足青者，名真心痛。其真心痛者，旦发夕死，夕发旦死。【真头痛、真心痛，俱不可治。】

又云：崔元亮《海上方》【上下两卷也】治一切心痛【心痛，食地黄面】，无问久新，以生地黄一味，随人所食多少捣取汁，搜面作餺饦【餺饦，如餺饤，胡饨也】食之，或作冷淘服之。良久，当利出虫，长一尺许，头似壁宫【蜘蛴，一名壁宫，亦名壁镜】，后不复患。

刘禹锡《传信方》云：贞元十年，通事舍人崔杭女，患心痛垂气绝，遂作冷地黄淘食之，便吐一物，可方一寸以来，如虾蟆状，无目足等，微似有口，盖为此物所食【服也】，自此顿愈。面中忌用盐《本事方》。又云：张思顺盛夏调官都城，苦热，食冰雪过多，又饮木瓜浆，积冷于中，遂感脾疼之疾【心脾痛】，药不释口，殊无退证，累岁日。斋一道人，适道人曰：我受官人供，固非所惜，但取汉椒二十一粒，浸于浆水碗中，一宿漉出，还以浆水吞之，若是而已。张如所戒，明日，椒才下，腹即脱然，更不复作。《类编》

《备急灸法》云：甄权治卒暴心痛，厥逆欲死者，灸手掌后三寸两筋间，左右各十四壮。男女同法。

私云：凡心痛人，人虽相患，女人多有此痛。虽非虫痛、诸心痛，但以遇仙丹常泻之，必有验矣。而以益智散、铁刷汤、红圆子、膈气散、沉香降气汤之类，徐徐消磨之，无不瘥也。又蒜食、鹿肉亦宜也。

【四】心痛灸穴【灸穴】

诸心痛，可灸巨阙五十壮，亦可灸第五椎左右百壮。

心痛有三虫多涎，不得反侧，可灸上脘五十壮。

心痛身寒，难以俯仰，心疝冲冒，死不知人，可灸中脘五十壮。

心痛如锥刀刺，气结，可灸膈俞三十壮，若五十壮。

心痛冷气上，可灸龙颔穴百壮。龙颔穴在鸠尾骨尖上一寸五分，不可针。

卒心痛，可灸手中指端三壮、五壮，又可灸心腧百壮。

【五】胸痹痛

心巨阙之间痛也。胸、两乳间、胸背俱痛，云胸痹也。【胸痛】

论曰：虚极之人，为寒邪所客，气上奔迫，痹而不通，故为胸痹。其证坚满痞急，或胸中愊愊如噎塞，或胸背皆痛，或胸满短气，咳唾引痛，烦闷，白汗出。或心痛彻背，或肌痹皮痛，是皆闭塞而不通也。

理中汤

治胸痹。

人参　甘草炙　白术　干姜各一两半

上粗末。每服五钱，水二盏，煎一盏。去滓温服，空心，日午、临卧各一服。若胸筑者，此为肾气动也，去白术，加桂二两；若脐上筑，吐多者，去术，加生姜一两二分；下利多者，复用术；悸者，加茯苓一两私云茯神尤佳；渴者，加术二两一分；腹中痛者，加人参二两一分；寒者，加干姜二两一分；腹满者，去术，加附子一个。服此药后，食稀粥，衣覆取微汗。

治胸痹，**枳实汤**。

枳实麸炒，半两　栝楼实一个，全者　厚朴姜汁炙，各三两

上剉散。每服五钱，水二盏，煎一盏。去滓温服，空腹，日二三服。一方加半夏二两。又但枳实四个，厚朴三两，如前煎服尤佳。

橘皮汤

治胸痹连心气闷，喉中塞不通。

陈皮二分　赤茯苓　枳壳各一两　栝楼实二个，全用　桂　甘草炙，各二分

上粗末。每服五钱，水二盏，煎一盏。去滓，空心温服，日二三服。

四温散

治寒客在胸中，郁而不散，坚满痞急，名胸痹。

附子炮　蓬莪术煨，各二两　胡椒　枳壳麸炒，各一两

上细末。每服四五钱匕，热酒服，日二三服。

五味丸

治心下坚痞，胸痹。

桂心　诃子皮　槟榔各二两　附子炮　干姜各一两二分

上末，蜜丸如梧子大。每服三十、五十，或七八十丸，温酒服，或姜汤服。

私云：坚痞如癖，可蓬莪术二两，京三棱一两。

黄耆汤

治胸痛遇寒气，胸膺两乳间刺痛，甚则引背胛，或彻背膂，咳唾引痛，是皆可用。

桔梗炒，二两　黄耆　沉香　当归各一两　川芎　人参　甘草　紫苏叶各半两

上粗末。每服四五钱，水一盏，煎七分。去滓温服，不计时，日夜三五服。

白术枳实散

治胸痛。

枳实麸炒　陈曲炒　白术各三两

上细末。每服三四钱，温酒服之，空心，日夜四五服。

薏苡根饮

治卒苦烦，攻胸痛。

薏苡根

上㕮咀如麻豆大。每服五钱，水一盏半，煎一盏。去滓温服，日夜四五服。

【六】胸痹心痛灸穴

胸痹心痛，灸膻中百壮[①]。

胸痹满痛，可灸期门，随年壮。

【七】厥逆胸痹膺肿颈痛，谓之厥逆也。

论曰：有病膺肿颈痛，胸满腹胀，病名厥逆。夫阴阳升降，则气流而顺；若上实下虚，则气厥【逆冷】而逆。今阳气有余于上，抑郁[②]于胸腹间，故膺肿颈痛，胸满腹胀，而为气逆之证也。治法不可灸，亦不可针，惟调顺阴阳，使升降无碍，则病自愈。

调中丸

治厥逆病，三焦不调，升降痞隔，颈痛膺肿，胸满腹胀。

人参　赤茯苓　桔梗剉，炒　陈皮　白术　半夏曲　沉香　槟榔　藿香叶各一两

上细末，蜜丸梧子大。每服五十丸，或七十丸，温生姜汤服下，不拘时。

人参汤

治厥逆，三焦不调，及脾胃气攻，头面虚肿，气喘心急，胀满。

人参　赤茯苓　厚朴　紫苏子炒　大腹皮　桑白皮　槟榔各一两　陈皮　防己各一两半

上粗末。每服五钱，水一盏，姜五片，葱白三茎，煎八分。去滓，空心服，不拘时。

---

① 百壮：此下原有错叶，据校本调顺。

② 抑郁：原作“壹郁”，据《圣济总录》卷第五十六改。

高良姜汤

治厥逆，腹满妨痛，或上冲心。

高良姜　槟榔　木香　当归各一两半　吴茱萸洗，炒，一两

上粗末。每服四五钱，水一盏，煎七分。去滓，空腹温服，不拘时。

紫苏子汤

治厥逆及冷气逆满，不能食。

紫苏子炒　陈皮　人参　赤茯苓　厚朴　杏仁炒　枇杷叶拭毛，炙，各二两

上粗末。每服四五钱，水一盏半，生姜三片切，焙，煎一盏。去滓温服，日夜四五服。

茯苓汤

治厥逆满急，食饮妨闷。

赤茯苓三两　桔梗剉，炒，二两　厚朴　白术　人参各二两　陈皮一两半

上粗末。每服四五钱，水一盏，姜三片，煎六分。去滓温服，日夜四五服。

【《翰良方》云：

小建中汤

治腹中切痛。

桂　生姜切，各三分　甘草炙，半两　大枣十二枚，打破　白芍药二两半　胶饴二两，已上并细剉

上以水二盏，煮取九合，去滓，内饴，更上火微煮，令饴化。温服三合，日三服。

尝有人患心腹切痛不可忍，累用良医治之，皆不效，灸十余处，亦不瘥。士人陈承①善医，投一药遂定。问之，乃小建中汤也。此药偏治腹中虚寒，补血，尤止腹痛。常人见其药性温平，未必信之。古人补虚，止用此体面药，不须附子、硫黄。承用此药，治腹痛如神。然腹痛按之便痛，重按却不甚痛，此只是气痛。重按愈痛而坚者，当自有积也。气痛不可下，下之愈痛。此虚寒证也，此药尤相当。

案《外台》虚劳腹中痛，梦失精，四肢酸痛，手足烦热，咽干口燥，妇人少腹痛，宜服。张仲景《伤寒论》阳脉涩，阴脉弦，法当腹中急痛，先与此；不瘥者，小柴胡汤主之。此二药，皆主腹痛。予已于小柴胡汤叙之。若作散，即每服五钱匙，生姜五片，枣三个大者，饴一栗大。若疾势盛，须作汤剂，散服恐力不胜病。】

《覆载万安方》卷第十二

嘉历元年七月七日巳刻，朱墨同时加愚点了。

性全（花押）

朱墨之纸数贰拾六丁（花押）

---

① 陈承：原作“陈丞”，据《苏沈良方》卷第四改。下文“承用此药，治腹痛如神”，可证。

《覆载万安方》卷第十三上

此第五十六卷杂方中，有脾胃进食止泻方。

性全　撰

气诸病

【一】诸气统论①

九气（《病源论》《素问》），七气（《三因方》），脾胃膈气，冷热惊悸。此一卷，诸病通治也。

论曰：夫百病皆生于气，故有怒则气上，喜则气缓，劳则气耗【减也】，悲则气消，恐则气下，寒则气收聚，热则腠理开而气泄，忧则气乱，思则气结。九气不同，怒则气逆，甚则呕血，及食而气逆上也；喜则气和，荣卫行，通利，故气缓焉。悲则心系急，肺布叶举，使上焦不通，荣卫不散，热气在内，故气消也；恐则精却，精却则上焦闭，闭则气还，还则下焦胀，故气不行；寒则经络涘涩②，故气收聚也；热则腠理开窍，荣卫通，故汗大泄也；忧则心无所寄，神无所归，虑无所定，气乱矣；劳则喘且汗，内外迅，故气耗矣；思则身心有所止，气留不行，故气结矣。又肺主于气，若肺气虚实不调，或暴为风邪所乘，则腑脏不利，经络痞涩，气不宣和，而作诸气病也。

《三因方》七气论云：夫五脏六腑，阴阳升降，非气不生，神静则宁，情动则乱，故有喜、怒、忧、思、悲、恐、惊七者不同，各随其本脏所生所伤而为病。故喜伤心，其气散；怒伤肝，其气击；忧伤肺，其气聚；思伤脾，其气结；悲伤心胞，其气急；恐伤肾，其气怯；惊伤胆，其气乱。虽七诊自殊，无逾于气。黄帝曰：余知百病生于气也。但古论有寒热忧恚，而无思悲恐惊，故似不伦类，于理未然。然六腑无说，唯有胆者，盖是奇恒净腑，非转输例，故能蓄惊而为病。

《百一》《事证》等方云：有气中一证，不可不知。此病多生于骄贵之人，因事激挫忿怒，盛气不得宣泄，逆气上行，忽然扑倒，昏迷不省人事，牙关紧硬，手足拘挛者，其状与中风无异，但口内无涎声。有此一证，即是气中，不可妄投取涎发汗等药，反生他病，但得与七气汤，分解其气，散其壅结，其气自止。七气汤并进效速，更与苏合香圆云云。

论曰：阴阳虽大，未离乎气，故通天下一气尔。人生其间，大喜毗于阳，大怒毗于阴，一吐纳，一动静，何所逃哉？与气流通而已。故气平则宁，不平则病。

《内经》曰：百病生于气，喜则气缓，悲则气消，寒则气收，热则气泄，恐则气下，忧则气乱，劳则气耗，思则气结，怒则气逆。盖荣卫通利，则气舒而不迫，此喜所以气缓也；神情惨悴，则气亏而不全，此悲所以气消也；经络凝涩，则气积而不散，此寒所以气收也；腠理开通，则气升而汗出，此热所以气泄也；精却上闭，则气还而不行，此恐所以气下也；多愁虑，则气散而无归心，此忧所以气乱也；内外烦动，则气喘而且汗，此劳所以气耗也；身心有止，则气留而不行，此思所以气结也；嗔恚伤甚，则气上而呕血，此怒所以气逆也。此九气者，证虽不同，大概诊寸口脉伏，胸中逆气，是诸气上冲胸中，故上气、面胕肿、膊息。

---

① 诸气统论：此标题原无，据《圣济总录》卷第六十七补。

② 涘涩：原文如此，《诸病源候论》卷十三同，疑当作"凝涩"。

七气圆[1]

治寒气、热气、愁气、怒气、惊气、思气、恚气。

大黄二两半　人参　半夏　吴茱萸洗，炒　柴胡　干姜炮　细辛　桔梗　菖蒲各半两　赤茯苓　川芎　甘草炙　石膏　桃仁　蜀椒去目、合口者，出汗，各三分

上细末，蜜和丸梧子大。每服二十丸、三十丸，或五十丸。温酒服，日夜各一服。一方加桂心半两。

均气丸

治一切虚冷气，腹胁胀满，胸膈滞闷，呕吐酸水，不思饮食，脏腑滑泄，脐腹疼痛。

木香　胡椒　干姜炮　乌头炮　茴香炒　荜澄茄　青皮　陈皮　蓬莪术煨　桂心去粗，各一两　牵牛子以半斤炒末，用四两

上细末，以面姜汁糊，丸如梧子大。每服三十丸、五十丸，或六七十丸。炒生姜盐汤服，日一二服，不计时。

红豆蔻丸

治一切气，饮食不消。

红豆蔻去皮　木香　缩砂　槟榔　诃子皮炮　藿香叶各二两　陈皮四两　胡椒二分　荜澄茄一两　茴香炒，三两

上细末，以酒煮面糊，丸梧子大。每服五十丸，空心，食前、临卧各一服，生姜汤下，或加至七八十丸。

藿香汤

治诸气不调，胸膈痞滞，升降不匀。

藿香叶　厚朴各一两　青皮　甘草各三分　桂心半两　干姜炮　枇杷叶各一分

上粗末。每服四五钱，水一盏，姜三片，枣三个，煎七分。去滓热服，日三服，夜一服。

《事证方》云：大凡中风，切不可作一概用药。有因喜乐而中者，伤于阳；有忧戚而中者，伤于阴。多因喜怒中得此疾，便觉涎多昏愦，牙关紧急。若作中风用药，非止不瘥，亦多杀人。有一妇人，因丧子忧恼过多，忽一日气晕，涎壅牙噤。请一里医，便作中风用药，连投至宝丹二服，大下数行，一夕而卒。此证只可用苏合香圆四五粒。化开[2]灌之即醒，然后随虚实调理。【《翰良方》三云[3]：一方有牛黄半两。古方本无，乃后人加之。】

苏合香圆

苏合香一两　薰陆香一两　木香　白术　丁香　白檀香　辰砂　沉香　香附子　犀角　荜拨　安息香　麝香　诃子皮已上二两　龙脑一两

【私云：增加龙脑、麝香、辰砂各一倍，尤神验。私云：去龙脑，增加麝香，号麝香苏合香圆。最虚冷人，并治虫妙。】

上为细末，用安息香膏炼蜜和捣，丸如梧子大。每服十、二十、三十丸，随人强弱、疾轻重可服之。中风气中，通可用之。

陈良甫作《大全良方》【首书】第七云：曾赵恭人鼻衄不止，诸治不瘥。予治之，先用苏合香丸四丸，次用五苓散浓煎白茅花汤调服即止，次用芎归汤调理。又有一富室男子，鼻血不止，六脉洪数，究竟云服丹药太过，遂用黄连、黄芩、大黄为末煎服愈，调服亦可。又云：仆尝治一人吐血，遂用苏合香丸和鸡苏散服，即效。《大全良方》第七吐血章，有鸡苏散二道，可见彼卷。

苏合香圆，《苏沈翰良方》三云：此方人家皆有，恐未知其神验耳。本出《广济方》，谓之白术圆，后人编入《外台》《千金》等方。真宗朝尝出苏合香酒，赐近臣，又赐苏合香圆，自此方盛行于世。此药大能安气血，却外邪，予所亲见者。予所乘船，有一船工之子，病伤寒日久而死，但心尚暖，不忍不与

---

① 七气圆：原作“气气圆”，据《圣济总录》卷第六十七改。

② 化开：原作“此开”，据校本此处的旁注改。

③ 云：原作“公”，据校本改。

药，弃已不救，试与苏合香圆灌之，四圆乃省，遂瘥。予友人为两浙提点刑狱，尝病大泻，目视天地转，神思已不理，诸药不效。服苏合两弹圆许，顿觉轻爽，腹泻亦[①]止。予目视救人于将死者，不可胜记。人家不可无此药，以备急难。瘟疫时尤宜服之，辟疫尤验，以人参汤尤佳。仓卒求人参不得，只白汤亦佳，勿用酒。古方虽云用酒下，酒多不效，切宜记之。东阳刘使君，少时尝病瘵，日渐羸削，至于骨立，肌热盗汗，劳状皆具。人有劝服此药，凡服八九两，所苦都瘥。

【二】疗诸气疾

理中丸《局方》

理中焦不和，脾胃宿冷，心下虚痞，腹中疼痛，胸胁逆，噎塞不通，呕吐冷痰，饮食不下，噫醋吞酸，口苦失味，怠惰嗜卧，全不思食。又治伤寒时气，里寒外热，霍乱吐利，心腹绞痛，手足不和，身热不渴，及肠鸣自利，米谷不化。

白术　干姜　人参　甘草各五两

上末，蜜丸，每一两作十圆。每服一二丸嚼，以沸汤服下，亦梧子大丸，每服五十丸亦得。大病【伤寒也】新瘥，多唾不止，及新产人内虚，皆可服之。常服暖胃，消痰逐饮，顺三焦，进饮食，辟风寒，除湿冷邪气。

《无倦良剂方》【首书】苏合香圆下云：亲验方治脾胃不和，胸膈痞闷，苏合丸与理中丸同煎服云云。《和剂方》第五痼冷篇有附子理中圆。

《本草序例》中云：今人使理中汤丸，仓卒之间，多不效者，何也？是不知仲景之意为必效药，盖用药之人有差殊耳。如治胸痹，心中痞坚，气结胸满，胁下逆气抢心，治中汤主之。人参、术、干姜、甘草四物等，共一十二两。水入八升，煮取三升。每服一升，日三服，以知为度。或作丸，须鸡子黄大，皆奇效。今人以一丸如杨梅许[②]，服之病既不去，乃曰药不神。非药之罪，用药者之罪也。今引以为例，他可仿此。然年高及素虚寒人，当逐宜减甘草。

紫苏子圆《局方》

治一切气逆，胸膈噎闷，心腹刺痛，胁肋胀满，饮食不消，呕逆欲吐，及治肺胃伤冷，咳嗽痞满，或上气奔急，不得安卧。

紫苏子三两　肉桂二两　高良姜炒，二两　人参二两　陈皮四两

上末，蜜丸弹子大。每服一二丸嚼，温酒服之，米饮亦得，不拘时。小圆而三五十丸，或七十丸服亦佳。若食瓜脍生冷，觉有所伤，噫气生熟，欲成霍乱者，含化二三丸，细细咽下。【消生冷瓜脍，治霍乱。】服尽，应时立愈。常服此药，永不患霍乱，甚妙。

养脾圆《局》

治脾胃虚冷，心腹绞痛，胸膈满闷，胁肋虚胀[③]，呕逆恶心，噫气吞酸，泄泻肠鸣，米谷不化，肢体倦怠，不思饮食。【脾胃虚冷，不食泄利。】

大麦蘖二两，炒　白术一两　干姜四两　缩砂四两　白茯苓二两　人参二两　甘草三两

上末，蜜丸，每一两作八丸。每服一二丸，或三丸嚼，姜汤送下，食前服。此药养胃进食。

嘉禾散亦名谷神散

治中满下虚，五噎五膈，脾胃不和，胸膈痞闷，胁肋胀满，心腹刺痛，可进饮食，或多痰逆，口苦吞酸，胸满短气，肢体怠惰，面色萎黄。如中焦虚痞，不任攻击【不消化食，谓之不任攻击也】，脏气寒，不受峻补，或因病气衰，食不复常，禀受怯弱【天性弱也】【禀受怯弱者，初虞世《养生必用方》云：所谓虚者，气血禀受有足、有不足，加之柔弱未足而疾病易生，非必待知男女大欲然后虚也】，不能多食，尤宜服之。常服育神养气，和补脾胃，进

---

① 亦：原作“示”，据《苏沈良方》卷第五改。

② 许：原作“计”，据校本改。

③ 虚胀：原作“虚肠”，据《太平惠民和剂局方》卷之三改。

美饮食。用药总论云：脚气四肢肿满主之。

【《局方》总论云：气虚肿满者，因脾气停滞，脾经受湿，气不流行，致头面虚浮，四肢肿满，腹肚膨胀如鼓，上喘气急者，可与嘉禾散云云。】

枇杷叶去毛，姜汁炙，一两　大腹子炒，三分　薏苡仁炒，一两　杜仲姜汁酒合和涂，炙，三分　石斛剉，酒炙，三分　谷蘖炒，半两　随风子小诃子是也，取皮，三分　桑白皮微炒，半两　藿香叶三分　木香三分　白术炒，三两　沉香三分　丁香三分　白豆蔻微炒，半两　缩砂一两　五味子炒，半两　槟榔炒，半两　白茯苓一两　青皮半两　人参一两　甘草一两二分　陈皮三分　神曲炒，一分　半夏姜制，一分半

上细末【《卫生良剂方》云上㕮咀云云】。每服四五钱，水一盏半，姜三片，枣三个，煎至一盏，温服不计时。及疗四时伤寒，能调治阴阳，使无变动，克日得安。若治五噎，入干柿一个，煎十服见效；若疗膈气吐逆羸困，入薤白十茎，枣五枚，妇人可服。

《无倦斋良验方》云：《究原方》治脾胃弱，身体如在云雾梦中，觉似寒似热，口干无味，饮食减少，加冬瓜子仁【冬瓜子仁，《本草》云：性或平或寒，无毒云云。《良剂方》下小儿卷定惊散下云：胃寒有冷，加冬瓜仁云云】擂细，入一匙头，生姜同煎。妇人胸膈不快，呕逆恶心，腹胁刺痛，气不升降，发寒发热，头眩心怔，生姜、乌梅煎。【与四物汤可并服云云。《究原方》。】若寒热如劳之状，加醋煮鳖甲煎。男子有此证，亦宜服。体虚，增熟附子煎。治牙齿虚痛，不能嚼食，加熟附子数片同煎。《陈氏方》：老人秘涩，煎此药临熟，入蜜一匙再煎，去滓服，不拘时。

【《究原方》八云：有人常身体如在云梦中，觉似寒似热，口干无味，饮食减少，皆作劳治。求医，仆云：此脾胃病，遂令服《局方》嘉禾散，加冬瓜子仁，擂细，入匙头生姜同煎；次合《本事方》二神圆，破故纸、肉豆蔻，加附子炮、五味子各一两，不终剂而安。

二神圆在此卷下。

又《究原方》第十二云：皆以妇人无病，服当归、地黄、川芎药，其病愈增，令服《局方》嘉禾散，生姜、乌梅煎服。若寒热如劳之状，加醋煮鳖甲煎服。男子有此证，亦宜服之。

《究原方》八云：有人齿痛嚼食，又非此，谓之齿虚，嘉禾散加炮附子数片同煎，顿觉痛除齿壮。】

《百一选方》治水蛊腹胀，同四柱散等分，为细末，依法煎服。

《外科精要方》治痈疽用药大纲云：李氏[①]曰：痈疽而呕，早晨宜服嘉禾散。又痈疽调节饮食，兼平胃气。论曰：李氏云：《经》曰脾为仓廪之官，胃为水谷之海，主养四旁，须以调理进食为上，不然则真元虚耗，形体尪羸，恶气内攻，最难调护，宜服茯苓开胃散、人参内补散、嘉禾散。又云：若病人气弱，不进饮食，合服嘉禾散。每本嘉禾散五两，宜加人参、沉香、木香、丁香、白豆蔻仁各二钱重。昔有一贵人苦疽疾，医者用药失序，久而不痊，因致虚羸，全不饮食。愚【李氏】欲进嘉禾散，而诸医争言：内有丁香，发热不可用。殊不知治疽之药，丁香预其一，况有因怒气而发疽。今嘉禾散中所用之药，尽是平和、益脾胃、降气之药。数日服他药无效，住诸药，必进嘉禾散。

初虞世《保生信效方》服谷神散法曰并辨误用谷蘖：中脘痞塞，喘促呕逆，或暴泄泻，不入食，心腹痛之类，服谷神散最效。一法：先用老姜一大块，切去上一指许，剜刻中虚，如瓮子状。入新丁香七个、木香如指面大在内，却以切下姜盖合，用面剂裹之，慢火内烧至面焦，去面不用。先煎下谷神散，于姜内取出二香，先烂嚼，慢以药送下，极能温中快气。此药名谷神散，又名嘉禾者，为其使谷蘖也。谷与禾，一物也。南方率用稻蘖，此乃大误。盖南方少粟谷，而其习俗呼稻为谷为禾耳。所谓谷者，粟谷是也。禾者，禾黍之禾，亦谷也。苗则为禾，结实则为谷。唐叔得禾，异亩同颖，谓禾粟也。今粟谷异亩同颖者，时有之。稻岂能异亩同颖耶？五谷皆谷，而粟谷为正谷，犹五金皆金，而黄金为正金。凡其色黄，土谷也。谷神散，治脾之药，而脾属土药之用，蘖取其能生。又木能克土，取其克化也。京师及西北谓粟谷为谷，南人则呼稻为谷，又呼为禾。若谓五谷皆可谓之谷，而呼稻为谷，譬犹呼银铜为金，亦可矣；呼稻为禾，则不可。盖禾乃粟谷苗耳。今南人呼稻曰早禾、晚禾。用谷蘖，正取其生发脾气而能克化。

---

① 李氏：即宋人李迅，著有《集验背疽方》。

今乃用谷，谷属水，脾恶水，非徒无益，而又害之。

《本草衍义》曰蘖米，此则粟蘖也。今谷神散中用之，性又温于大麦蘖也。《指迷方》嘉禾散用大麦蘖，云麦蘖久服消肾，不可多食。

《本草》：神曲，味甘，大暖。

《绍兴校定本草》云：疗脏腑中风气，调中下气，开胃，消宿食，主霍乱，心膈气痰逆，除烦，破癥结，及补虚，去冷气，除肠[①]【肠】胃中塞不下食，令人有颜色。六月作者良。陈久者，入药用之，当炒令香。

《绍兴校定》曰：曲入方疗疾，惟六月上寅日，清水和白面为神曲，可用矣。大率消谷嗜食，诸方多用之，陈久者良。盖谓有消化之性，故云落胎，即非毒利之药可比也，当云味苦甘温无毒是。

枇杷叶，《本草》：《雷公》云，凡采得后，称湿者一叶，重一两，干者三叶，重一两者，是气足堪用。使粗布拭上毛令尽，用甘草汤洗一遍，却用绵再拭令干。每一两，以蜜一分炙之，蜜尽为度。

石斛，味甘平，无毒。除痹下气，补五脏虚劳羸瘦，平胃气，长肌肉，逐皮肤邪热痱气，脚膝疼冷痹弱。陶隐居云：生石上，细实，以桑灰汤沃之，色如金为佳。近道亦有，次宣城间，生栎树上者，名木斛[②]【斛】，其茎形长大而色浅，不可用之。

杜仲，平温无毒。主腰脊痛，脚中酸疼，不欲践地。

调气散《局方》

治气滞不匀，胸膈虚痞，宿冷不消，心腹刺痛，除胀满噎塞，止呕吐恶心。常服调顺脾胃，进美饮食。

丁香二两　白檀二两　木香二两　甘草炙，八两　缩砂四两　白豆蔻二两　藿香八两

上细末。每服三四钱，盐沸汤点服，不拘时候，日夜三五服。

《无倦斋良剂方》秘传调气散与妙香散等分合和，号妙调散，心肾二脏虚惊尤佳。

经进丁香调气散《魏氏》

白豆蔻八钱　丁香七钱　缩砂　干姜　木香　白术各五钱

上细末。每服三钱，热汤点服。

七气汤《三因》【《可用方》名四七汤】

治脏腑虚，神气不守正位，为喜、怒、忧、思、悲、恐、惊忤郁不行，遂聚涎饮，结积坚牢，有如杯块[③]，心腹绞痛，不能饮食，时发时止，发则欲死。

半夏五两　人参　桂心　甘草炙，各一两

上剉散。每服五钱，水一盏半，姜七片，枣三个，煎七分。去滓，食前空心，日三服，夜一。

余书曰：喉干者，加栝楼三两；痃癖积块，妇人血瘕者，加蓬莪术、京三棱、良姜各二两；心忪惊悸，加远志、茯神三两；寒者，加附子一两；热者，加柴胡、黄芩各二两。

大七气汤《三因》

治喜怒不节，忧思兼并，多生悲恐，或时振惊，致脏气不平，憎寒发热，心腹胀满，傍冲两胁，上塞咽喉，有如炙脔，吐咽不下，皆七气所生。

半夏五两　白茯苓四两　厚朴三两　紫苏叶二两

上剉散。每服五六钱，水一盏半，姜七片，煎一盏。去滓，食前温服，日三夜一服。

四七汤《易简》

治喜、怒、悲、忧、恐、惊之气结成痰涎，状如破絮，或如梅核在咽喉之间，咯不出，咽不下，此七气所为也。或中脘痞满，气不舒快，或痰涎壅成，上气喘急，或因痰饮中节，呕逆恶心，并宜服之。

半夏五两　茯苓四两　厚朴三两　紫苏叶二两

---

① 肠：原作“胁”，据底本眉批及校本改。

② 斛：原作“解”，据底本眉批及校本改。

③ 杯块：原作“坏块”，据校本改。

上以全同七气汤。私云：四物治七气，故云四七欤。

《易简》云：若因思虑过度，阴阳不分，清浊相干，小便白浊，用此四七汤服青州白圆子，最为切当。【以四七汤服白圆子】

妇人情性执着，不能宽解，多被七气所伤，遂至气填胸臆，或如梅核上塞咽喉，甚者满闷欲绝。产妇尤多此证，宜服此剂，间以香附子药，久服取效。切不可谓紫苏耗气，且谓新产血气俱虚，不肯多服。用之效验，不可具述。一名厚朴半夏汤，一名大七气汤。加香附子炒，八两，陈皮六两，甘草一两，服之，尤快切。

平胃散《易简》

治脾胃不和，不思饮食，心腹胁肋膨胀刺痛，口苦无味，胸满短气，呕哕恶心，噫气吞酸，面色萎黄，体瘦弱，怠惰嗜卧，体重腹疼，常多自利，或发霍乱及五噎八痞，膈气反胃，并宜服之。

厚朴三两二分　苍术五两二分　陈皮三两二分　甘草一两

上㕮咀。每服四五钱，水一盏半，姜五片，枣三个，煎一盏。去滓，食前服。暖胃，化宿食，消痰饮，辟风寒冷湿、四时不正之气。

【《事证方》及《选奇方》等中治暑气伏热，与五苓散等分合服之，名胃苓散。《叶氏方》中并《易简方》有多加减方，可见效。】

一方加茯苓、丁香各三两，共成六味。治胃寒呕吐，多加生姜煎。一法若人气不舒快，中脘痞塞，不进饮食，加缩砂、香附子各三两，共成八味，加生姜煎服。病后调理，亦宜服之。一方去苍术，余各等分，白水煎服。治酒食所伤，眼睛头面遍身黄色，名曰酒疸，久服神验，仍以红圆子佐之。一法加草果、乌梅各一个，治脾寒痁疾，姜七片同煎，久服有效。

《卫生良剂方》引《百一选方》曰：盐汤点服亦得。

老人饮食辄噎，并痼冷，加茱萸煎。心怔忡，小便不利，加木通、生姜煎。气虚胃冷痼冷，加附子、生姜煎。风热或头疼，加羌活、生姜煎。有寒或头疼，加细辛、生姜煎。伤冷腹痛，加良姜煎。白痢，加干姜、肉豆蔻煎。久痢不愈，其一有积，腹胁满，加神曲、木香煎；其一胃虚肠滑，不思饮食，脐腹按必不痛，加赤石脂、肉豆蔻煎。脾胃发寒极作疟，加防风、草果煎。夜梦鬼交，加龙骨煎。小儿胃虚经吐泻，加天麻、川芎煎。禀气弱，加桂煎①，少附子，若气实不须。妇人小便白浊，心胃气弱，加桂煎。胃虚谵语，如见鬼状，或身热，加附、防、远志煎。肺胃虚咳嗽，加五味子、生姜煎。有邪热，发热唾血，加紫菀、黄耆煎。胃寒大呕逆，加吴茱萸、半夏、生姜煎。食伤肚肠痛，揉之益痛，加枳壳一指大，同生姜煎。常服调气暖胃，化宿食，消痰饮，辟风寒冷湿四时非节之气。《百一选方》

《百一选方》血痢，用此药一两【十钱】，入续断末二钱半。每服二钱，水一盏，煎七分服。一切恶疮及头上疮，入腻粉、油清调傅。

《陈氏方》伏暑水泻，用此药并五苓散各二钱，水一盏，枣二枚，姜三片，煎七分，温服。

《究原方》心脾疼，入研细泥矾少许，姜盐汤服。诸般恶疮，诸药不效，及治久年寒湿脚气，腿肿生疮。用水调涂，仍入川楝子煎香苏散服。天阴，浑身重疼无力，此乃湿气，同香苏散一帖，分四服，加木瓜煎。脚隐痛，行履难辛，赤面煎服。

《胡氏方》治吐食翻胃，冒暑，烦躁不食，小儿呕吐，泄泻黄色，杀疳虫，美食。用此药末一两，加硫黄、消石各半两，醋糊为圆，如梧子大。每服二十丸，橘皮汤服下。小儿一岁五粒，橘皮汤化下。秘传心脾疾，用陈茱萸五六十粒，水一大盏煎汤，调三钱再煎，热服。

平胃散《御药院方》【首书】

治脾胃不和，不思饮食，心腹胁肋胀满刺痛，口苦无味，胸满短气，呕哕恶心，噫气吞酸，面色萎黄，肢体瘦弱，怠堕嗜卧，体重节痛，常多自利，或发霍乱，及五噎八痞，膈气反胃，并宜服之。

厚朴姜制香炒，三两二分　苍术五两　陈皮三两二分　甘草炙，二两　人参　茯苓各二两

---

① 煎：此下原有错叶，据校本调顺。

上细末。每服二钱，水一盏，生姜二片，枣一个，煎至七分。去姜、枣，稍热服，空心食前，又以沸盐汤服。常服暖胃，化宿食，消痰饮，辟风寒冷湿四时非节之气。又以枣肉为丸，如小豆大。每服二十丸、三五十丸，以姜汤服，空心食前尤佳。

三和散《局方》

治五脏不调，三焦不和，心腹痞闷，胁肋膜胀，风气壅滞，肢节烦疼，头面虚浮，手足微肿，肠胃燥涩，大便秘难。虽年高气弱，并可服之。又治背痛胁痛，有妨饮食，及脚气上攻，胸腹满闷，大便不通。《究原方》名三脘散

羌活二两二分　紫苏叶二两二分　木瓜焙，同分　沉香二两　木香　白术各一两三分　槟榔面炮，一两三分　川芎七两二分　甘草炒，一两三分　陈皮一两三分　大腹皮二两二分

上粗末。每服四五钱，水一盏半，煎六分。去滓温服，不拘时，日二三服。

私云：大便不通，则加大黄三两。

三和丸《御药院方》【首书】

治三焦不和，气不升降，心胸痞闷，胁肋疼痛，疗因伤冷物传化。

枳实麸炒　槟榔　半夏各二两　木香　青皮　陈皮　赤茯苓　丁皮　萝蔔子炒　白术各一两半　京三棱四两　蓬莪术三两　白豆蔻　沉香　桂　藿香各一两　黑牵牛一斤，炒，取末，半斤

上末，酒面糊丸梧子大。每服三十、五十丸，食后夜半，以生姜汤服。

三棱煎圆《局》

顺气宽中，消积滞，化痰饮，治中脘气痞，心腹坚胀，胁下坚硬，胸中痞塞，喘满短气，噫气不通，呕吐痰逆，饮食不下，大便不调，或泄或秘。

杏仁一两　萝蔔子炒，二两　硇砂一两　京三棱细末，八两，以酒五盏，于石锅中熬煎成膏　神曲炒，三两　麦蘖炒，三两　青皮二两　干漆炒尽烟，二两

上细末，以三棱膏匀搜和圆，如梧子大。每服十五丸，或二十丸，温米饮食后服，日二三服。

私：大便秘结肿满，加大黄三两，牵牛子末炒三两，丸。每服五十、七十乃百丸，以利快肿消为度。

消食圆《局》

治脾胃俱虚，不能消化水谷，胸膈痞闷，腹胁时胀，连年累月食减嗜卧，口苦无味，虚羸少气。又治胸中有寒，饮食不下，反胃翻心，霍乱呕吐，及病后新虚，不胜谷气，或因病气衰，食不复常，并服之。

乌梅去核，焙干，四两　干姜炮，四两　小麦蘖炒，三两　神曲炒，末，六两二钱，十文目也

上末，蜜和搜丸，如梧子大。每服三十、五十丸，米饮服，日二三服，不计时候。【《御药院方》加人参、茯苓、桂心各半两，木瓜，以大麦蘖代用于小麦蘖，号思食圆，尤神妙。】

生气汤《局》

治男子、妇人一切冷气攻心腹，胁肋胀满刺痛，噫醋吞酸，痰逆呕吐，胸膈痞闷，饮食不美。又治五膈五噎，一切气疾，常服除邪冷，生胃气。

盐二两二分　丁香　檀香各一两二分　胡椒二分半　甘草二两

上粗末，用慢火焙令香熟，乘热入磁器，密盖候冷，细末盛贮，勿令泄气。每服二三钱，用沸汤点服，不计时候。

育气汤《御药院方》【首书】

通流百脉，调畅脾元，补中脘，益气海，思进饮食，大益脏虚冷痛，祛阴寒，止肠鸣。

白术　丁香　人参　木香　白茯苓　藿香　缩砂　肉豆蔻　荜澄茄　甘草炙，各一两　干山药二两　陈皮　青皮各二分

上细末。每服二三钱，以木瓜汤点服，空心，盐汤服亦得。

四柱散《局》

治丈夫元脏【肾也】气虚，真阳【肾】耗败，两耳常鸣，脐腹冷痛，头旋目晕，四肢怠倦，小便滑数，

泄泻不止。凡脏气虚弱者，皆宜服之。

木香湿纸煨　茯苓　人参　附子炮，各二两二分

上细末。每服三四钱，水一盏半，姜三片，枣三个，盐少许，煎七分，空心，食前温服。

《魏氏家藏》**四柱散**

治伏气筑塞，小肠气，肾气，膀胱肿大，疝气等病，并皆治之。

乌药酒浸二宿　高良香姜炒　青皮　茴香

上等分，末，炒，生姜酒三分服。妇人血气痛，煎当归酒服下。

沉香降气汤《局》并《百一方》【首书】

治阴阳壅滞，气不升降，胸膈痞塞，心腹胀满，喘促短气，干哕烦满，咳嗽痰涎，口中无味，嗜卧减食。又治胃痹留饮【痰也】，噫醋闻酸，胁下支结，常觉妨闷，及中寒咳逆，脾湿洞泄，两胁虚鸣，脐下撮痛，皆能治之。患脚气人，毒气上冲，心肠坚满，肢体浮肿者，尤宜服之。常服开胃消痰，散壅思食。

香附子六两　沉香一两三分　缩砂三两　甘草三两

上细末。每服二三钱，盐汤点服。凌旦雾露，空心服。去邪恶气，使无瘴疫。

沉香降气散《御药院》【首书】

治三焦痞滞，气不宣畅，心腹疼痛，呕吐痰沫，胁肋膨胀，噫气不通，哕逆醋臭，胃中虚冷，肠鸣绞痛，宿食不消，除反胃吐食不止，及五膈五噎，心胸满闷，全不思食，宜服之。

沉香　木香　丁香　藿香　人参　甘草炙　白术各一两　白檀二两　肉豆蔻　缩砂　桂花　槟榔　干姜　枳实各二两

上细末。每服二钱，入盐少许，水大盏，煎至七分。和滓温服，不拘时，日进三服。

丁沉煎圆《局》

辟雾露寒邪，散膈脘凝滞，调顺三焦，和养荣卫，治心胸痞闷，噫醋吞酸，呕逆痰水，津液不收，两胁刺痛，腹中坚满，口苦无味，不思饮食。

丁香三两三分　沉香三分　木香一分　丁皮二分　白豆蔻三两　甘草三两，煎成膏为丸也

上细末，以甘草膏为丸，一两为二百五十丸。每服五丸、十丸，常含口化服，空心食前。常服养荣卫，散滞气。

感应圆《局》

治虚中积冷，气弱有伤，停积胃脘，不能传化。或因气伤冷，困饥饱食，醉酒过多，心下坚满，两胁胀痛，心腹大疼，霍乱吐泻，大便频并，后重迟涩，久痢赤白，脓血相杂，米谷不消，愈而复发。又治中酒呕吐，痰逆恶心，喜睡头旋，胸膈痞闷，四肢倦怠，不欲饮食。又治久病形羸，荏苒岁月，渐致虚弱，面黄肌瘦，饮食或进或退，大便或秘或泄，不拘久新积冷，并悉治之。大病不过三服，便见痊愈。此药温无毒，并不燥热，不损胃气，亦不吐泻，止是磨化积聚，消逐冷热。又疗饮食所伤，快三焦滞气。

如绿豆大，每服三五丸，量虚实加减，温水吞下，不拘时候。常服进饮食，消酒毒，令人不中酒。又治小儿脾胃虚损，累有伤滞，粪白鲊臭，下利水谷。每服五粒，黍米大，干姜汤下，不拘时候。前须疾证连绵月日，用热药及取转并不成效者，不拘老幼，处心服饵，立有神效。

百草霜性热，研，二两　杏仁二两三分，研细　丁香一两二分　南木香　肉豆蔻各二两二分　干姜一两　巴豆去壳心油膜，成霜，一两二铢。私云：巴豆霜，一两二分可宜

【又加荜澄茄、京三棱，名太一神明再造感应圆，在别本。《局方》《三因方》新渡诸方□□方，故不载之。又别本《局方》有虞氏感应圆加干姜、槟榔、荜澄茄、乳香、青皮、姜、枣。同不载之。若用，则可见《增注大全和剂局方》。】

上细末，拌匀，研细。先持蜡六两入铜铫，以慢火镕化作汁，以重绵滤去滓，更以好酒三盏，于石器内煮蜡，镕滚数沸，倾出别器。候酒冷，其蜡自浮于上，取蜡称用。凡春夏修合，用清油一两，于铫内熬，令沫散香熟。次入煮了蜡四两，置于火上化作汁，就铫内乘热拌和，前须药末杵合。秋冬修合，用清油一两半同煎，煮热作汁，和匮药末成剂，捻分作小铤子，以油单纸裹之，旋圆，临于时可服之。

《易简方》云：凡欲消化于坚积之病，和下于秘结之患，则梃子半两，入巴豆二十个，去壳不去油，研烂成膏，一处研合匀，丸如绿豆大。每服十丸，或二三十丸，以生姜汤服下。不利，可增丸数。本方【《局方》】巴豆去油取霜，盖取其稳当，然未必能疗疾。若通医用之，必不去油。盖此药自是驱逐肠胃间饮积之剂，非稍假毒性，安能有荡涤之功？如《局方》感应圆，今人见饮食不化，中脘痞满，率多服之，以为宽中快膈。此大不然。宽快之药，自当用消化之剂，如枳壳、缩砂、豆蔻、橘皮、麦蘖、三棱、蓬术之类。是消化之药也，与转利饮积之药不同也。豆治挥霍垂死病，药至疾愈，其效如神，真卫生伐病妙剂。人参、白术，虽号为善良，却能为害。每见尊贵之人服药，只求平稳，而于有瞑眩之功者，不敢辄服。医虽知其当用，亦深虑其相信之不笃，稍有变证，或恐归咎于己，始以参、术等药迎合其意，倘有不虞【病人死也】，亦得以藉口【宜谢也】，而不知养病丧身，莫不由此。今人往往见巴豆不去油，不敢辄服，况尊贵之人，既有声色之奉，于心有慊，尤不肯用巴豆之性，佐以温暖之剂，止能去菀莝【根本也】【《素问》云：草根云菀莝，今谓病根本为菀莝也】，不动脏气，有饮积则行，无饮积不利。若病人体虽不甚壮实，既有饮气、积气之患，与夫邪气入腹，大便必秘。若非挨动，病何由去？犹豫不决，则病势攻扰，愈见羸之。若于病始萌之时，气体尚壮，对证用之，宿痾既除，旋加调理，自获十全。

心腹疞痛，不可忍者，当服此，以大便通利为效。或未甚通利，倍加丸数服之，以利为期。若通利后大腑不调，或泄泻不止，或愈见绞痛，当以家菖蒲【泥菖蒲也】煎汤解之。或者见服药后痛或愈甚，流利后痛若未除，便谓前药之讹，殊不知乃阴阳扰乱，脏气未平耳。若遽更医，却承前药之力，寻即获愈，遂收功于后，而归咎于前。如此者众，不可不知。

分气紫苏饮《局》

治男子、妇人脾胃不和，胸膈噎塞，腹胁疼痛，气促喘急，心下胀闷，饮食不思[①]，呕逆不止。

五味子　茯苓　桑白皮　大腹皮　草果仁　陈皮　桔梗　甘草各五两

上㕮咀后，紫苏嫩枝叶三两同捣碎，一处拌匀，入净器安置。每服五钱，水一盏，姜三片，入盐少许，煎七分。去滓，空心食前，常服和胃进食。

温中良姜圆《局》

温脾胃，顺三焦，治寒痰聚结，气壅不通，食即辄吐，咽膈噎闷，两胁肋疞刺，呕吐哕噫，醋逆恶心，中满短气，噎闻食臭，及疗留饮肠鸣，湿泄冷泻，注下不止。常服健脾[②]胃，美饮食，辟寒邪，养正气。

高良姜炒，四两　干姜三两　肉桂一两三分　白术三两　甘草一两

上细末，蜜丸，每一两作十二丸。每服一二丸，细嚼，生姜橘皮汤或米饮送下，空心食前。

苏子降气汤《局》

治男子虚阳上攻，气不升降，上盛下虚，膈壅痰多，咽喉不利，咳嗽，虚烦引饮，头目昏眩，腰疼脚弱，肢体倦怠，腹肚疞刺，冷热气泻，大便风秘，涩滞不通，肢体浮肿，有妨饮食。

当归二两　肉桂三两　紫苏子五两　甘草二两　半夏曲五两　陈皮三两　前胡　厚朴各二两

上细末，或粗末。每服四五钱，水一盏半，姜五片，枣三个，紫苏叶五七片，煎八分。去滓热服，不拘时候。常服清神顺气，和五脏，行滞气，进饮食，去湿气。

《三因》《百一》《选奇》《事证》等方咸曰：人谓京师俞山人降气汤真方是也。好事者复加附子、黄耆，又改其分两，亦班入《太医局方》者，皆伪方也。《千金方》名紫苏子汤，又降气汤，功效全同前，但以苏叶四两代苏子为异。

分心气饮《局》

略之。【九气汤并分心气饮事，神妙也。可看《局方》气段，常行用之，此中已遗失，不可欠彼等治诸气并虚羸不食疾。】

秘传降气汤《局》

治男子、妇人上热下冷之疾。凡饮食过度，致伤脾胃，酒色无节，耗损肾元【肾】，水土【肾脾】交攻，

---

① 不思：原作“可思”，据《太平惠民和剂局方》卷之三改。

② 健脾：原作“建脾”，据文义改。下凡遇此径改，不再出注。

阴阳关膈，遂使气不升降。上热则头目昏眩，痰实呕逆，胸膈不快，咽喉干燥，饮食无味；下弱则腰脚无力，大便秘涩，里急后重，脐腹冷痛。治以凉则脾气怯弱，肠鸣下利；治以温则上焦壅热，口舌生疮。及脚气上攻，与久痢不瘥，宜先服此药，却以所主药治之，无不效者也。

五加皮酒炒，半两　地骨皮炒，一两　骨碎补炒，半两　甘草炒，半两　桑白皮炒，二两　诃子皮炮，去核，半两　草果煨，半两　枳壳一两，微炒之　半夏曲炒，半两　陈皮一两　柴胡平，一两　桔梗温，半两

上粗末，和匀了，置甑蒸一伏时，晒干。每服三五钱，水一盏半，紫苏叶五片，姜三片，煎一盏，食后服。常服调顺荣卫，通利三焦，开膈化痰，和五脏。痰嗽，加半夏曲；心肺虚，加人参、茯苓；上膈热，加黄芩；下部虚冷，加炮附子；妇人血虚，加当归。

秘方生胃汤亦名开胃汤

开胃进食。

白术二钱重　干姜一钱半重　茯苓一钱重　半夏大者，五个　陈皮一钱重　木香半钱重　丁香大者，十四粒　沉香半钱重　白豆蔻大，五个　缩砂仁七粒　甘草一钱重。已上一服也

上㕮散，作一帖，水二盏半，生姜七片，煎取八分。去滓，空心顿服，如此再三合服，乃至五七服。进美饮食，久服健脾胃，生肌肉。此药自宋朝所传来，最秘神方也。

《御药院方》第三卷**丁香和胃丸**

治脾胃不和，中脘气痞，胸膈停痰，呕吐恶心，胁肋刺痛，饮食无味，肢体倦怠。常服温中和胃，止呕进食。

丁香　木香　沉香各半两　藿香叶　白茯苓　白豆蔻仁　陈皮　白术　人参各一[①]两　半夏制，三两

上细末，生姜汁面糊和，丸如桐子大。每服三十丸至五十丸，生姜汤服，不拘时候。生胃汤无人参、藿香，和胃丸无甘草为异。

调胃散《御药院方》【首书】

疗阴阳气不和，三焦痞格，五劳七伤，山岚瘴气，八般疟疾，四时伤寒，头目肢节疼痛，心腹胀满，呕吐恶心，痰逆咳嗽，手足虚肿，五种膈气，噎塞寒热，水泻诸痢，妇人胎前产后蓐劳，脾胃不和，饮食减少，并皆主之。

藿香　甘草炙　陈皮去白　半夏曲每一两，用生姜三两拌制　厚朴每一两，生姜二两拌制

上五味，各五两，同细末。每服二三分，水一盏，生姜三片，煎至七分，和滓温服，不拘时候。又以生姜汁米糊丸梧子大。每服五十、七十丸[②]，生姜汤服。

木香调胃丸《御药院方》

治因饮食不调，肠胃致伤，心腹疼痛，两胁胀闷，脏腑滞泻，米谷不化，腹中雷鸣，不思饮食，或下脓血，或便赤水，并宜服之。

木香　青皮　陈皮　槟榔　肉豆蔻面炮　京三棱　诃子皮　草豆蔻仁各一两

上细末，面糊丸梧子大。每服六十丸，食前热米饮服，开胃养气进食。

七珍散【圆】《本事方》

人参　白术　黄耆蜜水涂，炙　山芋　白茯苓　粟米微炒　甘草各二两二分，炙

上细末。每服二三分，水一盏，姜三片，枣二个，煎至七分。如大故不思饮食，加白扁豆蔻二两二分，蒸用，名八珍散。予制此方，温平不热。每有伤寒、疟疾、中暑得瘥之后，用此以调脾胃，日三四服，十日外饮食倍常。

曲术圆【圆】《本事》

治脾元久虚，不进饮食，停饮胁痛。

神曲十两，炒　白术五两　干姜　官桂去粗，各三两　吴茱萸汤七次洗，焙　川椒去目，炒出汗，出火毒，各二两

---

① 一：原脱，据《御药院方》卷之三补。

② 丸：原脱，据校本旁注补。

上细末，薄糊圆如梧子大。每服三五十丸，生姜汤下，食后稍空腹。有饮痰，加半夏曲二两。癸亥中，予作数剂自服，饮食倍进。

生胃丹张即之真方

补脾胃，除痰涎，治五劳七伤，益心肾。

天南星大者四两，用黄土半斤，将生姜二斤取汁，和黄土成面剂，包裹南星，慢火煨香透，去土不用，将南星切片，焙干，称 粟米一斤，以生姜二斤取汁，浸蒸 丁香一两 木香 白豆蔻 缩砂 橘红 青皮 防风 厚朴姜制 神曲 麦蘖炒 白术 谷蘖炒，各皆一两 半夏曲二两

上细末，以姜汁米糊圆如梧桐子大。每服五十丸，或七八十丸，以姜汤服下，食后日三服。最秘传①

《覆载万安方》卷第十三上

① 传：此下原衍“木香分气圆《局》治一切气逆，心胸满闷”15字，且此15字在下卷之首重出，今据校本删。

《覆载万安方》卷第十三下

性全　撰

气诸病

木香分气圆《局》

治一切气逆，心胸满闷，腹胁虚胀，饮食不消，干呕吐逆，胸膈痞满，上气咳嗽冷痰，气不升降，并宜服之。《究原方》十三云：若因怒气，或食物，或饮酒而致目赤，眼胞紫，内生赤脉，分气加大黄服之。

木香　甘松各一两　香附子　甘草各六两　蓬莪术八两

上末，水糊丸梧子大。每服三十、五十丸，以生姜汤或生姜橘皮汤服，不计时，日二三服。脾胃虚弱人最宜服，常服宽中顺气进食。

铁刷汤《局》

治男子脾积心气痛，妇人血气刺痛，及治中酒恶心，一切疟痢气疾，肠风下血脏毒，滑肠泄泻。

苍术八两　高良姜六两　茴香炒，二两　甘草八两半

上细末。每服五钱，生姜三片，盐少许，煎七分温服，或用热酒调下亦得。脾疟，用酒一盏煎，临发时连进三四服。兼治四方之人不伏水土。小儿脏寒脱肛，并用姜三片，枣二个煎服。若冒暑伏热，以冷水擦生姜调下。若行路早起，枣一个，去核包药，同姜嚼服，能辟四时非节疫疠瘀瘴。

香附子一两三分三铢　桂一两一分　桔梗七两二分　甘草五两　干姜　茴香各二两二分　高良姜　陈皮各三两三分

上除桂外，一处炒，细末。每服三五钱，盐汤点服。常服快气，不拘时。妇人血气刺痛，尤服之。号铁刷汤

白术六乙汤《局》

治脾胃不和，心腹痞闷，胁肋膜胀，口苦无味，呕哕恶心，可思饮食，面色萎黄，肠虚自利①，肌体瘦弱，膈气反胃。

白术六两　甘草

上细末。每服三五钱，水一盏，煎八分。空心食前，或沸汤服，点服亦得。常服育神温胃，逐湿消痰。不以四时，并宜服之。

白术散《本事方》【首书】

治食后多吐，欲作翻胃。

泽泻　白术　茯苓各等分②

上细末。每服一二分，汤调温服。

竹茹汤《本事方》

治胃热呕吐。

干葛三两　甘草三分　半夏三分

上粗末。每服五分，水二盏，姜三片，竹茹一弹大，枣二个，煎至一盏，去滓温服。

---

① 自利：原作“白利”，据校本改。

② 分：原脱，据校本补。

枳实理中圆《局》

理中焦，除痞满，逐痰饮，止腹痛。大治伤寒结胸欲绝，心膈高起，实满作痛，手不得近。

枳实　白术　人参　甘草　白茯苓　干姜各二两

上细末，炼蜜丸如弹子大。每服一二丸，热汤化服。连进二三服，胸中豁然。《御药院方》加附子半两

进食散《局》

治脾胃虚冷，不思饮食，及久病人脾虚，全不食者。只一二服，便顿能食。

青皮　陈皮各一分　草果三个【草豆蔻，《良方》作】　川乌头炮，三个　高良姜炒，一分　肉桂一分　甘草　诃子皮煨，去核，五个

上末。每服四五钱，水一盏，生姜五片，煎七分，食前服。

养胃进食丸《御药院方》【首书】

治脾胃虚弱，心腹胀满，面色萎黄，肌肉消瘦，怠堕【怠也】嗜卧，全不思食。常服滋养脾胃，进美饮食，消痰导湿，去风冷暑湿冷邪气。

人参　甘草各三两　白术　白茯苓各二两　厚朴制炒，三两　陈皮一两半　神曲炒，二两半　大麦蘖炒，一两半　苍术五两

上细末，面糊丸如梧子大。每服三十、五十丸，食前以温生姜汤服，米粥饮服亦良。

白术汤《本事方》

和气调中进食。

白术　厚朴姜汁制　桂心　桔梗炒　干姜　人参　当归　茯苓　甘草炙，各等分

上粗末。每服四钱，水一盏半，枣二枚，同煎至八分。去滓，不拘时候。庞老方

二神圆《本事方》

治脾肾虚弱，全不进食。

破故纸四两，炒　肉豆蔻二两，生

上为细末，用大肥枣四十九个，生姜四两切片，同煮枣烂，去姜取枣，剥去皮核，用肉研为膏，入药和杵，丸如梧子大。每服三十丸，盐汤下。

私云：五六十丸，可服枣肉三百个。有人全不进食，服补脾药皆不验。予授此方服之，顿然能食。此病不可全作脾虚，盖因肾气虚弱，真元衰劣，自是不能消化饮食，譬如鼎釜之中，置诸米谷，下无火力，虽终日米不熟，其何能化？黄鲁直尝记服菟丝子，净淘酒浸曝干，日抄数匙，以酒下。十日外，饮啖，如汤沃雪，亦知此理也。

丁香煮散《局》

治脾脏伏冷，胃脘受寒，胸膈痞闷，心腹刺痛，痰逆恶心，寒嗽中满，脏腑虚滑，饮食减少，翻胃吐逆，四肢逆冷。但是沉寒痼冷，无问久新，功效不可具述。

丁香　红豆蔻　青皮　甘草　川乌头　陈皮　干姜　高良姜各四两　益智五两半　胡椒二两

上粗末。每服四五钱，水一盏半，姜三片，盐少许，煎七分。空心，食前热服，滓再煎服。病退即止，极妙。《事证方》即以此药治多年疟不瘥。

顺气木香散《局》

治气不升降，呕逆恶心，胸膈痞闷，胁肋胀满，及酒食所伤，噫气吞酸，心脾刺痛，大便不调，面黄肌瘦，不思饮食，疗妇人血气刺痛，及一切冷气。【私云：绝脉、促脉、结脉，服之多有验云云。】

丁皮　缩砂　高良姜　肉桂　干姜　甘草　陈皮　厚朴　苍术　桔梗　茴香炒，各三两

上细末。每服四五钱，水一盏半，姜三片，枣三个，煎八分，稍热服，不拘时候，或盐汤点服。常服宽中顺气，和胃进食。

私云：绝脉、促脉、结脉，服之多有验。

和气散《局》

治脾胃不和，中脘气滞，宿食寒留饮，停积不消，心腹胀满，呕吐酸水，脾疼泄泻，脏腑不调，饮

食减少，应男子、女人一切气疾，并宜服之。

香附子　陈皮　肉桂　高良姜　青皮　甘草　茴香　苍术各一两　桔梗三两

上细末。每服三五钱匕，盐汤点服，或盐酒服亦得。不计时，日二三服。常服温脾胃，进饮食。

温脾散《本事》【首书】

茴香炒香　青皮去白　陈艾　缩砂　桔梗　白芷　厚朴制，各二两二分　木香　白术　香附子麸炒，各一两一分　甘草炙，三两三分　红豆　良姜　麦蘖炒黄　干葛各一两三分三铢

上细末。每服一二钱，水一盏，枣二个，煎至七分，食前温服。

快气汤《局》

治一切气疾，心腹胀满，胸膈噎塞，噫气吞酸，胃中痰逆，呕吐及宿酒不解，不思饮食。

缩砂八两　甘草四两　香附子三十三两

上细末。每服三四钱，用盐汤点服，不拘时，日三夜一服。常服快气美食，温养脾胃，或剉为粗末。每服三四钱，水一盏半，姜三片，煎一盏。去滓服之，名小降气汤。

守中金丸《局》

理中焦不和，脾胃积冷，心下虚痞，腹中疼痛，或饮酒过多，胸胁逆满，噎塞不通，咳嗽无时，呕吐冷痰，饮食不下，噫醋吞酸，口苦失味，怠堕嗜卧，不思饮食。又治伤寒时气，里寒外热，霍乱吐利，心腹绞疼，手足不和，身热不渴，肠鸣自利，米谷不化。

干姜　甘草　苍术　桔梗各五两

但恶味甘，减甘草。

上细末，蜜丸弹子大。每服三五丸，食前嚼，以沸汤送下，日夜二三服。又治脾胃留湿，体重节疼，面色萎黄，肌肉消瘦。常服温脾暖胃，消痰逐饮，顺三焦，美饮食，辟风寒湿冷。

异香散《局》

治肾气不和，腹胁膨胀，痞闷噎塞，喘满不快，饮食难化，噫气吞酸，一切气痞，腹中刺痛。此药能破癥瘕结聚，大消宿冷沉积。常服调五脏三焦，和胃进食。

石莲肉去皮，一两　蓬莪术煨，六两　益智炮，六两　京三棱炮，六两　甘草炙，六两　青皮三两　陈皮三两　厚朴炙，二两

上细末。每服三五钱匕，生姜三片，枣三个，盐一捻，煎七分。生姜、枣和滓热服，不计时，日夜三四服。盐姜汤点服，或盐、酒服皆可得。私云：大有验。

四君子汤《局》

治荣卫气虚，脏腑怯弱，心腹满胀，全不思食，肠鸣泄泻，呕哕吐逆，大宜服之。

人参微寒　甘草　茯苓　白术各等分

上细末。每服三四钱，水一盏半，煎一盏热服，又盐汤点服。常服温和脾胃，进益饮食，辟寒邪瘴雾气。又有加减方。见痢病中

《究原方》治大人、小儿盗汗。用作糖饧糟，瓦上焙干，和四君子汤，用浮麦煎汤，调服二三钱，食后临睡服。治妇人经候不通，头晕呕逆，胸膈不快，此乃阻病，加紫苏五叶，缩砂五个，生姜三片，同橘皮半夏汤同煎服。

《易简方》病后调理，加橘红等分煎服，尤妙。肠风并五痔下血，面色萎黄，心忪耳鸣，脚弱力乏，口淡无味，加黄耆、白扁豆各等分，姜、枣煎服，末之尤佳。小儿吐泻不止，加黄耆、白扁豆蒸焙、藿香叶各半分，煎或点服。

《陈氏方》治小儿诸疾，吐利，四肢厥逆，脑门低陷，加藿香叶洗，丁香，与药末等分煎；脾虚胃弱，生风多困，加半夏曲炒，用没石子等分为细末，水一中盏，入冬瓜子少许同煎；伤风身热，头痛气促，加川芎、防风二味，与药末等分，细辛减半，羌活减半，同煎；发渴，加干葛、枇杷叶煮枣汤，煮过，干去毛，等分为细末，入木瓜少许，同煎；惊啼，手足瘛疭，睡卧不稳，加全蝎去毛尖炒、白附子炮，等分同煎；涎嗽，加杏仁、桑白皮炙，等分，半夏曲减半炒，同煎；赤痢，加赤芍药、当归，等分为细末，入粟米少

许，同煎；白痢，加干姜炮减半于药为末，入粟米少许，同煎；泄泻，加陈皮，等分为细末，姜、枣少许，厚朴姜制，等分同煎。凡言与药末等分者，若用四君子汤一钱，则用丁香一字，藿香叶末一字，余皆依此。凡言减本药之半者，每用四君子汤一钱，则用细末半字，余皆依此。盖四君子汤，四味每总用一钱，则四味各一字等分者，四味分数相等也。减半者，就四味如各一字，则用半字也。更宜仔细斟酌。又治脾胃不和，加白术一倍，姜、枣煎；脾困，加木香、缩砂、人参各半分，煎；心神不安，加辰砂半分，枣汤煎；风热，生姜、荆芥煎；咳嗽，紫苏汤调服；饮食不进，姜、枣煎；脏腑滑泄，加诃子半钱，米饮调服；经络蕴热，头面及身体生疮，加栝蒌根、桔梗各半钱，煎；伤寒时气风热，痰壅咳嗽，及气不和，加细辛、栝蒌根、桔梗各一分，生姜、薄荷煎，或加防风、川芎各一分《卫生家宝》无防风；内有寒，及遇天寒，欲发散者，则去栝蒌根、桔梗；多虚汗夜啼，加麦门冬、犀角煎服；疮疹已出未出，大肠闭涩，或时发渴，则加栝蒌根、桔梗；若不渴，胆寒下痢，则加干姜减半煎；吐泻过多，脾胃虚乏，欲生风候者，加附子减半，生姜煎服；腹病烦渴吐泻，即加干葛剉、黄耆剉、白扁豆炒、藿香叶等分，姜、枣煎；若要温中和气，止吐泻，思饮食，即加陈皮一两，姜、枣煎。凡小儿虚冷病，尤宜先服此药以正气。若要生胃气，即加白扁豆一两、陈皮半两，姜、枣煎。

《十便》《大衍方》治风瘫痪，白汤调服，不拘时候，多至一二十斤，可为全人。

木香流气饮

调顺荣卫，通流血脉，快利三焦，安和五脏，治诸气痞滞不通，胸膈膨胀，口苦咽干，呕吐少食，肩背腹胁走疰刺痛，及喘急痰嗽，面目虚浮，四肢肿满，大便秘结，水道赤涩。又治忧思太过，怔忪郁积，脚气湿气，聚结肿痛，喘满胀急。

【《究原方》十三云：怒气、饮酒、热食作赤目，目中生赤脉，即木香流气饮加大黄煎服最良云云。】

半夏二两　厚朴一斤　陈皮二斤　人参四两　青皮一斤　甘草一斤　槟榔　肉桂　蓬莪术各六两　赤茯苓四两　香附子六两　白术四两　紫苏一斤　干木瓜　白芷　石菖蒲各四两　藿香　木香　丁皮　大腹皮六两　木通八两　草果仁六两　麦门冬四两。已上二十三味

上为粗末。每服三四钱，水一盏半，姜三片，枣二个，煎七分，去滓热服。如伤寒头痛，才觉得疾，入连根葱白三寸煎服；升降阴阳，汗出立愈；如脏腑自利，入粳米煎；妇人血气癥瘕，入艾叶、醋，并不拘时候。

《良验方》利结，加大黄一两。

【《究原》第一云：有人忽然不省人事，身体软弱，牙关不禁，涎不潮塞，服木香流气饮煎熟，入麝香少许，两服而痊。】

《御药院方》此方为最**流气饮子**【首书】

治男女五脏不调，三焦气壅，心胸痞满，噎塞不通，腹胁膨胀，呕吐不食。又治上气喘息，咳嗽涎盛，面目虚浮，四肢肿痛，大便秘涩，小便不通，及治忧思太过，致阴阳之气郁结不散，壅滞成痰。又治伤寒才觉得疾，便服此药，升降阴阳，汗出立愈。又治脚气肿满疼痛，喘急腹胀，大便不通，及气攻肩背胁肋，走注疼痛，并皆治之。

紫苏叶　青皮　当归　芍药　乌药　茯苓　桔梗　半夏　川芎　黄耆　枳实　防风各半两　甘草炙　陈皮各三分　木香一分　连皮大腹子剉，姜汁浸一宿，焙，皮子各半，计合一两

上㕮咀。每服半两，水一大盏，姜三片，枣二个打破，同煎至七分。去滓热服，不拘时。若心脾痛，入菖蒲五切片煎；妇人血气痛，入艾叶同煎；伤寒头痛，发热咳嗽，入连须葱白三寸煎；五膈气痛，入陈皮少许煎；心中怔忪，入麦门冬数粒煎；利，入粳米一撮同煎。不拘时候，或㕮咀、细末皆得。私谓：胜于木香流气饮。

《局方》云：廿四味流气饮方，与木香流气饮方同，但无石菖蒲、藿香，而有沉香、枳壳、大黄、沉香六两、枳壳麸炒四两、大黄面炮二两。出《集验方》云云

《御药方》有流气饮子，神方也。此《万安方》第廿五卷脚气篇载之。

五香散《局》

升降诸气，宣利三焦，疏导壅滞，发散邪热，治阴阳之气郁结不消，诸热蕴毒，肿痛结核，或似痈

疖而非，使人头痛恶心，寒热气急。

木香　丁香　沉香　乳香　藿香各等分

上粗末。每服三五钱，水一盏半，煎八分。去滓温服，食后。别本除藿香，加麝香。

七气汤《全书》

治如前。

京三棱　蓬莪术　青皮　陈皮　桂　藿香叶　桔梗　益智　香附子各一两二分　甘草

上㕮咀。每服五钱，水二盏，煎一盏。去滓温服，食前日二三服。加高良姜、干姜，尤佳。《可用方》同

牵牛子圆又名行气丸《全书》

治风热气结，搜风顺气。

牵牛不限多少，净洗，于甑上蒸气透即取出，冷取上末，取用三两　青皮　陈皮　木通　甘草生用　桑白皮生用　芍药焙，各一两　瓜蒌根一两，洗，焙

上件细末，炼蜜为圆，杵三五千下，丸如梧子大。每服，看人虚实，或十五丸、廿丸、三五十丸、七八十丸，乃至百余丸服之。瘰疬，临卧以好茶下；产后血竭腹痛，以酒煎苏方服；血气，以酒煎芍药服；五淋病，以榆白皮汤服；瘫缓中风，以豆淋酒服；肠风下血，以槐花煎汤服；冷风秘结，以葱姜茶服。此药消食行气，常进生姜汤服。

导滞丸《御药院方》【首书】

治心腹痞满，胁肋刺痛，呕吐痰水，不思饮食。常服和中顺气，消谷嗜食，逐饮渗湿。

黑牵牛微炒，头末，四两　槟榔半两　青皮二两　木香二分半　胡椒半两　三棱一两半　丁皮一两

上细末，以牵牛末入面糊中和调，次入药末杵，为丸小豆大。每服三十、五十、七八十丸，食后用生姜汤下。

人参汤《可用方》第三

治男子五劳七伤，胸中逆满，害食乏气呕逆，两胁下胀[①]【胀也】，小腹急痛，宛转欲死。调中平脏，理绝伤。

人参　麦门冬　当归　芍药　甘草　生姜　桂心　白糖各二两　枳实　前胡　五味子　茯苓　山椒　橘皮各一两　大枣五十枚

上㕮咀。取东流水一斗五升，渍药半日。用三岁陈芦梢煎之，取四升，内糖，复上火，煎令十沸。年二十以上，六十以下，一服一升；二十以下【内十五岁以前】，六十以上，服七八合；年虽盛而久羸者，亦服七八合，日三夜一。不尔，药力不接，则不能救病也。要用劳水、陈芦，不然，则水强火盛，药力不出也。

贞观初，有人患羸瘦殆死，余处此方，一剂即瘥，饮食如汤沃雪，所以录记之。

私谓：此药除枣外，二十二两也。贞观，唐年号，唐朝即四钱一两故也。水一斗半，则一斗五升。《本草》即以一大盏准一升，是便十五盏。水煎取四盏，而为四服。药味浓烈，易击其疾矣。亦用劳水、陈芦，欲出药汁浓味故也。是知水强火盛，则不令药味出者也。不独此药，诸煮汤法，皆须要弱水微火也。

《南阳活人书》七味葱白汤，许仁则治伤寒劳复、食复法[②]曰：劳水者，水四升，以杓扬[③]之一千过，名劳水云云，令水力劳弱故也。东流水者，逆流水也。流水，击岸石而逆流之水也，功与扬劳水全同者也。虚劳伤寒，产妇、老人、小儿气力微劣者，尤可用劳水。

《可用方》第十卷气篇曰：人气如天地之气，循环不息。若气不和则病，气绝则死。七气无太过、不及之患，自然安和无病也。

---

① 胀：原作“服”，据底本此处的旁注改。

② 法：原作“注”，据校本改。

③ 扬：原作“洋”，据朱肱《类证活人书》卷第十八改。本段下句“功与洋劳水全同者也”亦据此改。

推气丸《可用》

治一切气滞。

肉豆蔻二两　牵牛末四两　山椒一两

上细末，用软饭丸桐子大。每服二三十丸，生姜汤下，食后，微利效。

木香散《可用方》

治七气心腹积聚，结块如杯，呕吐寒热，胸中短气，不能下食。【短气】

木香　桂心　人参　鳖甲各三两　细辛　诃子皮　干姜　白术　附子炮　槟榔　厚朴　吴茱萸　青皮　茴香子各一两二分　京三棱　当归　赤茯苓各二两二分　甘草三分

上㕮咀。每服五钱，水一盏，生姜三片，枣五个，煎六分。食前服，日三服。

沉香散《可用方》

治中脘气寒，元脏【肾也】虚冷，胸膈痞闷，脐腹疠痛，气噎不快，绕脐虚鸣，呕吐酸水，泄利虚滑，心痛气逆，手足逆冷，倦怠少力，不美饮食，口苦舌涩，呕逆恶心，噫气吞酸，胁肋疼痛，喘满气逆，小便频数。又治妇人脾血冷气，发作不常，及中恶腹痛，蛊毒疰忤等病。

乌药三两，炒　沉香　木香　人参　白术　白茯苓　甘草　香附子　蓬莪术　京三棱各三两　丁香　白檀香　白豆蔻　青皮各一两二分

上细末。每服四五钱，水一盏，生姜三片，枣三个，煎七分。入盐少许热服，或沸汤调服，空心食前。

和中汤《可用方》

治忧思郁结，气不升降，补元气，生津液，爽神精，美饮食。

沉香　檀香各一两二分　白豆蔻二两二分　乌药一两三分　山药炒　缩砂五两　白茯苓　藿香叶三两一分

上细末。每服四五钱匕，入盐少许，沸汤点服，日夜三四服。一方姜黄一两一分，橘红二两二分；若气顺，则不用加之。如觉呕逆，加丁香一两二分。

九气汤《卫生良剂方》

治喜、怒、悲、思、恐、惊、劳、寒、热。喜则气缓，怒则气逆，悲则气消，思则气结，恐则气下，惊则气乱，劳则气耗，寒则气收，热则气泄，由此变生。若其气起于一，或左或右，循行上下，或在肌肉之间，如锥刀所刺。其气不得息，令人腹中满。此由惊恐喜怒，或冒寒热，留聚而不散，为郁伏之气，流行随经，上下相传而痛，久令人痞闷，大便结涩。其脉短涩，谓之聚气，宜服此药。

京三棱　蓬莪术　青皮　陈皮　藿香叶　桔梗　益智各五两　香附子七两二分　甘草三两一分

上细末。每服四钱，水一盏，生姜三片，枣三个，煎七分。温服，或用盐汤点服，不以时候。秘传。一方加丁香、肉桂、茴香各五两。

《究原方》云：治心脾痛不可忍，调九气汤服下。

《局方》九痛圆，一服而止。妇人血刺，气痛气胀，尤宜服之。

九气汤《可用方》

治诸般气疾，久服舒畅经络。

香附子　甘草各三两　姜黄　甘松　山药　缩砂仁　木香一钱半　蓬莪术三钱

上细末。每服三四钱，入盐少许，沸汤点服，不拘时。一方加益智仁三分。

三香正气散《可用方》

疗阴多阳少，手足厥冷，气刺气沸，胸膈噎塞，胁肋膨胀，心下坚痞，吐利，呕哕酸水，怠堕嗜卧，不思饮食。

木香　丁香各二两二分　香附子十两　益智仁　甘草　缩砂仁　厚朴各七两二分　乌药　干姜　丁皮　蓬莪术各五两

上㕮咀。每服三四钱，水一盏，生姜五片，枣三个，煎七分热服，不拘时。

蟠葱散《局方》

治男子、妇人脾胃虚冷，攻筑心腹，连胁肋刺痛，胸膈痞闷，背膊连项拘急疼痛，不思饮食，时或

呕逆，霍乱转筋，腹冷泄泻，膀胱气刺，小肠及外肾肿痛，及治妇人血气攻刺，癥瘕块硬，带下赤白，或发寒热。妊妇胎前产后恶血不下，脐腹疼痛。应一切冷气，脐腹结坚，不思饮食，并宜服之。

苍术米泔浸一宿，焙　甘草炙，各四两　蓬莪术　京三棱　青皮　白茯苓各三两　缩砂仁　丁香　槟榔各二两　延胡索一两二分　肉桂　干姜炮，各一两

上细末。每服四钱，水一盏，连须根葱白二三茎，煎七分，空心，食前热服。诸家方

《究原方》治肾气【疝气也】发动，用五苓散各三钱，水一大盏合煎，入盐数沸服，频进三五服。【治膀胱病气，蟠葱散①与五苓散合煎服。】

私谓：凡治一切气疾之神药，不可载尽。诸方中明明谈之，百病皆生于气，只调气药，以治万疾，不可违失。又《三因方》以七气疾为内因疾，以风寒暑湿、饥饱②劳役为外因疾，以汤火箭刃所伤为不内外因疾。从内心起为内因，尤叶其理，须看勘于诸部书方等矣。

【三】膈气门附五噎并唠吃

论曰：胸中者，气之府，呼吸升降之道也。阴阳升降顺理，则气道通调，胸中乃治；喜怒寒热不调，则气聚于胸，而为膈气。夫膈气有五，忧膈、恚膈、气膈、寒膈、热膈是也。忧膈之病，胸中气结烦闷，津液不通，饮食不下，羸瘦无力；恚膈之病，心下苦实满，噫辄醋心，食不消，心下痞涩，积结在于胃中，大小便不利；气膈③之病，胸胁逆满，咽寒不通，噫闻食臭；寒膈之病，心腹胀满咳逆，膈上苦冷，脐腹雷鸣，食不生肌；热膈之病，脏有热气，五心中热，口烂生疮，骨烦，四肢重，唇口干燥，身体头面手足或热，腰背疼痛，胸痹引背，水谷不消，不能多食，羸瘦少气。此五膈为病之证也。盖人之和气，忧思恚怒、寒热食饮，悉能伤人，致阴阳不和，腑脏生病，气痞于胸府之间，故曰膈气。诸方之论不一。又有十膈，证各不同。大抵其发之原，不越于此也。

又曰：人之胸膈，升降出入，无所滞碍，名曰平人。若寒温失节，忧恚不时，饮食乖宜，思虑不已，则阴阳拒隔，胸脘痞塞，故名膈气。忧、恚、气、寒、热，五种虽殊，其治法则一也。阴阳气不升降，痞气膈气，心痛腹痛，咽喉噎闷，气道不匀，呕吐痰沫，饮食不下，大便秘利不定，或里急后重，腹痛不可忍，则可与缓气丸。此药养气消痰，温中散滞。

缓气丸

木香　桂各半两　人参二两　白术　吴茱萸　厚朴　诃子皮各二两　附子炮，二两半　阿魏半两，面裹炮熟，煨也

上细末，蜜为丸梧子大。每服五十、七十丸，或百丸。温熟水服，不拘时，日夜四五服。

豆蔻散

治五种膈气。

肉豆蔻三个　木香　厚朴　甘草　青皮各一两　诃子皮三个，炮，去核　槟榔二个

上细末。每服四五钱，以热汤点服。若入姜三片，枣三个，煎服亦佳。此药能调气补劳，通血脉，益脾胃。

备急沉香散

治霍乱吐泻，气逆结胸，膈气刺痛，不思饮食。

沉香　丁香半生半炒　干姜炮　京三棱煨　蓬莪术煨，各半两　藿香叶　木香　肉豆蔻　桂　人参　赤茯苓各一两　高良姜　胡椒　甘草炮，各一分

上细末，瓷合盛。每服四五钱匕，以盐汤点服，不计时，日三五服。

豆蔻丸

治五膈气痞闷，腹胁胀满。

---

① 蟠葱散：原作“翻葱散”，据文义改。

② 饥饱：原作“饭饱”，据校本改。

③ 气膈：原作“无膈”，据校本改。

肉豆蔻　京三棱炮　蓬莪术炮　青皮　陈皮　桂各一两　槟榔　木香各半两　牵牛子半生半炒，二两

上细末，以枣肉和丸梧子大。每服五十、七十、八十丸，食后生姜汤服，日一服，夜一服。利秘结，三服。

木香诃梨勒汤

治一切膈气，妨闷不食。

木香　诃子皮　陈皮各一两　五味子　半夏　人参　桂　赤茯苓　芦根　枳壳炒，各三分

上粗末。每服五钱，水一盏半，姜五片，煎八分。去滓，酒服，日三服。

荜拨饮

治膈气心腹痞满，全不思食。

荜拨　沉香　草豆蔻去皮　青皮　丁香　桃仁　大腹子各一两　诃子皮二两　甘草　枳壳各半两

上粗末。每服四五钱，水一盏，煎七分。去滓温服，不拘时，日三服。

大腹汤

治诸膈气，冷热不调，喜怒无度，胸中咽塞，不思饮食，或忧思过甚，不足之气，蕴积心臆，日渐消瘦。

大腹皮　槟榔　木通　防己　青皮　紫苏　桑白皮　甘草　枳壳　草豆蔻去皮　丁皮　大黄炒，各半两　木香一分

上粗末。每服五钱，水一盏，姜三片，枣三个打破，煎七分。去滓温服，日三服，夜一服。

人参丸

治膈气咽喉噎塞，心烦呕逆，不进饮食。

人参　厚朴　枇杷叶　槟榔各一两　半夏水煮二三十沸，切，焙，半两

上细末，面糊丸梧子大。每服五十、七十丸，或百丸。生姜汤服，不拘时服。

槟榔散

治膈气吐逆不食。

槟榔生　京三棱煨　蓬莪术煨　甘草炙　茴香炒　益智去皮，炒　青皮　干姜炮，各一两

上细末。每服五钱匕，沸汤服，日二三服。

沉香煮散

治膈气呕逆，饮食不下，心胸痞满。

沉香　茴香炒　青皮　胡椒　荜澄茄　川楝子　陈皮各三两

上细末。每服四五钱，葱白五茎，酒半盏，童子小便半盏，煎六分，和滓温服。重者不过三五服。

气宝丸

治膈气呕逆，心胸痞满，饮食不下。

茴香石器内铺纸炒，二两　陈皮　槟榔各一两　木香一分，已上四味细末　黑牵牛子四两，用吴茱萸二两，慢火同炒茱萸焦，只取牵牛子，一向杵末，取二两

上拌匀，蜜丸梧子大。每服二十，或三十丸，若五十丸，米饮或木香汤服。有痰，用槟榔末半钱或一钱重，水半盏，煎数沸，温服；欲微疏利，看人虚实，与五七十丸，只心尤佳①。

木香顺气丸《御药院方》【首书】

治停痰迟化，中气不和。治痃癖积聚胀满。

京三棱二两　槟榔　木香　陈皮　半夏曲　人参　白茯苓　萝葡子炒，各五两　白豆蔻　缩砂各二分　黑牵牛子少炒，末，五两

上末，以生姜汁面糊丸梧子大。每服四十丸、五十丸、七八十丸。以生姜汤，日中或夜半服之。

诃梨勒汤

治膈气痰结，不思食。

① 只心尤佳："只心"，疑当作"空心"。《圣济总录》卷第六十二此处作"腹稍空服之"，可参。

诃梨勒煨，去核，一两　半夏二两　甘草炙，各一两半　草豆蔻　槟榔　青皮各一两　丁香一分

上粗末。每服四五钱，水一盏，姜五片，煎七分。去滓热服，不拘时。

干姜丸

治膈气痰结，上焦冷气，吞酸吐沫①，呕逆不食。

干姜炮，一两　半夏八两　丁香二两

上细末，姜汁煮面糊为丸梧子大。每服五十丸，以木瓜盐汤服，不计时候。

妙红散

治膈气痰结，呕逆吐食。

红神曲炒　丁香　藿香叶　人参　白茯苓各三两

上细末。每服三五钱匕，米饮服，食前。

茯苓汤

治膈气痰结，通中消饮，去积冷，止腹痛。

赤茯苓　人参　麦蘖炒　陈皮炒　陈神曲炒　半夏各二两　草豆蔻去皮，六个　青皮炒，一两

上粗末。每服四五钱匕，水一盏，姜三片，煎六分。去滓，食前温服，日二三服。

五膈丸

治膈气痰结，胸中不利。

桑白皮　紫苏叶焙　赤茯苓　陈皮各一两　槟榔　厚朴一两三分　旋覆花一两半　生姜二两，切，焙

上细末，蜜丸梧子大。每服三十、五十丸，或七八十丸。空心，米饮服下，日二三服。

人参茯苓汤

治膈气宿食不消，痰毒虚气，饮食无味，壮热憎寒，霍乱吐逆。

人参一两　赤茯苓一两半　附子炮　黄耆　白术　干姜炮　前胡　甘草　诃子皮　枇杷叶　陈皮　麻黄去根节　桂　益智去皮，各一两

上粗末。每服四五钱，水一盏，姜三片，枣三个打破，煎七分，去滓温服。若脾虚气泄泻利，及伤寒三日后要出汗，并三服。衣被盖出汗，不计阴阳二毒，食毒伤寒，并能疗之。

建中汤

治膈气宿食不消，胸膈痞满，心腹胀痛。

草豆蔻去皮　陈曲炒　麦蘖炒　厚朴　陈皮　白术　干姜炮，各一两　茴香子炒　木香各半两

上粗末。每服四五钱匕，姜三片，枣二个打碎，水一盏，煎七分。去滓温服，不拘时候。

养胃丸

治膈气宿食不消。

厚朴四两　丁香二两　生姜二十两，取汁，炒厚朴令尽　白术　人参各二两二分

上细末，以煮枣肉和丸梧子大。每服五十、七十、八九十丸。米饮服，空心，食前服。

五膈宽中散《局》

治因忧恚寒热②，动气伤神，致阴阳不和，腑脏生病，结于胸膈之间，遂成五膈之病。一曰忧膈，胸中气结，津液不通，饮食不下，羸瘦短气；二曰恚膈，心下实满，噫辄醋心，饮食不消，大小便不利；三曰气膈，胸胁逆满，噎塞不通，噫闻食臭；四曰寒膈，心腹胀满，咳嗽气逆，腹上苦冷，雷鸣，绕脐痛，不能食肥；五曰热膈，五心中热，口中烂，生疮，四肢烦重，唇口干燥，身体或热，腰背疼痛，胸痹引背，不能多食，及一切气疾，并皆治之。

白豆蔻二两　甘草炙，五两　木香三两　厚朴姜制，十六两　缩砂　丁香　青皮　陈皮各四两　香附子十六两

上细末。每服二三钱，用生姜盐汤点服。

---

① 沫：原脱，据《圣济总录》卷第六十二补。

② 寒热：原作“塞热”，据校本改。

私云：脉中止人，服之有验。

【**顺气宽中丸**《御药院方》

治阴阳不和，三焦痞隔，气行涩滞，中满不快，咽嗌噎闷，恚气奔急，肢体烦倦，不欲饮食，常服宣通气血。

枳壳麸炒　槟榔　京三棱　蓬莪术　麦蘖炒　人参　桑白皮各十钱重　甘草炙，七钱重

上末。每服二三钱，生姜汤或盐沸汤点服。又以末糊丸梧子大。每服五十、七十丸，以生姜汤服。

私云：脉中止人，服之有验云云。】

膈气散《局》

治五种膈气，三焦痞塞，胸膈满闷，背膂引疼，心腹膨胀，胁肋刺痛，食饮不下，噎塞不通，胸膈不利，呕吐痰逆，口苦吞酸，羸瘦少力，短气烦闷。常服顺气宽中，消痃癖积聚，散惊忧恚气。

木香　肉豆蔻　干姜各一两　京三棱煨　肉桂　益智　槟榔　蓬莪术各二两，炮　青皮　厚朴各一两　陈皮二两

上细末。每服四五钱，水一盏，姜三片，枣二个，煎七分。和滓热服，盐汤点服亦得，不计时，日二三服，夜一服。《本事方》加枳壳一两、甘草半两，名枳壳散。

【**和中益气丸**《御药院方》

治脾胃不和，气不升降，呕吐减食，口苦吞酸，胸满短气，肢体怠堕，面色萎黄，中焦虚痞，不任攻击，脏气久寒，不受峻补；又疗心胸愊愊如满，五饮停滞不散。常服补中益气，进美饮食。或大便不通，尤宜服之。

木香　丁香各半两　肉豆蔻　茴香炒　京三棱　桂心　白豆蔻　人参各三两　缩砂二两　青皮　陈皮各四两

上末。面糊丸梧子大。每服六十、七十丸，食后温生姜汤服。又夜半百余丸服，快利尤佳。】

青木香丸《局》

宽中利膈，行滞气，消饮食。治胸膈噎塞，腹胁胀痛，心下坚痞，肠中水声，呕哕痰逆，不思饮食。

补骨脂一名破故纸　荜澄茄　槟榔各一两一分，以粟饭裹纸煨熟　牵牛子炒末，三两三分　木香三分

上细末，以清水杵丸梧子大。每服三十、五十、七八十丸，以茶汤或熟水食后服。每酒食后，可服十丸。小儿量岁三五圆，或十、二十丸。妊妇不可服之。

五膈圆《三因》

治忧恚思虑，膈塞不通，及食冷物即发。其病苦心病不得气息，引背痛如刺，心下坚大如粉絮，紧痛欲吐，吐即瘥，食饮不下，甚者手足冷，短气，或上气喘息，呕逆。《局方》文章少异

麦门冬　甘草炙，各五两　人参四两　川椒炒出汗　远志去心，炒　细辛　桂心各三两　干姜炮，二两　附子炮，一两，《局方》一两半

上细末，蜜丸弹子大。每服一二丸，含化下，日三服，夜二服。胸中热气，七日愈，亦丸梧子大。三十、五十、七十丸，米饮服之。《延年方》加增麦门冬、甘草、人参各一两；《经心录》入吴茱萸，去桂心；治遇寒冷则心痛，咽中有物，吐不出，咽不入，食饮减少，并宜服之，不拘时候。

《三因方》云：嘉禾散、沉香散，并治五膈云云。

可灸第七椎左右各百壮，并膻中五十壮，并巨阙、胃脘各五十壮。

【**顺气枳壳丸**《御药》，神妙有效。

宣通一切凝滞，消化宿食，清利头目，消磨积蕴痃癖等疾，形身瘦弱，宣泻不禁，并皆服之。

枳壳麸炒，三两　益智仁　玄胡索　雷丸　白豆蔻　木香　当归　白术　半夏制，各三两　缩砂四两　青皮一两　牵牛子炒，头末，十两　京三棱　蓬莪术各四两

上细末。用生姜半斤自然汁，同水打面糊为丸，如梧子大。每服三十丸至四十丸，诸饮皆服下，不

拘时候。若觉内伤，每服[1]可用七八十丸至一百丸，有益无损。男子、妇人、老幼，皆可得服之。有孕妇人，不可服。服令人肥壮，美进饮食。并治腿脚沉重，不任攻击者，服一月之后，觉身轻为验。】

香朴圆《究原方》八

治腑脏不调，发渴，心腹胁肋胀满刺痛，翻胃吐食，十膈五噎之疾。人以水食为命，水食以脾为主。脾胃者，五脏之廪库，廪库盛则五脏俱荣，衰则五脏俱朽。夫寒则气不足，不足则不食，故不能销烁。热则气有余，有余亦不能食。不能食，以溢不容受，或吐不纳，或泻不停，或秘【结也】不通，或结不散。《素问》论一证，善食，食已则饥，其形转瘦，此乃胃热，积聚留饮，遂成癥瘕，皆属太阴湿土之根。所以肠胃阳绝，传化失常，寒暑惊怒，饥饱劳役，而乃致之，五脏六腑，皆有其积。今时之人，多是不节，醉酒饱食，恣伤脾胃，往往又服快脾之药，必作吐泻。又因嗜欲【女事也】，本气【肾也】转耗，岂不重伤。《经》云：清气【精也】在下，则生飧泄【利也】；浊气在上，则生䐜胀。阴阳交错，脾胃虚弱，饮食不化，积成大患。《经》云：脾以养气，饮食五味，能养骨髓肉血、肌肤毛发，男子、妇人阴血阳精，皆饮食五味之实秀也。补羸女，则养血，壮脾胃；补弱男，则壮脾节色。此药中和不燥，开胃进食，消痰宽中快膈。

厚朴姜制，炒　肉豆蔻生用　人参　藿香叶　白茯苓　大麦蘖炒　草果仁　枇杷叶姜汁焙，各三两　荜澄一两二分

上细末，煮神曲糊为丸，如桐子大。每服三十、五十丸，米汤送下。

有人常身体如在云梦中，觉似寒似热，口干无味，饮食减少，皆作劳治，求医。仆【仆则《究原方》作者张文之】云：此脾胃病，遂令服《局方》谷神嘉禾散，加冬瓜子仁擂细，入匙头生姜同煎。次合《本事方》二神圆【嘉禾散、二神圆合服】、破故纸、肉豆蔻，加附子炮、五味子各一两【十钱重为一两】，不终剂而安。

参耆汤《究原方》八

治脾胃虚弱，中脘不快，气促，时发寒热，饮食减少，四肢少力，如劳之状。

官桂　肉豆蔻生用　石斛　白术炒　黄耆炙　谷蘖炒，去芒，各三两　藿香叶　五味子　甘草炙　半夏各一两二分　人参三两

上㕮咀。四钱重，水二盏，生姜五片，同煎八分，去滓热服。若寒热日久不退，增醋煮鳖甲，同煎服。

二神圆《本事方》第二

治脾胃虚弱，全不进食。

破故纸四十钱重，炒香　肉豆蔻二十钱重，生用

上细末，用大肥枣四十九个，生姜四两切片，同煮枣烂，去姜取枣，剥去皮核，同研为膏，入药和杵，丸如梧子大。每服三十丸，盐汤下。性全私云：生姜四两，十钱为一两，则四十钱重为四两。枣四十九个者，日本枣小，故一二百个也。

有人全不进食，服补脾药皆不验。予【予，即《本事方》作者许叔微也】授此方服之，顿然能食。此病不可全作脾虚，盖因肾气怯弱，真元【肾也】衰劣，自是不能消化饮食，譬如鼎釜之中置诸米谷，下无火力，虽终日米不熟，其何能化？黄【姓】鲁直【名】尝记服菟丝子，净淘酒浸曝干，日日抄数匙，以酒服下，十日外饮啾，如汤沃雪，亦知此理也。

《魏氏家藏方》第五**枣肉圆**【首书】

破故纸四两，炒　木香一两，不见火　肉豆蔻二两，面煨

上细末，灯心煮枣，去皮核，和圆如梧子大。每服三五十圆，煎人参生姜汤下，盐汤、盐酒又得。

温脾散《本事》

治脾胃虚，不进食。

茴香炒香　青皮　陈皮　缩砂仁　桔梗　香白芷不见火　厚朴姜制，各三两　木香　白术　香附子麸炒，各

[1] 每服：原作“内服”，据元・许国桢《御药院方》卷之四改。

一两半　甘草四两半，炙　红豆蔻　良姜　麦蘖炒　干葛各三两一分

上细末。每服四钱，水一盏，枣三枚，煎至七分，食前温服。

七珍散《本事》

开胃养气进食。【治伤寒疟疾等瘥后不食】

人参　白术　黄耆蜜水炙　山药　白茯苓　粟米炒　甘草炙，各三两

上细末。每服三四钱，水一盏，姜、枣同煎至七分服。如大故不思饮食，加白扁豆三两蒸用，名八珍散。予制此方，温平不热，每有伤寒、疟疾、中暑，得瘥之后，用此以调脾胃，日三四服，十日外，饮食倍常。

透膈汤《究原》八

治脾胃不和，中寒上气，胁肋胀满，心腹疞痛，痰逆恶心，或时呕吐，饮食减少，十膈五噎，痞塞不通，噫气吞酸，口苦失味，并皆主之。

沉香二分　丁香　木香　人参　肉豆蔻　白术　甘草炙　青皮　陈皮　半夏各一两　干姜　厚朴各二两　神曲一两二分，炒　麦蘖　白茯苓各一两二分

上㕮咀。每服四钱重，水二大盏，生姜三片，枣三个，煎八分，去滓热服。若气满不快，增《局方》香苏饮在内，尤妙。

沉香透膈汤《良剂方》秘传

开胃透膈，温中快脾。疗心胸噎痞，食不能进，留饮在中，气不得通，或因忧思过虑，或忿怒中饮食，气不中和，升降迟涩，遂成十膈五噎，淹延日久，翻胃吐食，面色萎黄，肌体瘦悴，干哕恶心，厌闻食气，膨胀满闷，心腹疞痛，时吐清水，头面虚浮，怠惰嗜卧，渐脾劳。

沉香　木香　人参各一两一分　丁香　青皮　神曲各二两二分　白茯苓　甘草炙　陈皮　厚朴　草果仁　藿香叶　半夏　缩砂仁各五两　肉豆蔻七两二分　白术　麦蘖炒　香附子各十两

上㕮咀。每服四五钱，水一盏半，生姜五片，枣四五个，煎八分。去滓热服，空心食前。如气满不快，同香苏饮煎，尤妙。一方加干姜五两。《局方》名十八味丁沉透膈汤新加。

私谓：如患膈气诸气之人，有虚劳传尸候，即可加黄耆、芍药各四五两；若有痃癖积聚气块，即可加蓬莪术、京三棱、鳖甲三五两；若有水肿脚气，胀满浮肿，可加槟榔五两，牵牛子末四五两；妇人月事不调，可加川芎、当归、芍药、地黄四五两矣。

通中散《可用方》

治五膈气，胸中不利，脏腑壅滞。

牵牛末三两　槟榔一两二分　桂心　木香　干姜各二分

上细末。每服四钱，热酒调，空心，可二服。续更以一两盏热茶投之，得利三两行，下恶物为效。

私云：诸膈病源并药方，《圣济录》并《可用方》第十卷、《究原方》八九卷，及《卫生良剂方》中广出之，可看勘彼等。今抄万之一，载于此耳。

【四[1]】噎气

《外台》云：五噎者，一曰气噎，二曰忧噎，三曰食噎，四曰劳噎，五曰思噎。虽有五名，由阴阳不和，三焦隔绝，津液不行，忧恚嗔怒，故谓五噎。噎者，噎塞不通之谓。

《古今录验方》曰：气噎者，心悸，上下不通，噫哕不彻，胸胁痞痛；忧噎者，天阴苦厥逆[2]，心下悸痛，手足冷；劳噎者，苦气膈，胁下支满，胸中填塞，令手足逆冷，不能自温；食噎者，食无多少，惟胸中苦塞常痛，不得喘息；思噎者，心悸动喜怒，目视䀮䀮，忧恚嗔怒，寒气上入胸胁所致也。

治气噎，不下饮食。《可用方》

---

① 四：原无，据文例补。本卷以下序码据此类推。

② 厥逆：原作“决逆”，据孙思邈《备急千金要方》卷十六改。

陈皮去白，十两

上细末，大蒜研细，和丸绿豆大。每服三十丸、五十丸，米饮下，食后。

治五噎立效方《可用方》

枇杷叶　陈皮各四两　生姜二两

上㕮咀。每服五钱，水一盏半，煎至一盏。热服，不拘时，日夜数服。

治咽喉不利，胸膈噎塞，不能下食。《可用方》

半夏三两　桂心一两二分　木香一两

上㕮咀。每服五钱重，水一盏半，姜三片，煎至七分。温服，不拘时，日五服。

《广济方》疗胸胁气满，每食气噎。

通气汤《可用方》

半夏　生姜各六两　陈皮　桂心各三两

上㕮咀。每服五钱，水一盏，煎七分。热服，不拘时，日夜四五服。

通气汤《千金方》《可用方》

疗胸满短气噎塞。

半夏八两　生姜六两　桂心三两　吴茱萸四十枚

上㕮咀。每服五钱，水一盏半，煎一盏①。

木香宽膈丹《究原方》

治三焦痞塞，胸膈满闷，胁腹疞痛，饮食不进，噎塞不通，呕逆吐痰。常服宽中理气，去痰进食，饮酒人尤宜服。

南木香　白茯苓　青皮　陈皮各三两　半夏九两

上细末，用姜汁煮薄面糊为丸，如梧子大。每服三十丸、五十丸，以紫苏生姜汤送下，不拘时。

丁香饮子《究原方》

治吃逆不止。【治哕逆。哕，字又作吃。】

干柿蒂十五个　丁香十六粒，同切，同炒令黄

上用水一大盏，煎半盏，温服，再三连服。又加白梅三颗煎，尤妙。

丁沉十香圆《良剂方》

治男子、妇人脾胃虚弱，不能消化水谷，致令心腹胀闷，反胃吐食，噎塞不通，喘满气急，两胁膨胀，噫醋吞酸，饮食不下。又治五膈八痞，五噎七气，小儿疳积，面黄肌瘦，肚胀，不进饮食，并宜服之。

丁香　香附子　甘草　甘松四两　益智三两　神曲　麦蘖各二两　缩砂仁　姜黄　蓬莪术各一两

上细末，面糊为丸，如绿豆大。每服三十丸，细嚼生姜，用汤送下，或以温水汤下亦得。或脾气胀满，用乌药煎汤送下三十丸；心脾疼，煎茱萸菖蒲汤下；酒食过伤，头眩恶心者，细嚼五十丸，用生姜紫苏汤下；小儿每一岁儿服七五丸，用米饮送下。此药性温不毒，常服消积进食，不动脏腑，老小皆可服之，食后服。秘传

私谓：有痃癖积聚，癥瘕气块，血积气积，可加蓬莪术、京三棱。

丁香饼子《究原方》

治积滞不消，心腹坚胀，痰逆呕哕，噫醋吞酸，胁肋刺痛，胸膈痞闷，或反胃恶心。常服去痰温胃理气，进美饮食。

半夏二两　丁香半两　白茯苓　白术　干姜　甘草炙　白扁豆姜汁浸，炒，各一两　橘红去白，姜汁炒，二两

上末，生姜汁煮薄面糊为丸成饼，如大棋子。每服一两饼，细嚼，生姜汤送下，不计时。神方也

---

① 盏：原脱，据文义补。又此下疑尚有脱文，《备急千金要方》卷十三“通气汤”下作“以水八升，煮取三升，分三服”。可参。

六神汤《究原方》

治脾胃俱弱，饮食减少，中脘不快，或吐或泻，发渴口干，及病后新瘥，不胜谷气，尤宜服之。【伤寒瘥后】

人参 干葛 白茯苓 白术各二两二分 藿香一两一分 南木香

上细末。每服四钱，生姜三片，枣三个，水一盏半，煎至一盏，服不拘时。若觉津液渴少，加五味子十粒，同煎服。

私曰：凡治诸气痞滞，及膈气五噎，脾胃虚惫，饮食减少等疾，诸药散在诸方中，不可记尽，只可看勘《可用方》《局方》《三因方》《究原方》《无倦斋良剂方》，多有奇方灵药耳。

【五】上气

附喘息【喘息】。喘咳一病，作《保气论》三卷，仍此中不具也。

论曰：人一日一夜，凡一万三千五百息，呼随阳出，气于是升，吸随阴入，气于是降，一升一降，阴阳交通，气乃亨融。所谓上气者，盖气上而不下，升而不降，痞满膈中，胸背相引，气道奔迫，喘息有声者是也。本于肺脏之虚，复感风邪，肺胀叶【肺之中也】举，诸脏气又上冲而壅遏，此所以有上气之候也。

愚见诸方，心火在上，肾水在下。心火下而暖肾水，肾水上而润心火，则阴阳升降，更无壅滞。心劳则无力而不下降，心火【火也】不下降则肾水不暖，水得暖气则温润上升，肾水不上则上膈燥热，心火不下则下部沉寒。古人有譬，如釜中水得火气则润气上湿，盖不得火则水气不上云云。先服沉香降气汤、苏子降气汤、八味圆、莲子丹、养生丹、黑锡丹、二气丹等，而后可调气血、顺阴阳也。

诃子汤

治上气喘息。

诃子皮一两一分 五味子炒，二两二分 麻黄去根节 杏仁炒，一两一分 甘草炙，二分三铢

上粗末。每服四五钱，水一盏，生姜三片，煎六分。去滓热服，不计时候，日二三服。

沃雪汤

治上气不得息，喉咽不利。

麻黄去根节，二两 细辛一两 五味子炒，二两 桂心去粗，一两 半夏二两

上粗末。每服五钱，水一盏半，姜五片，枣二个，煎一盏。去滓温服，日夜三五服。

半夏汤

治上气呕逆不食。【上气呕吐】

半夏一两 干桑叶六两 干姜炮，一分

上粗剉。每服五钱，姜五片，水一盏半，煎一盏。去滓热服，不计时。

厌气散

治上气呕逆，及疏利过多，虚气上攻。

木香 人参 白茯苓 藿香叶 陈皮 枳壳 甘草各一两 附子炮，二分

上细末。每服四五钱，以紫苏木瓜生姜汤调点入盏，重汤煎五七沸。温服，日二三服。

木香散

治上气胸膈不利，心腹膨胀，饮食不消。【上气，心腹胀满。】

南木香 茴香炒 芍药 干姜 甘草 青皮 乌药各三两

上细末。每服三五钱匕，炒姜盐汤调服，妇人当归酒调下。日三服，夜一服。

紫苏五味子汤

治气虚，胸膈中寒热，短气不足。

论曰：短气不足以呼吸者，肺虚也；倚息短气不能卧，其形如肿者，饮也；短气上喘，气道促急者，肺虚而寒邪实也。如是者，不可一概而论之。【短气寒热】

紫苏茎叶俱用，二两　五味子一两　甘草三分　前胡一两　陈皮　桂各三分

上粗末。每服五钱，水一盏半，姜五片，枣三个，煎一盏。去滓温服，日二三服。

卒短气。

紫苏茎叶二两　陈皮

二味㕮咀。每服四五钱，姜一片，枣三个，酒一盏，煎七分。去滓温服，频三五服，立有验云云。

又

但枸杞一味，入生姜煎服，尤佳。

柴胡当归汤

治上气，五脏闭塞，不得饮食，胸胁支胀，乍来乍去，虚气在心，滞气在胃，唇干口燥，肢体动摇，手足冷疼，梦寐恐怖。此五脏虚乏不足所致也。

柴胡四两　当归一两　细辛半两　防风　麻黄　桂各一两　半夏二两半　人参半两　黄耆一两　黄芩半两　杏仁三分

上粗末。每服四五钱，生姜五片，枣三个，水一盏，煎七分。去滓温服，日二三服。

降气丸

利胸膈，行滞气，消胀满，疗腹胁痛。

茴香　木香　桂　槟榔　桃仁各一两　莱菔子　京三棱　青皮各三分　厚朴姜制，一两

上细末，以酒面糊和，丸如梧子大。每服三十、五十丸，温酒或生姜汤，空心日三服。

槟榔汤

治上气，利胸膈，消胀满。

槟榔二两　木香一两　陈皮　青皮　白术各三两　京三棱　蓬莪术各二两

上粗末。每服五钱匕，水二盏，生姜三片，盐少许，煎一盏。去滓热服，不拘时，日二三服。

乌药煮散

治上气，腹胁胀满，利胸膈，顺三焦。

乌药一两　沉香　陈皮　甘草各一分　干姜　槟榔各三分

上细末。每服三四钱，水一盏，生姜七片，煎六分，和滓热服。或入盐少许，沸汤点服亦得，日二三服。

栝楼汤

治上气胸满，不下食，呕逆，胸中冷①。

栝楼　陈皮各四两　当归三两　半夏一两半

上剉散。每服五钱，生姜五片，水二盏，煎一盏。去滓温服，日二三服。

紫苏子汤

治上气呕，胸满喘息不利，上气呕吐者。气上而不下，肺胃虚也。肺脉起于中焦，环循胃口，寒气乘于肺，则上气喘满；升降不利，痰饮停积，中焦气动于胃，胃气逆则呕吐。

紫苏子　半夏　五味子　青皮　杏仁麸炒　桂心各一两　赤茯苓　甘草各半两

上粗末。每服五钱匕，水一盏半，入生姜七片，煎七分。去滓温服，不拘时候，日二三服。

七气汤

治上气，食即吐逆。

草豆蔻生用，去皮　人参　赤茯苓　白术　大腹子生用　诃子各半两　甘草一分

上粗末。每服三五钱匕，水一盏，煎六分，去滓温服。不思食，入生姜。

半夏汤

治气逆，食则呕吐。

---

① 冷：此下原衍“汤饮”2字，据校本删。

半夏　生姜　陈皮各二两　桂心一两

上㕮咀，分作二服，水五盏，煎二盏。

半夏汤

治上气呕吐，不能下食。

半夏一两二分　白术一两　人参二两　桂　甘草　陈皮一两　厚朴四两

上粗末。每服五钱，水一盏半，生姜五片，枣三个打破，煎七分。去滓温服，日三服，夜一服。

芥子丸

治上气呕吐，又治痃癖。

芥子五两，菘菜也

上细末，炼蜜丸如梧子大。每服十、二十丸，若三五十丸，井花水服之。又散，空腹酒调服。

【六】上气腹胀

论曰：上气腹胀者，由肺气上逆，胸中痞塞，腹内虚胀，妨害饮食，由谷气衰少，阴湿交攻，干连腹膜，膨闷不消，故上气而腹胀也。

固气汤

治上气喘痞，胀满气促。

乌药　沉香　赤茯苓　麦糵炒　枳壳　黄耆　木香　甘草各二两三分

上粗末。每服三五钱，水一盏，生姜三四片，煎七分。去滓温服，不拘时候，日二三服，夜一服。

沉香丸

治上气胸满腹胀，精神倦怠。

沉香　丁香　木香各一两　巴豆去皮心油，三铢。又ツフ十五粒，去皮，以铁器烧为灰用之　杏仁十五粒，去皮，烧作灰

上研末，以糯米粥和，丸如梧子大。每服三丸、五丸、十五丸、廿丸。以生姜汤，早晨一服，夜半一服。不利，加增丸数。

半夏生姜汤

治上气腹胀。

半夏五两　生姜八两　人参一两二分　陈皮三两

上细剉。每服五钱，水一盏半，煎一盏。去滓温服，不拘时，日二三服。

【七】上气喉中如水鸡声水鸡，蛙也。

论曰：肺主气，上通于喉咙，肺经客寒，则喉咙不利，痰唾凝结，气道奔迫，喘息有声，声如水鸡。

投杯汤【投杯】

治咳逆上气，胸中痞塞，卧不安席，咽中如水鸡声。

款冬花　甘草各一两　桂　麻黄二两　干姜三两　紫菀　细辛各一两　半夏二两　杏仁

上粗末。每服五钱，水一盏半，枣五个打碎核，同煎至八分。去滓温服，日二三服。服讫，卧令汗出，数日内勿饱食。

贝母汤

治咳逆，喉中如水鸡声。

贝母去心，炒，一两　麻黄　桂各二两　半夏　干姜各一两二分　甘草

上粗末。每服三钱、五钱，水一盏，煎六分。去滓温服，日二三服。

麻黄汤

治上气脉浮，咳逆，喉中如水鸡声，喘息不通，呼吸状甚危者。

麻黄八两　甘草四两　射干二两

上㕮咀。每服五六钱匕，大枣五个，井花水一盏半，煎八分。去滓温服，日三夜一服。

【八】短气

论曰：短气不足以呼吸者，肺虚也；倚息短气不能卧，其形如水肿者，痰饮也；短气上喘，气道促急者，肺虚而寒邪实也。如是者，不可概而论之。

姜麦汤

治短气。

生姜三两，切片　小麦十两

上二味。每服水五盏，煎三盏，分作二服。去滓温服，良久再服。

紫苏汤

治卒短气。

紫苏茎叶二两　陈皮半两

上粗末。每服三五钱匕，枣三个，酒一盏，煎七分。去滓温服，日二三服，不拘时。又用水煎亦可。

枸杞汤

治卒短气。

枸杞

上剉。每服三五钱，水一盏，生姜五片，煎七分。去滓温服，日二三服。

陈橘皮汤

治胸胁短气，妨闷不食。

陈皮　柴胡各一分　半夏　枳壳　诃子各三分　木香　升麻　五味子各半两

上剉。每服五钱匕，水一盏半，生姜五片，煎七分，去滓温服。

【九】冷气

论曰：冷气者，因寒冷搏于气所为也。肺主气，气之行，如水流不得息，得温即通，值冷则涩。若人呼吸少气，胁肋刺痛，皮肤拘急，恶寒战栗，百节酸疼，咳嗽声嘶，膈脘痞塞者，皆冷气之为病也。

白豆蔻散

治中寒冷气，脐腹刺痛，胀满便利，醋心呕逆。

白豆蔻二两　厚朴　香附子各一两　甘草炙，剉①，五两　缩砂　青皮　陈皮　丁香各四两　木香

上细末。每服三四钱匕，生姜三片，盐少许，沸汤点服。食前，日二三服。

人参丸

治诸冷气，胸膈不利，噎塞喘闷，呼吸少气，恶寒战栗，腹胁膨胀。

人参　白茯苓　陈皮　槟榔　白术　甘草　诃子各一两　桂　厚朴　干姜

上细末，炼蜜和丸，如梧子大。每服二十丸、三五十丸。嚼破，生姜汤咽下，食前，日二三服。

藿香汤

治气逆上盛，头目昏眩，不思饮食，时发恶心，或作中满，调中顺气，消痰利膈。气厥逆疾也，上实下虚也。【治寒逆】

藿香叶　白术各二两　人参　白茯苓各一两　丁香　甘草各半两

上粗末。每服三四钱，水一盏，生姜三片，煎七分。去滓温服，不计时。

橘皮汤

治气逆，心腹膨胀，干呕不止，手足厥冷。

陈皮四两　生姜六两　缩砂　甘草　香白芷各一两

上粗末。每服五六钱，水一盏半，煎一盏，去滓温服。口干者，加栝楼末。

---

① 炙，剉：原缺，据《圣济总录》卷第六十七补。

陈橘皮汤

治心胸气逆刺痛，不可俯仰，气促咳唾，不能食。

陈皮　木香　芍药　当归　槟榔各半两　桔梗炒，三分

上㕮散。每服五钱，水一盏半，生姜三片，煎八分。去滓温服，食后。

赤茯苓汤

治阳气厥逆，多怒而狂，颈脉复动。《内经》云：有病怒狂者，生于阳，病名阳厥。盖阳气暴折则郁而不散，故多怒而狂。怒则气上，故颈脉动而大疾者，为阳厥之证也。其治夺食即已，依食气弥塞满，夺食即其气平也。【阳厥服之药】

赤茯苓　人参　羚羊角各三两　远志　大黄各半两　甘草一分

上粗末。每服五六钱，水一盏半，煎八分。去滓温服，不计时候。

竹叶茯苓汤

治阳厥气逆，胸膈烦闷，忿忿饶怒，如发狂状。【阳厥圆】

淡竹叶生用，三两　赤茯苓二两　生地黄五两　丹参　玄参各三两　干姜[1]无用汁　车前草各二两　石膏四两

上㕮咀。每服六七钱，水二盏，生姜五片，煎一盏半。去滓，更入蜜少许，煎三沸。温服不拘时，日二三服。

茯苓大黄汤

治阳厥多怒，气逆发狂，胸膈燥闷。【阳厥圆】

赤茯苓　大黄　羚羊角　黄芩　甘草　枳壳各一两　前胡三分

上粗末。每服五钱匕，水一盏半，淡竹叶十五片，煎八分。去滓温服，食后临卧。

【十】阳厥逆也

论曰：《内经》云：有病怒狂者，生于阳也。夫阴阳不可偏胜，偏胜则气逆。阳厥者，阳胜而气逆之谓也。因暴折而难决，故善怒也，病名曰阳厥。盖阳气暴折则郁而不散，故多怒而狂。怒则气上，故颈脉动而大疾者，为阳厥之证也。其治夺食即已。盖食入于阴，长气于阳，阳盛故厥逆怒狂。夺食者，所以平其气也。

赤茯苓汤

治阳气厥逆，多怒而狂，颈脉复动。

赤茯苓　人参　羚羊角各三两　远志去苗心　大黄炒，各半两　甘草一分

上粗末。每服五钱，水一盏半，煎八分。去滓温服，不计时候。

茯苓汤

治阳厥多怒，气逆发狂，胸膈燥闷。

赤茯苓　大黄炒　羚羊角　黄芩　甘草　枳壳麸炒，各一两　前胡三分

上粗末。每服五钱，水一盏半，入淡竹叶十片，同煎八分。去滓温服，食后临卧。

【十一】风恍惚

《老子经》云恍惚。和气[2]肾气病云是也。

论曰：以风邪经于五脏，其神恍惚而不宁也。盖五脏处于内，神之舍也。脏气充足，神王而昌，则邪不得干。脏气亏损，邪能乘之，则精神魂魄意无所持守，故恍惚不宁也。

石菖蒲圆

治风虚，安寝寐，镇心神，止恍惚，化痰滞。

---

① 干姜：原作“干蓝”，据《圣济总录》卷第一百八十四改。

② 和气：原文如此，疑当作“和家”。

菖蒲根一寸九节者 远志去苗心 铁粉 辰砂各一两 白茯苓 人参各一两半 防风 羚羊角各三分 金薄

上细研，以蜜丸如梧子大。每服廿丸，若三十丸。人参汤服，早朝、日晚食后。

鹿角散

治诸脏虚邪，夜卧恍惚，精神不安。

鹿角生末，十两

上一味细末。每服二三钱匕，温酒服，日三服，夜一服。《局方》辰砂妙香散、定志圆等尤宜。苏合香丸每服三十丸，日二三服，尤妙。《韩良方[①]》【东坡书】云：苏合圆，始终服八九两得瘥云云。今人服一二丸求效，可笑。

【十二】风惊

论曰：风惊者，心气不足，风邪干之而心不安定也。《内经》云：心为君主之官，神明出焉。又曰：主明则下安。今心气不足，风邪相乘，阴阳不和，情思错乱，神魂散越，故动作多惊也。

小定心汤

治心气不足，风邪所乘，惊悸恍惚，梦多魇。

白茯苓 桂心三两 甘草炙 芍药 干姜 远志去心苗 人参各二两

上㕮咀。每服五钱匕，水二盏，枣三个打破核，煎至一盏二分。去滓温服，日三夜一。

大定心汤

治心虚，中风惊悸，恍惚多忘，或梦寐惊魇，志少不足。

人参 白茯苓 茯神去木 远志 龙骨 干姜 当归 甘草 白术 芍药 桂 紫菀[②] 防风 赤石脂各二两

上㕮咀。每服五钱匕，水二盏，入枣三个打破核，煎至一盏。去滓温服，日三夜一[③]。

【十三】风惊邪今人云邪气鬼祟是也【三或二】

论曰：风惊邪之状，乍惊乍喜，恍惚不宁，举措【起居也】失常是也。盖心者，生之本而藏神。今心气虚则神不宁，风邪乘虚而干之，故谓之风惊邪也。

茯神丸

治风惊邪，心中恍惚，惊悸恐怖，精神不乐，化痰润肌，清神快气。

茯神 人参 远志 麦门冬 熟干地黄 青橘皮 甘草 五味子 山芋 桔梗 枳壳 槟榔各一两 白术 桂 芍药各半两

上细末，炼蜜和丸，如鸡头大。每服一二丸，含口化下。

远志丸

治定心忪，化风痰。治昏虚，安神魂。

远志 人参 白茯苓 山芋 凝水石研，各一两

上为末，用白面糊为丸，如梧子大。每服二十丸，人参汤下，加至三十丸，或五十丸。

【十四】风惊恐

论曰：风惊恐之状，神志不宁，时发惊恐，如人将捕之。盖心者生之本，神之变。肝者将军之官，谋虑之所从出。二脏平调，则外邪不侵。若正气不足，风邪干之，薄于心则怵惕不自安，迫于肝则惊恐也。

---

① 韩良方：当作“翰良方”，即《苏沈内翰良方》，简称《苏沈良方》。又《苏沈良方》卷第五“苏合香丸”下载：“东阳刘使君，少时尝病瘵……人有劝服此药，凡服八九两，所苦都瘥。”可参。

② 紫菀：原作“紫花”，据《圣济总录》卷第十四改。

③ 三夜一：原脱，据《圣济总录》卷第十四补。

茯神丸

治风惊恐，志意不定，五脏不足。甚者忧愁恐惧，悲伤不乐，忽忽善忘，朝瘥暮发，甚则狂眩。

茯神去木　菖蒲九节者，米泔浸，炒干　远志去心　白茯苓各半两　人参三分　牛黄研，一分，代用狗胆，又代辰砂

上细末，炼蜜为丸，如梧子大。每服温酒下二十丸，或三十、五十丸。食后良久，及夜卧时服。

龙骨汤

治风惊恐，恍惚多忘，神气怯弱。

龙骨二两半，代用赤狗骨　白茯苓　远志　当归　甘草　防风　人参各二两　桂一两半

上粗散。每服三钱匕，水二盏，生姜三片，枣三个，煎一盏。去滓，空心，午时、夜卧各一服。

茯苓汤

治风惊恐失志，如有所失，悲感惆怅。

白茯苓　熟地黄各二两　人参　桂各一两半　麦门冬三两　半夏二两　甘草一两

上粗末。每服五钱匕，水三盏，生姜三片，煎八分，温服。每食前后，良久服之，令药与食相远，恐药食相犯少力故也。

【十五】风惊悸

论曰：风惊悸者，以心气不足，为风邪所乘，神魂惊怖不已，则悸动不安。其证目睛不转，不能呼是也。或因恐惧忧迫，致损心气。惊悸者，亦风邪搏之故尔。诊其脉动而弱，动则为惊，弱则为悸，不可不察。

定志圆

治风热心气不定，五脏不足。甚者忧愁悲伤不乐，忽忽善忘，朝瘥暮发，暮瘥朝剧。

菖蒲根　远志各二两　白茯苓　人参各三两

上细末，炼蜜丸如梧子大。每服二十丸，若三十、五十丸。米饮或熟水服下，日二三服，食后。《局方》以辰砂为衣。

定心龙胆圆

治风热心虚惊悸，或忧怖怔忪，如人追逐，或睡中惊怕，妄谬不安。

龙胆用根　茯神去木　黄耆　栀子仁各一两　麦门冬去心，一两半　玄参　羚羊角各一两一分　甘草三分　辰砂别研，三分　人参一两

上细末，蜜丸如梧子大。每服二十丸，若三十、五十丸，枣汤服下，日三服。大便结，则加大黄一两半。

安神散

治心神不安，化风痰，止惊悸，解烦热。

人参　白茯苓各一两　甘草　辰砂研　茯神　天竺黄各半两　凝水石烧，二两半，别研

上研罗。每服二钱匕，食后临卧，用荆芥汤调服，日二三服。

大效香橘散

治一切气痛，及欲膈奔注，伏梁【肝积聚也】筑心【心积也】气痛，冷汗不止，脉欲绝者，妇人血气痛，并皆治之。

乌药酒浸一宿，炒　茴香　高良姜炒　青橘各三两

上细末。每服三四钱，温酒服之。妇人以生姜煎童子小便调下，日二三服。

中风与中气，其证相似，故诸风之次载之。气是诸病之根源，一身之基本也。中风并诸病，用诸气之药，则无所乖违；诸疾及风病，得气顺理即易愈故也。中气诸气之病，用诸风并余病之疗，则有所难救，气道弥壅塞而难通利故也。是以此一卷，则可谓诸病之通药，众药之最长矣。乃至自余名方，散在诸方，同志辈续于卷末而已。

【十六】诸气要穴

百会　率谷[①]左右　风池左右　大椎　风门[②]左右　膏肓　七椎左右　膻中　巨阙　胃脘　水分　气海　肩井　血盆　足三里　涌泉

上诸穴，次第常可灸之，最前或三十一壮、五十一壮后，后增壮数，可至百壮、二百壮。诸病须灸，前后用同壮数，则更无其验。是予所用试也，譬如服茶除眠耳。

【陈橘皮煎[③]

此药紫微山道士吕光献方也。则云：臣寻方录[④]，披阅丹经，寻事名方，一千余卷。只陈橘皮煎之方，功极妙也。凡八味，以酒煎。初服一剂，颜如童子，色如莲花。又服二剂，白发忽黑如云，走足轻强，五脏安和，万病共舍。此有神效。敢不可隐，仍献。《叶氏方》

陈皮去白，细末，八两　肉桂去粗皮　厚朴姜制　当归酒洗　附子炮，去皮脐　萆薢炙　干姜炮　京三棱湿纸裹，埋热灰。已上各四两

上除橘皮末，余七味捣筛。先以陈皮末入银锅，入清酒一斗煎，以柳枝拌一千余返，入余药，可计丸程煎。后入余七味药末杵合，是程丸。每服三十五丸，可温酒或生姜煎物，空心一服，夕食前一服。酒一斗，云药之升一斗也。无银锅，以石锅可煎。

紫桂丸《叶氏方》

人噎病有五：一者气滞，二依忧，三食伤，四依劳，五依思。此五物，皆阴阳不和，过三焦，入口喉，及宿食不消，腹胀不食，及冷物伤脾胃，服是立有所效。

官桂去粗皮，五两　诃子皮去皮核　人参各一两　干姜三两，炮　甘草炙，一两　茯苓去皮，一两　白术三两，入小麦糟，去滓

上细末，炼蜜梧子大[⑤]。每服廿丸，以温酒服，又饭饮吞。若姜煎服，食后服。

二气散治噎病

阴阳寒结，喉噎塞，形如喉吞梅核，吐不吐，吞不吞，饮食有妨。久不愈则反成吐病。此药治之。

山栀子炙　干姜炮，各一两

上剉合。每服二钱，入水一盏，煎五分。去滓，食后温服。】

《覆载万安方》卷第十三下[⑥]

嘉历元年七月十一日，朱墨同时加愚点了。冬景握玩此一部，不可作他学。

性全判六十一岁
宗寿（花押）

朱墨数百拾五丁（花押）

---

① 率谷：原作“卒谷”，据文义改，下凡遇此径改，不再出注。
② 风门：原作“门风”，据校本乙转。
③ 陈橘皮煎：此方至其下紫桂丸、二气散共3方，原为日文，今翻译成中文。
④ 录：原作“银”，据校本改。
⑤ 大：原作“代”，据校本改。
⑥ 下：原脱，据文例补。

《覆载万安方》卷第十四上

和家末孙性全　撰

虚劳门上附传尸、骨蒸、肝劳、心劳、脾劳、肺劳、肾劳。

【一】虚劳统论

论曰：虚劳之病，感五脏则为五劳，因【感也】七情则为七伤。劳伤之甚，身体疲极，则为六极。

所谓七伤者，一曰大饱伤脾，脾伤则善噫，欲卧面黄；二曰大怒气逆伤肝，肝伤则少血目暗；三曰强力举重、久坐湿地伤肾，肾伤则少精，腰背痛，厥逆下冷；四曰形寒饮冷伤肺，肺伤则少气咳嗽鼻鸣；五曰忧愁思虑伤心，心伤则苦惊，喜忘善怒；六曰风雨寒暑伤形，形伤则发肤枯夭；七曰大恐惧不节伤志，志伤则恍惚不乐。此七者，劳伤之因也，故名七伤。【七伤】

所谓五劳者，一曰肺劳，令人短气面肿，鼻不闻香臭；二曰肝劳，令人面目干黑，口苦，目视不明；三曰心劳，令人忽忽喜忘，大便苦难，时或溏泄，口中生疮；四曰脾劳，令人舌本苦直，不能咽唾；五曰肾劳，令人背难以俯仰，小便黄赤，时有余沥，阴痛生疮，小腹满急。此五者，劳气在五脏也，故名五劳。【五劳】

所谓六极者，一曰气极，令人内虚，五脏不足，邪气多，正气少，不欲言；二曰血极，令人无颜色，眉发堕落，忽忽喜忘；三曰筋极，令人数转筋，十指爪甲皆痛，苦倦不能久立；四曰骨极，令人酸削，齿苦痛，手足烦疼，不可以立，不欲行动；五曰肌极，令人羸瘦，无润泽，饮食不生肌肤；六曰精极，令人少气吸吸然，内虚，五脏气不足，发毛落，悲伤喜忘。此六者，劳伤之甚，身体疲极也，故曰六极。

凡五劳、七伤、六极之外，变证不一，治法皆以补养为宜。形不足者，温之以气；精不足者，补之以味。气味相得，合而服之，补精益气，此其要也。

肝劳证治【肝虚劳】

论曰：恚怒气逆，上而不下则伤肝，肝劳则面目干黑，口苦，精神不守，恐畏不能独卧，甚则筋急而爪枯，目盲无所见。毛悴色夭者，难治。

柴胡汤

治肝劳关格不通，精神不守，气逆上冲，胸中烦闷，调气下热。【治热】

柴胡　黄芩　泽泻　葛根炙　升麻各一两半　玄参三两　生干地黄切，焙，二两

上粗末。每服五钱，水一盏半，入竹叶十片，煎一盏。去滓，下芒消一钱匕，空心服，食后再服，日夜二三服。

槟榔汤

治肝劳寒，胁下痛，胀满，气急眼昏，视物不明。【治冷】

槟榔　附子炮，各二两二分　白茯苓　桔梗炒　陈皮　桂心去粗，各一两一分　吴茱萸炒，二两二分　白术二两

上㕮咀。每服五钱，水一盏半，姜五片，煎一盏。去滓温服，空腹①、食后各一服。若气喘，加川芎二两，半夏二两二分炒，甘草一两二分炙。

---

① 空腹：原作“空服”，据校本改。

赤茯苓汤

治肝劳虚寒，胁痛胀满，气闷目昏，不思饮食。

赤茯苓三两三分　桔梗炒　陈皮焙，各二两二分　白术一两一分　鳖甲炙，五两　桂心二两

上粗末。每服四钱，水一盏，姜三片，煎七分。去滓，食前温服，日三服。

心劳证治【心虚劳】

论曰：心劳病者，补脾气以益之，脾王则感于心。心劳之候，令人喜忘不乐，大便鸭溏，口疮久不瘥，耳枯而鸣，不能听远。皮毛焦，色夭者，死于冬。

远志汤

治心劳多烦躁，背膊妨闷，面色数变，乍赤乍黑，或笑或歌。

远志去心　犀角　芍药各二两二分　赤茯苓　黄芩　前胡各二两　人参　知母焙，各一两一分　麦门冬去心，焙，三两三分

上粗末。每服四钱，水一盏半，煎至一盏。去滓，食后温服，日二服，夜一服。

麻黄汤

治心劳烦多热，喜笑无度，四肢烦热，止烦下气。

麻黄去根节　栀子仁　赤茯苓　桂心各一两半　黄芩　石膏　甘草炙，各一两　生干地黄焙，五两　白术一两半　赤小豆三两

上粗末。每服四钱，水一盏半，姜五片，去滓温服，日夜二三服。

人参汤

治心劳，因多言喜乐，过度伤心，或愁忧思虑而伤血，血伤即不欲视听，心烦惊悸。

人参　木通　麦门冬　龙齿各一两半　茯神　百合　柴胡各一两

上粗末。每服四钱，水一盏半，枣三个，煎一盏。去滓温服，日二三服。

麦门冬饮

治心虚劳损，喜忘不乐。

麦门冬　白茯苓各二两半　人参二两　远志一两三分　防风　赤芍药各一两半　陈皮一两

上吹咀。每服五钱，水一盏半，煎一盏。去滓温服，日二三服。

脾劳【脾劳】

论曰：饮食劳倦则伤脾，脾伤则善噫欲卧，面黄，舌本苦直，不得咽唾，皆脾劳证也。法宜补益肺气，肺王则感脾矣。

厚朴丸

治脾劳虚冷，不思饮食，四肢无力，呕逆腹痛。

厚朴姜制，二两　诃子皮　鳖甲各一两　附子炮　吴茱萸　京三棱各半两

上细末，醋面糊和，丸梧子大。每服三十丸、五十丸，或七八十丸。米饮服，食前，日夜三四服。

附子汤

治脾劳虚寒，腹痛胀满气急，善噫欲卧，舌本苦直，饮食多倦，干哕恶心。

附子炮　槟榔煨，各二两　白茯苓　桔梗炒　陈皮　桂心去粗，各三两　白术四两　吴茱萸焙，一两　甘草炙　半夏各二两

上吹咀。每服三四钱，水一盏，姜五片，煎七分。去滓温服，日三服。

肺劳【肺劳】

论曰：肺劳者，或因形寒饮冷逆秋气所致。其证短气面肿，鼻不闻香臭，胸中结滞，气乏声嘶，咳嗽呀呷，咯唾稠粘，或唾脓血，或咽喉干痛不能唾，上气喘满，渐至衰瘁，寒热时作，饮食减耗，皆肺劳之证。

补气黄耆汤

治肺劳饮食减少，气虚无力，手足颤掉，面浮喘嗽。

黄耆 人参 茯神去木 麦门冬去心，焙 白术 五味子 桂心去粗 熟地黄 陈皮 阿胶炒，各二两二分 当归 白芍药 牛膝酒浸，炒，各二两 甘草一两一分

上粗末。每服四五钱，水一盏半，姜五片，枣三个打破，煎一盏。去滓温服，日二三服。

茯苓汤

治肺劳咳嗽，喘满气逆，痰唾不利，不思饮食。

赤茯苓 大腹皮 枳壳去穰，麸炒 陈皮 半夏 杏仁麸炒 槟榔 诃子皮 桑白皮 甘草各一两一分 人参二两二分

上粗末。每服四钱，水一盏半，姜五片，煎一盏。去滓温服，不计时，日二三服，夜一服。

调肺人参汤

治肺劳形寒饮冷伤肺，及因酒后吐血，咳嗽唾浊，时发寒热，食物不得，日渐羸瘦。

人参 附子炮 知母各二两 紫菀去苗用根 白茯苓 甘草炙 乌梅肉炒 柴胡 秦艽各一两一分 诃子皮面炮，去核，二两二分

上粗剉。每服四五钱，水一盏半，姜五片，枣三个，煎一盏。去滓温服，不拘时候，日夜三四服。

五味子汤

治肺劳虚损，肠鸣腹痛，气逆喘闷。

五味子五两 白术 紫苏茎叶 桔梗剉，炒，各二两二分 半夏洗，焙，一两二分

上粗末。每服四五钱，水一盏半，姜五片，枣三个，煎一盏。去滓温服，不计时候，日夜三五服。

桔梗饮

治肺劳咳嗽，痰涎涕唾，上气喘急，时发寒热疼痛。亦治肠风下血，诸气羸弱。【肠风下血】

桔梗炒 旋覆花 贝母去心 防风 陈皮 麦门冬 枳壳麸炒，各一两一分 桑白皮 人参 前胡 鳖甲醋炙 白茯苓 蒺藜子炒，去角 甘草炙 黄耆各三分 天门冬去心，炒，三两三分

上细末。每服四钱匕，沸汤点服，不拘时候，日夜三四服。

肾劳【肾劳】

论曰：肾劳者，劳伤肾也。肾伤则少精，腰背痛，难俯仰，小便不利，时有余沥，阴痛，囊湿生疮，少腹满急，厥逆下冷，皆其候也。《经》所谓“强力入水，久坐湿地伤肾”，特伤肾之一端尔。

远志丸

治肾劳虚损，梦寤惊悸，少腹拘急，面色黧黑，小便白浊，腰脊疼痛。

远志去心 桂心去粗 杜仲去粗，炙 枳壳去穰，麸炒 白茯苓各二两二分 菟丝子五两

上细末，和匀，炼蜜和丸梧子大。每服五十丸，或七十丸，或百丸。空腹，温酒服下，日夜三五服。

桃仁汤

治肾劳虚损，心腹胀满，骨节烦疼。

桃仁去皮尖，麸炒，五两 白术二两二分 川芎 附子炮，各二两 荜澄茄一两一分

上粗末。每服三四钱，水一盏半，姜五片，盐少许，同煎一盏。去滓，食前热服，日二三服。

补虚杜仲丸

治肾虚劳损，腰疼少力。

杜仲去粗，炙 桂心去粗 白茯苓 枳壳麸炒，各三两三分 菟丝子五两 干姜一两一分 远志去心，五两

上细末，炼蜜和丸梧子大。每服五十丸，或七八十丸。食前温酒服，或枣汤服，日夜四五服。

【**胡桃丸**《御药院方》六

益精补肾髓，强筋壮骨，延年益寿，悦心明目，滋润肌肤，壮年高年，脏腑不燥结，久服百病皆愈。

破故纸 杜仲【别本者有柴胡等分，无杜仲】 萆薢 胡桃肉各十两

上将破故纸、杜仲、萆薢三味为细末。次入胡桃肉膏，一处拌和令匀，再捣千余下，丸如桐子大。每服三十丸至五十丸，空心，温酒服，盐汤亦得。】

补益干地黄丸

治肾劳精气滑泄。

熟干地黄七两二分　鹿茸烧毛，醋炙　远志去心　山茱萸各三两三分　蛇床子一两一分　菟丝子五两

上细末，炼蜜丸梧子大。每服五十丸，或七十丸，或百丸。食前酒服，日三五服。

【二】虚劳盗汗【盗汗】

论曰：眠寝之间汗出，盗人气血，久则津液枯耗，谓之盗汗。此盖虚劳之人，阳气外虚，风在肌表，腠理虚疏，心气不足故也。不治则荣卫衰损，肌肉消悴，变为羸瘠。

麦煎汤

治虚劳荣卫不调，夜多盗汗，四肢烦疼，饮食进退，肌瘦面黄。

鳖甲醋炙　柴胡各五两　玄参七两二分　干漆炒尽烟　秦艽　人参　白茯苓　葛根　乌头炮制，各二两二分

上粗末。每服四五钱，先用水一盏半，小麦五十粒，煎至一盏。去麦入药，煎至七分。去滓温服，食后临卧服之。久病之人，宜服此，退劳倦，调顺经络。

竹茹汤

治虚劳盗汗，日晡潮热。

青竹茹　人参　续断　桔梗炒　五味子　紫菀去土　桑白皮　前胡　麦门冬去心，焙　赤小豆　甘草炙　熟地黄焙，各二两二分

上粗末。每服四五钱，水一盏半，煎一盏。去滓温服，日夜三四服。

柴胡鳖甲汤

治虚劳夜多盗汗，面色萎黄，四肢无力，不思饮食，咳嗽不止。

柴胡　鳖甲醋炙　知母各二两二分　地骨皮三两三分

上粗末。每服四钱，水一盏半，乌梅一个，青蒿少许，煎一盏。去滓温服，食后临卧，日三四服。

柴胡汤

治虚劳羸瘦，荣卫不顺，体热盗汗，筋骨疼痛，多困少力，饮食进退。

柴胡　鳖甲醋浸一宿，炙令黄，各五两　甘草炙　知母焙，各二两二分　秦艽三两三分

上粗末。每服四钱，水一盏半，枣三个，煎一盏。去滓热服，日夜三四服。

麻黄根汤

治虚劳盗汗不止。

麻黄根　牡蛎　黄耆各五两

上粗末。每服四钱，水一盏半，葱白五茎，煎半分。去滓温服，日三四服。

黄耆汤

治虚劳盗汗不止及阳虚自汗。【盗汗、自汗】

黄耆二两二分　麻黄根五两　牡蛎三两三分　人参二分三铢　地骨皮一两一分

上粗末。每服四钱，水一盏半，枣三个，煎一盏。去滓温服，日夜三四服。

秦艽汤

治虚劳盗汗不止，咳嗽潮热。

秦艽　柴胡　知母焙　甘草炙，各三两

上粗末。每服四五钱，水一盏半，煎一盏。去滓温服，不计时候，日三四服。

柴胡汤

治虚劳阳气外虚，腠理不密，荣卫发泄，盗汗不止，骨节热痛。

柴胡　鳖甲醋炙　枳壳去穰，麸炒　人参　乌梅肉炒　白茯苓各二两二分　桂心　白术　款冬花　紫菀　桔梗炒　甘草炙，各一两一分　槟榔大者三个，利下则用一个

上粗末。每服四钱，水一盏半，姜三片，青蒿少许，煎一盏。去滓温服，日夜三五服。

栀子汤

治虚劳骨节烦热，盗汗不止。

栀子仁　地骨皮　麦门冬去心，焙　柴胡各三两

上粗末。每服四钱，水一盏半，入竹茹、小麦各少许，煎一盏。去滓温服，日夜三五服。

【三】虚劳身体痛【体痛】

论曰：劳伤之人，荣卫俱虚，气血衰弱，经络【十二经脉、十五络脉，谓之经络】凝滞，致邪气乘之，与正气相搏，逢寒则身体痛，值热则皮肤痒，诊其脉紧濡相搏者是也。

柴胡秦艽汤

治虚劳身体疼痛，咳嗽发热。

柴胡二两二分　秦艽　白芷　藿香叶各一两一分　桔梗炒　甘草炙　香附子炒　沉香　麻黄去根节，各二两二分

上粗末。每服四钱，水一盏半，入小麦五十粒，煎一盏，去滓。不拘时候，日夜三五服，温服。

天仙藤汤

治五劳骨节酸疼，五心【胸心、左右之心，谓之五心】烦热，口苦舌干，不思饮食，咳嗽虚汗，渐瘦无力。

天仙藤青木香藤也，洗，剉　鳖甲醋炙　黄耆炒　牛膝酒浸，焙　柴胡　甘草炙，各三两　乌药六两　五加皮　芍药各二两　南木香一两

上粗末。每服四五钱，水一盏半，乌梅一个，大枣三个，煎一盏。去滓热服，不拘时，日二三服。

轻骨汤

治虚劳身体倦怠，百节酸疼，羸瘦发热，神昏不爽。

知母焙　人参　天仙藤　白术　秦艽　柴胡　鳖甲醋炙，各二两一分　黄耆打破，浸盐水，炒干　常山　当归　前胡　川芎　紫菀　白茯苓　甘草不炙，各一两一分

上粗末。每服四钱，水一盏半，乌梅一个，煎一盏。去滓温服，日二三服。

香甲煮散

治虚劳身体疼痛，四肢烦热，不思饮食，胸膈妨闷。

沉香一两一分　鳖甲醋炙　木香　人参　白茯苓　柴胡　槟榔煨　熟干地黄　桂去粗皮　黄耆炙　厚朴姜制　山药　白术　甘草炙　赤芍药各二两二分　干姜一两一分

上粗末。每服四钱，水一盏半，姜三片，大枣二个打破，煎一盏。去滓温服，不拘时候。

地骨皮汤

治虚劳肢节疼痛，头目昏眩，怠惰少力，饮食无味，心忪烦渴，口苦咽干，夜多盗汗。

地骨皮　细辛　甘草　人参　白茯苓各二两二分　柴胡五两

上粗末。每服四钱，水一盏半，煎一盏。去滓温服，日三服，夜一服。

天灵盖汤

治虚劳骨节疼痛，筋脉拘急，寒热进退，发作如疟，眠梦不安，精神怯弱，夜多盗汗，日渐痿黄，不能饮食。【奇怪良药】

天灵盖醋炙，二分　鳖甲生使　柴胡去苗　槟榔各三分　青蒿一握　桃仁廿一粒，炒　豉四十九粒　甘草一中指节，不炙　葱白七茎，如中指长　知母一分　阿魏一豆许，醋化去沙石，面裹，炙　猪牙皂荚五梃，醋炙

上细剉拌匀，分作二帖。每帖用童子小便一大盏，从午时浸至明日五更，煎取三合①。去滓温服讫，盖覆稳卧，候日出，审看十指节间有毛如藕丝，拔烧之极臭。毛白色必瘥，毛黑即死，或泻下五色粪并虫为验。

【四】虚劳羸瘦【羸瘦】

论曰：虚劳羸瘦者，五脏之气伤损也。《经》所谓一损损于皮毛，皮聚而毛落；二损损于血脉，血脉虚少，不能荣于五脏六腑也；三损损于肌肉，肌肉消瘦，饮食不为肌肤；四损损于筋，筋缓不能自收持；

① 三合：原作“三分一”，据《圣济总录》卷第八十九改。

五损损于骨，骨痿不能起于床。然治损之法奈何？损其肺者，益其气；损其心者，调其荣卫；损其脾者，调其饮食，适其寒温；损其肝者，缓其中；损其肾者，益其精。此治损之法也。

麦门冬散

治虚劳羸瘦，面体少色。

麦门冬去心，焙　石韦去毛　五味子　白茯苓　菟丝子酒浸一宿，别杵　生干地黄各三两　桂心去粗，一两二分

上细末。每服三四钱，空腹，温酒服，日午夜食后再三服。久服令人老寿身轻。

鳖甲丸

治虚劳肌体羸瘦，发热减食，四肢少力。

鳖甲醋炙　柴胡各一两二分　人参　白术　诃子皮　黄耆　五味子　沉香　麦门冬　赤芍药　茯神去木　生干地黄　木香　枳实去穰，麸炒，各一两

上细末，炼蜜丸梧子大。每服五十丸，或七十丸。空心食前，以人参汤或粥饮，日二三服。

六奇汤

治虚劳羸瘦，日久不瘥。

柴胡　厚朴姜制　枳壳麸炒　白术各二两　京三棱　白茯苓各四两

上粗末。每服四五钱，水一盏半，入生姜五片，煎一盏。去滓，空心温服。

安息香汤

治虚劳瘦瘠，不问新久。

安息香研，半两　天灵盖一个，涂醋，炙透　阿魏醋化去砂石，入面粉少许作饼子，焙　青木香南木香也　甘草炙，各一两

上粗末。每服四钱匕，童子小便一盏半，豉百廿粒，葱白五寸打破，同煎至一盏，去滓温服。良久，或吐利下赤白色虫，或夜梦与人别，此为效验。

五补丸

治男子、妇人虚劳羸瘦，饮食减少，困倦无力。

人参　白茯苓　地骨皮　熟地黄焙，各三两

上细末，炼蜜丸梧子大。每服五十丸，或七十丸。温酒服，食后临卧服。

明月丸

治诸劳极瘦垂困。【治热劳】

兔屎四十九个　硇砂如兔屎多，等用

上研令极细，生蜜丸如麻子大，服七丸。以生甘草半两，碎，浸水一夜，取汁。五更初服，勿令病人知。是治劳药，服后看若有虫，急打煞，以桑火油煎，使焦，弃急水中。三日不下，更服。须月三日已后，望前服之。忌见丧服色衣、妇人、猫犬之类。后服治劳补气药取瘥。此药最治热劳。又云：伤寒烦躁骨热，皆治。

【五】虚劳腰痛【腰痛】

论曰：虚劳腰痛者，劳伤于肾也。肾主腰脚。若其气不足，风邪乘之，故令人腰痛引少腹，不可以仰息，诊其脉尺沉者是也。

【青娥圆、肾著汤①等在《局方》。】

干地黄丸

治虚劳腰脚疼痛，羸瘦不能食。

熟干地黄焙，二两　细辛去苗　附子炮，各二分　白茯苓　山药　泽泻　干姜　山茱萸　牡丹皮各一两

上细末，炼蜜丸梧子大。每服五十丸，或七十丸，温酒服，渐加至百丸。

---

① 肾著汤：原作“著肾汤”，据校本乙转。

四味地黄丸

治虚劳腹内冷气，补腰膝，填骨髓，令人悦泽。

熟干地黄焙　白术　白茯苓　菟丝子各五两

上细末，炼蜜丸梧子大。每服五十丸，或七十丸，温酒服，日三服，空腹。

参苓煮散

治虚劳，心腹痞满，不思饮食，胸膈不利。【治心腹痞满】

人参　白茯苓　丁香　木香　桂心　益智　青皮　川芎　蓬莪茂炮　干姜　附子炮，各半两　远志去心　白术　厚朴姜汁制，炙　黄耆　半夏　当归　京三棱炮　神曲炒　麦蘖炒，各一两　肉豆蔻炮　槟榔　诃子皮煨，去核，各五个

上细末。每服四五钱匕，入盐少许，水一盏，煎至七分。和滓温服，日夜三四服。

柴胡饮

治虚劳心腹痞满，不思饮食。

柴胡　枳壳　白茯苓　京三棱煨　厚朴姜制，各二两二分　白术炒，一两一分

上粗末。每服五钱，水一盏半，姜五片，煎一盏。去滓温服，日二三服。

【六】虚劳心腹痛【心腹痛】

楝实丸

治虚劳心腹撮痛，不思饮食，补益元脏，平和脾胃。

楝实　白术　乌药　茴香炒　破故纸炒　木香　厚朴姜汁制，炙，各二两二分

上末，酒煮面糊和丸梧子大。每服五十丸，或七八十丸，空心食前，温酒或盐汤服，日二三服。

吴茱萸汤

治虚劳心腹痛。

吴茱萸三两　高良姜二两　茴香二两二分

上细末。每服四钱，以沸汤服之，日二三服。

【七】虚劳咳唾脓血

论曰：虚劳之人，气血久衰，伏热结上焦，因咳嗽间有脓血者，津液腐化也。宜润养上焦，滋益荣卫，则病缓而可已。【此《万安方》第五十三卷有血疾门引《养生必用方》，可照看，大有的论。】

如圣黄耆汤

治虚劳心肺俱伤，咳唾脓血。

黄耆　乌梅去核　知母焙　甘草炙　款冬花　秦艽去苗　贝母炒　半夏各一两　糯米　桑白皮　桃仁　鳖甲　人参　柴胡

上粗末。每服四钱，水一盏半，姜五片，桃柳枝、葱白各少许，同煎六分。去滓温服，不拘时，日二三服。

五味子散

治虚劳气，胸膈不利，咳唾稠粘。

五味子　诃子皮　前胡　麦门冬各一两　人参　紫苏茎叶各三分　大腹皮三分　枳壳　半夏　陈皮各二分　甘草一两，炙

上粗末。每服四钱，水一盏，姜三片，煎六分。去滓温服，不计时，日三五服。

茯苓散

治虚劳咳唾稠粘，咽喉不利。

赤茯苓　麦门冬　生干地黄　人参　枳实　赤芍药　射干各一两　前胡二两　甘草二分，炙

上粗末。每服四钱，水一盏，煎六分。去滓温服，不计时候，日二三服。

麦门冬汤

治虚劳不足，内伤呕血吐血。凡血与气相随而行，故气血损极则吐血呕血也。

麦门冬　生干地黄各二两二分　桂心　干姜各一两一分　甘草炙　阿胶炙　人参各二两

上粗末。每服五钱，水一盏半，煎一盏。去滓温服，空心，日午、夜卧各一服。

葶苈汤

治虚劳咳嗽咯血，日渐瘦劣，声音不出。【咳吐血，声音不出。】

葶苈隔纸炒　杏仁麸炒　贝母去心　百合　麦门冬去心，炒　生干地黄焙

上各等分，粗末。每服四钱，水一盏半，入皂荚子十四粒，同煎至一盏。去滓热服，空心夜卧服。

当归散

治虚劳吐血，咳嗽烦满。

当归焙　甘草炙，各二两　人参　生干地黄八两　白茯苓　杏仁麸炒，各一两

上细末。每服三四钱匕，米饮服，不拘时，日二三服。

【八】虚劳四肢逆冷【四肢逆冷】

论曰：四肢者，诸阳之本也。阳气内盛，则卫外而为固，乃能充灌于四肢。劳伤之人，阳气虚损，阴气乘之，不温养四肢，故手足为之逆厥。

钟乳散方

治虚劳不足，手多冷，补虚益气①。

钟乳研，二两二分　防风　人参各二钱半重　细辛一钱半重　桂心　干姜各一钱重

上细末，分作五服。每旦，温酒调服一帖。服讫，饮食冷热饥饱，皆令适中，时饮少酒，常令醺醺。若热烦，以冷水洗手面。

【九】虚劳惊悸和家称肾气是欤【惊悸】

论曰：虚劳惊悸者，心气不足，心下有停水也。心藏神，其主脉。若劳伤血脉，致心气不足，因为邪气所乘，则令人精神惊惕，悸动不定。若水停心下，水气乘心，亦令悸也。

柴胡汤

治虚劳羸瘦，心虚惊悸，气乏力劣等。

柴胡三分　黄耆一两　厚朴姜制　半夏各三分　人参　白茯苓　防风　细辛各半两　当归　麦门冬各二两　陈皮　甘草炙　杏仁　槟榔各半两

上粗末。每服五钱，水一盏半，姜五片，煎一盏。去滓，空心顿服，夜卧再服。

犀角汤

治虚劳羸瘦，愁忧思虑，神情不乐，善忘惊悸，小便秘难。

犀角　人参各一两　黄耆　枳壳各三分　龙胆　槐实炒，各二分　赤茯苓一两

上粗末。每用五钱，水一盏半，入竹叶五片，细剉，煎至一盏。去滓，分温二服。每服，更调辰砂末半钱，早食后及夜卧服。

人参汤

治虚劳心烦惊悸，言语谬误，不欲视听。

人参　木通　麦门冬　龙齿各一两半【《外台》云：无龙齿则代用鲤鱼齿】　茯神去木　百合　柴胡各一两

上粗末。每服四五钱，水一盏半，大枣三个打破，煎一盏。去滓，分温二服，早食后相次服之。

茯神饮

治虚劳惊悸，咳嗽心烦，鼻塞咽干，唇肿口疮，气满少睡，腰疼。【少眠腰疼】

---

① 钟乳散方……补虚益气：此16字原脱，据《圣济总录》卷第九十补。

茯神去木　麦门冬去心　柴胡　黄连　贝母去心，各二两　秦艽去苗土，一两　槟榔二个　甘草炙，一两

上粗末。每服四五钱，水一盏半，煎取八分。去滓温服，食后，日二三服。

辰砂妙香散、苏合香圆、定志丸、温胆汤、辰砂五苓散可与之。

【十】虚劳不得眠【不眠】

论曰：老人卧而不寐，少壮寐而不寤者，何也？少壮者，血气盛，肌肉滑，气道通，荣卫之行，不失于常，故昼日精、夜不寤也；老人血气衰，肌肉不滑，荣卫之道涩，故昼日不能精、夜不得寐也。虚劳之人，气血衰少，荣卫不足，肌肉不滑，其不得眠，理虽与老人同，盖虚劳为病也。

橘皮汤

治虚劳昼夜不得眠，短气，食饮不下，或大病【伤寒云大病也】后虚热痰冷。

陈皮二两二分　川芎一两　甘草炙，二钱半重　半夏一两一分

上粗末。每服五钱，东流水一盏半，姜五片，竹茹少许，煎八分。去滓温服，夜卧再煎服。

茯苓汤

治虚劳气满，不得眠，手足疼痛。

白茯苓　桂　干姜　甘草炙　芍药　食茱萸各半两　熟干地黄三分

上粗末。每服五钱，水一盏半，入枣三个，去核，煎一盏。去滓，空心温服，日二三服。

半夏汤

治虚劳发烦，不得眠。

半夏二两　白茯苓四两　糯米炒，三两

上粗末。每服五钱，以东流水一盏半，姜五片，煎一盏。去滓，空心温服，日二三服。

黄耆汤

治虚劳不得眠。

黄耆炒　桂去粗皮　芍药各二两　甘草炙　当归　人参各一两一分　干姜二两二分

上粗末。每服五钱，水一盏半，入粳米一合，枣三个打破，煎一盏。去滓，空心分温二服，相次服之。

【十一】【诸虚劳通药】

建中汤《局》

行血补气，温荣养卫。治一切劳伤，腹内切痛。酒客不可与之【酒客恶甜，除甘草，不可入饧也】，以其恶甜故也。《简易方》

芍药六两　官桂去粗，二两　粉草二两，上品甘草也

上㕮咀。每四钱，水一盏半，姜五片，枣二个，煎六分。去滓，食前热服。

一法：煎汤成后去滓，入饴一匙，再煎溶服。故知饴者，恶之除之。

男子诸虚不足，或劳伤过度，或大病后不复本，加黄耆一两半，名黄耆建中汤。

妇人一切虚劳，或劳伤产后，虚羸不食，则加当归一两，名当归建中汤。

产后半月，每日三服，令人丁壮。或吐或泻，状如霍乱，或冒寒湿贼风，入腹切痛，加附子三分，名附子建中汤。

疝气绞刺，痛无定处，手足厥【厥，逆也】冷，五内拘急而阴缩，更加蜜一匙头服之，名蜜附建中汤。

妇人血疼，男子心腹疞痛，四肢急疼甚者，加远志去心半两，名加味小建中汤。

诸虚不足，邪正相干，寒痰咳逆，咯血吐红，烦倦少力，加人参、半夏各半两，枣六个，生姜二两，切片。㕮咀。每服三钱重，水一盏，入饴一匕，或加糯米少许同煎，去滓温服。亦名黄耆建中汤。

乐令【人名欤】**建中汤**《良验方》并《局方》

治虚劳少气，胸心痰冷，时时惊惕，心中悸动，手脚逆冷，或体热，常自汗出，补诸不足，五脏六

腑虚损，肠鸣风湿，荣卫不调，百疾渐生。【《御药院方》号乐令黄耆汤，每服四钱云云。又加熟干地黄二两，号人参补虚汤。】

每服二三钱，水一盏，姜三片，枣二个，煎至七分，不拘时候服。《鸡峰方》

黄耆蜜炙　人参　当归　陈皮　细辛　前胡　甘草　茯苓　白芍药　麦门冬去心　桂去粗　半夏各二两

上㕮咀。《局方》半夏七钱半重，自余皆一两，除百病。《千金方》半夏二两半。云彼四钱一两。唐代四钱为两，宋朝十钱一两也，今《局方》改用十钱一两也。又治风里急，《崔氏》《胡洽方》有蜀椒二两，乌头五枚。【《御药院方》第六：本药外加熟干地黄二两，名人参补虚汤，本功外治盗汗，建中进食。】

【《御药院方》**参耆散**

主虚寒自汗，调荣卫，补不足。

人参　黄芪　当归　芍药　白术　五加皮　官桂　甘草　前胡　秦艽

上各等分，细末。每服五钱，水一盏，姜五片，枣二个去核，煎至七分，去滓温服，不拘时。

同方

补虚黄耆汤

治诸虚不足，少腹急痛，胁肋膜胀，脐下虚满，胸中烦悸，面色萎黄，唇口干燥，少力身重，胸满短气，腰背强痛，骨肉酸疼，行动喘乏，不能饮食，或因劳伤过度，或因病后不复，并宜服之。

人参　当归　白术　黄耆　桂心　甘草各三两，炙　白芍药六两（叶氏京南鬼眼白芍药）

上粗末。每服三钱，姜、枣同煎。温服，日三四服。】

增损建中汤《叶氏录验》

治上膈壅盛，口燥咽干，舌上麻木，不知甜苦，意思不喜，饮食不进。

绵黄耆二两　肉桂半两　甘草三两　白芍药三两　五味子五两　五加皮三两　干葛三两　乌梅一两，去核

上粗末。每服三大钱，水一盏半，煎一中盏。去滓服，不拘时候，一日三服。

《究原方》**大建中汤**

治小腹急痛，便溺失精，虚热盗汗，四体倦怠，百节烦疼，口苦舌涩，心怔气短，日渐羸弱。【治盗汗】

《素问》云：肾病传心，筋脉相引而急，小腹痛热，出白液。《左传》云：丧志，名为蛊病①，乃真精不守也。若小便滑数，日夜无度，由脬门不闭，水【液不】藏。因思虑过多，心气散溢，服之尤妙。

白芍药六两　黄耆蜜炙　当归　远志去心，同灯心草煮　泽泻各三两　人参　龙骨各二两　甘草炙，各一两

上㕮咀。每服四钱重，水二大盏，生姜五片，煎取八分，去滓热服。气弱甚者，加熟附子二两；腰痛筋急，加官桂一两。

《是斋方②》治未病方，滋养气血，充益五脏。用白芍药、肉桂、甘草、人参、肉苁蓉、茯苓、鹿茸、龙骨煅，各等分、生姜三片、枣三个同煎，亦名大建中汤。

《圣惠方》治虚劳，能益气，补不足。白芍药、桂心、白术、黄耆蜜炙、当归、附子各一两，炮、干地黄三两、甘草半两、木香三分，粗散。每服四钱，水一中盏，姜三片，枣二个，煎六分。去滓，下饴如枣大，一两沸。食前温服，亦名大建中汤。私治盗汗，加麻黄根、牡蛎。

十味大建中汤《叶氏录验》

治血脉虚少，不能滋阴，筋骨荣卫偏枯，气行不周，力弱倦怠，循还作痛，头眩心忪，痰逆满闷，食不知味，腹中气痛，腿膝酸软，男子失血后虚羸，妇人带下，月水不调，腰胁作痛，悉宜服之。

黄耆　当归　白芍药　甘草　白茯苓　白龙骨　桂心去粗　远志去心　人参各一两　泽泻煨，半两

上粗末。每服五钱，水二盏，姜五片，枣三个，煎一盏。临时熟③入饴糖一匕，空心，食前服。

---

① 蛊病：原作“虫病”，据校本改。又金·刘完素《黄帝素问宣明论方》卷之一有类似记载，可参。

② 是斋方：原作“定斋方”，据文义改。《是斋方》即宋·王璆《是斋百一选方》。

③ 时熟：原文如此，疑当作“熟时”。

十四味建中汤

治男子、妇人诸虚百损，荣卫衰弱，五劳七伤，骨蒸肺痿，咳嗽，或吐脓血，胸胁胀满，口苦咽干，时发寒热。或如疟状，夜多盗汗，手足或冷，腰脊拘急，腿膝酸痛，嗜卧少力，饮食无味，心常惊悸，耳内虚鸣，情绪不乐，小便白浊，夜梦遗精，日渐瘦悴，及暴感寒邪，如大病后气血不足，妇人禀受虚怯，血海久冷，月水不调，渐致劳瘵。《良验方》《选用方》《局方》治阴毒伤寒

人参　黄耆蜜炙　当归　附子　五味子《局方》肉苁蓉　川芎　白术　官桂去粗　甘草　麦门冬去心　熟地黄　白芍药　半夏　茯苓

上等分,㕮咀。每服四钱，水二盏，姜五片，枣三个，煎至一盏。去滓温服，不拘时候。《选用方》《良验方》

十五味大建中汤

补诸虚损，调顺荣卫，滋养气血。治五劳七伤，虚汗盗汗。盗汗者，风并虚劳之一证也。

附子炮　人参各一两　当归　黄耆各一两半　白茯苓　白术各一两　熟地黄一两半　五味子　石斛酒浸　肉苁蓉酒浸　牛膝　薏苡仁炒，各一两　甘草三分，炙　官桂去粗　白芍药各一两

上粗末。每服三四钱，水一大盏半，生姜五片，枣三个，小麦二百粒，煎至七分。去滓，空心，食前温服。

十七味建中汤《是斋方》

治虚劳胸烦，心怔口苦，咽干咳嗽，五心热烦。

黄耆　白术　枳壳麸炒　前胡各一两三分三铢　杏仁　柴胡　人参　当归　川芎　白芍药　半夏　甘草　黄芩　白茯苓　羚羊角　生干地黄　麦门冬各一两一分

上粗末。每服四钱，水一大盏，姜四片，煎八分。去滓温服，日二三服，食后。

【《魏氏家藏》**十八味黄耆建中汤**

黄耆　熟地黄　桂　甘草　人参　当归　鳖甲　白茯苓　木香　地骨皮　柴胡　秦艽　附子　五味子　川芎　阿胶　半夏各一两　白芍药四两

上㕮咀……】

二十四味建中汤《卫生家宝方》

理诸虚劳气，体倦骨疼，羸瘦少力，心忪胸痞，不食，及妇人血气风劳，月水不调，服之令人有子。若患气块，立得消化，神效。

黄耆蜜炙　官桂　秦艽　柴胡　荆芥　白芷　肉豆蔻煨　鳖甲醋炙　桔梗各二两　当归　蓬莪术煨　川芎　麦门冬　白芍药　人参　茯苓　甘草炙　木香　酸枣仁无仁者，用枣肉　海桐皮　枳壳煨　干地黄各一两　沉香　槟榔各半两

上细末。每服三钱，水一盏，姜三片，乌梅两个，煎七分，温服。若觉脏腑疼，即空心热服。小便多，则食后临卧服。

张氏《究原方》**建中圆**

治脾胃气弱，冒犯风冷，腹痛肠鸣泄泻。《经》曰：食毕而下，谓之洞泄。手足冷，面色青白，下部虚寒，中满气短。常服宽中，健脾养胃，育神固气。

大附子　大川乌头各炮　桂心去粗　胡椒　荜拨　干姜　高良姜炒　吴茱萸各三两

上细末，醋糊为丸梧子大。每服五十、七十丸，乃至百丸。空心，食前米饮服，日二三服。

《简易》亦引《家藏方》建中圆，尤神妙，可见彼。

黄耆建中汤《良验方》

治男子、女人诸虚不足，小腹急痛，胁肋䐜胀，脐下虚满，胸中烦悸，面色萎黄，唇口干燥，少力身重，胸满短气，腰背强痛，骨肉酸疼，行动喘乏，不能饮食，或因劳伤过度，或因病后不复，并宜服之。

每服三五钱，水一盏半，入姜三片、大枣三个，同煎一中盏。滤去滓，入饴少许，再煎令溶。稍热

服，空心食前。《局方》

白芍药　黄耆　桂心去粗，各三两　甘草炙，二两

上㕮咀。

《千金方》治腹满者，去枣，加白茯苓四两。

《深师》治虚劳腹满，食少，小便多，除饴饧，有人参二两半、半夏三两。呕者，多用生姜煎。又治大虚不足，小腹里急，劳寒拘引，脐气上冲，胸胁短气，言语谬误，不能食，吸吸气乏闷乱。

《必效方》治虚劳，下焦虚冷，渴不甚，小便数者，加人参、当归各二两；若失精，加龙骨、白敛各一两。

《古今录验方》治肺虚损，补气，加半夏五两。治虚劳里急，痛引胸胁痛，或心痛短气者，以干姜代生姜，加当归四两。

《究原方》治气虚盗汗，加防风煎。

黄耆止汗散

治丈夫、妇人、童男、室女诸虚不足，津液发泄，体当自汗，夜卧盗汗尤甚，久则令人羸瘠枯瘦，呼吸少气，肢体倦怠。

每服四钱，水一盏半，生姜三片，枣二个，煎八分。去滓，临卧温服。老人、虚人皆可服。仍用贝母散敷傅两乳上，除盗汗，极有神效。

黄耆　官桂去粗，各一两半　白芍药三两　甘草　麻黄根各一两　小麦二两

上粗末。是又黄耆建中汤加麻黄根、小麦二种也。凡治虚劳、传尸、骨蒸病之药，无不以四味建中汤而为本。

贝母散

治男子、妇人气虚盗汗，夜卧尤甚，渐至羸瘦。

贝母一种，细末。每用少许，临卧之时放手心，吐津唾调成稠膏，搽涂两乳上。私云：腋下、颈下诸汗出处处涂之睡，每夜用之。

黄耆鳖甲散《局方》

治虚劳客热，肌肉消瘦，四肢倦怠，五心烦热，口燥咽干，颊赤心忪，日晚潮热，夜有盗汗，胸胁不利，减食多渴，咳唾稠粘，时有脓血。

人参　肉桂去粗　苦桔梗各二两二铢　生干地黄焙，一两二分　半夏煮　紫菀　知母　赤芍药　黄耆　甘草　桑白皮各三两二分二铢　鳖甲去裙，醋炙，六两一分　秦艽　白茯苓　地骨皮　柴胡五两二分二铢，称定之。本方十钱一两也，今以四钱一两

上粗剉。每服三钱，水一盏，煎至七分。去滓温服，食后。可加生姜、枣欤。

黄耆鳖甲散《沈达庵方》《良验方》载之

治男子、妇人气血劳伤，四肢倦怠，肌体瘦弱，骨节烦疼，头昏颊赤，肢体枯槁，面色萎黄，唇焦口干，五心烦热，痰涎咳嗽，腰背引痛，乍起乍卧，梦寐不宁，神情恍惚，时有盗汗，口苦无味，不美饮食，及治山岚瘴气，寒热往来，并能治之。

每服二三分，水一盏，生姜三片，煎至八分。稍热服，不拘时候。细末，以酒调服亦得。常服养气血，调荣卫，解倦怠。

黄耆蜜炙　柴胡　前胡　贝母　鳖甲　荆芥　天仙藤青木香藤煎人也　青皮　秦艽　陈皮　甘草　羌活　肉桂　白芷各一两　干葛四两

上细末。此方最上也。《局方》号之秦艽鳖甲散。

沉香鳖甲散《局方》

治男子、妇人五劳七伤，气血虚损，腰背拘急，手足沉重，百节酸疼，面色黑黄，肢体倦怠，行动喘乏，胸膈不快，咳嗽痰涎，夜多异梦，盗汗失精，嗜卧少力，肌肉瘦瘁，不思饮食，日渐羸弱，一切劳伤，诸虚百损，并能治之。

干葛二分二铢　沉香　人参　木香　巴戟去心　牛膝酒浸　黄耆　白茯苓　柴胡　荆芥　半夏　川当归　秦艽各一两二分　附子　肉桂　鳖甲醋炙，各二两二分　羌活　熟地黄各一两二分二铢　肉豆蔻大，四个

上细末。每服二三钱，水一盏，葱白三寸，生姜三片，枣二个打破，同煎至七分。空心，食前服，日夜三四服。

【《御药院方》六

沉香鳖甲散妇人门

治室女营卫不调，经候凝滞，或时头目昏眩，上膈积涎，四肢不利，五心烦热，饮食进退，多困少力。

沉香七钱半　鳖甲九肋，大者，七钱重一枚　木香　常山　当归　柴胡　人参　白茯苓　麦门冬　青皮　陈橘皮　生干地黄

已上各十钱重，半夏、槟郎各七钱半。

上细末。每服二三钱，水一盏，生姜三片，煎七分，温服。空心，日中、临卧各一服。

五香鳖甲散

治五脏虚劳，气攻注，四肢无力，手足疼痛，背甲气刺，日渐瘦弱，心下气满，不思饮食。

鳖甲七钱半，一两　附子二两　京三棱　白茯苓　人参　枳壳　牛膝　羌活　槟郎　厚朴　木香　五味子　丁香　当归　白术　白芍药　沉香　肉豆蔻各一两　桂半两　熟地黄一两半　大黄七钱半

上细末。每服三钱，水一盏，枣三个，姜五片，煎至七分，去滓服。皆以十钱为两。】

黄耆劫劳散

治心肾俱虚劳嗽，时复三两声，无疾遇夜发热，热过即冷，时有盗汗，四肢倦怠，体怠体劣，黄瘦，饮食减少，夜卧恍惚，神气不宁，睡多异梦。此药能治微嗽有唾，唾中有红线，名曰肺痿。若不早治，即为羸劣之疾。

每服四钱，水一盏半，生姜十二片，枣三个，去核，同煎至九分，去滓温服，不拘时候，日进三服。

白芍药六两　黄耆蜜炙　甘草　人参　当归　白茯苓　五味子　熟地黄　阿胶寸断，交蛤粉炒焦后去粉　半夏各二两

上粗末。

加减逍遥散

治血虚劳倦，五心烦热，肢体疼痛，头目昏重，心忪颊赤，口燥咽干，发热盗汗，减食嗜卧；及血热相搏，月水不调，脐腹胀痛，寒热如疟。又疗室女血弱，荣卫不和，痰嗽潮热，肌体羸瘦，渐成骨蒸。

白茯苓　白术　当归　白芍药　柴胡各二两二分　甘草一两一分

上㕮咀。每服四钱，水一大盏，烧生姜[①]一块切片，煎至六分。去滓热服，不拘时候。

一方名人参饮。治妇人血热，虚劳骨蒸，兼治邪热客于经络，肌热痰嗽，五心烦躁，头目昏痛，夜多盗汗，补真气，解劳倦。用人参、白术、茯苓、柴胡、半夏、当归、赤芍药、干葛、甘草、黄芩各等分，㕮咀。每服四钱，水一盏半，生姜四片，枣二个，煎至六分，不拘时候。应有劳热之证，皆可服之，热退即止。但妇人寒热，亦有因经血节闭者，遂致五心烦热，及骨节间热。或作虚劳治之，反以为害，积日既久，乃成真病，法当行其经血。若月事以时，自然平治。或以《局方》大圣散，用红花煎酒调服。不能饮【酒也】者，以醋代之，仍以红圆子醋汤咽下。此二药大治经事不调，或腹有血块。若久无子息，服之数月，其效特异。非可数服，责之无功。或因下血过多，发为寒热，当用当归、地黄之类，如大建中、乐令、养荣、双和之辈是也。然有痰饮停节之人，则难用此，盖当归、地黄与痰饮不得其宜，反伤胃气【当归、地黄伤胃气】，因是不进饮食，遂成新病，致于不救者多矣。痰饮中节，至生寒热，宜以二陈汤、参苏饮等药疗之，应手而效。更有服退热冷药太过，因而咳嗽下痢，发热自汗，皆不可用之。惟真武汤加减，名固阳汤，仍以震灵丹服之。病轻者可疗，重者当别求治法。

① 姜：此下原有错叶，据校本调顺。

双和汤

补血益气。治伤寒疟疾、中暑大瘵之后，虚劳气乏者，以此调治，不热不冷，温而有补。

每服四大钱，水一盏半，生姜三片，肥枣一个，煎至八分，去滓服。《局方》

当归 黄耆蜜炙 熟地黄 川芎各二两 官桂 甘草各一两二分 白芍药五两

上㕮咀。四物汤除地黄一种，与黄耆建中汤二物合和，谓①之双和汤。治男子、妇人之血气虚劳，尤神妙。

【《本事方》二云：予制此方，止是建中、四物二方而已。每伤寒、疟疾、中暑大瘵之后虚劳气乏者，此调治皆验。不热不冷，温而有补云云。予看《本事方》作者许学士也，是知此双和汤方是许学士始作之。】

十全大补汤【《魏氏家藏方》有十五味加减十全大补】

治诸虚百损，荣卫不和，形体羸瘦，面色萎黄，脚膝酸疼，腰背倦痛，头眩耳重，口苦舌干，骨热内烦，心怔多汗，饮食进退，寒热往来，喘嗽吐衄，遗精血，妇人崩漏，经候【月水也】不调。凡病后未复旧，及忧虑伤动血气，此药平补有效，最宜服之。

每服三四钱，水一盏半，生姜三片，枣二个，煎七分。去滓温服，不拘时。又名十全饮。【此中有黄耆建中汤、当归建中药，故知治一切虚劳，以建中汤而为本。】

人参 当归 黄耆蜜炙 川芎 熟干地黄 白茯苓 桂心去粗 白芍药 白术 甘草或粉草

上等分，㕮咀。

《百一选方》治发寒热，欲成劳瘵者，加黄连煎服。热在骨节，更加青蒿、鳖甲。

《大衍方》名十补汤。若虚劳甚弱者，每服煎半两；嗽者，加五味子；有痰者，加半夏；发热者，加柴胡；有汗者，加牡蛎煅者；虚寒者，加附子；寒者，加干姜；有风气者，加独活。凡所加药，皆依本药等分加之。若发热骨蒸，十补汤二两，入柴胡二两，作十服煎服。未效，再三合煎，至数十服。如此依病证加温冷药者，诚有十全之功欤。

【《魏氏家藏》加半夏、秦艽、石斛、鹿茸各一两、柴胡二两。

《本草序例》中治脚气、滞气、肿满并中风。

《全婴集》六治小儿骨蒸，热虚盗汗云云。私谓不可，云温补药不治骨蒸病欤？

西华《外科精要》下卷加乌药、橘红、五味子十三味，名加味十全汤，痈疽愈后服之，补气血，进饮食。又取煎滓，干为细末服。】

鹿茸大补汤《良验方》《选用方》

治男子、妇人诸虚百损，荣卫衰弱，五伤七伤，气血耗散，寒热往来，肢体倦怠，骨节酸痛，夜多盗汗，心常惊悸，情意不乐，口苦舌干，不美饮食，手足逆冷，面色萎黄，声嘶气短，目晕耳鸣，梦寐遗泄，日渐羸瘦，或伤寒患后，气血虚弱，及妇人产后虚怯，并宜服之。

每服四钱。水一盏半，生姜五片，枣两三个，煎八分。去滓温服，食前。常服滋养血气，壮力补虚。《选用方》

鹿茸烧去毛，醋炙黄 当归 黄耆 肉苁蓉 杜仲去粗，姜汁浸，炙 白茯苓各二两 石斛 白芍药 附子 白术 人参 半夏 五味子 官桂去粗，各一两半 熟地黄 甘草炙，半两

上㕮咀。此药十全饮之外，加入鹿茸、苁蓉、杜仲、石斛、附子，而除川芎一味。

十华散《局》

治丈夫五劳七伤，浑身痛疼，四肢拘急，腰膝无力，脾元气虚，不思饮食，霍乱吐泻，四肢冷麻，兼解二毒阴阳伤寒。疗脚气流注肿痛，行步不得，及虚劳等患，并皆治之。

每服二三钱，水一盏，姜三片，枣二个，煎六分。不拘时候热服，亦以盐汤、温酒服，大佳②。

附子炮，三两三分 川乌头炮，一两三分三铢 苍术 羌活 黄耆 肉桂 桔梗各五两二分 干姜 陈皮 甘

---

① 谓：原作“调”，据校本改。
② 大佳：原作“六佳”，据校本改。

草　五加皮各十两

上细末。

《百一方》治脚气用此药，以木瓜数个去穰，内满其中，以纸或布裹，置甑里蒸熟，而后焙干。同木瓜一处细末，以米酒糊丸梧子大。每服三十、五十丸，温酒或盐汤服，日夜三五服。

《究原方[①]》治气虚人患脚气，脚板行步无力，或足肿至脱，则觉憎寒，浑身痛，入麝香同煎服。

白苏合香圆《烟霞方》

治传尸骨蒸，潮热温气，及诸热烦躁渴，阳毒脚气，上膈热，诸疟单热，阳证伤寒，里热渴饮，痈疽疔疮，内热滞气，尤神妙。秘药

白檀香　杏仁各二两　葛粉三两　甘草一两　龙脑二两，或用生脑子

上细末，蜜丸梧子大。每服三五丸。微热病，则以温汤服。若大热，即冷水化服。丸数多少，可依病热气厚薄。最秘最秘

苏合香圆并青蒿散等神药，可见第十五卷虚劳下。

《覆载万安方》卷第十四上

① 究原方：原作“宽原方”，据校本改。

《覆载万安方》卷第十四下

性全　集

天仙藤散同

治骨蒸热劳气，百骨酸痛，腰背拘急，小便赤黄，脚手沉重，胸中不快。【虚劳百骨酸痛蒸热】

天仙藤【和青木香藤曰天仙藤，出《事林广记》】　甘草炙　桔梗炒　青皮去穰，各一两　香附子去毛　乌药　白芷　陈皮去白，各二两

上为末。每服三四钱，水一盏，姜三片，乌梅一二个，煎七分，倦时通口服。

大正气散同

治真阳不足，脏气虚弱，荣卫损耗，头目昏暗，耳鸣重听，四肢瘦倦，胸膈痞满，面色萎黄，畏风怯冷，腹肚时痛，噫气吞酸，恶心呕逆，不进饮食，心忪盗汗，阴伏下焦，足胫如水，血气虚竭，阴阳失守，冷热相搏，四肢烦疼，或发寒热。此药大能补壮脾元，平顺胃气，调和脏气。若空腹常服，令人饮食进美，血气充盛。或阴证伤寒，气虚感冷，并宜服之。

白茯苓　黄耆蜜炙　陈皮　白术麸炒，各四两　川芎炒　甘草炙　附子炮，去皮脐　干葛生　乌药去心　肉桂去粗　山药炮，各二两　干姜炮　红豆蔻炒，各一两

上细末。每服三四钱，水一盏，生姜三片，枣子三个，煎至七分，食前服。自汗，加小麦百余粒同煎。

初虞世《古今录验养生必用方》曰：凡吐血虚劳，肺胃久虚，冒客寒邪，所致证候，诊其两手寸口脉微而紧，关上脉缓而数。微者血不足，紧者寒故也。缓者肝气虚，数者卫弱。荣卫不足，邪气乃缓，正气即虚。正气引邪，则阴阳废弱，风中于卫，呼气不入，寒过于荣，吸而不出。风伤皮毛，寒伤血脉，风伤客舍于肺经。其人咳逆涎嗽，呕血不止，故血随气行，且据从初受病，是喜怒不节则气血内伤，肺经久虚，冒客寒邪所致，经久不解，则阳气外虚，阴气内伏。邪正相干，四肢沉滞，骨肉酸疼，行动喘惙，或小腹拘急，腰背强痛，心忪虚悸，咽干唇燥，面体少色。或饮食无味，阴阳废弱，悲忧惨慽，多卧少起，渐成瘦削。若要减退向安，须是智闲少欲，神气内守，邪不能害也。仍须保养正气，滋益荣卫，平补肺经者，汤药为良，宜下药调治。绝早空心，黄耆建中汤；早食前，人参石菖蒲圆；日中，秦艽圆；晚食前，更服建中汤二服；夜一更，泻心调经汤；二更【子刻】初，秦艽圆。【众病兼治，昼夜服五件药，度数八服，凡如此，急可攻病救人也。】

世人服药，多只日间服之，往往夜间不服，致药力不相接续，药不胜病，而冬月夜永，尤非所宜。凡调理病人，当并夜间服药。私云：多药日夜数服，尤可宜。

黄耆建中汤《必用方》

治诸虚不足，邪正相干，寒痰嗽逆，吐血咯血，烦倦少力。

干大枣十二枚，去核，焙干，和三十枚　生姜二两，切片，微火焙　黄耆一两二分，蜜炙　甘草一两，炙　官桂去粗　白芍药三两　人参二分　半夏一两

上细末。每服四五钱，水二盏，生姜五片，枣三个去核，胶饴或糯米饧少许，同煎一盏，去滓温服。

人参石菖蒲圆

治荣卫不足，呕血咯血，神志错乱，心忪烦倦，意思不乐。

五味子一两三分三铢　石菖蒲　干姜各三分　当归　白茯苓　独活　天门冬各一两三分三铢　肉苁蓉　牛膝各二两二分，酒浸，焙　生干地黄五两　泽泻　山药　人参　甘草炙　黄耆各一两一分　桂心二分三铢　远志一两一分

上细末，蜜面糊为丸，如桐子大。每服三十、五十丸，煎秦艽汤下。

秦艽圆

治怒气逆上，呕血不止，及一切呕血。

秦艽三两，要大者　蜂窝三两，焙。露蜂房

上末，以重汤炼蜜为丸，一剂分作三十丸。每服一丸，水一盏，煎至六分，去滓温服。劳气潮热，悉治之。

泻心调经汤

治风虚湿冷，邪气入脏，呕血咯血，神思不定，言语错乱，惊松怔悸，昏眩呕吐，九窍不通，及悲伤嗔怒，身体拘急，筋脉挛痹，手足不随，腰背强痛，梦寐倒错，咳唾脓血，安定神志，道利关节，补荣卫，宣导腑脏诸风邪气。

山药二两二分　当归　桂心各一两一分　神曲炒　熟地黄炒，称　甘草炙，各一两三分三铢　人参二钱半重　川芎　白芍药　白术各一两一分　麦门冬二分　杏仁二钱半重　桔梗　白茯苓　防风各一两一分　阿胶炒，一两二分　干姜一两三分三铢　白敛一分

上细末。每服四钱，水一盏半，生姜五片，同煎至八分。去滓热服，不拘时候。

已上药是一宗。

性全私谓：虚弱羸劣之人，尚令服四种群药，日夜五六服，使药力而相接，虽人弱药强，不敢为害。近世患家，畏于药性猛利，而忌众药合服，只令病力而转增，使药势而微劣，是则虞世南所谓“养病忌疗”者也。若人感于一疾，则众病竞发，须投诸药全一身。若得此意，则不可惯于药性猛烈，不可顾于气力羸困，速逐于疾，如兵逐于敌，兵势不相续，则不可征得于敌焉。初虞世之用意，应塞肤医妄虑。思之。

又《圣济方》五十六篇虚劳中，有热劳、急劳二种，尤速急于他劳，早察其证可治之。若作怠慢，不急疗，即不可救。

【十二】热劳

论曰：热劳之证，心神烦躁而赤颜头疼，眼涩唇焦，身体壮热，烦渴不止，口舌生疮，食饮无味，肢节酸疼，多卧少起，或时盗汗，日渐羸瘦者是也。

《可用方》曰：森立夫云：愚谓虚劳若得之于心，忧思耗其精血【耗，减也】，则心火炎上，以至焦烦，口干舌燥，五心烦热，夜及天明乃止，阴气不足，阳气独行也。热消津液肉髓，其毙【薨】尤速于其它劳矣。

犀角汤《圣济》

治热劳头痛，四肢烦疼，浑身壮热，夜多虚汗，燥渴昏闷，眼涩无力。

犀角　胡黄连各半两　柴胡　人参　赤茯苓　羌活　桔梗　川芎　前胡　白芷　鳖甲　甘草炙，各一两

上粗末。每服三四钱，水一盏半，生姜三片，竹叶五片，煎至八分。去滓，食后温服，大效①。燥热，频服。如是风气发动，入生姜、荆芥穗煎，温服。此药治骨热劳气，大验。

黄耆汤《圣济》

治热劳肢节酸疼，吸吸少气，腰背强痛，心中虚悸，咽干唇赤，面色枯燥，饮食无味，悲忧惨慽，多睡少起。

黄耆　地骨皮各一两　鳖甲醋调　甘草炙，半两　麦门冬一两半　桂半两

上粗末。每服五钱匕，水一盏半，生姜二分打碎，粳米五十粒，煎至八分。去滓，食前温服。

地骨皮散

治热劳。

---

① 大效：原作“大叚”，据校本改。

地骨皮五两 柴胡二两二分

上细末。每服二三钱匕，用麦门冬煎汤调服，不拘时候。

柴胡饮《圣济》

治热劳身热壮，咳嗽痰喘，面赤头痛，肢节酸痛，烦躁口干，盗汗瘦弱。

柴胡二两 桑白皮 防风 芍药 玄参 黄芩 甘草炙，各一两

上㕮咀。每服半两，水二盏，入生姜三片，煎至一盏，去滓温服。咳嗽咯血者，每服入杏仁七枚去皮尖，碎，同煎。

【十三】急劳

论曰：急劳之病，其证与热劳相似而得之差暴也。缘禀受【禀受，本受于天气即弱也】不足，忧思气结，荣卫俱虚，心肺壅热，金【肺】火【心】相刑，脏气传克，或感外邪，故烦躁体热，颊赤心忪，头痛盗汗，咳嗽咽干，骨节酸疼，久则肌肤消烁，咯涎唾血者，皆其候也。

【《可用方》第三云：愚谓急热劳，若得之于心，忧思耗其精血，利心火炎上，以至焦烦，口干舌燥，五心烦热，夜及天明乃止。阴气不足，阳气独行也。热消津液内髓，其毙尤速于其他劳矣。】

三安散《圣济》

治急劳，骨节手足烦热，身体酸疼，饮食不得。

柴胡 秦艽各二两 甘草一两

上细末。每服三钱匕，熟水调服，不拘时候。

柴胡汤《圣济》

治男子、妇人急劳，咳嗽上气，饮食减少，痰涎壅盛，手足酸痛，唇口干燥，心虚惊悸，气乏羸劣等。

柴胡 当归 麦门冬 半夏各一两半 人参 白茯苓 莲房 紫苏 干葛各一两 乌梅肉八两 甘草炙 草果子二两

上㕮咀。每服五钱，水一盏，煎至七分，去滓温服。

治消渴，止虚渴，除口苦舌干。《可用方》

麦门冬一两 黄耆 枇杷叶 赤茯苓各三分 人参 葛根 甘草各一两，皆以十钱重为两

上㕮咀，二服四钱重。水一盏，生姜二片，竹叶二十片，煎至八分。去滓温服，不拘时。

紫苏饮《可用方》

治消渴后遍身浮肿，心膈不利。

桑白皮 赤茯苓 紫苏茎叶用，各一两 郁李仁二两 槟榔 羚羊角各三分 木香 桂心 独活 防风 细辛 厚朴 陈皮 甘草炙 杏仁炒 大腹子各一两 黄耆二两

上粗散。每服五钱匕，水一盏半，生姜五片，煎七分。去滓温服，不拘时候。私云：可服苏合香圆、正气散，加柴胡、人参尤佳。

【十四】风劳此候常多

论曰：风劳者，肝劳之类也。肝木主风，风劳之证，其病令人手足痛痹，筋脉拘急，头旋眼暗，好怒多惊，寻觅衣缝，睡语狂呼，爪甲枯，目黠黑是也。

羚羊角汤《圣济》

治风劳困劣，不思饮食，受大病后，羸瘦不食。

羚羊角 犀角 人参 防风 甘草炙 柴胡 桔梗炒 白茯苓 半夏各一两 黄耆 知母焙，各三两 升麻二分

上粗散。每服五钱匕，水一盏半，煎至一盏。去滓，食后服。

茯神汤《圣济》

治风劳咳嗽心燥，烦热惊悸，鼻塞咽干，唇肿口疮，胸满少睡，手臂及腰脚疼。

茯神　麦门冬　柴胡　黄连　贝母去心，焙，各一两半　秦艽一两　槟榔二两　甘草炙，一两

上粗散。每服五钱匕，水一盏半，煎至一盏。去滓，食后温服，日三服。

天仙藤汤《圣济》

治风劳气热。

天仙藤二两　秦艽　鳖甲　柴胡　麻黄　芍药　甘草炙　防风　前胡各一两

上粗散。每服三钱，水一盏，入乌梅一枚，生姜二片，煎至七分，去滓温服。若解伤寒，不用乌梅，入葱白三寸煎，热服。

排风饮《圣济》

治风劳虚热攻头项急，言语错乱，心膈烦闷，四肢拘急，手足酸痛。

防风　当归　白术　白鲜皮无则代用秦艽　芍药　桂　川芎　独活　麻黄　杏仁　甘草　茯神各一两

上粗散。每服五钱匕，水一盏半，生姜三片，煎至八分。去滓，食后温服。

大和汤《圣济录》中风篇

治风消、五劳七伤、痃癖积聚等，男女老幼，皆可服之。

前胡　枇杷叶　鳖甲醋炙　白茯苓　桔梗　白芷不见火　五味子　白术　厚朴制　半夏　京三棱　蓬莪术　藿香叶　防风各一两　人参三分　柴胡半两　桂一两半　桑白皮　当归　芍药　枳壳　牡丹皮　甘草　知母　杏仁炒，各半两

上二十五味，粗散。每服三五钱匕，水一盏，生姜三片，煎七分。去滓温服，不计时，日二三服。

【十五】诸虚不足因房事过度，肾并诸脏劳损。【肾虚损】

无比山药圆《局方》

治丈夫、妇人诸虚百损，五劳七伤，头痛目眩，手足逆冷，或烦热有时，或冷痹骨疼，腰髋不随，饮食虽多，不生肌肉【饮食虽多而瘦，谓之肉极之病，六极之一也】，或少食而胀满，体无光泽，阳气衰绝，阴气不行。此药能补经脉，起阴阳，安魂魄，开三焦，破积聚，厚肠胃，强筋炼①骨，轻身明目，除风去冷，无所不治。【《局方》之十补圆，治饮食倍常，肌肉消瘦，在《万安》第十五卷中。】

赤石脂　茯神去皮木　巴戟去心　熟干地黄酒浸　山茱萸　牛膝　泽泻各一两　山药二两　五味子六两，私：一两或二两　苁蓉酒焙，四两　杜仲炒　菟丝子各三两

上为末，炼蜜和圆，如梧子大。每服二十圆，至三十圆，食前温酒服下，温米饮亦得。服之七日后，令身轻健，四体润泽，唇口赤，手足暖，面有光悦，消食，身体安和，音声清响，是其验也。十日后长肌肉。此药通中，入脑鼻必酸疼，勿怪。

《良剂方》曰：《外台》总要云：若欲求大肥，加石膏二两。若失性健忘，加远志去心一两；少津液，加柏子仁一两。一月许即充足。

《病源论》曰：肉极，病本于脾脏中风。脾主肌肉，风邪中脾，则令肌肉极而生病。所谓肌极者，令人羸瘦无润泽，饮食不生肌肤是也。【肉极】

《圣济录》第九十二卷明之太详，亦有药方。食无饱期则瘦，谓之食亦也。【食亦病，亦云解亦，可见《圣济方》。】

【西华《外科精要方》下服补②药捷径云：李氏云：凡人遇五更初，肾气必开。若一语言，咳嗽口唾，即肾气复合。遇肾开时，进一服平补药，其功效胜寻常服峻补之药十数服。愚以此药献之，遂选用山药丸，所用皆平补肾气，全无僭燥偏重之药，依此法而进，详以告病者与侍旁之子弟，如法而服药三日也云云。】

蓉耆益损汤《良剂方》【神妙良方也】

治丈夫、妇人、童男、室女禀受怯弱，荣卫不足，动劳气劣，不耐寒暑，致成骨蒸，潮热盗汗，呼

---

① 炼：原作“练”，据文义改。下凡遇此径改，不再出注。

② 补：此下原衍一“补”字，据校本删。

吸少气，目涩口苦，百节疼痛，头昏颊赤，腰疼腿重，耳内蝉鸣，咳嗽涎满，咯血吐痰，心胸噎塞，气不升降，心神恍惚，梦中惊魇，乍寒乍热，乍卧乍起，小便赤涩，多渴咽干。服补药则烦躁，投凉药则腹疼。饮食减少，肌肉瘦悴，面色萎黄。妇人经候【月水也】不调，或来多不断，或过期不来，五心烦热，四肢怠堕，胎前产后，最宜此药。常服补虚正气，和养脾胃，性不燥热，功效殊异。《选用方》

肉苁蓉　黄耆蜜炙　白芍药　官桂　甘草炙　人参　当归　白术　川芎　熟干地黄　秦艽　附子炮　石斛各等分

上㕮咀。每服四钱，水二盏，生姜三片，枣二个，乌梅一枚，小麦五十粒，煎至一盏。去滓，食前热服。

平补镇心丹《良剂方》《卫生家宝方》

治心气不足，神情恍惚，忪悸烦郁，及肾气伤惫，血少气多，四肢倦怠，足胫酸疼，睡卧不稳，遗精白浊，渐至羸弱。常服益精髓，养气血，明视听，悦色驻颜。

远志　熟干地黄　天门冬　山药　龙骨各一两十钱重　麦门冬　车前子炒　五味子　白茯苓　白茯神去木　地骨皮　官桂去粗，各八钱重　辰砂以为衣

上细末，炼蜜圆如梧子大。每服三十圆，或五十、七十圆。空心，饭饮吞下，温酒亦得，日二三服。

妙香散《局方》

治男子、妇人心气不足，志意不定，惊悸恐怖，悲忧惨慼，虚烦少睡，喜怒不常，夜多盗汗，饮食无味，头目昏眩。常服补益气血，安神镇心。

人参　桔梗　甘草炙，各半两，五钱重　白茯苓不焙　白茯神　山药姜汁炙　远志去心苗，炒　黄耆各一两　木香煨，二钱半　辰砂别研，三钱　麝香研，一钱

上细末。每服二钱，温酒调下。

《百一选方》治因心气下血人，服此甚妙。

《良剂方》调气散下云：秘传脾胃不和，心气不足，同调气散调服，名妙调散。【妙调散】

秘真丸《究原方》六

治白淫，小便频数，精气不固，及有余沥，或梦寐阴人通泄。《素问》云：思想无穷，所愿不得①，意淫于外，入房太甚，筋绝，发为筋痿，及为白淫，随溲而下，故为劳弱。【劳弱】

羊胫炭三两，再烧令通红，窨杀火毒，金铜铺者最佳　厚朴三两，以生姜三两，汁制，炒　辰砂一两，飞过者

上每两十钱重三两三十钱重，细末。用薄面糊为圆，如梧子大。每服三五十丸，或百丸。空心食前，米饮服下。

《百一选方》云：此药治遗泄。平江医云：寻常只治心肾未有安者。以《素问》、仲景【人名】考之，当治脾，此药屡效。

厚朴去粗，姜制，二两　羊胫炭火煅通红，窨杀火毒，别研如粉，一两

上二味，用白水面糊丸如梧子大。每服百丸至三百丸，米汤服下。《百一方》无辰砂，有神妙之验。

黄耆益损汤《究原方》第五

功效全同蓉耆益损汤。《究原》云：此药性不热而不寒，仆家传秘方，与其他名同药异，服饵见效。仆者，张松茂之。

肉桂　熟干地黄再蒸　石斛酒炒，去根　当归　川芎　黄芪炙　白术各一两【十钱】　甘草　五味子炒，各半两【五钱重】　白芍药二两【二十钱】　南木香三钱重

上㕮咀。每服四钱重，水二大盏，姜三片，小麦五十粒，煎至八分。去滓热服，不以时候。若有咳嗽，加半夏半两五钱重；潮热，加鳖甲炙半两五钱；气虚旋晕，加附子炮一两十钱；寒热渴者，加人参半两五钱重。

大山芋圆《局方》

治诸虚百损，五劳七伤，肢体沉重，骨节酸痛，心中烦悸，唇口干燥，面体少色，情思不乐，咳嗽

---

① 不得：原作“不怯”，据《素问·痿论》改。

喘乏，伤血动气，夜多异梦，盗汗失精，腰背强痛，脐腹弦急，嗜卧少起，喜惊多忘，饮食减少，肌肉瘦瘁。又治风虚头目眩运，心神不宁，及病后【伤寒后也】气不复常，渐成劳损，久服补诸不足，愈风气百疾。

白术　麦门冬　白芍药　杏仁麸炒　防风　川芎各一两半　熟地黄　大豆黄卷炒　肉桂　神曲炒　当归酒焙，各二两半　桔梗　白茯苓　柴胡各一两二钱半　干姜七钱半　甘草炙，七两　阿胶炒　人参各一两七钱半　白敛半两　山芋七两半　大枣肉一百个，蒸去皮核

上以十钱重为两。细末，蜜与枣肉同和杵为圆，如弹子大。每服一圆，温酒或米饮化下，嚼服亦得，食前。常服养真气，益精补髓，活血驻颜。

安肾圆《局方》

治肾经久积阴寒，膀胱虚冷，下元【肾也】衰惫，耳重唇焦，腰腿肿疼，脐腹撮痛，两胁刺胀，小腹坚疼，下部湿痒，夜梦遗精，恍惚多惊，皮肤干燥，面无光泽，口淡无味，不思饮食，大便涩泄，小便滑数，精神不爽，事多健忘。常服补元阳，益肾气。

肉桂　乌头炮，各四两　桃仁麸炒　白蒺藜炒　巴戟去心　山药　茯苓　肉苁蓉酒炙　石斛　萆薢　白术　破故纸各十二两

上末，炼蜜圆如梧子大。每服三十丸，温酒或盐汤，空心食前服。小肠疝气，炒茴香盐酒下，或五十丸。

【《杨仁斋直指方》云：脚膝虚冷，心肾虚损人，以不换金正气散，可服安肾圆、八味圆类也。在《直指方》第四脚气卷。】

张走马玉霜圆《局方》

疗男子元阳虚损，五脏气衰，夜梦遗泄，小便白浊，脐下冷疼，阳事不兴，久无子息，渐致瘦弱，变成肾劳，眼昏耳鸣，腰膝酸痛，夜多盗汗，并宜服之。自然精元秘固，内施[1]不泄，留浊去清，精神安健。若妇人宫脏冷，月水不调，赤白带漏，久无子息，面生䵟黵，发退不生，肌肉干黄，容无光泽，并宜服此药。

大川乌头用蛤粉半斤同炒，候裂，去粉不用　川楝子麸炒，各八两　破故纸炒　巴戟去心，各四两　茴香焙，六两

上为细末，用酒面糊丸梧子大。每服三十、五十丸，用酒或盐汤下，空心食前，或七八十丸。

【**青盐圆**《本事方》

治肾虚及足膝无力。

茴香三两，炒　菟丝子四两　山药二两　青盐一两

上将菟丝子洗淘，无灰酒浸，日中煎七日，冬天近火煨之，曝干，别末。将余末和匀，酒糊圆如梧子大。每服三五十丸，盐酒盐汤下。予顷常服数年，壮力进食。有一妇人足亸曳，因服此药，久之履地如故。】

降心丹《局方》

心肾不足，体热盗汗，健忘遗精，及服热药过多，上盛下虚，气血不降，小便白，稠浊不清。常服镇益心神，补虚养血，益丹田，秘精气。

熟干地黄酒蒸，焙　天门冬　麦门冬各三两　茯苓　人参　远志以甘草煮，去心骨　茯神　山药各二两　肉桂　辰砂飞，各半两　当归焙，各三两

上末，炼蜜丸梧子大。每服三十丸、五十丸，用人参汤吞下，空心食前。

沉香鹿茸圆《局方》

治真气不足，下元冷惫，脐腹绞痛，胁肋虚胀，脚膝缓弱，腰背拘急，肢体怠，面无精光，唇口干燥，目暗耳鸣，心气短，夜多异梦，昼少精神，喜怒无时，悲忧不乐，虚烦盗汗，饮食无味，举动力乏，夜梦鬼交，遗泄失精，小便滑数，时有余沥，阴间湿痒，阳事不兴，并宜服之。

---

① 施：原作“施”，据《太平惠民和剂局方》卷之五改。

沉香一两　附子炮，四两　巴戟二两　鹿茸烧毛，酒炙，三两　熟地黄酒焙，六两　菟丝子酒炒，五两

上细末。入麝香一钱半别研入，和匀，炼蜜丸梧子大。每服四五十粒，好酒或盐汤，空心吞下。常服养真气，益精髓，明视听，悦色驻颜。

椒附圆《局方》

补虚壮气，温和五脏。治下经不足，内挟积冷，脐腹弦急，痛引腰背，四肢倦怠，面色黧黑，唇口干燥，目暗耳鸣，心忪短气，夜多异梦，昼少精神，时有盗汗，小便滑数，遗沥白浊，脚膝缓弱，举动乏力，心腹胀满，不进饮食，并宜服之。

附子炮　山椒去子，少炒　槟榔各半两　陈皮　牵牛子少炒　五味子　石菖蒲　干姜各一两

上剉碎，以好米醋于瓷器内，用文武火煮令干，焙为细末。醋煮面糊为丸梧子大。每服三十圆，盐酒或盐汤，空心食前吞下。妇人血海冷，当归酒下；泄泻，饭饮下。冷痢，姜汤下；赤痢，甘草汤下。极暖下元【肾也】，治肾气亏乏，及疗腰疼。

小安肾圆《局方》

治肾气虚乏，下元冷惫，夜多旋溺，肢体倦怠，渐觉羸瘦，腰膝沉重，嗜卧少力，精神昏愦，耳作蝉鸣，面无颜色，泄泻肠鸣，眼目昏暗，牙齿蛀痛，并皆治之。

香附子　乌头　川楝子已上各一斤，用盐四两、水四升同煮，候干，剉，焙　熟地黄八两　茴香十二两　山椒去目子，少炒出汗，四两

上细末，酒糊丸梧子大。每服二十丸，至三十丸、五十丸。空心临卧，盐汤温酒任下。常服，补虚损下元冷惫。此外小菟丝子圆、八味圆、五补圆、木瓜圆、麝香鹿茸圆、伏火二气丹、玄兔丹、黑锡丹、养生丹等，皆治房劳肾虚疾。在《局方》中。

黄耆散《魏氏家藏方》

补男子、妇人诸虚不足，应病【伤寒】后羸乏，微发寒热，精竭力弱，血气劳伤，痰多呕逆，不思饮食，骨节酸痛，嗽喘气急，面色浮黄者，并皆补之。

人参去芦　黄耆切，蜜水炙香，箭簳者佳　半夏汤泡七次　白茯苓　当归　麦蘖炒　白术炒，各三两　白芍药四两　甘草炙　肉桂去粗　神曲炒，各一两

上㕮咀。每服三五钱，生姜五片，枣三五个，水一盏半，煎至一盏。去滓，食前温服。此药有神妙之效，大胜黄芪建中汤。

补益延寿膏同

常服百疴皆愈，活血通气，养神安志。服之半月，面悦泽而体润滑，不生疮疡等患。

生干地黄　熟干地黄各四两，并净洗　当归去芦，酒浸　防风去芦，各二两

上为细末。用大藕三条，去皮节，切片，研取汁一碗。同前药于银器内，熬成膏子令厚，入蜜四两，同熬成膏，却顿砂器内。每服一匙，空心，或日午、临卧，以酒调服，半月见效，面色红润。如不饮酒人，沸汤调之，亦无碍。大能去山岚瘴气。

十八味【黄耆】建中汤同方

治男子、妇人，不问老幼，荣卫不调，五心烦热，状如劳瘧，其疾如劳，口苦舌干，不思饮食，一切虚损，并皆治之。

黄耆蜜炙　熟干地黄洗　肉桂去粗　甘草炙　人参去芦　当归酒焙　鳖甲米醋炙　白茯苓各二两　南木香不见火　地骨皮去骨　柴胡去苗　秦艽去芦　附子炮，去皮脐　五味子酒洗　川芎　阿胶蛤粉炒　半夏汤泡七次，各一两　白芍药四两

上㕮咀。每服四钱重，水一盏半，生姜五片，枣三四个，煎至七分。去滓，空心服。

二十四味大建中汤同

治男子、妇人体虚，寒热往来，日久未愈，不思饮食，肌肉消瘦，虚劳寒热，口燥咽干，神效不可具述。

人参去芦　白茯苓　桔梗炒　柴胡去苗　甘草炙　陈皮去白　当归去芦　秦艽去芦　川芎　阿胶蛤粉炒　半

夏汤泡七次　柏子仁　草果子　乌药各二两二分　白芍药　黄耆蜜炙　鳖甲醋炙　熟地黄　乌梅肉　五味子各三分　槟榔半钱重　地骨皮去骨　木香一钱重，不见火　肉桂去粗，一钱半重

上㕮咀。每服四钱重，水一盏半，生姜三片，枣三五个，煎至八分。去滓服，不拘时候。

木香黄耆汤同

治虚劳荣卫不和，时或潮热，夜有盗汗，口干引饮，四肢无力，肌体黄瘦。

黄耆二两，蜜炙　木香半两，不见火　人参去芦，一两　甘草半两，炙　白芍药　肉桂去粗　白茯苓　牡蛎各三分　白术一两半，炙　柴胡一分，去苗

上㕮咀。每服三四钱，水一盏，煎至七分。去滓温服，不拘时。

当归黄耆汤同

补诸虚不足，调荣卫，退虚热，进饮食。

黄耆蜜炙　当归去芦，各二两　熟干地黄　白芍药各一两半　人参　牡丹皮　白茯苓　白术各一两，炙　甘草炙　肉桂去粗，各半两

上㕮咀。每服四钱，水一盏半，生姜三片，枣三个，煎至七分。去滓，食前温服。

参耆鳖甲散同

治劳倦，补虚壮力，调荣卫，进饮食。

人参　黄耆蜜炙　鳖甲去裙，醋炙黄色　白术炒　当归酒炙　白茯苓　甘草炙，各一两　白芍药二两　附子去皮脐，姜汁浸二宿，蒸炙　石斛酒炙　干姜炮　肉桂去粗，各半两

上为细末。每服三钱，水一大盏，生姜三片，枣子、乌梅各二枚，煎至七分。去滓，空心食前，温酒调下亦得。

建中汤初虞世《养生必用方》

治虚劳里急，衄悸，腹中痛，梦失精，四肢酸疼，手足烦热，咽干口燥。又治男女积劳虚损，或因大病后不复大病谓伤寒等，常苦四肢沉滞，骨肉酸疼，吸吸少气，行动喘惙，或小腹拘急，腰背强痛，心中虚悸，咽干唇燥，渐致瘦削。五脏气竭，则难可复振。及治肺与大肠俱不足，虚寒之气，小腹拘急，羸瘠百病方。

黄耆　桂心去粗，各二两，《局》三两　白芍药六两　甘草炙，二两

上粗末。每服四钱，水一盏半，姜十片，枣三【五六】个，煎至一盏。取七分清汁，入胶饴一匙再煎，放温服。日三，空心、日午、晚食前服。忌生冷、油滑。若其人腹满，去枣【胀满忌枣子】，加白茯苓四两；肺虚损，补气，加半夏五两；《肘后方》有人参二两、半夏；呕者，多用生姜煎。作胶饴法，在《养生必用方》，载于此《万安方》第五十三卷虚劳吐血下。

《必用方》又云：秋冬之交，皮肤为寒湿①所薄，寒气所折，嗽昼夜不已，**麻黄散**。【虚劳风寒人，秋冬间可服之，防咳嗽。】

陈皮六两　麻黄去节　甘草炙　杏仁去皮，麸炒　五味子　白茯苓各一两

上末。每服三四钱，水一盏半，煎至一盏。去滓热服，食后、临卧，日三服。秋冬不可发汗，以阳气归根，即不见有“秋冬不可服麻黄”之文【秋冬不可发汗】。麻黄虽开玄府玄府者，气府也，又有诸药佐使混并，但能微微发散风寒尔【不可怖麻黄】。

地黄丸《必用方》

治虚劳不足，血少气多，身羸瘦，心忪悸，手足烦，唇口干燥。妇人血不荣，皮肉不润泽，月事不时，脐腹有蓄血，月经瘀闭。

熟干地黄　人参　麦门冬各三两　茯神　桃仁去皮，麸炒　白术　紫菀茸【嫩叶】　地骨皮　黄耆　柴胡　桂去粗，各三两一分

上末，炼蜜丸桐子大。每服三十丸、五十丸，温米饮下，食前，日二三服。

---

① 寒湿：原作“寒温”，据校本改。

万病丸《必用方》

治男子、妇人诸虚不足，腹胁痛，下重，月事不时等方。

熟干地黄　当归各等分

上为末，炼蜜丸桐子大。米饮下三五十丸，食前，日三服，乃至百丸。久服愈良。

性全私谓：四物汤调血气，不患疮疥见《大全良方》中。当归、地黄，可调血气。

【十六】内消饮水又云消渴，又云三消。

《圣惠方》论曰：三消者，本起肾虚，或食肥美所发。肾为少阴，膀胱为太阳。膀胱者，精液之府，宣行阳气，上蒸入肺，流化水液，达于五脏，调养骨髓。其次为脂膏，为血肉。上余为涕泪，经循五脏百脉，下余为小便。黄者，血之余也；臊者，五脏之气也；咸者，润下之味。腰肾冷者，阳气已衰，不能蒸上，谷气尽下，而为小便，阴阳隔阻，气不相荣，故阳隔阴而不能降，阴不能升【阴隔阳也】【隔阳也】，上下不交，故成病矣。夫三消者，一名消渴，二名消中，三名消肾。此盖由少年服乳石热药，耽嗜酒肉、荤腥【五辛也】、热面、炙煿，荒淫色欲【房事也】，不能将理，致使精液耗竭，元气衰虚。热毒积留于心肺，腥膻并伤于胃府，脾中受热，水脏干枯，身体尫羸，精神恍惚，口苦舌干，日加燥渴。一则饮水多而小便少者，消渴也；二则喫食多而饮水少，小便少而赤黄者，消中也；三则饮水随饮便下，小便味甘而白浊，腰腿消瘦，消肾也。此皆五脏精液枯竭，经络血涩，荣卫不行，热气流滞，遂成斯疾。

《外台》《近效》论曰《可用方》十九：消渴者，原其发动，此则肾虚所致也。又肺为五脏之华盖。若下有暖气，蒸则肺润；若下冷极，则阳气不能升，故肺干则热。如《周易》否卦，乾上坤下【（䷋）乾上坤下，阴阳不升降，谓之否卦】，阳隔阴而不降，阴无阳而不升，上下不交，故成痞也。痞，塞也。譬如釜中有水，以火暖之，其釜若以板盖，则暖气上蒸气腾，板能润也。若无火力，水气则不上，此板终不得润。火力者，为腰肾强盛也。左肾则水也，右肾则火也。右肾名命门，其府曰三焦，亦名君火，故精尽火力弱。常须暖养其水气、食气。若得暖气，即润上润下，亦免干渴也。是故张仲景云：宜服八味肾气圆，禁食冷物，及饮冷水则自不渴。此频得效，故录正方于后耳。凡此疾与脚气，虽同为肾虚所致，其脚气始发于二三月，盛于五六月，衰于七八月。凡消渴始发于七八月，盛于十一月、十二月，衰于二三月。其故何也？夫脚气者，壅疾；消渴者，宣疾也。春夏阳气上，故壅疾发，即宣疾愈也。秋冬阳气下，故宣疾发，即壅疾愈也。审此二者，疾可理也。

《千金》论曰：凡积久饮酒，未有不成消渴。大寒凝海，惟酒不冻。明知酒性酷热，无以复加，脯炙盐咸，此味酒客耽嗜，不离其口，三觞之后，制不由己，饮啖无度，咀嚼鲊酱，不择酸咸，积年长夜，酣饮不解，遂成三焦猛热，五脏干燥。木石犹且焦枯，在人何能不渴？其所慎者有三：一饮水，二房室，三咸物及面。能慎此者，虽不服药，而自可无他；不知此者，纵有金丹，亦不能救。深思慎之。

又曰：消渴之人，愈与不愈，常须思虑有大痈，何者？消渴之人，必于大骨节间发痈疽而卒，所以戒之。

又曰：凡消渴病，经百日以上者，不得灸刺，则于疮上漏脓水不歇，遂致痈疽羸瘦而死；亦忌有所误伤，但作针孔许大疮，所饮之水，皆于疮中变成脓水而出。若水不止者，必死。慎之慎之。若得患者，可①如方灸刺之，佳。

巴郡太守奏三黄丸《可用方》《外台方》

治男子消渴不生肌肉方。

春三月　黄芩四两　大黄三两　黄连四两

夏三月　黄芩六两　大黄一两　黄连七两

秋三月　黄芩六两　大黄二两　黄连三两

冬三月　黄芩三两　大黄五两　黄连二两

① 可：此前原衍一“不”字，据校本删。

上随时修事，为细末，蜜丸如豆大。饮下五丸，日三。不知，稍加至七丸，取知而已。服一月病愈，久服远逐奔马，常试有效。一本云：夏三月不服。

又方

治内消饮水。

黄耆四两 茯神 甘草 栝楼根 麦门冬各二两 干地黄五两

上㕮咀。每服五六钱重，水二盏，煎至一盏。去滓温服，日进一剂，服十剂佳。本方为一剂，以水八升，煮取二升，分三服，一日服一剂。

八味圆《局方》

治肾气虚乏，下元冷惫，脐腹疼痛，夜多漩溺，脚膝缓弱，肢体倦怠，面色黧黑，不思饮食。又治脚气上冲，少腹不仁，及虚劳不足，渴欲饮水，腰重疼痛，少腹拘急，小便不利。或男子消渴，小便反多，妇人转胞，小便不通，并宜服之。【《魏氏家藏方》有增益八味圆方，补心肝肾三脏[①]虚损，大有神效。又载于此《万安方》第五十六卷，可看之。】

牡丹皮 白茯苓 泽泻各三两 山茱萸 山药各四两 附子炮 肉桂去粗，各二两 熟干地黄八两

上末，蜜丸梧子大。每服十五丸，至二十五丸。温酒下，空心，食前日二服。久服壮元阳【右肾也】，益精髓，活血驻颜，强志轻身。

《陈氏经验方》有八味圆。问难云：山茱萸，可去核取肉，不去核则令水道【小便也】涩滞。附子，即用八钱重已上，大附子；七文已下，小附子，则名侧子，有大热而作毒。地黄有天黄、人黄、地黄，自掘取之，入水中，浮则为天黄，中则为人黄，沉则为地黄。先捣绞天、人二黄汁，而浸于地黄，蒸熟曝干，谓之熟干地黄也。《活人事证方》云：山茱萸不可去核。

性全案之：陈氏则为延龄养生合服之。《事证方》则为治内消饮水瘀作。此义故知其趣异，不可泥殊说。

私谓：山茱萸不去核，加栝楼根末十两，用栝楼粉糊为丸。每服百丸，空心食前，日夜三四服，治渴调小便最速。记之。

【西华《外科精要方》云：痈疽病者，因消渴内消而得之，故常可服十全大补汤、加减八味圆、无比山药圆。亦痈疽疾愈后弥久，可服此等平补药云云。可见此《万安方》第廿二卷，去附子，用五味子。又《万安方》廿二卷引《外科精要》可见之，有李氏传。凡一切肾虚补药，即皆以五更初肾口开时而可服之，是李氏口传也。

博金散《究原》七

便浊之疾，皆缘心肾水火不济，或因酒色，遂至以甚，谓之土淫。盖脾有虚热而肾不足，故土邪干水。史载之常言：夏则土燥而水浊，冬则土坚水清，此其理也。医者往往多峻补，其疾反甚，此方中和，补泻兼之，服之水火既济而土自坚，其流清矣。

人参 龙骨各一两，煅 白茯苓 络石各二两，苔也

上细末。每服三四钱，米饮服，空心临睡。

《究原方》七云：有人小便遗下，如白红粉之状，服遍药不效，遂令服硝石末一钱，临睡冷水调服，遂不再作。

参苓圆《究原》七

治心肾气不足，小便淋沥或不禁，或白浊。《经》云：小肠为受盛之府，传道水液，如脂肥随便而下，索痛。此肾气虚而乃膏淋，此药尤宜服。

赤茯苓 白茯苓 人参各等分

上细末。用生地黄，不犯铁器，熬成膏，为丸如桐子大。每服五十丸、百丸，盐汤送下，空心临睡服，其效如神。】

---

① 三脏：原作“三经”，据校本改。

玄兔丹《局方》

治三消渴利神药，常服禁遗精，止白浊，延年。

菟丝子酒浸，焙，末，十两　五味子酒炙，末，七两　白茯苓　莲子肉各三两

上细末。用干山药末六两，以先浸药酒煮糊，搜和为丸。酒少，则添别酒煮糊，杵千杵，丸梧子大。每服五十丸，米汤，空心，食前服。

私云：可服百余丸，亦加栝楼末十两，尤良。

清心莲子饮《局方》

治心中蓄积，时常烦躁，因而思虑劳力，忧愁抑郁，是致小便白浊；或有沙膜【小便中有沙膜也】，夜梦走泄，遗沥涩痛，便赤如血；或因酒色过度，上盛下虚，心火炎上，肺金受克【火克金也】，口舌干燥，渐成消渴，睡卧不安，四肢倦怠；男子五淋，妇人带下赤白，及病后气不收敛，阳浮于外，五心烦热。药性温平，不冷不热。常服清心养神，秘精补虚，滋润肠胃，调顺血气。

黄芩　麦门冬　地骨皮　车前子　甘草炙，各一两二分　石莲肉　白茯苓　黄芪蜜炙　人参各二两

上㕮咀。每服三四钱，麦门冬十粒，水一盏半，煎取一盏。去滓，水中沉冷，空心食前服。发热，加柴胡、薄荷煎服。

《幼幼新书》第二十云：长沙医者丁时发传，治大人、小儿渴良方。

上用枇杷叶三两，去毛烧灰，为灰汁。每用取一大盏，入桑白皮二寸，同煎七分。温服，日五七服。

又云：郑愈传治渴不止，**莲房饮子**。

莲房　紫苏　干葛各一分　木香一分　甘草炙　草果子各三分[①]　枳壳各半两[②]

上㕮咀。每服四五钱，水一盏半，生姜三片，煎七分，去滓服。

私谓：五苓散、金液丹、黑锡丹，治消渴有神验矣。又累可灸水分穴、气海穴、丹田穴，至数百壮，最良。

《苏沈翰良方》第八卷云：治小便数，并治渴方。

上取纯糯米糍一手大，临卧，炙令软熟，啖之，仍以温酒送下。不饮酒人，以温汤下，多啖弥佳。行坐良久，待心府空便睡，一夜十余行者，当夜便止。

予常以为戏术，与人赌物，用之如有神圣。或言假火气温水道，不然也。大都糯稻工缩水。凡人夜饮酒者，是夜辄不尿，此糯米力也。又记一事：予故人刘正夫罢官闽中，次建溪，尝叩一人家求舍，辄闭门不内，既而使人来谢云：属其父有甚病，不能延客。刘问其状。曰：病渴殆死矣。刘许为其营药。俄而，其子弟群至，求治其父。刘即烧药与之。明日来谢云：饮药一盏，是夜啜水减七八升。此刘君目击【知音之义[③]】者。其方用糯稻秆，斩去穗及根，取其中心，净器中烧作灰。每用一合许，汤一碗，沃浸良久，澄去滓。尝其味如薄灰汁，乘渴顿服之。此亦糯稻缩水之一验也。故因附此云云。

《圣济总录》第九十六卷载于此药，谓之糯米飡方。

性全未见此说之前，尝令饮水内消人，临卧食糯饼煮糜，人人皆一夜二夜得安稳矣。又案：以糯米饭糯曲作酒饮之，止渴饮无尿。数内消饮水之人，多因酒积之毒，然而禁酒则利结，以作他疾，是故常少饮糯米酒而不到大醉，则治渴止尿，岂非稳当之疗哉？

初虞世《养生必用方》云：治消渴，**三消圆**。

治消渴。

好黄连去毛

为细末，不计[④]多少，剉，冬瓜肉研裂，自然汁和成饼子，阴干，再为细末，用冬瓜汁和。如此七次讫，亦细末，即复用冬瓜汁和丸，如桐子大。每服三五十丸，以冬瓜汁，或煎大麦仁汤送下，甚效。寻

① 莲房……草果子各三分：原脱，据《幼幼新书》卷第二十补。

② 枳壳各半两：《幼幼新书》卷第二十无此5字。

③ 知音之义：原文如此，疑有讹误。

④ 计：原作“许”，据校本改。

常渴，一服即止。

【《保生信效方》初虞世**服药禁忌**

产后大忌服利药，利之百无一生，忌生冷、粘滑、生果。虚劳咳嗽发热，大忌柴胡、麦门冬、鳖甲诸冷药。取积尤甚，除热亦然。冷食、生果、房室并忌。脚气诸风，并忌房室、鸡猪鱼、酒面、瓜瓠等。妇人经病，发热带下，寒疝腹痛，积气，并忌房室、生冷等。伤寒温疫疟利后，并忌房室、鱼酒、热面、猪肉等。癥瘕积聚，通忌生冷、醋滑物。发背痈疽后，大忌房室、鱼酒、喜怒、作劳等。风眩癫痫，忌十二属肉。肺痿肺痈，通忌房室、鱼酒、热面。消渴①，忌酒热面、房室、鱼盐、海物等。痰澼吐逆，忌甘滑等物。脾胃五噎胀满等病，忌生冷、粘滑。痼冷，忌冷物。积热，忌热物，如鱼酒之类。水气，忌如本方。狐臭，忌五辛、狐肉等。

已上诸病禁食，可记刻于心。

又曰：服药之法，前汤势消，始进后药及粥，粥势亦消，即再服药。

壅并又多，令人呕吐，转生诸病。《可用方》第四卷传尸骨蒸中云**桃仁粥方**。

治传尸骨蒸，鬼气咳嗽，气急，不能下食，及痃癖气，日渐羸瘦。

桃仁五两，去皮尖，细研

上以水三大盏半，入桃仁研膏，着米二三合煮粥，空腹食之。二合者，一盏之二合也。】

《覆载万安方》卷第十四下

朱墨之纸数百十一丁（花押）

① 消渴：原作“消滑”，据校本改。

《覆载万安方》卷第十五上

虚劳门下附传尸、骨蒸。

【一】虚劳失精【失精】

论曰：《内经》曰：肾者主蛰，封藏之本，精之处也。盖肾受五脏六腑之精而藏之，气盛则输泻有常。虚劳之人，精气已亏，邪气乘之，则藏者不固，或于梦寐，或于便溺【小便也】而漏失无常也。其证少腹强急，阴头寒，目痛发落，其脉数而散，芤动微紧者是也。

韭子散

治虚劳伤损，小便失精及梦泄。

韭子炒　麦门冬去心，焙　菟丝子酒浸炒，各二两二分　车前子三两　川芎　白龙骨各二两

上细末。每服三四钱匕，温酒服，日二三服。甚者，夜亦一服。

桂枝牡蛎汤

治虚劳，喜梦失精。

桂心去粗皮　牡蛎烧　芍药　龙骨　甘草炙，各三两

上粗末。每服四五钱，水一盏半，姜三片，枣三个，煎一盏。去滓，空心温服，日二三服。

补骨脂散

治虚劳，肾脏衰惫，梦寐失精。【治腰痛】

补骨脂炒，五两　茴香炒，四两

上细末。每服三四钱匕，温酒或盐汤服，空心，食前服。兼治肾虚腰痛。

韭子丸

治虚劳梦泄，日渐羸劣。

韭子炒，三两　大枣去核，焙，五个　黄耆剉　人参　干姜焙　当归　白龙骨　半夏　赤芍药　甘草炙，各一两

上细末，炼蜜丸如梧子大。每服五十丸，或七十丸，温酒，空心服，日、午、夜各一服。

人参丸

治虚劳失精，小腹弦急，隐隐[1]头冷，目痛发落。

人参　菟丝子末，各一两半　桂心去粗皮　牡蛎粉　山药　黄蘗去粗皮　细辛　附子炮，各二两　泽泻　苦参　麦门冬　干姜　熟地黄焙，各三两

上细末，炼蜜丸梧子大。每服五十丸，温酒服，空心，日午、夜卧各一服。

【二】虚劳脱营

论曰：脱营之病，虚劳之类也。非由外邪，病从内作。其人或尝贵后贱，心切恋慕，志怀忧惨。又富而遽贫，乐而暴苦，皆伤精神，外耗于卫【气也】，内耗于荣【血也】。荣泣卫除，气虚无精，形体日减，

① 隐：此处原脱一“隐”字，据校本补。

洒洒然时惊，甚则精气竭绝，形体败沮，皮焦筋屈，痿躄拘挛，是其候也。

天门冬散

治虚劳脱营，气血耗夺，形体毁沮，失精少气，洒洒然时惊，补虚，益精血，除百疾。

天门冬去心　石菖蒲　远志去心　熟地黄　山茱萸　桂心去粗皮　石韦去毛　白术各二两二分　白茯苓五两

上细末。每服三四钱，熟水服，日二三服。药至三十日后，筋力倍加。至百日后，耳目聪明。久服驻颜益寿，老少皆可服。

甘草丸

治虚劳脱营，羸瘦少气，精神毁减，强神益气①。

甘草炙　当归　芍药各二两二分　干姜　川芎　人参　黄芩各一两一分

上细末，炼蜜丸弹子大。每服二三丸，温酒化服，空服，夜卧服。

黄耆汤

治虚劳脱营，气血伤惫，四肢痿瘁，髋膝无力。

黄耆　山药　白茯苓各二两二分　人参　白术各一两一分　厚朴姜汁制，二两　五味子　桂心各三钱重　熟地黄三两三分

上粗末。每服四钱，水一盏半，姜五片，枣三个，煎一盏。去滓温服，空心。

建中汤

治五劳七伤，小腹拘急，脐下膨胀，两胁胀满，腰脊引痛，鼻口干燥【口舌干燥】，目视䀮䀮，忽忽不乐，胸中气逆，不下饮食，茎中【阴茎中】痛【阴茎中痛】，小便赤黄，而有余沥，夜梦失精，惊恐虚乏。

黄耆　远志　芍药　龙骨　甘草

上粗末。每服五钱，水一盏半，枣二个打破，煎一盏。去滓，入饴糖少许，温服，空心，日、午、晚各一服。

桂心汤

治虚劳腹中痛，梦寐失精，四肢酸疼，手足烦热，咽干口燥，并妇人小腹痛。

桂去粗皮，三两　芍药六两　甘草一两，炙

上粗末。每服四钱，水一盏，姜三片，枣三个打破，煎一盏。去滓，入糖少许，温服，空心，日午、夜卧各一服。加栝楼三两，尤有效。

大建中黄耆汤

治虚劳不足，少腹拘急，腰脊引痛，口燥咽干，目视䀮䀮，心中愦愦，小便余沥，夜梦交通失精。

黄耆　远志去心　当归　泽泻各一两半　芍药二两　人参　龙骨　甘草炙，各一两

上粗末。每服四钱，水一盏半，姜三片，枣三个打破，煎一盏。去滓，入糖少许，空心，食前温服，日三四服。又加栝楼末三两，尤佳。

柴胡汤

治虚劳发热，心中烦闷，面黄口干，腹中虚满，腰背急痛。

柴胡　赤茯苓各一两半　枳壳剉，二两　白术　地骨皮各一两　葛根剉，二两　甘草炙，一两　木通二两　麦门冬去心，焙，一两

上粗末。每服五钱，水一盏半，姜五片，煎一盏。去滓温服，空心食前，日二三服。加栝楼根尤妙。

枸杞汤

治虚劳口燥苦渴，骨节烦热或寒。

地骨皮剉，焙，十两　麦门冬去心，焙，二两

上粗末。每服五钱，水一盏半，小麦百五十粒，先煎数沸，后入药煎一盏。去滓温服，不拘时，日三四服。

---

① 强神益气：底本此下原有错叶，今据校本调顺。

【三】虚劳积聚

论曰：气之所积，名曰积，其本在脏，阴气所生也；气之所聚，名曰聚，其本在腑，阳之所生也。虚劳之人，阴阳伤损，血气涩滞，不能宣通，各随其腑脏之气而留结，故成积聚病。

鳖甲丸

治虚劳羸瘦，癖块不消。

鳖甲去裙，醋炙　枳壳去穰，麸炒，各六两　大黄炒，二两　白芍药三两

上细末，米醋煮面糊，和丸梧子大。每服五十丸，或七八十丸，温酒服，日二三服。

橘皮煎丸

治脾肾虚劳，心腹积气，面色萎黄，不思饮食，胸膈满闷。

青皮五两，麸炒黄，细末，醋二盏，于石锅中以文武火熬成膏　木香　桂心去粗皮　人参　诃子皮　京三棱　藿香去茎　厚朴姜汁制　当归　萆薢　干姜各二两二分　半夏一两一分

上细末，入橘皮煎膏，内捣三百下，丸梧子大。每服五十丸，或八十、九十丸。空心，日午、日晚，温米饮服。

【**百钟丸**《御药院方》四

调顺三焦，理诸痞气，去胀满积聚，酒癖癥瘕。又治积聚腹满。

青皮　陈皮　神曲炒　三棱　蓬术　麦蘖炒　莱菔子炒，各二两　枳实炒，四两　雷丸　益智仁各一两　牵牛末炒，三两

上末，曲糊丸梧子大。每服五十丸，生姜汤服，食后。】

灵感丸

治虚劳积聚，腹胁坚满，男子、妇人一切风劳冷气，头旋眼疼，手脚瘰痹，血风劳气，攻击五脏，四肢筋脉掉动，面上习习似虫行，遍生疮癣，心膈烦闷，腹痛虚鸣，腰疼膝冷，手足或冷或热，诸气刺痛，呕逆醋心，肠胃秘涩，肺气发动，耳复虚鸣，脚膝无力。仍治妇人诸病，冷血劳气，发损面黄，气刺心腹，骨节酸痛，经脉【月水】不调，经年逾月，或下过多不定。兼治冷热诸痢，脚气水肿等。

柴胡　防风　紫菀　当归　人参　赤茯苓　干姜　桔梗炒　菖蒲根　乌头炮　厚朴　大黄　吴茱萸　皂荚去皮子，醋炙　山椒去目，炒　陈皮　郁李仁　黄连　巴豆去油，别研，各一两

上细末，炼蜜丸梧子大。每服五丸，或七丸，或十丸。空心，酒或饮服之，微利为度。若风冷气人，长服此药最佳。又宜夜服。

槟榔大黄丸

治虚劳积聚秘结。

槟榔四个　大黄　甘草各一两　皂荚一梃，不蚛者

上俱不见火，粗末。用童子小便五盏，煎至三盏。去滓，露一宿。分为三服，空心一服，至日午不动再服，至申时不动更一服，皆冷服之。动利后，将滓焙干，入木香半两，捣为末。每服一钱，温米饮调服，不计时候，日服三服。

【四】虚劳兼痢【泄利】

论曰：虚劳之人，荣卫已虚，肠胃久弱，冷热之气，易为伤动，或客于肠间则饮食不化，虚则多泄，故令下痢。

诃梨勒丸

治积年冷劳泻痢，眼黄面黑，渐渐瘦弱。

诃梨勒煨，去核　木香　赤茯苓　桂心去粗　附子炮　胡椒　肉豆蔻煨　白术　蓬莪术煨　干姜各一两一分　人参　荜拨各二两二分

上细末，炼蜜丸如梧子大。每服空心，生姜枣汤服五十丸，或七八十丸，日二三服。【《局方》参苓白术

散、加味四君子汤等尤佳。】

艾叶煎丸

治冷劳脐腹疼痛，或时下痢，兼治妇人冷病带下。

艾叶　当归　干姜

上细末，米醋糊丸梧子大。每服五十丸，或七八十丸，空心食前，日二三服，温米饮。

【五】虚劳浮肿【浮肿】

论曰：肾气不化则二阴【脾肾也】不通，故小便不利，胃气不足，则肌肉开疏，故皮肤浮肿。脾者，土也，脾虚既不能制水。肾者，胃之关也，关闭不利，是以水气流溢于皮肤，为胕肿也。

大腹皮汤

治虚劳身体浮肿，上气喘促，小便不利。

大腹皮　槟榔煨　前胡　赤茯苓　防己　陈皮　赤芍药各一两　甘草炙，半两　桑白皮　木通各二两

上粗末。每服四钱，水一盏，煎至半分。去滓温服，日三四服。

人参饮

治虚劳脚气，脐腹及面目浮肿。

人参　柴胡　当归　枳壳麸炒　甘草炙，各一两　鳖甲醋炙，二两　桃仁九十九个，炙，研　槟榔一个，大

上粗末。每服四五钱，童子小便一盏半，浸一宿，平旦煎七分。去滓，空心温服。若女人病，加牛膝一两。

【六】虚劳小便白浊【小便白浊】

论曰：虚劳小便白浊者，肾气劳伤，胞络内冷，气道不宣通也。肾主水，肾虚则胞冷而津液停滞，故令小便白浊，如米脂而下。

【《究原方》八：白浊病，名曰土淫，脾肾虚损则土神干肾水故也。博金散尤有效，出于《究原方》中。】

韭子散

治虚劳小便白浊，梦泄。

韭子炒　菟丝子酒浸一宿，炒　车前子各一两　附子炮，一分　当归　川芎　矾石烧，各三分　桂心去粗皮，二两

上细末。每服二钱匕，空心，温酒调服。或炼蜜丸梧子大，三十、五十丸。空心，温酒服，日二三服。

泽泻汤

治虚损大劳，惊恐失精，茎中痛，小便白浊或赤，或如豆汁，或遗沥。

泽泻一两　黄耆三分　干姜　甘草炙　桂心　牡蛎煅　芍药各二分

上粗末。每服五钱，水一盏半，煎一盏。去滓，空心，温二服。若小便淋，即以热酒浸，去滓，澄清服，日二三服。

补益椒红丸

治虚劳下经不足，小便白浊。

山椒去目并闭口，炒出汗，取红　巴戟天去心

上各十两，细末，醋面糊丸梧子大。每服三十丸，或五十丸，空心，温酒或盐汤服，日二三服。

【七】虚劳小便余沥【小便余沥】

论曰：虚劳小便余沥者，肾气虚弱而膀胱不利故也。膀胱不利则气不能化，气不能化则水道不宣，故小便后有余沥。

平补汤

治虚劳胸中客热，目视䀮䀮，恍惚发热，卧不得安，少腹拘急，小便余沥，临事阳弱，阴下湿痒，

小便白浊。

黄耆　芍药各二两　甘草炙　人参　当归各一两　桂心去粗皮，二两

上粗末。每服四钱，水一盏半，姜五片，枣三个去核，煎一盏。去滓，空腹温服，日午、夜卧再服。若寒，加厚朴二两。

二参丸

治虚劳小便余沥尿精。

人参　菟丝子一两一分　桂心　牡蛎　山药　黄蘗蜜炙　细辛　附子炮　苦参各二两　麦门冬　泽泻各二两二分　干姜　生干地黄各三分

上细末，炼蜜丸梧子大。每服五十丸，空腹，温酒服。若瘰痹①，加附子三分；妇人血伤，加干地黄一两二分、黄蘗三分。

车前草饮

治虚劳小便余沥及失精。

车前草

上捣取汁，和蜜等分，空腹②温服，日二三服，每服一盏。

【八】虚劳小便利多【小便利多】

论曰：肾主水，开窍于二阴，位处下焦，与膀胱为表里。膀胱者，津液之府，脏腑和平，则能制津液，使溲便有常。若劳伤【房事过度，肾气劳伤，故云劳伤也】肾气不足，膀胱经寒，则津不能自制，故小便利而多也。

建中汤方

治虚劳，下焦虚冷，不渴，小便自利③。

黄耆　芍药各二两　桂心去粗皮　人参　当归各一两

上粗末。每服四钱，水一盏半，姜五片，枣三个打破，煎一盏。去滓，入糖一分，搅令消。温服，早旦、日午、夜卧服。若失精，加龙骨、白薇各一两。

加减阿胶汤

治劳伤小便利数。

阿胶炒令燥　远志去心，各二两　干姜　人参各一两　麻仁研，三两　附子炮，二分　甘草炙，一两二分

上粗末。每服四钱，水一盏半，煎一盏。去滓，空腹温服，日二三服。

椒红丸

治虚劳元脏久冷，小便利数，精神恍惚，四肢无力，骨节酸痛。

山椒　补骨脂炒　川楝子去皮核，炒

上各五两等分，细末，炼蜜和丸梧子大。每服二十、三十至五十丸，空心温酒服，日二三服。

坚固丸

治虚劳极冷，阳气衰弱，小便滑数遗沥。

乌头炮　茴香炒，各五两

上细末，以姜汁煮米糊，和丸梧子大。每服三十丸，或五十丸，空心温酒服之。妇人赤白带下，醋汤服之。

附子赤石脂丸

治虚劳下脏【肾也】冷弱，膀胱气寒，小便数。

---

① 瘰痹：原作“瘴痹”，据《圣济总录》卷第九十二改。

② 空腹：原作“空服”，据校本改。

③ 建中汤方……小便自利：此17字原脱，据《圣济总录》卷第九十二补。

附子炮　赤石脂烧　巴戟天去心　破故纸炒，各一两一分　茴香炒　益智去皮，各二两二分

上细末，酒面糊和丸梧子大。每服三十丸，或五十丸，食前盐汤服，日三服。

【九】虚劳小便难不利也【小便涩难】

论曰：肾气化则二阴通，肾气虚则气不传化。虚劳之人，肾气不足，气既不化，则膀胱不利而水道不宣，故小便难也①。

大黄汤

治虚劳肾经有热，膀胱不利。

大黄炒　黄芩各二两　栀子仁二十八个　甘草炙　芒消各一两

上粗末。每服四钱，水一盏半，煎一盏。去滓温服，不拘时，快利即止。

羚羊角饮

治肾气不足，客热内乘，小便难。

羚羊角　赤茯苓各二两二分　木通　薏苡仁各一两一分　桑白皮　生干地黄各二两二分

上粗末。每服四钱，水一盏半，煎一盏。去滓温服，不拘时，日二三服。

八灵散

治虚劳，补不足，利小便。

赤茯苓　天门冬　石菖蒲　山椒　泽泻　桂心去粗皮　葵根　白芥子各三两

上细末。每服四五钱匕，温汤调服，不拘时，日二三服。

【十】虚劳大便难【大便秘难】

论曰：大肠者，传导之官，变化出焉。今虚劳之人，重亡津液【自本依房事过度而肾精不足也。令得劳病，即弥令已精液，故曰重亡】，肠胃干燥，风邪热气，入客肠间，津液销铄，所以传导苦难，令人胃气虚胀，腹胁满实，饮食迟化也。

生地黄汤

治虚劳羸瘦不足，调血气，利大小便。

生干地黄三两　石膏　大黄剉，炒　芍药　甘草炙，各二分

上粗末。每服五钱，水一盏半，枣三个去核，姜三片，煎一盏。去滓温服，以快利为度。利即止服，结即再服三服。

大黄丸

治虚劳骨热，心神烦躁，大小便难，四肢疼痛。

大黄剉，炒　黄芩　黄连　当归　赤茯苓　黄耆　生干地黄焙　赤芍药　柴胡各二两　栀子仁一两二分

上细末，炼蜜丸梧子大。每服三十丸、五十，至七八十丸，温水服，不拘时，日一二服。

人参养荣汤《局方》

治积劳虚损，四肢沉滞，骨肉酸疼，吸吸少气，行动喘啜，小腹拘急，腰背强痛，心虚惊悸，咽干唇燥，饮食无味，阳阴衰弱，悲忧惨感，多卧少起，久者积年，急者百日，渐至瘦削，五脏气竭，难可振复。又治肺与大肠俱虚，咳嗽下利，喘乏少气，呕吐痰涎。

白芍药三两　当归　陈皮　黄芪　桂心　人参　白术煨　甘草炙，各一两　熟地黄　五味子　茯苓各七钱半　远志炒，去心，半两

上剉散。每服四钱，水一盏半，生姜三片，枣二枚，煎至七分，去滓温服。便精遗精，加龙骨一两；咳嗽，加阿胶甚妙。以十钱为一两，不足于两，故云七钱半。

---

① 故小便难也：底本此下原有错叶，今据校本调顺。

鹿茸大补汤《局方》

治男子、妇人诸虚不足，产后血气耗伤，一切虚损。

鹿茸 黄芪 当归 白茯苓 肉苁蓉 杜仲炒，各二两 人参 芍药 肉桂 石斛酒浸炒 附子炮 五味子 半夏 白术煨，各一两半 甘草半两 熟干地黄酒焙，三两

上㕮咀。每服四钱，姜三片，枣二个，水一盏二分，煎七分，空心热服。

参香散《局方》

治心气不宁，诸虚百损，肢体沉重，情思不乐，夜多异梦，盗汗失精，恐怖烦悸，喜怒无时，口干咽燥，渴欲饮水，饮食减少，肌肉瘦瘁，渐成劳瘵[1]。常服补精血，调心气，进饮食，安神守中，功效不可具述。

人参 山药 黄耆 白茯苓 石莲肉 白术一两，十钱重也 乌药 缩砂 橘红 干姜各半两，五钱重也 丁香 南木香 白檀香各一分，二钱半重也 沉香二钱重 甘草炙，二分，七钱半重也

上㕮散。每服四钱，水一大盏，生姜三片，枣二个，煎七分。去滓，空心服。一法有炮附子半两五钱重。

秘传玉锁丹《局方》

治心气不足，思虑太过，肾经虚损，真阳不固，漩有遗沥，小便白浊如膏，梦寐频泄，甚则身体拘倦，骨节酸疼，饮食不进，面色黧黑，容枯肌瘦，唇口干燥，虚烦盗汗，举动力乏。

茯苓四两 龙骨二两 五倍子十六两

上末，水糊丸梧子大。每服五十、七十丸，空心盐汤服，日三服，极有神效。

十补圆《局方》

治真气虚损，下焦伤竭，脐腹强急，腰脚疼痛，亡血盗汗，遗泄白浊，大便自利，小便滑数，或三消渴疾，饮食倍常，肌肉消瘦，阳事不举，颜色枯槁。久服补五脏，行荣卫，益精髓，进饮食。【饮食倍常，肌肉消瘦。又无比山药圆治饮食虽多，不生肌肉，与此相同。六极病中肉极是也。】

附子炮 肉桂 巴戟去心 破故纸炒 干姜 远志去心，生姜汁浸，炒 菟丝子 赤石脂煅 厚朴制了，各二两二分 山椒调修了，五两

上末，酒米糊圆梧子大。每服三十、五十丸，温酒盐汤服，空心食前。

正元散《局方》

治下元气虚，脐腹胀满，心胁刺痛，泄利呕吐，自汗，阳气渐微，手足厥冷，及伤寒阴证，霍乱转筋，久下冷利，少气羸困，一切虚寒，并宜服之。【治伤寒阴证，又十四味建中汤同。又治冷利。】

红豆蔻 干姜炮 陈皮各三钱重 白术 甘草炙 茯苓各二两，二十钱重 肉桂 川乌头各半两，五钱重 附子炮 山药姜汁浸，炒 川芎 乌药 干葛各一两，十钱重 黄芪炙，一两半，十五钱重也

上细末。每服二三钱，水一盏，姜三片，枣二个，盐少许，煎七分，食前温服。常服助阳消阴，正元气，温脾胃，进饮食。人虽多食，肌肉消瘦之治方，惟少此药与无比山药圆，尤有神效。愚用试之。

茯菟圆《局方》

治心气不足，思虑太过，肾经[2]虚损，真阳不固，溺有余沥，小便白浊，梦寐频泄。

菟丝子五两 白茯苓三两 石莲肉去核，二两

上细末，酒米糊丸梧子大。每服三十、五十或百丸，空心盐汤服。久服镇益心神，补虚养血，清小便。

泄热汤

治虚劳口内生疮，大小便苦难，心腹满痛。

大黄剉，炒 泽泻 黄芩 栀子仁 芒消别研 桂心去粗皮，各二两二分 石膏研，三两 甘草炙，一两

---

① 劳瘵：原作“荣瘵”，据校本改。

② 肾经：原作“肾红”，据校本改。

上粗末。每服四钱，水一盏半，枣三个打破，煎一盏。去滓，空心，日午、夜卧温服。

【十一】劳瘵

论曰：夫劳瘵一证，为人之大患。凡受此病者，传变不一，积年疰易，甚至灭门，可胜叹哉。大抵合而言之曰传尸，别而言之曰骨蒸、殗殜[①]【殜，注有二义：一流义，其病人人传流，而患之不止于一人故也；二住义，一人病死，则其病住止于余人也】、复连、尸疰、劳疰、虫疰、毒疰、热疰、冷疰、食疰、鬼疰是也。夫疰者，注也。自上注下，病源无异，是之谓疰。又其变则有二十二种，或三十六种，或九十九种。

又有所谓五尸者，曰蜚尸、遁尸、寒尸、丧尸、尸疰是也。其名不同，传变尤不一。感此病而获安者，十无一二也。大凡五脏所传，皆令人憎寒发热，其证状各异，有如传之于肝则面白目枯，口苦自汗，心烦惊怪；传之心则面黑鼻干，口疮喜忘，大便或秘或泄；传之于脾则面青，唇黄舌强，喉哽吐涎，体瘦，饮食无味；传之于肺则面赤鼻白，痰吐咯血，喘嗽毛枯；传之于肾则面黄耳枯，骨满胻痛，白浊遗沥。

又有二十四种劳蒸者，亦可因证验之。蒸在心也，少气烦闷，舌必焦黑；蒸在小肠也[②]，腹内雷鸣，大肠【大便道也】或秘或泄；蒸在肝也，目昏眩晕，燥怒无时；蒸在胆也，耳聋口苦，胁下坚痛；蒸在肾也，耳轮焦枯，腰脚酸痛；蒸在右肾也，情意不定，泄精白絮；蒸在肺也，喘嗽咯血，声音嘶远；蒸在大肠也，右鼻干疼，大肠隐痛；蒸在脾也，唇口干燥，腹胁胀满，畏寒不食；蒸在胃也，鼻口干燥，腹膨自汗，睡卧不宁；蒸在膀胱也，小便黄赤，凝浊如膏；蒸在三焦也，或寒或热，中脘膻中时觉烦闷；蒸在膈也，心胸噎塞，疼痛不舒；蒸在筋也，筋脉纵缓，小腹隐痛，阴器自强【阴强，即肾弥可劳之候也】；蒸在回肠也，肛门秘涩，传道之时，里急后重；蒸在玉房【阴器也】也，男子遗精，女子白淫；蒸在脑也，眼眵头眩，口吐浊涎；蒸在皮也，皮[③]【皮】肤鳞起，毛折发黑；蒸在骨也，版齿黑燥，大杼酸疼；蒸在髓也，肩背疼倦，胻骨酸痛；蒸在筋也，眼昏胁痛，爪甲焦枯；蒸在脉也，心烦体热，痛刺如针；蒸在内也，自觉身热，多不奈何，四肢瞤动；蒸在血也，毛发焦枯，有时鼻衄，或复尿血。详诸病证，大略如斯。若究其根，惟心肺受虫啮，祸之甚也。

治法先宜去根，次须摄养调治。亦有早灸膏肓俞、崔氏穴而得愈者。若待其根深蒂固而治之，则无及矣。平时得三五方，用之颇验，谩录于下，以为备治。

鳖甲地黄汤《严氏》

治热劳手足烦，心怔悸，妇人血室有干血，身羸瘠，饮食不为肌肉。

柴胡　当归酒浸　麦门冬　鳖甲醋炙　石斛去根　白术　熟地黄酒浸，焙　茯苓　秦艽各二两二分　人参　肉桂不见火　甘草炙，各一两一分

上㕮咀。每服四钱重，水一盏半，姜五片，乌梅少许，煎一盏。去滓温服，不拘时候。此药专治热劳，其性差寒，脾胃快者，方可服饵。虚甚而多汗者，不宜服此。

黄耆饮子

治诸虚劳气，四肢倦怠，骨节酸疼，潮热乏力，自汗怔忡，日渐黄瘦，胸膈痞塞，不思饮食，咳嗽痰多，甚则唾血。

黄耆蜜炙，一两二分　当归　紫菀　石斛　地骨皮　人参　桑白皮　附子炮　鹿茸酒蒸　款冬花各一两　半夏　甘草炙，各二分

上㕮咀。每服四钱重，水一盏半，姜七片，枣二个，煎一盏。去滓温服，不拘时候。此药温补，荣卫枯燥者，不宜进此。唾血不止者，加阿胶、蒲黄各半两。

---

① 殗殜：原作“殗滞”，据文义改。按，殗殜为古传尸病名。
② 也：此下原衍“肠也”2字，据文义删。
③ 皮：原作“肠”，据底本旁注改。

骨蒸传尸门【传尸】

【十二】虚劳五蒸骨蒸、脉蒸、皮蒸、肉蒸、血蒸。【五蒸】

论曰：虚劳骨蒸者，本热劳之气染着气血，深连骨髓，侵伤五脏，久不已，各随其脏气之虚，熏蒸而成疾也。骨蒸本于肾，其证早凉晚热，烦躁，寐不安，食无味，小便赤细，喘无力，腰疼脚冷，手心常热。蒸盛之时，蒸过伤内，变为疳，蚀人五脏。脉蒸者，本于心。其证日增烦闷，掷手出足，渴欲饮水，唾白沫，睡语惊恐，脉数。蒸盛之时，亦变为疳，脐下闷，或暴利不止。皮蒸者，本于肺。其证大喘，鼻干口燥，舌上白，小便如血。蒸盛之时，胸满，两胁下胀，大嗽，背胛疼，卧不安，毒伤脏则唾血。肉蒸者，本于脾。其证体热如火，烦躁无汗，心腹鼓胀，食即欲呕，小便如血，大便秘涩。蒸盛之时，身肿目赤，卧不安。血蒸者，肝气虚也。肝虚则血无所藏，无所藏，血亦无所养，使荣气涸竭，虚阳内蓄。其证外寒内热，亦名内蒸。按之附骨，即内热甚，骨肉自消，食无味，皮燥不泽。蒸盛之时，目暗善怒，时惊，四肢渐细，足趺肿起。凡此五蒸，与热劳之病大同小异。其治法有不同者，盖蒸病内着骨髓，蒸发皮肤也。昔人论蒸有二十三证，细而推之，脏腑之病，变态多端，万病皆生于虚，不必拘之，以二十三种说，何其大略也。

《古今录验养生必用方》中卷初虞世作曰：《经》【《太素》】云气虚则发厥手足冷，血虚则发热手足肌肉热，必然之理也。又曰：饮食则阴受之，譬犹物化而为土也。阴气衰则血不荣，血不荣则肌肉薄。阴衰则阳胜，此血虚所以发热也，故瘦人多热。又阴虚者阳必凑之，故阴虚多热也。产妇既产，多热烦躁，以新产亡血多也。医乃不知，又投以寒药，以此致死者，不可胜数。夫病有标本【《素问》《太素》有标本论】，医亦如之。其人阴虚，本于血不足，故标发热。医投以寒药，是治标不治本也。但以【温和】益气养血药，其热自愈。用熟地黄、拣当归、川芎等也。熙宁甲寅、乙卯间，杜【姓】方叔【名】自郓被召入京师，在翰林。予【虞世】时奉亲客都下。一日，杜谓予曰：青蒿麦煎柴胡鳖甲散，天下通行，小儿被害，不可胜记【青蒿、柴胡、鳖甲之戒】。予始怪其词，年来更事渐多，方知杜之言为有本。

男女自五六岁至二十上下，婚与未婚，肌肉薄着，面体少色，一虚也；血虚则发热，肢体手足烦热，二虚也；阴虚者阳必凑之，故发热汗出，男女眠睡有汗，三虚也。所谓虚者，气血禀受有足、有不足【气血禀受事】，加以柔弱[1]未定，而疾病易生，非必待知男女大欲然后虚也。气体既虚，又投以柴胡、鳖甲、门冬诸冷药，不旬日间，饮食已不入，迤渐腹痛，至于大腹滑泄。虚人至此，亦已危矣。方叔于医，可谓知本。童男、室女、小儿，肌瘦有汗，但用平和养气血温药，自无虞。用术、桂、地黄、当归、芎藭等。

《经》曰：微寒为嗽，寒甚为肠澼。古人立方治嗽，未有不本于温药，如干姜、桂、细辛之类。以寒气入里，非辛甘不能发散。以此准之，未有不因寒而嗽也。又曰：热在上焦，因咳为肺痿。又实则为肺痈，虚则为肺痿【痰血咳嗽，曰肺痿；喉肺肿，唾脓血，曰肺痈】。此人其始或血不足，或酒色滋味太过。或因服利药，重亡津液，燥气内焚，肺金受邪，脉数发热，咳嗽脓血。病至于此，亦已危矣。古人立方，亦用温药，如建中之属。今人但见发热咳嗽，率用柴胡、鳖甲、门冬、葶苈等药，旋踵受弊而不知非，可为深戒。就使不可进以温药，亦须妙以汤丸，委曲调治，无卤莽致伤人命。今载建中汤于后。【初虞世已以建中汤，称古人立方，此药来尤久。】凡吐血，须煎干姜甘草作汤与服，或四物、理中汤亦可。如此无不愈者，服生地黄、竹茹、藕汁，去生便远【死也】。【虚热之人服生冷药，危死。】

服药禁忌《养生必用方》

产后大忌服利药，云百无一生。忌生冷、粘滑、生果。虚劳咳嗽发热，大忌柴胡、麦门冬、鳖甲诸冷药。取积尤甚，除热药亦然。冷食、生果、房室并忌。

---

[1] 柔弱：底本此下原有错叶，今据校本调顺。

地仙散《必用方》

治骨蒸肌热，解一切虚烦燥渴，生津液。

地骨皮　甘草炙　防风各十两　人参五两，去芦并尾

上为细末。每服三四钱，水一盏半，生姜三片，竹叶七片，煎至七分。去滓服，或和滓温服。又别法有鸡苏叶十两龙脑薄荷是也。

私性全谓：青蒿、柴胡、鳖甲、门冬等，小儿、童男、室女忌之云云。大人如何？思之

地骨皮汤

治五蒸。

地骨皮　白茯苓　麦门冬去心，焙　柴胡去苗，各一两半　赤芍药　甘草炙，各一两

上粗末。每服五钱，水一盏半，煎一盏。去滓，食后服，日二三服。

治五蒸，**葛根汤**。

葛根炙，三两　石膏研　甘草炙，一两　知母　黄芩　麦门冬　人参　白茯苓　生干地黄炙，各二两　粳米五两

上粗末。每服五钱，水一盏半，入竹叶五片，煎一盏，去滓温服。亦可以小麦少许，水三盏，煎取汁煎药，更佳。

龙胆丸

治骨蒸身热，手中烦，心中热，羸瘦，渐渐不能食。

龙胆三两三铢　黄连　黄蘗炙　大黄炒　赤芍药　人参　山栀子仁　甘草　黄芩

上细末，炼蜜丸梧子大。每服二十丸，或三十丸，至五十丸。以米饮食后服，日午再服，日二三服。

鳖甲汤

治男子、妇人骨蒸劳气，肌体羸瘦，四肢无力，颊赤面黄，五心烦热，困倦心忪，或多盗汗，腹胁有块，不欲饮食。

鳖甲醋炙　柴胡各三两　桔梗炒　甘草炙，各一两半　秦艽　青蒿子二两，童子小便浸一宿，焙炒

上粗末。每服三四钱，水一盏半，乌梅一个打破，煎一盏。去滓，食后温服，日二三服。

乌梅丸

治诸蒸久不瘥。

乌梅肉炒　知母焙，各二两二分　鸡舌香　紫菀　赤芍药　大黄蒸过，焙　黄芩　细辛各三两一分　桂心去粗皮　白矾烧枯　栝楼根焙，各一两一分

上细末，炼蜜丸梧子大。每服三十丸，或五十丸，至七八十丸。空心，以饮汤，日二三服。

【十三】骨蒸羸瘦【羸瘦】

论曰：骨蒸羸瘦，不问男女，皆因血气不调，五劳七伤，心胸满闷，背膊烦疼，目睛不明，四肢无力，寝卧不安，脊膂急痛，膝胫酸痛，多卧少起，状如佯病，每早晨似无病者，午时已后，即四体微热，面颊赤色，喜见人过，常怀忿怒，少不称意，即大嗔恚，行即脚弱，衣卧盗汗，梦与鬼交，时或惊悸，有时咳嗽，胁肋虚胀，大肠微利，鼻口干燥，常多粘唾，渐渐羸削，日减饮食，以至死在须臾，精神亦爽，皆其证也。

地骨皮汤

治骨蒸羸瘦少力，或热或寒，背膊疼痛，口干，小便赤黄。

地骨皮　甘草各一两　芍药　桑白皮　茅根　柴胡各一两半

上粗末。每服四五钱，水一盏半，煎一盏。去滓温服，空心食后，日二三。

枳壳丸

治骨蒸劳瘦，饮食不为肌肤。

枳壳　杏仁　白术　人参　甘草　地骨皮各一两

上细末，炼蜜为丸梧子大。每服三十丸，或五十丸。食前米饮服，日二三服。

黄耆丸

治骨蒸，热虽稍退，瘦弱无力，饮食不为肌肉。

黄耆三两　白术　枳壳麸炒　白茯苓　甘草炙，各二两　生干地黄焙，四两　地骨皮一两

上细末，炼蜜丸梧子大。每服三十丸、五十丸，或七八十丸。人参汤食前服，日二三服。

牡丹汤

治妇人骨蒸，经脉【月水】不通，渐增瘦弱。

牡丹皮　芍药　土瓜根各一两半　桂心去粗皮　木通　桃仁各一两　鳖甲醋炙，二两

上粗末。每服四五钱，水一盏半，煎一盏。去滓温服，空心食后，日二三服，以瘥为度。

《覆载万安方》卷第十五上

《覆载万安方》卷第十五下

性全　集

【十四】骨蒸肺痿【肺痿咳嗽】①

论曰：骨蒸肺痿者，由荣卫虚损，蕴热熏蒸上焦，传播肓膜，使人肺热叶焦，发为肺痿。其证咯唾脓血，胸满短气，咳嗽不止，多痰，或如脓涕，或唾之不能出，时发寒热，肌体羸瘦，是其候也。【肺痿之候也】

当归黄耆汤

治骨蒸肺痿。

黄耆　当归　人参　桔梗炒　芍药　甘草炙，各一两

上粗末。每服四五钱，水一盏半，姜五片，枣三个打破，煎一盏。去滓，食前温服，日二三服。

天门冬汤

治骨蒸肺痿，咳嗽气逆喘急，唾不出唇，渐渐羸瘦。

天门冬去心，三两　升麻　黄芩　前胡各一两半　甘草炙，一两

上粗末。每服五钱，水一盏半，入芦根三茎，竹叶三片，煎一盏。去滓温服，空心食前，日二三服。

麦门冬汤

治骨蒸肺痿，四肢②烦热，不能食，口干渴。

麦门冬去心，焙　地骨皮各五两

上粗末。每服五钱，水二盏，先煎小麦少许至一盏半。去麦入药，煎至一盏。去滓，分温服，空服食后。

天门冬丸

治骨蒸劳气，润心肺，止咳。

天门冬去心，三两半，焙　桑白皮炒　白茯苓各三分　杏仁麸炒　甘草炙　贝母去心，炒，各一两

上细末，炼蜜丸如弹子大。每服一二丸，绵裹，含化咽津。煎麦门冬汤嚼服亦得，不计时候。

柴胡散

治骨蒸劳，肺痿咳嗽唾涎，心神烦热，不欲饮食。

柴胡　黄芩　人参各一两　麦门冬二两　陈皮　白茯苓各三分　甘草　半夏　桔梗各二分

上细末。每服四钱，水一盏半，姜五片，煎一盏。去滓温服，不拘时。又伤寒篇中小柴胡汤，治骨蒸尤佳。《事证方》

秦艽扶羸汤

治肺痿骨蒸劳咳，或寒或热，声嗄羸瘦，或自汗，四肢怠堕，不思饮食。

柴胡二两　人参　鳖甲　秦艽　地骨皮各一两半　半夏　紫菀叶　甘草炙，各一两　当归一两一分

上㕮咀。每服五钱，水一盏半，姜五片，乌梅二个，大枣三个，煎一盏。去滓，通口热服。食后，日二三服。

---

① 【十四】骨蒸肺痿【肺痿咳嗽】：此10字原在上卷之末，今据文义、医理移于此。

② 肢：原作“服”，据《圣济总录》卷第九十三改。

【十五】三焦咳

论曰：《内经》谓久咳不已，则三焦受之。三焦咳状，咳嗽腹满，不欲食饮。此皆聚于胃，开于肺，使人多涕唾而面浮气逆也。盖三焦之气，以胃气为本，水谷之道路，气之所终始也。今咳而久者，以寒气蕴结，开播胃中，故腹满不食，气逆上行，涕唾多而面目虚浮也。

干姜汤

治三焦咳，腹满，心胸不利，不思食。

干姜 桂心 款冬花各一两一分 细辛 白术 甘草 五味子炒 木香各二两 附子炮，二两二分

上㕮咀。每服四五钱，水一盏半，姜三片，枣三个打破，煎一盏。去滓温服，日三四服。

黄耆汤

调脾肺，养气，治三焦咳嗽，减食息高。

黄耆 人参 白术 当归焙，各三两一分 赤茯苓 百合 糯米 桔梗剉，炒 桑白皮各二两二分 枳壳麸炒，三两三分

上粗末。每服四钱，水一盏半，紫苏十叶，煎一盏。去滓，食后热服，日二三服。

半夏汤

治三焦咳，腹满，不欲饮食。

半夏 木通各四两 前胡 白术 赤茯苓 陈皮 槟榔各一两半 桂心 枳壳麸炒 旋覆花取花，一两一分

上粗末。每服四五钱，水一盏半，姜五片，煎一盏。去滓温服，不拘时，日夜三五服。

紫苏子汤

治三焦咳，心胸不利，不思饮食。

紫苏微炒 陈皮各二两二分 甘草炙，一两一分 干姜 桔梗剉，炒 杏仁去皮，火炒，各二两

上粗末。每服四五钱，水一盏半，枣三个打破，煎一盏。去滓温服，日三服。

藿香汤

治久咳传三焦，腹满，不欲饮食。

藿香 人参 赤茯苓 青皮 细辛 益智子去皮，微炒 缩砂 陈皮 甘草炙，各二两二分 木香 香白芷微炒，各一两一分

上粗末。每服四五钱，水一盏半，姜、木瓜各五片，煎一盏。去滓热服，日三四服，不定时。

玉液散

治久咳传三焦，腹满，不思饮食，及胃虚有痰。

半夏三两 生姜去皮，焙 陈粟米各六两

上细末。每服二三钱，水二盏，煎一盏。温服，日二三服。

【十六】骨蒸痃癖【骨癖】

论曰：骨蒸之人，肌肤瘦悴，荣卫虚弱，真阳【肾也】内耗，所饮之水不能销铄，留滞胁肋，遂成痼疾，块鞕不消，或因饮食伤动，忧思气结，呼吸风冷，其疾遂作，起于胁下，脐腹两边，如臂之横，不可按抑，妨害饮食，蕴积而痛，故谓之骨蒸痃癖。**木香汤**主之私号。

木香 槟榔 人参各二两二分 芍药 桔梗 赤茯苓 诃梨勒去核 当归各二两

上粗末。每服四五钱，水一盏半，煎一盏。去滓温服，空腹，食后各一服。

鳖甲丸

治骨蒸，腹中痃癖，按之隐手，不能下食，羸弱无力。

鳖甲 槟榔各二两 木香 苍术各一两 京三棱 芍药 郁李仁各一两半 陈皮一两

上细末，炼蜜丸梧子大。每服三十、五十，或七八十丸，至百丸。橘皮汤服，临卧一服，天晓一服，以微利为佳。私加蓬莪术二两，尤佳。

鳖甲丸

治骨蒸，胁下痃癖，及妇人月水不通。

鳖甲　琥珀各二两，日本熏陆用之　桂心去粗皮　土瓜根切，焙　京三棱　牡丹皮　牛膝酒浸，焙　大黄炒，各一两半　诃子皮二两　桃仁三两

上细末，炼蜜丸梧子大。每服三十丸，或五十丸、七十丸。食后以桃仁汤服之，日夜二三服。

大腹汤

治骨蒸，腹中积癖，胁下妨痛，渐加羸弱。

大腹子四个，大者　芍药　赤茯苓　桔梗炒，各一两半　木香　诃子皮各一两　桃仁一两半

上粗末。每服四五钱，水一盏半，煎一盏。去滓温服，空腹，日晚、夜卧各一服。

陈漆丸

治传尸、飞尸、注气、癖块、积气上喘、水肿、脚气、鬼注蛊毒、宿食不消、腹中如覆杯，或九虫、妇人带下赤白、皮肤恶疮、腹大羸瘦、黄疸诸疾，延年养性，黑须发。【神灵妙药也】

陈漆经二三年漆，以绵绞，去滓，二盏大　大黄六两，末　薏苡仁去壳，五两，末　好酒五盏大　蔓菁子末，三盏大。私云：菘菁子尤佳。

上先以清酒和蔓菁子末煎，不住手搅，至半日许，滤去滓；后入石锅，盛重汤煮之，以竹篦子不住手搅，一复时饭一炊时分后，入陈漆、大黄、薏苡仁末等，更煮一复时，候药可，丸如梧桐子大，然后置于不津器中，密封。遇有患者，止晚宿食，明旦晓，更以温酒服十丸，或加十五丸、二十丸。初服四五日，至七日内，泻出宿食，或鱼粘脓血、瘀血、恶物，勿疑。服之百日后，须发如漆色，有积年疮痕皆灭。

雄黄丸

治骨蒸积癖瘦病等。

蒜去皮，七个，研　雄黄杏核大，研

上二味，研烂拌匀，以清酒和服。少时，十指头上当有毛出为验。

私云：此一服剂少，不可有验，一倍可与之，两三日一服，常可用之。

苍术丸

治骨蒸，腹中痃癖妨痛，兼治下利，日夜数十行。

苍术　诃子皮各三两二分　陈皮　木香　芍药　青皮　白龙骨　生姜切片，焙，各二两二分

上细末，炼蜜和丸梧子大。每服五十丸，或七八十丸，食前以人参汤服之。日二三服，夜一服。

私云：已上痃癖，诸方皆加鳖甲、京三棱、蓬莪术，尤有验。有热气，加天仙藤、柴胡；有冷气，加高良姜、木香、丁香、胡椒尤佳。若烦渴欲饮，加栝楼末数两，最可。

【十七】骨蒸烦渴、口咽干渴【烦渴】

论曰：骨蒸烦渴者，荣卫乏竭，肌肉消瘦，虚扬之气熏发于上，令津液枯燥，胸中烦热，咽嗌焦干，故烦渴而引饮。

麦门冬汤

治骨蒸疼烦，翕翕发热，骨节痠痛，口干烦渴。

麦门冬去心，焙，五两　黄芩　柴胡　升麻　芍药　甘草炙，各二两二分

上粗末。每服四五钱，水二盏，入苦竹叶五片，煎一盏半。去滓，温二服，不拘时，诸药间服无惮。

葛根人参汤

治骨蒸烦渴，呕不下食，四肢发热。

葛根　赤茯苓　麦门冬　甘草炙　黄耆各一两一分　人参二两

上粗末。每服四钱，水一盏半，入芦根五茎长各五寸、竹叶五片，煎一盏。去滓温服，日三四服。

秦艽散

治骨蒸潮热，烦渴引饮，不思饮食。

秦艽　柴胡　甘草炙　乌梅肉焙，各五两　栝楼根三两

上细末。每服三四钱，以沸汤服之。日二三服，不拘时。

【十八】传尸病总论自死人尸而相传之义也【总论】

论曰：传尸之病，由相克而生，毒气内传五脏，渐至羸极，死则复传其家属一人，故曰传尸。其初得病，半卧半起者，名殗殜；气急嗽者，名曰肺痿；骨髓中热者，名曰骨蒸；内传五脏者，名曰复连。忽而不疗，乃至绝后【死也】。假如男子因虚损得之，其源先从肾起，初受之气，两胫酸疼，腰脊拘急，行步脚弱，食减耳鸣，梦泄阴汗。肾病不已，次传于心肾水克心火故也，则惊悸少气，梦见先亡【亡者】，时有盗汗，食饮无味，口疮，好睡，唇颊赤色，五心皆热，朝轻夕重。心病不已，次传于肺心火克肺金也则气满，咳嗽喘急，口燥，四肢微弱，肌肤枯槁，细起如麸【皮肤鳞屑如麸糟也】，或刺痛如虫行，鼻干不闻香臭，或闻恶气欲吐。肺病不已，次传于肝肺金克肝木也，则面无颜色，坐常颦眉，视不及远，目昏睛黄或赤涩痛，惟欲合眼，又不得睡。肝病不已，次传于脾肝木克脾土也，则两胁虚胀，食不消化，时复溏利，腹肚痛胀，唇舌焦干，发无光泽，上气喘息，利赤黑汁。传变至此，则不可复救，盖传五脏已尽故也。

麝香散

治男子、妇人传尸骨蒸，冷热五劳。

麝香研，半钱重　甘草如病人中指长，男左女右　桃枝东引　青蒿　柳枝东引　石榴枝东引，各一握，如甘草长　犀角五钱重，或二钱重　阿魏　柴胡各十钱重或四钱重　葱白　薤白各七叶

上除麝香外，剉碎，同用童子小便三盏半浸一宿，别入槟榔子末三钱重，同煎至二盏半，去滓，温分三服。男病女煎，女病男煎，勿令孕妇、六畜见。初服讫，如人行五里，又进一服。恐恶心，可含白梅。病在上即吐，在下即泻，各出恶物，如虫类及头发、马尾状，兼身上如蚁行。泻后以葱粥及软饭补之，仍服后方，以茯神汤调和五脏，避风一月。若远重病，不过两剂。其吐下虫，腹红色者可治，黑者或瘥或否，白色者不可治也。

茯神汤

治传尸骨蒸，先服麝香散，取下虫后，次服补五脏。

茯神去木　人参　远志去苗、心　甘草炙　当归焙　陈皮　龙齿　熟地黄焙，各一两　五味子　麦门冬去心，焙　桂心去粗，各一两半　黄耆二两

上粗末。每服四五钱，水一盏半，枣七个打破，姜五片，煎至一盏。去滓，空心温服，日三服，夜一服。

补劳饮

治男子、妇人虚劳骨蒸，传尸染着，不能断绝，或四肢虚羸，饮食全少，速服此通经脉。

黄耆　当归　生干地黄焙，各二两　人参　白茯苓　芍药　五味子　桂心去粗皮　牛膝酒浸，切焙　陈皮　麦门冬　枳壳麸炒　甘草炙，各一两　柴胡一两半

上粗末。每服五钱，水一盏半，姜五片，枣三个打破，煎一盏。去滓温服，日二三服。

紫菀汤

治传尸骨蒸，复连殗殜，肺气咳嗽。

紫菀　桑白皮　桔梗炒　续断各一两半　赤小豆五两　甘草炙　五味子各一两　生干地黄酒洗，焙，二两半

上粗末。每服五钱，水一盏半，入竹茹弹子大，煎一盏。去滓温服，良久再服三服。若热甚，加麦门冬一两、石膏一两半。

参连丸

治①传尸劳，骨蒸。

苦参一两半　黄连三两三分　栝楼根　牡蛎煅　知母焙　麦门冬各二两三分

① 治：此前原衍一“治”字，据校本删。

上细末，炼蜜丸梧子大。每服二三十丸，或五七十丸，食后以米饮服，日夜三四服。

苏合香丸

治一切虚劳传尸，骨蒸盗汗，肺痿客忤，鬼气传尸，伏连殗殜及卒得心痛，霍乱吐利，时气诸疟，瘀血月闭，痃癖丁肿，惊邪气，狐魅瘴疠诸疾。

苏合香　白术　辰砂　沉香　诃子皮　丁香　木香　香附子　白檀　乳香　荜拨　犀角　安息香各一两　麝香　龙脑各二分

上细末，炼蜜丸如鸡头实大。每服一丸，温酒或人参汤嚼服。一名白术丸。此药大能安气血，却外邪。凡疾自内作，不晓其名者，服此往往得效。唯治气注、气厥、气逆、气不和、吐利，荣卫阻塞，尤有神效。人家不可无此药，以备急难，避疫尤验。仓卒求人参不得，只白汤亦佳，勿用酒。古方虽云用酒服，酒多不效。

昔有久病瘵，日渐羸削，至于骨立、肌热、盗汗，劳状皆具，凡服八九两，所苦都瘥。一方有牛黄半两。古方本无，乃后人加之。

私云：古方服一丸，新渡《大全良方》每服四丸。今虚劳发热惊悸，并赤利大热，即三十丸、五十丸，服之有验。就中《大全良方》产妇血晕闷绝，服三十丸有效，只以服数十粒为佳，全无害焉。今人九两者，四钱一两，八十丸也，九两则八九七十二，七百二十丸欤，一病始终可服用之剂也。

黄耆建中汤

治虚劳有热，胸中烦，手足热，心怔忡，口苦咽干，咳嗽潮热等疾，服之能美饮食。陆彦安方，唐仲举家屡效。

黄耆　白术　枳壳　前胡各三分　杏仁　柴胡　人参　白茯苓　甘草　当归　川芎　半夏　黄芩　白芍药　羚羊角　生干地黄　麦门冬去心，各二两

上粗末。每服四五钱，水一大盏半，姜五片，煎至一盏，去滓服。食后日二三服，夜一服。

人参紫菀散

治虚劳唾血痰涎，上①实咳嗽喘重，寒热往来，肩背拘急，劳倦少力，盗汗发渴，面目浮肿。

人参　紫菀　陈皮　桑白皮　五味子　贝母各二两　紫苏叶四两　白茯苓　杏仁　甘草各半两

上细末。每服四钱，水一盏半，姜五片，煎一盏，温服不拘时，日二三服。

青蒿散

治虚劳骨蒸，咳嗽胸满，皮毛干枯，四肢怠堕，骨节疼痛，心中惊悸，咽燥唇焦，颊赤烦躁，涕唾腥臭，困倦少力，夜多盗汗，肌体潮热，饮食减少，日渐瘦弱。

天仙藤【《事林广记》云：天仙藤者，土青木香之藤也，实名马兜铃，其根云南灵根土青木香也】　鳖甲醋炙　香附子炒去毛　桔梗　柴胡　秦艽去芦　青蒿各二两二分　乌药一两一分　甘草炙，三两三分　川芎二钱半重

上细末。每服三四钱，水一盏半，姜五片，煎至一盏，温服，不拘时候。小儿骨蒸劳热、肌瘦减食者，每服一二钱，水小盏，入小麦三五十粒，煎至三分温服。

已上治虚劳、传尸、五蒸，诸方如上。《圣济总录》即有五十六篇，随证可治之，令所抄者取可辄用方。此外神术、灵药，不可称计，乞博览诸方可疗之。依寒热轻重病证，见药性温冷寒热，次可加减，不可胶柱刻舟，病势顿增，则悔不可及耳。

【十九】灸穴、四花灸《幼幼新书》号六花灸，小儿亦灸之。

唐中书【官也】侍郎【官也】崔【姓】知悌【名】序曰：夫含灵受气，禀之于五行，摄生【养生也】乖理，降之于六疾。若《岐【岐伯】黄【黄帝】广记》《蔚有旧经》，攻【药】灸兼行【攻，则以药攻病也；灸，艾灸也】，显著斯术。骨蒸病者，亦名传尸，亦曰殗殜，亦称无败。男子以癖气为根，女人以血气为本。无问老少，多染此疾，婴孺【小儿】之流，传注更苦。其为状也：发干露耳，或聚或分，或腹中有块，或脑后两边有

① 上：底本此下原有错叶，今据校本调顺。

小结，多者乃至五六。或夜卧盗汗，梦与鬼交杂，虽目视分明而四肢无力，取上气食少，渐就沉羸，纵延日时，终于殗尽。予昔忝洛州司马，三十日灸活一十三人，前后愈者，数逾二百。至于狸骨、獭肝，徒闻曩说，金牙铜鼻，罕见其能。未若此方扶危拯急，非止单攻骨蒸，又别疗气疗风，或瘴或劳，或邪或癖。患[1]状既广，灸活者，不可具录，略陈梗概。又恐传授讹谬，以误将来，今具故图形状，庶令览者易悉，使所在流布，颇用家藏，未假外请名医，傍求上药，还魂返魄，何难之有？遇斯疾，可不务乎？

取穴法四花穴之所在

先两穴：令患人平身正立，取一细绳蜡之勿令展缩，顺脚底贴肉坚踏之男左女右，其绳前头与大拇指端齐，后头令当脚跟中心向后引绳，循脚肚贴肉直上，至曲脊中大横纹截断。又令患人解发分两边，令见头缝。自囟门平分至脑后，乃平身正坐，取向所截一头，令与鼻端齐，引绳向上，正循头缝至脑后，贴肉垂下，循脊骨引绳向下，至绳尽处，当脊骨以墨点记之墨点不是灸处。又取一绳子，令患人合口，将绳子按于口上，两头至吻，却钩起绳子中心，至鼻柱根下，令如此∧，便齐两吻截断。将此绳展令直，于前来脊骨上墨点处，横量取平，勿令高下。绳子先中摺，当中以墨记之，却展开绳子横量，以绳子上墨点正历脊骨上墨点为正，两头取平，勿令高下，于绳子两头以白圈记，白圈是灸穴。【●墨点，○白圈。】

以上是第一次点贰穴。

次二穴：令其人平身正坐，稍缩臂，传取一绳，绕项向前双垂，与鸠尾齐。鸠尾是心歧骨，人有无心歧骨者，至双胸前两歧骨下量取一寸，即是鸠尾也。即双截断，却背翻绳头向项后，以绳子中停取心，正令当喉咙结骨上，其绳两头夹项双垂，循脊骨以墨点记之墨点不是灸处。又取一绳子，令其人合口横量，齐两吻截断，还于脊骨上，以墨点横量如法，绳子两头以白圈记之白圈处是灸穴。

以上是第二次点穴，通前共四穴。同时灸，分别各七壮，至二七壮，累灸至一百壮，或一百五十壮为妙。候疮欲瘥，又依后法灸二穴竖二穴也。

又次二穴：以第二次量口吻绳子，于第二次双绳头尽处墨点上，当脊骨直上下竖点【竖，如竖又横，绳头尽处，以朱记之，竖横四所也】，令绳中停，中心在墨点上，于上下绳尽头，以白圈两穴白圈是灸穴，或以朱记之。

以上是第三次点两穴，谓之四花【《幼幼新书》号六花灸】。灸两穴各百壮，三次共六穴，各取离日【离日者，午日灸初也】量度讫，即下火。唯须三月三日艾最佳。疾瘥，百日内慎饮食房室，安心静处将息。若一月后觉未瘥，复初穴上再灸。

图形状于后：

自大拇指端当脚跟向后量，至曲脊大横纹。

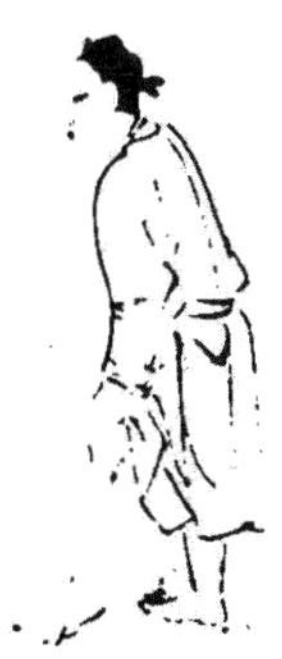

自鼻端量，向上循头缝至脑后。

[1] 患：此下原衍一“或”字，据《幼幼新书》卷第二十删。

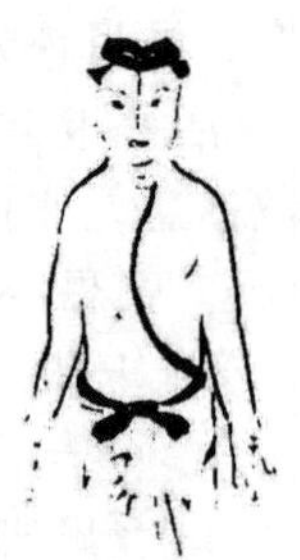

循脊骨引绳头向下，至绳尽处，当脊骨以墨点记。

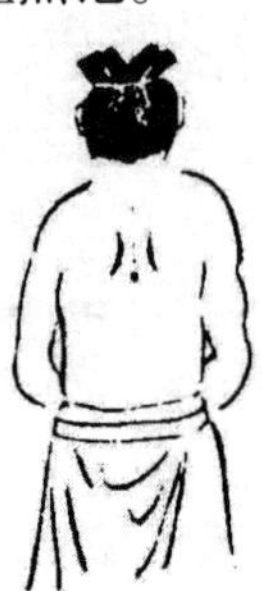

合口以绳子按于口上，钩起绳子中心。钩起之图如此∧，至鼻柱下，便齐两吻截断。

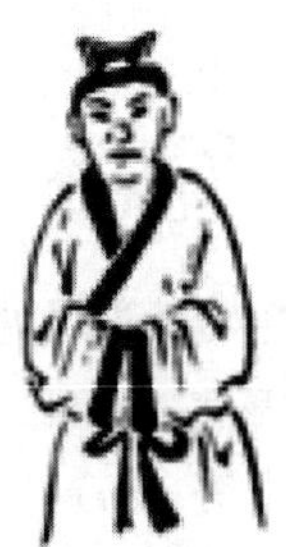

将量口吻绳子展直，于前来脊骨上墨点处横量，两头以白圈记。白点记是灸穴，墨点处不是灸穴。以上是第一次点二穴。

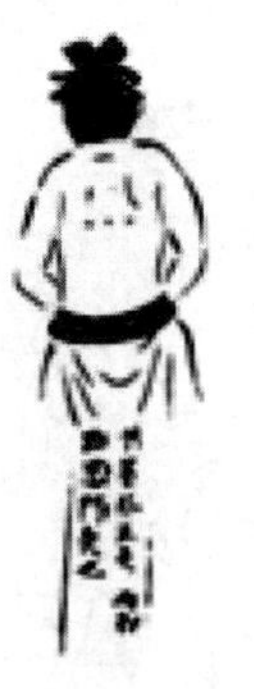

取一绳，绕颈向前双垂，与鸠尾齐。【后离日四火之灸初。○六火。】

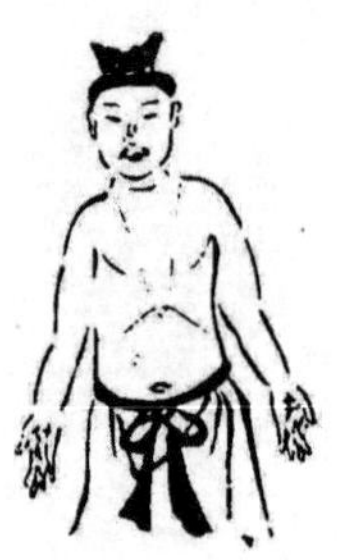

翻绳头向项后，以绳两头夹项双垂，循脊骨向下，至两绳头尽处，以墨点记。

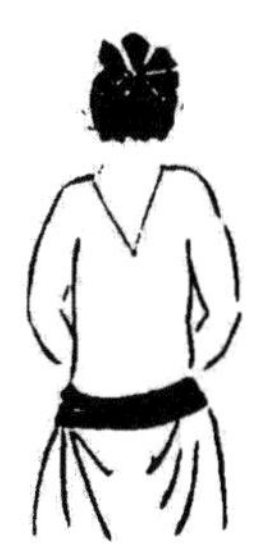

以绳子令人合口横量，齐两吻截断。

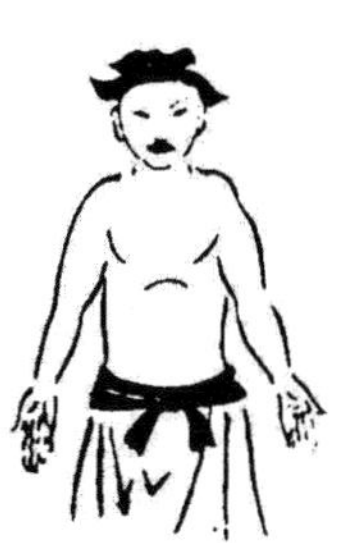

用量口吻绳子，于脊骨墨点上横量，两头以朱点定。朱点是灸穴，墨点不是灸穴。
以上是第二次点二穴。

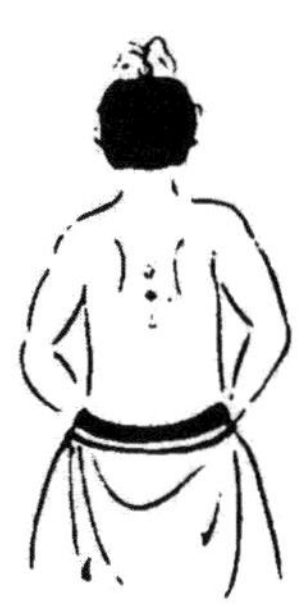

以第二次量口吻绳子，于第二次双绳头尽处墨点，直上下直量绳尽头，用朱点记。
以上是第三次点二穴。

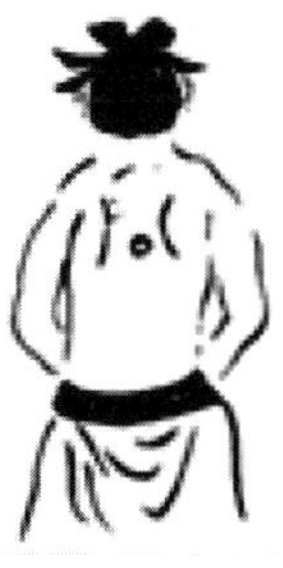

以上图状，已下总图形。

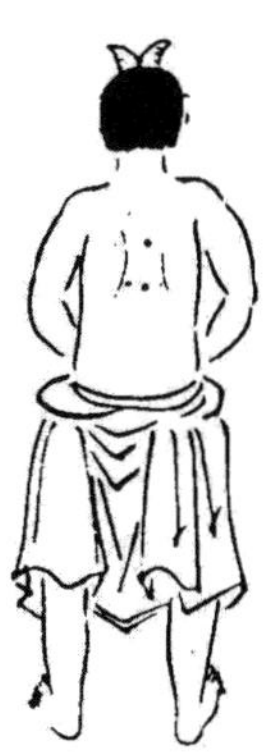

以上是都点了六穴。朱点是灸穴，墨点不是灸穴。

私云：此穴或有一度灸而愈者，或有二三度灸而瘥者。纵虽得瘥，每春每秋可灸之，即不可有再发重发之患。男女、老幼、僧俗，皆可灸之。【《幼幼新书》第二十卷灸六花，灸后可服治劳地黄圆，其方在此《万安方》第四十四卷小儿骨蒸病部中，尤可服之，通大人、小儿、男女也。】

《圣济录》云：治五劳七伤及山岚瘴疟，背膊烦重，心痛注忤，气羸，食不生肌肤，寒热邪气，颈项强，面色黑黄，精神昏倦，积年淋沥，积癖鬼气，传尸骨蒸等诸穴。

胃腧二穴，在第十二椎下两旁各一寸五分。日灸七壮止，或至一百壮，量病轻重加灸。

又肾腧二穴，在第十四椎下两旁各一寸五分。灸七七壮。病深者，日灸七壮，至百壮为佳。

又章门二穴，壮数如上，日加至百壮。

又膏肓二穴，令病人坐，曲臂，合两臂，以带系缚，第四椎下、第五椎上，左右相去枢骨侧一指陷中，按之自觉牵引胸肩中，各一处五百壮，多至千壮。气下如水，若无停痰宿水，必有所下也。此灸法，无所不治。若病用，即令侧卧，挽臂令前取穴，或正坐伸臂，令人挽之，使两臂骨相远。不尔，膊骨覆穴，即难取也。其穴近五椎，相望求之。若不能遍灸【诸穴】，当取紧【紧，要穴也】者灸之。其紧者，即膏肓、胃俞、章门、肾俞、太冲【足甲也】是也。

太冲二穴，在足大指间一寸，本节后二寸陷中。日灸五壮，渐加至百壮。若能依次第灸之，各满百壮尤佳。

凡量取穴法，不拘肥瘦长短，皆取病人男左女右手中指，度两横纹为一寸，是为同身寸也。凡灸皆取正午时【灸治时】佳。若旦起空腹灸，即伤人气，又令人血虚【克】；若日晚食后灸，即病气难去。若治卒病风气，即不在此例。

又云：传尸伏连，殗殜骨蒸，痃癖鬼气，恶寒，或如疟状，宜灸大椎上一穴，又灸章门。又云：骨蒸痃癖，灸两肩井二穴，灸百壮。若人面热带赤色者，灸之即瘥。又灸上廉二穴，在足三里下三寸是也。

艾炷大小法

凡艾炷，须令根足三分。若不足三分，恐覆孔穴不备，穴中经脉火气不行，即不能抽邪气、引正气。虽小儿，必以中指取穴为准。

用火法

黄帝云：松、柏、柿、桑、榆、柳、枣、竹之火，不可用之，必害肌血，慎之。凡取火者，宜敲石取火，或水精照于日，得者为妙，名太阳火。又曰：阴则以槐木取火亦良。仓卒之际，或用蜡烛，或清油点灯，或艾火尤良。

凡骨蒸之候，所起辨验有二十二种，并依上项灸之。

一，胞蒸小便赤黄也。

二，玉房蒸男遗尿失精，女月水不调。

三，脑蒸头眩闷热。

四，髓蒸髓沸热。

五，骨蒸齿黑。

六，筋蒸甲焦。

七，血蒸发焦。

八，脉蒸急缓不调。

九，肝蒸或眼前昏暗。

十，心蒸舌焦或生疮，或胸满。

十一，脾蒸唇焦坼，或口疮。

十二，肺蒸口干疮，或皮焦。

十三，肾蒸耳干焦。

十四，膀胱蒸右耳焦。

十五，胆蒸眼目失光。

十六，胃蒸舌下痛。

十七，小肠蒸小便沥不禁。

十八，肠蒸鼻右孔痛。

十九，三焦蒸乍寒乍热。

二十，肉蒸别人觉热，自觉冷。

廿一，皮蒸皮栗生鸡肉起。

廿二，气蒸遍身躁热，不自安息。

仁存孙氏《治病活法秘方》第四卷中“劳瘵总说”云：余览前世医书，凡人四体渐尔瘦痿，通谓之劳，而今人以劳为至恶之疾，护疾忌医，至于奄然气绝，尚恶问[1]谓之劳。嗟呼！人之所爱者，生也。当疾未炽时，不当避其名而昧其理，究其所以治之之术。况此病之来，去生已远。将丧其生，则当求智者治之可也。恶其疾之名，而听其病日甚，岂不大惑欤？今人以劳瘵相传染而死者谓之传尸。因深究前人所以治之之术，遍阅《千金》以前方论，皆无此名【传尸之名】。惟唐武后时，张文仲始陈其梗概而已。元中王焘【焘，音陶，又音导】总集诸家方论，备著其说，所载苏游论，虽不深明其本，然叙述其疾证，确乎其精且博，非浅传者之所能测也。验之往古，国之亡，倘能听用贤者，则灾异消而兴可待也。人虽将死，倘能听用良医，则疾瘳而生可延矣。余悲世人恶劳之名而忽于救疗，以丧其生，故详具于后。

【二十】集善说

论传尸者，须知三尸、九虫可也。三尸者，名在后论。九虫者，蛔虫、寸白、胃虫，人皆可治之。其余六虫，有六代，形在后。人若受一虫，此人死后，兄弟子孙、骨肉亲属，绵绵相传，以至灭族。凡疾，始觉精神不美，气候不调，切须戒慎酒色，调节饮食。如或不然，妄信邪师，或言鬼祟，以至不起，慎之戒之。

【二十一[2]】尸虫游食日辰及治法

大抵六虫，一旬遍游，四穴转流，周而复始，已具六代法中。自立春一日后食起，三日一食，五日一醉，归于所归穴，大醉五日，故五日虫醉，可以下药及灸。其三日虫食，切不可妄有医治，虫在人身中，一虫可占十二穴，六虫在人身中，共游七十二穴。上旬十日，从心至头游四穴，中旬从心至脐游四穴，下旬从脐至足游四穴。上旬，可先服药，后灸所游穴。其虫头向上。若下火灸，虫如紫蚕苗，出在汗中，更服药取之，以虫尽为度。便服补药，永得安耳。中旬，其虫所游穴中头向内，可服药取之。下旬，虫在所游穴中，头向中，亦服药取之，不灸也。恐虫觉悟，永难取。盖此虫性已通灵，务在精审，勿令有悟可也。

【二十二】总论观尸虫色知病浅深法

凡明医者，先须知毒气与虫并行，攻人脏腑，遇阳日长雄虫，遇阴日生雌虫。缘先食脏腑脂膏，故其虫色白；次食血肉，血肉尽，故其虫黄赤；食精髓，故其虫紫色；精髓尽，故其虫黑色。传入肾中，病人方死。若求医士，晓达[3]病源，先取其虫，视其色理，自知轻重。其虫如白色，可三十日服药补之；其虫如黄赤色，可六十日服药补之；其虫紫黑色，此疾已极，可百二十日服药补之。十中可保一二，虽不能为一身除害，亦可为子孙除害矣。服药仍须一载【年也】之中刻意调摄，方可痊平。如此得命，可谓再生于世。又云：虫头赤者，食患人肉，其病可治；头口白者，食患人髓，其病难治。只得断后，不传

---

① 问：原文如此，疑当作“闻”。

② 二十一：原无，据文例补。此卷以下序码据此类推。

③ 晓达：原作“晓远”，据校本旁注改。

子孙矣。

【二十三】总论六代传病及诸虫形状

凡治病之道，要须药病相应，效同神圣。仍在泻实补虚，调治脏腑，方得痊愈。故三尸九虫，种种灵异，莫令知之。或似蜣螂，或似红丝马尾，或似虾蟆形，或似刺猬，或似鼠形，或如烂面，或有无头，或有头无足，或化精血，归在元阳之内，种种形类，实难辨之。浅学之流，难施方剂。误医甚多，枉死不少。或则取虫不补，或则学浅妄传，皆是徒费资财，终无去病之理，遂致夭折，岂不悲哉。

论第一代病并尸虫形状、游食日治法

第一代，谓初劳病，谓受其病而不测病源。酒食加食，渐觉羸瘦，治疗蹉跎，乃至重病。医人不详其故，误用汤，枉而致死。

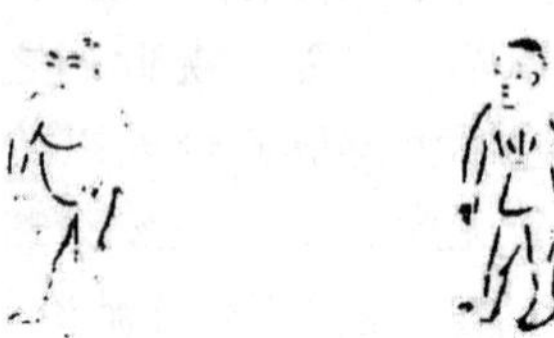

此虫在人身中如婴儿之状，背上毛长二寸。

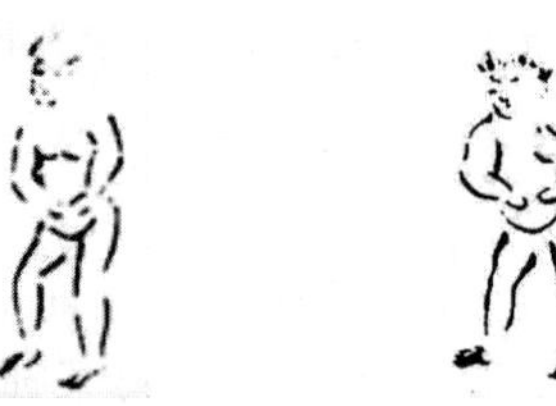

此虫变动，形如鬼，在人脏腑中。

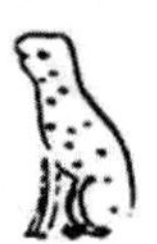
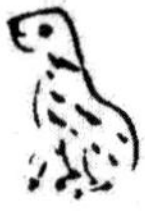

此虫形如虾蟆变动，在人脏腑中。

上三虫在人身中染着之后，或大或小，令人梦寐颠倒，魂魄飞扬，精神离散，饮食不减，形容渐羸，四脚酸痛，百节劳倦，憎寒壮热，背膊拘急，脑与头痛，口苦舌干，面无颜色，鼻流清涕，虚汗常多，行步难，眼睛多痛。其虫遇丙丁日食起，醉归心腧穴中，四穴轮转，周而复始。大醉可医矣。取虫出后，补心当瘥。方在后。

论第二代并尸虫形状、游食日治法

第二代为觉劳病，谓传受此疾，已觉得病。觉病者，患乃自知，夜梦不祥，与亡人为伴侣，醒后全无情思，昏情似醉，神识不安，所嗜食味，辄成患害。或则气发动风所加，四体不和，心胸满闷，日渐羸瘦，骨节干枯。或呕酸水，或则醋心，唇焦口干，鼻塞脑痛，背膊酸疼，虚汗常出，腰膝刺痛。如此疾状，早须医治，失时致伤命。

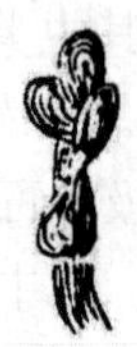
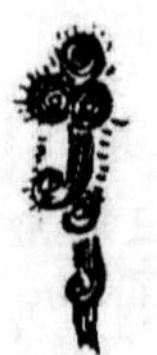

此虫如乱发，可长三寸，或似守宫。

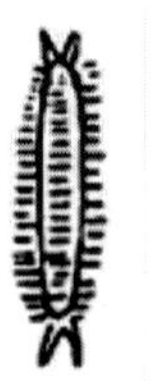
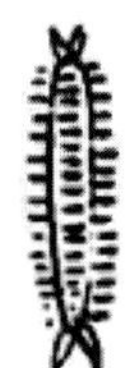

此虫形如蜈蚣，在人脏腑中。

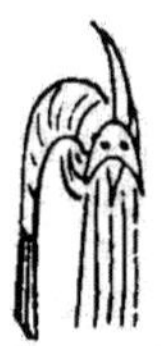
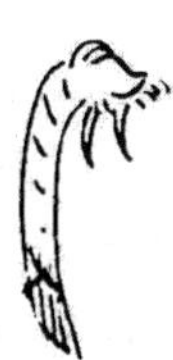

此虫形如虾，在人脏腑中。

上三虫在人身中，令人气喘，唇口干，咳嗽憎寒，心烦壅满，毛发焦落，气胀吞酸，津液渐衰。次多虚竭，鼻多清水，四肢将虚，脸赤面黄，皮肤枯瘦，腰膝无力，背脊酸疼，吐血唾脓，语声不利，鼻塞脑痛，胸满多痰。重者心闷吐血，强倒在地，不能自知。其虫遇庚辛食起，归肺腧中，四穴轮转，周而复始。大醉可医。灸取虫后，补肺当瘥。方在后。

论三代为传尸劳病

传受病人，自得知之，日渐羸瘦，顿改容颜，日月忧惶，夜恐惧。不遇良医，就死不远。

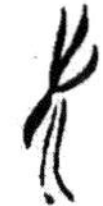

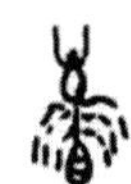
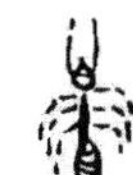

此虫形如蚊蚁，在人身中，俱游脏腑。

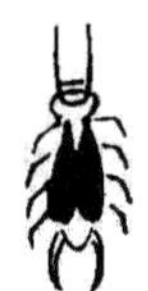
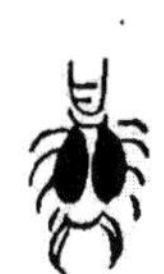

此虫形如蜣螂，在人身中，俱游脏腑。

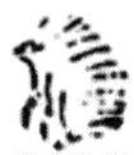
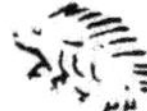

此虫形如刺猬，在人三焦。

上三虫在人身中，令人三焦多昏，日常思睡，呕吐苦汁[①]，或吐清水粘涎，腹胀虚鸣，卧后惊，口鼻生疮，唇黑面青，日渐消瘦，精神恍惚，魂梦飞扬，饮食不消，气咽声干，汗出如油，目昏多泪。其虫遇庚寅日食起，醉归厥阴穴中，四穴轮转，周而复始。大醉可医矣。取其虫出后，服补药当瘥。

论第四代病并尸虫形状、游日食治法

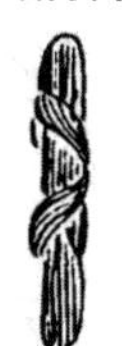
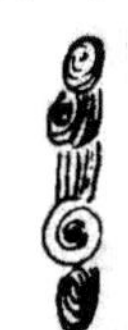

此虫形如乱丝，在人脏腑中。

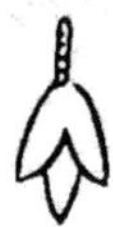

① 苦汁：原作“苦汗”，据校本改。

此虫形如猪肝，在人脏腑中。

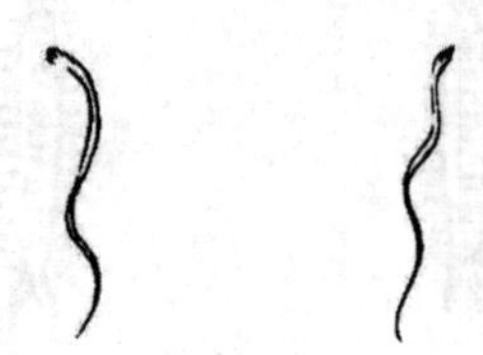

此虫形如蛇，在人脏腑中。

上三虫在人身中，令人脏腑虚鸣，呕逆，肠中痃癖气块，憎寒壮热，肚大筋生，腰背疼痛，或虚或瘦，泻痢无时，行履困重，四肢憔悴，时气上喘，口苦皮干，饮食过多，要喫酸咸之物。其虫遇戊己日食起，醉归脾腧穴中，四穴轮转，周而复始。大醉可医矣。取出虫后，服补药当瘥。

论第五代病并尸虫形状、游食日治法

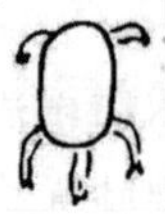
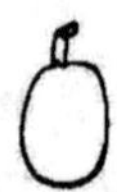

此虫形或有足无头，或有头无足。

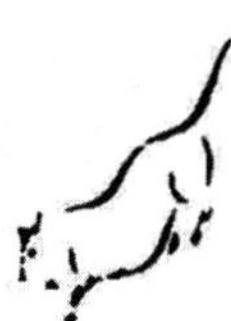
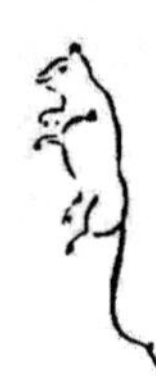

此虫形如鼠，在人身中，俱游脏腑。

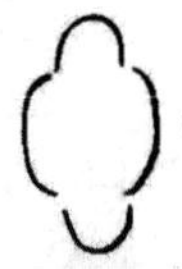
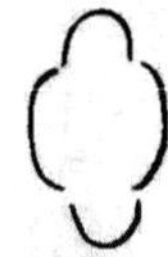

此虫形如精血变动，在人脏腑，或在阳宫。

上三虫在人身中，令人多怒气逆，筋骨拳挛，四肢解散，面黑面青，憎寒壮热，腰背疼痛，起坐无力，头如斧斫[①]，眼睛时痛，翳[②]【瞖】膜多泪，背膊刺痛，力惫身羸，手足干枯，卧着床枕，不能起立，状似中风，四肢顽麻，腹内多痛，眼见黑花，忽然倒地，不省人事，梦寐不祥，觉后遍体虚汗。其虫遇甲乙日食起，醉归肝穴中，四穴轮转，周而复始。大醉可医矣。医灸取虫出后，补肝当瘥。

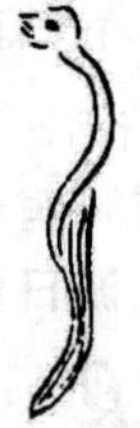
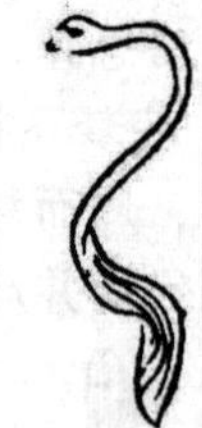

此虫形如马尾，有两条，一雄一雌。

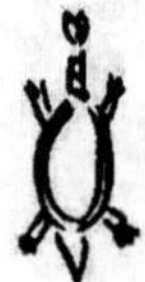
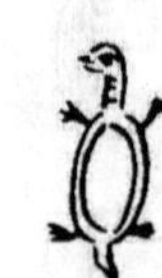

此虫形如鳖，在人脏腑。

---

① 斧斫：原作“斧研”，据《普济方》卷二百三十五改。

② 翳：原作“医”，据底本眉批改。

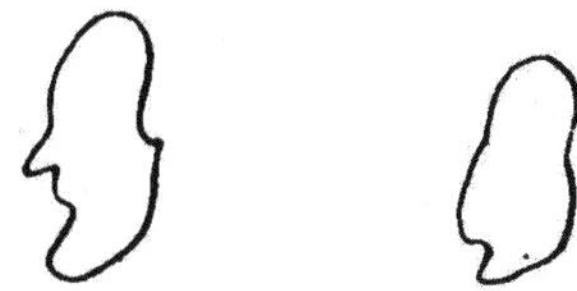

此虫形如烂面，或长或短。

上三虫在人身中，居于肾脏，透连脊骨，令人思食，是物要餐，身体尫羸，腰膝无力，髓寒骨热，四肢枯干，眼见火生，或眼多黑暗，耳内虚鸣，阴汗燥痒，冷汗如油，梦与鬼交，小便赤黄，醒后昏沉，脐下结硬，或奔心胸，看物如艳，心腹闷乱，骨节疼痛。其虫遇丑亥日食起，醉归肾腧穴，四穴轮转，周而复始。大醉可医矣。取虫出后，补肾填精当瘥。

【二十四】论取虫及取后防护法

凡取尸虫，先令患人服药，护脏腑，候腹肚安和，向所游穴中依法灸之。虫为火迫，便来凑心。有护心药天竺黄饮在后，其虫或从汗中出，如紫蚕苗。更服药取之令尽。患轻取易，患重取难。服药后腹中疼痛，如刀斧劈，不妨。或取下臭秽如胶漆，或吐泻浓血癥块，或虫向耳中[①]出，鼻中出，口中出，或小便中出，异般形状，不止一也。或青，或黄红。如遇取虫，医者亦须自防，以药水洒身【医师人力也】。其患人服药后，脏腑将下，用盆桶壹只，先以石灰在盆中通转后，以生布盖之。恐有虫，则铁钤取之，入油内煎。所有患人衣服及床席，并皆弃去之。

【二十五】苏游论

大凡男女传尸之病，心胸满闷，背膊疼痛，两目不明，四肢无力，虽欲寝卧，卧不得寐，脊膂急痛，膝脑酸疼，多卧少起，状如佯病，每至平旦，精神尚好，日午向后，四肢微热，面无颜色，喜见人过，常怀忿怒，才不如意，又便多嗔。行立脚弱，夜卧盗汗，梦与鬼交，或见先亡，或多惊悸，有时咳嗽，虽思饮食，不能多餐，死在须臾。精神尚好，或时微利，两胁虚胀，口燥鼻干，常多粘唾，有时唇赤，有时欲睡，渐成沉羸，犹若涸鱼，不觉死矣。其病变状多端，乃至三十六种，又九十九种。而今之号为尸者，未或论也。岂世有古今之殊，疾亦随时变易不常，或无之耶？意独以谓不然。

及详《葛氏方》曰：尸注，即五尸之中尸疰挟鬼邪为害者，又曰鬼疰。巢氏曰：疰者，蛀也。大略使人寒热淋沥，沉沉默默，不的知其所害而无处不恶，累年积月，渐成困顿，以至于死，死后又传之旁人，乃至灭门。张文仲曰：传尸之疾，由相克而生，先内传毒气，周遍五脏，渐成羸瘦，以至于死。死讫复易其亲人，故曰传尸，亦名传疰。又以其所得之初，半卧半起者，即为殗殜；气急嗽者，为肺痿；骨髓中热者，为骨蒸；内传五脏者，为伏连也。以众说考之，则古之尸疰，乃今之传尸明矣。而《外台方》以传尸、骨蒸、诸尸疰同为一门，名号纷纷。宋朝太平兴国中修《圣惠方》，但以传尸附于虚劳之门，别录诸疰之方，略不相附。近特以旧日所在，不敢遗弃，谩不省其何疾也。按扬子云《方言》曰：自关西秦晋之间，凡病而不甚者，曰殗殜。郭景纯曰：病半起半卧也。遇暇日游太一宫，访故识人。宫主道录清净大师陈太初，其从吴君者，尝遇异人，得治传尸方，故太初委予诠次其文，使可传于后世。或者以谓吴氏所传之书。其疾自主于三尸、九虫，形状延蔓奇诡【诡，居委反，诈也】，不可考其原也。

昔人论传尸者，亦罕以尸虫为言，而俚俗相传，或以有虫耳。予欲实之，可乎？余谓：一人之身，犹一国也。史书所载，国之将亡也，阴阳谬戾，五行错乱，为妖为孽，为祸为痾，为眚为祥，为咎为罚，应中六极，见于怪物，非可诬也。人之将死，五脏六腑，沴【沴，即计反，妖气也】气交作，三尸、九虫，逞其变异，蠹其膏血，蚀其精髓，又何足疑哉？

考其原，先从肾起。初受之气，两胫酸疼，腰背拘急，行立脚弱。肾既受已，次传于心。

心受其气，夜卧必惊，或多怔悸，心悬汲汲，梦见先亡，有时盗汗，饮食无味，口内生疮，心常烦

---

① 中：原作“虫”，据校本改。

热，惟欲眠卧，朝轻夕重。两颊口唇悉皆红赤，如傅胭脂，又时手足五心皆热。心既为已，次传于肺。

肺初受气，咳嗽少力，有时气喘，卧则更甚，鼻口干燥，不闻香臭，或时闻朽腐物气，愦愦欲吐①，肌肤枯燥，时或刺痛，或似虫行，干皮细起，状如麸片。肺既受已，次传于肝。

肝初受气，两目䀮䀮②瞙瞙，面无血色，常欲颦眉，眼视不远，目睛干涩，又时赤痛，或复睛黄，朝暮瞢霿③，常常合眼，眠卧不熟。肝既受已，次传于脾。

脾初受气，两胁虚胀，食不消化，又时泻痢，水谷生虫，有时肚痛，腹胀雷鸣，唇口焦干，或生疮肿，毛发干耸，无有光泽，或时上气，抬肩喘急，痢赤黑汁。至此候者，将死证矣。

大凡此疾，良由祖先积业，杀害过多，或有命债，殃及其世，或沦没恶趣，未应解脱。为人之后，不为释冤，不为荐福，或患此而亡，传染是疾，以希资救。又其家人，又不营葬，不时祭祀，山水冲注，狐狸穿犯，幽宅不宁，出而为祟，递成相传染不已。传尸者，非惟一门相染而成也。人之气血衰败，脏腑虚弱，中于鬼气，因感其邪，遂成此疾。其候咳嗽不已，或胸膈妨闷，或肢体疼痛，或肌肤消瘦，或饮食不入，或吐利不定，或吐脓血，或吐鲜血，动至一二升。或嗜水浆，或好歌咏，或爱悲愁，或癫发歇，或便溺艰难，或因酒食而遇，或因风雨而来，或问病吊丧而得，或朝走暮游而逢，或因气聚，或因血行，或露卧于田野，或偶会于园林，传惹斯疾。

夫劳瘵一证，为人之大患。凡受此病者，传变不一，积年疰易，甚至灭门，可胜叹④哉。大抵合而言之曰传尸，别而言之曰骨蒸、殗殜、复连、尸疰、劳疰、蛊疰、毒疰、热疰、冷疰、食疰、鬼疰是也。夫疰者，注也。自上注下，病源无异，是谓之疰。又其变则有二十二种，或三十六种，或九十九种。又有所谓五尸者，曰蜚尸、遁尸、寒尸、丧尸、尸疰是也。其名不同，传变尤不一。感此疰获安者，十无一二也。治法先须去根，次须摄养调治。亦有早灸膏肓及四花得愈者。若待其根深固蒂而治之，则无及矣。

女童庄妙真，顷缘二姊坐瘵不起，余孽【疾也】亦骎骎见及【传染也】。偶一赵道人过门，见而曰：汝有瘵不治，何也？答曰：喫了多多少少药，不效。赵曰：吾得一法，治之甚易。当以癸亥夜二更六神皆聚之时，解去下体衣服，于腰上两傍微陷处，针灸家谓之“腰眼”，直身平立，用笔点定，然后上床，合面而卧，每灼小艾炷七壮，劳虫或吐出，或泻下，即时平安，断根不发，更不传染。敬如其法，因获全生。此说见《澹寮方》，云出《类编》，姑亦录之，以俟试验。

近世以来，童男、室女、丈夫，妇人月水不调，脐腹冷痛，五心烦热。医者一见，便作骨蒸劳证治之。病者闻之，莫不惊骇。殊不知人本无劳证，皆缘禀受性弱，血气不足，治之不得其法，用药不善，遂成此疾。且多以柴胡、地骨皮、青蒿、知母、藕节、鳖甲、紫菀、麦门冬为退热之剂。已服之后，热虽暂退，未久复来。医者更不究本原，不详医书所谓虚热之语，再用前件等药，愈进而气血愈虚，疾势已甚矣。况前药性冷，必伤脾胃，日复一日，不思饮食，以致肠胃滑泄，肢体瘦悴，以致不救。此乃柴胡等药误之矣，深有怜悯。盖柴胡等药，乃伤寒表汗之剂。若气血虚者，非所宜服。向来《必用方》中亦曾言之，但其辞文隐而难晓。今明言其略，庶几易知。若受病之人，未曾服前件药，尤为易治；已曾服后，倘或过多，真气⑤表尽，难以收效。

宜服**凝神饮**

人参 当归 白芍药 白茯神 白茯苓 黄芪 白术 半夏曲 五味子 熟地黄 甘草 川芎 莲肉已上各等分

上每服四钱，用水一盏半，乌梅、枣子各一个。煎至七分，去滓服。如嗽，加阿胶。虚极胸满者，

① 愦愦欲吐：原作“僓僓欲吐”，据《素问》改。《素问·至真要大论》：“厥阴之胜，耳鸣头眩，愦愦欲吐，胃鬲如寒。”张介宾注：“愦愦，心乱也。”

② 䀮䀮：《外台秘要》卷第十三“传尸方四首”作“瞙瞙”。

③ 朝暮瞢霿：原作“朝暮腾”，据《外台秘要》卷第十三“传尸方四首”改。朝暮瞢霿，意为早晚目暗不明。

④ 叹：原作“嘆”，据南宋·严用和《济生方·诸虚门》改。

⑤ 真气：原作“直气”，据文义改。又明代朱橚等《普济方》卷二百三十五“劳瘵门”中有类似引文。可参。

加木香，湿纸煨，沉香亦得。不思食，加扁豆。

劫劳散《陈氏方》

治心肾俱虚，劳嗽，时复三四声，遇夜发热，热过即有盗汗，四肢倦急体瘦，恍惚异梦，嗽中有血，名曰肺痿。

白芍药五两　黄耆　甘草　南参　白茯苓　熟地黄　当归　五味子　半夏曲　阿胶各二两

上生姜、枣子煎，与凝神饮相类。

万病散《灵苑方》《本事方》【神药无比，密之。】

一名无忧散。此药凡病皆治。若诸风疾，生疮肿疥癣，宣转三五行自愈。脏腑积冷壅滞，结为风劳，膀胱宿冷，脏腑衰败，面色萎黄，腹内有癥癖气，并常有痟虫、蛔虫，攻心腹俱痛。忽中伤寒脑痛，状似山岚时气、瘟疫之疾，并须急服此药，宣转三五行自瘥。或中风口喎，不限时节下药，不问丈夫、女人，语多謇滞，睡后口中涎出，但十日一服，不过三服永瘥。久患腰膝疼痛，拜跪艰难，久坐不得，喫食无味，但服一两服，便见切效。小儿痟痢脱肛者，量儿大小与半服。已下宣转三五行自瘥。丈夫、女人久泄气痢，状似休息，但服一服，搜出冷脓一二升，当日见效。此药不问春夏秋冬、老少冷热疾患，悉皆治之。便任别服诸药，无不效者。服药后，并不似喫宣转药【泻药也】，并不困倦，不妨出入行步。服药后一两日，便觉身轻目明，腰下如减十斤重物，顿思饮食，倍于常时，盖缘搜出脏腑中积滞虫脓故也。无孕妇人，久患血劳，痿黄无力者，亦可依方服食，功效不可具载。如有孕妇人，或遇废晦【胎也】，即不可服。若疾未除，将息三两日后，再服取效。

黄耆　木通　桑白皮　陈皮　白术各一两　木香　胡椒各半两。已上七味，并杵为末，别作一帖　牵牛子五两，微炒，似不通手即止，勿令过熟，令无力，罗取一半，头末，别作一帖，余滓弃之

上每服用黄耆散二钱、牵牛子末二钱，搅合令匀。候天色晴明，五更初以生姜一块拍碎，水一盏煎汤。先用水[①]半盏，调药顿服，后更以生姜汤送下。至平明时，快宣三两行。若有虫脓，下多不妨，应脏腑百病、诸风冷滞，悉皆出尽。宣转后一日内，且喫白粥补。

【《御药院方》云百病无忧散。如不欲作散服，只滴水和丸，如梧桐子大，亦名无忧丸。每服五十丸，温生姜汤送下，不拘时候。】

《覆载万安方》卷第十五下

嘉历元年七月十四日未刻，朱墨两点同终功了。

冬景着眼记心，得此理趣，大可救人救人。是老怀所励也。

性全（花押）六十一

① 水：原作“小”，据校本改。

《覆载万安方》卷第十六

性全　撰

痰饮门附喘咳。此《外集保气论》三卷。

论曰：人之有形，藉水饮以滋养。水之所化，凭气脉以宣流。盖三焦者，水谷之道路，气之所终始也。三焦调适，气脉平匀，则能宣通水液，行入于经，化而为血，溉灌周身；三焦气涩，脉道闭塞，则水饮停滞，不得宣行，聚成痰饮，为病多端。古方论饮病有四，即痰饮、悬饮、溢【音一】饮、支饮也。其人素盛今瘦，水走肠间，沥沥有声，谓之痰饮；水流胁下，咳唾引痛，谓之悬饮；饮水流行，归于四肢，当汗出而不汗，身体疼重，谓之溢饮；其人咳逆，倚息短气不得卧，其形如肿，谓之支饮。

又有五饮：聚而不散，曰留饮；僻于胁肋，曰癖饮；流移不定，曰流饮；沉伏于内，曰伏饮；因酒而成，曰酒癖。寒多即曰冷痰，热多即曰热痰。只是气行即水行，气滞即水滞，故知饮之为病在人。是以善疗此者，要以宣通气脉为先，则水饮无所凝滞。所以治痰饮者，当以温药和之，以人之气血得温则宣流也。及其结而成坚癖，则兼以消痰破饮之剂攻之。

枳实丸

治痰癖，胁肋刺痛，匀气宽膈。【痰癖】

枳壳去穰，麸炒　人参　五味子　柴胡各一两　石斛　诃子皮　甘草炙，各二分

上细末，蜜丸梧子大。每服三十、五十丸，食后生姜汤下，日三五服。

【**神秘方**《可用方》

治上气不得卧。

陈皮　生姜　紫苏　人参　五味子一作栝楼，一桔梗

上㕮咀，各等分。每服十钱，煮水三盏，煎至一盏服，日夜二三服。】

白术丸

治痰癖及饮酒停痰积聚，不利呕吐，目视𥆧𥆧，耳聋，肠中水声，消饮。

白术　半夏各三两　枳壳四两　干姜二两

上末，蜜丸梧子大。每服五十丸、七十丸，温米饮服。食前，日三夜一。

槟榔丸

治支饮胸膈痞闷，水饮积胸膈，不能消化，支乘于心，故名支饮。其状令人心下筑悸，咳逆喘息，饮食不下，身体虚浮，形如肿【水肿】是也。【支饮】

槟榔　肉豆蔻各一两　半夏　青皮　干姜各二两

上细末，生姜汁面糊丸梧子大。每服十丸，食后生姜汤下，日三五服。后生姜汤服，日三五服。

【《备急》《葛氏》疗卒上气喘息便欲绝。

桑白皮　生姜　吴茱萸各八两

上㕮咀。每服二两，酒一盏半，煎至八分盏服之。】

木香丸

治支饮下气。

木香二两二分　牵牛子盐炒黄，取末，五两　皂荚不蚛者，削去黑皮，涂蜜，炙，五两

上细末，蜜丸梧子大。每服十丸、二十丸，或三十五丸，食后生姜汤服下。

【治上气不得，喘息，喉中作水鸡声方。

桂心　细辛各一两　赤茯苓　半夏各二两　麻黄四两　五味子二两

上㕮咀。每服五钱，水一大盏，生姜三片，煎六分。温服无时。】

半夏汤

治留饮不除，胸中痰冷，水饮不消，留聚于胸膈之间，令人痞满短气，胁下胀痛，喜渴数饮，是其候也。又治冷饮。【留饮】

半夏五两　白术三两　赤茯苓　人参　桂　甘草　附子炮，各二两

上㕮咀。每服五钱，水一盏半，生姜五片，煎一盏。去滓温服，日三五服。

【**五味子散**《可用方》

治卒上气奔喘。

五味子　甘草　细辛　贝母各二两　麻黄四两

上㕮咀。每服五钱，水一大盏，姜三片，煎五分，温服无时。】

荜拨煮散

治留饮食癖。

荜拨　丁香　诃子皮　干姜　甘草　大腹子各半两　草豆蔻　陈皮　白术各一两　桂去粗，三分

上粗末。每服五钱，水一盏半，姜五片，煎八分。去滓温服，日二三服。

【治上气喘促，时有咳嗽方。

麻黄四两　百合　杏仁各二两

上细末，炼蜜如丸桐子大，新汲水服下，五丸、七丸，或十丸，无时。】

半夏汤

治冷痰，消食温胃止逆。气为阳，阳不足者，不能消水饮，寒痰不止，则令人消瘦。昔人治痰饮，多以温药和之，正为此也。上半夏汤，通治冷痰也。【冷痰】

半夏曲炒　杏仁各二两　木香半两　桂心一两　陈皮二两　甘草一两　干姜三分

上粗末。每服五钱，水一盏半，生姜五片，煎七分。去滓温服，不拘时。

【**木香散**《可用方》

治上气，腹胀满，不进饮食。

木香　人参　半夏　赤茯苓　槟榔　陈皮各一两二分　甘草　桑白皮　桂心　枳实各一两

上㕮咀。每服五钱，水一大盏，姜三片，枣三个，煎半盏。温服，食后日三四服。】

丁香半夏圆

治胃冷有痰，不思食。

丁香一两　半夏八两，水浸七日，每日早旦换水，取出曝干　白矾研，二两

上细末，以姜汁丸小豆大。每服三十、五十丸，生姜汤下。食后日二三服。

【**沉香散**《可用方》

治虚劳上气，脾胃气弱，胸膈多痰，饮食无味，神思昏闷，肢节烦疼，体虚乏力。

沉香　枇杷叶　白术　人参　陈皮各一两二分　前胡　诃子皮　黄耆　白茯苓各二两　桂心　五味子　甘草　细辛各一两

上㕮咀。每服四钱，水一盏，生姜三片，枣三个，煎六分。稍热服，无时。

降气汤《可用方》

治气虚喘促及大病后虚喘。

桑白皮　五味子各三两　吴茱萸一两二分

上细末。每服三两钱，米饮调下。若卒上气，喘鸣息，便欲死。每服四五钱，生姜五片，水一盏半，煎一盏热服。】

小半夏丸

治冷痰。

半夏十两，以浆水烫透心，切，曝干

上一味，细末。以姜汁和丸，如梧子大。每服三十、五十丸，生姜汤服。食后，日二三服。

厚朴丸

治冷痰不消，胸膈不利，解酒食毒。

厚朴八两，以浓生姜自然汁捣和，焙干，以慢火炒　桂心去粗，五两　干姜四两　蜀椒去目，炒出汗，二两

上细末，蜜丸梧子大。每服三十、五十丸，温汤下。治脾胃，米饮服；酒毒吐逆，生姜汤下，日二三服。

人参丸

治咯唾冷痰，膈脘不利，不思饮食。

人参　半夏　白矾烧枯　干姜炮，各五两

上细末。将皂荚五六梃，去黑皮，并头尾尖，以水挼，滤汁煎浓，和杵，丸如梧子大。每服二三十丸，温水服下，不拘时，日二三服。

参黄汤

治热痰，导壅气，润肠胃。热痰者，由气道壅塞，津液不通，热气与痰水相搏，聚而不散也。若咽喉干燥，或塞或壅，头目昏重，咳唾稠浊，面目热赤，是其热证也。

大黄煨，剉，三两　人参　枳壳麸炒　槟榔煨，各一两　半夏洗，炒，一两二分　朴消研，二两　甘草炙，半两　黄芩三分

上粗末。每服三四钱，水一盏，生姜五片，煎七分。去滓，食后临卧温服。

麦门冬汤

治胸闷热痰，不思食。

麦门冬　葛根　人参　前胡　犀角各一两。无，代用升麻　桔梗半两　芦根干者，二两

上㕮咀。每服五钱，水一盏半，煎八分。去滓温服，日二三服。

大半夏丸

治留饮宿食不消，止逆温胃。留饮者，人有留饮，浸渍于胃，胃受饮湿，则饮食迟化，或经宿不消，令人噫气吞酸，呕逆恶心，腹胁胀满，不喜饮食，皆其证也。

半夏二两，末①。又曰以生姜汁作饼暴干　木香　青皮　丁香各一钱重　人参七钱半重　草豆蔻　槟榔各三个②

大半夏丸

治留饮宿食不消，止逆温胃。

半夏曲五两　木香　青皮　丁香各一分　人参三分　草豆蔻　槟榔各三枚③

上细末，用生姜自然汁煮面糊为丸，如梧子大。每服五十、七十丸，用生姜枣汤服，不拘时，日二三服。

藿香汤

治留饮宿食不消，止逆温胃。【痰实咳喘】

藿香叶　厚朴　甘草生　半夏姜制，各二两二分　陈皮一两一分

上粗末。每服三四钱，水一盏，生姜三片，大枣三个，煎七分。去滓热服，日三四服。

半夏丸

治膈痰结实，胸中痞闷，咳嗽喘急。

---

① 末：此下原衍“二十”2字，据《圣济总录》卷第六十四及校本删。

② 三个：此下原脱煎服法。《圣济总录》卷第六十四“大半夏丸方”下有“上七味，捣罗为末，用生姜汁煮面糊为丸，如小豆大。每服三十丸，生姜枣汤下，不拘时”。可参。又此“大半夏丸”与下文“大半夏丸”重出，行文略不同。

③ 三枚：底本原无，据《圣济总录》卷第六十四补。

半夏五两　皂荚五梃，去皮子，剉碎，以水一盏煮干，焙　生姜切，焙，五两

上细末，生姜汁并蜜炼，和丸梧子大。每服三十、五十丸，食后炮皂荚汤服之，日二服。

木香丸

治膈痰结实，胸膈不利，头目昏眩，不思饮食。

木香二分　牵牛子炒末　半夏　白矾枯，各二两　青皮以盐水炒干　槟榔各一两

上细末，煮枣肉和丸梧子大。每服三五十丸，食后生姜汤服，日二三服。

天南星圆

治风痰壅盛，胸膈不利，攻击头痛。

天南星炮　半夏泔水浸三日，切片，焙　白附子炮，各三两　木香三分

上细末，以生姜汁和丸梧子大。每服二三十丸，食后生姜汤服。

天南星丸

治风痰气厥头痛，呕吐痰涎。

天南星用韭汁煮软，切作片，焙干，半斤　川芎三两　香墨烧研，半两

上捣研为末，以白面煮糊和丸梧桐子大。每服三十、五十丸，荆芥汤下，不计时候。

前胡　赤茯苓　陈皮　人参　半夏　枇杷叶炙去毛　旋覆花等分

上剉如麻豆大。每服五钱，水一盏半，生姜十片，煎取七分。去滓温服①，食后良久服。

七气汤《三因》

治内因七情，气喘痰结。

人参　肉桂　甘草炙，各一两　半夏五两

上㕮咀，半夏令和。每服五钱，水二盏，生姜五片，煎七分。去滓热服，食前，日三服。

《简易方》云：大抵气结则生痰，痰盛则气愈结，故治气必先治痰。如七气汤，初无治气药，只以半夏为主，行以官桂，润以人参，和以甘草。痰去而肺经清，焦膈宽快，气自平矣。

降气汤

治虚阳上攻，气滞不快，上盛下虚，膈壅痰实，咽干不利，咳嗽中满，喘急气粗，脐腹膨胀，满闷虚烦，微渴引饮，头目昏眩，腰疼脚弱，四脚倦怠。专治脚气上攻，中满气急。更有下元虚冷，及尊年气虚之人，素有上壅之患，服补药不得者，服之弥效。

紫苏子微炒，碎　半夏各五两　前胡　甘草　厚朴　当归各二两　肉桂　陈皮各三两

上㕮咀。每服四五钱，水一盏半，生姜五片，枣三个，煎六分。去滓，不拘时服，日二三服。

《三因》《百一》《事证》《全书》等诸方咸曰：昔京师俞山人专卖此药，有名。但人多不得其真方，故服之无效。唯此八味，最其真者，其他，加人参、附子、五加皮、大腹皮等者，皆伪方也。此本出《千金翼》，名紫苏子汤。

又加川芎、细辛、桔梗、茯苓，共十二味，治法亦同，名大降气汤。

私云：诸药欲治痰者，皆须加半夏一倍，尤有效。

清气散《本事方》

调荣卫，顺三焦，治风壅，消痰涎，退烦热。

前胡　柴胡　川芎　枳壳炒　白术　青皮　羌活　独活　甘草炙　茯苓　人参等分

上为末。每服三四钱，水一盏，荆芥穗五六个，同煎七分，热服。加半夏等分尤好

清薑丸《叶氏录验方》

治痰饮。

半夏一斤　天南星　神曲各半斤

上细末，生姜自然汁和饼，焙干。每曲四两，入白术二两、枳实一两，为末，姜糊圆如梧桐子大。

---

① 温服：原作“温食”，据校本改。

每服五十、七十或百丸。以生姜汤日二三服，食前。

分涎汤叶氏

治风痰留滞，膈间虚满，食即恶心，咽物上喘，涎唾不利，服此顺阴阳，消痞满。

人参　天南星湿纸炮熟　陈皮　半夏姜汁剉焙①　枳实麸炒　桔梗各三两

上细剉。每服三五钱，水一盏半，生姜十片，同煎至半盏。去滓，通口旋呷②，徐徐咽下。食后临卧服了，高枕仰卧。

二陈汤《局方》

治痰饮为患，呕吐恶心，头眩心悸，中脘不快，发为寒热，因食生冷，脾胃不和。【痰并呕吐、头眩、寒热。】

半夏　陈皮各五两　茯苓三两　甘草两半

上㕮咀。每服四钱，水一盏，姜七片，乌梅一个，煎六分。去滓热服，不拘时。

《局方》治停痰留饮，胸膈满闷，咳嗽呕吐，气短恶心，以致饮食不下。用半夏五两、茯苓三两，粗散。每服四五钱，生姜七片，煎七分。去滓，空心服。名茯苓半夏汤。赵从简云：治痰饮捷径。

《易简方》治痰饮停积，头目昏重，呕哕恶心，胸膈痞闷，咳嗽气寒，项背拘急。用半夏、陈皮各一两，枳实半两，多加生姜煎服，名枳实半夏汤。

《局方》治胃虚停饮，痰逆恶心，中脘刺痛，腹胁搅疼，头目昏晕，肢节倦怠，用半夏二两、陈皮二两半、白术、丁香、赤茯苓各一两，肉桂半两，㕮咀。每服六七钱，水一盏，生姜五片，煎八分，去滓服。名白术半夏汤。

倍术圆《局方》

治五饮酒癖：一曰留饮，停水在心下；二曰癖饮，水癖在两胁下；三曰痰饮，水在胃中；四曰溢饮，水溢在膈上、五脏间；五曰流饮，水在肠间，动摇有声。皆由饮酒胃寒，或饮水过多所致。【五饮】

白术一两　桂心　干姜各半两

上细末，蜜圆如梧子大。每服廿丸至五十圆，温饮下。食前，日进二三服，或七八十至百丸。

消痰茯苓圆《指迷方》

本治臂痛。此臂痛乃痰证也，但治痰而臂痛自止。《是斋方》名治痰茯苓圆。【臂痛】

半夏三两　茯苓一两　枳壳半两　朴消一分

上细末，姜汁糊丸，如梧子大。每服三十丸、五十至七八十丸，以生姜汤服下之。累有人为痰所苦，夜间两臂常觉有人抽牵，两手战拘，至于茶盏亦不能举，随服随愈。痰药方多，立见功效，未有如此神妙。

凡人之气脉，常欲周流，以卫护荣养其身也。凡一日一夜，呼吸出入，计一分三千五百息，血行于身，八百一十丈，营周不息，五十而复大会，如环无端焉。是以习禅者趺坐，究竟观想；学仙者吐纳，引导按摩。其知道者，不为血气所使，反所以运其血气也。其或喜怒哀乐不中节，起居食饮失其常，皆令荣卫痞龃，气血败浊，为痰为涎为饮，诸证生焉。结伏于焦膈，则眩晕懵忪，忡悸惧慑，癃闭【淋病也】痞膈，喘嗽气急。停滞于关节，则筋脉挛急，肢节疼痛，手足亸曳，寒热往来。同源而异治。痰则伏于包络，随气上浮，容于肺经，因嗽而发；涎则伏于脾元，随气上溢，口角流出；唯③饮则生于胃腑，为呕为吐。不可不甄别。

小半夏汤《千金》

疗心腹虚冷，游痰气上，胸胁满，不下食，呕逆者。

半夏　生姜各二十两　橘皮五两

上㕮咀。每服五钱，水一盏半，煎一盏，去滓温服。若心中急及痛，则加桂心四两；若腹满痛，入

---

① 姜汁剉焙：原文如此，疑有讹误。《普济方》卷一百零三此处作“姜汁浸一宿”，可参。

② 呷：原作“呻”，据校本改。

③ 唯：原作“喉”，据《普济方》卷一百五十四改。

当归三两。老人及羸弱，尤宜服之。一方用人参二两。仲景无橘皮、人参。

星砂丸《是斋》

消痰积，温中顺气，治一切风痰，利胸膈，壮脾胃，及内伤生冷，腹胁胀痛，酒后痰实呕吐，服之神效。镇江邢医方朱子新传。

天南星四两，汤浸洗七返　高良姜四两　缩砂仁二两

上为细末，以生姜自然汁煮面糊丸，梧桐子大。每服二三十丸，或五十丸，生姜汤下，不计时候。夏月喫生冷，尤宜服。虽多至七八十丸，无害。加香附子二三两，尤妙。

二姜丸《是斋》

暖脾胃，散寒气。姚医方。

干姜二两　高良姜一两　陈皮二两　青皮一两

上细末，面糊为丸，如梧子大。每服五十、七十、百丸，生姜汤下，日二三服。

天香饮子《是斋方》

天南星汤洗　香附子各四两　缩砂仁三两

上㕮咀。每服五钱，生姜廿片，水二盏，煎八分，食前服。或用姜汁糊丸服，尤宜。

二曲丸《是斋》

治脾虚痰盛不入食，妙甚。

神曲一斤，为末，以枣肉搜成饼，候干，慢火炙　半夏一斤，为末，生姜自然汁搜成饼，候干，慢火炙

上二味，一处碾为细末。枣肉丸如梧桐子大。每服五十丸，生姜汤服，不拘时。或七八十丸至百丸，以多为好。

衮金丸《是斋》

治诸痰。

干姜不炮　真橘皮　天南星生用　半夏不洗，各五两

上先用生姜五两，不去皮捣，制半夏、南星末作曲。却用余药，一处为末，以生姜自然汁为丸，如梧桐子大。又以雄黄少许为衣。不拘时候，姜汤服下三十、五十、七八十丸，临卧服尤佳。

三仙丸《是斋》

治中脘气滞，胸膈烦满，痰涎不利，头目不清。

天南星生用，去皮　半夏汤炮洗，以生姜汁制作曲，五六月收尤好，各五两　香附子略炒去毛，五两

上用南星、半夏曲饼子四两，香附子二两，同为细末。水煮曲糊为丸，如梧子大。每服三十、五十、七八十丸，食后临卧，姜汤服之。

破痰消饮丸《是斋》

治一切气、一切饮，其效甚速。何自然中丞传，及治痃癖积聚。

青皮　陈皮　京三棱　甘草　草果面炮　蓬莪术　高良姜湿纸炮　半夏三两

上并焙干，杵为细末，米糊为丸，如梧子大，阴干。每服五十丸、七八十丸，姜汤或熟水服，不拘时，日二三服。

调降汤《是斋》

升降气，治壅甚妙。【治痰喘犹有神效】

人参　黄耆蜜炙　白芍药　白茯苓　陈皮　甘草各五两

上为粗末。每服五钱，水一盏半，煎至八分。去滓，通口服，不拘时候。有痰，加半夏、生姜；清头目疼痛，加川芎；气壅，加紫苏。

定喘饮子《是斋》

治喘咳，大有神效。

诃子三两　麻黄四两，不去节

上粗末。每服五钱重，水二盏，煎至一盏二分。去滓，入好腊茶一大钱，再同煎至七分。通口，不

拘时候，临卧服尤佳，立有神效，老幼皆可服。一方加人参二两，名诃参散，本方只两味也。

【《可用方》第十云：

息贲散

治肺气喘息。

诃子皮　麻黄各二两二分　人参一两三分三铢

上细末。每服一钱，腊茶清调服，食后细呷。

私云：每服三四钱，与诃参散全同。】

宣肺汤《是斋》

治喘。安吉知县张丞孟野诜。

细辛　甘草各一两　防风二两　麻黄四两，不去根节

上㕮咀。每服四五钱，水一盏半，煎至七分。去滓温服，日二三服，夜一二服。

观音人参胡桃汤《是斋》

治痰喘。《夷坚·己志》第三卷。

人参一个　胡桃肉三个或五个，去核不去皮

上一服，以水一盏半，煎至一盏。去滓温服，盖人参定喘，带皮胡桃敛肺故也。《医说》有传，此《万安方》小儿咳卷载之。

又方，**洪内翰夜直寿星宣谕方**

胡桃肉五个　生姜五斤

上临卧食之毕，则饮汤三两呷。又再嚼桃、姜，如前之数，且饮汤，勿行动，就枕即愈。

槟榔圆《本事》

治心下停饮冷痰，头目眩晕，睡卧口中多涎。

槟榔三分　丁香　半夏一两　细辛　干姜　人参各半两

上细末，姜汁煮糊圆如梧子大。每服三十、五十、七八十丸，姜汤服，日三服，夜一二服。

泻白散《选奇》

治肺气上奔，咽膈胸膈溢满，喘急不止。甚者头面浮肿，腹胀，小便不利。【喘满，头面浮肿。】

桑白皮炙　紫苏叶　人参　防己　葶苈微炒　半夏　麻黄去根节，各二两　甘草　陈皮　吴茱萸汤洗七次，各一两二分

上㕮咀。每服五六钱，水一盏半，生姜五片，煎至一盏。去滓温服，食后。

八味香苏饮《选奇》

治肺感风寒，咳嗽不已，痰涎喘满，语声不利，面目浮肿，肺气不顺。

紫苏叶　半夏曲　紫菀　五味子　陈皮　甘草各一两　杏仁三两　桑白皮三两

上㕮咀。每服五钱，水一盏，生姜五片，煎至七分。去滓，食后临卧热服，日二三服。

快活圆《选奇后集》

治顺气宽膈，消痰进食。

半夏三两，生用　枳实一两半　陈皮一两　缩砂一两　干姜　桔梗　吴茱萸各一两

上细末，姜汁糊丸，如梧子大。每服三十丸，五七十，乃至百丸。以汤服之，不拘时，日二三服。

导气丹《选奇后集》

治虚阳上攻，气滞不快，上盛下虚，膈壅痰实，咽干不利，咳嗽中满，喘急气粗，脐腹膨胀，满闷虚烦，微渴引饮，头目昏眩，腰痛脚弱，四肢倦怠。此药专治脚气上攻，中满喘急，下元【肾也】虚冷。服药不瘥者，饮之立效。

橘皮　生姜二味，各一斤，同研成曲　木香二两　荜澄茄四两　黑牵牛末，二两

上细末，面糊为丸梧子大。每服五十丸，或七八十丸。以烧萝蔔汤下，食后。

消饮圆《局方》

疗酒澼停饮，痰水不消，满逆呕吐，目暗耳聋，胁下急痛，腹中水声。

干姜　茯苓各三两　白术八两　枳实麸炒，二分

上末，炼蜜圆如梧子大。每服二三十丸，温水服，不计时，日夜二三服。

胡椒理中圆《局方》

治肺胃虚寒，气不宣通，咳嗽喘急，逆气虚痞，胸膈噎闷，腹胁满痛，迫寒短气，不能饮食，呕吐痰水，续续不止。

款冬花去枝梗　胡椒　荜拨　陈皮　干姜　甘草　高良姜　细辛各四两　白术五两

上细末，炼蜜丸如梧子大。每服十丸，或二十丸。温汤，或温汤及米饮服之，不拘时，日二三服。

备急五嗽圆《局方》

治五种咳嗽：一曰上气嗽，二曰饮嗽，三曰鰈嗽，四曰冷嗽，五曰邪嗽。皆由肺受风寒，气不宣通所致。无问新久轻重，以至食饮不下，语声不出，坐卧不安，昼夜不止，面目浮肿，胸胁引痛，并宜服之。

皂荚去粗皮并子，炙黄　干姜　肉桂各八两

上细末，炼蜜丸如梧桐子大。每服五十或七八十丸，温酒、米饮服之，食后，日二三服。

人参养肺圆《局方》

治肺胃俱伤，气奔于上，客热熏肺，咳嗽气急，胸中烦悸，涕唾稠粘。或有鲜血，上气喘急，不得安卧，肢体倦痛，咽干口燥，饮食减少，渐至瘦弱喘乏。或坠堕恐惧，度水跌卧，或因叫怒，醉饱房劳，致伤肺胃，吐血呕血，并皆治之。

人参　黄耆各四两二分　瓜蒌根　白茯苓十五两　半夏曲十两　杏仁六两　皂角子三百粒，炒

上细末。炼蜜圆如弹子大。每服一二丸，食后细嚼，用紫苏汤服之。如喘急，用桑白皮汤服，日二三服。

新法半夏汤《局》

治脾胃不和，中脘气滞，宿寒留饮，停积不消，心腹刺痛，脏腑膨胀，呕吐痰水，噫气吞酸，或中酒吐酒，哕逆恶心，头疼烦渴，倦怠嗜卧，不思饮食，并宜服之。

青皮　干姜各六两　甘草十二两　丁香四两　半夏二两　陈皮　桔梗炒，各一斤

上细末。每服三五钱，以盐汤点服，不拘时。常服温和三焦，开胃健脾，消酒进食。

青州白圆子《局》

治风痰及洗头风，治喘嗽，老人、小儿，皆宜服之。

半夏生用，七两　天南星　白附子生用，二两　川乌头去皮脐，生用，半两

上细末，以生绢袋盛，用井花水摆。未出者，更以手揉令出。如有滓，更研。再入之于生绢袋，摆尽为度。放磁盆中，日中晒，夜露至晓，弃水。别用井花水搅，又晒。至来日早，再换新水搅。如此春五日，夏三日，秋七日，冬十日。去水晒干如玉片，碎研。以糯米粉煎粥清为丸，如绿豆大。每服五十丸，或七八十丸，以姜汤服之，日二三服。

温肺圆《杨氏》

治肺胃不和，胸膈停痰，呕吐恶心，吞酸噫醋，心腹痞满，咳嗽不止，头目昏痛。

白术一两　丁香一分　干姜一两　半夏二两

上件同捣，罗为细末，生姜汁煮面糊和丸，如绿豆大。每服二三十、五十圆，生姜汤服之。腹痛食前，呕逆食后服。

大降气汤《杨氏》

治上盛下虚，膈壅涎实，咽干不利，咳嗽喘粗，腹筋满闷。

紫苏子炒　川芎　细辛去叶　前胡　当归　厚朴　桔梗　白茯苓　半夏曲　陈皮　肉桂　甘草各三两

上㕮咀。每服三钱，水一大盏，生姜五片，紫苏五七叶，煎至八分。去滓热服，空心食前，日二三服。

水玉汤《杨氏》

治眉棱骨痛不可忍者，此痰厥也。

半夏不以多少，汤洗七次，切作片子

上㕮咀。每服五钱，水一盏半，生姜十片，煎至八分。去滓温服，食后。

杏仁煎《杨氏》

治久患肺喘，咳嗽不止，睡卧不得者，服之即定。

杏仁微炒，二两　胡桃肉去皮，五两

上入生蜜少许，同研令极细。每一两作十丸，每服二三丸。生姜汤嚼服，食后临卧。

此一病，昔作《保气论》三卷，别载诸方，兼览之耳。

【上气喘息一名也。《可用方》第十卷。

《可用方》作者森立夫[①]云：愚谓上气者，气上而不下也。人之气，以呼吸[②]出入相通。今气塞满于胸臆，出应急而入应不下，谓之上气。呼出心与肺，吸入肾与肝。肺主乎气，为五脏盖。今气壅则肺叶张，秘塞气道而不下，作喘急也。亦有下元（肾也）气虚，根本（肾也）不固，致气泛壅，上气喘息。甚者唇白，鼻头焦黑，为危恶之证。宜急以温暖镇坠固气药投之。

治上气三十年不瘥方

大枣百个　豉百二十粒　蜀椒二百粒　杏仁百粒

上先捣杏仁、豉令熟，内枣、椒，更捣作丸，如枣核大。含化，稍稍咽之。日三夜一[③]。】

《覆载万安方》卷第十六

嘉历元年七月十五日巳刻，朱墨两点同时加之了。此一卷，治冬景宿病，尤可委之。《保气论》三卷，治喘咳，有神药三百余道。自笔草本在长井洒扫文库，一本在于二阶堂出羽入道后藤书库欤。可寻看之。

性全（花押）六十一岁

朱墨之纸数参拾五丁（花押）

---

① 森立夫：原作“立森夫”，据文义乙转。

② 呼吸：原作“吸吸”，据校本改。

③ 上气……日三夜一：此处几段文字原在本卷之首，今移至卷末，以为补充。

《覆载万安方》卷第十七

性全　选

水肿门附腹胀痛

论曰：《内经》谓肾者胃之关也。关闭不利，故聚水而从其类，上下溢于皮肤，而为胕肿。胕肿者，聚水而生病也，其状目窠[1]上微肿，若新卧起。然颈脉微动，时作咳嗽，股冷肤肿，口苦舌干，不得正偃，偃则咳清水，不得卧，卧则惊而咳，甚则小便黄涩。以手按肿处，随手而起，如裹水之状是也。以脉别之：脉沉者，水病也。洪大者可治，微细难医。水病有不可治者五：唇黑，伤肝，一也；缺盆平，伤心，二也；脐出，伤脾，三也；足下平满，伤肾，四；背平，伤肺，五也。盖脾肾气虚，三焦闭塞，至阴之气内蓄，五阳之气，不得宣通，如是则水道不利，饮湿攻脾，散于肌内，而为水肿之病矣。

又曰：水肿之病，以脾肾气虚，不能制水，水气妄行，溢于皮肤。其证股冷，肤膝肿，时作咳嗽，不得安卧，小便黄涩，以手按肿处，随手而起是也。

【一[2]】十水白水、青水、黑水、赤水、气水、垂水、石水、风水、里水。

论曰：十水之病，肿从脚起，上气而咳，名为白水，其根在肺；肿从面目起，名为青水，其根在肝；肿从腹起，名为黄水，其根在脾；肿从脚趺起，名为黑水，其根在肾；肿从心起，名为赤水，其根在心；肿从腹起，名为气水，乍实乍虚，乍去乍来，其根在大肠；肿从头面起，至足，名为垂水，其根在胆【肝藏府，曰胆也】；肿从内起，坚块，四肢小肿，名为石水，其根在膀胱；肿从四肢起，腹大，名为风水，其根在胃；肿从腹起，名为里水，其根在小肠。凡此十水，生于脏腑，各从其根，究其所本，则肺与肾而已。故《内经》曰：其本在肾，其末在肺，皆积水也。又曰：津液充郭，其魄独居，精孤于内，气耗于外，形不可与衣相保，盖肾气虚弱，水气胀满，上攻于肺，肺气孤危，肾为水害，子不救母【肺金为母，肾水为子，金生水故也】，故阴精损于内，阳气减于外，三焦闭溢，水道不通，水满皮肤，身体痞肿。治之之法，备见于《内经》。故曰：平治权衡，去菀陈莝，微动四极，温衣缪刺其处，以复其形。开鬼门，洁净府，精以时服，五阳已布，疏涤五脏，故精自生，形自盛，骨肉相保，巨气乃平也。

【二】【总疗通方】

牵牛子汤

治水肿。

牵牛子　槟榔子煨，剉　木香　赤茯苓　陈皮各三两

上粗末。每服四五钱，水一盏，煎三两沸，去滓服。此药不独疗水病，凡肺气、脚气、贲豚气，上筑心胸不可忍，皆治之。【脚气、贲脉通用。】

妙香汤

治一切水气，四肢肿满。

---

① 目窠：原作“目裹”，据《圣济总录》卷第七十九改。

② 一：原无，据文例补。下文“总疗通方”处亦据文例补序码“二”。

茴香子炒　乌药生用　高良姜汤浸，焙　青橘皮各三两

上粗末。每服四五钱，水半盏，酒半盏，煎数沸。去滓，稍热服，不拘时，日二三服。

鳖甲汤

治水气，面目浮肿，因虚劳脚气所致。

鳖甲去裙，醋炙　人参　柴胡　当归　枳壳麸炒，各四两　甘草一两　桃仁一两　槟榔子煨，四个

上粗末，捣罗。先用小便二盏，浸药五钱，经半日，煎取七分。去滓温服，以瘥为度。妇人病状同者，加牛膝一两。

神助散

治十种水病，百方不愈，面目四肢俱肿，气息喘急，寝卧不得，小便渐涩，腹胀气闷，水不入口，垂命欲死者。旧名葶苈散，帝【宋仁宗皇帝也】赐名神助散。

椒目微炒，三两　猪苓去黑皮　泽泻各四两　牵牛子炒令香，末，五两　苦葶苈纸上炒，六两

上五味细末。每服四五钱匕，以葱白五七茎，浆水一盏，煎取半盏，入酒半盏搅匀。稍热调下，空心服。良久即熟，煮浆水葱白粥二盏，更入清酒一盏搅匀，面东热喫令尽，至午后小便或大便通利，喘定肿减，隔日再服，百日消尽。

再苏丸

治十种水气，大通三焦。此方《神仙经》中所载，天台山金坛石室中镌记。但令人忌口，无不瘥者。

大戟炒　甘遂炒　舂大麦面炒　巴豆去心膜，麸炒，出油尽　干姜炮　桂心去粗皮　大黄剉，炒，各半两

上细末，炼蜜丸如小豆大。每服十丸，或十五丸。空心茶下，以利为度。

【三】涌水

论曰：《内经》言：肺移寒于肾，为涌水。涌水者，按腹不坚，水气客于大肠，疾行则鸣，濯濯如囊裹浆水然也。夫肾为肺之子而主水，大肠为肺之府，而为传道之官，肺受寒邪，宜传于肾，肾受寒邪，则其水闭郁而不流，且无所归，故客于大肠而不下。夫水性流下，今乃客于大肠，不得宣通，宜其证涌溢如囊裹【裹】浆也。

葶苈丸

治涌水腹满不坚，疾行则濯濯有声。

葶苈隔纸炒　泽泻各三两　猪苓　椒目　桑白皮　杏仁麸炒　牵牛子炒末，各一两二分

上细末，炼蜜丸如梧子大。每服三十丸、五十丸，或七八十丸，葱白汤服之。不利，加至百余丸。

通草饮

治涌水肠鸣腹大。

木通四两　桑白皮炒　石韦去毛　赤茯苓　防己　泽泻各三两　大腹子八个

上粗剉。每服五钱，水一盏半，煎至一盏。去滓，食前温服。如人行五里，再服，日二三服。

【四】风水

论曰：《内经》言：肾者，牡【雄也】脏也。肾主水，故人勇而劳，甚则肾汗出，肾汗既出，复感于风，内不得入于脏腑，外不得越于皮肤，客于玄府，行于皮里，传为胕肿。本之于肾，名曰风水。其脉自浮，其外证骨节疼痛而恶风，且身肿如裹水之状，颈脉动，时咳者是也。

《金匮方》云：脉浮而洪，浮则为风，洪则为气。风气①相搏，身体洪肿，汗出乃愈。恶风者，为风水；不恶风者，小便通利，上焦有寒，其口多涎，此为黄汗。二者之证，不可不察。

麻黄石膏汤

治风水遍身肿，骨节疼痛，恶风脚弱，汗出不仁。

---

① 气：原脱，据《圣济总录》卷第七十九“水肿门”补。

麻黄去根节，六两　石膏八两　甘草二两　白术三两　附子炮，大一个

上㕮咀。每服五钱，水二盏，生姜五片，大枣三个，同煎至一盏。去滓温服，日三服，夜一服。服已，覆令汗出愈。

麻黄汤

治风水，身体面目尽浮肿，腰背连引髀股满，不能食。

麻黄去根节，三两　桂心去粗皮，二两　甘草炙，一两　附子炮，去皮脐，二个

上㕮咀。每服四五钱，水一盏半，生姜五片，煎至一盏。去滓温服，日二三服。

橘皮汤

治风水遍身肿。

陈皮二两　楮白皮炙，三两　桑白皮五两　紫苏子炒，四两

上粗末。每服五钱，水一盏半，生姜三片，煎至一盏。去滓温服，日二三服，夜一服。

【五】石水

论曰：肿从内起坚块，四肢游【不定一处曰游也】肿，名为石水，其根在膀胱。盖肾主水，与膀胱合。膀胱者，州都之官，津液藏【滞也】焉，气化则能出矣。今肾虚则膀胱气弱【滞也】，膀胱气弱[①]则不能化气，而隐滞不通，水液停结于脐腹间，故其证胸腹鼓满，按之如石，胁下胀痛，其脉沉迟，身体发热，四肢头面皆肿也。

鳖甲丸

治石水。

鳖甲去裙，醋炙　吴茱萸汤洗，焙炒　诃子皮　青皮　京三棱炮，各二两　牵牛子炒末，一两

上细末，醋煮面糊和丸，如梧子大。每服三五十丸，生姜橘皮汤服，微利为度，日二三服。不利者，加牵牛子末二三两。

葶苈丸

治石水。

葶苈子隔纸炒　桃仁去皮炒，各三两

上细末，面糊丸如小豆大。每服十丸，或三五十丸，米饮服，日三服，夜一服，小便利为度。

【六】大腹水肿诸水之一种也，今人通身大腹水肿，不论其差异欤。

论曰：《内经》言：水病下为胕肿大腹。又曰：上下溢于皮肤，故为胕肿，其证腹大，四肢小，阴下湿，手足逆冷，腰痛，上气咳嗽烦疼是也。盖三焦闭塞，水道不通，流溢皮肤，荣卫痞涩，内连腹膜，则至阴内动，胀急如鼓。得病之本，多因大病之后，或积虚劳损，或新热食毕，入水自渍及浴，故令水气不散，理宜然也。【伤寒大病劳，变成大腹水肿。】

防己丸

治大腹水肿，口苦干燥。此肠间有水。

防己　椒目　葶苈炒　大黄剉，醋浸炒，各三两

上细末，炼蜜为丸，如小豆大。每服十丸，或二三十丸。米饮服，日三服。稍稍增之，口中有津，则止勿服。渴者，加芒消半两。

葶苈散

治大腹水肿，利小便。

葶苈炒，三两　杏仁六十个，去皮，麸炒

上捣令极烂，分为十五服。每服用米饮调服，日二三服，以小便利为度。不利，则加牵牛子末三两。

---

① 膀胱气弱：原脱，据《圣济总录》卷第七十九“水肿门”补。

【七】水肿咳逆上气

论曰：《内经》谓：肾为水肿，肺为喘呼。气逆不得卧，盖肾主水，肺主气，肾虚不能制水，水气胀满，上乘于肺，肺得水而浮，故上气而咳嗽。古方有曰：肿从脚起，上气而咳，名曰白水，其病在肺。

黄耆汤

治水气面体浮肿，咳嗽气。

黄耆一两二分　桑白皮　柴胡　赤芍药　赤茯苓各一两　陈皮　麦门冬　恶实炒　甘草各一两二分

上粗末。每服五钱，水二盏，煎至七分。去滓温服，不拘时候，日二三服。

杏仁半夏丸

治水气肿满，咳嗽喘痞，痰涎不利，眠睡不安。

杏仁麸炒　半夏各二两　椒目一两　贝母去心，炒　防己各二两　苦葶苈四两，炒

上细末，炼蜜和丸，如梧子大。每服二三十至五十丸，食后临卧，煎桑白汤服下，日二三服。

【八】水气遍身肿满

论曰：肾主水，脾胃俱主土，土克水。胃为水谷之海，其气虚，不能传化水气，使水气浸渍腑脏。又脾得水湿之气，独归于肾。肾虚，三焦不泻，经络闭塞，故水气溢于皮肤，传流四肢，所以通身肿也。其候上气体重，小便黄涩，肿处按之随手而起是也。

麻黄汤

治水气通身肿。

麻黄去根节，五两　白术炒，四两　甘草炙，二两　石膏一两二分　赤茯苓二两

上粗末。每服五钱，水二盏半，枣三个打破，生姜三片，煎至一盏。去滓温服，日三服。每服后，盖覆令汗出瘥。

木香丸

治通身洪肿。

木香　肉豆蔻　青皮　槟榔煨，各三两

上细末，用枣肉丸如绿豆大。每服，空心温酒服三十、五十丸，加至七八十丸。

枳实汤

治水气。

枳实　升麻　甘草　桑白皮　知母焙　紫菀　白术　黄耆　赤茯苓　秦艽　黄芩　麦门冬各三两

上粗末。每服四五钱，水一盏，葱白两茎，煎至七分。去滓温服，日二三服。

【九】水肿胸满气急

论曰：《内经》论水病，谓其本在肾，其末在肺。又曰：肺为喘呼，肾为水肿。今肿气痞满，塞于胸中，故有胸中满急之证。盖由肾虚，既成聚水之病，上攻于肺，肺①布叶举，在于胸背。背者，胸中之府也。

茯苓汤

治水肿，胸中气满喘急。

赤茯苓　杏仁去皮尖，炒，各四两　陈皮炒，二两

上粗末。每服五六钱，水三盏，煎至一盏。去滓温服，日二三服。病从小便中下，饮尽更作。

葶苈散

治十种水气，喘急，坐卧不得，小便淋沥。

① 肺：原空缺，据校本补。

苦葶苈纸上炒，三两一分　牵牛子炒，末，三两　猪苓　泽泻各二两二分　椒目炒，一两一分

上细末。每服用葱白五茎切，浆水一盏，煎至半盏。去滓，调药四五钱匕，空心临卧服，以大小便利为度。

【十】水蛊

论曰：水蛊之状，腹膜肿胀，皮肤粗黑，摇动有声。此由脾肾气虚，湿气[①]淫溢，久不瘥则害人，如蛊之毒，故谓之水蛊也。

葶苈丸

治水蛊，身体洪肿喘满。

葶苈子纸上炒，三两　牵牛子炒，末，一两二分　海藻洗去盐，炒，神马草也　昆布洗去盐，炒　猪苓　泽漆各一两

上剉为末，炼蜜丸如小豆大。每服米饮服二十丸，或三十、五十丸，日二服。若不利，加至七八十丸。

椒目丸

治水蛊，遍身洪肿。

椒目　牡蛎　葶苈　甘遂炒，各五两

上细末，炼蜜和丸，如小豆大。每服米饮下十五丸，或二三十丸，以利为度。利后，服白米粥养之。

恶实丸

治水蛊身体洪肿。

恶实微炒，十两，牛蒡子也

上一味为末，面和丸如梧子大。每服三十丸，米饮服，勿嚼破。

【十一】膜外气水病名也

论曰：诸家方书论水病甚详，未尝有言膜外气者。唐天宝间有徒都子者，始著膜外气方书，本末完具，自成一家，今并编之。然究其义，本于肺受寒邪，传之于肾，肾气虚弱，脾土又衰，不能制水，使水湿散溢于肌肤之间，气攻于腹膜之外，故谓之膜外气。其病令人虚胀，四肢肿满，按之没指是也。

徒都子论病本

膜外气者，或谓之水病，起于它疾，不可常定。或因患疟，或因积劳，或因肾脏中风，或因肺府伤冷，或因膈上气，或因冲热远行，或因酒肉中所得。始于肺，终于肾。或因咳嗽，或多涕唾，或因蓄聚[②]冷气，壅塞不散，遂使肺脏热气攻心，五脏冷气，下化为水，流入膀胱，在大肠膜外，所以切脉不能知，针灸不能及。盖人肾为命本，不可虚也。本固即叶茂，本虚即易枯。况四时衰王，皆乘肾脏之气，肾损即五脏皆衰，是致胃闭而脾不磨【不消化也】，气结而小便涩。轻重之候，在大小便耳。若小便不通则气壅，攻击腹内，冲出膜外，化而为水，使人手足头面浮肿。若大小便微涩则微肿，极涩则极肿，大小便俱不通，三日即遍身洪肿，至重则阴亦肿。夫阴肿有二，有肿而小便自出者，有肿而小便出涩者，又有茎头【阴之头也】连少腹脐皆肿者，此并为死候，宜速治之。若患此疾，肿亦不常定：或先手足面目浮肿，或先腰胁微肿，或先手足小肿。其候或消或甚，三五日稍愈，或三五日再发，亦以小便通涩为候，积渐变成洪肿。妇人得之，与此略同。凡患此疾，令人腹胀烦闷，胸间气急。此由肺胀，甚即喘如牛吼，坐卧行立不得，或中夜后气攻胸心，重者一年、二年方死，有一月、两月死者。若将息失度，误食毒物，十日、五日即甚也。

愚医多以针灸出水为功，又以鲤鱼、赤小豆为药，又令病人饮黄牛尿，服商陆根，反有所损，少有瘥者。【肿满忌针灸、鲤鱼、赤小豆、商陆。】大抵此病尤忌针灸。华佗云：患水病，未遇良医，第一不得针灸。

① 湿气：原作“温气”，据校本改。

② 蓄聚：原作“蓄聚”，据《圣济总录》卷第八十改。

言气在膜外，已化为水，水出即引出腹中气，水尽则死。扁鹊云：水病在膜外，常针不可及，常药不可疗，惟神针、良药可也。有疾者，宜向阳行坐，遇阴雨则愈觉壅滞，房中【居处】常须存火。服药后，夜卧觉胸间热甚，宜含红雪与好茶之类，慎勿饮酒及冷茶、冷水。若渴，宜喫五灵汤。方录在卷后，尤忌盐、生冷、醋、滑。

五灵汤

治水气。

诃梨勒皮　木通　赤茯苓　防己　陈皮各三两

上五味，粗末。每服五六钱，水一盏半，煎至一盏。去滓，渴即饮之。觉热，即喫好茶。

紫苏煮散

治水气。

紫苏叶　防风　桑白　白术各五两

上捣罗为散，如茶法煎三两沸。觉热，即去白术，加甘草。功效如前方所说。又有蛇蛊，状与水病相似，四肢如故，小便不甚涩，但腹急肿[1]而蛊胀不下食。凡医多误作水气治之，宜细详审，当服太上五蛊丸。五蛊丸，依药材难得，略之。

牵牛五灵煮散

治水气。

牵牛子炒　槟榔　木香　赤茯苓　陈皮各五两

上细末。如茶法煎三两沸，渴即饮之。此药兼治一切肺气、脚气。每觉心胸烦闷时，服一盏即愈。奔豚气，上筑心胸，不可忍者，并三两盏，立效。

白牵牛散

白牵牛子炒末　青皮去白，焙炒[2]　木通各三两

上细末。每服三五钱匕，煎商陆汤调服。大便下黄水为度，忌盐一百日。

复元丹《事证方》

治水肿。夫心肾真火，能生脾肺真土。今真火气亏，不能滋养真土，故土不制水，水液妄行，三焦不泻，气脉闭塞，枢机不通，喘息奔急，水气盈溢，渗透经络，支肤溢满，足胫尤甚，两目下肿，腿股间冷，口苦舌干，心腹坚胀，不得正偃，偃则咳嗽，小便不通，梦中虚惊，不能安卧。叶伯材处此数方医肿，累有神效。

附子炮，二两　南木香煨　茴香炒　川椒炒去目　独活　厚朴姜汁制　白术炒　陈皮　吴茱萸炒　桂心各二两二分　泽泻三两三分　肉豆蔻煨　槟榔子各一两一分

上细末，米糊丸梧子大。每服五十丸，或七十、九十、百丸，以紫苏汤服下，不以时。

此药世传屡验，未尝示人。其间君臣佐使，与造物同妙，服[3]者自知。要当屏去诸药，一日三服。先次旋利如倾，次乃肿消喘止。盖药能助真火，以养真土，运动枢机，安平必矣。法当禁欲，并绝盐半年，乃不再作。若利不下，加牵牛子末五两，尤有神验。或加二两，或加三两云云。私加之也

当归散

治功如前。与复元丹可合服

当归　木香煨　赤茯苓　桂心　槟榔子　赤芍药　牡丹皮　陈皮　木通　白术各五两

上细末。每服五钱，水一钱半，紫苏叶七片，木瓜三片，煎一盏。去紫苏叶、木瓜片，和温服，日三服，夜一服二服。以此服复元丹尤佳，令末。如已愈，常服，早晚二服。觉气下，或小便快是效。脏寒，去[4]槟榔；脐已凸，添大腹皮、猪苓各三两。忌乌鸡肉、咸酸、海味物。

---

① 腹急肿：原作“肿急腹”，据《圣济总录》卷第八十乙转。

② 去白，焙炒：此4字原漫漶，据《圣济总录》卷第八十补出。

③ 服：此前原衍一“服”字，据宋·陈言《三因极一病证方论》卷之十四删。

④ 去：此下原衍一“去”字，据校本删。

气宝圆《事证方》

治腰胁俱病，如抱一瓮，肌肤坚硬，按之如鼓，两脚肿满，曲膝仰卧，不能屈伸，自头至膻中，瘦瘠露骨，胸膈塞隘，四肢无力，饮食无味，气积食积，并皆治之。

青皮一两，去白　羌活半两　川芎　陈皮　茴香　南木香各半两　槟榔一两　大黄一两二分　当归半两　黑牵牛子末，三两，或五两尤佳

上细末。用不蛀皂角二十梃，去黑皮弦并仁，剉切入水，于磁器中研出而取浓汁，杵合为丸，如梧子大。每服七十丸，乃至百丸，或百余丸。用姜、灯心煎汤服之。一切气血凝滞，风毒炽盛，及脚气走疰作肿痛，或大便秘，并宜服。脚气入腹，心胸满闷，寒热往来，状类伤寒，更兼服《局方》苏子降气汤。治痈疽、疮疖、便毒，尤宜。【脚气肿痛，痈疽疮疥治之。】

五皮散

治男子、妇人脾气停滞，风湿客搏，脾经受湿，气不流行，致面虚浮，四肢肿满，心腹膨胀，上气促急，腹胁如鼓，绕脐胀闷，有妨饮食，上攻下疰，来去不定，举动喘乏，并皆治之。

五加皮　地骨皮　生姜皮　大腹皮　茯苓皮各五两

上粗末。每服四五钱，水二盏，煎至一盏半。去滓热服，不拘时候。切忌生冷、油腻、坚硬等物。

【《百一选方》十二云：治水蛊腹胀，有嘉和散、四桂散。细末，等分和匀，依法煎服。术士朱蓑衣苦此病，医者只令服嘉禾散，久之不效。葛丞相授以此方即安，即嘉禾四桂方也。

《百一选方》五皮散下云：只可服此五皮散，切不可服泻水药。或添五加皮亦得，盖欲肿从水道去故也。陈世德云：姚子大、刘亨叔并患此病，可畏，服之而安。】

双和散《事证》

治水蛊腹胀。

嘉禾散　四柱散两种皆在《和剂方》中

上两种等分，合和令匀，依法煎服。绍兴术士朱蓑衣，名黼，苦此疾。医者但令服嘉禾散，久之不效。葛丞相授以此法，遂安。

私案云：以气宝圆下，以双和散补之，万不失一。

异功散《事证方》

治水气蛊胀。

池中立死干荷叶

上烧成灰。每服三四钱，米饮调服，日三服，不拘时。

一方治水气，神仙所授。

上用冬瓜自然汁和大麦面作餠飥食之。

第一退水圆

能化气退水肿，去菀茎【菀茎，《素问注》云根本也】，利湿，通小便。

蓬莪术炮　京三棱煨　桂心　青皮　益智各二两　巴豆去壳心膜油，取霜

上为末，面糊丸如梧子大。用栀子十个打破，荆芥穗、黑牵牛、酸浆草各少许，煎汤。空心服二三十丸。

第二退水饼

服前药未效，即服此方。

甘遂　大戟

上细末，入面打水调为饼，如棋子大，火煨熟。更淡茶汤嚼下两三片。

第三大腹子散

取转【利也】后，谓正胃气，进食。

大腹子炒　桂心　茴香炒　陈皮各三两

上细末。每服三四钱，米饮调服，日三服，夜一服。

【十二】十水肿满证候《事证方》

十肿证候：以短气不得卧，为心水；两胁疼痛，为肝水；大便鸭溏，为肺水；四肢苦重，为脾水；腰疼足冷，为肾水；口苦咽干，为胆水；乍虚乍实，为大肠水；腹急肢瘦，为膀胱水；小便秘涩，为胃水；小腹急满，为小肠水。各随其经络，分其内外，审其脉证而甄别之。然此十水，谓之正水，其外有风水、皮水、石水、黄汗。以义考之，风合归肝，皮合归肺，黄汗归脾，石合归肾。虽名理不逾，奈证候少异，古方备列，不可不辨。但风水脉浮，必恶风；皮水亦浮，按不没指；石水脉浮，不恶风；石水脉沉，腹满不喘；黄汗，脉沉迟，发热多涎，久而不愈，必致痈脓。

【十三】五伤证候《事证方》

夫唇黑则伤肝，缺盆平则伤心，脐出则伤脾，足平则伤肾，背平则伤肺。凡此五伤，必不可疗也。治法曰：腰以上肿，宜发汗；腰以下肿，宜利小便。学者当知之。

大蒜圆

治气虚水肿浮胀。滁州公使酒库攒司陈通，患此一病，垂死，医者已不下药。偶一妇人传此方，云是道人所授。服之，病自小便而下几数桶，遂愈。

大蒜十个，独头　蛤粉

上以蒜研烂，以蛤粉和，无分两，可丸即止，如梧桐子大。每服二三十丸，或五十、七十丸，白汤服下，日二三服。若气不升降，即以大蒜一头，每瓣【蒜一个云一瓣】切开，逐瓣内入茴香七粒，用湿纸裹，煨香熟，烂嚼，白汤服下。每服十颗许，或二三十颗，不以多少。若脏腑滑泻不止，即以丁香如茴香法煨服，每蒜一颗，入丁香三粒。

吴茱萸汤

治脾虚脚肿面黄，小便黄赤，腹胁胀满疠痛，或大小便涩。钱昭远【名也】知县【官也】传。

吴茱萸二两，去核，汤泡　枳实麸炒，一两　赤茯苓二两　半夏一两

上㕮咀。每服四五钱重，水一盏半，生姜十片，煎一盏。去滓热服，不以时候，日二三服。

冬瓜散

治水气极有神效。

冬瓜一个，中者，去穰实　肉桂十五两，剉

上以肉桂内冬瓜中，盖口，湿纸裹数重。撅地坑，簇以炭火，煅令存性，为细末。每服四五钱，米饮服下，日二三服。一剂可绝根本。

私云：凡水肿之病，则以泻药令快利，徐徐可补之，不可酸补。以平胃散、嘉禾散、益智散等平和药，可补养也。《丁氏道济方》【《医说》引之】云：凡有四种大病不可补，癫狂、疟病、脚气、水肿也。纵虽医而得愈，永不可补之。【四个大病不可服补药】。若有虚证，可以平和药调治云云。医者可察之，正脾散尤宜。

正脾散《事证方》

治大病之后脾气虚弱，中满腹胀，四肢虚浮，状如水气，此药主之。

蓬莪术炮，切　香附子炒　茴香炒　陈皮　甘草炙

上各等分，细末。每服三四钱，煎灯心木瓜汤调下，日二三服。

私云：大病者，伤寒伤风也。虽不可亘水肿，若虽为水气，若有痃癖积聚，脾胃不和疾，可服此药，故载之。

大七气汤

治五积六聚如癥瘕，随气上下，发作有时，心腹疠痛，攻刺腰胁，上气窒塞，喘咳满闷，小腹膜胀，大小便不利，或复泄泻淋沥无度。

京三棱　蓬莪术　青皮　陈皮　藿香叶　桔梗　肉桂　益智仁各一两一分　甘草炙，三分　香附子炒，一两

二分

上㕮咀。每服五钱，水二盏，煎至一盏。去滓温服，食前，日二三服。

私云：今水气之人，多有积聚、痃癖、酒癖等，水气药与此药可间服。灸针则虽有其禁，可灸膻中、巨阙、胃脘、水分、期门、章门、膏肓、脾俞第十一椎左右、足三里，各可灸百壮。

【《可用方》第六卷有神方等。

木香丸《可用方》

治腹胀，小便不利，绕脐不坚，腹硬不痛，谓之鼓气。

木香　槟榔　陈皮　商陆　木通各等分

上细末。面糊丸桐子大。每服三十、五十丸，米饮下，食前。

沉香丸同方

治久虚积冷，脾胃肾气上攻，腹壅胀，不思饮食，四肢无力。

沉香　木香　诃子皮　良姜　附子　荜澄茄　桂心　厚朴　白术　当归　肉豆蔻各二两　青皮　槟榔各四两

上细末。蜜和杵三五百杵，丸如桐子大。食前，以生姜汤下三十、五十、七十丸。先服快利药，后可服之，助气防病气。

桃仁散同方

治风劳，脾肾风冷，心腹胀疼，骨节烦疼，食减无力。

桃仁　鳖甲　白术　附子　诃子皮各二两二分　川芎　丁香　桂心　荜澄茄　当归　枳壳各一两二分二铢

上粗末。每服四五钱，重水一盏，生姜二片，煎至六分。去滓热服，食前。忌苋菜。

高良姜散

治脾虚腹胀，肠鸣切痛，食减无力。

良姜半两　丁香各一两一分　人参　桂心各一两三分二铢　草豆蔻一两　陈皮　诃子皮各二两二分　厚朴三两二分　甘草三分

上粗末。每服四五钱重，水一盏，枣二个，煎六分。热服，不拘时。

大沉香汤

治脾血气虚，滞气不散，四肢浮肿，中满腹□，不思饮食。

丁香　白檀　沉香　白豆蔻　木香　青皮　三棱各二两二分　人参　白茯苓　甘草　蓬莪术各一两三分二铢　白术　乌药各二两二分　香附子三两三分

上细末。每服三四钱匕，水一盏，紫苏五叶，生姜三片，枣三个，煎六分。空心热服，日夜三五服。

益智散

治脾胃虚滞，心腹胀满，四肢烦疼，少思饮食。

益智　陈皮各二两二分　沉香　赤茯苓　白术　槟榔　紫苏子各一两三分三铢　甘草二分三铢　枳壳　木香各一两一分

上㕮咀。每服四五钱，水一盏半，煎至八分服。食前，日夜三四服。

已上《可用方》第六卷。凡胀满水肿脚气病，皆可大泻。大泻后，日夜以已上调气之药，可养脾肾气。可见彼第六卷，恐繁略之。此一卷，即以《圣济总录》为本。】

【十四】三焦统论

左肾【水也，阴也】之府曰膀胱，右肾【右，火也，元阳也】名命门，其府谓之三焦。

论曰：三焦有名无形，主持诸气，以象三才之用，故呼吸升降，水谷往来，皆待此以通达。是以上焦在心下，主内而不出；中焦在胃脘，主腐熟水谷；下焦在脐下，主分别清浊，出而不内。统而论之，三者之用，又本于中焦。中焦者，胃脘也。天五之冲气，阴阳清浊，自此而分，十二经络所自始。或不得其平，则有寒热偏胜，虚实不同，荣卫滞涩，清浊不分，而生诸病矣，故曰气会。三焦手少阳脉，通于膻中。膻中，臣使之官，为气之海。审此则知三焦者，冲和之本。今三焦俱病，故腹胀气满，不得小便，溢而为水为胀也。治宜升降气道，则腹满自消，水道自利矣。

三和汤

治三焦病气不升降，水道不利，渐成水胀。《究原方》三脘散

大腹皮炙　紫苏茎叶　沉香　木瓜切，焙　羌活各二两二分　白术　川芎　木香　甘草炙　陈皮　槟榔面炮，各一两三分

上粗末。每服四钱，水一盏半，煎一盏。去滓温服，不计时，日夜三四服。

槟榔汤

治三焦荣卫不通，气满水胀。

槟榔五个　木香一两　生姜切，焙　青皮　川芎　丁香　山药各半两　前胡一分

上粗末。每服四五钱，水一盏半，煎一盏。去滓，空心食前，日夜三五温服。脚气肿，加牵牛子末半两；面目浮肿，加郁李仁半两。

木香枳壳散

治三焦病，胀满，水道不利。

木香　枳壳麸炒　白芷　蓬莪术剉，炒　白术　甘草炙　桂去粗皮，各二两　益智子炒　青皮各三两　陈曲炒　京三棱炮，各四两

上细末。每服三钱已，生姜、盐汤点服，不拘时，日夜三四服。

木香丸

治三焦病，腹胀气满，小便不利。

木香二两　荜澄茄四两　牵牛子炒末，十二两　槟榔纸裹煨，炮，四两　补骨脂炒，四两

上细末，以清水和捣，丸绿豆大。每服三十、五十，或七十丸，茶汤或热水，食后服。小儿、妇人可服之，但妊妇不可服。

【十五】三焦有水气

论曰：三焦有水气者，气滞不通，决渎之官内壅也。盖水聚于胃，气能传化，令气不升降，水聚不行，则脾经受湿，故为腹满浮肿之证。治宜导气而行之，气通则水自决矣。

茯苓饮

治三焦有水气，满闷不能食，消痰气，令能食。

赤茯苓　人参　白术　生姜各三两　枳实麸炒，二两　陈皮一两半

上粗末。每服五钱，水一盏半，煎一盏。去滓温服，不拘时，日二三服。

茯苓汤

治三焦有水气，胸胁支满，目眩。

赤茯苓四两　桂心　白术　甘草炙，各三两

上粗末。每服五钱匕，水一盏半，煎一盏。去滓温服，不拘时，日三服，夜一二服。

半夏茯苓汤

治三焦不顺，心下痞满，膈闷有水，目眩悸动。

半夏五两　生姜八两　赤茯苓三两

上㕮咀。每服五钱，水二盏，煎一盏。去滓温服，不拘时，日二三服。

甘遂散

治三焦水气，四肢虚肿甚者。

甘遂一两一分　槟榔生　木香　牵牛子半生半炒　莱菔子各二两二分

上细末。每服二三钱。紫苏叶、木瓜汤调服，空心。利下水为度，更量人虚实加减。

【十六】三焦胀

论曰：三焦胀者，《经》所谓“气满于皮肤，壳壳然而坚不痛”是也。盖胀有痛否【痛否，痛不痛欤】，

以别虚实。若鼓胀之类，内挟宿食，按之坚痛，是谓邪实。今三焦皮肤壳壳然而坚不痛，特以气满，为虚胀而已①，治宜升降其气则愈。

顺气白术橘香汤

治三焦气满，皮肤坚胀。

白术四两　陈皮　赤茯苓　甘草炙，各二两　附子炮，一两　干姜二分

上㕮咀。每服四五钱，水一盏半，姜三片，枣二个，煎一盏，去滓温服。若觉感寒，入荆芥煎。凡稍觉三焦不和，并服即效。

京三棱散

治三焦胀，和养脾胃，除积聚气。

京三棱煨，十两　神曲炒　大麦蘖微炒　木香　肉豆蔻　白槟榔　干姜　甘草炙　杏仁麸炒　厚朴姜制，各一两

上细末。每服三四钱，盐汤服，不拘时，日二三服，夜一二服。

生姜丸

治三焦虚胀，通气。

生姜去粗皮，切，焙　厚朴姜制，各六两　半夏一两　陈皮六两　人参　白茯苓　神曲微炒　大麦蘖炒，各一两半

上细末。生姜汁面糊和丸梧子大，曝干。每服五十丸，或百丸。空心食前，米饮服，日夜四五服。

匀气散

治三焦胀，按之坚，不痛。【小儿腹胀】

京三棱煨　蓬莪术炮　益智子　甘草　木香　桂心去粗皮　丁香各一两　草豆蔻五个，炮去皮　肉豆蔻三个

上细末。每服三四钱，温米饮入盐少许服之，空心夜卧服。小儿痏胀，热水服半钱一钱。

均气丸

治脾胃气弱，不思饮食，呕逆吞酸，腹内虚鸣，下利胀满，饮食迟化，气道痞涩，升降不匀，水饮停滞，胁下偏痛，寒气加之，结聚成形，动气癖结，痼冷陈寒，久而不去者，常服健脾暖胃，调中进食，消饮匀气。

茴香炒　木香　桂心去粗皮　桃仁去皮尖，炒　京三棱炮　青皮　莱菔子炒　槟榔　沉香各八两　厚朴姜制，一斤

上细末，酒煮面糊丸梧子大。每服五十丸，或七八十丸。温熟水服，不计时候，日二三服。

食禁：始、中、终，可禁盐味；不禁则再发，不可救。禁浓盐物，则终身无患矣。

【十七】宜物

生姜　通草　干枣　百合　山药

芋　蓟　榧实　牛蒡　芥

海藻【神马草也】　海带　昆布　和布　山椒

蓼实　葱　山葵　韭　葫

芜菁　水芹　麻子　生大豆　赤小豆

小麦　大麦　白角豆　海蛤　鲼鱼

鲤　鲹　石首鱼　鲈　鲷

海月　鸭　猯　狢　猪肝

鸡　雁　云雀　鹿肉　豺狼

① 而已：底本此下原有错叶，今据校本调顺。

【十八[1]】禁物

栗子　生枣　芰　乌芋　蕨生
蘘荷　茄子　乔麦　苣菜　笋
菘　荚首　菌子　鲙　生冷物
油腻　蛎　黏米　媱酒肉
自余则医师、病家临于时可好忌而已。

心腹门

【十九】心腹痛

论曰：脏腑气虚，风寒客之，邪正相搏，故上冲于心络而为心痛，下攻于腹膜而为腹痛，上下攻击则心腹疞痛。其或阴气凝结，久而不散，内攻肠胃，则变为寒中胀满泄利之证。

当归汤

治暴冷，心腹痛，头面冷汗出，霍乱吐下，脉沉细，及伤寒冷毒，下清水。

当归　人参　干姜　白茯苓　厚朴姜汁制　南木香　桂心　桔梗炒　芍药　甘草炙，各二两

上粗末。每服四五钱，水一盏，煎七分。去滓温服，频四五服；又徐日三服，夜一二服。

厚朴汤

治心腹卒痛。

厚朴四两　吴茱萸三两

上粗剉。每服四五钱，水一盏半，煎至一盏。去滓温服，日二三服。加桂心二两尤佳，名桂朴散。

【二十】心腹卒胀痛

论曰：胃为水谷之海，足阳明之脉也。阳明之脉络属心，心胃不和，寒气乘之，则气聚于胃中，令水谷不化，胃满连心，故心腹卒胀痛也。

高良姜二两　当归　桂心各一两二分　厚朴姜制，一两

上粗末。每服四五钱，水一盏半，煎一盏。去滓温服，日二三服，夜一二服。

柴胡汤

治心腹气滞，卒胀满闷。

柴胡二两半　赤茯苓　陈皮各二两　厚朴一两半　紫苏茎叶　槟榔各三两　生姜去皮，薄切，焙干，五两

上粗末。每服五钱，水一盏半，煎一盏，去滓服。如人行五里再服，利动即效。

槟榔汤

治心腹卒胀痛。

槟榔十个　生姜去皮，切，焙干　陈皮　枳壳　甘草各三两　大黄炒　木香各二两

上粗末。每服四五钱，水一盏半，煎一盏。去滓温服，微利即效。

高良姜汤

治气攻心胁，或冷结腹痛，不下饮食。

高良姜　当归　厚朴各二两　桔梗炒　陈皮　吴茱萸各一两半　桃仁麸炒，二十个　诃梨勒微煨，去核，十个

上粗末。每服五钱，水二盏，生姜五片，煎取一盏。去滓温服，日三服。

---

① 十八：原无，据文例补。此卷以下序码据此类推。

【二十一】腹虚胀

论曰：胃气胀，则令人腹满不能食。此盖脾胃虚弱，冷气搏于阴经，故胃胀满塞而不能饮食。其气虚者，但虚胀而膨满于腹肋也。

厚朴三棱丸

治心腹虚胀，两胁疼痛，不欲饮食。

厚朴六两　京三棱　半夏　槟榔各三两

上细末。煮枣肉和丸，如梧桐子大。每服三十、五十丸，空心食前，生姜沸服，日二三服。大便结，则加莱菔子末一两、牵牛子末五两。

吴茱萸丸

治中焦冷气，腹胀，饮食不消。

吴茱萸　桂心各二两二分　槟榔子一两一分　陈皮一两三分

上细末。醋面糊丸，如梧子大。每服二三十丸，或五十丸，生姜汤服，不拘时，日二三服。

丁香丸

治久腹胀满闷。【久腹胀】

丁香　木香各一两　白术　甘草　厚朴　干姜　陈皮　神曲炒　麦蘖炒　荜拨　大黄炒，各二两

上细末，炼蜜丸如弹子大。每服二三丸，食前细嚼，米饮服。

橘皮丸

治久腹胀气滞，肠胃结涩。

陈皮　青皮　干姜　大黄炒　京三棱炮　厚朴　牵牛子半生半炒，末，各二两　蓬莪术一两二分，炮

上细末。醋面糊丸，如梧子大。食后，生姜汤服五十丸，或七八十丸，日二三服。

木香丸

治久腹胀无力，不思食。

南木香　陈皮　白术各一两　槟榔二两　莱菔子微炒，四两

上细末，炼蜜丸如梧子大。每服三十丸、五十丸，或七十、八十丸，生姜汤服。不拘时，日二三服。

草豆蔻汤

治腹胀肠鸣，切痛不食。【腹胀肠鸣切痛】

草豆蔻去皮　木香　桂心　川芎　赤芍药　白术　槟榔　陈皮各二两　当归一两二分

上粗剉。每服四五钱，水一盏半，煎一盏。去滓温服，空心食前，日二三服。

高良姜汤

治脾虚腹胀，肠鸣切痛，食少无力。

高良姜半两　人参三分　草豆蔻去皮　陈皮　诃子皮各一两　丁香半两　厚朴一两半　桂心三分　甘草一分

上粗剉。每服四五钱，水一盏，枣三个，去核，煎七分。去滓温服，不拘时。

【二十二】腹内结强

论曰：血气温则流通，寒则凝结。腹内结弦【强】者，风冷邪气积于腹中，凝结而不散，与正气相击，上下流走。或按之有根，状如覆杯。食寒则腹中鞕满，妨害饮食。留滞经久，则变结瘕。

槟榔丸

治寒气结强，腹内疼痛。

槟榔　赤芍药　桂心　干漆炒尽烟　京三棱炮　蓬莪术炮，剉，各三两

上细末。醋面糊丸，如弹子大，以辰砂为衣。每服一二丸，生莱菔一块同嚼，温汤服下，不拘时，日二三服。

丁香皮煮散

治寒气结强，日久不消。

丁香皮　京三棱　槟榔　白术　姜黄或用老生姜　陈皮　当归　甘草各二两

上细末。每服四五钱，水一盏半，生姜三片，煎一盏。去滓温服，日三服，夜一服。

白术散

治冷气不散，腹内结强，坚鞕疼痛。

白术　厚朴　人参　吴茱萸　白茯苓　麦蘖炒　陈神曲炒　川芎各三两

上细末。每服四五钱，沸汤点服，日二三服。

【二十三】䐜胀

论曰：《内经》谓浊气在上，则生䐜胀。此阴阳反作，病之逆从也。夫清阳为天，浊阴为地，二者不可相干。今浊气在上，为阴气干扰，清阳之气，郁而不散，所以䐜胀满而常若饱也。

吴茱萸汤

治阴盛生寒，腹满䐜胀。

吴茱萸　厚朴　桂心　干姜各二两　白术　桂心　人参各一两　蜀椒去目，炒出汗，半两

上㕮咀。每服四五钱，水一盏半，生姜三片，煎七分。去滓温服，日三服。

白术汤

治䐜胀不能食，背上冷汗出。

白术　人参　厚朴　陈皮各三两　桂心二两

上粗剉。每服四五钱，水一盏，生姜三片，煎七分。去滓热服，日三服，不拘时。

【二十四】鼓胀

论曰：《内经》谓：有病心腹满，旦食则不能暮食，名为鼓胀。夫水谷入口，则胃实肠虚；食下，则肠实胃虚。若乃饮食不节，寒温失宜，胃满气逆，聚而不散，大肠无以传道，故心腹逆满，气鼓而胀也。旦食不能暮食，则以至阴居中，五阳不布，水谷化迟而然也。

白术一两半　木香　陈皮各一两　芍药一两半　桑白皮　木通各二两　牵牛子末二两半

上粗末。每服五钱，水一盏半，煎一盏。去滓服，日一二服，空心早朝。又每服以煎汤入牵牛末一二钱调服，尤佳。

备急四神丸

治腹满，胸胁痛不可忍。【腹满胁肋痛】

桂心　附子炮　干姜炮，各一两　巴豆霜一两

上细末，炼蜜丸如小豆大。每服三丸、五丸，或七八丸，温汤服下。晓更服之，两三行利后，以白粥补之，当下诸恶物黄绿水。三日后亦可服之，两三服即瘥。

《覆载万安方》卷第十七

嘉历元年九月廿七日，朱点了。

性全（花押）

同廿九日墨点了。冬景鉴之。

性全（花押）

朱墨之纸数五拾五丁（花押）

《覆载万安方》卷第十八[1]

① 《覆载万安方》卷第十八：此卷散逸不传。

《覆载万安方》卷第十九

性全　选

泄泻门

水利也，和语云荒痢。

【一[①]】【总论】

论曰：脾与胃合，俱象土，外荣肌肉，腐熟水谷。风寒暑湿袭于外，则留连肌腠，传于脾胃。食饮不节，害于内，则肠胃乃伤，不化糟粕，皆能为病。所得之源不一，故立名多端。且久风入中则为飧泄，湿胜则为濡泻，寒中则为洞泄，暑胜则为毒痢。而又或冷或热，或赤或白，或色杂，或肠垢，或滞下，或休息，或疳或蛊之类，种种不同，悉由将摄失宜，饮食不慎，致肠胃不调，邪气交攻。施治之方，则有宜调补，宜攻化，宜收敛，宜渗泄，各随所宜以用之。

【初虞世《养生必用方》曰：方言泄利，则今人谓之泻痢，即脓血杂下，后重迫急，俗医呼为里急后重。】

【二】水泻

五泻者，一水泻，二濡泻，三飧泻，四洞泄寒中，五鹜溏。

论曰：《内经》谓：诸厥固泄，皆属于下。【今】暴注下迫，皆属于热。盖为冷热不调，气不相济也。脾胃怯弱，水谷不分，湿饮留滞，水走肠间，禁固不能，故令人腹胀下利，有如注水之状，谓之注泄，世名水泻。

木香散

治水泻不止。

青木香　黄连炒，各二两　诃皮炒，一两二分　龙骨一两　厚朴一两二分

上细末。每服四五钱匕，空心，以粥饮调服，日午再服，晚亦服之，以瘥为度。小儿以意加减服之。

厚朴散

治一切水泻及冷痢。

厚朴姜制　干姜半生半炮，各二两二分　陈皮二两　白术二两二分　甘草半生半炙，一两一分

上细末。每服四五钱匕，空心食前，米饮调服，日三服，夜二服。如霍乱吐泻，新汲水服之。

豆门散

治暴注水泻，日夜无度。

橡豆子去刺，用壳子　诃子皮煨，去核　黄连各三两

上细末。每服四五钱，米饮服。食前，日二三服，夜一二服。

厚朴散

治暴水泻不止。

---

① 一：原无，据文例补。以下序码据此类推。

厚朴姜制　诃子皮各三两　甘草炙　黄连炒　肉豆蔻　白术　干姜　赤茯苓各一两二分

上细末。每服四五钱匕，温米饮服，日夜四五服。

木香丸

治脾胃虚冷，肠滑水泻，如休息痢不止。

木香　白垩火煅　肉豆蔻仁　丁香各一两一分　干姜炮　诃子皮煨　龙骨各二两二分　黄连六两

上细末，蜜丸梧子大。每日空心米饮五十丸，或七八十丸服，日中、日晚同服。未止，可治至百余丸。

诃梨勒丸

治水泻，肠滑不禁。

诃梨勒四两　干姜炮　龙骨　赤石脂各二两

上细末，以稀面糊丸梧子大。每服三十丸，或五十、七十丸，或百丸，至百五十丸。以米饮，空心食前，日三服，夜一二服。

又方

取羊蹄根晒干，刮去皮，捣罗为散。每服，米饮调服四五钱匕，日夜四五服。

又方

取熟艾半斤或一二斤，慢火炒令热，布裹坐之，冷再炒坐。

木香散《局方》

治脾胃虚弱，内挟风冷，泄泻注下，水谷不化，脐下疞痛，腹中雷鸣，胸膈痞闷，胁肋虚胀，及积寒久利，肠滑不禁，肢体羸困，不进饮食。

丁香二分　藿香一两　当归二分　附子　赤石脂各一分　肉豆蔻二分　诃子皮一分三铢　木香　甘草各二分

上细末。每服三四钱，水一盏半，生姜三片，枣三个，煎一盏。空心食前，日三五服，夜一二服。

七枣汤《局》

治脾胃虚弱，内受寒气，泄泻注下，水谷不分，腹胁胀满，脐腹疞痛，心下气逆，腹中虚鸣，呕吐恶心，胸膈痞闷，困倦少力，不思饮食。

茴香炒，二两　益智四两　川乌头炮，二两　缩砂二两　干姜一两　甘草一两二分　厚朴四两

上粗末。每服五钱，水二盏，入枣七个打破，煎一盏。去滓温服，食前空心，日夜四五服。

胃风汤《局》

治大人、小儿风冷乘虚，入客肠胃，水谷不化，泄泻注下，腹胁虚满，肠鸣疞痛，及肠胃湿毒，下如豆汁，或下瘀血，日夜无度，并宜服之。

白术　白芍药　川芎　人参　当归　肉桂　茯苓各三两

上粗末。每服五钱，水二盏，粟米一撮，同煎一盏。去滓热服，空心食前，日三五服，夜一二服。小儿量岁与之。

半硫圆《局》

除积冷，暖元脏，温胃脾，进饮食，治心腹一切痃癖冷气，及年高风秘、冷秘或泄泻等，并皆治之。

半夏汤洗七次，焙干，温　硫黄大热，以柳木捣千杵，研，各十两

上等分，以生姜自然汁同熬，以面糊杵和数百下，圆如梧子大。每服，空心三十丸，或五十丸，或七八十丸、百丸，以温酒或米饮服之，日二三服。妇人以醋汤服。

私名曰黄玉圆，久泻人久服必有验。

戊己圆《局》

治脾受湿气，泄利不止，米谷迟化，脐腹刺痛。小儿疳气下痢，亦治之。

黄连　吴茱萸　白芍药各五两

上细末，面糊丸梧子大。每服五十丸，或七八十丸至百丸。以浓米饮，空心食前，日三五服。

【初虞世《必用方》治水泄，不以老小寒热治之方。

黄连　白芍药　吴茱萸各等分，以慢火炒

上细末。每服二三钱，水一盏，煎至六分。去滓温服，食前，日二三服，小儿量与。急切以沸汤或米饮调服。若不奈苦，即以蒸饼水浸和，丸如桐子大。更丸一等如黄米大，与小儿。每服三十、五十丸，温米饮下。】

肉豆蔻散[①]《局》

治脾胃气虚，腹胁胀满，水谷不消，脏腑滑泻，腹内虚鸣，困倦少力，口苦舌干，不思饮食，日渐瘦弱。

苍术米泔浸一宿，焙，四两　茴香炒，一两　干姜二两　肉桂一两　肉豆蔻面炮，三两　乌头炮，一两　诃子皮一两　厚朴姜制，二两　甘草炙，二两　陈皮二两

上细末。每服四五钱，水二盏，生姜五片，枣二个，煎一盏。温服，日二三服。

参苓白术散《局》

治脾胃虚弱，饮食不进，多困少力，中满痞噎，心忪气喘，呕吐泄泻，咳噫。此药中和不热，久服养气育神，醒脾悦色，顺正辟邪。

人参　白茯苓　白术　山药　甘草各四两，炙　白扁豆姜汁制，炒，三两　缩砂仁　莲子肉　桔梗炒　薏苡仁各二两

上细末。每服二三钱，或四五钱，以煎枣汤调服。

《究原方》治喘咳饮酒必发，同橘皮半夏汤，用生姜、桑白皮煎。

私云：泄泻水利，加肉豆蔻面炮三两。

如神止泻圆《局》

治脏腑虚寒，脾胃受湿，泄泻无度，肠鸣腹痛，不进饮食，渐致羸瘦。

半夏八两　川乌头米泔浸，去皮，切作片子，焙干，用盐四两，同炒黄色，去盐，称四两　苍术米泔浸，去黑皮，焙，八两

上细末，以姜汁米糊为丸梧子大。每服五十丸、七十丸，或百丸。空心食前，以米饮服之，日夜四五服。

《三因方》云：方书所载泻利，与《经》中所谓洞泄、飧泄、溏泄、溢泄、濡泄、水谷注下等，其实一也，仍所因有内、外、不内外差殊耳。《经》云：寒甚为泄。春伤风，夏飧泄。论云：热湿之气，久客肠胃，滑而利下，皆外所因；喜则散，怒则激，忧则聚，惊则动，脏气隔绝，精神夺散，必致溏泄，皆内所因；其如饮食生冷，劳逸所伤，此不内外因。以此类推，随证主治，则不失其病源也。

桂香圆《三因》

治脏腑虚，为风寒所搏，冷滑注下不禁，老人、虚人危笃，累效。

附子炮　肉豆蔻炮　白茯苓各二两二分　桂心　干姜　木香各一两一分　丁香二分三铢

上细末，米糊丸梧子大。每服五十丸、七十丸，或百丸，或二三十丸。空心，食前服之，日夜五服。

香朴丸《三因》

治肠胃虚冷泄泻，注下无度，脾虚气闭，不进饮食。

厚朴姜制，五两　白术三两　茴香炒　陈皮各三两　诃子炮　赤石脂各一两二分，煅

上末，面糊丸梧子大。每服五十丸，七十丸，或百余丸。空心食前，以米饮服之。常服暖肠胃进食。

健脾散《三因》

治五泄，或青白五色杂下，休作无时。

乌头炮，二两　厚朴　甘草　干姜各二分三铢

上细末。每服五钱，水二盏，姜五片，煎一盏二分。热服，日二三服，夜一二服。

止泻如神圆《三因》

川乌头泔浸，切片，以盐同炒，去盐　半夏　苍术各八两

---

① 散：原脱，据《太平惠民和剂局方》卷之六补。

上细末，以姜汁糊丸，如梧子大。每服七八十丸，或百余丸。空心食前，以米饮服，日三五服。

凡治泻，须先理中焦，如理中汤圆是也；次即分利水谷，如五苓散[1]等是也；治中不效，然后断下，即用禹余粮、赤石脂等是也。

《玉机真脏论》云：五虚死，谓脉细、皮寒、少气、前后泄利、饮食不入，得此五必死。其有生者，浆粥入胃，泄注止则活也。【死生之决也】

又《金匮经》云：六腑气绝于外者，手足寒，上气脚缩；五脏绝于内者，下利不禁，甚者手足不仁。脉沉弦者为下重，脉大者为未止。泄利，手足厥冷，无脉，灸之不温，脉不还，微喘者死。有微热而渴，自汗，脉或微弦数弱，法并当自愈；或脉沉迟而面少赤，身微热，郁冒汗出而解，必微厥。所以然者，以其面戴阳，下虚故也。泄利后腹胀满，身体疼痛者，先温其里，后攻其表。

百中散私案

治诸泄泻，百不失一。

肉豆蔻五两，面炮　缩砂二两，炒　丁香一两，去花同炒

上细末。每服五钱匕，或六七钱。以米饮或粟饮服，空心食前，日三四服。仅二三服，必有验。若利止，则可服禾嘉散、六味八味平胃散。若微利不止，则禾嘉散、平胃散一服，各加肉豆蔻二三钱，可服之，徐得平愈也。贵贱、老若[2]、大人小儿，皆可用之。

又方口传

肉豆蔻五个　丁子廿粒

上肉豆蔻每颗以锥作两三穴，每穴串塞丁香，以面裹炮，去面，共丁香切末，分作二服，以白粥顿服之。一剂不止，则可至二三剂，必得安全。

若渴饮，即五苓散加肉豆蔻，入竹叶灯心煎，可服。

灸所

脾俞百壮　大肠俞十六椎左右，百壮　巨阙五十一壮　胃脘百壮　水分脐上一寸，五十壮　气海百壮　关元脐下三寸，百壮

【三】 濡泻依湿气得之

论曰：《内经》云：湿胜则濡泻。《甲乙经》云：寒客下焦，传为濡泻。夫脾为五脏之至阴，其性恶寒湿。今寒湿之气，内客于脾，则不能埤助胃气，腐熟水谷，致清浊不分，水入肠间，虚莫能制，故洞泄如水，随气而下，谓之濡泻。

肉豆蔻散

治肠胃受湿，濡泻不止。[3]

肉豆蔻　黄连　诃子皮各二两　甘草炙　白术　干姜　赤茯苓各一两二分　厚朴姜制，二两二分

上细末。每服四五钱匕，空心食前，以米饮服，日夜四五服。

豆蔻分气饮《大全良方》

治脏腑虚寒，泄泻无度，瘦极，及妇人产后洞泄，危笃甚。【产后泄痢】

藿香叶　草豆蔻炮，去皮　青皮各四两　甘草　丁香各半两　乌梅五十个　肉豆蔻十个，炮

上㕮咀。每服四五钱，水二盏，糯米二分，煎一盏二分。去滓温服。

胃苓散《大全》

治夏秋之间，脾胃伤冷，水谷不分，泄泻不止。又疗男子。

五苓散　平胃散四味、六味。【二散】

上等分，合和。每服七八钱，水二盏，入生姜五片，枣三个，煎一盏二分。空心食前，数服。

---

① 五苓散：原作“五冷散”，据校本改。下凡遇此误径改，不再出注。

② 老若：原文如此，校本同。疑当作“老弱”或“老幼”。

③ 肉豆蔻散……濡泻不止：此13字原脱，据《圣济总录》卷第七十四补。

豆蔻散

治脾胃伤湿，濡泻不止。

肉豆蔻五个，大　甘草炙，一两　厚朴一两二分

上细末。每服四五钱匕，米饮或沸汤服。食前，日夜三五服。

枳壳汤

治濡泻，暴下不止。

枳壳去穰，麸炒，二两　黄连炒　厚朴姜制，各二两三分　甘草　阿胶炒，各一两一分

上粗末。每服五六钱，水二盏，煎一盏。去滓，空心食前，日三四服。

附子丸

治濡泻不止，或冷痢无度。

附子炮　良姜各二两二分　甘草炙，二分三铢

上细末，陈米煮糊丸梧子大。每服五十丸，或七八十丸。米饮服，日三五服，不拘时候。

樗根散

治濡泻，里急后重，数走圊。

樗根皮二两二分　枳壳炒，一两一分　甘草炙，二分三铢

上细末。每服三四钱匕，粥饮服之。食前一服，必止；不止，即可至两三服。

姜连散

治久患脾泄泻。

生姜十两，剉　黄连三两

上㕮咀，一处以慢火炒，令姜赤色，去姜，取黄连细末。每服三钱，空腹，以腊茶清调服，不过三服瘥。

【四】飧泄风泄也，依晚食夜食得此病，故云飧也。

论曰：《经》云：清气在下，则生飧泄。又曰：久风为飧泄。夫脾胃，土也，其气冲和，以化为事。今清浊交错，风邪之气，得以干胃，故冲气不能化而食物完出。夕【作字体也】食谓之飧，以食之难化者，尤在于夕，故食不化而泄出，则谓之飧泄。此俗所谓水谷痢也。

白术汤

治风冷入中，飧泄不止，脉虚而细，日夜数行，口干腹痛。

白术　厚朴　当归　龙骨各二两二分　熟艾炒，一两一分

上粗末。每服五钱，水二盏，入生姜三片，煎一盏。去滓，空心，日中、日晚温服。

地榆汤

治肠胃受风，飧泄无度，或下黄水，腹胁痛闷。

地榆　厚朴　当归各二两　艾叶炒　吴茱萸炒　高良姜各一两一分

上粗末。每服五钱，水二盏，煎一盏。去滓，空心食前，日二三服。

茯苓汤

治飧泄，米谷完出。

赤茯苓　厚朴　黄连炒，各二两二分　干姜炮，一两一分

上粗末。每服五钱，水二盏，煎一盏。去滓，空心食前，日二三服。

高良姜汤

治肠胃受风，久为飧泄，下痢呕逆，腹内疞痛。

高良姜　木香　赤茯苓　槟榔　人参各二两　肉豆蔻炮　吴茱萸炒　陈皮炮　缩砂各一两二分　干姜三分

上粗末。每服四五钱，水二盏，煎一盏。去滓温服，不定时，日夜三五服。

豆蔻散

治飧泄水谷不分，温脾，止腹痛，进食。

草豆蔻　干姜　甘草　高良姜　陈皮各三两

上㕮咀，都作一处，以面裹，埋煻灰，炮令黄熟，取出药，去面细末。每服四五钱匕，陈米饮调服，食后日三五服。

诃梨勒散

治泄痢无度。

诃梨勒皮　母丁香各五个　肉豆蔻面炮，二个　甘草炙，一钱重

上细末。每服三四钱，米饮服。食前，日二三服。

木香散

治肠胃冷气，飧泄不止。

木香　阿胶　诃子皮　黄连炒，各一两一分　干姜炮　吴茱萸炒　龙骨各二分三铢

上细末。每服四五钱，米饮，空心食前，日三服，夜一二服。

【《翰良方》**木香散**

治脏腑冷极，及久冷伤惫，口疮下泄，谷米不化，饮食无味，肌肉瘦悴，心多嗔恚，妇人产后虚冷下泄及一切水泄冷利。

木香　破故纸各一两　良姜　缩砂肉　厚朴姜制，各三分　赤芍药　陈皮红　肉桂　白术各半两　胡椒　吴茱萸各一分　肉豆蔻四个　槟榔一个

上为细末①。每服三钱，用不经水猪肝四两许，去筋膜，批为薄片，重重掺药，置一鼎中。入浆水一碗，醋一茶脚许，盖覆煮肝熟，入盐一钱，葱白三茎，细切，生姜弹子许，拍破，同煮水欲尽。空心为一服，冷食之。初服微泻不妨，此是逐下冷气，少时自止。经年冷痢滑泻，只是一服。渴即饮粥汤下，忌生冷、油腻物。如不能食冷物，即添少浆水暖服。《翰良方》有传，可见。

嘉兴谢医得此方，恶其烦，只用浆水煮猪肝为圆，如梧桐子大。每服五十圆，粥饮下，其效亦同。若暴泻痢，只是一服。唯热痢、热泻不治。予家极宝此药，大可惊异，非余药可比。】

姜米散

治脾胃气虚，腹胀飧泄，困劣，服暖药即呕逆，食饮不入。

陈米一盏许，用生姜自然汁浸米，熬干，炒令黄，捣罗　肉豆蔻　草豆蔻二十个，煨，去皮　陈皮炒　甘草炙　烧盐各二两二分，研

上细末。每服四五钱匕，沸汤点服，不拘时候。

【五】洞泄寒中

论曰：《内经》云：长夏【土用也】善病洞泄寒中。洞泄，谓食已即泄，乃飧泄之甚者。此因春伤于风，邪气留连，至夏发为飧泄，至长夏【土用也】发为洞泄。盖当春之时，阳气在表，为风邪所中，入客于经，未至腑脏。风者阳气也，东方木也，木能胜土，脾胃受之。仲夏【五月也】则阳盛之时。以阳邪之气，逢阳盛之时②，重阳必阴，病在脾胃，故为飧泄。阴生于午【五月】，至未【六月】而盛。是为长夏【土用】之时，脾土当王。脾为阴中之至阴，则阴气盛，阴盛生内寒，故令人腑脏内洞而泄，是为洞泄寒中之病。

附子丸

治洞泄寒中，注下水谷，或痢赤白，食入即出，食物不消。

附子炮　乌梅肉炒干，各二两二分　干姜炮，三两三分　黄连炮，五两

上细末，蜜丸梧子大。每服三十丸，或五十、七八十丸。空心，食前、夜卧米饮服，日二三服。

熟艾汤

治洞泄冷痢。

---

① 末：原脱，据校本补。

② 时：原脱，据《圣济总录》卷第七十四补。

熟艾炒　附子炮　甘草炙　干姜炮　赤石脂各一两一分　黄连二两二分　阿胶炒，二两

上粗末。每服四五钱，水二盏，煎一盏。去滓，空心食前温服，日三五服。

红豆散

治洞泄寒中，注下不禁，不思饮食。

红豆蔻　附子大者，炮　干姜炮　硫黄细研，各三两

上细末，每服三四钱匕。以温粥饮，空心食前服之。再服、三服当愈。

温中丸

治脾胃虚寒，洞泄不止，四肢逆冷，心腹疞痛。

肉豆蔻　硫黄研　干姜生用　附子炮　龙骨各二两

上细末，面糊丸梧子大。每服五十丸，或七十丸。食前以艾汤服，日三五服。

诃梨勒丸

治五泄痢。

诃子皮半生半炮，去核　肉豆蔻　木香各二两　干姜炮　甘草炙，各一两一分

上细末，米醋糊丸梧子大。每服三十丸，或五十、七十、百丸。米饮服，日三服，夜二服。

黄连当归汤

治洞泄寒中，水谷不化。

黄连　当归　甘草各二两　酸石榴皮剉，炒，四两

上粗末。每服五钱，水二盏，煎一盏。去滓温服，空心食前，日二三服。

【六】鹜溏利色青黑，如鹜屎溏屎也。

论曰：脾气衰则鹜溏。盖阴中之至阴脾也，为仓廪之官【脾脏纳入食物，喻如库仓纳米谷，故云仓廪之官也】。若脾胃气虚弱，为风冷所乘，则阴气盛。阴气盛则脏寒，糟粕不化，故大便色黑，状如鹜溏也。又大肠有寒，亦曰鹜溏。

茱萸丸

治脾气不足，鹜溏青黑。

吴茱萸炒　干姜　赤石脂　陈神曲炒　当归各二两　厚朴二两二分

上细末，炼蜜丸梧子大。每服五十丸，或八九十丸。空心食前，米饮服，日三五服。

木香丸

治鹜溏所下瘀黑。

木香　乌头生用，去皮脐　当归各二两　乌梅肉炒，一两一分

上细末。用粟米一合，醋一升半，慢火煎稠，和丸梧子大。每服二三十丸，或五七十丸，食前米饮，日三五服。

荜拨丸

治肠胃久寒，大便鹜溏。

荜拨　附子炮　干姜　厚朴　肉豆蔻炮，各二两半　龙骨　诃子皮　缩砂各一两一分

上细末，面糊丸梧子大。每服三十、五十丸，或七八十丸。食前空心，米饮，日二三服。

《医说》第六云：又有一种泄泻，作冷作积，作心气不足治之，及服硫黄、附子甚多，皆不效，因服火杴丸【火杴丸，又云稀莶丸。取雌苍耳叶，九蒸九曝而做丸服之】而愈。此肠胃有风冷也，胃风汤兼暖药亦佳。又云：欧阳文忠公常得暴下，国医不能愈。夫人云：市人有此药，三文钱买一帖，甚效。文忠公曰：吾辈脏脏与市人不同，不可服。夫人使以国医药杂进之，一服而愈。召卖药者厚遗之，求其方，乃肯传。但用车前子一味为末，米饮服二钱匕。云此药利水道而不动气，水道利则清浊分，谷脏自止矣。《良方》

私云：可服七八钱、十钱，日夜数服。

又云：宪宗赐马总【人名】治泻痢腹痛方，以生姜和皮切碎如粟米。用一大盏，并姜、茶[1]相等煎服之。元祐二年，文潞公得此疾，百药不效，而予传此方而愈。《本草》云姜茶方云云。

【初虞世《必用方》云：治水泻不止。车前子炒过，末三五钱，米饮服。旧传云：欧阳文忠公尝病水泄，诸药不效，一卒献此得安。予累试皆效。】

又云：肉豆蔻刳作瓮子，入通明乳香少许，复以末塞之。即用面和少许裹豆蔻，煨焦黄为度。三物皆碾末，仍以茶末封烹之。《大全集》《东坡集》。

【肉豆蔻、乳香、面三物治泄痢。《可用方》去面不用，只豆蔻、乳香二物末，以软饭丸，以姜汤服，名乳豆丸。

前豆蔻　乳香　面

茶末合点服乳。】

又云：半夏，今人惟知去痰，不言益脾，盖能分水故也。脾恶湿，湿则濡而困，困则不能制水。《经》曰：湿胜则泻。一男子夜数如厕，或教以生姜一两碎之，半夏【三两许】以汤洗，与大枣三十枚，水三盏，瓷瓶中慢火烧为熟水，时时呷，数日便已。

加味五苓汤《严氏》

治伏暑二气及胃湿，泄泻注下，或烦或渴，或小便不利。【五苓散】

赤茯苓　泽泻　木猪苓　肉桂　白术各一两　车前子半两

上㕮咀。每服四五钱，水一盏半，生姜五片，煎一盏。去滓温服，不拘时候。或加肉豆蔻二两，尤佳。

育肠散口传

治泻利洞泄，赤白痢。

黄蘗皮去黑皮，二十两　石榴枝去黑皮，十两

上合和。每服三五钱匕，以米饮服。赤痢、血痢，即以粟米饮及糯米饮服之。伤寒后利尤佳。又加云母粉五两尤佳，名云母散。夏月炎暑之时，人多泄泻，谓之暑利，以井水服之尤佳。

神效必痊散

治一切泄泻，赤白痢，不问近远冷热，无不痊。

草果三个，二分，不去皮，切之　乌梅七个，不去核，打破　罂粟壳十四个，醋炙　白术二分　茯苓二分　南木香二分

上㕮咀，每服五钱重。水二盏，煎一盏。去滓，后入醋一蚬壳，温服二三服。必有神效。最秘神药也，服之无不效。

《事林广记》云：五倍子炒干，研为细末，以井花水调，丸梧子大。泄泻，每服三五十丸，以井水服之；白痢，以干姜汤服；赤痢，以甘草汤服；黑血痢，以乌梅汤服之。【五倍子治五色酒利】

【《翰良方》云：小柴胡汤，赤白痢尤效，痢药中无如此妙。盖痢多因服暑，此药极解暑毒。凡伤暑之人，审是暑暍，不问是何候状，连进数服即解。】

又灸神穴，尤有验。神穴者，脐孔中心也。可灸五十壮，或百壮。李淳风云：以干鼠粪，每年一壮灸神穴，不老，颜还童云。

【《究原方》第六虚损篇云：火轮丸，治小肠肾气，并脏腑泄泻，脾胃怯弱，不进饮食，《事证》《选奇》等诸方同。

附子炮　干姜炮　肉豆蔻面裹，煨，各三两

上等分细末，薄面糊丸，如桐子大。每服五十丸，米饮服，不计时候。

私云：肾脾虚损人，常患肠鸣泄泻，服之无不愈者也。治一切冷利，万不失一。性全深秘之，犹未容易称名字，自号三圣圆。

---

① 姜、茶：原作“草茶”，据下文“《本草》云姜茶方”改。

《魏氏家藏方》第三有加味火轮圆①，载于此《万安方》第五十六卷。】

《覆载万安方》卷第十九

嘉历元年十月三日，于烛下朱点之了。

性全六十一（花押）

同四日于灯下墨点了，老眼之间，点画不分明。冬景感老情而弥可励学。

性全（花押）

朱墨之纸数三拾二丁（花押）

① 圆：原脱，据《魏氏家藏方》卷五补。

《覆载万安方》卷第二十

性全　选

滞下门

滞者，秘涩不滑之名也。如云凝滞、结滞。

【一】白滞痢

此《万安方》第四十六卷小儿痢病中有奇方，可勘用被。

论曰：白滞痢者，冷痢之类。盖肠虚受冷，留而不去，与津液相搏，结滞如脓，或如凝脂，腹痛而下，故为白滞痢。

【宋・初虞世之《养生必用方》云：古人凡奏圊频并，皆谓之利。寻常水泻，谓之利；米谷不化，谓之米谷利，或言下利清谷清冷也。痢谓之滞下，言所下濡滞，脓血点滴，坐圊迟久，岂不谓之滞下也？痢有四种，寒、热、疳、蛊是也。白多为寒；赤多为热；兼以后重，赤白相杂为疳；蛊则纯下血也。谓随证用药，不若今人之妄意也。】

人参汤

治白滞痢及小便白。

人参　龙骨　当归　干姜　白茯苓　甘草炙，各一两一分　厚朴炙，二两二分

上粗末。每服五钱，水一盏半，煎一盏。去滓，空心，日午、日晚服。小儿量大小加减。

赤石脂散

治白脓痢。《局方》名桃花散

赤石脂碎，二两三分　干姜炮，二两

上细末。每服三四钱，米饮服，空心，食前、夜卧。

豆蔻汤

治白滞痢，心腹胀满，不下食。

肉豆蔻　甘草　干姜各一两二分　厚朴姜制，三两三分

上粗末。每服五钱，水一盏，煎七分。去滓，空心，日中、晚食前，日二三服。

白术汤

治白滞痢及水痢，日夜一二十行，心下痛。

白术二两　甘草炙，一两一分　厚朴姜制，二两二分　黄蘗去粗皮，炙　龙骨各一两一分

上粗剉。每服五钱，水一盏半，生姜五片，煎一盏。去滓，空心温服，日二三服。

黄连汤

治白滞痢久不瘥。

黄连炒　厚朴姜制，各五两

上粗剉。每服五钱，水一盏半，煎一盏。去滓，食前日二三服。

【二】冷痢

论曰：下痢，其色或青或白或黑者，皆冷痢也。此因肠胃虚弱，寒气乘之，故令人大便痢下青黑。

若其痢色白而食不消者，寒中也。当诊其脉，沉则生，浮则死。其人素有积寒，即成久冷痢，有脓也。

肉豆蔻汤

治冷痢。

肉豆蔻　甘草炙，剉，各三两

上剉散。每服五钱，水一盏半，煎一盏。去滓，空心，日午、晚温服。

牡蛎汤

治冷白滞痢，腹痛。

牡蛎煅，三分　赤石脂一两　干姜　当归切，焙　龙骨　白术各三分　附子炮　甘草　人参　芍药各二分

上㕮咀。每服五钱，水一盏半，煎一盏。去滓，空心食前，晚日三四服。或下脓，加厚朴一两；或呕逆，加陈皮一两。

附子汤

治冷痢及赤白滞下。

附子炮，半两　黄连炒，一两　阿胶炒，三分　甘草　干姜各半两　赤石脂　厚朴姜制，各一两

上㕮咀。每服五钱，水一盏半，煎一盏。去滓温服，空心食前，日三五服。

黄连汤

治冷痢疞痛，肠滑不瘥。

黄连炒，一两二分　阿胶炙　鼠尾草焙　当归　干姜各二两

上㕮咀，每服五钱。若冷甚白多，以酒一盏半，煎一盏。去滓，空心温服，日午、日晚各一服。若热及不痛，即去干姜、当归，用水煎，依前服。

熟艾汤

治冷痢。

熟艾炒　附子各一两一分，炮　黄连炒，二两二分　阿胶炒，二两　甘草　干姜　赤石脂各一两一分

上粗末。每服四五钱，水一盏半，煎一盏。去滓，空心食前，日晚三四服。

厚朴饮

治冷痢。

厚朴姜制，二分二两　肉豆蔻一两一分，炮　龙骨　白术各二两

上㕮咀。每服五钱，水一盏半，生姜三片，煎一盏。去滓，空心食前，日午、日晚，日三服，夜一二服。

赤石脂丸

治远年冷痢，食物不化，或青或黄，四肢沉重，起即目眩，两足逆冷，时若转筋。【手足冷，转筋。】

赤石脂　艾叶炒，各一两　干姜炮，三两　蜀椒去目并闭口者，炒出汗，三百粒　乌梅肉炒，五两

上细末，蜜丸梧子大。每服三十、五十丸，或七八十丸。米饮服，空心食前，日三五服。

【三】热痢

论曰：凡痢，色黄、色赤并热也，甚则下血汁。此由肠胃虚弱，邪热之气乘虚入客于肠间。故其证下痢黄赤，或血杂下，腹间热痛，小便赤涩，身热烦渴，故谓之热痢。

黄连丸

治一切热痢。

黄连二两二分　羚羊角　黄蘗去粗皮，各一两二分　赤茯苓二分

上细末，蜜丸梧子大。每服五十丸，或七八十丸，或百余丸。生姜汤入蜜少许服之。暑月下痢，用之尤验。

乌梅丸

治诸热痢不瘥。

乌梅肉炒　黄连各四两

上细末，蜜丸梧子大。每服五十丸、七八十丸、百丸、百五十丸。米饮服，日夜四五服。

黄连散

治挟热痢，多下赤脓。

黄连　百草霜各三两

上细末，每服四五钱匕。温酒服，日夜四五服，空心食前。

蒲根汤

治热痢。

蒲根剉，五两　粟米十两

上分为五服。每服水一盏半，煎一盏。去滓温服，日夜四五服。

诃梨勒圆《局方》

治肠胃虚弱，内受风冷，水谷不化，泄泻注下，腹痛肠鸣①，胸满短气。又治肠胃积寒，久利纯白，或有青黑，日夜无度，及脾胃伤冷，暴泻不止，手足逆冷，脉微欲绝，并宜服之。

诃子皮四两　肉豆蔻二两　川乌头　缩砂各四两　木香二两　龙骨八两　干姜二两　赤石脂八两　白矾四两

上细末，用粟饭为丸梧子大。每服五十丸，或七八十丸。以粟饮服，空心食前，三五服。不效，可加至百余丸。

【四】赤痢

论曰：热痢之甚者，为赤痢。本由肠虚，为风邪所伤，又挟邪热。血得热而妄行，乘虚必凑，渗入肠中，与痢相杂，其色纯赤，名为赤痢。若肠虚不复，则为久赤痢，变成呕哕䘌【下部虫也】之候矣。

黄蘗丸

治痢下黄赤水，或黄赤脓，四肢烦，皮肤冷者。

黄蘗一两　黄连炒，二两　熟艾半两　黄芩一两一分

上细末，蜜三两，蜡一两镕化，入前药和捣，丸梧子大。每服五十丸，或七八十丸。空心米饮，日三服，夜一服。

黄连汤

治暴赤痢，如鹅鸭肝，其痛不可忍。

黄连炒　黄芩各五两

上粗末。每服五钱，水二盏，煎一盏。去滓热服，不拘时，日二三服。

茯苓丸

治赤痢及赤白等痢。

赤茯苓　当归　黄连炒　黄蘗去粗皮，各三两

上细末，蜜丸梧子大。每服三十、五十丸，或九十丸、百丸。空心，米饮服。赤白痢，加阿胶末二两。

香连丸

治热痢。

木香　黄连炒　甘草　肉豆蔻

上细末，或砂糖丸，或蜜或米糊丸梧子大。每服二三十丸，或五七十丸。空心，米饮服，日夜五服。

黄连散

治赤痢，兼大肠下血。

黄连炒　黄蘗蜜炙　厚朴姜制　木香各三两

① 肠鸣：原作“鸣肠”，据校本乙转。

上细末。每服四五钱匕，空心，粥饮服，日午、日晚，或夜卧服。

【五】血痢

论曰：邪热客于血脉之中，肠胃虚弱，血随热行，流渗肠间，因便血下，故名血痢。其脉见虚小者生，身热疾数者难治。

黄蘗汤

治血痢昼夜不止。

黄蘗　黄连各二两　木香一两

上粗末。每服五钱，水二盏，煎一盏。去滓，食前服，日三五服。

醋石榴皮散

治血痢久患。

醋石榴皮焙，末　枳壳麸炒，各三两　当归炒，一两

上细末。每服四五钱，粥饮服，日二三服。

黄连丸

治血痢不止。

黄连炒　黄蘗炙赤　黄芩各三两

上细末，蜜丸梧子大。每服，食前粥饮服三十丸、五十丸，至七八十丸，日二三服。

黄连饮

治脏毒下血，脏腑疞痛，日夜五七十行，及血痢甚者。

黄连　阿胶炙　当归　赤石脂各四两　附子炮，一两　龙骨　白术各二两

上㕮咀。每服五钱，水二盏，煎一盏。去滓温服，空心，日二三服，夜一二服。

艾叶饮

治血痢不止，少腹疞痛。

艾叶焙　当归　黄连　龙骨　诃子皮各一两二分

上粗末。每服五钱，水一盏半，煎一盏。去滓温服，日二三服，夜一二服。

诃梨勒散

治久患血痢。

诃子皮二个，炮，不去核　干姜炮，二块　高良姜二节大，炮　甘草炙，二寸　白矾烧，如甘草多少。已上合三服

上细末。先喫好茶一盏，后用乌梅三个打破，水二盏，煎一盏二分，调药四五钱匕服。微利即瘥。

腊茶汤

治血痢。

上取盐梅三五个，除核研。与腊茶末三钱匕合，以醋汤沃，顿服之即瘥。

四物丸

治血痢有神效。

川芎一两　当归　芍药各二两　香附子三两

上细末，以醋米糊丸梧子大，以蒲黄为衣。每服八十丸，或百二三十丸。以糯米泔浓水冷饮下，日三五服。

【六】脓血痢

论曰：春伤于风，邪风留连，夏为洞泄。若遇热气乘之，则血随热行，渗入肠中，又与肠中津液相搏，积热蕴结，血化为脓，脓血相杂，故成脓血痢。秋冬诊脾脉微涩者是也。其脉滑大，或微小沉细虚迟者，皆生；若悬绝，或实急，或数大，身热者，皆死。

黄连丸

治下痢脓血，羸瘦。

黄连 龙骨 苦参 厚朴各二两 熟艾叶炒 白矾枯烧 甘草炙 神曲炒 赤石脂 干姜各一两

上细末，蜜丸梧子大。每服五十丸，或七八十丸、百丸。空心米饮服，日夜三五服。

木香散

治久痢脓血。

木香炮，一两 阿胶炒，三两 诃子皮 黄连各二两

上细末。每服五钱匕，空心，以冷粥饮服，日三服，夜一服。

黄连汤

治痢下脓血。

黄连二两 厚朴姜制，三两

上粗末。每服五七钱，水二盏，姜五片，煎一盏。去滓温服，不拘时，日夜四五服。

【七】赤白痢

论曰：赤白痢者，由肠胃虚弱，冷热相乘，客于肠间，变而为痢也。盖热乘于血，流渗肠内则赤；冷气入搏，津液凝滞则白。其候里急后重【初虞世《养生必用方》言：泄利，则今人谓之泻痢，即脓血杂下，后重迫急，俗医呼为里急后重】，数至圊而不能便，脓血相杂，故谓之赤白痢。重者，状如脓涕而血杂之；轻者，白脓上有赤脉薄血，状如鱼脂脑，世谓之鱼脑痢也。【鱼脑痢】

黄连散

治赤白痢，腹中痛，口干，或作寒热。

黄连二两 白术 黄芩各一两一分 当归二两 乌梅肉炒 干姜各一两一分 阿胶二两二分，炒 甘草一两一分

上粗末。每服五钱，水一盏半，煎一盏。去滓，不计时候，稍热服，日夜四五服。

赤石脂散

治赤白痢，日夜不绝。

赤石脂 龙骨 阿胶 地榆 诃子皮 当归 干姜 黄连各一两 厚朴一两二分

上细末。每服四五钱，以粥饮服，不计时，日二三服，夜一二服。

乌梅散

治赤白痢久不止，腹中疞痛及下血脱肛。【治脱肛】

乌梅肉焙 樗根皮炙 赤石脂 当归 地榆炙，各一两一分 黄连 干姜各二两 甘草二分三铢

上细末。每服四五钱匕，温米饮，空心，日三服，夜一二服。

桃花圆

治赤白痢，日夜无度，攻脐腹痛。

赤石脂 干姜各三两

上细末，白面糊为丸梧子大。每服五十丸，或八九十丸，百余丸，食前二三服。若血痢，甘草汤服；白痢，干姜汤服；赤白痢，以甘草干姜汤服。

加减姜黄丸

治冷热赤白痢，泻血。

干姜三十两，炮，末，以水煮面糊，别丸梧子大，阴干。或五十两、百两，随多少 黄连炒末，两分。皆同前制法，同前阴干

上各别收贮之。若白痢冷泻，每服干姜三十丸、黄连十五丸，用温米①饮合服。未有验，则增加丸数。赤痢泻血，黄连三十丸、干姜十五丸，用米饮合服。增加同前。若赤白相杂者，黄连、干姜各三十丸，同用米饮空心服。未愈，加至七八十丸、百余丸，取瘥为度。

【《养生必用方》云：治大人、小儿、老人、虚人不以冷热泄泻神方。

黄连去毛 白芍药 吴茱萸各十两

① 米：此下原衍一“米”字，据校本删。

上如大豆大，切，同铛釜内慢火炒至赤色，取下放冷，杵罗为细末。每服三五钱，水一盏半，煎至八九分。去滓，取六分清汁，空腹，食前温服，日三五服，小儿量与。若是不喜药人，大段嫌苦，即以蒸饼水浸，丸如桐子大。更丸一等如绿豆大，米饮服五十、七八十丸。小儿如黄米大丸，量与五丸、十丸。若不禁生冷、鱼肉、肥腻，与不服药同。】

龙骨散

治赤白痢，肠胃虚滑。

龙骨一两一分　黄连　牡蛎煅，各二两二分　乌梅肉焙，二两

上细末。每服四五钱匕，温米饮服。食前，日夜四五服。

万灵汤

治赤白泻痢，腹脏疼痛，里急后重，并治疝气。膀胱病同【兼治赤白痢与疝气痢】

罂粟子炒赤，十两　甘草炙，二两

上粗末。每服五六钱重，水一盏半，煎一盏。去滓，临卧[①]温服，日夜三五服。

木香散

治下痢赤白。

木香　肉豆蔻　槟榔半生半炮，各二两二分　干姜炮，一两一分

上细末。每服五六钱匕，米饮服，日夜五七服。

驻车丸

治赤白痢，腹痛。初出于初虞世之《养生必用方》

黄连炒，三两　干姜炮　当归炒　阿胶炒末，各二两

上各细末，以好醋调阿胶，和丸梧子大。五十丸、七八十丸、百丸，空心，陈米饮服，日夜五服。

【初虞世《养生必用方》云：驻车丸，治滑泄痢白脓，腹中肠中痛不可忍，号**延年驻车丸**方。老人、虚人尤宜服。

黄连六两　干姜二两　当归胶各三两

上丸毕，风干，囊盛，悬当风处，须忌毒物。泻利，戒鱼肉、油腻、生冷、果菜。杂服，金丹亦无如之何。】

《事证方》治血痢赤痢，服四物驻车圆。以妇人四物汤煎服驻车圆，名四物驻车圆，有神效。

予性全私云昔以此治贵家赤痢，以四物汤一服，令服驻车圆二百五十丸。日五服，夜三服，一日一夜，服二千余粒。至晓纯下此药，痢止气安如平生。知药爰胜病，则取验如神。从此予与药倍于本方，或二倍，或三四倍。

《百一选方》治臁疮，用隔年驻车圆研末傅。若无，用新者。夏秋间，暑泻不止，以理中汤服下驻车圆；赤痢，煎四物汤服；甚者，倍加丸数；脏毒痢，用乌梅汤服下。

《事证方》云：四物驻车圆，章教授传，专治赤痢，神妙。

《三因方》云：《经》中所载，有血溢、血泄、血便注下。古方则有清脓血及泄下，近世并为痢疾，其实一也。但以寒、热、疳、蛊，分为四门，未为至当。且疳蚀疮脓中蛊下血[②]与利脓血证状大别：疳蚀虽下赤白，当在疳湿疮门；蛊利清血，当在中毒蛊门。今之滞下赤白者至多，皆是冷热相搏，非干疳湿蚀疮类，下利清血亦多与中蛊毒者大异。临视须详，不可道听。治法差互，立见夭伤。勉之勉之。【滞下赤白痢】

又云：古方泄利与滞下，共为一门。《千金》又以宿食不消在热痢类。门类混滥，后学难明，不可甄别也。

又云：凡血得热则淖溢故鲜，得寒则凝泣【泣，《素问注》曰：泣、涩同】故瘀【瘀血也】，当审其风热、风

---

① 卧：原作“临”，据《普济方》卷二百一十一及校本改。

② 血：原脱，据陈言《三因极一病证方论》卷之十二补。

冷二证，与蛊利大别。外有血痔、血枯，内衄、酒利、肺疽、肠胃蓄瘀、远近血等，各有门类，不可混杂。古方云：积冷、积热，及水谷实而下利者，并以大黄汤下之。《养生方》亦云：大则疏涤之。更不知有寒热、风湿、虚实之不同，后人寻即妄用，被害者多矣，吁可伤哉。

赤石脂散《局》

治肠胃虚弱，水谷不化，泄泻注下，腹中雷鸣，及冷热不调，下痢赤白，肠滑腹痛，遍数频多，胁肋虚满，胸膈痞闷，肢体困倦，饮食减少。【赤石脂有效】

赤石脂　甘草各一两一分　肉豆蔻六两一分　缩砂三两一分

上细末。每服四五钱匕，用温米饮，食前空心，日二三服。

【《究原方》治患痢，又时泄泻，耳觉鸣，腹肚痛，煎四桂散，可调服赤石脂散。】

断下汤《易简方》

治下痢赤白，无问久近长幼，及治休息痢疾。

草果连皮，十个　白术　茯苓各十钱重　甘草五钱重

上㕮咀。用大罂粟壳百四十个，去筋膜并萼蒂，用醋淹，炒燥为粗末。同前作一剂，分作七服。每服水二大盏，姜七片，枣十个，乌梅各七个，煎一大盏，去滓温服。赤痢者，加乌豆【黑大豆也】三十粒；白者，加干姜一钱重。凡罂粟壳治痢，服之其效如神。但性紧涩，多令人呕逆。既用醋制，加乌梅，不致为患。然呕吐人，则不可服。

大率痢疾，古方谓之滞下，多因肠胃素有积滞，而成此疾。始得之时，不可遽止。先以加巴豆感应圆十五粒，或二三十粒，用白梅煎茶，或姜汤服。令大便微利，仍以前药服之，无不应手作效。若脾胃素弱，用罂粟壳二两，制如前法，陈皮一两半、肉豆蔻半两为末，以乌梅肉三个，蒸过烂研，以醋煮米糊丸如梧子大。每服七八十丸，米饮若姜汤服。兼治泄泻不止，一二服即愈。更令药力相接为佳。泻痢之用罂粟，难轻用。如觉恶心，却以理中汤、四君子汤加肉豆蔻、木香辈，调其胃气，定其呕逆。今之治痢，多用驻车圆、黄连阿胶丸之类。其中只有黄连肥肠，其性本冷。若所感稍轻，及余痢休息不已，则服之有效；若病之稍重，非此可疗。徒谓其稳当，而悠悠服之，乃自取其困顿也。【驻车圆、黄连阿胶圆之类，不可治重困痢病。】

【八】协热下利

论曰：若下利清水，其色赤黄，或米谷不化，但欲饮冷，时时呕逆，小便不利，得热则极，心胸烦躁，脉虚大而数。此由乘虚热入于胃，凑渗下焦，津液不分，并于大肠，谓之协热下利。先用五苓散利小便，次以玉粉丹、四味阿胶圆。

玉粉丹《大全方》

蛤粉　硫黄各五两

上同研，用白面糊丸梧子大。每服五七十丸，以米饮服之。

四味阿胶圆《养生必用方》云小阿胶丸

治脓血杂下后重，小便不利。初虞世之方

黄连　赤茯苓各二两　芍药三两　阿胶炒，一两

上先以三味为末，却以好醋熬阿胶末成稀膏，丸梧子大。每服五十丸，或八十丸，米饮服，空心。

【《大全良方》说】近人多用罂粟壳、地榆之属，然此物性太紧涩，能损胃气。如少壮之人、壮健者服之，间奏奇效。若是疫毒受暑受湿之证，及年尊之人，或禀受怯弱【天性弱也】，服此莫不受其大害。若以固秘涩肠为先，则风寒暑湿之邪非惟涩而不去，而胃管闭而不通，禁口不食，日见羸瘦，糟粕不入肠中，所患无由可除矣。若先服罂粟、地榆，有禁口等证，宜以参苓白术散、四君子汤及石莲肉、山药之剂，治之必愈。治利欲投补药，必须有温通之意在焉。如四君子汤、理中汤加木香、白豆蔻、茯苓、官桂、厚朴之可以散风邪，可以分水道，可以开胃管，可以治缠扰，可以通秘涩，此攻守【攻疾守气之意也】之意两全也。大抵治痢之法，虚者补之，实者泻之，滑者涩之，闭者通之，有积者推之，风则散之，暑

则涤之，湿则燥之，热则凉之，冷则温之。冷热者调之，以平为期，不可以过，此为大法。药隐老人序，代罂粟壳也。《伤寒一览方》第十五卷云：用诃子皮。

刘从周痢疾口诀《大全良方》《事证方》同

祭酒林谦之说：医人刘从周治痢有功，讥论殊不凡，且有验。云：大凡痢疾，不问赤白，而为冷热之证。若手足和暖则为阳，只须服五苓散，用粟米饮服《选奇方》以粟米粥为丸服之，次服感应圆二三十粒即愈；若觉手足厥冷则为阴，当服暖药，如已寒圆、附子之类。如此治痢，无不效。此方亲曾用，有效。有人夏月患痢，一日六七十行，用五苓散而服止。

酒蒸黄连圆、姜附汤、小柴胡汤、败毒散、参苓白术散、香薷散、理中圆、四君子汤、黄连阿胶圆、钟乳健脾圆、驻车圆、胃风汤、四物汤、玉华白丹、十全大补汤、斗门散、五苓散、真人养脏汤、水煮木香圆、大已寒圆。

已上诸方，并出《和剂局方》，不复重录云。

如斗门散、养脏汤、水煮木香圆、参香散、豆蔻饼，其中皆使罂粟壳，然此药大能坏脾胃，古方不用。【不可用罂粟壳事】

又云：感应圆（亦有用苏合香圆和圆服，名苏感圆。亦有外加黄腊，圆如梧子大，十丸兼用。《大全良方》说也）、苏感圆号，出于《大全良方》痢病卷矣。痢疾秘涩发热之人，尤宜服之。《卫生良剂方》上卷苏合圆下云亲验方，治脾胃不和，胸痞闷。【苏感圆事】。苏合香[1]圆与理中圆同等分煎服。【苏合圆与理中圆合煎服方，奇方也。】

《大全良方》第七卷鼻衄下云：昔赵恭人鼻衄不止，诸治不瘥。予【陈良甫】治之，先用苏合香圆四丸，次用五苓散浓煎白茅花汤调服，即止；次用芎归汤调理。又有一富室男子，鼻血不止，六脉洪数。究竟云服丹药太过，遂用黄连、黄芩、大黄末煎服，愈；调服亦可。又云：仆尝治一人吐血，遂用苏合香圆和鸡苏圆服，即效。

又《伤寒一览方》苏合香圆治壮热潮热。

《幼幼新书》治小儿发热，温病癖块腹热。

私：苏感圆出处，人不知之，必可秘之。但热利之有秘涩滞痛，即可与三十丸、五十丸，或可服七八十丸。热退利快，则可与诸药也。予治痢疾滑数，则可与丸药；秘涩，则可与汤散。是大较也。

【九】气痢

论曰：气痢者，由冷气停于肠胃间，致冷热不调，脾胃不和，腹胁虚满，肠鸣腹痛，便痢赤白，名为气痢。治法宜厚肠胃，调冷热，补脾气，则痢当自愈。

缩砂蜜丸

治气痢。胃与大肠，虚不能制，昼夜无度，渐令人黄瘦，食不为肌肉，困重无力，眼目多涩，十年不愈。

缩砂　当归　赤石脂　陈皮各一两　肉豆蔻二分　黄连二两

上细末，蜜丸梧子大。每服三十丸，五十丸，或百丸。空心，米饮服，日二三服。老人及妊妇，并皆可服。

木香丸

治气痢久不止。

木香　丁香　缩砂　肉豆蔻各一两　诃子皮　藿香叶　赤石脂各半两

上细末，面糊丸梧子大。空心食前，米饮，每服五十丸，或七八十丸、百丸，日夜五丸。

木香丸

治诸气痢不止。

木香　肉豆蔻　缩砂　赤石脂各三两

① 苏合香：底本此下原有错叶，今据校本调顺。

上细末，以枣肉和丸梧子大。每服五十，或八九十丸。温米饮，食前，日夜五服。

龙骨散

治气痢，腹内虚鸣，日久不瘥。

龙骨　黄连　黄蘗　干姜　阿胶　人参　厚朴姜制，各三两

上细末。每服四五钱匕，空腹粥饮。日三五服。

肉豆蔻散

治气痢，腹胀不下食。

肉豆蔻半生半炮　诃子皮同制　木香同制，各二两二分　白术炒，二两　甘草同制　荜拨　干姜炮，各一两二分

上细末。每服四五钱匕，米饮服，日二三服。

治气痢《事证方》唐太宗得效方，出《太平广记》名荜拨散。《沈存中方》【《翰良方》也】云：用牛乳半升、荜拨二三钱，同煎至半，空心服。

《圣济总录》云：治气痢久不瘥，及诸痢困弱者，**荜拨散**。

荜拨末，三钱匕　牛乳半盏

上二味，同于银、石器中慢火煎，令减半。空腹顿服，神效。

【十】休息痢瘥而亦发，连绵以久，名曰休息痢。

论曰：肠中宿挟痼【久也】滞，每遇饮食不节，停饮不消，即乍瘥乍发，故取名为休息痢。治疗当加之以治饮消削陈寒痼积之剂则愈。

阿胶汤

治休息痢。

阿胶炒　黄连炒　龙骨各二两一分　艾叶炒，一两二分　仓米二盏，炒

上粗末。每服五七钱，水一盏半，煎一盏。去滓，空心食前服，日夜四五服。

黄丹散

治休息痢，诸药无效。

黄丹三两，炒令紫　枣肉纸裹，炮，去核，冷，五十个　枳壳麸炒，二分　黄连半两，去须炒

上细末。每服三四钱，空心粥饮服，日三五服。忌油腻冷物。

白茯苓丸

治休息痢，日夜频并。

白茯苓一两一分　黄连六两一分　黄蘗　羚羊角各三两三分

上细末，蜜和丸梧子大。每服五十丸，或七八十丸。米饮，日夜四五服。

缩砂丸

治冷气腹痛，止休息气痢劳损，消化水谷，温暖脾胃，及治冷滑下痢，不禁虚羸。

缩砂　附子　干姜　厚朴　陈皮　肉豆蔻各半两

上细末，蜜丸梧子大。每服五十、七十丸。米饮食前服，日夜四五服。

【十一】蛊痢

论曰：凡下痢脓血，间杂瘀黑，有片如鸡鸭肝，与血皆下者，蛊痢也。此由岁时寒暑不调，湿毒之气袭人经脉，渐至脏腑，毒气挟热，与血相搏，客于肠间，如病蛊注之状，故名蛊痢也。

牛膝酒

治肠蛊先下赤，后下黄白沫，连年不瘥。

牛膝五两

上切碎，以醇酒三盏渍一宿。平旦空心服之，再三服愈。

黄蘗丸

治岁时蛊痢。

黄檗　黄连各三两

上细末，饭饮为丸梧子大。每服五七十丸，空心米饮，日三五服。

黄芩汤

治蛊毒痢，如鹅鸭肝，腹痛不可忍。

黄芩　黄连炒，各三两

上细剉。以水五盏，煎取二盏半。去滓，分作三服，空心，日午、日晚服之。乘热服，冷即凝。

【《养生必用方》云：治老人及诸虚人下痢滑泄，百方治之不效方。

赤石脂别研　干枣末，各等分

上以面糊和丸，如桐子大。每服二三十丸，空腹，温米饮下。未知，加至三五十丸、六七十丸。小儿量加。赤石脂者，河东陕西有真者，今齐州所出乃桃花石，不入断下药云云。断者，止也、绝也，止于痢之药，谓之断下药也，如断下汤。】

【十二】久痢

论曰：久痢不瘥，则谷气日耗，肠胃损伤，湿气散溢，肌肉浮肿，以胃土至虚故也。蛊因虚动，上蚀于膈，则呕逆烦闷；下蚀肠中，则肛门疮烂。久而不瘥，变成瘠羼，或下赤汁，水血相半，腥不可近。是谓五脏俱损而五液杂下，此为难治。

云母散

治久痢经年不瘥。

云母粉　白茯苓　附子炮，各一两二分　龙骨　赤石脂各一两

上细末。每服三四钱匕，温酒或米饮调服，日三夜一服。

厚朴汤

治痢积年不瘥。

厚朴姜制　干姜　酸石榴皮炒　阿胶炒　黄连　艾叶炒，各三两

上粗末。每服五钱，水二盏，煎一盏二分。去滓温服，不拘时，日夜四五服。

干姜汤

治积年痢，困笃，肠极滑，医所难疗。

干姜　黄檗炒　阿胶炒　酸石榴皮炒，各二两

上粗末。每服五钱，水二盏，煎至一盏二分。去滓温服，不拘时，日三五服。

【十三】下痢里急后重

论曰：下痢，里急后重者，有瘕聚也。《经》所谓“大瘕泄者，里急后重，数至圊而不能便，茎中痛”是矣。法当和冷而祛蕴滞，则脾胃和平，饮食腐化，其脓血自消，大肠自固也。

当归散

治里急后重，下赤白痢，及下部疠痛。

当归　黄连炒　干姜炮　黄檗蜜炙，各三两

上细末。每服四五钱，浓煎，乌梅煎汁调服。空心食前，日三服，夜一二服。若腹中疠痛，加当归服；赤加黄连，白加干姜。

圣功散

治冷热不和，下痢赤白，脐腹作痛，里急后重。

干姜　五倍子各三两　诃子皮煨，去核　甘草炙，各半两

上细末。每服四五钱匕，食前米饮服，日三服，夜一二服。

诃梨勒汤

治肠虚，冷热不和，赤白下痢，里急后重。

诃梨勒煨，去核　草豆蔻炒　延胡索各二两　干姜炮，一两

上粗末。每服四五钱，水二盏，煎一盏二分。去滓，食前温服，日夜四五服。

诃梨勒丸

治腹痛虚滑，里急后重，心胸痞闷逆满，或伤冷暴泻，手足厥冷，脉息沉伏。

诃梨勒去核　缩砂各一两　肉豆蔻　木香各半两　白矾　乌头炮，各一两　龙骨二两

上细末，粟米粥和丸梧子大。每服五十丸，或七八十丸。食前粟米饮服，日夜四五服。

【十四】痢兼渴

论曰：痢不瘥则肠胃虚弱，津液减耗，不能上润于咽嗌，故口舌焦干而内烦，使人引饮，饮多则湿气淫溢，肌肉虚浮，而痢亦不瘥也。

栝楼根汤

治下痢冷热相冲，脏腑气不和顺，本来下虚，津液耗少，口干咽燥，常思饮水。人初不许饮水，毒气更增，烦躁转甚。宜急与汤饮救之，不得令至过度止渴。

栝楼根　甘草　白茯苓各三两

上粗末。每服五钱，水二盏，麦门冬二分去心，枣三个打破，煎一盏二分。去滓，不拘时温服，日三五服。

麦门冬汤①

治痢兼渴。

麦门冬去心，三两　乌梅十五个

上分为三服。每服水二盏，煎一盏二分。去滓温服，空心食前，日二三服。

糯米汁

治痢后渴。

糯米二盏

上以水二盏半研，取汁。空心顿服，以渴止为度。

【十五】痢兼肿

论曰：下痢，身体浮脓者，久痢所致也。痢久则胃气弱而肠虚。胃者土也，所以化水谷而充肌肉。若胃土气衰，不能胜湿，则水气妄行，流溢皮肤，故痢而兼肿也。得小便利者乃愈。

细辛饮

治虚劳下痢，心胸壅闷，喘促，四肢肿满。

细辛　防己　桂心　当归切焙，各一两一分　枳壳麸炒　白术　赤茯苓　赤芍药各二两　黄耆二两二分

上粗剉。每服五六钱，水二盏，姜五片，煎一盏。去滓温服，不拘时，日二三服。

防己汤

治痢后四肢浮肿，喘息促急，坐卧不安，小便不利。

防己　猪苓　桑白皮　赤茯苓　当归　陈皮　槟榔煨　紫苏茎叶共用　木通各一两　木香　白术各二分

上粗末。每服五六钱，水二盏，姜五片，煎一盏二分。去滓温服，不拘时，日夜四五服。若利滑下，加肉豆蔻、缩砂各二两。

香菽散

治下痢体肿。

黑大豆炒熟，去黑皮，一升

上细末。每服三四钱，用粥清服，日夜四五服。

① 汤：原脱，据《圣济总录》卷第七十八补。

大防风汤《局》

祛风顺气，治血脉，壮筋骨，除寒湿，逐冷气。又治痢后脚痛，不能行履，疾名鹤膝风。【痢后脚痛，不能行步。】

熟干地黄　防风　白术　川当归　杜仲　黄耆　白芍药各二两　羌活　牛膝　人参　甘草各一两　附子　川芎各一两二分，小芎不可用

上粗末。每服五六钱，水二盏，姜七片，大枣三个，煎一盏半。去滓温服，空心食前，日夜二三服。

《事证方》云：善法堂僧，患鹤膝风痢风，足履瘼弱，遂成鹤膝，两膝肿大而痛，髀胫枯腊，但存皮骨而已，拘挛跧卧，不能屈伸，遂成废人。淮东赵参政甥李念七官人方，医此僧取效。此真奇方也，大防风汤之传。

【十六】痢后脱肛【脱肛】

论曰：下痢脱肛者，因大肠虚弱，冷气堰滞，至圊不能便，极力于下，肛门脱出，故谓之脱肛。温其脏则愈。

古方有坐汤熨之疗，皆良方也。

磁石散

治肛门不收，里急后重。

磁石火煅，浸醋，七返，四两　桂一两　蝟皮一个，炙令黄

上细末。每服三四钱匕，米饮服，日二三服。慎举重及急衣带，断房室，周年乃佳。

猪肝散

治洞泄，肛门脱出。

猪肝一斤，切，焙干　黄连　阿胶炒　川芎各一两　乌梅肉炒焙，二两二分　艾叶半两，醋炙

上细末。每服四五钱，酒浸服，日夜空心食前三五服。白米饮亦可。

蒲黄傅方

治脱肛不收。

上用蒲黄一味，和猪脂傅肛上，以手按抑令入，日夜如此疗之。

私案云：痢后脱肛，大抵小儿有之。若从来脱肛人，不可依此方等，别有脱肛篇。以药杂入之，昼夜亦每下利则脱出，无处愈合。爰予【性全】以心令收，即人人有平安良术，谓人脱肛后不登圊而仰卧下利，更不再脱出。每便利，或七日，或十余日至瘥合，仰卧不用力利，则必有平愈效。

又灸百会五十壮，尤有验。又以槐枝煎汤，浸洗肛门，而涂木贼灰于肛，令按入，仰卧利尤佳。

【十七】疳䘌

论曰：疳有五种，久变为虫䘌。一曰白疳，令人皮肤干燥而无润泽之气；二曰赤疳，令人毛发焦枯；三曰蜣疳，令人腰脊强重；四曰疳䘌，令人下部挛急，背强不能俯仰；五曰黑疳，患者必死，令人五脏俱损，或下瘀血。此盖肠胃虚弱，嗜甘味过度，致脾气缓弱，谷气衰微，荣卫虚损，肠间诸虫因虚而动。虫蚀于上，则手足烦疼，心中懊憹，嘿嘿不欲饮食，腰脊无力，食不知味，精神恍惚，夜梦颠倒，喉咽生疮，齿龈黯黑损烂，脓血俱出。胃气逆，则变呕哕。下蚀肠胃，便痢脓血，或下瘀黑。久不已，则肛门烂开，渐至危殆。

五皮汤

治久痢赤白，疳湿诸疾。

槐皮　桃皮　樗根白皮　柳皮　枣皮各以患人手把外截①一握

上细剉。每剂水二盏，煎一盏。去滓，空心温服。未止，再三服之。

① 截：原作“藏”，据《圣济总录》卷第七十八改。

丁香散

治丈夫、妇人、小儿久痢成疳，百方不瘥。

丁香　麝香研　黄连各二分

上细研。以一钱匕，取竹筒或笔管，吹入下部。小儿量度减之。不过三四上，必瘥。

参连汤

治湿䘌痢，虫蚀下部。

苦参一两半　黄连二两，炒　阿胶炒，一两

上粗末。每服五六钱，水二盏，煎一盏半。去滓，空心食前，日二三服。

黄连汤

治痢湿䘌，下部疮烂。

黄连四两　熟艾炒，二两　苦参　槐白皮各三两

上细剉。每服五七钱，水二盏，煎一盏半。去滓温服，重者不过三剂。

【十八】诸痢总治

秘传斗门散《局》

治八种毒痢。【八痢者】脏腑撮痛，脓血赤白，或下瘀血，或成片子，或有五色相杂，日夜频并。兼治禁口恶痢，里急后重，久渴不止，全不进食，他药不能治者，立见神效。

黑豆性平，炒，去皮，一两　地榆微□炒，三两　干姜大热，炮，二两　罂粟壳蜜炙或醋炙，性平，四两　甘草炙，三两　白芍药微炙，一两二分

上细末。每服五钱，水二盏，煎一盏二分。温服，日夜五七服。

遇仙立效散《局》

治诸般恶痢，或赤或白，或浓淡相杂，里急后重，脐腹绞痛，或下五色，或如鱼脑，日夜无度，或禁口不食。不问大人、小儿、虚弱老人、产妇，并宜服之。

御米壳去盖蒂膜，醋炙黄色，二两。罂粟壳，一名也　川当归二两　赤芍药半两　甘草二两　酸榴皮温炙，半两或一两　地榆半两

上粗末。每服四五钱，水一盏半，煎一盏。去滓温服，空心食前，日夜五七服。小儿量岁加减，以瘥为度。忌生冷、油腻、腥臊等物。

圣散子《局》

治丈夫、妇人远年日近，赤白休息等痢。

黄蘗皮去粗皮，炙焦，四两　当归二两　干姜二两　甘草　枳壳　罂粟壳醋炙　御米罂粟子也，性与壳同，各四两

上粗末。每服四五钱，水二盏，薤白三十茎，同煎至一盏二分。去滓热服，日三服，夜二服。老人、小儿，量岁减加。忌生冷、油腻等之物。

斗门散《局》

治八种毒痢，脏腑撮痛，脓血赤白，或有五色相杂，日夜频并。兼治禁口恶痢，里急后重，大渴不止，酒痢脏毒，全不食。【酒痢】

地榆二两，止痛　干葛平，《日华子》曰：冷，止渴。八两　黑豆炒去皮，四两　干姜一两　当归一两　罂粟壳蜜炙，四两　甘草炙，二两

上细末。每服四五钱，水二盏，煎一盏二分。去滓温服，不拘时，日夜五七服。

育肠圆《局》

治肠胃虚弱，内挟生冷，腹胀泄泻，时时刺痛，里急后重，下痢赤白，或变脓血，昼夜频并，经久不瘥。

乌梅肉焙，二分　罂粟壳蜜炙，一两　肉豆蔻炮　诃子皮各一两　当归二两，酒浸，焙　黄连二分

上细末，蜜丸梧子大。每服五十丸，或七八十丸，若百余丸。空心食前，饭饮服，日夜五六服。小

儿成小丸，甘草干姜汤下。

地榆散

治肠胃气虚，冷热不调，泄泻不止，或下鲜血，或如豆汁，或如猪肝，或脓血相杂，赤多白少，腹痛后重，遍数频并，全不入食，并宜服之。何无地榆子？犹如顺气木香散无木香欤。

石榴皮温，无毒　莲蓬或云莲房，或云莲壳，去茎，平，炙　罂粟壳蜜炙　甘草炒，各三两

上粗末。每服四五钱，水二盏，姜五片，煎一盏二分。去滓，通口服，不拘时，日夜四五服。

神效参香散《局》

治大人、小儿脏气虚怯，冷热不调，积在脏腑，作成痢疾，或下鲜血，或如豆汁，或如鱼脑，或下瘀血，或下紫黑血，或赤白相杂，或成五色，里急后重，日夜频并，脐腹绞痛，甚不可忍，及禁口疳蛊，时瘟诸痢，无问新旧，并能治之。

白扁豆炒　人参各二两　茯苓四两　肉豆蔻四两　木香二两　陈皮　罂粟壳十二两

上细末。每服五钱匕，以米饮服。不拘时，日夜五七服。立有神效。

【十九】酒痢

《医说》云：有人日【每日义也】逐饮酒，遂成酒利，骨立不食，但饮酒一两盏，利作几年矣。因与香茸丸一两服，遂止。盖麝能治酒毒。

香茸丸《济生》

治下痢危困。

麝香半钱，剉，研　鹿茸一两，醋炙

上细末，以灯心煮枣肉，丸如梧子大。每服五十丸，或七八十丸。空心食前，用米饮送下。

又痢病止后，腹胀利结，则服四味平胃散，通利补胃，尤佳。若利秘结，全不通，以盐入满脐穴中，以纸湿覆盐上，以艾炷可灸十四五壮，大小便通利得平安，而后可服嘉禾散。

鲫鱼及鲤鱼止血痢。《圣惠方》则以蒜、齑、鲋、鲙食之，又鲤鱼亦得。

灸穴

脾俞　气海　丹田可灸之

宜食

石榴　杨梅　通草　林檎　梅
干枣　藕实　柿　柚　橘
葛粉　山椒　芋　蓟菜　芥
荠　葱　韭　葫　丹黍
蘩蒌　水芹　苋菜　糯米　白梅
牛蒡　和布　青苔　鲭　鲋
鳠　海鼠　乌贼鱼　干雉　鹑
鸽　鸭　小鸟　鹭　海月
海老　蛎　蛤　鲍　鲣
鲇鱼　鲤　诸干鱼鸟无毒
江豚　粟　茶以热汤服之

禁物

柑子　淡柿　熟柿　桃　杏
瓜但熟瓜无毒　茄子但煮无毒，世俗喫生茄数日，痢病得愈云。
芝　油物　胡瓜　荞麦　蔓青
胡麻　酒但浊酒无毒　黑鸭　猪　酱
鲑　蟹　蕨生　蘘荷　鲹

诸生冷物

神仙阿胶汤《事证》

治五色恶痢，状如鱼肝，或似豆汁，移床就厕，日夜无度，诸药不效，三服定瘥。或老或少，若实若虚，妇人产前产后，皆可服之。

御米壳二两，连盖者，全用　阿胶二两，用蛤粉炒，炮　人参上　黄耆各一两

上粗末。每服五钱，水一盏半，姜五片，枣三个，煎一盏。不拘时候，日夜四五服。小儿随岁加减。

御米饮子《事证》

治赤白痢，神效不可述尽。

御米壳去蒂盖，醋炙　白茯苓　甘草炙，各一两　厚朴姜制　人参　干姜各二分　乌梅肉五个

上粗末。每服五六钱，水二盏，姜五片，枣三个，同煎一盏二分。去滓温服，日夜三五服。赤多者，入黑豆三五十粒。小儿量岁加减。

参香散同

治腹痛下痢，日夜频并。

御米壳蜜炙，四两　木香二两　人参一两　乳香半两，别研

上细末，和匀。每服三四钱，或五六钱匕，以米饮服，空心食前，日夜三五服。

香粟饮同

治下痢赤白，无问寒热风湿，并主之。

御米壳蜜炙，二十个　丁香三十粒　乳香皂子大，四个　白豆蔻五个　甘草五寸，炙

上㕮咀。每服五钱，水一盏半，煎一盏。去滓温服，日夜三四服，有神效。

开胃汤同

治禁口痢，数日不食，命危笃。甚者，只两服见效。武陵刘处士，家世儒医【儒者兼医也】，用此方活人甚众。不欲私藏，广传于世。【禁口痢】

罂粟子　木香　槟榔　陈皮各三两

上粗散。每服四五钱，水二盏，煎一盏二分。去滓，点四君子汤末四钱，通口服。不拘时候，日夜四五服。

《事证方》云：禁口痢者，旧见名医，言痢疾本无禁口之名，止缘药性多凉，授之过多，胃气既冷，不进粥食，所以致死。莫如每日空心食前，先进四君子汤数服，徐投痢药。此说屡用屡效。今或所多有病禁口痢死者，故书以告人。乡村临时无四君子汤，用温胃药亦可。此说甚善，不可不知。出陈总领妙方。

【禁口利病□，凡曰：初服四君子汤，利不可有禁口患也。】

山药饮同

陈知县，讳祖永，守官于南康。其子年十岁，患禁口痢，数日不食，但能进药。时同官授之一方，服此遂思粥饮之属。

山药四两，一半炒黄，一半生用

上研末，以米饮调服四五钱，日夜数服，神妙。

仓廪汤

治禁口痢，日夜无度，病势甚者。

上败毒散，用陈米二三百粒，同姜汤煎服。出陈氏《日华方》。

石莲散

专治禁口痢，恶心呕逆不食。此乃是毒气上冲华盖，心气不通，所以嫌食。服此药后，心气即通，便能思食。孟公实侍郎传此方。

石莲子去壳，十两

上细末。每服四五钱匕，用陈米饮服，日二三服。如痢未愈，更杂用止痢之药。

治赤白痢及禁口，日夜无度者，只两服。余丞相累用取效者。

黑豆　绿豆　甘草　陈皮　灯心　高良姜各二两二分　糯米一两二分　紫苏一两二分　人参二两二分　罂粟壳蜜炙，十两

上粗末。每服五钱重，或七八钱，水二盏，蜜二匙，煎一盏二分。去滓热服，不拘时候，日夜三五服。

肉豆蔻散《事证》

治赤白痢无药可治者，其效如神。上吐下泻痢者，亦治。韩子温少知传。

肉豆蔻切片，焙黄　罂粟壳蜜炙，炒　甘草炒　干生姜切，炒黄色，各三两

上细末，每服六七钱。如赤多白少，加甘草一寸同煎；若白多赤少，加炒生姜一块同煎。用水二大盏，煎至一盏半。通口服，不计时候。却将二服滓再煎，无不愈者。日夜四五服。

橘皮干姜汤《大全》

治哕。【哕逆】

橘皮　通草　干姜　桂心　甘草各二两　人参

上㕮咀。每服五六钱，水二盏，煎一盏二分。去滓温服，日夜二三服。

半夏生姜汤《大全》

治哕欲死。

半夏二两二分　生姜四两

上㕮咀。每服六七钱，水二盏，煎一盏半。去滓温服，日夜五七服。

丁香柿蒂《大全》

治咳逆。

丁香二十粒　柿蒂三十个，剉一处，炒黄

上㕮咀。每服四五钱，水二盏，煎一盏半。去滓热服，日夜五七服。

橘皮竹茹汤《大全》

治哕逆。

橘皮二两　竹茹三两　甘草二两　人参半两　半夏一两

上㕮咀。每服五钱，水二盏，生姜七片，枣三个，煎一盏半。去滓温服，日夜数服。

生姜橘皮汤

治干呕哕，若手足厥冷。

橘皮四两　生姜八两

上㕮咀。每服五钱，水一盏半，煎一盏。去滓温服，日夜五六服。

《大全良方》云：凡滞下病之稍久，或欲愈之时，多有咳逆及呕逆之证。然咳逆者，古人所谓哕是也。哕者，胃寒所生。此证最危，其它病亦恶咳逆。如见此证，宜用上五方云。

《覆载万安方》卷第二十

嘉历元年十月四日辰巳两刻，朱点了。

性全（花押）六十一岁

同五日，墨点了。

性全（花押）

朱墨之纸数六十三丁（花押）

《覆载万安方》卷第二十一

性全 撰

大小便门

【一】大便不禁

论曰：大肠为传导之官，掌化糟粕，魄门为之候。若其脏寒气虚，不能收敛，至糟粕无所制约，故遗失不时【大便不觉而下】。治之宜涩固津液，方论所谓“涩可去脱”是也。

福庭丸

治大便失禁并肠鸣。

附子去皮脐，二两二分　厚朴姜制，五两

上细末，酒煮神曲为糊，丸如梧子大。每服三十丸，或五七十丸，生姜盐汤，日夜空心食前服。

龙骨汤

治大便不禁，真气羸弱。

龙骨　阿胶炒　干姜炒　黄连各一两　粳米一盏，炒　石榴大，一个　附子炮　甘草　芍药　黄芩三两

上吹咀。每服五六钱，水二盏，煎一盏二分。去滓，空心温服，日二三服。

陈曲丸

治大便不禁，腹内疞痛。

陈神曲炒　白茯苓　黄连炒　黄蘗炙　干姜　附子炮　龙骨各一两　赤石脂　甘草炙　人参　当归各半两

上细末，蜜丸如梧子大。每服三十、五十、七八十丸。空心食前，米饮服，日三服。

石榴皮汤

治虚寒客于下焦，肠滑洞泄，困极欲死。

醋石榴皮炒　干姜炮，各一两　黄蘗炙　阿胶炒，各三分

上粗末。每服五钱，水二盏，煎一盏。去滓，空心温服。或无蘗，用连亦得。

厚朴豆蔻汤

治大便不禁。

肉豆蔻炮，一两一分　龙骨　白术一两三分　厚朴二两二分

上吹咀。每服五六钱，水二盏半，生姜三片，煎一盏。去滓，空心温服，日二三服。

【二】大便秘涩

论曰：大便秘涩，盖非一证。皆荣卫不调，阴阳之气相搏也。若风气壅滞，肠胃干涩，是谓风秘；胃蕴客热，口糜体黄，是谓热秘；下焦虚冷，窘迫后重，是谓冷秘；或因病后重亡津液，或因老弱血气不足，是谓虚秘；或肾虚小水过多，大肠枯竭，渴而多秘者，亡津液也；或胃实燥结，时作寒热者，中有宿食也。治法虽宜和顺阴阳，然疏风散滞、去热除冷、导引补虚之法，不可偏废，当审其证以治之。

顺气木香丸

治大肠秘涩，疏风。

木香　槟榔生用　羌活　桂心　陈皮各一两　大黄煨，二两　牵牛子用八两，取末，四两

上细末，蜜丸梧子大。每服五十丸，或七十丸。以生姜紫苏汤日三服。

牵牛散

治大便涩秘。

牵牛子半生半炒，末　槟榔生，各三两

上细末。每服四五钱匕，生姜汤服。未利，良久以热茶投，疏利为度。每夜或隔夜一服。

承气泻胃厚朴汤

治胃实腹胀，水谷不消，溺黄体热，鼻塞衄血，口㖞唇紧，关格不通，大便苦难。

厚朴三分　大黄剉，炙，二两　枳壳麸炒　甘草炙，各半两

上粗末。每服五钱，水一盏半，煎一盏。去滓，空心温服。取利为度。

升麻汤

治强壮人热毒流入肠胃，骨节疼痛，腹中烦满，大便秘涩。

升麻　大黄剉，炒，各四两　前胡　栀子仁炒，各三两

上粗末。每服五钱，水一盏，煎七分。去滓，食前温服。未通，再三服。

加青皮平胃煮散

治大病后重亡津液，及老人津液不足，大便秘涩。

厚朴五两　苍术八两　陈皮五两　甘草三两

上细末。每服五钱，水一盏半，加青皮末一钱，生姜三片，枣三个打破，煎一盏。去滓温服，日二三服。

大黄丸

治脾胃不和，内有虫滞，大便难。

大黄剉，炒　赤芍药各三两　厚朴二两　枳实麸炒，一两半　大麻仁别研，半两①

上细末，蜜丸梧子大。每服二三十丸，或五十丸。食前温水服，以通利为度。

神功圆

治三焦气壅，心腹痞闷，六腑风热，大便不通，腰腿疼痛，肩背重疼，头昏面热，口苦咽干，心胸烦躁，睡卧不安，及治脚气，并素有风人大便结。【《伤寒论》并《活人书》中治伤寒秘涩，大便不通。】

大黄煨，四两　大麻仁二两　诃子皮四两　人参二两

上细末，蜜丸如梧子大。每服三十、五十丸。温服，温酒米饮亦得，食后临卧。

脾约麻仁圆《局》

治肠胃燥涩，津液耗少，大便坚硬，或秘不通，脾腹胀满，腰背拘急，及有风人，大便结燥。又治小便利数，大便因硬，而不渴者，谓之脾约，此药主之。

厚朴　芍药　枳实各四两　杏仁二两二分　大黄八两　麻仁二两二分

上细末，蜜丸如梧子大。每服五七十丸，温水服，日一二服。

又三和散、半硫圆。在《局方》，见上气卷并泄泻卷中。

三黄圆

治丈夫、妇人三焦积热，上焦有热攻冲，眼目赤肿，头项肿痛，口舌生疮；中焦有热，心膈烦躁，不美饮食；下焦有热，小便赤涩，大便秘结。五脏俱热，即生瘠疖疮痍，及治五般痔疾，粪门肿痛，或下鲜血。

巴郡太守所进四时加减方

春　黄芩四两　大黄三两　黄连四两

夏　黄芩六两　大黄一两　黄连一两

---

① 半两：原作“十两”，据校本改。又底本此下原有错叶，今据校本调顺。

秋　黄芩六两　大黄二两　黄连三两

冬　黄芩三两　大黄五两　黄连二两

上蜜丸大豆大。每服三十丸，或五十、七十，或百丸，熟水服之。一月诸病愈，久服走逐奔马，常试其验。小儿积热，亦宜服之。《外台秘要方》《王氏单方》等

【三】大便不通【大便不通】

论曰：大肠者，传导之官，变化出焉。由荣卫津液有以滋利也。若邪热相搏，津液枯燥，致糟粕内结而不得行，故肠胃痞塞而大便不通，令人腰痛腹满，不能饮食。《经》所谓"热结下焦则便难"。然又有病后气血不足，内亡津液，或年高气涩，冷热相搏者，亦致大便难。治宜详之。

麦门冬汤

治虚热痰实，三焦痞结，温壮烦热，大便不通。

麦门冬去心，焙，一两二分　赤茯苓　甘草　黄芩　大黄剉，炒，各二两　赤芍药二两

上粗末。每服五钱，水一盏半，入竹叶五片，生姜五片，煎一盏。去滓，食前温服，日夜三五服。

半夏丸

治大便不通，疏风转气下痰。

半夏洗，麸炒，二两　牵牛子半生半炒，末，八两　青橘皮　木通各一两

上细末，蜜丸如梧子大。每服五十丸，或七八十丸。夜卧时，淡生姜汤服，每夜或隔夜服。

大黄汤

治卒大便不通，或大肠热结风秘。

大黄炒　黄芩　栀子仁　甘草各二两

上粗末。每服五钱，水一盏半，煎一盏。去滓，入消石一钱匕，更沸两沸。空心温服，日一服，夜一服。

大黄汤

治荣卫痞涩，蕴热不散，腹中大便不通。

大黄剉，炒　栀子仁炒，各四两　升麻　前胡各二两

上粗末。每服五钱，水一盏半，煎一盏。去滓，食前温服。

麻仁大黄丸

治大便不通。

大麻仁研，二两　大黄炒，五两

上研为末，蜜丸如梧子大。每服三十丸、五十丸、百丸。食后熟水服。

蜜导方又名蜜兑

治大便不通。

白蜜半盏

上于微火上煎令稠鞕，投冷水中，须臾取出，撚丸如手小指，入下部即导通之。

又蜜少许入瓮煎，撚作小梃子，入下部即通也。若三度入之不通，即肠胃蟠结，不可救也。

【初虞世《信效方》中云：路公在北门日，盛夏间苦大腹不调。公随行医官李琬，本衢州市户。公不独终始涵容之，又教以医事。公不大便累日，予为公作蜜兑导之，是夕三用药，结粪四五十枚，大如胡桃，色黑如橡栗。公二三日间，饮食已如故。】

又方

治下部窒塞，大便不通。

乌梅十个

上入汤中渍软，取肉熟捣，丸如弹子大，或小手指[①]大，入下部中即通。

蒴藋根汁

治下部闭塞，大便不通。

蒴藋根嫩新者一把[②]，烂捣

上一味，以水三盏更同研，以生布绞取汁，分作三服。食前饮之，强人二服。

摩脐方

治大便不通，腹胀。

杏仁百个，去皮，生用　葱白十茎，去须叶，细切　盐一两

上三味，同研如膏。每用如枣大，涂手心，付摩脐上三百转，须臾即利。如利不止，以冷水洗手即定。

牵牛圆《大全》

治男子、妇人大便不通，心腹虚胀。

黑牵牛生末，二两　青皮一两　木香半两

上细末，蜜丸梧子大。每服三十、五十丸，或七十丸。空心温水，日一服或二服。《博济方》有大黄、槟榔子，名气针圆。

大麻仁圆《大全》

治男子、妇人肠胃风结，大便常秘。

大麻仁去壳，别研　大黄炒，各二两　槟榔　木香　枳壳各一两

上细末，蜜丸梧子大。每服三十、五十丸，或七八十丸。空心，温水服，日一二服。老人、虚人【虚损】、风人【中风】大便结，不可用驶利药。

初虞世【《大全良方》】云：余历观古人用通药【泻药】，率用降气等药。盖肺气不下降，则大肠不能传送。以杏仁、枳壳、诃子等药是也。又老人、虚人、风人津液少，大便结。《经》云：涩者滑之，故用胡麻、杏仁、麻子仁、阿胶之类是也。今人学不师古，妄意斟酌，每至大便秘燥，即以驶药荡涤之，既走津液气血，大便随手愈更秘涩，兼生他病。初虞世作《古今录方》，又云《养生必用方》。

滋麻丸

治老人、虚人、风人秘结。

麻仁二两　槟榔一两　枳壳一两二分　阿胶一两，炒　牵牛末半生半炒，三两　桃仁炒去皮尖，一两　青橘皮一两二分

上细末，蜜或以稀粥饮，丸如梧子大。每服五十丸，日二三服，夜一服，以紫苏汤服之。三服后，肠中生润泽，徐徐快利矣。不快，则加增丸数。

《千金要方》第十二云：张仲景三物备急丸，司空裴秀为用，治心腹诸卒暴百病方。【备急丸在下】

【四[③]】三焦约总录。约，结也。

论云：《黄帝三部针灸经》言：少腹肿痛，不得小便，邪在三焦，病名曰三焦约。内闭发，不得大小便。夫三焦者，水谷之道路，气之所终始也。上焦如雾，中焦如沤，下焦如渎。三焦，乃流行之道。荣卫致养，则腐熟水谷，分别清浊，以时而下，无复滞留。若荣卫不调，风邪入客，则决渎之官约而不通，所以不得大小便也。

枳壳丸

调顺三焦，平匀气脉，消痰滞，利胸膈，祛风，利大小肠。

枳壳去穰，麸炒，二两　牵牛末半生半炒，一两二分　陈皮二分　槟榔半两　木香一分

---

① 指：原脱，据校本旁注补。

② 把：原作“地”，据校本改。

③ 四：原无，据文例补。以下序号顺序类推。

上细末，蜜丸梧子大。每服二十丸，或三十丸，或五十、七十丸。生姜汤服，食后，以利为度，加丸数。

枳壳散

治三焦约，大小便不通。

枳壳麸炒，五两　厚朴姜制，二两　滑石研，一两　桂去粗皮，二两

上每服四钱重，入腻粉半钱匕，和匀。用冷米饮调下，空腹服之。更量老少、虚实加减。

疏风散

治三焦气约，大小便不通。

牵牛子微炒　大黄炒，各二两二分　槟榔一两一分　陈皮二两二分

上细末。每服三四钱匕，姜煎汤，入蜜少许。食后服，日二三服。

皂荚散

治三焦约，大小便不通。

猪牙皂荚蜜炙，去皮子　白蒺藜各三两

上细末。大便不通，用盐茶服之；小便不通，用温酒服之。各二三钱匕。

又方

上以盐水时吹入后门中。

【五】驶利药[1]泻药也

备急圆《局》

疗心腹诸卒暴百病，中恶客忤，心腹胀满卒痛，如刀所刺，急口噤。《千金方》同，张仲景三物备急是也。

巴豆去皮油　大黄各二两　干姜一两

上细末，蜜丸如梧子大。每服三丸，或五丸、七丸，至十丸。温水服，不拘时服。

六物麝香丸不见本文也，日本出《长生疗养方》。

《合药秘方》云：治小儿、大人腹病。【秘方也】

麝香二分　沉香　丁香　仙沼子各一两　干姜　大黄各二分

上各别捣为细末[2]，蜜丸如小豆。食前，日五服，【丸数】若七丸，或二三十丸、四五十丸，以粥饮服之。七岁已下[3]小儿，三丸；八岁以还，五丸服。以子日和合为良

太上犀角丸秘方

主疗痈肿肠痈，乳痈发背。一切毒热肿，服之肿脓化为水。神验方。【秘方也】

犀角一两　升麻　黄芩　防风　人参　当归　黄芪　干地黄　蓼实　黄连　甘草　栀子各一两一分三铢　大黄二两　巴豆去皮、油，作霜，三分

上细末，蜜和捣三千杵，丸如梧子大。以粥饮服三丸、五丸，以利为度。若未利，服七八丸、十余丸。服了利下，白粥补之。大病肿物，每日一二丸，以意量之，肿消散为度。若下黄水，或肿上轻皮皱，色变，即是消候。忌如常，神验不可论。深秘药也

宣积，手心握药便通。

巴豆去壳，不去油　干姜　韭子　高良姜　硫黄　甘遂　白槟榔各一两

上细末，丸如弹子大。用时早朝使椒汤洗手了，麻油涂手掌中。握药一粒，移时便泻。欲得止泻，即以冷水洗手[4]。

---

① 驶利药：即快利药。驶，音 jué。《广韵》：苦夬切，与“快”同。

② 末：原脱，据文义补。

③ 下：原作“上”，据校本旁注改。

④ 手：此下原衍“麻油涂手掌中，握药一粒，移时便泻。欲得止泻，即以冷水洗手”24 字，与上文重复，今据文义删。

仙人玉壶圆《千金》

治万病。

雄黄　藜芦　丹砂　礜石一作矾石　巴豆　附子大，各二两

上六味，先捣巴豆三千杵。次内礜石，又捣三千杵，次内藜芦三千杵，次内附子三千杵，次内雄黄三千杵，次内丹砂三千杵，内蜜捣万杵佳。若不用丹砂者，内真珠四两。用王吉日良时童子斋戒为良。天晴明日，无云雾白昼，药成，封密器中，勿泄气，着清洁处。大人服丸如小豆。欲下病者，宿勿食，平旦服二丸。不知者，以暖粥饮发之令下。下不止，饮冷水以止之。病在膈上吐，膈下利，或但噫气即已。若欲渐除，及将服消病者，服如麻子大二丸。卒中恶欲死，不知人，以酒若汤和二丸，强开口灌喉中。鬼疰病，百种不可名，浆水服二丸，日再。

男女与鬼交通，歌哭无常，或腹大绝经，状如妊娠，浆水服二丸，如胡豆大，日三夜一。又苦酒和令如粭，每旦傅手间使心主。心主在手腕后第一约横纹，当中指，至暮又传足三阴三阳及鼻孔，七日愈。又浆服麻子大一丸，日三服，三十日止。恶风逆心，不得气息，服一丸。腹中如有虫欲钻肠[①]出状，急痛，一止一作，是恶风，二丸。忧恚气结在胸心，苦连噫及咳，胸中刺痛，服如麻子大三丸，日三。腹痛胀满不食，服一丸。心腹切痛，及心中热，服一丸，如麻子大，日三服，五日瘥。风疝、寒疝、心疝、弦疝，每发，腹中急痛，服二丸。卒上气，气但出不入，并逆气冲喉，胃中暴积聚者，服二丸，日再。

澼饮、痰饮，平旦服一丸。腹中三虫，宿勿食，明旦炙牛羊肉三脔食之。须臾进三丸，如胡豆大。日中当下，过日中不下，更二丸，烂虫必下。

卒关格，不得大小便，欲死，服二丸。卒霍乱，心腹痛，烦满吐下，手足逆冷，服二丸；伤寒嗽涩，时气热病，温酒服一丸。厚覆取汗，不汗更服。寒热往来，服一丸。疟未发，一丸。已发，二丸便断。积寒热老痞，服二丸。癥结【坚】痞，一丸，日三取愈。下痢重下者，一丸取断；食肉不消，腹坚胀，一丸立愈；若淋沥瘦瘠，百节酸疼，服一丸，日三。头卒风肿，以苦酒若膏和傅之，絮裹之。【痈】疽痤疖瘰疬及欲作瘘，以苦酒和傅之。

若恶疮不可名，瘑疥疽，以膏若苦酒和。先以盐汤洗疮，去痂拭干傅之；齿痛，绵裹塞孔中。

鼠瘘，以猪脂和傅疮，取驳舌狗子舐之。中水毒，服二丸。若已有疮，苦酒和三丸傅之；耳聋，脓血汁出，及卒聋，以赤谷皮裹二丸内之。风目赤或痒，视物漠漠，泪出烂眦，蜜解如粭，涂注目眦。若为虫毒所中，吐血，腹内如刺，服一丸如麻子，稍加大如胡豆。亦以涂鼻孔中，又以膏和，通涂腹背上，亦可烧之，熏口及鼻。

若为蛇蝮诸毒所中，及猘犬、狂马所咋，苦酒和傅。又水服二丸。

妇人产后余疾及月水不通，往来不时，服二丸，日再。

妇人胸中苦滞气，气息不利，小腹坚急，绕脐绞痛，浆服如麻子一丸，稍加之，如小豆大。

小儿百病，惊痫痞塞及有热，百日半岁者，以一丸如黍米大，置乳头饮之。一切以上如麻子一丸，日三，饮送下[②]。

小儿大腹及中热恶毒，食物不化，结成积聚，服一丸。

小儿寒热，头痛身热及吐哯，服一丸，如麻子大。

小儿羸瘦丁奚【丁奚，小人腹病也。《病源论》云：大腹丁奚候者，由哺食过度而脾胃尚弱，不能磨消故也。哺食不消，则水谷之精减损，无以荣其气血，致肌肉消瘠，其病腹大、头小、黄瘦是也。若久不瘥，则变成谷癥。伤饱，名哺露病，一名丁奚】，不能食，食不化，浆水服一丸，日三。又苦酒和，如梧子大，傅腹上良。一切万病量之，不过一二丸，莫不立愈。

欲行问孝省病，服一丸，又一丸系颈上，行无所畏。至丧家带一丸，辟百鬼。若独止宿山泽冢墓、社庙丛林之中，烧一丸，百鬼不敢近。仍以蜡和一丸，如弹丸大，着绛囊中，系臂上，男左女右，山精鬼魅皆畏之。一倍、二倍、三五倍，服之有神验，不可依方丸数也。

---

① 钻肠：原作“钻腹”，据校本改。

② 送下：原作“逆下”，据校本改。

耆婆万病圆《千金方》第十二卷

可见本方药种难得，略之。但若可合用之，则：

蜈蚣　石蜥蜴　芫青斑猫云虫，春取其色青泔色也　牛黄深黄佳。《事林广记》云：牛黄，爪上点唾研之，见黄色则真牛黄色也云云。自余即易得易知也

一服丸数，以三五度快利为限。一二倍或三五倍，可服用之，是口传也。又朱砂者，辰砂也，一名丹砂。《千金方》云：凡诸方言朱砂者，世人不知为辰砂末，妄用水银朱，甚误云云。

【六】小便不禁

论曰：《内经》言：膀胱不约为遗溺，亦肾虚不能约制水液，故小便利多，甚则下焦伤竭，真气不固而小便不禁也。

柏皮汤

治小便不禁。

柏白皮焙干，剉，十两　酸石榴皮烧灰，细研，五两

上先柏白皮为粗末。每服五六钱，水一盏半，煎至一盏。去滓，下石榴皮[①]灰三钱匕，更煎至八分。空心服，至晚再服，日二服，夜一服。

牡蛎丸

治小便不禁。

牡蛎白者，盐泥密封，以炭火烧半日取出，研如粉，三两　赤石脂三两，打碎，醋拌，于铁铫子内慢火炒令干，研如粉

上研匀，酒煮面糊，丸如梧桐子大。每服二三十丸，空心，盐汤服，日二三服。

干姜饮

治小便不禁。

干姜炮，二两二分　附子炮，去皮脐，一两二分　川芎　桂心去粗皮　麻黄去根节，各一两一分

上粗末。每服五钱，水一盏半，煎一盏。去滓，空心温服，日二三服。

当归汤

治气牵腰背及胁内痛，小腹坚，小便不禁。

当归　大黄　桂去粗皮，各三两　人参　干姜各一两　甘草炙　白芍药各二两　吴茱萸洗，微炒，二两半

上粗末。每服四五钱，水二盏，煎至一盏半。去滓，食前温服，日二三服。

《大全良方》云：《经》云膀胱不利为癃，不约为遗尿者，及心肾之气传逆失度之所为也。故有小便涩而遗者，有失禁而出不自知者。

鹿角散

治小便不禁。

鹿角屑炒

上炒令黄，细末。空心，每服二三钱，温酒调下，日夜二三服。

矾蛎散

治男子、妇人小便不禁，遗尿。

白矾　牡蛎等分

上细末。每服三四钱，米饮服，日二三服。

【七】小便利多

论曰：肾者主水，膀胱为府。今肾气不足，膀胱有寒，不能约制水液，令津滑气虚，故小便利多。久不瘥则肾气伤惫，真元【肾也】耗损，腰脊酸疼，身体寒颤，羸乏之病生焉。

---

① 石榴皮：原作“石榴枝”，据校本改。

【治小便数少并治渴。《苏沈翰良》八

上取纯糯米糍一手大，临卧炙令软熟，啖之，仍以温酒送下。不饮酒人，温汤下。多啖弥佳。行坐良久，待心间空便[1]睡。一夜十余行者，当夜便止。

予常以为戏术，与人赌物，用之如有神圣。或言假火气温水道，不然也。大都糯稻工缩水。凡人夜饮酒者，是夜辄不尿，此糯米之力也。

又记一事：予故人刘正夫，罢官闽中，次建溪，尝叩一人家求舍，辄闭门不内，既而使人来谢云：属其父有甚病，不能延客。刘问状。曰：病渴死矣。刘许为其营药。俄而，其子弟群至，求治其父。刘即烧药与之。明日来谢云：饮药一盏，是夜啜水减七八升。此刘君目击者。其方用糯稻秆，斩去穗及根，取其中心，净器中烧作灰。每用一合许，汤一碗沃浸，良久澄去滓。尝其味如薄灰汁，乘渴顿饮之。此亦糯稻缩水之一验也。】

补虚沉香丸

治下经虚寒，小便滑数，不欲饮食，腹胁胀满，或时疼痛。

沉香　诃子皮　人参　赤茯苓　肉豆蔻　荜拨　干姜　胡椒　葫芦巴

上细末，蜜丸梧子大。每服五十丸，或七十丸。空心食前，温盐汤服下，日二三服。以木香汤服亦佳。

吴茱萸丸

治小便利多。

吴茱萸洗炒，三两　蜀椒去目并闭口者，炒出汗，二两　干姜一两

上细末。酒煮面糊和丸梧子大。每服五十丸，或七八十丸。空心，温酒服，日二三服。

厚朴汤

治小肠虚冷，脐下急痛，小便数。

厚朴姜汁制，一两半　附子炮　川芎各三分　白龙骨　当归各一两

上㕮咀。每服四五钱，水二盏，姜五片，枣三个打破，煎至一盏半。去滓温服，食前，日二三服。

白术散

治元脏【肾，命门也】虚冷，腹内雷鸣，夜多小便。

白术米泔浸炒，二两　芍药　厚朴　吴茱萸　陈皮　细辛各一两

上细末。每服三五钱匕，盐汤服，日二三服。

正气丸

治下元【肾，命门】虚冷，少腹疼胀，小便滑数，妇人血海【月水处】虚冷，经候不调。

楝实麸炒　苍术米泔浸　茴香炒　山椒各一两　石菖蒲　知母焙，各半两　附子炮，三分

上细末，醋煮面糊和丸梧子大。每服五十丸，或七八十丸。空心食前，温酒，日二三服。妇人醋汤服。内滑饮水消在别卷

【**无比散**《究原》七

治尿血，条乱发灰。每服一二钱，入麝香，米饮调下，食前服。

固原圆《究原方》

治小便多而白浊。

用生萝蔔一个，刻孔留盖，用吴茱萸不计多少，去枝用，填在萝蔔中，将盖签定，用糯米饭上蒸熟。取出茱萸，细末，研擂萝蔔作丸，如桐子大。每服三十、五十丸，或七八十丸，盐汤米饮吞下，食前临卧。】

【八】小便赤涩【小便赤涩】

论曰：膀胱者，津液之府，与肾合而主水，共为表里，行于小肠，入于胞为溲便。今胞内有客热，

① 便：原作“候”，据《苏沈良方》卷第八改。

入于膀胱，致水液不利，故小便赤涩也。

木通汤

治小肠客热，小便淋涩赤痛。

木通　冬葵子各半两　冬瓜子　滑石各一两　瞿麦穗　黄芩各一两　白茅根五两

上粗末。每服四五钱，水二盏，入竹叶十片，煎一盏半。去滓，食前温服，日二三服。

滑石散

治风热小便赤涩。

滑石二两　栀子仁炒　木通　豉炒，各一两

上细末。每服三四钱，煎葱白汤服。空心食前，日二三服。

滑石散

治小便不利，赤涩疼痛。

滑石　木通　冬葵子少炒，各三两

上细末，每服三五钱匕。食前，葱白汤服。以小便利为度，日三五服。

槟榔汤

治头面浮虚，心胸膨胀，小便赤涩，欲作水候。【水肿也】

槟榔子剉　枳壳去穰，麸炒　桔梗炒，各三两　南木香一两二分

上粗末。每服五钱，水一盏半，生姜五片，枣三个，煎至一盏。去滓温服，不拘时，日夜三五服。

葵子汤

治小便涩不通。

冬葵子五两　朴消一两二分

上先葵子二两二分，水三盏，煎二盏，去滓。次入下朴消一分，少沸。空腹①作两服，以小便清通为度。

紫草散

治小便淋涩不通。

紫草苗根共用之

上细散。每服二三钱，以清井花水一盏，顿一二服，不可多服之。

瞿麦汤

治膀胱积热，小便赤涩。

车前子　冬葵根　木通各三两　瞿麦穗　茅根　麦门冬　赤茯苓各一两

上细剉。每服五钱重，水一盏半，煎至一盏。去滓温服，日三五服。

【九】小便出血【小便出血】

论曰：《内经》谓：悲哀太甚则胞络绝，阳气动中，数溲血。又曰：胞移热于膀胱，为癃【淋也】、溺血。一者，皆虚热妄溢，故溲血不止也。治宜去邪热，调心气。

金黄汤

治小便出血，水道中涩痛。

郁金　瞿麦穗　生干地黄　车前叶　芒消　滑石各三两

上粗末。每服五钱，水一盏半，煎至一盏。去滓温服，不拘时，日夜三五服。

木通汤

治小便失血，面色萎黄，饮食不进。

木通　冬葵子无子用根，各三两　灯心一根

---

① 空腹：原作“空服”，据校本改。

上粗剉。每服五钱，水二盏，煎至一盏。去滓温服，不拘时候，日三五服。

槐金散

治小便出血。

槐花炒　郁金各三两

上细末。每服三四钱匕，以木通煎汤调下。不拘时，日夜三五服。

车前叶汤

治小便出血。

车前叶干　茜根　黄芩　阿胶炒　地骨皮　红蓝花炒，各三两

上粗末。每服四五钱匕，水一盏，煎至七分。去滓温服，不拘时，日三五服。

人参汤

治小便出血。

人参　生干地黄　芍药　桔梗　当归　甘草　桂心去粗　川芎各二两　竹茹四两

上粗末。每服五钱，水二盏，煎至一盏。去滓温服，不拘时候，日三五服。

柏叶汤

治小便出血不止。

柏叶焙　甘草炙　阿胶炒　黄芩　竹茹　生干地黄各二两

上粗末。每服五钱，水一盏半，煎至一盏。去滓温服，日三五服。

蒲黄散

治膀胱热，小便血不止。

蒲黄炒，二两　郁金三两

上细末。每服三钱匕，粟米饮调下，空心，晚食前服，日二三服。

黄芩汤

治小便出血。

黄芩　阿胶　甘草炙，各三两　柏叶炒，五两

上粗末。每服五钱匕，水一盏半，入生地黄一分，同煎至一盏。去滓温服，食前，日三服，夜二服。

【**升麻汤**《究原》七

治大人、小儿尿血。

升麻

粗末。每服四五钱，水二盏，煎至一盏，去滓温服，两三服必有验。小儿量岁可与之。】

地黄饮

治小便出血。

地黄汁一盏　生姜汁半盏

上并取自然汁相和。分作二服，每服煎一沸服，日二三服。

香附散

治尿血。

头发灰，一两　香附子末，二两　蒲黄一两二分

上细罗，和匀。每服三四钱，以糯米研水一盏调服，日三五服。

【十】诸淋疾

世称消渴则误。消渴即内消，小便滑数，渴饮渴水之名也；淋则数欲小便而涩滞痛也。

卒淋　冷淋　热淋　气淋　血淋　膏淋　石淋　劳淋

诸淋统论

论曰：膀胱者，州都之官，津液藏焉，气化则能出矣。位处下焦，与肾为表里，分别清浊，主出而

不内。若腑脏气虚，寒热不调，使气不化而水道不宣，故为淋闭之病矣，遂有诸淋之证。大体缘肾脏气虚，膀胱有热，唯冷淋为异。善治此者，当熟察之。

卒淋【卒淋】

论曰：卒淋者，缘下焦有热，传入膀胱。其候卒然少腹急痛，小便淋数涩痛，故谓之卒淋。盖下焦在脐下，当膀胱上口，主分别清浊。主出而不主①内，以传导也。今热在下焦，故其病如此。

瞿麦汤

治卒淋，通利小肠。

瞿麦去梗，用穗子，一两一分　木通　赤茯苓　陈皮各二两二分　滑石碎，三两三分　冬葵子炒，无子用根，三两　甘草炙　桑白皮各一两一分

上粗末。每服一两，水一盏半，葱白五茎，煎一盏。去滓温服，不拘时，日夜二三服。

【**葱白汤**《可用方》

若卒暴不通，小便膨胀，气上冲心，闷欲绝死。此由暴气乘并膀胱，或从惊忧，气无所伸，郁而不流，气冲胞系不正。

青橘皮三两　葵子一两　葱白二茎

上㕮咀。每服二三钱，水一盏，煎七分温服，不计时候。

又治卒不得小便方。

车前子一把　桑白皮半两

上㕮咀。水三升，煎一升，顿服。】

郁金散

治卒小便淋涩不通。

郁金五两　滑石二两二分　甘草不炙，一两一分

上细末。每服三钱匕，热汤调下。不拘时候，日夜三四服。

石韦汤

治卒淋。

石韦去毛　瞿麦穗子　冬葵子炒，无子用根　车前子各三两

上粗末。每服一两，水一盏半，煎一盏。去滓温服，不拘时，日三五服。

木通饮

治卒淋。

木通剉　茅根　瞿麦穗　芍药各二两　滑石碎，三两　乱发烧灰，二分

上粗末。每服一两，水一盏半，煎一盏。去滓温服，不拘时，日三五服。

冷淋【冷淋】

论曰：肾与膀胱为表里，下通②【流】于胞，宣行水道，肾脏虚弱，冷气客于下焦，邪正交争，满于胞内，水道不宣，故其状先寒颤，然后便溺成淋，谓之冷淋也。

菝葜饮

治冷淋，寒颤涩痛。

菝葜　土瓜根　黄耆　地骨皮　五味子各二两　人参　牡蛎各一两　石膏碎，四两

上粗末。

每服一两一分，水一盏半，煎一盏。去滓温服，日二三服，不拘时候。

菟丝石脂散

治冷淋。

---

① 主：原脱，据《圣济总录》卷第九十八补。
② 下通：原作“不通”，据《圣济总录》卷第九十八改。

菟丝子酒浸，别捣　白石脂　牡蛎煅，研，各二两　桂心去粗　土瓜根各一两

上细末。每服三四钱匕，煮大麦粥饮调下，空心食前。

生附散

治冷淋，小便秘泣【泣，音涩，シフル也。《素问注》音意如此】，数起不通，窍中疼痛，憎寒凛凛。多因饮水过度，或为寒泣，心虚志耗，皆有此证。

附子不炮，去皮脐　滑石各一两一分　瞿麦　木通各二两　半夏汤洗，二两

上为末。每服四钱，水二盏，姜七片，灯心三十茎，蜜一匙，煎至一盏二分。空腹顿服，日二三服。

【**槟榔散**《可用方》

治冷淋，腹胁胀满，小便急痛。

槟榔　木香　当归各半两　猪苓一两　母丁香　桂心各一分

上细末。以生姜、葱白煎汤调下一二钱，不拘时。

葵子散同方

治冷淋，小便数，恒不利。

葵子　赤茯苓　白术　泽泻各一两

上㕮咀。每服四钱，水一中盏，煎六分，温服，食前。

治卒小便淋涩不通《可用方》。

葱白十四茎，连须　滑石末三分

上用葱白煎汤服滑石末，分二服。】

热淋【热淋】

论曰：三焦者，水谷之道路也。三焦壅盛，移热于膀胱，流传胞内，热气并结，故水道不利而成淋也。其状溲便赤涩，或如血汁，故谓之热淋。

滑石散

治热淋，小便赤涩疼痛。

滑石研，二两　栝楼根剉，三两　石韦去毛，二分

上细末。每服三四钱匕，煎小麦汤调下。不拘时，日夜四五服。

五淋散《局方》

治诸般淋沥，肾气不足，膀胱有热，水道不通，淋沥不宣，出少起多，脐腹急痛，蓄作有时，劳倦即发。或水如豆汁，或如砂石，或冷淋如膏，或热淋便血，并皆治之。

赤茯苓六两　当归　甘草生用，各五两　赤芍药　山栀子仁各二十两

上粗末。每服四五钱，水一盏半，煎一盏。空心，食前服。

五淋散又方《局方》

治证与前方全同。

木通　滑石　甘草各六两　山栀子仁炒，十四两　赤芍药　茯苓四两　山茵陈去根，日干，二两

上末。每服三四钱，水一盏半，煎一盏。空心服。

《养生必用方》云：淋闭之病，不可一向作热治。亦有胞囊有寒而便溺不通者，亦有胞系了戾而不小便者，宜审别之。

木通散《必用方》

治下焦【脐下】有热，淋闭不通，少腹【脐下】妨闷方。

石韦　瞿麦穗　木通各一两　赤芍药　陈皮　茯苓　桑白皮焙，各三分

上㕮咀。每服四五钱，水一盏半，煎至一盏。去滓，食前温服，日二三次，以利为度。

治血淋痛不可忍方。

白茅根焙　滑石　冬葵子各二两，亦用根　白芍药　通草　车前子各一两二分　乱发焙，二分

上细末。每服三四钱匕，水一盏，煎至七分。去滓温服，空心，食前三服。

建安林回甫【人名】秘校【官】，熙宁中，与予同客龙门李氏家。林一日小便下血，李兄弟煎八正散与服。既服，不胜苦，少腹前阴痛益甚。余【初虞世】教林服菟丝山药丸。林病去，气血亦小充实，盖不可专以血得热则掉溢为说。

治砂石淋每发不可忍方。《养生必要方》

石燕子烧令通赤，水中淬一两次，捣研，水飞，焙干　滑石　石韦去毛　瞿麦穗各三两

上末，煮糊丸桐子大。煎瞿麦灯心汤下三十丸，或五十丸。空心食前服，日二三服。甚，即以后石韦汤服下此丸子。

石韦汤

石韦去毛　瞿麦　木通各二两，径二三寸大者佳　陈皮　白茯苓各一两二分

上末。每服三四钱，水一盏半，煎至一盏。去滓，服下前丸子。

除下焦留热饮子方。

热在下焦【少腹】，则为溲不通。

槟榔　木通即燕覆也　陈皮　白芍药　车前子　茯苓各三两

上粗末。每服四五钱重，水一盏半，煎至一盏。去滓，空心食前服，日三五服。

卫关散《养生必用》

治心膈不通，上焦有热，胸中痞闷，小便涩少，或不通者。

赤茯苓　人参切，去顶　陈皮各二两　青皮二分　甘草炙　木通炙　槟榔各一两

上末。每服三五钱，水一盏半，煎至一盏。去滓温服，以膈宽、小便利为度。

火府丹《大全良方》

治心经热，小便涩及治五淋。加甘草㕮咀，名导赤散。《本事方》。

生干地黄四两　木通　黄芩各二两

上细末，炼蜜丸如梧子大。木通煎汤下三十丸，或五十丸。此药治淋沥、脐下满痛。

许学士【《本事方》作者】云：壬戌年，一卒病渴，日饮水一斗，不食者三月，心中烦闷，时已十月。予谓心经有伏热，与此药服。越二日，不觉来谢；当日三服，渴止；又三服，饮食如故也。此药本治淋，用以治渴，可谓通变也。

车前子散

治热淋结涩不通。

车前子炒　牛膝各二两　桑白皮六两　蒲黄二两

上细末。每服四五钱匕，葱白煎汤调下。不拘时，日三五服。

石韦散

治热淋，小便热涩。

石韦炙去毛　冬葵子炒，各二两　瞿麦穗一两　车前子炒　滑石各三两

上细末。每服四钱匕，米饮服，不拘时。

木通散

治热淋，小便赤涩疼痛。

木通　白茯苓各四两　葶苈子炒，二两

上细末。每服三四钱匕，温汤服。不拘时，以利为度，日二三服。

朴消散

治热淋，小便赤涩热痛。

朴消五两

上一味，细研。每服二钱匕，蜜水服下。不拘时，以利滑为度。

葱白汤

治热淋，小便涩痛。

葱白一米，细切

上一味。用淡浆水煎，去滓，温服一盏。不拘时，日二三服。

滑石散

治热淋，小便赤涩热痛。

滑石十两

上细末。每服三四钱匕，煎木通汤服。不拘时，日三四服。

麻根汤

治热淋，小便赤涩。

麻根五十茎

上一味，粗剉。每服五钱重，水一盏半，煎一盏。去滓温服，不拘时，日二三服。

车前子汤

治热淋。

车前子十两

上粗末。每服一两，水一盏半，煎至一盏。去滓温服，不拘时。

车前子汤

治热淋，小便赤涩疼痛。

车前子　葵根各五两　木通三两

上粗剉。每服一两二分，水二盏，煎一盏二分。去滓，入芒消末一分，温服。如人行六七里，再进一服，微利为度。

瞿麦汤

治心经壅热，小便淋涩赤痛。

瞿麦穗二两　茅根　冬瓜子各一两一分　葵子一两　木通三分　黄芩一两一分　滑石三分　竹叶五十茎

上剉散，滑石别末。每服五钱重，水一盏半，煎至一盏。入滑石末，去滓温服，日二三服，食前。

石韦散

治热淋，多因肾气不足，膀胱有热，水道不通，淋沥不宣，出少起数，脐腹急痛，蓄作有时，劳倦即发，或尿如豆汁，或便出沙石。叶伯材处此数方，大有神效。

木通　石韦去毛，各二两　甘草　王不留行　当归各一两　滑石　白术　瞿麦　芍药　葵子各三两，或用根

上细末。每服四钱匕，煎小麦汤调服，日三四服。兼治大病【伤寒也】余热不解，后为淋者。

【**麦门冬散**《可用方》

治小肠热气，壅滞成淋，脐下妨闷。

麦门冬　木通　赤芍药　葵子各一两　芒消一两半　滑石二两

上㕮咀。每服四钱，水一盏，葱白二茎，姜半分，煎六分，食前温服。

《究原方》七治小便不通。

葵子　赤茯苓

上等分，末。每服四钱，水一盏，灯心数十茎，萱草根少许同煎，频频服之。

忘忧散《可用方》

治心经蓄热，小便赤涩不通，淋涩作痛。

琥珀不以多少

为细末。每服半钱或一钱，浓煎萱草根汤调下，食前。

治小便不通。《苏沈翰良方》八

琥珀研成粉

每服二钱，浓煎萱草根汁调下，空心服。

予友人曾小肠秘甚，久遂成淋，每旋只一两滴，痛楚至甚，用恶药逐之，皆不通。王郇公与此药，

一服遂通。人有病痔肠肿，因不能尿，候如淋疾，他药不能通，唯此法可治。】

气淋【气淋】

论曰：肾虚，则不能制小便；膀胱挟热，则水道涩。肾虚，膀胱热，则胞内气胀，小腹坚满，而生淋涩之病也。其候出少喜数，尿有余沥是也，亦曰气癃。诊其脉少阴脉数者，则为气淋。

大黄丸

治气淋小便不快。

大黄剉，炒，五两　赤芍药　黄芩　杏仁　芒消各三两三分

上末，蜜丸如梧子大。每服五十丸，以温热水送下。食前，日夜一二服。

木通汤

治气淋结涩不通。

木通一两一分　木香二两二分　细辛一两一分　草豆蔻十个，去皮　人参二两二分　赤茯苓四两　桃仁去皮尖，二两二分　肉豆蔻六个

上粗末。每服四钱重，水一盏半，煎一盏。去滓温服，不拘时，日三度。

石韦汤

治气淋，小便不利，胀满。

石韦去毛，二两二分　鸡肠草干，七两二分

上粗剉。每服五七钱，水一盏半，煎一盏。去滓温服，不拘时，日三服。

桑白皮汤

治气淋结涩，溲便下利。

桑白皮三两三分　茅根六两一分　木通　百合干，各五两

上粗末。每服五钱，水一盏半，煎一盏。去滓温服，不拘时，日二三服。

白芷散

治气淋结涩，小便不通。

香白芷醋浸，焙干，十两

上细末。每服四五钱，煎木通汤服，日夜四五服。

石韦饮子

治气淋，小遗涩痛。

石韦去毛，二两二分　瞿麦二两三分　木通　陈皮二两　茯苓　芍药　桑白皮各一两三分二铢

上细末。每服四钱，生姜三片，水一盏，煎七分。温服，食前日三服，夜一服。忌诸冷物。

【《可用方》治小便不通，心腹妨闷，上气喘急。

木通　猪苓　桑白皮

上等分，㕮咀。每服四钱，水一中盏，煎六分，食前温服。

治小便不利，茎中疼痛，心腹急痛。

通草　茯苓各三两　葶苈二两

上细末。水服方寸匙，日三服。

木通散《可用方》

治小便不通，淋涩疼痛。

木通　琥珀各二两　赤芍药　枳实　茅根　甘草各一两

上㕮咀。每服四钱，水一盏，煎六分，不拘时服。

木香散《可用方》

治气淋，小肠疼痛。

木香　鸡苏　槟榔各一两　细辛　赤茯苓　木通各三分　人参　当归　桃仁各半两

上㕮咀。每服三钱，水一盏，煎六分，食前温服。鸡苏者，薄荷叶也。

又方

治气壅不通，小便淋结，脐下疼痛妨闷。

葵子一合　生茅根二两　青皮一两

上㕮咀。水二大盏，入葱白五茎，煎一盏三分，分二服，食前。

又治气淋，脐下切通。

上用盐和豉，捣作饼子，填在脐中，隔烙脐[①]饼子灸二七壮。

紫苏饮子《可用方》

治虚劳，下焦气滞，脐腹妨闷，小便不利。

紫苏茎叶二两　赤茯苓　冬葵子　槟榔各一两　青皮　石韦　木通各三分　木香半两

上㕮咀。每服四钱，水一盏，煎六分，温服食前。】

血淋【血淋】

论曰：心主血，气通小肠，与膀胱俱行水道。下焦受热，则气不宣通，故溲便癃闭而成淋也。热甚则搏于血脉，血得热则流行入于胞中，与溲便俱下，故为血淋也。

瞿麦汤

治血淋热结，不得通利。

瞿麦穗　生干地黄焙，各三两　郁金二两　车前叶切，焙，二两　滑石五两　芒消一两

上粗末。每服五钱，水一盏，煎七分。去滓温服，日三五服，不拘时。

黄芩汤

治血淋，热涩疼痛。

黄芩　甘草　阿胶炒，各二两　柏叶焙　生干地黄焙，各三两

上粗末。每服五钱，水一盏半，煎一盏。去滓温服，日夜五服，不拘时。

大黄散

治血淋，热痛不可忍。

大黄蒸，切，焙，五两　乱发烧灰，二两二分

上细末。每服三四钱匕，温熟水服下，日三服，夜二服。

立效散

治血淋因下焦结热，小便黄赤，淋闭疼痛，所出如血，或外挟风冷风热，或内伤志劳神，或房室过度，丹石发动。便鲜赤者，为风热伤心；瘀血者，为风冷伤肾。及小便俱出血者。

瞿麦穗二两二分　甘草炙，二两　山栀子一两一分

上粗末。每服五钱至七钱，水一盏半，入葱白根连须十茎，灯心七十茎，生姜七片，同煎一盏。去滓温服，不拘时，日二三服。

子芩散

治血淋。

甘草　川芎　伏龙肝各一两　黄芩　赤芍药各二两

上粗末。每服五钱，水一盏半，煎一盏。去滓温服，日二三服，夜一二服。

【治小便不通，淋涩如血。《可用方》

滑石　石燕子各一两

上研极细。每服一二钱，以葱白汤服无时。】

膏淋【膏淋】

论曰：膀胱为渗泄之府，肾气均平，则溲便清。肾气既虚，不能制其肥液，故与小便俱出，色如脂膏，故谓之膏淋，又曰肉淋。

---

① 隔烙脐：原脱，据《太平圣惠方》卷第六十一补。

滑石汤

治膏淋，小便肥浊。

滑石碎　白茯苓　白术　木通　赤芍药　熟地黄　五味子各三两

上粗末。每服五钱，水一盏半，煎一盏。去滓温服，不拘时。

葎草饮

治膏淋。

葎草

上捣绞叶汁。每服半盏，醋少许，和匀服之。连三服，不拘时。

【**鹿角汤**《可用方》

治虚劳风冷，诸虚不足乏力，小便如膏。

鹿角一具　芍药　防风　人参　苁蓉　陈皮　龙骨　黄耆　当归各一两　桂心　厚朴　干姜　羌活　甘草各二两

上㕮咀。水三斗，先煮鹿角，取汁一斗，澄清内药，煮取三升三合，分四服，日再服。】

石淋【石淋】

论曰：石淋者，淋病而有沙石从小便道出也。盖由【下】肾气虚损，则饮液停聚，不得宣通；膀胱客热，则水道涩痛，胞内蕴积，故令结成沙石，随小便而下。其大者，留碍水道之间，痛引少腹，令人闷绝。

【《可用方》《病源》：石淋者，淋而出石也，水结则化为石云云。】

胜金散

治沙石淋。

甘草　滑石　郁金各三两

上细末。每服三钱匕，温水调服，日三四服。

车前子散

治沙石淋。

车前子　槟榔子各三两

上细末。每服三四钱匕，煎木瓜汤服下，日三五服。

二拗散

治小肠淋，沙石难出，疼痛。

胡椒　朴消各二两

上细末。每服三四钱匕，温汤服下，日三五服。

菝葜散

治沙石淋重者，取出根本。

菝葜五两

上细末。每服三钱匕，米饮服下二三服毕，以汤浸腰洗浴，须臾即通。

木通汤

治沙石淋。

木通　滑石各二两二分　葵根五两

上粗末。每服五七钱，水二盏，煎一盏半。去滓温服，日三五服。

鳖甲散

治沙石淋。

鳖甲去裙，烧灰存性，十两

上细末。每服四五钱匕，温酒调下。空心食前，日夜五服。

【**神效琥珀散**《可用方》

治石淋水道涩痛，频下砂石。

琥珀　磁石煅，醋浸七返，研如粉细　桂心　滑石　葵子　胡粉　木通　木香　川大黄各一两

上细末。每服二钱，食前，用葱白灯心汤调服。

又治石淋方

石韦一两　滑石二两

上细末。每服二钱，米粥调服，食前。

又方

五月五日，葵子微炒为末，食前，温酒调一二钱，当石出。

《本事方》十云：苦杖根，俗呼为杜牛膝，多取净洗，碎之。以一合用水五盏，煎一盏，去滓。用麝香、乳香少许研，调下。

鄞县尉耿梦得，其内人患砂石淋者十三年矣。每漩痛楚不可忍，溺器中小便下砂石，剥剥有声，百方不效。偶得此方啜之，一夕而愈，目所见也。《医说》中载之

《大全良方》引耿梦得事云：《本草》云：牛膝治茎中痛云。杜苑牛膝，云杜牛膝也。如杜蒺藜、杜茴香、杜乌药。

杜牛膝方虽[①]妇人淋方，可通治于男子淋。此方并耿梦得传，在于此《万安方》第三十一卷妇人淋疾中，可见彼卷。】

劳淋【劳淋】

论曰：人因劳伤肾经，肾虚，膀胱有热，气不传化，小便淋沥，水道涩痛，劳倦即发，故谓之劳淋。少腹引痛者，是其候也。

菟丝子丸

治肾劳虚损，溲便不利，淋沥不已。

菟丝子酒浸　人参　黄耆　滑石　芍药　木通　车前子各二两二分　黄芩二两　葵根三两

上细末，蜜丸梧子大。每服五十丸，或七八十丸。温酒或盐汤，食前服下，日夜五服。

【《可用方》**治劳淋方**

葵子五两　白茯苓　白术　当归各半两

上㕮咀。水七升，煮取二升，分三服，日三。】

滑石散

治劳淋，阴中涩痛。

滑石　冬葵子或用根　钟乳粉各二两二分　桂心　木通　王不留行各一两一分

上六味，为细末。每服三四钱匕，食前，温酒服下，日夜四五服。

【初虞世《信效方》治五淋。

赤芍药三两　槟榔一两二分

上㕮咀。每服三四钱，重水一盏半，灯心五六茎，同煎七分。去滓，空心服。《究原方》七】

石韦散

治劳淋日夜数起，小便不利，引阴中痛。

石韦去毛　滑石　瞿麦穗　王不留行　冬葵子各五两

上细末。每服四五钱匕，葱白汤调下。食前，日三五服。

五淋

《事证方》云：诸淋大率有五，曰冷，曰热，曰膏，曰血，曰石。五种不同，皆以气为本。多因淫情交错，内外兼并，清浊相干，阴阳不顺，结在下焦，遂为淋闭。

私按云：诸淋皆以滑利药为治。若大便结，则可杂用泻药，皂角、阿胶、葱白、黑豆、牵牛子之类，

---

① 虽：此下原衍一“可”字，据校本删。

尤可加用也。

【《可用方》通治五淋。

槟榔散

赤芍药一两 槟榔一大个

上细末。每服一二钱，水一盏，煎七分。临睡入麝香少许，温服立瘥。】

膀胱门

【十一】膀胱虚冷【虚冷】

论曰：膀胱者，津液之府也，气化则能出矣。其气不足则虚，虚则寒气乘之，致津液滑利而不能制约，故其证小便利多，小腹痛甚，项背腰尻膕腨痛。《内经》曰“膀胱不约，为遗溺”者，以此。

五味子丸

治膀胱虚冷，小便频数。

五味子 磁石烧，醋浸七返 杜仲去粗皮，炙 附子炮，各一两二分 木香一两一分 青皮 茴香炒，各二两二分 龙骨烧，一两一分

上细末。酒面糊丸梧子大。每服五十丸，或七十丸。温酒服，空心食前。

荜澄茄散

治膀胱经虚，小便不禁，少腹冷痛。

荜澄茄 木香 沉香 桂心去粗皮，各一两一分 茴香炒，二两 菟丝子 白茯苓各二两二分

上细末。每服三四钱匕，温酒或盐汤服，空心食前，日三五服。

补骨脂散

治膀胱久虚，便溲不禁，腹胁虚满，少腹疠痛。

补骨脂炒 茴香炒 葫芦巴炒，各二两二分 槟榔 沉香各一两一分 青皮二两

上细末。每服三四钱匕，盐酒盐汤，食前日三四服。

【奇特神方也，《究原方》六。

醉仙圆

治因劳心肾经寒，小便多。

白茯苓去皮，不计多少，用黑豆同水煮半日，去豆，出焙为细末。用薏苡仁炒，碾为细末，煮糊为丸，如桐子大。每服五七十丸，以枣汤服下，空腹，临睡服。】

【十二[①]】膀胱实热【实热】

论曰：膀胱者，州都【土也】之官，津液藏也，气化则能出矣。其气有余则实，实则热气留之，故壅闭而不通。其内证胞闭，不得小便，烦满而燥。外证体热，腰中痛，头眩是也。《内经》曰“膀胱不利为癃”以此，癃淋也。

石膏汤

治膀胱实热，小便癃闭，舌燥引饮烦闷。

石膏生 山栀子去皮 赤茯苓 甘草炙 木通各三两

上粗末。每服五钱，水一盏半，煎一盏。去滓温服，日二三服。

瞿麦饮

治膀胱实热，小便不通。

---

① 十二：原无，据文例补。下文“膀胱实热”处亦据文例补序码“十三”。

瞿麦穗　黄芩　甘草生　木通各二两二分　葵根　车前子各一两一分

上粗末。每服四钱重，水一盏半，煎一盏。去滓温服，日二三服。

槟榔饮

治胞囊实热，溲便癃闭，日夜不通。

槟榔生　羚羊角　大黄各一两一分　甘草炙　赤茯苓　防己各二两二分

上粗末。每服五钱，水一盏半，煎一盏。去滓温服，日三五服。

猪苓散

治膀胱实热，小便不通，腰腹重痛，烦躁。

猪苓　防己　栀子仁各二两二分　滑石　车前子　槟榔生　大黄生，各五钱

上细末。每服三四钱匕，温熟水服。又煎服亦得，日三五服。

【十三】胞痹【胞痹】

论曰：《内经》谓胞痹者，少腹膀胱按之内痛。若沃以汤，涩于小便，上为清涕。夫膀胱为州都之官，津液藏焉，气化则能出矣。今风寒湿邪气客于胞中，则气闭不能化出，故胞满而水道不通，其证少腹膀胱按之内痛。若沃以汤，涩于小便，以足太阳经气闭，故热而痛也，上为清涕。

肾着汤

治胞痹小便不利。

赤茯苓　白术各四两　干姜二两　甘草炙，三两

上㕮咀。每服五钱匕，水二盏，煎一盏。去滓温服，空心一服。

温肾汤

治胞痹，小便不利，腰脊痛疼，腹背拘急绞痛。

赤茯苓　白术　泽泻　干姜各四两

上㕮咀。每服五钱匕，水二盏，煎一盏。去滓温服，空心，食前一服。

【十四①】胞转小便不通也【胞转】

论曰：胞受水液，气未传行，则少腹满胀。或饱食用力，或因合阴阳，令胞屈辟，小便不下，遂致胞转。其候水道不通，少腹急痛，烦闷汗出，气道奔迫。甚者乃至于死，宜速治之。

琥珀汤

治胞转，脐下急满，或因霍乱而得。

琥珀二两二分，研【日本薰陆，全琥珀也。】　阿胶一两一分，炙，炒　车前子焙，七两二分　葱白切，三十茎

上剉切。每服先葱五茎，车前草三分，水二盏半，煎至一盏半，去滓。次入阿胶一分，候消。次又入琥珀末二分，微煎服之。不拘时，日二三服，夜一二服。

芍药汤

治胞转小便不利。

赤芍药　车前叶　木通

上细剉。每服五钱，水一盏半，煎一盏。去滓温服，日二三服，夜一二服。

琥珀汤

治胞转，小便不利，烦闷。

琥珀　大黄炒　滑石　车前子　车前叶各三两

上粗末。每服三四钱，水一盏半，葱白五茎，打碎，煎七分。去滓温服，不拘时，日夜四五服。

---

① 十四：原无，据文例补。

车前草饮

治胞转，不得小便。

车前草去根，取叶

上一味。每用一握，水一盏半，煎一盏。去滓温服，日夜三四服，不定时。

又方

治小便不利，茎中痛欲死。兼治妇人血结，腹坚痛。《肘后方》

牛膝根茎叶

上不以多少，酒煮，去滓，饮之。以小便利为度，立愈。

又方《外台》

治小便不通及胞转。

上取梁上尘三寸，以水服之。

白花散《济众方》

治小便不通，膀胱热。

朴消三两

上研为末。每服二三钱匕，温茴香酒服。不定时，日夜二三服。

治卒小便不通

炒盐内脐中，冷即替之，立下。

又入盐于脐孔中，其上灸之，至二三十壮。以通利为度，立验。

《覆载万安方》卷第二十一

嘉历元年十月廿三日，朱点了。

性全（花押）

同廿四夜半，墨点了。

性全六十一岁（花押）

朱墨之纸数六十八丁（花押）

《覆载万安方》卷第二十二上

性全　集

【一】痈疽总论一

论曰：周官【《周礼》有六官，医在天官】【《周礼》云：天官、地官、春官、夏官、秋官、冬官，是名六官。医在天官中，其中治诸病与治疡疮，即医者异治也】疡医与疾医，分职而异治。凡有疡者，受其药焉。盖非专门【专四千一门】之学，不足以深究博识故也。人之气血，与天地同流；经络常数，与昼夜同度。一或壅而不通，沮而不行，则血老不作汗，肉陈不脱垢。烝气不达，痈疽内热，甚于焚溺之患。治之不可缓。是以喜怒忧乐之不时，饮食居处之不节，芳草石药【补药也】之发动，内使阴阳不平而蕴结，外使荣卫【血道曰荣，气道曰卫也】凝泣而腐化。轻者起于六腑，浮达而为痈，外溃肤肉。《经》【《内经》也】所谓"荣卫稽留于经脉之中，血涩不行，卫气壅遏不通，热盛则肉腐为脓。然不陷肌肤，于骨髓不为焦枯，五脏不为伤损，其皮薄以泽"是也。重者发于五脏，蕴蓄而为疽，内消骨髓，《经》所谓"热毒炽盛，下陷肌肤，骨髓焦枯，五脏涸竭"。当其病下，良肉无余，其皮夭【损也】以坚，如牛领然是也。

夫疮肿之患，莫大于痈疽【痈即六府，表病故轻也；疽即五脏，里病重也。轻重浅深，尤可知之】。明乎二者，则凡肿毒丹疹，可以类推矣。故证有浅深，治有轻重。若疮发之初，汤液【煎药也】疏其内，针石【针，火针也】疏其外，内外之治不同也。五脏内虚则平补，内实则驶利，补泻之法不同也。疮发于虚处则难瘥，发于实处则易愈，则其生有虚实之辨。富贵体逸，厄殆者多；贫贱形苦，困笃者少，则其形有苦乐之辨。浅疮欲在厚处，攻之易平；深疮欲在薄处，达之易及，则肌肉肤有厚薄之辨。脉见洪滑粗散，其病难治；脉见微涩迟缓，其病易治，则脉之与病，有应否之辨。凡痈之类，其气浮达，宜灸焫而不宜针烙【烙，音洛。《韵会》曰：火针曰烙，又烧也】；凡疽之类，其气深沉，宜针烙而不宜灸焫【灸焫，艾灸也。焫，而悦反，又作爇，烧也】，此灸焫与针烙之异也。淋射熁贴，以消肿毒；膏润温养，以生肌肉。此先后终始之序也。昔人论痈疽病者，惑于人神所在，不可妄行针刺见血。不知神之与形，同为休戚，体既不平，神焉能定？《内经》谓痈疽不得顷时回，恐内烂筋骨，穿通脏腑，岂有人神之忌耶？

【二】疗病所向吉凶方二

三月、七月、十一月，不得向西方治病。

四月、八月、十二月，不得向南方治病。

正月、五月、九月，不得向东方治病。

二月、六月、十月，不得向北方治病。

凡治病，将患人行年本命，算与生气、天德、福德合者，往之必瘥。仍须与生气人看侍【看侍者，看病也】患者吉。

【三】占病色候上面法三

凡患人目中赤脉，从上下贯瞳子者，一脉一年死，二脉二年死。若脉下者，疗之必瘥。又曰：患人面忽有赤色之多贯，上下如脂，有赤色从额上下至鼻；又黑色出额上，大如指，及连鼻上至眉；又有赤色垂者，并为死候，不可疗。

【四】论五发四《疮肿科精义方》五卷，汝南齐德之[①]作。

《疮肿科精义方》第三云：夫五发者，谓痈疽生于脑、背、髭、鬓、眉者是也。大概论之，分为三等：一者疽也，二者痈也，三者疖也。夫疽初生，头如米粟粒大，痛痒有异，误触破之即焮展【焮，热也。展，引曼也】，四畔赤肿，沉闷牵引，胁肋疼痛，数日之后，渐觉肌体壮热，恶寒烦渴，肿晕侵展，熛浆汁出，积日不溃，抑之则流血者，谓之发背疽也。其发于脑者，发脑疽也。其鬓、眉、髭者【谓之发鬓、发眉、发髭也】，以类呼也。又有初生，其状无头，肿阔三四寸，妨闷疼痛。因循遂经十数日，皮光微软，甚者亦令人发热恶寒，头痛烦渴者，谓之发背痈也。又有初生一头，色浮赤而无根，肿见于皮肤之中，小大约一二寸者，疖也。三者之候，惟疽最重，此疾所生，皆由滋味而与厚衣。衣服厚暖[②]【暖欤】，则表易招寒；滋味过多，则脏腑生热；脏腑积热，则血脉不流而毒气凝滞。邪气伏留，热搏于血，血聚败肉，肉溃成脓，浅则为疖，实则为痈，深则为疽矣。亦有因服乳石发动而患此疾者，亦有平生不服石药而亦患此疾者。盖上代有服之者，毒气流传于子孙之故也。此疾初生认是疽，则宜速疗之。若气实之人，急服五香连翘汤；无内热及大便秘结，则不可服五香连翘汤。

伍氏【伍起予也，人名】论曰《外科精要》：痈疽之疾，有二十余证，谓瘭发、痼发、石发、岩发、蜂窠发、莲子发、椒眼发、连珠发、竟休发、内发肠疽也、脑发、背发、眉发、顋【腮，息来反】发、颔发、肺痈、肾痈、奶【奶，乳房也】痈、脐痈、臀发、腿发。此外亦有手发、足发、穿当发、须痈、瓜瓠发。大率随病浅深，证分内外，便行施治，不可迟缓。凡痈疽始作，便有发热恶寒，或有痛处，脉浮而紧[③]，是欲为痈疽，非伤寒之候也。已上《外科精要方》。又有百余证，不可限于五发矣。

又论云：疖者，节也；痈者，壅也；疽者，沮也。阴阳不平，有所壅节，皆成痈疽。又曰：阴滞于阳则发痈[④]，阳滞于阴则发疽。而此二毒，发无定处，当以脉别之。浮、洪、滑、数则为阳，微、沉、缓、涩则为阴。阴则热治，阳则冷治之。治之要，虽有四节八事，所谓初觉则宣热拔毒[⑤]，已溃则排脓止痛，脓尽则消肿内补，恶肉尽则长肌传痂，次序固明。若不别其所因，施治亦昧。又须观病浅深与证候吉凶。寒则温之，热则清之，虚则补之，实则泻之。导之以针石，灼之以艾炷，破毒溃坚，以平为期，各有成法。

《千金》云：痈疽始作，或如小疖，或复大痛，或小痛，或发白米粒，就中便出脓。宜谨防察，见有少异，即须大惊，宜急疗之，及断口味，速须利去恶毒。即用骑竹马灸法灸之，或只就上灼艾【灸也】。重者，四面中央总灸一二百壮，更贴冷药，其效速焉《伍氏方》。史氏颖昌曰：但防作疮。才觉疮，便着艾于上，势盛则五花灸之。谓中及四旁随赤到处矣，非方停也。

【五】将护忌慎法五

《疮肿科精义方》第一云：夫凡有疮疽初生，皆只如黍粟粒许大，其状至微，人多不以为急，此蕴大患。宜速辨之，不可自忽。若能防之未形，理之于未成，或朝觉而夕理，求治于良医，则必无危困矣。若因循侮慢，询于凡流，致令脓血结聚，委之于命，束手待毙【死也】，不亦去道远乎？以至筋骨败溃，穿通脏腑，死者十有八九矣。可不慎欤？盖疮疽之人，托命在医，任庸愚则危殆立至，遇良能则必保十全。用医之际，不可不择。辨之何难？若能饱读经书，久谙证候，汤药熟闲[⑥]，洞明色脉，性情仁善，孝义忠信，临事不惑，处治有决，方谓良医，委用勿疑。【以下一段，于诸病人及问病之辈，尤可为至要。又此《万安方》第二

---

① 齐德之：原作“齐本”，据文义改。齐德之，元代医家，著有《外科精义》一书。
② 暖：原作“缓”，据底本眉批改。
③ 紧：原作“肾”，据齐德之《外科精义》卷上改。
④ 痈：原作“府”，据《三因极一病证方论》卷之十四改。
⑤ 拔毒：原作“技毒”，据校本改。
⑥ 熟闲：原文如此，疑当作“熟娴”。

十七脚气卷有此类说，可照见之。】然后要在病人自克，不可恚怒悲忧，叫呼忿恨[①]，骄恣性情，信枉口腹，驰骋劳役，清净恬憺奈烦【奈烦】为宜。于患人左右，止息烦杂，切忌打触器物，诸恶音声，诤辨是非，咒骂斗殴，及产妇滥男，体气不洁，带酒腥膻，鸡犬乳儿，孳【孳】畜禽兽，并须远离。设或亲友重意问疾者，可以预嘱，徐行低音，款曲问候，礼毕躬退。勿令嗟讶惊怪，话旧引期，游赏宴乐，远别亲戚，牵惹情怀，但恐病人心绪怆凄。尤不可乱举方药，妄论虚实，惑乱患人，疑贰不决。祇合方便省问，不可久坐，多言劳倦，病人深不长便。若夫侍患【看病人】之者，直须寿近中年【三十】，性情沉稳，勤谨奈烦，仁慈智慧，全在诠次，粥药无令失节。勿令于患者左右弹指[②]嗟孜，挥泪窃言，惑激病人，甚不利便。

饮食之间，忌慎非细，不可不载【忌食】。畜兽之中，勿食驴、马、驮、骡、猪、狗、牛等，杂鱼、龟、鳖、虾、蟹，及淹【淹，于炎反，渍也】浥【浥，于立反，湿润也】臭陈、自死病倒之类，慎勿尝啖。飞禽之中，忌食鹅、鸭、鸿、雁、鹤、鹳、鸳、鹭、鸯、鸠、鸽、鸦、鹊、雉，及学人言者，慎勿食之。野兽之中，忌食麞、鹿、狐、兔、虎、豹、熊、豺，及牙爪害人。有毒虫兽并父母自身本命生属，慎勿尝啖。菜蔬之中，忌食黄瓜、茄子、兰香、芸苔、胡荽[③]、生菜、蓼、芥、菌、瓠、韭、蒜、葱、薤，慎勿食之。果食之内，忌食桃、杏、枣、栗、李、奈、梨、梅、软枣、红柿、樱桃、胡桃、榛松、林檎，及诸虫蚛、未熟之果，慎勿食之。

若其疮疽脓溃肿消，气血虚弱，则可食鹌【鹌，亦鸭皃也】鹑、蔓菁、姜、酱瓜、薤、萝蔔及黄白粱米、细粟，投粥、软饭。

若肌肉渐生，思想气味，则宜食浆、粥、羹、汤，熟软温和，稀稠得中，制造如法，无令太饱。此时犹忌馒头、蒸饼、饦飥、馄饨、豉饧、煎饼，及炙煿、咸酸、油腻、脂肥，脔膈、鱼肉。

若至肌肤欲平，恶肉退尽，疮口收敛之际，尚忌久立行步，揖待宾客，房酒宴会，嗔怒沐浴，登楼台，运动肢体，寒暑劳倦。正宜调节饮食，保摄起居，以待疮瘢平复，精神如故，气力完全，方无所忌。百日之内，慎无触焉。已上《疮肿[④]科精义方》

【六】辨疮疽浅深法六《疮肿科精义方》一

夫疮疽疖肿，证候多端。欲辨深浅，直须得法。若素不知方论而妄生穿凿者，如匠人舍其绳墨，以意度量，安能中于规矩哉？尝闻古人有言曰：多则惑，少则得。简而论之，则疮疽概举有三等：肿高而软者，发于血脉；肿下而坚者，发于筋骨皮肉；色不相辨者，发于骨髓。又曰：凡疗疮疽，以手按摇，疮肿根牢而大者，深也；根小而浮者，浅也。又验其人初生疮之时，便觉壮热恶寒，拘急头痛，精神不宁，烦躁饮冷者，其患疮疽必深也；若其人虽患疮疽，起居平和，饮食如故，其疾浮浅也；若夫恶疮初生，头如米粟，微似有痛痒，误触破之即焮展。觉有深意，速服犀角汤丸及漏芦汤、通气丸等，取通利疏畅，兼用浴毒汤淋溻之；若夫浮浅者，任贴膏求瘥。以此推之，浅深之辨，始治之叙也。

曾氏云曾字先：痈疽初发，至微者，切不欺。若初发肿脊便高者，势虽急而毒气却浅，盖散越于表。此乃[⑤]六腑不和为痈，其证属阳，虽急而易疗；若初发至微如粟粒，甚则如豆许，与肉俱平，或作赤色，时觉痒痛，痒时慎勿抓破，其证乃五脏不调，为疽，属阴，盖毒气内蓄已深，势虽缓而难治。故人初不以为事，至于祸至而不自觉。况感此疾者，神守不定，安能自察？其受病有阴阳、浅深、缓急之别，全藉医者精察，随证治之，毫厘不差，则疾无不愈。凡痈疽之候，先须明辨阴阳之证，更当诊其脉与外证，以为权衡。若加精审，治疗对病，则举获万全之效。诊其脉浮数而洪紧者，其疮肿臖【臖，许证反，肿痛也】作，常身热烦渴，饮食知味。此乃六腑不和，大则为痈，小则为疖。其势虽急，投以凉剂，亦多全治者。若诊其脉沉细而伏，或沉紧而数，初发之疮甚微，或无疮头，身不发热而内躁，体重烦疼，情绪不乐，

① 恨：原作“很”，据文义改。
② 弹指：原作“笥指”，据《外科精义》卷上改。
③ 胡荽：原作“故荽”，据校本改。
④ 疮肿：此2字原脱，据前后文例补。下同。
⑤ 乃：原作“及”，据文义改。

胸膈痞闷，食不知味，或恶闻食气。此五脏不调，为疽，属阴。盖痈疖则属腑，故发之浮而浅，其势虽急而缓；疽则属脏，毒气内蓄之深，势虽缓而反急。二证皆荣血不调，逆于肉理①，肉腐为脓。非谓阳证治之以冷，阴证治之以热，但别其痈疖，则属六腑，发于外而为阳；疽则属五脏，蓄于里，发之深而为阴也。非阳热、阴冷之义也。阳则浅，阴则深，故浅者易愈，深者难疗。辨之早，治之迟，则不全耳。

《精义方》一云：热发于皮肤之间，是以浮肿根小，至大不过三二寸者，疖也；六腑积热，腾出外肌肉之间，其发暴甚，肿皮光软，侵展广大者，痈也；五脏风积热攻，焮于肌骨，风毒猛暴，初生一头，如瘖瘟，头白焦枯，触之应心者，疽也。

【七】疮出未辨津润墨围方七

《伍氏方论》曰：夫觉背上两胛间赤痒肿痛，或有白粒，且以津唾时润令湿，切勿抓破而作，或因入浴揩破，犯水脉而作，或因饮酒、脍炙而作。初未辨证，且以津润墨围；渐觉势盛，以墨重围；围了又肿赤，便就围处中央着灸。不可详缓，人多以热过疑，临急用，尊崇此说。

【八】辨疮疽善恶法八《圣济录》云辨痈疽美恶。附针刺并火针法。

《精义方》一云：夫疮疽证候，善恶逆从，不可不辨。从来疮医，概举五善七恶。殊不知此特谓肠胃之内，脏腑疮疽所论之证也。发背、脑疽，别有善恶之证，载之于后。盖七恶者，烦躁时嗽，腹痛渴甚，或泄痢无度，或小便如淋者，一恶也；脓血大泄，肿焮尤甚，脓色败臭，痛不可近，二恶也；喘粗气短，恍惚嗜睡，三恶也；目视不正，黑睛紧小，白睛青赤，瞳子上看，四恶也；肩项不便，四肢沉重，五恶也；不能下食，服药而呕，食不知味，六恶也；声嘶色脱，唇鼻青赤，面目四肢浮肿者，七恶也。【七恶】

五善者，动息自宁，饮食知味，一善也；便利调匀，二善也；脓溃肿消，色鲜不臭，三善也；神彩精明，语声清亮，四善也；体气和平，五善也。【五善】

病有证合七恶，皮急紧而如善者；病【上】有证【下】合五善，皮缓虚而如恶者。夫如是者，非浅识之所知哉。只知【上】五善并至，则善以加也；七恶并至，则恶之极矣。愚意裁之，则大凡患疮疽之时，五善之中，乍见一二善证，疮亦回【回平也】也；七恶之内，忽见一二恶证，宜深惧之。大抵证候，疮疽之发，虚中见恶证者，不可救也；实证无恶候者，自愈。大凡脓溃之后而烦疼尚未痊者，诊其脉洪滑粗散者，难疗；微涩迟缓者，易痊。此善恶之证，于诊候之中，亦可知也。又发背、脑疽及诸恶疮，别有五逆之证者，白睛青黑而眼小，服药而呕，伤痛渴甚，膊项中不便，音嘶色败者，是为五逆。其余热渴利呕，盖毒气入里，脏腑之伤也，惟当以随证治之。《外科精要》有九恶，加脓血大涩，是一；疮未清，先黑久陷，面青唇黑，是一。

又《外科精要》云：有疽发所在②不可治者何？脑上，诸阳所会穴，则髓出颈项上，近咽喉，药饵、饮食之所通，一有所碍，两不能进。肾俞上与肾相抵，命之系穴即透空，又不可着艾。三处有疽，并为难治。此论见李氏、伍氏方中。

又伍氏曰：夫痈发背者，皮薄肿高，多有椒眼数十粒；疽发背者，皮肤顽硬，状如牛颈之皮。二证皆宜灼艾。痈成脓则宜针，其铁宜用马衔铁为之，形如薤叶样，两面皆利，可以横裂，开五六分许，取去毒血。

《圣济录》云：痈则皮薄，宜针；疽则皮厚，宜烙。古法无烙，唯有针刺。烙即火也，亦谓之燔针劫刺，以其劫病之功也。今用烙针法③多瘥，殊稳，妙于铍针法。本用铍针烙法，当用火针，如似火筯，磨头令尖，如枣核团滑，用灯焰烧，须臾火作炬，数蘸油烧令赤。皆须近下面烙之，一烙不透，即再烙之令透。若其攻稍广，即须散烙数处并令透，则气疏达，脓水易出，不假按抑。实者撚发为纴【纴，针也。今以车前草等撚作之，指入疮烙口中而引脓者，谓之纴缺】。虚者以纸为纴，涂引脓膏药纴之，兼以膏药贴之。常令开

---

① 肉理：原作“内理”，据元·齐德之《外科精义》卷中改。

② 在：此下原衍一“有”字，据校本删。

③ 法：此下原衍“针法”2字，据《圣济总录》卷第一百六十七删。

润，勿令急燥。若其人羸瘠，勿顿出脓，徐徐令出。《精义方》云：烙针，或只用木炭火猛烧通赤，油蘸烙之，尤神妙也。灯焰火太微而烙力弱也。

【九】灼艾当识痛痒二证论九

《伍氏方论》曰：夫灸痈疽发背，其灸法正在不痛者灸至痛，在痛者灸至不痛。灸已须涂消肿药，服退毒却热剂。又曰：凡痈疽初作，不论肿赤阔狭，可依前论墨围津润，一二日觉毒势盛，便以独头蒜《本草》名葫切作薄片如钱样，安置疮毒上，以艾炷不论壮数灸之，为多为妙。

《素问》云：有寒化为热，热化为脓，人皆感此说，以谓热极，不可复灸。殊不知本寒邪所伤，艾火攻散乃善。本因血化，热盛分肉之间，不能外泄，皮肤顽厚，渐逼入内，譬如强盗入室，迫近于主，主力且弱，以兵斗之，于主如何？不若开门与出乃顺。所以灼艾火攻，特破其肌，则邪毒无所客留，而真气不耗，如此向安之理备矣。私云：邪毒如强盗，真气如主人。岂谓火热为疑耶？又曰：着艾之法，极是良便，或处于僻乡【田舍之无邻里，谓之僻乡】，无药可赎，或居于贫乏，无力可得，不问贫富贵贱，均[①]可施治。但头上有疮，及项已上见疮，不可就疮顶上轻易灸之，反生大祸。但可以骑竹马取穴法，及足三里穴灸之，多获奇效。所有史氏【史氏者，颖昌使源也】序论，并论录于后，以解世人之疑惑耳。又曰：若得疾已过七日，则不须用蒜灸，无益矣。只用骑竹马法灸之，仍服五香连翘汤。

【十】辨痈疽有脓无脓并疮口十

陈无择云《三因方》作者陈言[②]无择也：其痈疽欲知有脓无脓，以手掩肿上。若热者为脓，不热者为无脓。此亦大略说也。若脉不数，不热而疼者，盖发于阴也；不疼，尤是恶证也。不可不知。凡热盛脉盛，即用漏芦汤单煮大黄汤；不甚热，脉缓弱，只投五香连翘汤。

《精义方》辨脓法云：凡疔疮疽肿大，按之乃痛者，脓深也；小按之便痛，脓浅也；按之不甚痛者，未成脓也。是以《精义方》针烙法云：此疾针烙取瘥，实为从容，然忌太早，亦忌稍迟。尝见粗工，不审其证候浅深，妄施其针烙之法，或疮深针浅，毒气不泄，以致内溃，或疮浅烙深，误伤良肉，此不遇良医故也。

李氏云：凡觉背上肿硬，用湿纸贴肿上，看先干处，便是痈顶也。火灸及针烙，可当于痈顶上。

【十一】贴熁之法十一虽有温凉二治，不可专冷治事。

《精义方》云：又有粗工，不审逆从，便用凉药敷贴，逐展毒气，复入于内，归于肝心，十死八九矣。切忌用寒凉之药水调贴之。夫血脉者，喜温而恶寒凉。若着冷气，过理迫之，血滞难瘥矣。【戒冷治】

【十二】既灸之后宜服药十二

李氏曰：背疽之方，所传百余，可取者极少。其间又有用药偏重，或大冷，或热，或药性有毒者，今皆不录。独择当用而经验者录之，庶几不至有误活人治病之意。

内托散

又名乳香万金散，又名托里散，又名乳香散，又名护心散。凡有疽疾，一日至三日之内，宜连进十数服，方免变证，使[③]毒气出外。服之稍迟，毒气攻冲脏腑，渐作呕吐，后来多致咽喉口舌生疮，黑烂生菌，名曰心气绝。饮食药饵，无由而进，证亦危矣，首宜服此。若疮发及四五日之后，此药但宜间服，当别用药以治疗之。

真绿豆粉一两　明乳香细研，十两

上研令匀。浓煎生甘草汤调下【服也】少许，时时细呷，要药常在胸膈之间。若毒气冲心，有呕逆之

---

① 均：原作“拘”，据校本改。

② 陈言：原作“陈元”，据文义改。按，《三因极一病证方论》为宋代医家陈言（字无择）所撰。

③ 使：原作“便”，据《普济方》卷二百八十四改。

证，大宜服此。呕逆证中甚详

李氏五香连翘汤

木香 沉香各七钱 丁香不见火，五钱，去枝 连翘去蒂 射干 升麻 黄耆生切 木通 桑寄生若无真者，倍生麻代用 独活各七钱半重。今所卖者，则或宿前胡，或土当归，不堪用，只用羌活尤妙也

上为粗末。每服三钱重，水一盏，煎至七分。去滓温服。银器【无银器，则以铜器、石器。煎此之时，可入银薄一枚，可通诸煎药也】煎药尤妙。若无银铫，入银薄一片同煎。此是李氏所择。其中无大黄，疑似之间，多服无妨。二日后，与漏芦汤相间服。

漏芦汤

疽作后二日，服此退毒下脓，可与五香连翘汤相间，连日服之。

生黄耆去叉芦 连翘 沉香 漏芦有白茸者，各二两二分 生粉草一两一分 大黄二两二分，微炒

上细末。每服二钱，煎姜枣汤调下。二方连日相间服，乃宜毒之药，觉毒尽住服。虽有大黄，用之少，无妨。又注云：此一方，是宣【泻也】热拔毒之药，觉有热毒之证，便宜服之，热退住服。其中虽有大黄，所用极少，服之无妨。

孙真人单煮大黄汤

宣热拔毒，大便秘者，方可用此。《外科精要》

锦纹①大黄酒洗，去皮，不以多少

上一味，剉如麻豆大。水煮服，即快利。此要法也。

神仙截法

治痈疽发背，一切恶疮等。预服此，毒气不内攻，可保无虞。

真麻油一斤，银器内煎数十沸，倾出候冷

上用无灰酒两碗浸油内，约五大盏许，重汤温稍热，通口急服，一日尽之为妙。感疾数日者，亦宜急服之佳。此法传授之于吴安世，云：五家三世，用之无不验。又闻猎者云：凡误中药箭【附子矢也】，急饮麻油，则药毒不行。后果于西山亲睹②人被虎箭穿股者，号叫不忍闻。急以麻油灌之，良久遂定。又闻郑【姓】学谕德甫【人名】云：渠尊人曾用之有验。故备录之。

秘传连翘汤

私云：以十钱重为一两。

连翘 升麻 朴消别研，各一两 玄参 芍药 白敛 防己 射干各二分 大黄一两三钱 甘草 杏仁八十个，去皮尖，麸炒黄，别研

上除杏仁、朴消外，为粗末，却入杏仁、朴消末，令匀。每服三钱，水一盏二分，煎至八分。去滓，空心服，利下恶物为效。

五香连翘汤

治一切恶核、瘰疬、痈疽、恶肿等病。《三因方》

舶上青木香从于阗国来，曰舶上南木香之中，皮下青白，谓之青木香也。可见《养生必用方》，非土青木香也 沉香 乳香 丁香 麝香 升麻 独活 桑寄生 连翘 射干 木通各二两 大黄蒸，三两

上㕮咀。每服四大钱，水二盏，煮取一盏。以上去滓，服八分清汁，空心热服。半日以上未利，再喫一服，以利下恶物为度。未生肉前服不妨，以折去毒热之气。本方有竹沥、芒消，恐泥者不能斟酌，故缺③之。知者自当量人。一方有黄耆、藿香，无独活、射干，一名五香大黄汤。

【《局方》第八云：无桑寄生，则以升麻代之云云。升麻可重倍之。

五香连翘汤方甚多，当以《三因方》为正。李氏方合并存之。

李氏方用：

① 锦纹：原作“绵纹”，据校本改。
② 亲睹：原作“亲都”，据文义改。又明·朱橚《普济方》卷二百八十五“痈疽门”有类似记载，可参。
③ 缺：原作“饮”，据《三因极一病证方论》卷之十四改。

乳香　甘草　木香　沉香　连翘　射干　升麻　木通　桑寄生　独活各三分　丁香半两　黄芪生，剉，三分

品味与《三因方》同，但分两少异。《三因》用青木香；李氏只用木香，又加黄芪三分，多用丁香。大便秘者，加大黄三分。李氏所以不用大黄者，盖恐虚人、老人不宜服，故临时加减之。

又一方

青木香三分　桑寄生二分　沉香　木通　生黄耆　大黄各一两，酒浸，煨　麝香二钱　乳香　藿香　升麻　连翘各半两　鸡舌香三分

此方与《三因》、李氏方同，但外加鸡舌香、藿香耳。已上小字，《和剂局方》第八卷。】

五香连翘汤

凡一切恶核、瘰疬、痈疽、恶疮、脑背等，或灸后更服亦妙。

青木香三分　鸡舌香去顶，一分　桑寄生二分　沉香　木通　生黄耆　大黄各一两，酒浸，煨。老人、虚人加减　麝香二钱　乳香　藿香　升麻　连翘各半两。私云：以十钱为两

上细末。每服四钱，水一大盏，煎至七分，任性服。略疏通，或即取下恶物，然后服内托散之类，则毒势易散，不为深害。

化毒排脓内补散

治一切痈疽疮疖，未成者速散，已成者速溃，败脓自出，无用手挤，恶肉自去，不犯刀仗【刀针】。服药后，疼痛顿减，此其尝试之效也。

初得方于都下异人，时有苦背疡者七十余头【疮口有七十余也】，诸药遍试不效，因出此方示之。众医环立相目而笑曰：是岂痈疽所用药耶？因谓之曰：古人处方，自有意义。观其所用，药性平和，纵未能已疾，必不至坏病人，服之何害？乃治药与服，以热酒半升许，药五六钱，少顷痛减七分。数服之后，疮大溃，脓血流迸，若有物自内托之。服之经月，疮口遂合，若未尝有所苦者。

又有苦腹疾者，其痛异常，医者莫晓时意。此药颇能止痛，试以饵之，当日下脓二三碗许，痛亦随止，乃肠痈也。

又一老人，忽胸间发肿，根脚甚大，毒气上攻，如一瓠然，斜插项右，不能转动。服药明日，毒肿既散，余一小瘤，如粟许大。又明日，帖然如故。

又一人发脑，疑此方不服，既殒于庸医之手。明年，其子复苦此，与父之状不异。因惩父之失，纵酒饮药，遂至大醉。竟日哀卧地上，酒醒病已去矣。

又一妇人发乳，焮肿疼痛不可忍，自谓无复生理。又二妇人股间发肿，大如杯碗。服此皆脱然如失。

蒙济者，不可悉数。姑叙大略，以示未知此方者。大抵痈疽之作，皆血气凝滞，风毒壅结所致。治之不早，则外坏肌肉①，内攻脏腑，去生远矣。详味此方，其所用者，皆发散风毒，流行血气，排脓止痛，生肌长肉等药。

人参新罗者为上，择团结重实滋润者，淖洗，去芦头，薄切，焙　当归取川中来者，择大片如马尾状，滋润甜辣芬香者，温水洗净，薄切，焙干　黄耆以绵上【所名也】来者为胜，状如箭杆，长二三尺，头不叉者，洗净截破，以盐汤洗透，用盏盖汤瓶上，久焙则燥，随众成末称，随众药入研，即成细末　芎藭以川中来者为上，今多用芜芎大块，洗净，切，焙　厚朴宜用梓州来者，用厚而色紫者，揩之油出，去粗皮，姜汁淹一宿烂熟，焙燥，切。勿用杜朴　桔梗以有心味苦者为真。无心味甘者，荠苨也，切勿误用。洗净，去头尾，薄切，焙燥　桂去粗皮，用味浓处也，以三两而取一两　防风择新香者，洗净焙干　甘草生用　白芷不见火。私谓十钱一两

上十味，选药贵精，皆取净晒，焙极燥方称。人参、当归、黄耆各二两，余各一两。除桂外，一处为细末，入桂令匀。每服自三钱加至五六钱，热酒调下。日夜各数服，以多为妙。服②至疮口合，更服为佳，所以补前损、杜后患也。不饮酒人，浓煎木香汤下，然不若酒力之胜也。或饮酒不多，能勉强间用酒调，并以木香汤解酒，功效当不减于酒。

① 肌肉：原作“肥肉”，据校本改。
② 服：底本此下原有错叶，今据校本调顺。

【《外科精要》痈疽用药大纲云：疽破后，多服洪氏排脓内补散。若无呕逆之证，用酒调下；有呃逆之证，只用木香汤调此一药。若痈疽破后，当终始服饵，不可辍。】

洪丞相内补散跋【此跋在《选奇方后集》中】曰：疽发背三尺，童子亦知为膏肓之疾。庸医既拱手无措，或者又为高论，以自神其术。世传刘涓子方，以为得之神仙家，而汤剂不一，用者惑之。今所藏方，简要而有大功。郡酒官萧世京病此数日，疮大已如碗，用其方而愈。览者勿以无奇药而忽之也。鄱阳洪适书于新安郡斋。

神仙灵宝膏《事证方》名梦授吕真人方

瓜蒌五颗，取子细研　乳香五块，如枣子大，亦细研

上以白砂蜜一斤，同熬成膏。每服二三钱，温酒化下。大治发背诸恶疮等，日进二服，无不立效。

昔严州上人【名也】一通判【官也】，忘其名，每病发背，祈祷备至。夜梦吕真人服青衣告之云：为公极孝，故来相告，更迟一日，不可疗矣。通判公总市药治，服之即愈。杨和玉得此方，家中使令凡百疮肿等患，服之皆效。遂合以施人，无不验者。漏疮恶核，并皆治之。

【十三】痈疽发寒热多汗误用药十三

李氏云：近时有数人病背疽，服前方药，未安之间，遍身寒热。或先寒后热，或先热后寒，或连日作，或间作。必先呕痰，然后寒热，寒热解，大汗出，然后止。【寒热如疟】。时医多欲用柴胡、牡蛎止汗之药。又有以为疟疾，欲下恒山饮子。愚【李氏】谓：背疽之疾，所以寒热发歇者，先感寒邪，脾气不正，痰盛而有此证。若下柴胡，必泻肝【肝木也】【肝母木，心子火，木生火也】，母既虚而又泻其子【心火也】。牡蛎涩气，气血已不荣运，又服涩气药恒山饮子吐痰，大损脾胃。用药如此，可谓误谬。愚但令服家传不换金正气散，祛寒邪，正胃气，痰饮自消，寒热不作。兼服排脓内补散，以木香汤易酒，不欲引呕吐故也。服此药三日，寒热自退，呕吐不作，汗亦自止。【痈疽发热服正气散事】

家传不换金正气散【正气散】

治四时感风寒冷热之气，或伤冷物，伤寒瘴疟之疾，痰盛头痛。常服能辟山岚瘴气、四时疫疠。【是养胃汤（《局》）也】

苍术用米泔浸，春冬一日，夏秋半日，再用新汲水浸一宿。拣好者削去黑皮，切，焙，用麸炒，令黄色，去麸，称四两　大厚朴紫色者，去粗皮，四两，细切。用生姜四两捣烂，淹一宿。次日入铫，用文武火炒干用　粉草炙，剉，一两　真橘红水浣净，焙，取三两。上四味一处，再入锅内，以文武火微炒略色变，却以纸乘于白木版上，出火毒　半夏汤泡七次，焙为细末，以生姜自然汁和作薄饼子，安文武火上，炙黄为度，干称二两　藿香叶二两　人参去芦　木香湿纸裹煨，剉　白茯苓去皮。已上各一两

上九味，修制外为细末。每服二钱，水一盏，生姜三片，枣子一枚，煎至八分，入盐少许，温服无时候。

神效托里散

治痈疽发背，肠痈奶【乳也】痈，无名肿毒，焮作疼痛，憎寒壮热，类若伤寒。

黄耆切，盐水炙　忍冬叶各五两　当归酒洗，一两八钱　粉草炙，八钱

上细末。每服二钱，以酒一盏半，煎至一盏。若病在上部，食后；病在下部，空心服。少顷再进，留滓外傅。不问老少虚人，皆可服之。此药以十钱重为一两，不足十一两，故云一两八钱。甘草，云八钱也。

私云：疮肿发热之时，今古日本医者，以寒水及冷石、大黄等作冷治。未愈之前，多为中风，作寒战而死者多矣。以如是药，速可退热气，但有水角法，可载于后。

【发背冷治方

《千金要方》第廿二卷云：诸发背未作大脓，可以冷水射之。浸石令冷熨之，日夜莫住①，瘥乃止。

私谓：中风虚损之人，不可用冷治者也。】

① 住：原作“注”，据校本改。

【十四】调节饮食兼平胃气十四少食而不饱曰节也

李氏[①]云：如病人气弱，不进饮食，合服嘉禾散【嘉禾散五两，可加人参等也】。如【下】赎到局中，见成散子【已合嘉禾散子也】，每五两宜加人参、丁香、沉香、白豆蔻仁各二钱重。

昨有一贵人苦疽疾，医者用药失序，久而不痊，因致虚弱，全不饮食。愚欲进嘉禾散，而诸医争言内有丁香发热，不可用。殊不知治疽之药，丁香预其一，况有因怒气而发疽。今嘉禾散中所用之药，尽是平和益脾胃、降气之药。辩论不胜，迟迟数日，服他药无效，卒[②]用之【嘉禾散】，而病人方能进食。自此已后，遇早晨住服他药，必进于嘉禾散一服，疾安而后已。

又李氏痈疽用药大纲云：若是气虚而呕，其证心不烦热，遇早便呕，或闻秽气而呕，早晨宜服嘉禾散。如有寒热，宜服家传不换金正气散，仍五更初煎服无比山药丸以补肾。

又李氏论服补肾药捷径云：肾脉虚盛，当用补药，而有抵捂处。如用鹿茸、附子之药，是抱薪救火；如用平补之药，肾气猝难平复，若俟河之清。

向来有一贵人苦疽疾，正生此一证，诸医无策。愚昔尝闻一名医讲论，凡人遇五更初，肾气必开。若一语言，咳嗽口唾，即肾气复合。遇肾开时，进一服平补药，其功效胜寻常服峻补之药十数服。愚此策献之，遂选用山药丸，所用皆平补肾气，全无僭燥偏重之药。依此法而进，详以告病者与其侍旁之子弟，如法而服药。三日之后[③]，医者诊脉，已平复矣。凡有疽疾之人，肾脉虚弱，未可便如古人之论，以为不可治。若人有痼冷虚弱危困之疾，如其法而用药，可谓用力寡而以功倍矣。无比山药圆出《局方》，不复重录。《外科精要》下卷

【十五】溻洗淋渍法十五

《精义方》第一云：夫溻渍疮肿者，所以宣通形表，发散邪气，使疮肿内消也。盖汤水有荡涤之功。古人有论，疮肿初生，经一两日不退，即须用汤淋射之；其在四肢者，溻渍之；在腰腹背者，淋射之；其在下部委曲者，浴渍之。此所谓疏导腠理，通调血脉，使无凝滞也。且如药用一两，水用二升为则，取一升半，以净绵或新绵蘸药水。稍热，溻其患上，渐渐喜溻淋浴之；稍凉，则急令再暖，慎勿冷用。夫气血得寒则凝涩，得热则淖泽，日用五七次。病甚者，日夜不住，或十数次，肿消痛止为验。此治疮肿神良之法也。

《外科精要》中云：治痈久而疮口不合，其肉白而脓血少。此为疮口冷滞，乃病人气血枯竭，不潮于疮，遂致如是。合用艾叶一把，入瓦器内浓煎汤，避风处，乘热用艾汤浇洗疮口。四围净肉，以帛绵兜艾叶，乘热浇沃，一日一次。洗了须避风，仍烧松香【甘松也】，以烟熏疮口良久，贴神异膏等。其疮不可与厌秽之人见。若不能禁忌，疮口难安，药亦无效。

《覆载万安方》卷第二十二上

---

① 李氏：指宋代医家李迅。以下引文出自李迅《集验背疽方·背疽方总论》。
② 卒：此下原衍一“于”字，据《集验背疽方·背疽方总论》删。
③ 后：原脱，据《集验背疽方·背疽方总论》补。

《覆载万安方》卷第二十二下

性全　集[①]

【十六】视生白痂切护勿触十六

《伍氏方》论曰：夫痈疽破溃之后，败肉渐去，新肉渐生，日见堆阜，方成白膜。新血滋养，平复无疑。大率疮口未可速合，日用猪蹄汤洗去恶浊，外傅生肌膏、神异膏药，封令毒脓出尽。然疮已向安，更加调护，切勿轻触。或有便恃向安，恣情触犯，喜怒不测，饮食倍伤，强房劳，疮能复作，尤难治疗。诸证蜂起，多有不救，更宜谨护为妙。

已上初中后疗法如斯。今日本外境治辈，用冷寒治，并谬针乱灸，不辨由来，太可悲夫。

【十七】痈疽及诸疮杂疗异治诸法十七

李氏云：凡病疽疾之人，多有既安之后忽发渴疾，而不救者，十有八九。疽疾将安，而渴疾已作，则便合服加减八味圆。【发渴饮水，服八味丸。又疽疾愈之。】既安之后，而渴疾之证未见，亦合先服此药，以预防其未然。【后来发，预服方，防其未然也。】若疾形已见，卒难救疗。痈疽之后，合服补药。若用峻补之药，则发热。又况痈疾之人，安乐之后，多传作渴疾，不可治疗，当预服加减八味丸。如能久服，永不生渴疾，气血加壮。未发疽人，或先有渴证，亦合服此药。渴疾既安，疽亦不作。

加减八味丸方

大地黄洗，焙干，却用酒洒饭上，蒸七次，焙干，称二两　山药炒　山茱萸去核，取肉，焙，称，各一两　肉桂去粗，不见火，末，半两　泽泻切作块，酒湿蒸五次，切，焙　牡丹皮去心　白茯苓去皮，焙，各八钱重　真五味子去枝梗[②]，略炒令透，别为末，一两半

以十钱为两称之。

上细末，炼蜜圆如梧桐子大。每日五更初未言语前，用温酒或盐汤吞下三四十丸。

有一贵人病疽，未安而渴【饮水之疾曰渴也】作，一日饮水数升。愚遂献此方。诸医失笑云：此药若能止渴，我辈当不复业医矣。诸医尽用木瓜、紫苏、乌梅、人参、茯苓、百药煎等生津液、止渴之药。服多而渴愈甚，数日之后，茫无功效。不得已而用此药服之，三日渴止。因此相信，遂久服之，不特[③]渴疾不作，气血益壮，饮食加倍，强健过于少壮之年。盖用此药，非愚敢自执鄙见，实有源流。

自为儿时，闻先君【父】知县【官也】言：有一士大夫病渴疾，诸医遍用渴药治疗，累载不安。有一名医诲之，使服加减八味圆，不半载【年也】而疾痊。因疏【书也】其病源云：今医多用醒脾生津止渴之药，误矣。其疾本起于肾水枯竭，不能上润，是以心火上炎，不能既济，煎熬而生渴。今服八味圆，降其心火，生其肾水，则渴自止矣。复疏其药性云：内真五味子，最为得力。此一味，独能生肾水，平补降心气，大有功效。家藏此方，亲用有验。故敢详著之，使有渴疾者信其言，专志服饵取效，无为庸医所惑，庶广前人笃志收方济惠之意。

忍冬丸

疗渴疾既愈之后，须预防发痈疽，大宜服此。

---

① 性全集：此 3 字原无，据前后文例补。

② 枝梗：原作“挍梗”，据《集验背疽方》“加味八味丸”改。

③ 特：原作“恃”，据校本改。

忍冬草，不拘以多少，根茎花叶皆可用。

上入瓶内，以无灰酒浸，以糠火煨一宿。取出晒干，入甘草少许，碾为细末，以所浸酒打面糊为丸，如梧桐子大。每服五十丸至百丸，无时候，温酒、米饮任意下。此药不特治痈疽大渴，治五痔诸瘘等。

忍冬酒方在《备急灸法》并《外科精要方》，事繁则略之。

忍冬草，一名龙缠藤，一名金银花，一名鹭鸶藤，一名金钗股，一名老翁须。治痈疽并诸肿疮痔瘘等神药。可见《本草》。

五香汤《千金要方》

治热毒气，卒肿痛，结作核，或似痈疖而非，使人头痛，寒热气急者，数日不除，杀人。

青木香　藿香【《千金翼》以麝香代藿香】　熏陆香　沉香　丁香各一两

上五味，㕮咀。以水五升，煮取二升，分三服。不瘥更服，并以滓傅肿上。

《外科精要方》名曰小五香汤，药种分两，全与《千金方》同。

上㕮咀。每服五钱，水一盏，煎至七分。去滓温服，不瘥，两三剂更服。

《精义方》云五香汤，四味各一两，麝香三分。呕逆者，去麝香，加藿香叶一两；渴者，加人参一两。

上细末。每服三钱，水一盏，煎至六分。去滓，空心热服。

《圣济总录》《圣惠》《千金》《外台》治诸疮肿方，皆载此方，大同小异。大抵此药专治毒气入腹烦闷，气不通者。其余热渴昏，胃口燥，咽干，大便硬，小便涩者，未可与服。

沉香散《可用方》八

治肿毒入腹，心烦腹胀，饮食不欲。

沉香　木香　丁香　熏陆香　川大黄各一两　麝香一分

上粗末。每服四钱，水一盏，煎六分，不计时温服。五香汤中加大黄，即名沉香散。加大黄，故不惮燥热欤。私。【五香汤加大黄，名沉香散。】

崔氏疗恶肿**犀角汤**。《可用方》八

熏陆香　青木香　鸡舌香　藿香　犀角　沉香各二分　升麻七分

上为一剂，用水六升，煮二升半，分三服云云。私云：是亦五香汤加减方也。

乳香散《可用方》八

治发背内溃，及毒气攻冲，呕逆恶心，内攻危证。凡恶疮疖，宜日进一二服，使毒气出外，不攻脏腑。

真绿豆粉四两。若无真者，只以绿豆，去皮，细研　乳香一两，别研

上再同研极细。每服一钱，新汲水少许调，细呷之，要留药在胸膈间。

有因鼻衄初愈，不曾表汗，余毒在经络，背发大疽，自肩下连腰胁肿盛，其坚如石，色极紫黑。医以凉药傅之，中夜呕，乃连进此药三四服，呕遂止。既而疮溃出，赤水淋沥，四十日而愈。又有患瘰疬者，痛过辄呕，服此呕止。

《外科精要》上卷云**内托散**。

绿豆粉一两　乳香十两

有多异名，已前载于此事[①]。《精义方》云**香粉散**。

真绿豆粉三两　乳香一两

上细末和匀。每服三钱，新汲水调下，托里止痛，解烦渴，退虚热。

《大观本草》云：绿豆，味甘寒，无毒，主丹毒[②]，烦热风疹，药石发动，热气奔豚。生研，绞汁服，

① 事：原作“毕”，据校本改。

② 丹毒：原作“用毒”，据《经史证类大观本草》卷之二十六改。

亦煮食。消肿下气，压热解石。用之勿去皮，令人小壅，当是皮寒肉平①。圆小绿者佳。又有稙音陟②豆苗子相似，主霍乱吐下，取叶捣绞汁，和少醋温服。子亦下气。今附：臣禹锡等谨按：孟诜云绿豆平，日华子云冷。益气，除热毒风，厚肠胃。

瓜蒌散《良剂方续集》

治一切痈疽发背，疮肿便毒，妇人乳疽。

大瓜蒌一个，去皮，切 甘草为粗末 当归各半两 乳香一钱，别研 没药一分，别研

上用无灰酒三升，熬至一升，放温顿服。如一服不尽，分三服速进，累有神效。病在上，食后服；在下，食前服。

敛疮口方《良剂方》

白及 赤石脂各一钱 当归三钱 龙骨一钱

上细研和匀，干糁，吹入疮孔，速瘥。

《外科精要》下云：凡痈疽，皆缘气滞血凝而致。服诸香，盖香能行气通血也。曾氏曰：余病中服近六两，候疮溃了则加减。又服四两许，乃香附子一味，名**独胜散**。若疮之初作，便服此代茶，每食后半盏许。

香附子去毛令净，以生姜汁淹一宿，焙干，末令极细

上无时，以白汤调二钱服。疮溃后，只以《局方》中小乌沉汤内甘草，但用五分之一。【疮愈后常半年服，尤妙也。】常器之云：凡气血闻香即行，闻臭即逆。疮疡皆由气涩而血聚，【下】须待正气胜而脓化，【中】使君行而不逆。疮疡不喜臭秽，若不洁之气触之，毒必引蔓，已溃者必复发，以逆故也。昔人方法，无不用香。盖知所治也，饮食必香，则气顺。衣着居处，亦务鲜洁，接物语言，更防腋臭，闻他人口气之类，皆预防方。孝子【服者】、僧尼、寡妇悲怆之声，并宜避之。妇人月事【月水也】行者，毋令入房，尤当忌谨。临汝【所名】陈【姓也】正节公云：大凡疽疾，多因怒气而得之。若有此疾，必多怒。但服香附子之药，进食宽气云。得之王大丞传，服之有效。

清凉膏《外科精要方》

治发背候，取下毒气，次用清凉膏贴之。【膏药】

川当归二两 香白芷 白及 木鳖子去壳 黄蘗 白敛各一两 乳香 白胶各半两，香也 胡粉一斤 黄丹五两

上用清油十两，煎前六味，候紫色去之。入槐枝、柳枝各七寸，再煎少顷，又去之。入黄丹③五两熬成，入乳香等。重绵滤过，入瓶内贮之。用如常贴使。

碧油膏同

止痛排脓。未溃用之，则消肿散毒；已溃破，则排脓生肌。若灸后，便用此膏贴，始终贴则尤佳。

桃枝 柳枝 槐枝 皂角枝已上焙干为末，麻油十两同煎，取八两，去滓令净，再入 黄丹 乳香 血竭末各十两

上药再熬成膏，约七两已下。用瓷器盛，埋地中一宿，去火毒气。使时以无灰纸摊贴。

陈日华点烙痈疖法云：世人于疮疖始发，辄用针灸，十死八九。盖毒方殷，以火助之，宜其危也。闻烙【火针曰烙也。火针大小，可见《圣济录》第百二十八卷】之功却大。方其已熟未溃之时，用铁筯一烙，极是快意。方扇火欲着时，诚是恐人。予久闻之，已深知其功，于临时犹且颤悸，况于未曾经得效之人乎？烙后脓水④流通，百无所忌，名曰熟疮。只忌鸡肉，致恐疮突开，穴口宜向下，要脓水流通，仰则倒贮。然须是熟于用烙者，识浅深，知穴道，审生熟。非其时则所出者，皆是生血。当其时，则出黄脓瘀肉。

予见人烙疮者甚多，用尖针烙者，不得法，用平圆头者为妙。盖要孔穴通透，尖针头细，其口易合，

---

① 肉平：原作“均平”，据《经史证类大观本草》卷之二十六改。

② 陟：原作“涉”，据《经史证类大观本草》卷之二十六改。

③ 黄丹：原作“黄用”，据校本改。

④ 水：此下原衍一“水”字，据校本删。

徒耳吓出[①]【吓出，疮口小则脓汁出少，故曰吓出也。火针不可尖细，可须口平大也】，针出[②]复合，未必为功，惟用平圆如锁衡纬铤之类，乃妙。既烙得通，不得法者，便用法傅之。不能保养，疮口必再合，口合则不能必其效。妙哉之为牛膝根【以牛膝指入疮烙口之法】也，用细牛膝根，如疮口之大小，略刮去粗皮，顿入口中，留半寸以下，压疮口外，即以嫩橘树叶及地锦草【车前草也】，各用一握许，研成膏傅之。其上牛膝能去恶血，得恶血常流，而二草温凉止疼，随干随换，【以牛膝根指入疮口之法】，此十全之功也。

【《圣济录》百廿八云：火针，如火筋磨头，令尖如枣核团云云。大小可依疮大小也。】

《洪丞相方》用蜞针【蜞，蛭也。蛭能咬血，如针血走，故云蜞针欤】法云：仆常治痈疖，不问老幼少壮，初发痈肿叠作【跟脚也】，便用蜞针，亦是开门放出毒气之一端也。此法载《洪内翰方》中，甚详，而仆用之，每获奇效，因而录之。

凡用痈疽，觉见稍大，便以井边净泥傅疮顶上，看其疮上有一点先干处，即是正顶。先以大笔管一个，安于正顶上，却用大马蜞一条《本草》名水蛭安其中，频以冷水灌之。马蜞又名黄蜞当吮其正穴，脓血出、毒散是效。如毒大蜞小者，须三四条方见功。【蜞】腹旁黄者，力大。若吮着正穴，蜞必死矣，其疮即愈。仆累试之，奇验。若血不止，以藕节上泥止之，白茅花亦妙。

刘涓子曰：凡人言若干岁人神在某处【人神所在也】，不可针刺，见血者死。切以愚见，亦恐此理未精。夫身者，神之室也。有病且须及时针烙救疗，不推算年命，避忌人神。况人与神同体，体既有病，神何以安？凡痈疽、疖肿，才萌之时，并须以汤水注射之。欲治此疾，先须辨识，定其浅深，究其根源，疗之必愈。热发于皮肤之间，是以浮肿根小，至大不过二三寸者，为疖也；六腑积热，腾出于外肉之间，其发盛肿，皮光软，侵展广大，为痈也；五脏风毒积热，攻焮于肌骨，风毒猛暴，初出一头如瘖瘟，形白焦枯，触之应心者，疽也。

《外台方》云：肿一寸至三寸，疖也；三寸至五寸，痈也；五寸至一尺，疽也；一尺至三尺，名竟体。又论曰：一寸以下，名疖；一寸以上，名小痈；如豆粒大，名炮子。皆可服五香连翘汤。又论曰：少小有渴，年盛必作黄疽，年衰必发痈也。范汪说同。

凡疗痈疽，当上灸三百壮，四边间又灸二百壮。出《太素经》第十六卷中并。

【十八】诸疽第十八

一为脑户	二为舌本	三为玄痈
四为喉节	五为胡脉	六为五脏俞
七为五脏系	八为两乳	九为心鸠尾
十为两手鱼际	十一为肠屈之间	十二为小道之后
十三为九孔	十四为两腨肠	十五为神主之舍一本云主客之舍

凡十五处，不可伤，况于痈乎？若痈发此地，遇良医，能不及大脓者可救，至大脓害及矣。范汪同。【《圣济录》百二十八卷，出十七个处，可见合之。】

又发于腋下坚赤者，名曰木疽。疗之用砭石【针也】，欲细而长疏起之。涂以豕膏，六日勿裹。【木疽】

其痈坚而不溃者，为马刀夹瘿【马刀夹瘿】，急宜疗之。《太素经》曰：颈前曰缨。

又发于股阴者，名曰赤弛。不急疗，六日死。在两股之内，不可疗。一云六十日死。【赤弛】

又发于膝者，名曰疵疽。其状大，痈色不变，寒热而坚，勿石【针】，石之死。须其柔色异乃石【石即砭也，砭者[③]针也。皇帝游高峨山，取石作针，谓之砭也】之者生。冷石熨之，柔乃破之，准例砭之也。【疵疽】

又诸痈肿之发于节而相应者，不可疗。《太素经》云：脓入节门，故不可疗也。

又发于阳者，百日死。丈夫阴器曰阳，女人阴器曰阴。发于阴者，三十日死。女人也

又发于踝者，名曰走缓疽。其状肉色不变，数石【针也】其输而止其寒热，不死。【走缓疽】

---

① 吓出：明·朱橚《普济方》卷一百八十二作“吓人”。

② 针出：原脱，据《普济方》卷一百八十二补。

③ 者：原作“音”，据校本改。

又发于足旁者，名曰疠疽。其状不大，初从小指发。急疗之，去其黑者。不消，辄益不疗，百日死。旁，云足外侧也。

又发于胸者，名曰井疽。状如大豆，三四日起。不早疗，下入腹。入腹不疗，十日死。《太素经》云：寒热不去，十日死。【井疽】

又发于足指者，名曰脱疽。其状赤黑死，不疗；不赤黑，可疗。疗不衰【减也】，急斩去之得活；不去者死。【脱疽】

又发于膺者，名曰甘疽。其状如谷实、瓜蒌，常苦寒热。急疗之，去其寒热；不疗，十岁死，死后出脓。【甘疽】

又发于颈者，名曰夭疽。其状大而赤黑。不急疗，则热气下入渊腋，前伤任脉，内熏肝肺，十余日死。一云发颈《太素经》曰：项前曰颈。

《卫济宝书》云：耳后一寸三分，至命之处，发之必死，故锐毒不治。锐毒者，坚锐其毒也，名发颐。乃热气上蒸，连额而口者死，穿喉亡死。

又发脑者，热气上攻于脑，出皮肤作头【疮顶头也】。初如黍米，四畔焮赤肿硬，连于耳项，寒热疼痛。若不急疗，毒气伤于血肉，血肉腐坏，化为脓水，水从脑中而出，血气内竭，必致危殆矣。

《外台》：诸发于嗌中，名曰猛疽。不急治，则血化为脓。脓不泻，塞咽，半日而死①。其化为脓者，脓泻已，则含豕膏无食【勿食豕膏】，三日已。【猛疽】

阳气大发，消脑流项，名曰脑烁疽。其色不乐，项痛如刺以针。心烦者，死不可治。【脑烁疽】

发于肩及臑，名曰疵疽。其状赤黑。不急治，令人汗出至足，不害五脏。发四五日，逆焫之。【疵疽】

发于胁，名曰改訾。改訾者，女子之病也。久之，其状大痈脓，其中乃有生肉，大如赤小豆。治之方连翘浓煎服。【改訾】

发于股胻，名曰股脱疽。其状不甚变色，痈脓内搏于骨。不急治，三十日死。【股脱疽】

发于尻者，名曰兑疽。其状赤坚大。急疗之；不疗，三十日死。【兑疽】

发于胫，名曰兔啮。其状如赤豆。至骨，不急治，杀人②。【兔啮】

发于足上下，名曰四淫，其状大痈。不急治，百日死。【四淫】已上《可用方》第一

神异膏方《外科精要方》

治发背痈疽，诸般恶毒疮疖，其效如神。

露蜂房十钱重　黄耆七钱半重　黄丹五十钱重，研罗后入之　玄参五钱重，去芦，切　杏仁十钱重，去皮尖，切片　男子乱发净洗，焙干，鸡卵子大　真好麻油百六十钱重　蛇蜕全一条，以盐水洗，焙干，五分重，细切

上先用麻油入银、石器中，先入乱发，于风炉上慢慢文武火熬。候发焦镕尽，以杏仁投入之。候杏仁变黑色，用好绵滤去滓。再将所熬清麻油入铁铫内，然后入黄耆、玄参二味，慢火熬一二时久，取出铫子，安一冷炉上。候半时久，火力稍息，旋旋入露蜂房、蛇蜕二味。准备【用意义也】柳枝杖子，才入二味，便要急搅下了，却移铫子于火上，不住手搅，慢火熬至黄紫色。又再用绵滤过，复入清油在铫内，乘冷投黄丹，急搅片时。又移铫子于火上，以文武火慢慢熬，不住手用柳枝杖搅千余转。候药油变黑色，滴一二滴于净水中，见得凝结成珠子，则是膏成就。若珠子稀，再熬少时。必候得所，然后瓷器内封收用。或恐偶然熬得火太过，稍硬，难于用，却量度将少蜡熬麻油添在内，用瓷器盛，封盖，于甑上蒸，乘热搅匀，收而用之。膏熬成了，须用连所盛瓷器置净水盆中，出火毒一昼夜，歇三日方可用。熬此膏药，极难于火候，须奈烦看火紧慢。火猛，即药中火发，不特失药性，又伤人面目，救助不及，千万谨戒。膏药方不下数十种，特治疽之有神效，无出于此。

【十九】石痈并石疽第十九

论曰：人之气血，得热则淖泽，得寒则凝结。石痈者，寒气凝结，致热气不得散，故其肿毒鞕【鞕，

---

① 半日而死：原作“而死半日”，据《备急千金要方》卷二十三乙转。

② 人：原脱，据《千金翼方》卷第二十三补。

坚也，又作硬。下同】实，如石之状，而谓之石痈。治宜温调荣【血道也】卫【气道也】，散其寒邪，使气得阳而外发，则脓血出而肿鞕自消。

治石痈久不瘥，**黄耆当归散**。

黄耆剉，十两　当归切，焙，八两

上二味，为散。每服五六钱匕，温酒调下，不计时候。

木香丸

治石痈结聚，肿鞕热痛，脏腑秘涩【利结也】。

木香一两　槟榔子三两　芎藭　羌活各半两　大黄切，炒，一两　附子炮　人参各半两　枳壳去穰，麸炒，三分　牵牛子炒令香，末，一两半　陈皮汤浸，焙，半两

上细末，炼蜜丸如梧子大，贮以瓷合子。每服七八十丸，空心粥饮下，通利为度。若未利，加至百余丸。

又有石疽，与石痈之证同。此石痈为深，寒气散隐于皮肤之内，重按如石，故谓之石疽。

沉香汤

治石疽肿毒结鞕，口干烦热，四肢拘急不得卧。

沉香　防风　南木香各三两　地骨皮　麦门冬　当归　升麻　玄参　枳壳麸炒　羚羊角　独活　甘草不焙　赤芍药各一两　大黄炒，二两

上粗末。每服四钱，水一盏半，煎取七分。去滓温服，不计时。

木香散贴方

治石疽坚鞕，皮色紫赤，恶寒壮热。一二日未成脓者，下之后，宜用贴之。

南木香　大黄生　升麻　白敛　芒消　赤小豆

上细末，以车前草汁调和，如糊贴之，日二三度即瘥。

鹿角泥方

涂石痈。

鹿角

上于石上用水磨，令如泥，涂肿上。日三五度。

又方

半夏治石痈。

半夏不以多少

上为细末，以新汲水调如糊，涂患处。日三五次。

又方

蛇蜕

上烧灰，细研。以醋涂肿上，干即易。亦可只以退皮贴之，经宿即瘥。

【二十】附骨痈并附骨疽第二十

论曰：凡身体盛热，不可当风。盖风冷之气，入于肌肉，则热气搏伏不得出，故附着于骨而成痈也。其状无头，但肿而阔。皮肤薄泽者，以毒气伏留于内故也。法宜外散其寒，内达蕴热，乃得本标之治。

蛇皮散

治附骨痈肿，根在脏腑。

蛇皮　露蜂房　乱发各半两

上三味，并烧灰存性，研细。可服五钱匕，温酒调下。日三服，或夜一二服。

牛胶散

治附骨痈。

牛皮胶黄明者，慢火炙令燥　甘草用水一盏蘸，炙水尽，剉，各半两

上二味，捣罗为散。每服四五钱匕，浓煎木贼汤调下，空心服。复取药末，以井水调膏，看疮大小，摊纸贴之。

甘草汤方

治附骨痈。

甘草炙，二两　露蜂房一两

上二味，剉。以水五升，煎至三升，去滓。以故帛二片浸汤中，更互洗疮上，日三两度即瘥。

治附骨痈方

蓖麻子去壳，不拘多少

上研细，涂痈上，日两度，即瘥。

论曰：又有附骨疽，由风入骨解与热搏，复为冷温所折，风热伏结，不得发散，蕴积成毒，故附骨而为疽。喜发于大节解间，按之应骨，皮肉微急，洪洪如肥，而不外见是也。急宜治之，缓则脓不得溃，而肢体变青黯者，不可治。【附骨疽】

连翘汤

治附骨疽。

连翘　射干　升麻　防己　黄芩　大黄炒　甘草炙　芍药　杏仁炒，去皮尖，各二两二分　柴胡十两

上粗末。每服五钱匕。水一盏半，煎至七分，入芒消一钱匕。去滓，空心温服，日三服，夜一服。

内消小豆散

治附骨肉消。

赤小豆一合　糯米炒黑，五合

上细末。水调如糊，摊故帛涂贴，干即易。

秦艽散傅方

治附骨疽，久不瘥或瘥，经年岁再三发。

秦艽去苗

上细末，涂上，以帛傅定，日二三度。宜温调，忌冷治也。私云：今世外境治。以石水冷治，大谬也。水角法之外，更诸方中不作冷治。思之思之。

【二十一】痈内虚第二十一

论曰：痈内虚者，荣【血】卫【气】腐为脓血，经【十二经脉】络【十五络脉】不足，则五脏之气虚乏也。其证多生虚热，而心神为之惊悸。以痈热不散，乘虚而入。又心独恶热，故惊悸不定也。

黄耆汤

治痈疽内虚。

黄耆　人参　甘草炙　芍药　当归焙，各一两　熟地黄焙　白茯苓　桂去粗，各三分　白术　远志生，各半两

上粗末。每服五钱匕，水一盏半，生姜二片，枣二个打破，同煎至八分。去滓，空心温服，日晚[①]再服。

茯苓汤

治痈溃脓太多，里虚热。

白茯苓三分　黄耆一两半　川芎一两　桂心　麦门冬去心，焙　五味子各一两

上粗末。每服五钱匕，水一盏半，入生姜二片，枣二枚打破，同煎至八分。去滓，空心温服，日晚再服。

生地黄汤

治痈内虚热。

① 日晚：原作“日脱”，据校本改。下凡遇此径改，不再出注。

生干地黄焙，二两　人参　甘草炙　芍药　白茯苓　川芎　黄耆　黄芩各一两　木通　当归切，焙，各三分

上粗末。每服五钱匕，水一盏半，竹叶七片，枣二枚打破，同煎至八分。去滓，空心温服，日晚再服。

【二十二】久痈第二十二

论曰：人之肌肉皮肤，待气血以温①养。痈久不瘥，热毒未尽，风冷乘之，客于疮孔，肌不得温，故肿结不消，乍瘥乍发，名曰久痈。不治，则变成瘘。

麦门冬汤

治痈疽溃后，脓水不绝。

麦门冬　黄芪炙　五味子炒　白茯苓各一两　川芎　桂心去粗，各半两　当归切，焙　人参　甘草炙，各三分　远志去心，一两

上粗末。每服五钱匕，水一盏半，生姜二片，枣二枚打破，同煎至一盏。去滓，空心温服，晚再服。生肌膏，取瘥为度。

黄连散

治一切痈疽，久不瘥。

黄连　滑石碎，各一两

上细末。先浓煎甘草汤温洗疮了，拭干，烂嚼胡麻子傅之，后干贴此散子，日三度易良。

秦艽涂傅方

治久痈疽。

秦艽半两

上细末，涂傅疮上，以帛裹缚之，日二三次。

又方

饴糖一分

上一味，取火镕灌疮中，日三度瘥。

又方

鹤骨剉，半两

上细末，以猪脂调如糊，涂傅疮上，以故帛裹之。须臾痒发，当有虫出即瘥。

治久痈不瘥方。

上以马齿菜捣傅之，瘥。

治痈后疮不合方。

上烧鼠一枚，作灰，傅疮孔中。

又

嚼大豆傅之。

又

以牛屎傅之，干即瘥。

【廿三】缓疽近世俗人常患之，人不知之，尤可详也第廿三

论曰：缓疽者，以寒气客于经络，荣卫凝涩。其寒气盛则肿痛深伏，其状无头，尾大如拳，小如桃李，与皮肉相附着。其肿与肉色相似，亦不甚赤。积日不溃，久乃变紫黯色，皮肉俱烂，如牛领疮。以其初势缓慢，故名缓疽。以其肿色与肉色相似，故亦名肉色疽。

---

① 温：此下原衍“以温”2字，据《圣济总录》卷第一百二十八“痈疽门”删。

芍药汤

治缓疽。

芍药　当归各二两二分　黄耆　生干地黄焙　赤茯苓各三两三分　人参　甘草炙，各一两三分三铢

上粗末。每服五钱匕，水一盏半，入生姜五片，枣三个，打破，同煎至一盏。去滓，空心温服，日晚再服。

黄耆汤

治缓疽及诸瘫肿，脓血结聚，皮肉坚厚，日久不溃，疼痛。

黄耆　沉香　熏陆香　连翘各二两　羚羊角二两二分　鸡舌香　漏芦　黄芩　栀子仁　甘草生剉　防风　栝楼根各一两二分

上粗末。每服五钱匕，水一盏半，煎至一盏。去滓，不计时候温服。

排脓散

治缓疽日久穿溃，出脓水不尽。

贝齿二两二分　黄耆　当归炒　赤芍药　生干地黄　黄连　升麻　桂心　白敛　犀角各二两　甘草一两一分　麝香一钱

上细末。每服二三钱，用温酒调服，日二三服，不计时候。

黄耆散

治缓疽。

黄耆五两

上一味，细末，傅疮上，日一度。

【廿四】肠痈又云内痈，今世称内疮是也第廿四

论云：肠痈由恚怒不节【饱怒曰不节也】，忧思过甚，肠胃虚弱，寒温不调，邪热交攻，故荣卫相干，血为败浊，流渗入肠，不能传导，蓄结成痈，津液腐化，变为脓汁。其候少腹鞕满，按之内痛，小便淋数，汗出恶寒，身皮甲错，腹满。

复元通气散

治男子、妇人寒湿气痛，或因醉当风，坐卧湿地。因饮冷过多，寒湿之气客搏经络，血脉凝滞，手足冷麻，筋寒骨疼，百节痠痛，上攻下疰，腿脚生疮，腰脚顽痹，筋脉挛急，膝若缓纵，脚下瘾痛，行步难艰，不能踏地。或因房室过度，大便不利，小便赤涩；或因恚怒，耳内气闭，疼痛；或胸膈内气滞，流转不散，因而气血闭塞，遍身疮疥赤肿；或肾痈，便痈；或肾偏僻，小肠气，肾余气，奔豚气，脚气，并遍身走疰疼痛，或腰疼气刺；或因打扑闪肭【闪，尖冉反，人出门貌；又禅避也。肭，女六反，行大疾也；又奴骨反】，凝滞气血，臂膊疼痛。及治妇人吹奶，药到立散。如肚痈内痈也初发，药到便散。若结作脓血，服药随便破，脓血即随大便出。若痔病初发，药到立散。若诸般痈肿疮疖初发，日夜可用津唾时时润之。每日服药，三五日服，三日内消，复旧如初。常服复元养正，诸病不生，通行一切滞气。

川山甲剉，入蛤粉炒，去粉　茴香炒　玄胡索去皮　白牵牛净末　甘草炙　陈皮各二两　南木香不见火，一两二分

上细末。每服二三钱，用温酒调服。若病在腰下，空心服之；若病在腰上，食后服之。服药毕，随时喫酒三两盏。若不能饮酒者，用南木香浓煎汤服之亦得。

一方

川山甲二两　木香　陈皮　青皮　甘草　天花粉栝楼根也，各一两

若肿动摇转侧，声如裹水，或绕脐生疮，脓从疮出，或脓出脐中，或大便下脓血，宜急治之。不尔，则邪毒内攻，腐烂肠胃，不可救矣。诊其脉洪数者，脓已成；设脉迟紧，虽脓未就，已有瘀血也。

《无倦斋良剂方续方》云：治中风痈瘫缓，口眼㖞斜，上用复元通气散、托里十补散等分，和作一处，分三钱，酒调下，不拘时。

大黄汤

治肠痈，少腹坚，肿大如掌而热，按之则痛，其上色或赤或白，小便稠数，汗出憎寒。其脉迟紧者，

未成脓；如脉数，则脓已成。

大黄炒　牡丹皮　消石研　桃仁炒　芥子各一两一分，白色者佳

上五味，粗捣。每服五钱匕，水二盏，煎至一盏。去滓，空心温服。以利下脓血为度，未利再服。

梅仁汤

治肠痈，里隐痛，大便秘涩。

梅核仁四十九个　大黄三两　牡丹皮一两三分　冬瓜仁四两　犀角一两二分　芒消二两二分

上㕮咀。每服五钱匕，水二盏，煎至一盏。去滓温服，以下脓血为度。日夜三五服，脓血下后痊。

大黄牡丹汤

治肠痈。

大黄炒　牡丹皮各二两　桃仁炒，二分　芒消一两　冬瓜仁二两

上㕮咀。每服五钱匕，水一盏半，煎至八分。去滓，空心温服，以利下脓血为度。

【二十五】乳痈又号吹奶第二十五

论曰：盖妇人以冲任为本。【冲脉、任脉者，男子虽有此二血脉，非大血道。妇人即此二脉大血道也。故此二脉，月水之源，而妊时则于胎中养。产儿以后，此血上而成乳汁，故云为本也。】若失于将理，冲任不和，阳明经热，或为风邪所客，则气壅不散，结聚乳间，或鞕或肿，疼痛有核，皮肤焮赤，寒热往来，谓之乳痈。然风多则肿鞕色白，热多则肿焮色赤。若不即治，血不流通，气为留滞，与乳内津液【乳汁也】相搏，腐化为脓。然此病产后多有者，以冲任之经上为乳汁，下为月水。新产之人，乳脉正行。若不自乳儿，乳汁蓄结，气血蕴积，即为乳痈。又有因乳子，汗出露风，邪气外客，入于乳内，气留不行，传而为热，则乳脉壅滞，气不疏通，蓄结成脓，疼痛不可忍，世谓之吹奶。速宜下其乳汁，导其壅塞，散其风热，则病可愈。

大黄散

治乳痈大坚硬，赤紫色，衣不得近，痛不可忍。

大黄炒　芍药炒　川楝子　马蹄炙令黄焦，各一两

上细末。每服二三钱匕，以温酒调下，衣盖出汗。若睡若觉后，肿散不痛，经宿乃消，百无一失。次日早晨再服，无不瘥者。

蔓荆实散

治乳痈疼痛。

蔓荆实微炒，一两　甘草一寸半，半生半熟

上细末。每服二三钱匕，以温酒调下，日三服。又可服内补散。

【廿六】痈疽发背疮疖诸肿大小便不利廿六

山栀子汤

治表里俱热，三焦不通，发背疽疮及痈疖，大小便不利。

山栀子仁十五个　大黄炒，二两　黄芩一两二分　知母焙　甘草炙，各一两

上㕮咀。每服五钱匕，用水一盏半，煎至一盏。去滓，入芒消一钱匕。空心温服，日二三服。

瞿麦散

治发背痈疽，排脓止痛，利小便。

瞿麦穗　芍药　桂心　赤小豆　川芎　白敛　黄耆　当归各一两二分　麦门冬三分

上细末。每服二三钱，以温酒调服，空心，日中、晚夕各一服。

【二十七】诸痈疽托里法瘥后补养方并诸膏药秘药等第二十七[①]【秘药秘膏等】

论曰：痈疽诸疮，气血虚微，肌寒内冷，脓汁清稀，毒气不出，疮久不合，或聚肿不赤，结硬无脓，

① 第二十七：原作“第二十六”，据底本此叶眉批改。

外证不见者，并宜托里。邪气外散，脓汁早成，毒有所泄，而不内攻也。

托里黄耆汤

治痈疽诸疮溃后，脓出多，内虚。

黄耆　白茯苓　桂心　麦门冬　当归切，焙　人参　甘草炙　远心去心苗，各二两二分　五味子三两一分

上㕮咀。每服四钱，水一盏半，煎至一盏。去滓温服，不计时候，日二三服。

托里生肌芎藭散

治发背痈疽，久冷不瘥。

川芎五两　黄耆二两二分　白芷一两一分　赤芍药二两二分　桂心二两　人参　丁香　当归切，焙，各一两一分

上细末。每服二三钱匕，以粥饮服之。空心日晚，以瘥为期。

当归汤

治痈疽发背，脓血穿溃，疼痛。

当归　黄耆　人参各二两三分　桂心　赤芍药　甘草炙　生干地黄焙，各二两

上粗末。每服五钱匕，以水一盏半，煎取一盏。去滓温服，不拘时候。日二服，夜一服。

黄耆茯苓汤

治痈疽溃后，脓血太多，托里，除虚热。

黄耆　麦门冬各三两　川芎　白茯苓　桂心各二两　五味子二两二分

上粗末。每服四五钱匕。水一盏，生姜二片，枣二枚，煎至七分。去滓温服，日二三服，不拘时。

托里六倍散

治痈疽。初中后可服之，尤有神效。

黄耆细剉，一两二分。脓多，倍之　赤小豆三分。口干，倍之　川芎半两。若肉未生，倍之　白敛三分。若疮口未合，倍之　栝蒌子去粗皮，三分。小便不利，倍之　当归切，焙，一两。若疼，倍之

上细末。每服方寸匕，用温酒调，日二三服，夜二服。

凡痈疽大坚者，未有脓也；半坚半软，有脓。当上薄皮都有脓，便可破之。所破之法，宜下逆上【针向上也】破之，令脓易出。脓深难见，上肉厚，宜火针之。若外不别有脓，可当上按之。内便隐痛，中央坚者，未有脓；按之更疼于前者，已熟也。先有此说

排毒托里五香散

治痈疽内攻五脏，烦闷不安。先虽载五香散汤，服用次第有异说，故重引之。

沉香　乳香　丁香　南木香　藿香各三两，皆不见火，并忌铁器

上细末，和匀。先以清酒五盏、黄耆五两一寸切之瓶内封闭，浸一宿。每服以一盏若半盏，温入一二钱匕，日三夜二服。若利结，加大黄末少许。

疏转枳壳丸

治痈疽发背，一切热毒气，结肿疼痛，腑脏壅滞。

枳壳去穰，麸炒　青皮去白，焙，各一两一分　牵牛半生半熟，末，二两　南木香三分　甘草炙　大黄剉，炒，各二两二分

上细末。先以皂荚五枚不蛀者椎碎①，酒二盏，浸一宿，挼取汁，以绢滤去滓，于火上煎成膏，即入药末，和匀为丸，如梧桐子大。空心服二十丸，或三五十丸，以葱茶服之，利为度。未利，再三服之，常快利为佳。

内消升麻汤

治痈疽。

升麻　大黄　黄芩　当归切，焙　枳壳麸炒，各二两二分　甘草炙，一两一分　芍药三两三分

上粗末。每服五钱匕，以水二盏，煎至一盏。去滓，空心温服，日晚再服。

---

① 椎碎：原作“推碎”，据《圣济总录》卷第一百三十改。

牵牛子散

治一切痈疽疮疖，焮肿未穴，先疏通脏腑。

牵牛子二两，末，半生半炒　木香　青皮　神曲各半两

上细末。每服三四钱匕。五更【寅】初，以生姜茶煎汤服之。至天明，通利三两行自止。利下之后，以薤白粥补之。

长生药

治一切肿疮，从最初至平安，傅肿处，消肿结，排毒气，调冷热，神效无比。此方即宋人秘说，人人虽知此方，不辨由来。日本僧道生上人在唐九年，相传之。

海忍草　海带各别烧灰存性

上灰，等分和匀，以醋饭粘，摊帛若纸，傅肿处。干则以水润纸上，以肿消散而为期。未脓速散，已脓即消，寒热共治之。若苦痛甚者，加金银箔少许傅之，痛立止。又一方，加车螯[①]壳灰，又加人手贝【和名也】灰，尤神妙。今以此一方治诸肿，皆有验。

灵宝膏最秘，有口传，以百余种药材合之。

此外用太一膏、云母膏、保安膏、拔毒膏、神异膏等，咸有神效。【大灵宝膏在别卷，仍不载于此。】

《圣济总录》一百三十卷中，有三十五种膏药方。

卫生汤《三因方后集》

补虚劳，强五脏，除烦养真，退邪热，顺血脉，缓中，安和神志，润泽容色，常服通畅血脉，不生痈疡，养胃益津。【预服之，不生诸肿疮也。】

当归　白芍药各四两　甘草炙，一两　黄耆八两

上为剉散。每服四钱，水一盏半，煎至七分。去滓，不以时候。年老，加酒半盏煎服，尤良。

【肺痈，咽喉中有痈疮，胸胁痛，咳唾有血是也。

桔梗汤《可用方》第八

治咳，胸中满而振寒，脉数，咽干而不渴，时时出浊唾腥臭，久久吐脓，如粳米粥，是为肺痈。

桔梗三两，《集验方》二两，《古今录验方》一两　甘草二两

上㕮咀。水三盏，煎取二盏。去滓，分二服，服必吐脓血也。一方有款冬花一两半。若脓血未吐出，二三剂服之。】

《覆载万安方》卷第二十二下

嘉历二年正月六日朱点了。

性全（花押）

同十五日墨点了。冬景秘之，虽兄弟不可令见之，恐散失此书故也。珍藏珍藏云云。

性全（花押）年六十二岁

① 车螯：原作“车熬”，据校本改。车螯，文蛤的一种。

《覆载万安方》卷第二十三

性全　集

【一】丁疮又云丁肿，亦云丁毒。附诸疮疥、瘾疹、瘰疬、恶核。

论曰：夫禀形之类，须存摄养【摄养者，养生也】。将息失度，百病萌生，故四时代谢，阴阳递兴，此二气更相击怒。当是时也，必有暴气。夫暴气者，每月之中，必有卒然大风、大雾、大寒、大热。若不时避，人忽遇之，此皆入人四体，顿折皮肤，流注经脉，遂使腠理壅隔，荣卫结滞，阴阳之气，不得宣泄，变成痈疽、丁毒、恶疮、诸肿，至于丁疮。若不预识，令人死不逮辰。若着讫乃欲求方，其人已入棺矣。所以养生之士，须早识此方，凡是疮痍，无所逃矣。

凡疗丁肿，皆刺中心至痛。又刺四边十余下，令血出，去血傅药，药气得入针孔中住。若不达疮内，疗不得力。又丁肿好着口中颊边舌上，见赤黑如珠子，碜【碜，音参，如沙入目中而痛】痛应心是也。是秋冬寒毒久结皮中，变作此疾。不即疗之，日夜根长，流入诸脉，数道【血道也】如箭，入身捉人，不得动摇。若不慎口味、房室，死不旋踵。经五六日不瘥，眼中见火光，神昏口干，心烦即死也。

又十三种丁疮

一曰麻子丁，其状肉上起头，大如黍米，色稍黑，四边微赤，多痒。忌食麻子及衣布，并入麻田中行。

二曰石丁，其状皮肉相连，色黑如黑豆，甚硬，刺之不入，肉内阴阴微寒。忌瓦砾砖石之属。

三曰雄丁，其状疱头黑黡[①]，四畔仰，疮胞浆起，有水出，色黄，大如钱孔，形高。忌房事。

四曰雌丁，其状疮头稍黄，向里黡，亦似灸疮，四畔疱浆起，心凹色赤，大如钱孔。忌房事。

五曰大丁，其状如汤火烧灼，疮头黑黡，四边有疱浆起，如赤粟米。忌火灸烁。

六曰烂丁，其状色稍黑，有白瘢[②]，疮中溃，溃则有脓水流出，疮形大小如匙面。忌沸热食、烂臭物[③]。

七曰三十六丁，其状头黑浮起，形如黑豆，四畔起大赤色，今日生二，明日二，后日三，及至十。若满三十六，药所不能治；如未满三十六者，可治。俗名黑胞。忌嗔恕及蓄积愁恨。

八曰蛇眼丁，其状疮头黑，皮上浮生，形如小豆，状似蛇眼，大体硬。忌恶眼看，并嫉妒人见之及毒药。

九曰盐肤丁，其状大如匙面，四畔皆赤，有黑粟粒起。忌食咸物。

十曰水洗丁，其状大如钱形，或如钱孔大，疮头白里黑黡，汁出中硬。忌饮浆水，水洗渡河。

十一曰刀镰丁，其状疮阔狭如韭叶大，长一寸，左侧肉黑如烧烁。忌刺及刀镰切割，铁刃所伤，可以药治。

十二曰浮沤丁，其状疮体曲圆，少许不合，长而狭，如薤叶大，内黄外黑，黑处刺不痛，内黄处刺之则痛。

十三曰牛拘丁，其状肉疱起，掐不破。

① 黑黡：原作“黑压”，据日本万治二年（1659）刻《孙真人备急千金要方》卷之六十五改。本节文字其他讹误，均据此书此本改正。

② 白瘢：原作“白般”，据《孙真人备急千金要方》卷之六十五改。

③ 臭物：原作“帛物”，据《孙真人备急千金要方》卷之六十五改。

上十三种疔疮，初起必先痒后痛，先寒后热，定则寒多，四肢沉重，头痛心惊眼花。若大重者则呕逆，呕逆者难治。其麻子丁一种，始未惟痒，所录忌者，不得犯触，犯触者即难疗。其浮沤丁、牛拘丁两种，无所禁忌，纵不疗，亦不能杀人。其状寒热与诸丁同，皆以此方疗之，万不失一。欲知犯触状，但脊强疮痛，极甚不可忍者是也。《千金》等诸方同

《圣济录》论曰：丁肿者，由风邪毒入于肌肉所生也。凡有十种：一者，疮头乌而强凹；二者，疮头白而肿实；三者，疮头如豆垽【垽，五斤反，滓淀也】色；四者，疮似葩红色；五者，疮头内有黑脉；六者，疮头赤红而浮虚；七者，疮头葩而黄；八者，疮头如金簿；九者，疮头如茱萸；十者，疮头如石榴子。亦有初如风疹，搔破青黄汁出，里有赤黑脉而小肿。亦有不令人知，忽衣触手摸着则痛，若故取便不知处。亦有肉突起，如鱼眼之状，赤黑碜痛彻骨，久结皆变至烂疮，疮下深孔，如大针穿之状。初作时，突起如丁盖【丁盖者，一说钉盖也，一说丁子花盖也】，故谓之丁疮。令人恶寒，四肢强痛，兼切切然牵痛，一二日疮便变焦黑，肿大光起，根鞕不可近，犯之则酸痛。其发于手足头面骨节间，为气血所会，尤宜速治。不然，毒气入腹，烦闷恍惚如醉人，则治法无所施矣。

治丁肿病忌见麻勃【麻花谓之麻勃也，蜡烛烬也】见之即死者方。

胡麻　烛烬烛之烧灰　针沙各等分

上三种为末，以醋和傅之。

又方①

以针刺四边及中心，涂雄黄末立愈，神验。一云涂黄土

又方

铁衣末以人乳汁和，傅之。

又方

小豆花为末，傅之立瘥。

治一切丁肿方。

苍耳根茎苗子，但取一色，烧为灰，醋泔淀和如泥涂上，干即易。不过十度，根即拔，神良。

余以贞观②四年，忽口角上生丁肿，造甘子振家，母为帖药，经十日不瘥。余以此药涂之得愈。已后常做此药以救人，无有不瘥者。故特论之，以传后嗣。丁肿方殆有千首，皆不及此，虽齐州荣老方，亦不能胜此物，造次易得也。

又方

面和腊月猪脂封上，瘥。

又方

蒺藜子一升烧灰，和酽醋封上，经宿便瘥。或针破头封上更佳

又方

皂荚子仁作末傅之，五日内瘥。

玉山韩光方

韩光，治丁肿人也。唐贞观初，衢州徐使君访得此方。

艾蒿一担，烧作灰，于竹筒中淋取汁。以一二合，和石灰如面浆。以针刺疮中，至痛即点之。点三遍，其根自拔，亦大神验。贞观中，用治三十三余人得瘥，故录之。《圣济录》及《可用方》载于此传

鱼脐丁疮，似新火针疮，四边赤，中央黑。可针刺之，若不大痛即杀人。治之方，以腊月鱼头烧灰，和发灰等分，以鸡屎和，傅上。

治赤根丁方

马牙齿捣末，腊月猪脂和傅之，根即拔。烧灰用亦可。

---

① 又方：原作“上细末温酒服”，据《备急千金要方》卷六十五改。
② 贞观：原作“正观”，据文义改。

又方

刺疮头及四畔，令汁极出，捣生栗黄傅上，以面围之，勿令黄出。从旦至午，根即拔矣。

又方

取苍耳苗叶，捣取汁一二升，饮之。滓傅疮上，立瘥。

灸法

灸掌后横纹后五指，男左女右，七壮二三七壮愈良即瘥，已用得效。丁肿灸法虽多，然此一法甚验，出于意表也。

【《备急灸法》中专出此穴，手头横纹手一束[①]灸也，小疮人人灸之穴也。掌后三寸两筋间穴，名曰间使。《养生必用方》治中风气塞，涎上不语极危者，下火立效。】

白石脂散

治紫靥丁疮，不疼硬肿，腋下[②]有根如鸡卵。

白石脂烧　赤石脂各五钱　雄黄二钱半　乳香二钱

上四味，研为末。疮若已破有脓者，干贴；疮未破者，用朴消水调贴。

白马牙灰涂傅方

治丁肿毒气。

白马牙烧末　附子捣末　雄黄研　半夏末，各五钱　猪脂四两，去滓

上四种药为末，以猪脂调和如糊。先以针刺疮头，即涂傅，日三五度。疮根烂再涂，以瘥为度。

大黄散傅方

治丁肿。

大黄剉，炒　秦艽去芦、土　藜芦去芦　硫黄研　硇砂研，各一两

上为末，和匀，水调涂傅，日三五度，以瘥为度。

又方

雄黄研，一两

上一味，为细末，每日三五度傅肿上。如未脓者，用醋涂，以瘥为度。

治丁肿方

干姜炮　胡椒炒　龙骨碎，研　斑猫　皂荚去皮，炙，各二两

上细末，以酒和贴封，日一二度，更可服药。

地骨皮散

治诸丁疮。

地骨皮五钱，末　小麦廿五粒　麻子廿五粒，烧灰　绯帛方五寸，烧灰　棘刺二枚[③]，烧灰　半夏十四个，炒黄色，为末　乱发如鸡卵大，二个，烧灰

上七味，细末和调。每服二三钱匙，空心，以温酒服之，晚再服。

蛇蜕散

治诸丁肿。

蛇蜕皮白者，一两二分　露蜂房二分　乱发如鸡卵大，童子发妙也

上三种，剉碎，于熨斗内烧灰，细研为末。每服二三钱匕，空心，以米饮服之。盖覆衣被出汗，更服。

露蜂坊散

治丁肿。

---

① 一束：原文如此，疑当作"一夫"。

② 腋下：原作"掖下"，据《圣济总录》卷第一百三十六改。

③ 二枚：原作"枚二"，据《圣济总录》卷第一百三十六乙转。

露蜂房乱发　蛇蜕　棘刺各三两

上以绯帛裹，于熨斗内烧灰，细末。空心，以温酒服一二钱匕。晚再服，疮根出痊。

已上丁疮病证，治疗如斯，皆须急治之。是等药者，常兼蓄，遇疾速致疗。方见病到始寻药，太迟。

【二】诸疥小疮也

论云：字书以疥有介【介者，守义也】守之义，言虽微小，介然守形体而难治也。是以疥有五名，皆因风热邪气客于肌肤之间，久则化而为虫，时作痛痒，故作为疮脓。焮赤痛痒者，谓之大疥，一；皮肉隐起结根，搔之不痛，谓之马疥，二；瘙痒皮起，谓之干疥，三。此三者为重，以风热深在肌肉故也。四，若水疥瘖癗如瘭浆；五，湿疥疮小而汁出，时风热淫于皮肤之间，故浅而轻也。然皆风热之客，故皆有虫。治宜疏风涤热，当以熏浴傅涂之法，与汤液并行则善矣。

【《大全良方》治疥疮，久服四物汤有神验。诸疥则血气不调故也，四物汤亦调理血气之神药故也，甚有效。】

治风毒疮疥一切风瘙等，**槟榔煎丸**方①。

槟榔剉　羌活　独活　枳壳去穰，麸炒　白牵牛略炒　黑牵牛略炒，各半两

上六味，同杵罗为末。用大皂荚一尺已上者一二梃，按汁煎膏，和丸如梧桐子大。临卧，以温酒或熟水下三十丸，或五十丸、七八十丸，量人虚实加减。久患疮疥，服之泻除热风，立愈。

牵牛子丸

治一切风热疥疮攻注。

牵牛子一半生，一半炒　茴香微炒，各二两二分　陈皮二两，去白，焙

上三味，为细末。用生姜汁煮面糊为丸，如绿豆大。每服，空心临卧，用炒盐汤服之，或十丸、二十丸，或三十丸，以热去疥痊为期。

乌龙丸

治疮疥岁久不愈。

牵牛子不拘多少，瓦上铺，下慢火炒，不焦，待其香，即时取下，半生半熟，放冷，作细末

上以皂荚三梃或五七梃，水一大碗，揉取汁，滤过，石器内熬成膏。入牵牛末，同和丸，如梧桐子大。每服二十丸，或三十、五十至百丸。食后临卧，以温酒服之，不过三五服，疥疮立愈。

洗濯方

治脾肺风毒攻冲，生疥癣。

升麻　桃白皮　苦参各三十两

上细剉。用水二三斗，煎取一二斗。去滓，温热洗之，二三日一度，不过三五度必愈。

傅涂方

治癣疥。

白矾烧枯为末　石硫黄

上二味，等分为末。和生麻油调涂之。《大全良方》云：妇人四物汤，久服治诸疥疮，调血气故也。【服四物汤，则男女老幼皆血气调和，肤皮安全，故疥疮平愈，是最秘。又羊蹄膏尤佳，有口传。】

又方

治一切恶疥疮方。

黄蘗皮末　石灰研

上等分，研令极细。以生胡麻油和，先洗疥疮，四五遍傅之。

【三】灸疮成疮也

论云：火艾焮毒，有不可忍者，为穴腧内通脏腑也。陶隐居云：灸艾不依俞穴，或犯年神日时禁忌，

---

① 治风毒疮疥一切风瘙等，槟榔煎丸方：此15字原脱，据《圣济总录》卷第一百三十六补。

天地不和之气，及灸后食毒物，不慎房室，饮酒，或灸数过多，皆令火毒发疮，洪肿痛楚，经久不瘥。

《易简方》云：若前后加灸，火气交攻，热毒烦冲，谓之火邪。是膏肓、背脊，并巨阙、三脘、脐腹，即不可同日灸之，隔日灸之。若已谬灸，即煎黑大豆服之，散去火气也。

甘草膏

治灸疮痛不可忍。

甘草为末，半两　乳香二钱　蜡一两，镕

上以火镕蜡，入甘草、乳香末，成稀膏贴之。

又治灸疮久不瘥，痒痛出黄水方。

楸叶不以多少

上细末。傅疮上即瘥，或和猪脂傅之。

又治灸疮不瘥，鼠膏涂傅方。

死鼠烧灰

上细研为末，以猪脂调如糊，日三五度涂傅疮上，即瘥。

治灸疮未着痂及出脓，久不合者，四时贴护方。

春以柳絮　夏以竹膜　秋以新绵　冬以兔毛

上依四时贴护灸所，无灸疮不瘥之患，甚妙。

治灸疮血出不止葱白涂傅方。

葱白

上研，绞取汁，涂傅疮上，日三五度。

以上见《圣济总录》百三十五卷。

【四】瘘疮诸瘘破成疮不瘥也

论云：久疮脓溃不止，故谓之瘘。《内经》陷脉为瘘，留连肉腠，即此病也。得之诸疮不瘥，毒气流注经络，及针艾妄施，或用刀伤折，皆能伤脉，故脉陷而气漏，是以颈颔、四肢及腰脊背胁，脉有所伤，皆致此病。惟肌肉实处，治之易愈；生于虚处，则难平也。若迟留岁月，或为漏骨疽及偏枯之病。盖荣卫环周不息，脉有所陷不行，必内侵于骨髓而为疽。血气漏于一，偏久而亏涸，亦或偏枯也。

黄耆丸

治瘘疮连年不瘥，出脓水不止。

黄耆剉　牡丹皮各七钱半　犀角　甘草炙，各十钱　玄参　恶实炒　木通剉，各十五钱

上捣罗为末。炼蜜和丸，如梧①子大。每服二三十丸，或五七十丸，以温酒，空心食前，日晚三服。

附子涂傅方

治瘘疮昼开出脓，夜复合②。

附子最大，二个，细末　鲫鱼一个，开去肚肠

上将附子末，内鲫鱼肚中，满以泥固济，于炭火上烧令通赤，取出去泥，研细为末，涂傅疮口。日用三五度，以瘥为度。

又方

栝楼根

上细末，涂傅疮上，日三五度，夜二三度。

僵蚕涂傅方

治远年瘘疮不瘥。

---

① 梧：此下原衍一“梧”字，据校本删。

② 夜复合：此下原有错叶，据校本调顺。

白僵蚕炒，唐物是多

上捣罗为末，涂傅疮口内，以熟艾作炷，灸之痒痛。初恶脓出，后清血出，更用蚕末塞疮内，以帛裹定。

又方

腊月猪脂

上涂傅疮口内，日三五度。次用纸贴定，以瘥为度。

又方

上取新产儿屎，生百日已来者，收置蜜器中，取涂傅疮口内，日三五度，即瘥。

【五】热肿一名流肿[①]

论云：《内经》言：诸病胕肿，皆属于火。故热胜则肿，流走无常，如火灸然，亦或谓之流肿也。此得之风热搏气血而作，熏烁鼓动，流四肢而着腹背，大则如盘，小则如手，甚则熠熠然于一体之中，令人五心烦热，唇口干燥，如注之状。治宜汤液荡涤于内，膏傅发泄于外，使热气得通，则肿自消矣。

升麻犀角丸

治热肿热毒。

升麻　黄芩　防风　人参　当归焙　黄耆　干蓝　甘草炙　栀子仁　黄连各二钱半　犀角十钱　大黄五钱　巴豆去皮膜心，四十粒，三钱重，炒焦，细研

上十三味，捣罗为末。炼蜜为丸，如梧桐子大。每服三丸，或五七丸，至十丸、十五、二十丸。以温水服之，去食一时。以利为度，不拘时候。

三黄丸

治热肿。

黄连　大黄剉，炒　黄芩去黑心，各二两

上细罗为末，炼蜜丸如梧子大。每服十、二十，或三五十丸，以温水服之。不拘时候，日二夜一。或七八十粒，以快利为度。

秦皮汤

治热肿，惧向暖处，周身毒热蒸人者。

秦皮剉，十五钱　防风三十钱　车前子炒，二十钱　黄连七钱

上粗散。每服五钱，水二盏半，煎至一盏半。去滓温服，食后临卧各一服，亦日中一服。

恶实丸

治热毒肿。

恶实炒，二两【牛蒡子也】　山栀子去皮，五两

上细末，炼蜜丸如梧子大。每服二十丸，或三五十丸，以温汤，食后日二服，夜一服。

楸叶膏

治热毒肿。

楸叶立秋日取尤妙，三斤　马齿苋新者，半斤

上净洗，干切，瓷盆内烂研，取自然汁，重绢滤过，慢火熬成膏，瓷器收之。凡有热肿，先以楸汤洗肿处，次以摊膏于纸或绢，随肿大小贴之，日再换之。

金花散

治热毒。

黄蘗四两　黑大豆二两，紧小者，谓之雄黑豆，尤佳　大黄一两

上捣罗为散，浸甘草水，调如膏。量肿处大小摊贴，以纸盖。日再夜一度换之。

---

① 流肿：此下原有错叶，错在卷第三十中，今据校本调顺。

五倍子散

治一切热肿毒。

五倍子　大黄　黄蘗各二两

上捣罗为散，以新汲水调如糊。日三五度，夜二三度，涂傅肿处。

治两腿或遍身生热毒疮爬着，清水出，肿烂痒痛不可忍。

上取水杨枝叶，不限多少，以水煎，减一半，斛内[①]终日浸洗。

又方

豉炒焦，尽烟　黄连各三两

上为末，以腊月猪脂和傅之。若湿疮，即干傅。

私云：诸疮不问冷热，唯有温疗方，全无冷治术。今日本医者，不看方书，只率胸臆，以水石极寒，恣施冷治，因滋多即成中寒、中风大疾，而致暴亡卒死。病家亦不知治方误人，而谓病患天命。热毒疮肿，尚无冷治之说，何况于冷痈寒疽乎？尤可慎思之。凡此外有毒肿、风肿、气肿，其形相类，其治不同，须看《圣济录》第百三十五卷及《可用方》第七卷、《精义方》下卷。自余疮肿等，不可载尽于此矣。

【六】丹毒

《千金》论曰：丹毒，一名天火，肉中忽有赤如丹涂之色，大者如手掌，甚者遍身有痒有肿，无有定色。有血丹者，肉中肿起，痒而复痛，微虚肿如吹状，瘾疹起也；有鸡冠丹者，赤色而起，大者如连钱，小者如麻豆粒状，肉上粟粟如鸡冠，亦名茱萸丹；有水丹者，遍体热起，遇[②]水湿搏之，结丹晃晃黄赤色，如有水在皮中，喜着股及阴处。此虽小疾，不治令人至死，治之皆用升麻汤。《可用方》第七卷

麻黄汤《千金方》

治丹肿风疹、风毒肿等。

麻黄一两半　甘草　独活　射干　桂心　南木香　石膏打碎，绵裹入煎　黄芩各一两

上㕮咀。以水四大盏，煎取二大盏，分作三服。服尽未瘥，可合与三五剂。又可服升麻葛根汤

《吉氏家传》治丹毒瘾疹方。

上天麻细末。每服二三钱，温酒服。

《婴孺方》治丹入腹及下至卵不治者方。

麻黄　升麻各三两　消石四两

上细末。每服方寸匕，用井花水服。一方入大黄二两。

金花散《三因方》

治一切丹毒疮。【尤神妙】

郁金　黄芩　甘草　山栀子　大黄　黄连　糯米各等分

上细末，蜜与冷水和调，以鹭毛涂丹上。

《幼幼新书》第三十五卷，丹毒有三十六条，或有四十七条，有内外良药，与大人不异。抄载于此《万安方》第四十五卷小儿篇中，或可服五香散、小柴胡汤等。诸方中虽有奇方异术，而不出此《万安方》之右耳。

又方

用地龙粪，水调涂之。

又方

用生地黄汁。

---

① 内：原脱，据《圣济总录》卷第一百三十五补。

② 遇：原作“过”，据《备急千金要方》卷二十二改。

【七】瘾疹又云风疹

《外台》《病源》曰：风邪客于皮肤，为瘾疹。赤疹风热，故得冷则瘥；白疹风冷，故得温则瘥，厚者[①]暖衣亦瘥也。风气相搏，则成瘾疹，致身体痒也。

《千金》论曰：赤疹者，忽起如蚊蚋叮，搔之逐手起；白疹者，亦如此。赤疹，热时即发，冷即止；白疹，天阴冷即发。又白疹者，煮蒴藋和少酒以浴之良。姚氏治赤疹，煮枳实汁拭之良。余一切如治丹毒方法。赤，亦名丹疹，俗呼名风屎，亦名风尸。

治风泛瘾疹者，痒甚，三五服去根本，永不发。《可用方》

皂角刺烧灰，存性　香白芷各等分

上研匀。每服二三钱，温酒调服，三服必愈。

牛膝散《可用方》

治白疹，遇天气寒即甚，心热烦闷痛，搔之随手起。

牛膝酒浸一宿，焙

上细末。每服二三钱，温酒服，日三服。

治风疹痒不止。

枳壳三两

上㕮咀。每服三四钱，水一中盏，煎六分。去滓温服，不拘时。

又方

苦参

上细末，炼蜜丸桐子大。食前，温水服三五十丸。

乌荆圆、苦参圆、何首乌散、升麻和气散等，共治瘾疹，在《和剂局方》。

【八】瘰疬

《圣惠方》曰：瘰疬者，风热毒气壅于胸膈之间，不得宣通，而搏于肝，肝主筋，故令筋蓄结，而肿多生于颈腋之间，浮于筋皮之中，有结核累累相连，大小无定。其初发之时，热毒肿结，故令寒热也。

《外台》引《甲乙经》寒热瘰疬论：黄帝问曰：寒热瘰疬，在于颈腋[②]者，皆何气所生？岐伯对曰：此皆鼠瘘寒热之气也，稽留于脉而不去。鼠瘘之本，皆在于脏，其末上出于颈腋之间，浮于脉中，未着于肌肉，而外为脓血者，去易。鼠瘘，传在《医说》中。

玄参散

治瘰疬初生结肿，寒热发歇。

玄参　枳壳　木通　独活　川大黄各三两　犀角一两　杏仁二分

上㕮咀。每服四钱，水一盏，煎至六分。去滓温服，日三五服。

皂荚丸

治肝肺风毒，项生结核，痒痛，遍身顽痹。

皂荚十两　防风三两　独活　天麻　干薄荷各五两

上细末。炼蜜和杵五七百下，梧子大。每服二三十丸，食后煎槐白皮汤服，日夜三服。

治瘰疬结核疼痛，坚硬如石。

麝香一钱　鲫鱼二十枚，长一寸者，去腹肚了，每一枚入和皮巴豆一粒

上入瓶中，以泥封，渐渐烧令通赤。候冷取出，入麝香同研为末。每服空心温酒调下半钱，良久以热酒投之，逐下恶物。每日服之，下尽恶物，其病内消。

---

① 厚者：原文如此，疑当作“厚着”。

② 颈腋：原作“胫腋”，据《灵枢·寒热》改。

槟榔散

治气毒瘰疬，心膈壅闷，不下饮食。

槟榔 前胡 赤茯苓 牛蒡子各二两 枳壳 沉香 人参 防风各一两 甘草二分

上㕮咀。每服四钱，水一盏，生姜二片，煎至六分，食前温服。

【九】 恶核如桃李核而生于颈腋也，瘰疬之类也，是即出没不定。

《千金》曰：恶核病者，肉中或有核，累累如梅李，小者如豆粒，皮肉酸痛，壮热恶寒是也。与诸疮根瘰疬结筋相似。其疮根瘰疬，因疮而生，彼【根也】缓无毒；恶核病卒然而起，有毒。若不治，入腹烦闷杀人。皆由冬月受温风，至春夏暴寒相搏，气结成此毒也。但服五香主之。

羌活散

治血热生风，皮肤肿痒，生核不散。

羌活 生地黄 独活 甘草 枳壳各一两二分 防风 当归各二两

上㕮咀。每服四钱，水一盏半，煎至七分温服，日午及夜卧。

五香汤

主热毒气，卒肿痛，结作核。或似痈疖而非，使人寒热气急，头痛，数日不除，杀人。

木香 藿香 沉香 丁香 熏陆香各二两二分

上㕮咀。每服四钱，水一盏半，煎至一盏，去滓温服。不瘥，可三五剂合服，并以滓傅肿上。《千金翼方》以麝香代藿香。

《覆载万安方》卷第二十三

嘉历二年二月十八日，朱点了。于时云凝雪降，拭眼蘸笔，呵手点字。冬景勿倦。

性全（花押）六十二岁

同十九日辰刻，墨点了。

（花押）

朱墨之纸数二十六丁（花押）

《覆载万安方》卷第二十四

性全　集

金疮门又云疵，并竹木箭镞、车马落、伤折等。

【一】金疮血不止

论云：若血出不断，其脉大而止【脉止也】者，为难治。若血出不止，前赤后黑，或黄或白，肌肉腐臭，寒冷鞹[①]【鞹，午店反，丝履也】急者，亦为难活。不可不察也。

麻黄散

治金疮，止血闷及疼痛。

麻黄去根节，一两二分　甘草炙　白芷[②]　附子炮　干姜炮　当归切，焙　续断　黄芩　芍药　川芎　桂心去粗皮，各二分

上细末。每服三四钱匕，温酒服，空心，日午、夜卧各一服。

南星散

治刀刃所伤，血出不止。

天南星大者，三个，切，焙　铅[③]丹半钱

上细末，干贴立定。

槟榔散

治金疮血出痛甚。

白槟榔剉　黄连去须，各一两[④]

上细末，傅之，血止痛休。

黄连散

治金刃所伤，血出不止。

黄连　槟榔剉，不见火　南木香不见火　白芷不见火，各一两

上细末，掺所伤处，血即止。若妇人血晕疾【产后血晕也】，以童子小便调服一二钱匕；若脏毒血痢【血痢，痔下血】，以水煎服。

白芷膏

治金疮，止血生肌肉。

香白芷　熟干地黄焙　当归焙，各一两半　白敛一两　川芎一两一分　山椒去目、闭口，炒，二两　附子炮，三分　甘草炙，半两

上细剉。以猪脂五斤合和，煎三上三下成膏。去滓，每日涂疵上，频涂即效。

---

① 鞹：音 bào，坚硬的样子。《诸病源候论·水病诸候》云："小腹肿大鞹如石。"字又作"鞕"。
② 白芷：原作"血芷"，据校本改。
③ 铅：此字原脱，据《圣济总录》卷第一百三十九"金疮门"补。
④ 白槟榔剉，黄连去须，各一两：此11字原脱，据《圣济总录》卷第一百三十九"金疮门"补。

石榴花散

治金疮。

石榴花暴干，半两　石灰炒，十两

上细末，傅疵上，少时血止便瘥。

五倍散

治金疮，血不止。

五倍子生

上细末，干贴，血立止。

石灰膏

治金疮，定血止痛生肌。

石灰炒　杏仁去皮，炒，各二两　猪脂半斤

上合，煎令杏仁黄色，绞去滓，涂疵上，日夜五七度。

蒲黄散

治金疮血出，腹胀欲死。

蒲黄　生干地黄焙，各一两二分　甘草炙，三分　黄耆　当归焙　川芎　香白芷　续断各一两

上细末。每服四五钱匕，空心食前，以温酒服之，日三五服，血化为水下也。若口噤，斡开口与之，仍加大黄一两二分，快利愈佳。

石杏膏

治金疮血不止休，疼痛。生好肉，速瘥。

石灰　杏仁去皮，各二两

上二味，细研合。用猪脂煎，去滓，为膏调涂。

葵根傅方

治刀斧伤疵，或至筋断。

葵根不以多少

上捣细，傅涂之。

【二】金刃伤中筋骨

论云：金刃所中，至于筋骨，所伤深矣。然折骨绝筋，亦可接续，要在乘血气未寒，急施治法。若不乘热，则风冷易入，疮纵暂愈，后必不仁，亦致痛烦而终身不完。至于小碎之骨，即当出之。不尔，则脓血不绝，肌亦不敛①矣。

败弩筋散

治金刃弓弩所中，筋急②不得屈伸。

败弩筋烧作灰　秦艽去芦　熟干地黄焙，各半两　附子炮，去皮脐，一两　杜仲去粗，炙，各半两　当归切，焙，一两

上细末。每服二三钱匕，以温酒服之，空心，午时、夜卧各一服。

地菘苗散

治金刃伤筋骨，止血。

地菘苗　石灰　旋覆花　葛叶　青蒿苗　麦门冬苗各十两

上石灰外，捣绞取汁，和石灰末作饼子，暴干，再捣罗为散，傅诸疵上。

五月五日合和，最佳。【五月五日合和】

葛叶散

治金疮，续筋骨，敛血止痛。

---

① 敛：原作“钦”，据《圣济总录》卷第一百三十九改。

② 急：此下原衍一“急”字，据《圣济总录》卷第一百三十九删。

葛叶　地菘苗　续断　石灰　旋覆花　地黄生用　益母草　麦门冬去心，各十两

上捣绞，其汁和石灰调作饼子，暴干，再捣为散，傅诸疵痛伤处。

五月五日合和，尤佳。

槟榔散

治金疮，接筋补骨。

槟榔剉　黄连并不见火

上各等分，细末。干傅诸疵上。

又方

上以石灰细筛，以麻油和之作团子，如栝楼子大。以炭火烧赤取出，冷，捣罗为末。又以油和作团子，烧赤放冷，捣罗。如斯十遍，烧末为散，傅诸疮疵，有神效。

又方

上取葵根烂捣，傅之立效。

【三】金疮烦闷及发渴

论云：金疮烦闷者，以血出太甚，经络空虚，而发热燥也。《经》所谓“阴虚生内热，阳虚生外寒”者如此。其有发渴者，亦经络乏竭，津液枯燥，故欲引饮。

消石散

治金疮烦闷欲死，大小便不通。

消石　寒水石　栝楼根　泽泻　白敛　芍药各一两

上捣罗为散。每服二三钱匕，以温水调服，空心，日午、临卧、半夜各一服。

白芷散

治金疮烦闷。内热云烦，外热云燥。

白芷　甘草　川芎各二两

上细剉，炒令变色，捣罗为散。每服一二钱匕，温水调服，空心，日午、临卧、半夜各一服。

石膏散

治金疮烦闷。

石膏研　甘草炙，各三两

上细散。每服二三钱匕，温熟水调服，空心，日午、夜卧、半夜各一服。

大黄丸

治金疮烦闷疼痛，大便结。【泻药】

大黄剉碎，微炒　黄芩去黑心，各二两

上细罗。炼蜜和丸，如梧子大。每服十五丸，加至二十、三十、五十丸，熟水服之，空心，日午、临卧各一服。

苦酒煮豆方

治金疮烦满。

赤小豆二盏

上以苦酒二盏，煎至一盏，去滓，候色黑，始服之。分三服，空心，日午、夜卧各一服。

磁石散

治金疮烦痛。【傅药】

磁石五两

上一种，细研，频傅疵上，痛止血断。治金疮，出血必渴【渴，口咽渴，欲水也】，当忍，啾燥食，不饮粥。若犯房室，即死也。

雄黄

上研细末，傅疵上，恶汁出即愈。

【四】金疮中风水及痉名破伤风，又云破伤中风也。

论曰：金疮中风水者，以封裹不密①所致也。中风之候，其疮卒无汁也。中水之候，则出青黄汁。又疼痛发作，肌肉肿鞕，将为痉状，可急治之。凡痉状，口急背直，摇头马鸣，腰为反折，须臾又发②，气急如绝，汗出如雨。治不可缓，缓则不救。

八仙散

治金疮，辟风水，续筋骨，止血。

石灰　地松叶　细辛根　旋覆根　新葛叶　青蒿　麦门冬叶各三两　猪脂八两

上草叶、草根捣绞取汁，后和石灰、猪脂，搜研作饼子。暴干后，捣罗为散，再三研如粉，以傅疵口上，止血定痛，生肌肉。五月五日合之。一切疵，始、中、终傅之，尤佳。

熟地黄丸

治远年伤折，忽因风气不和，于旧伤处疼痛不可忍者。

熟干地黄焙干，四两　杏仁去皮，去双仁者，引研　牛膝根酒浸，焙，各一两二分　苦参剉，炒　菟丝子酒浸，焙，末　肉苁蓉酒浸，切，焙　黄耆炙　革薢炒，各一两　桂心去粗皮　南木香不见火，各一两　诃梨勒皮半两　升麻三分

上除杏仁外，细末。别杏仁研之，和捣，炼蜜捣三千杵，如梧桐子大。每服二十丸，或三十、五十丸，以温酒空心服之。

杏仁酒摩方

治金疮中风，角弓反张。

杏仁不去皮，碎研，三斤

上一食间蒸，更研令极细。入酒三五盏，绞取汁。每服一盏或半盏，温服，日二服，夜一服。汗出慎风即愈，以杏仁滓入酒研摩，傅疵上。

苏木酒

治被打伤损，因疵中风。

苏木切碎，五两

上用酒五盏，煎取三盏，分三服，空心，午时、夜卧各一服。

麻根饮

治金疮中风，骨痛不可忍。

大麻根叶

上捣绞取汁，饮一盏。生青者无，以干者煎取服之。此药亦主堕坠折损，有瘀血在心腹，令人胀满短气。《可用方》云：生麻根尤佳。若无，则用干麻云云。

胡粉膏

治金疮中风寒水肿③。

胡粉　炭灰各二两

上细研合，以猪膏调和，涂疵上，水出便瘥。

葛根汤

治金疮中风水痉欲死，兼治一切金刃箭簇等疵。

生葛根一斤

上剉。以水五升，煮取二升半。去滓，每服一盏，空腹，日午、夜卧各一服。无生葛，即用干者为

---

① 密：原作“蜜”，据校本改。
② 须臾又发：原作“顷臾十发”，据《圣济总录》卷第一百三十九改。
③ 胡粉膏治金疮中风寒水肿：此方名及主治共11字，原脱，据《圣济总录》卷第一百三十九“金疮门”补。

散。每服二三钱，以温酒服之。若口禁，强开口灌之。

盐韭傅方

治金疮因风水肿。

上取韭并盐各等分，捣，置于疵肿上，以火炙药上，热散即愈。

又方

上取鹿角，不限多少，烧末细研，以腊月猪脂和涂之。久不瘥者，不过五七上瘥。

又方

上取牛膝末，不限多少，水调涂之，立效。

【五】金刃肠出

论曰：金刃所伤，有肠出者，有肠出已断者，视其轻重之证，可决死生。肠有一头见者，不可续也。若腹痛不可忍，短气不能食，近则一日，远则三日，治无及已。肠有两头见者，可速以桑白皮挼为线，或以麻缕续之，仍取鸡血涂隙，勿令气泄，推内之。更以前线缕缀缝疮口，亦以鸡血涂之。肠有出而不断者，当以大麦粥，取其汁洗肠而内之，缀缝疮口如前法。然后作研米粥饮，二十饮日，稍作强糜，百日后始得饮食。不可饱，饱则肠痛。宜常以汤散助之。

花蕊石散

治一切金刃箭簇伤中，及打扑伤损，猫犬咬伤，或至死者。急于伤处掺药，其血化为黄水，再掺药便活，更不疼痛。如内损血入腑脏，热煎童子小便，入酒少许，调一大钱匕，服之立效。若牛觝肠出不损者，急内入，取桑白皮尖茸挼为线，缝合腹皮。缝上掺药，血止立活。如无桑白皮，用生麻缕亦得。并不得封裹疮口，恐作脓血。如疮干，以津润之，然后掺药。妇人产后败血不尽，迷血晕，恶血奔心，胎死腹中，胎衣不下至死者。但心头暖，急以童子小便调一钱匕，取下恶物如猪肝片，终身不患血风、血气。若膈上有血，化为黄水，即时吐出，或小便出立效。

花蕊石捣为粗末，一斤　硫黄上色好者，捣为粗末，四两

上二味，拌和令匀。先用纸筋和胶泥，固济瓦罐子一枚，候泥干，入药在内，密封口。暴干，安在四方砖上，砖上书八卦五行字。用炭一秤，笼匝，自巳午时，从下生火，令渐向上，经宿炭消尽，放冷，细研罗过，瓷合盛，依法用。图在《局方》

磁石散

治金疮肠出，宜入之。

磁石煅，研　滑石研

上等分，同研极细。每服一二钱匕，以温酒调下。空腹，日午、晚间晡时也各一服，夜卧二服，及以针砂涂肠上，其肠自收入。

铁精散

治金疮肠出。

铁精末研　磁石研　滑石研

上等分。同研极细，粉肠上后，以温酒调服一二钱匕。空腹，日午、夜卧各一服，夜半又一服。

小麦饮噀疮方

治金疮中肠，出不能入。

上以小麦三升，用水九升，煮取五升，绵滤过，候冷，含喷疮上。渐入，以冷水喷其背，不宜多令人见，亦不欲令旁人语，又不可令病人卧席四角。令病人举身摇，须臾肠自入。十日内，食不可饱，频食而少。勿使病人惊，惊则杀人。

治金疮肠胃脱出令却入方。

上取人干屎末，不以多少，掺肠，干取浓面浆湿肠上，即入肠。以冷水噀面，令吸气即易入。

【六】毒箭所伤日本附子箭同疗之

论云：箭簇毒药，入皮肤肌肉间，令人短气闷绝，口噤唇干，血虽止而腹满不能言，其人如醉者，为难治。若瘀血应时出，其疮温而热，开口能言，则可治也。

解毒蓝子散

治中毒箭。

板蓝子五合，生用　升麻　甘草炙　王不留行各四两

上捣罗为散。每服三四钱匕，温汤服之，不拘时，日三服。更以水调涂于疮上。

半夏散

治箭簇毒药在内不出。

半夏三两，以生姜汁浸三日　白敛三两

上炒，捣罗为散。每服一钱匕，以温酒调服之，日三服，夜一二服，不拘时。浅疵十日出，深疵二十日出。

牡丹散

治箭簇毒药入身内不出。

牡丹皮为末，二两　白盐二两

上同研匀为散。每服二三钱匕，温酒调服，日三服，其箭簇渐渐自出。

石灰傅方

治金刃箭簇疮，辟风，续筋骨，止血。

石灰细研，三两　地菘叶苗生　葛叶　旋覆花生　青蒿苗　麦门冬苗各半两

上先研绞草苗取汁，和石灰作饼子。暴干，捣罗为散，用傅疵口，兼止血止痛，辟风水。五月五日合，尤佳。

贝子散

治毒箭服之。

贝子

上捣罗为末。每服二钱匕，温酒调服，不拘时候，日三五服。此药治中一切毒，亦神妙。

干姜散

治毒箭。

干姜末　盐

上等分，同研匀，傅疵上，毒自出。

麻子汁

治毒箭所伤，烦乱欲绝。

大麻子三升

上捣取自然汁。每服半盏，日二服，夜一服。

雄黄傅疮方

治毒箭。

雄黄

上捣研为细末，傅疵上，日四五度，汁出便愈。又治毒蛇咬疵亦妙。

又方

上取芦根自然汁。每服半盏或一盏，日二夜一服。又饮藕汁，唯以多为妙。又饮生姜自然汁尤佳。

【七】箭簇金刃入肉

论曰：凡箭簇金刃入肉，速治宜出之。或有碎骨，亦须去尽，然后涂傅诸药。不然，其疵必不合。

纵复少愈，亦常作疼痛。若心惊血乱气夺，则死也，不可治。

牡丹散

治金疮箭头在骨，远年不出。

牡丹皮去心　白敛各一两　桑白皮剉，二两　藿香叶　丁香　麝香研，各一分

上细罗。每服二三钱匕，温酒服之，日三夜一服。浅者十日，深者廿日，箭头自出。

治箭头不出。

磁石　雄黄

上同研，令匀。每服二三钱，以绿豆汁调服，空心。十日后，轻拨便出。手足上用此药贴之，自出。

白敛散

治箭头不出。

白敛五钱　牡丹皮去心，七钱半

上细末。每服三四钱匕，温酒调服，空心，日午、夜卧各一服。

又

生葛根自然汁绞取之。每服一盏，不拘时，日二三服，必出也。

又方

治一切金疮，无不效者也。

赤小豆半斤

上以水五升，煮令烂，绞取汁。每服一盏二盏，空心，日中、夜卧各一服。

又方

拔箭簇并竹木刺。

牛膝根不以多少

上为细末，以温汤调傅疵，即出。若火烂汤烧、灸疮不瘥者，涂之立效。

又

象牙屑以水和贴，竹木针簇皆拔出。

又

嚼杏仁涂之，及数遍出也。

又

捣乌梅为散，和水涂之，立出。

【八】竹木刺伤肌肉不出

论曰：竹木刺所伤，若为患浅，然入人肌肉，久不得出，则损动荣卫而作疮。或中风水，则肿痛成脓，淹留岁月，未易治也。刺伤之初，宜速去之，加以涂傅，无致风水之孽。

雪花粉

治金疮水毒及竹签刺，及一切痈疽热毒等肿痛。

糯米三升

上入瓷盆内，于端午日【五月五日】之前四十九日，以冷水浸之，每日两度换水，换时轻淘勿碎，去水勿令搅碎。至五月五日取出，日暴干，生绢袋入盛，挂通风处。

上一味，每用取少许，炒焦为细末，以冷水调如膏药，随疵口大小及疮肿广狭涂定之。外以绢包缚，候疵疮愈，解去之。若疵误犯生水，疵口作脓渐甚者，急以此膏药傅裹良久，其肿即消，更不作脓，直至疵合。若痈疽毒疮初发，才觉焮肿赤热，急贴此药膏，一夜便消。喉闭及咽喉肿痛痄腮[1]，并用此药膏贴项下及肿处。

---

① 痄腮：原作“吒腮”，据文义改。

若竹木签刺入肉者，临卧贴之，明日揭看，其刺出在药内。若贴肿毒，干即换之，常令湿为妙。但疵及水毒不可换，伤动疵口。

又

蔷薇根茎枝叶花实，随有用之

上烧灰，细研为散。每服一二钱，以温酒调服，空腹，日午、夜卧各一服，其刺立拔出。

又

鉴柄用故物，唐镜有柄也，日本镜里山形同，可用欤

上烧灰，细研为散。每服一二钱，以温酒调服。

王不留行散

治竹木刺，久在肉中不出。

王不留行五两

上捣罗为散。每服一二钱，以温酒调服，空心，昼夜四五服。

又方

瞿麦穗花根茎

上捣罗为散。每服一二钱，温酒调服，日夜三五服，其刺立出。

蒜豆膏

治竹木针刺入肉不出，及恶疮肿物。

大蒜一颗　巴豆七粒，去皮

上同研成膏傅之，日一易。

栀子套【套，盖意也，又作韋也，如笔笠也】

治签刺在爪甲中不出，肿痛。

栀子壳壳中入满麻油

上套在指上，稍痒，刺自然出，以镊子拔取之。嵌指亦依此法。

又方

治一切金木竹所伤。

牛蒡叶

上风干为散。每用，量疵口大小贴之，不得犯别药。

又方

鹿角【茸宜也】烧灰，以猪膏和傅之。

又方

治竹木刺入肉，疼闷，百治不瘥者。

松脂

上以火消流傅疵口，以绢裹数日，当自拔出。

【九】金疮大散[①]

治金疮大散方《可用方》

肠出。

上五月五日平旦，使四人出四方，各于五里内取一方草木茎叶，每种各半把，勿令漏脱，候日正午时入碓捣。用石灰一斗，捣令极烂，仍先拣大实桑树三两株，凿作孔，令可安药，然后安药于孔中，实筑令坚，后以桑树皮蔽之。用麻捣石灰，密泥不泄气，更以桑皮缠之令牢。至九月九日午时取出，阴干曝干，捣，绢罗贮之。凡有金疮伤折出血，用药封裹，勿令转动。不过十日瘥，不脓不肿，不畏风。若

① 金疮大散：此标题原无，据校本补。

伤后数日，始得用药，须暖水洗，令血出即傅之。此药大验，预宜多合，金疮[1]要药，无出于此。虽突厥质汗黄丹，未能及也。

法炼石灰散《可用方》

治金疮，止血除痛辟风，续筋骨，生肌肉。

石灰二升　青蒿　艾叶各一斤，切

上先捣蒿艾，绞取汁，拌石灰令尽，曝干研，入黄丹、突厥白【突厥白】末各三两，令封金疮，血止大效。

治金疮或筋肉断裂。同

上剥取新桑皮，作线缝之，以新桑皮裹之，以桑白汁涂之，极验。小疵，但以桑皮裹之便瘥。

金疮血出不止方。同

上取车前叶烂捣傅，血立止。连根用亦效。

又按：青蒿傅之，大止血，并止痛。

治金疮内漏，血在腹不出方。同

上用牡丹末。温酒服，每二三钱，无时候。

治头破脑出，中风口噤方。【中风】

大豆一斗，熬去腥，勿使大熟。捣末，熟蒸之，气遍下，下甑入盆中，以酒一斗淋之，温服一升，覆取汗。以杏仁去皮尖烂捣成膏傅之。

《必效方》疗金疮中风，角弓反张【ソル中风也】者方。【中风】

大蒜一大升，破去心，以无灰酒四升，煮蒜令极烂，并滓服一大盏以来，须臾汗出如雨即瘥。

治金疮中风不肿痛方。

捣薤白傅疮上，以火炙，热透疮中即瘥。

治金疮中风水刺痛方。

葱一握，盐一合，水三升，煮数沸渍之。

治金疮腹满心闷方。

赤小豆一升，以生地黄汁渍之，熬燥复渍[2]，如满三日，候干末之。每服二三钱，温酒服，日四五服。

治金疮弓弩所中，烦闷欲绝。

琥珀三两末之，不时用童子小便服二三钱匙。

生肌膏

治金疮、炙疮、火烧等。

槟榔一枚　熏陆香二分　杏仁二七枚，去皮尖，研膏

上末，以炼了猪脂二合，黄蜡如胡桃[3]大，入杏膏同煎合。膏成，以瓷器盛。每摊于帛上贴之。

金疮生肌三白膏

白及　白敛　甘草各一两一分　熟干地黄各一两三分　猪脂半斤，炼了者

上末。入猪脂熬成膏，候冷，日三四度涂之。

治被伤肠出不断者

作大麦粥，取汁洗肠，推内之。常研米粥饮之，二十日稍稍作强糜，百日后及可瘥。

地榆绢方《可用方》《圣济方》

治刀刃伤，内损大肠，及中胁肋，腹肚肠破，大便从疮孔中出，并中大箭进箭，伤损肠胃，及治产

① 疮：此下原衍一“疮”字，据校本删。
② 渍：此下原衍一“满”字，据《太平圣惠方》卷第六十四删。
③ 胡桃：原作“故挑”，据校本改。

后伤损，小肠并尿囊破，小便出无节【产后小肠破，小便出无节】，此方神验。其药宜补定伤痕，隔日开疮口看之，只有宿旧物出，即无新恶物出，疮口渐长肉，作纴子引散药入疮，候长肉出外，其痕肉合。

地榆八两，净洗，熬干，细末，八十钱重也　绢一疋，小薄者

上绢用清水洗净，去糊。炭灰淋清汁二斗，煮绢，以灰汁尽为度。绢烂熟，擘得成片段三寸至二寸，即取出，压尽灰汁，清水洗三五度，令去尽灰汁。重以清水一斗，入地榆末，煮绢烂熟，以手指撚，看不作绢片，即入砂釜研之，如面糊得所。分作两服，用白粳米粥饮调，空心服之。服了仰卧，不得惊动，转侧言语，忌一切毒食。只得食熟烂黄雌鸡、白米软饭，余不可食。其余一服，亦用粥饮服。将息一月内，切须慎护。如是产妇侵伤，取此药绢一疋，分作四服。每服用粥饮中盏调服，日二。

《千金》论曰：治金疮者，无冬夏大小，及初伤血出，便以石灰厚傅之。既止痛，又速愈。无石灰，它灰亦可。若疮甚深，未宜速合者，内少滑石，令疮不时合。凡金疮出血，其人必渴，当忍之，啭燥食肥甘之物以止渴，慎勿咸食。若多饮粥浆，犯之即血动溢出杀人。又忌嗔怒大言，思想阴阳，行动作劳，多食咸酸，饮酒热羹臛辈，疮瘥后尤尔。出百日半年，乃可复常。

又曰：凡金疮伤天窗、眉角、脑户、臂里①跳脉、髀内、阴股、两乳上下、心鸠尾、小肠及五脏六腑，此皆死处，不可疗。又破脑出血，不能言，戴眼上视，咽中沸声，口急唾出，两手妄举，亦是死候，不可疗。若脑出而无诸候者，可疗。又疮卒无汁出，中风也。疮边自出黄水，中水也。并欲作痓，可急疗之。又痛不在疮处者，伤经也，亦死之兆。又血出不可止，前赤后黑或白，肌肉臭腐，寒冷坚急者，其疮难愈，即死也。

半夏散《可用》

治金疮箭头在肉中不出。

半夏　白敛　牡丹皮各一两　桑白皮三两

上末之。每服二三钱，温酒服，日三。

【十】伤折坠堕高处车马

补损当归散《局方》

疗坠马落车，被打伤腕折臂，呼叫不绝。服此药，呼吸之间，不复大痛。服三日，筋骨即相连，神效。

泽兰炒　附子炮，各一两　当归炒　山椒炒出汗　甘草炙　桂心各三两　芎藭炒，六两

上细末。每服三四钱，温酒服，日三服，夜一二服。忌海藻、菘菜、生葱、猪肉、冷水。

导滞散《局方》

治重物压迮，或从高坠下，作热五内，吐血下血，出不禁止，或瘀血在内，胸腹胀满，喘粗气短。

当归　大黄

上等分，炒为末。每服三四钱，温酒调下，不计时候。

没药降圣丹《局方》

治打扑闪肭，筋断骨折，挛急疼痛，不能屈伸，及荣卫虚弱，外受游风，内伤经络，筋骨缓疭，皮肉刺痛，肩背拘急，身体倦怠，四肢少力。

自然铜火煅，醋淬十二度，研为末，水飞过，焙　川乌头生，去皮尖脐　骨碎补煅，去毛　白芍药　没药别研　乳香别研　当归焙，各二两　生干地黄　川芎各三两

上并生用，细末，以生姜自然汁与蜜等分，炼熟和圆。每一两作四圆，每服一圆，打碎，水酒各半盏，入苏枋木少许二分许欤，同煎至八分。去苏木热服，空心食前。

玄胡索散《可用方》

治折伤疼痛，筋骨未合，肌肉未生。

---

① 臂里：此下有错叶，据校本调顺。

延胡索　桂心去粗，各五两

上等分，细末。每服三四钱，温酒服，日夜四五服。

治伤折法炼黑豆

生黑豆三升，以醋二升，浸一宿　葱二十茎，根茎并用

上用青布裹作两处，入汤内煮，乘热替换熨痛处。【熨法】

胜金散《可用方》

治打扑伤损，筋断骨折疼痛。

干姜　川乌头　苍术　当归各五两

上为末。用米醋打稀稠糊调成膏，厚纸摊上，乘热裹贴伤处。如冷，即用火四边熁令热；如干，以醋润，三用效。

鸡鸣散《简易方》六

从高坠下，木石压损，打扑所伤，气绝欲死，久积瘀血，烦躁疼痛，叫呼不得，并以此药利之。【傅导法】

大黄二两二分，酒蒸　杏仁五十枚，去皮尖

上同研细。用酒二碗，煎取一碗二分。去滓，分为两服。鸡鸣时寅服之，次日取下瘀血即愈。若不快利，则空心亦一服尽之。

没药乳香散《御药院方》第八

治打扑伤损，疼痛不可忍。

白术炒，五两　当归焙　甘草炒　白芷　没药别研，各二两　桂心去粗　乳香别研，各一两

上细末，研匀。每服二三钱匕，温酒一盏调下，不拘时候，日进三五服。

蒲黄散同方

治因坠堕内损，血结不行。

蒲黄　当归焙　赤芍药　桂心去粗，各二两

上细末。每服四五钱，温酒调下，不拘时候。

接骨丹

治从高坠堕，伤损疼痛。

当归切，焙，二两　甘草焙，三两　没药别研，半两　桂心去粗，一两半　乳香别研，半两　泽兰　自然铜烧，醋淬七反，研，水飞，研，各一两

上细末，研匀。用水面糊和丸，如梧子大。每服三十或五六十丸，温酒送下，不拘时候，日进三服。

当归血竭散同方

治伤损筋骨，疼痛不可忍，宜服止痛。

麒麟竭别研　没药别研　当归　赤芍药　桂心各二两　白芷四两

上细末，研匀。每服三钱，温酒调下，不拘时候。

桃仁散同

治被压笮损，瘀血在腹中，疞痛不散，心胸短气，大小便不通。

荆芥一两　大黄生用　蒲黄各四两　川芎　桂去粗　木通　当归各二两　桃仁八十个，去皮尖，麸炒

上细末。每三四钱，用温酒调下，不拘时候，微利为度。

【十一】汤火疮灸疮不瘥附

森立夫【《可用方》】曰：愚谓凡火烧损，慎勿以冷水洗，火疮得冷，热气更深，转入骨，坏人筋骨，难瘥。初被火烧，急向火炙。虽大痛，强忍一食顷即不痛，神验。

《事证方后集》第十八云：张德俊曰：顷年，和倅，余杭人，将赴官，因蒸降真木犀香【薰香也】，自开甑，面扑甑上，为热气所熏，面即浮肿，口眼皆为之闭，更数医不能治。最后一医云：古无此证，请以意疗之。于是取僧寺久用炊布，烧灰存性，随傅随消，不半日而愈。盖以炊布受汤上气多，返用以出

汤毒，亦犹以盐水取咸味耳【鱼鸟肉类，味久盐浸，入盐水暂经时，咸味皆去，如无盐味也】。医者之智，亦可善。

冰肌散《可用方》

疗汤荡火烧，肌肉焦烂，痛彻心骨。

鹭鸶藤亦名忍冬草，又名金银藤，又名鸳鸯草

上不拘多少，为末，新汲水调搽之。若皮破，用真麻油入少轻粉调搽。大定痛，拔出热气。予家【森立夫】施人秘方，用广传之。

《圣惠方》治汤火伤疮方。

浮萍草为末，温水调涂。

《必用方》治汤火伤烧。

紫蛤蜊壳，火烧令通赤，放冷研细。用生麻油调涂，药至如水，不作瘢。一方云：无蛤壳，用蚌壳粉。

豆豉膏

治灸疮火瘀及臭恶【虫毒木也】所伤肿痛者。

上生黑豆末，以水或麻油调涂。

治灸疮脓坏不瘥方。

腊月猪脂一斤　薤白少许　胡粉二两二分

上先煎薤白令黄，去之。石灰二两，绵裹煎，去之。次入胡粉匀调，涂故帛上贴，日三换。以猪脂煎也

治灸疮肿急痛方。

柏白皮三两　当归　薤白各一两

上剉。以猪脂一斤，同煎薤白令黄。绞去滓，候冷涂。亦治风水中疮及汤火疮。以上《可用方》

紫雪

治汤荡火烧，痛不可忍，或溃烂成恶疮。

上松树皮剥下阴干，为细末，入轻粉少许，生油调稀傅之。若傅不住，用纱绢帛缚定，即生痂，神效不可言。然宜预先合下以备急，自剥落而薄者尤妙。

治汤火疮，虽脓水出，皮肉溃烂者，不过傅三两度即安。

上以蛇莓烂捣傅之，以瘥为度。钱文子佃客因遗漏烧灼，遍身皆溃。偶一道人传此，用之既安，更无瘢痕。《本草》不言治汤火伤。

又方

上以大黄，用米醋调傅之。

已上《活人事证方后集》第十八。

私云：蔓菁叶与甘醴酒合磨傅之，止痛，立瘥。又以蔓菁叶覆傅之。

【《本草序例》下云：有男子年六十一，脚气肿生疮，忽食猪肉不安。医以药利之，稍愈。时出外中风汗出后，头面暴肿起，紫黑色，多睡，耳轮上有浮胞小疮，黄汁出，乃与小续命汤中加羌活一倍，服之遂愈。

仲景小续命汤加薏苡仁一两，以治筋急；减黄芩、人参、芍药各半，以避中寒；杏仁只用一百五枚。后云：尚觉大冷，因冷，尽去人参、芍药、黄芩三物，却加当归一两半，遂安。今人用小续命汤者，比比皆是，既不能逐证加减，遂至危殆，人亦不知。今小续命汤，世所须也。故举以为例，可不谨哉。】

《覆载万安方》卷第二十四

朱墨之纸数四十四丁（花押）

嘉历二年正月十九日，朱点了。

性全（花押）

同日晡时，墨点了。可秘之秘之。

性全（花押）六十二岁

《覆载万安方》卷第二十五

性全　集

脚气门

【一】脚气统论①

论曰：风毒中人，随处悉能为病，偏着于脚，何耶？盖五脏经络，心肺起于手十指，肝肾脾起于足十指。地之蒸湿毒气，足先受之，久而不瘥，渐及四肢、腹背、头项。古人所谓微时不觉，痼滞乃知，所以谓之脚气也。其证不一，或见食呕吐，憎闻食臭，或腹痛下利，或大小便秘涩不通，或胸中冲悸，不欲见明，或精神惛愦，或喜忘语错，或壮热头疼，身体冷痛，或时觉转筋，或小腹不仁，或髀腿玩痹，或缓纵不随，或肿或不肿，或百节挛急。凡是之类，皆脚气之候也。巢元方【隋大业年中，作《病源》五十卷，巢姓，元方名也】止论缓弱、上气等八证。八证者，《病源论》十三卷云：一，缓弱；二，上气；三，痹弱；四，疼不仁；五，痹挛；六，心腹胀急；七，肿满；八，风经，五脏惊悸。今详考之方籍，有阴阳干湿之异证，江东岭南之异地，以至痰壅语涩，变成水气，与夫膏药渍浴等，方法匪一，故兼明而具载之，治法固多矣。唯孙思邈云：不得大补，亦不可大泻，终不得畏虚，故预止汤剂，此当为治法之最，学者宜加意焉。

【二】风毒脚气

论曰：《内经》谓“暑胜则地热，风胜则地动，湿胜则地泥，寒胜则地裂”，寒暑风湿之气，皆本乎地。人或履之，所以毒易中于足也。因病从脚起，故谓之脚气。又况五脏流注，脾与肾肝之经络，皆起足指，故有风毒脚气之病。其证或见食呕吐，或腹痛下利，或便溲不通，或胸中惊悸，不欲见明，或语言错忘，或头痛壮热，或身体冷疼，转筋胫肿，痛痹缓纵。其状不一，治疗不可缓也。凡小觉病候有异，即须大怖畏，决意急治之。伤缓气上入腹，或肿或不肿，胸满上气肩息者，死不旋踵。宽者数日必死，不可不急治也。但看心下急，气喘不停，或自汗数出，或乍寒乍热，其脉促短而数，呕吐不止者死，故不可缓也。

《医说》五云：病有不可补者四：一曰疟病，二曰狂病，三曰水气，四曰脚气。此四疾，治得稍愈，切不可服暖药以峻补之。如平平补药，亦须于本病上有益乃可。

同第六云：脚气无补法。脚气乃风毒在内，不可不攻，故先当泻之。

风引汤《圣济》《千金》

治脚气痹挛，风毒攻注，腰脚疼痛。

独活　防风　赤茯苓　人参　附子炮，去皮脐　石斛去根，各一两　当归三分　大豆三两，炒黑

上粗剉。每服四五钱重，以水半盏，酒半盏，煎至六分。去滓，不计时温服，日二三服。

木瓜丸

治风湿脚气，上攻胸腹，壅闷痰逆。

木瓜　陈皮　人参各一两　桂心去粗皮　丁香去花，各半两　槟榔二两

① 脚气统论：此标题原无，据《圣济总录》卷第八十一补。

上细末，炼蜜为丸，如梧子大。每服三十丸，或五十丸，煎橘皮汤服之。空心，午后、日晚，日三服，夜一服。

木香散

治脚气缓弱，皮肉顽痹，肢节疼痛。

木香三分　萆薢　牛膝　羚羊角　陈皮　杏仁　独活　牡丹皮　桂心去粗　杜仲去粗皮，焦　秦艽去苗，各一两　车前子半两

上粗末。每服四钱，水一盏半，生姜五片，煎至一盏。去滓温服，空心，日午、日晚，昼三服，夜一服。

槟榔汤

治风毒脚气，无力瘰痹，四肢不仁，失音不语，毒风冲心。【冲心】

槟榔一两　防风　桂心去粗　当归焙　赤茯苓各二两　犀角屑二分

上细末。先麻黄五两，粗末。每服取三钱匙，入水一盏半，煎至十余沸，掠去麻黄沫，后入药末五七钱匕，加大枣三五个打破，同煎至七分。去滓，空心温服，空心、日中、日晚三服。毒气不散，日夜五七服。

芦根汤

治风毒脚气，昏烦壮热头痛，呕吐口干。

生芦根切，三两　赤茯苓　葛根　知母焙　麦门冬去心，焙　竹叶炙，各一两二分　甘草炙，一两

上粗剉。每服五钱或七钱重，水一盏半，煎至八分。去滓，食后温服，日二三服。

丁香汤

治风毒脚气上冲，散在四肢，虚肿无力。

丁香　陈神曲炒黄　沉香　木香各二两　紫苏子炒，三两　木瓜焙，五两　吴茱萸洗，炒黄，一两

上粗末。每服一两，水二盏，煎一盏二分。去滓，空心，日中、日晚温服。

芍药丸

治风毒脚气，心胸妨闷，多痰咳嗽，背膊痛，大便结涩。

芍药　木香　枳壳去穰，麸炒，各三两　槟榔　大黄炒，各二两

上细末。炼蜜为丸，如桐子大。食后每服五十丸，或七十丸，或百丸，温汤服之。大便不通，即加牵牛子末二三两为丸，尤佳。

顺气丸

治风毒流注，脚膝肿满不消。

木香　青皮去白，焙　槟榔各一两　黑牵牛子炒末，三两　郁李仁二分　麻仁一两二分

上前五种为细末，别研麻仁，和蜜入药末，和丸如梧子大。每服二三十丸，或五七十丸。以麻仁煎汤服之，或橘皮汤，或紫苏叶汤服之，每日二服，渐渐快利得安稳。

枳实散

治脚气缓弱，上气瘰痹，胀满不能食。【缓弱】

枳实去白，麸炒，二两　桂心去粗，四两　白术　赤茯苓各一两二分

上细末。每服三四钱匕，空心温酒服之，日晚亦服。

独活酒

治脚气久虚，脉沉细，手足缓弱。

独活　附子炮，去皮脐，各五两

上剉散，如麻豆大，以生绢袋入瓷瓶中，以好酒二十盏浸之，密封。三日以后，取酒服之，或一盏，或半盏，温饮之。常令体中酒气相接，以病瘥为度，昼亦合服矣。

豉椒汤洗方

治脚气缓弱，疼肿满。

黑豆三升　山椒一升，生用　生姜切片，二斤

上以水一斗五升，煮一沸，贮在一小瓮子中。着二小木横下，脚踏木上，汤不得过三里穴，以故衣塞瓮口，勿令通气。瓮下微着糠火烧瓮，使汤常热。如瓮中大热，歇令片时。浸脚了，急将绵衣盖两脚令暖，勿令触冷见风，临卧浸之佳。

羌活汤

治脚弱及中风缓弱。

羌活　葛根　桂心去粗　半夏汤泡，各四两　干姜三两　防风一两　甘草炙，二两

上粗剉。每服五钱，水二盏，煎至一盏半。去滓温服，空心，日午、日晚，日三服。

蒴藋熏蒸方

治脚气筋挛不能行，及干痛不肿，日渐枯瘁，或肿满缓弱。

上取蒴藋三五斤，和根叶剉，长二三寸。穿地作一坑，面阔一尺，以柴截置于坑中，烧令微赤，出灰火净。以蒴藋布坑四旁，侧【侧，左右也】布一行，正【正，正面也】布一行。次以故毡盖坑口，候蒴藋萎，更着新者一二斤。坑边铺荐席，坐以杉木板，置于坑地，以脚踏板上熏之，以绵覆脚，遣周遍，勿令气出。如射久热甚，开歇片时，还内脚于坑中。其四边或有热处，即随热处着蒴藋布之。如病人困即止，安稳暖卧，以绵衣盖，勿令露风，饱食以补之。三五日一熏，重者不过三五熏即瘥。

麻黄汤

治恶风毒，脚气痹弱。

论曰：脚气痹弱者，荣卫俱虚也。《内经》云：荣气【血也】虚则不仁，卫气虚则不用，荣卫俱虚，故不仁不用。其状令人痹不知痛，弱不能举。本由肾虚而得，故苏氏云：脚气之为病，本因肾虚。《千金》云：肾受阴湿即寒痹。

麻黄去根节，一两　防风　当归　赤茯苓各三两　升麻　川芎　白术　芍药　麦门冬　黄芩　桂心　甘草炙，各二两　杏仁去皮尖，炒，三分

上粗剉。每服一两，水二盏，酒半盏，枣三个打破，煎至二盏。去滓温服，日三服，夜一服，不定时。

独活汤

治脚气痹弱。

独活四两　附子炮，去皮，一两　大豆炒　当归焙　赤茯苓各三两　黄耆　干姜　人参　甘草炙　桂心去粗皮　防风各二两　芍药三两

上剉散。每服一两，水一盏，酒半盏，煎至一盏。去滓温服，日三夜一服。

防己汤

治脚气痹弱。

防己　秦艽去苗　葛根各二两　桂心去粗，一两二分　陈皮　麻黄去根节，各三两　甘草炙，一两二分　杏仁去皮尖，炒，一两三分

上粗末。每服一两，水二盏，生姜五片，煎至一盏二分。去滓温服，日三服，夜一服。衣覆出汗。

小鳖甲汤

治身体微肿，心胸痞满，壮热，小腹【脐下】重，两脚痹弱。

鳖甲醋炙，去裙　升麻　黄芩去黑心　麻黄去根节，焙　羚羊角　前胡　桂心去粗，各三两　乌梅十五个，打破　杏仁去皮尖，炒，二两

上粗末。每服一两，水二盏，薤白十茎，同煎至一盏半。去滓温服，日三服，夜一服。

枳实汤

治风毒，心腹虚胀，脚气痹弱，不能行步。

枳实去白，麸炒　草豆蔻去皮　杉木节　大腹子　青皮　白术各二两

上粗剉。每服四钱重，水二盏，煎至一盏二分。去滓，食前温服，日三服，夜一服。又食生栗尤佳，

每朝二三十颗食之。

防己汤

治脚气挛痹，或四肢挛肿，不可屈伸。论云：脚气痹挛者，寒气多也。寒搏筋，脉细而为病，则筋急不能转侧，行步艰难，甚则不可屈伸也。

防己　桂心去粗　麻黄去根节，汤炮，焙，各三两　甘草炙，一两二分

上粗剉。每服五钱重，水二盏，枣三个，同煎至一盏半，分为二服。去滓，空心，日午、日晚、夜卧各一服。

大腹汤

治脚气痹挛，寒搏筋脉，不能转侧。

大腹子连皮，四两　防己　青皮　紫苏茎叶　木通　羌活　萆薢　川芎　地骨皮枸杞根也　五加皮酒炙，各一两　木香二分　诃子皮焙，五两

上粗末。每服五钱重，水二盏半，姜七片，煎至一盏半。去滓，食前温服，日三服，夜一服。

麻黄汤

治脚气两脚疼痛，麻痹不仁。【疼痛不仁】

论曰：脚气疼痛，皮肤不仁者，盖人之气血，得温则流通，遇寒湿则凝涩。今脚气之疾，缘风寒湿毒，客于气血，荣卫虚弱，不能宣通，故有脚气疼痛麻痹之候也。

麻黄去根节　白茯苓各二两　吴茱萸汤洗，焙　秦艽去芦　细辛　桂心去粗　人参　干姜　防风　防己　川芎　甘草炙，各一两　杏仁去皮尖，研，二分　独活二两　白术三两

上粗末。每服一两，水二盏半，煎一盏八分。去滓，空心，日午、日晚、夜卧温服。

麻黄汤

治风毒脚气，屈伸无力，痛痹不仁。

麻黄去根节　防风　黄芩　升麻　犀角　赤茯苓各一两二分　桂心去粗，三分　当归　槟榔各一两

上粗末。每服一两，水二盏半，枣三个打破，煎至一盏八分。去滓，空心，日中、日晚、夜卧各一服。

防风汤

治风毒脚气无力，痛痹疼痛，四肢不仁，失音不语，及风毒冲心。【脚气冲心】

防风　桂心　大枣除核，十五个　麻黄　当归　赤茯苓各半两　犀角一分

上粗末。每服三分，水二盏，煎至一盏，去滓。后入槟榔末三钱匕，或二钱匕，再煎一二沸。温服不拘时，日二三服。

半夏汤

治脚气冲上入腹，急气上胸膈，真气欲绝。【脚气上冲心，凡上气者，在脚气，亦在虚损，亦在喘息。】

论曰：风湿毒气之中人，多从下起，足先受之，故名脚气。毒气循经，上入于肺，则气道奔迫，升降不顺，故令上气喘满。

半夏四两，洗，炒　桂心去粗，六两　干姜二两　蜀漆三两　甘草炙　人参　附子炮，各一两

上粗剉。每服三钱重，水二盏半，煎至一盏八分。去滓温服，空心，日午、日晚各一服，夜一服亦佳。

茯苓汤

治脚气上喘，心下妨闷，不能饮食。【脚气上气喘息】

赤茯苓　桑白皮炙　白术各二两二分　陈皮　防己各一两二分　旋覆花三分　槟榔　大黄炒　杏仁去皮尖，炒，八十粒

上剉散。每服三钱重，先别用麻黄一分，水一盏半，煎五七沸，掠去沫。入药，并生姜一分，同煎至六分。去滓，空腹，日二三服。

桂苓汤

治脚气上喘，心下妨闷。

桂心去粗，三两　泽泻　赤茯苓　干姜炮，各二两

上粗末。每服三四钱，水一二盏，煎一盏半。去滓，分二服，空腹，日中、日晚各一服。

桑白皮汤

治脚气，面目肿，上气，不得眠卧，气欲绝。【脚气面目肿上气】

桑白皮炙黄，三两　陈皮焙，一两　葶苈子焙，一两

上先葶苈为细末，次余粗末再捣合。每服三四钱，先用枣五个打破，水一盏半，煎至一盏。去滓，入前药，再煎至七分，去滓温服。如人行五里久再服，服后当利一二行，肿气下即瘥。三五日服一剂，利不快，肿不消，加药服之。或一二剂、三四剂，以快利肿消为度。

紫苏汤

治脚气肺气，不问冷热，治一切气。

紫苏叶三两　白茯苓二两　陈皮一两

上粗末。每服六钱重，水三盏，入生姜十片，煎至二盏半。去滓，分二服，空心，日午、日晚，日二三服。若四肢热者，加麦门冬二两去心，焙；四体冷者，加厚朴二两姜制；小便涩者，加桑白皮、赤茯苓各二两；大便秘结者，加槟榔子二两；霍乱腹胀，加甘草二两炙；脚气疟病者，加黄连、人参、草果、藿香各二两，尤佳。

枳实散

治脚气上气。

枳实去白，麸炒，四两　桂心去粗，八两　赤茯苓　白术各二两二分

上细末。每服二三钱匕，食前以温酒调服，晨、午、晚各一服或四五钱匕服。

姜汁饮方

治脚气上气闷绝者，开胃口，令人能食。

生姜五两

上一味，和皮捣取自然汁，早晨取半盏，以温汤半合和服之。如人行十里久，又一服，日三服。

乌豆汤渫脚方

治脚气，上气抬肩，喘冲心痛。

黑大豆三升

上以水五斗，入大黑豆三升，煮取二斗五升，分二入二桶，左右足浸洗淋渫，从膝向下，冷即亦煮温，淋渫百遍以来，连日而必平愈。淋渫之间，可服木香丸。

木香丸方

南木香　白芍药　枳实去白，麸炒，各一两　槟榔　桂心去粗，各一两　大黄炒，四两

上细末，以炼蜜丸如梧子大。每服二十、三十或五十丸，温酒服，以大便通利为度。

橘皮防己汤

治脚气肿满上气。

陈皮　防己　桑白皮各二两　吴茱萸　槟榔各一两　大腹皮并子，七枚　生姜剉，炒，三两　甘草炙，二分

上粗末。每服五钱，水二盏半，入葱白五茎，煎至一盏八分。去滓温服，空心食前，日三服，夜一服。

【三】脚气肿满左右或双足肿，谓之肿满。【肿满】

论曰：脚气风湿毒气，客搏肾经。肾者，胃之关也。关闭不利，则小便不利，湿寒之气，下注足胫，肿胀不消，故谓之脚气肿满。腹胀满，云脚气肿满者，谬也。入腹肿满，即变成水肿者也。在四肢云肿满也。

木瓜丸

治久患脚气，心腹烦满。

木瓜六两　人参二两　桂心去粗，一两二分　木香　沉香各一两　厚朴姜制　陈皮　柴胡各一两二分　高良姜

吴茱萸洗，焙，各一两　赤芍药二两　槟榔三两　大黄二两

上细末，以炼蜜丸如梧子大。每服三十丸，或五十丸、百丸。以温酒或紫苏汤服之，不拘时候，日二三服，以快利为佳。

芍药汤

治脚气肿满，胸膈痞塞，吐逆不进食。

赤芍药　防己　枳壳去穰，麸炒，各二两　独活　防风　桂心去粗　葛根各一两二分　半夏姜制，一两

上粗末。每服四钱，水二盏半，姜五片，煎至一盏半。去滓，空心，日午、日晚温服。大便秘结者，加大黄、槟榔各二两。

槟榔汤

治湿毒脚气肿满，小便少。

槟榔二两　桑白皮三两　黑大豆十两

上粗末。每服五钱，水三盏，煎至二盏。去滓，分为二服，日三夜一服。

茯苓汤

治脚气，腰脊膝浮肿。

赤茯苓　干姜炮　泽泻各四两　桂心去粗，一两二分

上粗末。每服五钱，水三盏，煎至二盏，分为二服。去滓，空心，日午、日晚温服，夜一服。

黑豆汤

治脚气，脾肾俱虚，皮肤肿满。

黑豆五两，炒　桑白皮炙，三两　大腹子连皮，三两　木通　陈皮各二两二分　紫苏茎叶三两

上粗末。每服一两，水三盏，生姜五片，煎至二盏。去滓，分为二服，朝、午、晚、夜各一服①。

【《究原方》二云：治脚气发肿，大便涩，气满，《局方》三合散加大黄煎，服下神保圆，极妙。又云：治气虚人患脚气，脚板疼，行步无力，或足肿，至晚则觉憎寒，浑身痛。《局方》十华散入麝香同煎服。】

【四】脚气心腹胀满【心腹胀满】

论曰：风毒之中人也，必先中脚，久而不瘥，遍及四肢。其气深入，则腹胁胀满，小便不利。气喘息高者，其病为重。

诃梨勒汤

治脚气疼痛，发热肿闷，上攻心腹，胀满吐逆。

诃梨勒去核　大腹子和皮　木香　防己　紫苏　沉香　羌活　芍药　木瓜去子　杉木节各二两

上粗末。每服三分，水二盏半，煎至一盏八分。去滓，分为二服，不拘时，日二三服，夜一二服。

木瓜丸

治久患脚气，心腹胀满，脚膝浮肿。

木瓜　槟榔煨，各三两　人参一两　高良姜　厚朴姜制　桂心去粗　陈皮各三分　沉香　木香　芍药　柴胡各一两二分　吴茱萸炒，二分

上细末，以炼蜜丸如梧子大。每服二三十丸，或五十丸。朝、午、晚，以温酒日三服。利结，加大黄二两。

肉豆蔻丸

治久患脚气，腹胀膝肿。

肉豆蔻炮　人参　陈皮各一两　木香　槟榔　赤芍药　柴胡　枳壳去白，麸炒，各一两半　厚朴姜汁制　桂心去粗　高良姜各三分　吴茱萸炒，半两

---

① 朝、午、晚、夜各一服：原文如此，与前文“分为二服”不符。据《圣济总录》卷第八十二，当作“日午、近晚各一服”。

上细末。炼蜜和丸，如梧子大。每日空心，日晚二三十丸，或五十丸，以温酒服。大便秘结者，加大黄二两，牵牛子末一二两，快利尤良。

复元通气散《局方》《卫生》

治男子、妇人寒湿气通，或因醉酒当风，坐卧湿地，因饮食过度，饮冷过多，寒湿之气，客搏经络，血脉凝滞，手足冷麻，筋寒骨痛，百节酸疼，上攻下疰，腿脚生疮，腰脚顽痹，筋脉急挛，膝弱缓纵，脚气隐痛，行步艰难，不能踏地。或因房室过多，大便不利，小便赤涩；或因恚怒，耳内气闭疼痛；或胸膈内气滞，留转不散，因而气血闭塞，遍身疮疥赤肿；或肾痈便僻【大小便不调云僻也】，小肠气【小肠，即膀胱疝气也】，肾余气【肾余，即阴袋偏大气也】，奔脉气【奔脉，即肾积聚也】，脚气，并遍身走疰疼痛，或腰疼气，或因打扑闪朒，凝滞气血，臂膊疼痛，及治妇人吹奶【乳也】，药到立散。如肚痈【内疮云肚痈也】【内痈也】初发，药到便散；若结作脓血，服药随时便破，脓血即随大便出；如痔病初发，药到立散；若诸般痈肿疮疖初发，日夜可用津唾时时润之。每日服药三五服，三日内消，复旧如初【如未病之初时也】。常服复元养正，诸病不生，通行一切滞气。

川山甲剉，蛤粉同炒后，去粉　茴香炒　玄胡索擦皮　牵牛子净末　甘草炙　陈皮各二两　木香不见火，一两二分

上细末。每服二钱，或三四钱，用温酒服之。若病在腰下，空心服之；若病在腰上，食后服之。药毕，随时喫酒三两盏；如不能饮酒者，用浓煎南木香汤服之亦佳。

又方

功能全如前。

川山甲二两，如前　木香　陈皮　青皮　甘草炙　天花粉各一两，栝楼粉也

上服同前。

【五】脚气冲心是须死之大病也，尤急可治之。【冲心】

论曰：脚气冲心之状，令人胸膈满闷，上气喘急，甚者呕吐是也。盖风湿毒气初从足起，纵而不治，至于入腹，㾓痹不仁【痛痒不觉，如隔衣抓身，谓之不仁也】，毒气上冲，是谓肾水克心火，故名脚气冲心。孙思邈曰：凡小觉病候有异，即须大怖畏，决意急治之，不可概以肿为候。亦有不肿者，正谓此也。

半夏汤

治脚气冲心，烦闷气急，坐卧不安。

半夏四两　桂心去粗，三两　槟榔一两二分

上粗末。每服一两，水三盏，姜五片，煎至二盏。去滓温服，日三服，夜一服。利结，加大黄，增槟榔，以微利为良；加木瓜二两，尤有神验。

吴茱萸汤

治脚气冲心，烦闷腹胀，气急欲死者。

吴茱萸洗，炒，五两　木瓜炒，二两　槟榔三两【《医学全书》除槟榔而二种也】

上粗末。每服一两，水三盏，入竹叶三十片，同煎至二盏，分为二服。去滓温服，空心，日中、晚夕，以快利为度。

独活汤

治脚气冲心。

独活　犀角　石斛各二两　丹参三两　侧子炮去皮脐，亦用川乌头　川芎　当归各二两　芍药三两　赤茯苓四两　桂心去粗，一两半　甘草炙　防己　防风

上粗末。每服一两，水三盏，姜五片，煎至二盏，分为二服。去滓，朝、午、晚三服。凡喫二三剂后，隔三五日，一服或二服。若觉腹内气散，两脚有力，行动无妨，常宜服香豉酒。

香豉酒

治脚气冲心，服诸药得平愈后，终身常服之，无再发之患。

豉二十两，除虫损。香豉者，黑大豆一斗，以甑蒸，取出日干。干讫亦蒸，蒸已亦干，如此九度

上以酒十盏，浸三日，随性多少而温服。觉利多，即少服，日一服。

木瓜饮

治脚气冲心，脏腑虚惫，烦闷欲死者。

木瓜 紫苏 甘草炙 木香 羌活各二两二分① 大腹子十枚

上粗末。每服一两，水三盏，煎至二盏，分为二服。去滓温服，日三夜一。

四圣散

治脚气上攻，心胸痞闷，定喘行气。【治脚气喘息】

槟榔切，半生半炒，二两 木香一两 青皮二两 桑白皮炒，一两二分

上细末。每服三钱匕，热酒调服，不拘时候，日二三服。

木香丸

治脚气冲心，常服补泻相兼，预服防发动。

木香 槟榔 大黄剉，炒，各一两 桂去粗，三分 麻子仁一两 干姜一分 诃子皮 枳壳去白，麸炒 山茱萸 牛膝酒焙 附子炮去皮 萆薢炒 川芎 独活 羚羊角 前胡 牵牛子炒取末，各三分

上细末，蜜丸如梧子大。每服三十或五十，或七八十丸。空心，温酒服，快利为度。若大小便秘结，增加牵牛子末二三两，此药尤神妙也。

性全谓：今古所用之十三种诃梨勒丸方，则丹家康赖朝臣所集《医心方》【三十卷】中载之。彼云：《古今录验方》曰：帝释六时服之云云。性全披见于《古今录验方》及二百余部书，更无此十三种方。是知康赖为令病家信服，让其说于古方欤。就中彼方牵牛子末十三分，凡牵牛子，不可多服。《本草》云：牵牛子駈水，出于野老云云。唯专驱泻水气津液，老人、虚人、风人【中风人】、小儿之润泽少之类，不可多服之。故令服十三种者，只泻水液而弥燥结。水肿腹胀之人，肌肉皆消而成水，则虽多服之，无燥渴失。自外诸病辈，须慎畏之。是以令此木香丸，稳当而有补泻药材，牵牛子分两亦不多矣。于脚气一病，尤可谓神方。【十三种诃梨勒丸是非】

九味木香丸

治脚气冲心，胸膈烦满，喘急呕吐。

木香 诃子皮 桂心去粗 枳壳麸炒，各二两 芍药 柴胡各一两二分 槟榔 厚朴姜制，各二两半 大黄剉，炒，三两

上细末，蜜丸如梧子大。每服三十或五十，或百丸，食前温酒服之。大小便秘结，加牵牛子末二两、赤茯苓一两二分，尤神妙。

四物汤

治脚气冲心，服诸泻药后，宜服之，永无秘涩之患，亦无虚弱之失。

甘草炙 陈皮各五两 赤小豆十两

上粗末。每服一两，水三盏，葱白五茎，煎至二盏，分为二服。空心，日中、日晚，日二三服。加葱白，故曰四物欤。出《总录》及《三因方》。

【**枳壳圆**在《杨氏家藏方》

推气圆《全书》尤良

吴茱萸汤《全书》

治脚气冲心，尤胜于诸药。

吴茱萸十两 木瓜三两二分

上㕮咀。每服四钱重，水二盏半，煎至一盏半，去滓温服。如十里行久，又重服。常服散滞气，连治冲心云云。

十三种诃梨勒丸

① 二分：原作“二两”，与前2字重复，据校本改。

功能略之。

诃子肉八分　槟榔八分　人参三分　橘皮六分　茯苓四分　芒消四分　干姜十二分　狗脊三分　豉四分　大黄八分　桃仁八分　桂心八分　牵牛子十三分

上细末，炼蜜丸如梧子大。每服二十丸，薄米饮下，食后，温酒亦得。若欲早利，倍牵牛子，忌醋物。

丹波康赖所作《医心方》三十卷中有此方，帝释六时服之，通治脚气水肿等，积聚、痃癖、血瘕、血瘕云云。

今世以不快利加巴豆霜，医者称有神效。】

【六】脚气语言謇涩无快辩流言，谓之謇涩。【脚气语言謇涩】

论曰：风毒脚气，语言謇涩者，脾肾气虚，风湿中其经络【脾肾之经络也】也。肾之经循喉咙，挟舌本；脾之经，挟咽，连舌本，散舌下。二经为风湿所中，故令舌本强鞕，语言謇涩也。中风有此证，或通治之，或各别治之欤。

大八风汤

治脚气上攻心脾，语言謇涩，中风通用。

当归焙　黑大豆各三两　川乌头焙　黄芩　芍药　远志去苗心　独活　五味子　防风　川芎　麻黄去根节　干姜炮　秦艽去苗　桂心去粗　石斛去根　甘草炙　杏仁去皮尖，炒　人参　白茯苓　黄耆　紫菀　升麻各二两

上㕮咀。每服一两，水二盏，酒一盏，同煎至二盏，分为二服。去滓温服，不拘时，日夜三四服，以瘥为期。

桂心汤

治风毒脚气，麻痹不仁，语言謇涩。

桂心去粗　麻黄去根节　当归切，焙，各二两　防风　槟榔各四两　黄芩　升麻　犀角　赤茯苓各三两

上㕮咀。每服一两，水三盏，枣三个，煎至二盏，分为二服。去滓温服，不拘时，日二三服，夜一服。

【七】脚气惊悸【脚气惊悸】

论曰：心者生之本，神之舍，所以主治五脏者，脚气之疾，感于风多而湿证少，则风行阳化，其应在心，令人神思不宁，心多惊悸也。

【《仁斋直指方》四云：脚气，服妙香散。】

木香丸

治脚气风经五脏，夜卧不安，心中惊悸，志意不定，小便频数。

木香　升麻　白术　芍药　枳壳麸炒，各一两　白茯苓　大黄剉，炒，各三两　槟榔二两

上细末。炼蜜和丸，如梧子大。每服三十丸，或二十丸。空心，以温酒服之，日晚、夜半再服之，以利为度。惊悸，绝脉中止甚者，加远志根皮二两、茯神三两，尤神妙也。尚不瘥者，以辰砂末二两为衣，逾妙逾神也。

木香汤

治脚气风经五脏，心下坚满，惊悸不宁。

木香　羚羊角　赤茯苓　陈皮各二两　犀角一两　半夏姜制　独活三两　龙骨　吴茱萸酒炒，各二两　乌梅去核，十个

上粗末。每服一两，水三盏，生姜五片，煎至二盏，分为二服。去滓温服，朝、午、晚各一服，或夜一服。加远志、茯神尤良。

紫苏汤

治脚气痰壅头痛。【脚气痰头痛】

紫苏　防风　麦门冬去心，炒，各三两　桑白皮二两　大腹子四个

上粗末。每服一两，水三盏，入茶叶一份，煎至二盏。去滓，分为二服，日三服，夜一服。以痰消、头痛休为期。

【八】干湿脚气【干湿脚气】

论曰：脚气有干湿之异者，盖阴阳所自分也。在脏为阴，在腑为阳。然皆由毒气乘虚而入。其证大同小异，故脚气之状，血脉痞涩，皮肤麻痹，胫细酸疼，食减体瘦，脏腑秘滞，上冲闷烦，湿脚气之状也。脚先肿满，或下注生疮，肌汁流下，两脚热疼，上攻心腹，咳嗽喘息，面浮膝肿，见食呕吐，手足肉消细瘦，皆此证也。

立应汤

治干湿脚气，冲注四肢。

大腹子和皮　木香　诃梨勒皮　防己　紫苏　羌活　芍药　木瓜　杉木节　沉香各三两

上粗末。每服一两，水三盏，煎至二盏，分为二服，去滓，空心，日午、夜卧，各温服。久服有效。

杉节汤

治干脚气头痛，腰脚酸痛，心燥渴闷，汗出气喘。

杉木节剉，十两　橘叶剉，六两。无叶，用橘皮代之　大腹子十个，和皮剉　童子小便五盏

上以童子小便十岁以前入药，并至小便半分，作二服服之，以快利为度①。不过二三服，必有神验。昔唐柳宗元得干脚气疾，每夜半痞绝，左胁有僻，块如大石且死，因大寒不知人三日。家人皆号哭。荥阳郑洵美传此方，服之半食间，气通立愈。

独活散

治干脚气，两胫渐细疼痛，时发寒热，或脏腑不利，毒气上攻。

独活　附子炮去皮，各二两　牵牛子末，四两

上细末，每服三钱匕。葱白以酒一盏煎，次入蜜一分，点服之，得利即止。未快利，再三服。隔二三日服之，以病瘥为期。

【《可用方》第十干脚气论云：干脚气，由肾虚，房事②不节，当风取凉，卧不履足，或夏月冷水渍脚，腠理开疏，风冷湿气外入而脚膝枯细，或痛挛，或冷或热，烦渴吐逆，喘燥而无疮破者，是此候也。

补泻丸《可用方》

治干脚气及腿膝无力，行步艰难。余少年患此，脚软不能行止，遇道人授一方，服半料，便觉脚有力，药尽疾瘳，大有效。

南木香　川芎　槟榔　大黄　大麻仁　牛膝　枳壳各三两　官桂　附子　萆薢　续断　杜仲　五加皮　防风　山茱萸　生姜　羚羊角　诃子皮各一两半

上细末。次将大麻仁研如泥，拌匀，炼蜜丸如桐子大。每服三十丸，或五十丸。酒服，空心食前。忌鱼、面、生菜、果子等物。

又以增爱丸，常可快泻。增爱丸，在于此《万安方》第五十二卷。

《可用方》湿脚气。

《圣惠》论曰：湿脚气，由体虚当风卧坐，醉后取凉，风毒气搏于脚膝而致此。皆肾、膀胱宿有停水，经络痞涩，不得宣通，即脚先肿满，渐攻心腹，毒气不散，偏入四肢，两脚热疼，心胸燥闷。

上气喘息，咳唾稠粘，面目虚浮，腹胁胀满，见食呕吐，壮热头痛，二便秘涩，风毒凝滞，皮肤生疮。其候脚膝浮肿，故名湿脚气。治方多在《可用方》第十卷，可见彼中。两胫渐细疼痛。】

---

① 度：此下原有错叶，据校本调顺。

② 房事：原作“每事”，据校本改。

【九】脚气变成水肿

论曰：昔人论脚气，谓脾受阳毒【风暑也】即热瘴，肾受阴湿即寒痹。是知脚气之病，脾肾得之为多也。【脚气变成水病】。今变成水肿者，亦由脾肾俱虚之故，盖肾虚则不能行水，脾虚则不能制水，故水气散溢，渗于皮肤，流遍四肢，所以通身肿也。【水肿，脾肾之病故也。】

葶苈子丸

治脚气成水肿，兼上气，气急咳嗽，大小便苦涩，所服利水药，反利大便，唯小便转涩者。

葶苈子焙，三两　防己　甘草炙，各一两　杏仁炒，研　贝母各二两二分

上细末，以干枣肉和丸，如梧子大。每服三十丸，或五十丸、七十丸。煎枣、桑白皮、粳米服之，空腹。必须利小便，夜半一服。常利小便，肿消也。

麻仁汤

治脚气气急，大小便涩，通身浮肿，渐成水肿候。

麻子仁五两，炒熟，研成膏　大黑豆五两，炒　桑白皮切，炒，三两

上麻仁与桑皮合和，而大豆一两，以水一盏半，煎豆熟。次入麻仁、桑皮一两二分，亦煎至七分。去滓温服，空腹，午、晚、临卧各一服。大小便利，肿消为期。

赤小豆汤

治脚气气急，大小便涩，通身肿，两脚气胀，变成水肿者。

赤小豆　桑白皮切　紫苏茎叶

上先以小豆三两，入水五盏煮熟，去小豆。取汁二盏半，入桑白皮二分、紫苏一分，加生姜五片，而亦煎至二盏。分作二服，空心、临卧各一服，然后食之。至肿消病瘥，日夜服之。虽服诸药，勿怠止，无妨余药。

【十】脚气大小便不通【大小便不通】

论曰：脚气大小便不通者，由风湿之气搏于脚膝，上攻胸腹，胁肋填满，荣卫痞隔，三焦气昇而不降【大小传路也】，所以传导变化皆不能出，而大小便不通。盖肾气化则二阴通，而脚膝者肾之候，今脚气上攻，则肾气不得化，肾气不化，则大小便不通故也。

桑白皮汤

治男子、妇人风毒脚气，及遍身拘急刺痛，大小便赤涩，不思饮食，呕逆或寒热。

桑白皮　紫苏　木通　青皮各二两　荆芥穗　羌活　茴香根剉　木瓜　独活各半两　枳壳麸炒，二两　大腹子和皮，二十个

上粗末。每服一两，水三盏，姜三片，枣三个，葱白三茎大者二寸，煎至二盏。去滓，朝、午、夕、临卧各一服。以快利为佳，宜久服之。

青皮丸

治脚气，两胫疼痛肿满，时发寒热，或大小便不利，毒气上攻。

青皮去白，焙　南木香各二两　牵牛子末，生，八两

上细末，以炼蜜和丸，如梧子大。每服二三十丸，或五十丸、七八十丸，若百丸、百二三十丸。以温汤服，不拘时。夜半服尤良，以快利数度良。

麻仁丸

治脚气，大便坚硬结涩而不渴。

麻子仁焙　芍药各二两　枳实麸炒　杏仁去皮，炒，各一两　大黄剉，炒，三两　厚朴姜制，一两半

上细末，炼蜜丸如梧子大。每服十五丸，或二三十丸。空心，以米饮服，日夜二三服。若欲駃利，加牵牛子末三两，夜半多服之。每夜，或隔夜，或隔三四夜连服之，常利为良。虚损人、老年皆服之。润泽肠胃，无燥涩之患。

麻仁大黄丸

治脚气，大便秘涩。

麻仁四两，炒　大黄十两，剉，炒

上先大黄为细末，次入研药，麻仁和匀，用炼蜜丸如梧子大。每服二十丸，食前温酒服，姜汤亦得。日二服，以大便快滑为佳。未利，加至三五十丸。兼消肿下气，破宿癖，疏风壅气块。

牵牛子丸

治脚气，大小便秘涩不通。

黑牵牛半生半炒，末，三两　青皮去白，焙　陈皮　木通　桑白皮炒　芍药各一两　栝楼根末，二两

上细末，以炼蜜和丸如梧子大。每服二三十丸，或茶，或温酒服之，夜半服尤良，以快利为度。渐加丸数，至数十丸，兼治渴病饮水曰渴病。

【十一】江东岭南瘴毒脚气【瘴毒脚气】

论曰：《内经》谓南方者，其地下水土弱，雾露之所聚也。江东岭南，大率如此。春夏之交，山水蒸郁，风毒气为甚。足若感之，遂成瘴毒脚气。其候则脚先屈弱，渐至痹疼，膝胫微肿，小腹不仁，头痛烦心，痰壅吐逆，时作寒热，便溲不通，甚者攻心而势迫，治之诚不可缓。支法存【僧名也】所以留意经方，偏善斯术者，岂非江左岭表，此疾得之为多欤？

性全谓：本朝雾露云雨，岚气湿地，即与彼江南岭表不异欤。亦令往往脚膝屈弱，胫足肿痛，小腹不仁，头痛寒热，大小便不通，寒热往来之疾，状全相似，则用此篇治方，更不可违失者也。

犀角汤

治江东脚气，小欲动作，渐觉心闷，脚胫酸疼，烦热不止。【脚气四肢百节疼痛，相兼中风，与中风卷并照可治之。】

犀角　木香　前胡各一两　竹茹三分　麦门冬去心，焙，一两二分　大腹子二两

上粗末。每服一两，水三盏，煎至二盏。去滓，分为二服，不拘时，日夜三四服。

《严氏济生方》云：《千金》言脚气皆由感风毒所致。又《经》云：地之寒暑风湿，皆作蒸气，足常履之，遂成脚气。然古来无脚气之说，黄帝时名为厥【逆也】；两汉【东西汉。西，前汉也；东，后汉也】之间，名曰缓风；宋齐之后，谓之脚气。其名虽不同，其实一也。以此观之，寒暑风湿，皆能致此，非毒而已矣。脚气之病，初得不觉，因他病乃始发动。或淹然大闷，经三两日，方乃觉之。先从脚起，或缓弱疼痹，或行起忽倒，或两胫肿满，或足膝枯细，或心中忪悸，或小腹不仁，或举体转筋，或见食吐逆，恶闻食气，或胸满气急，或遍体酸痛，此其候之不同也。大抵寒中三阳，所患必冷；暑中三阴，所患必热。诚哉斯言。若论其脉，浮而弦者，起于风；濡而弱者，起于湿；洪而数者，起于热；迟而涩者，起于寒。风者汗而愈，湿者温而愈，热者下而愈，寒者熨而愈。凡得脚气，速宜针灸之。唯用汤淋洗者，医之大禁也。观夫脚气，皆由肾虚而生。然妇人亦有病脚气者，必因血海虚，乘宿块，嗔恚哀，感悲伤，遂成斯疾。兼令妇人病此者众，则知妇人以血海虚而得之，与男子肾虚类欤。治妇人之法，与男子用药固无异，但兼以治忧恚药，无不效也。且补泻之法，当顺四时。春秋二时，宜急补泻；夏月疾盛，专须①汗利；入冬已后，须量人之盛衰，微加滋补。不然，则气血日衰，必使年年遇蒸热而作，理之必然也。治法大概无越于斯。又当于四时之中谨加调摄，不得久坐久立冷湿之地，暑月【夏也】亦不当露坐湿处。能慎于此，依法随证治之，无不瘥矣。【脚气之由来】

独活寄生汤《严氏方》

治肝肾虚弱，或久履湿冷之地，或足汗脱履，或洗足当风，为湿毒内攻，两胫缓纵，挛痛痹弱，或皮肉紫破有疮，足膝挛重。

独活三两　桑寄生若无，以续断代用，又西华《外科诸要方》代用升麻　杜仲炒　牛膝酒焙　细辛　官桂不见火，去粗

① 须：原作“虽”，据《备急千金要方》卷十七改。

白茯苓　防风　川芎　当归　人参　熟地黄　芍药　秦艽各二两　甘草炙，二分

上㕮咀。每服四钱，水一盏半，姜五片，煎七分。去滓温服，不拘时候。气虚下利，中脘不快者，除地黄，倍加生姜；妇人新产患腹痛，不可转动，及腰脚痛挛痹弱，不可屈伸者，亦宜服之，大能除风消血。

槟榔汤

治一切脚痛，顺气防壅。

槟榔子　香附子　陈皮　紫苏　木香　木瓜　五加皮　甘草炙，各二两二分，一方无木香

上㕮咀。每服四钱，水一盏半，姜五片，煎至八分，去滓温服。妇人脚气，多由血虚，加当归半两或一两。又室女【未嫁曰室女】脚气，多由血实，加赤芍药一两半。若大便秘结虚弱者，加枳实二两；气壮实者，加大黄一两半。并不拘时候。

大腹皮散

治诸证脚气肿满，小便结。

大腹皮三两　木瓜二两二分　紫苏子炒　槟榔　荆芥穗　乌药　橘红　紫苏叶各一两　萝蔔子炒，半两　沉香　桑白皮炙　枳壳麸炒，各一两半

上㕮咀。每服四钱，水一盏半，姜五片，煎至一盏。去滓温服，不拘时候。

补泻圆《选奇方》

治干脚气及腿膝无力，行步艰难。

南木香　川芎　槟榔不见火　大黄　大麻仁去皮，研如泥　牛膝酒焙　枳壳麸炒，各三两　卷桂去粗　附子炮　萆薢　续断　杜仲姜汁浸焙　五加皮　防风　山茱萸各二两　生姜切，焙　羚羊角　诃子皮各一两半

上细末，以炼蜜为丸，如梧子大。空心，食前，温酒服三十丸，或加至①五十丸、七八十丸，以快利为度。忌生鱼、面、生果、热物。如常服无忌，此药其效如神矣。【常服药无忌物】

【《事证方》云：余少年患此脚弱软风，不能行止。忽遇道士授之一方，服半料便觉脚有力；服一料，厥疾遂瘳，大有神效。】

皂角膏

治脚气膝肿痛不可忍。《总录》《可用方》

皂角三条，大，不蛀，灰火中煨，去皮核，为细末　四味平胃散三两

上和匀，以醋调傅肿疼处，立效。若或甚者，先以铁秤锤煅红，淬醋中，以热气熏痛处。少定，以萆麻数粒研细，贴脚心，然后傅药。累傅诸人，皆验。《卫生良剂》

甘遂散《卫生良剂》

治脚气上攻，注流四脚，结成肿核不散，赤热焮痛，及一切肿毒。

甘遂为细末，以水调傅肿痛处

上浓煎甘草一味服之，其肿即散。甘遂、甘草，二物本相反，一处不可合置，各别处可求买。尝有人苦此，一服病去七八分，再服而愈。此方得之一牛马牙人【卖买牛马之时，别人口达者，谓之牙人。如今开点牙钱缺】，医者之意，正取其相反，故以甘遂傅其外，而以甘草引之于内，所以作效，如磁石引针之义也。

姜附汤

治脚气流注，四脚手足肿痛，不可屈伸。可见《圣济方》

加减四物汤

治脚气肿满，手足肿痛。

川芎　芍药　当归　附子炮，各五合②

上㕮咀。每服四钱，水一盏半，生姜四片，煎至一盏。去滓温服，遇痰作时，服之必愈。《卫生良剂》

---

① 至：原脱，据校本补。

② 五合：疑当作“五钱”。

治干脚气肿痛，行履不得。同方

木鳖子

上去壳，砂石盆内研，以醋磨，调成膏，贴肿处。

【《究原方》二云：治干湿脚气疼痛，行步艰辛，先用木鳖子肉擦脚心觉热，次用半夏细末，井花水调涂。神验。】

又方同方

上用香白芷，汤洗去尘土，熬干，研为末。每服二三钱，空心，温酒调服。仍用药末，水调涂肿处，勿涂脚指。

又方同方

上用苍耳叶九蒸九曝，为细末，以酒面糊为丸，如梧子大。每服五十丸，或七十丸、百丸。空心，以温酒服之。豨莶丸也，日二服。苍茸雄也，豨莶雌也，俱灵草也。

肾著汤

治腰痛常冷，仍重若腰五千钱，如坐水中，形状不渴。此由肾虚，内有积水，复为风冷所乘，久而不已，令人水病，谓之肾著【腰痛之疾，谓之肾著也】，宜服之。

茯苓　白术各四两　干姜　甘草炙，各二两

上为粗末。每服五钱重，水二盏，煎至一盏。去滓温服，不定时。

苏子汤

治脚气痰壅呕逆，心胸满闷，不下饮食，宜服之。

紫苏茎叶　诃子皮各二两　陈皮二两　人参　半夏各一两二分　桂心去粗，半两

上粗末。每服四钱，水三盏，姜五片，煎至二盏。去滓温服，不计时，日三夜一服。

苏子降气汤

治虚阳上攻，气滞不快，上实下虚，膈壅痰实，咽干不利，咳嗽中满，喘急气粗，脐腹膨胀，满闷虚烦，微渴引饮，头目昏眩，腰痛脚弱，四肢倦怠。此药专治脚气上攻，中满喘急，下元虚冷，服补药不瘥者，饮之立效。

此药大能降气，《百一选方》《事证方》《选奇方》《大全良方》《良剂方》《三因方》等皆云：昔京师俞山人专卖此药，有名四方。然人多不得真方，故服之无效。唯此处八味者，最真也。

《千金方》名紫苏子汤者是也。今《局方》所载，入五加皮、黄耆、附子、羌活、桔梗，以号俞山人降气汤，即伪方，服之全无验。

半夏姜汁制　紫苏子各五两　前胡泔水浸，焙　甘草炙　厚朴姜制，各二两　当归一两　陈皮　肉桂去粗，各三两

上㕮咀。虚冷人，更加肉桂一两、黄耆二两。每服三钱重，水一盏半，姜三片，枣二个，同煎取一盏。食后去滓温服，两服滓并煎一服饮之。此药大能降气。

《易简方》云：治中风中气，痰饮肿满，及脚气等疾，多是虚气上攻，胸膈不快，不进饮食。及素无脚气，只是上气喘急，不得卧者，亦宜服之。

《究原方》第九云：脚气走注作肿痛，或大便秘，并脚气入腹，心胸满闷，寒热往来，状类伤寒，更气宝圆与苏子降气汤兼服，尤妙。兼治痈疽疮疖便毒，尤宜矣。气宝圆，在于胀满水肿卷中。

【小字本降气下《易简方》云：此药专治脚气上攻，中满气急。更有下元虚冷，并年尊下虚之人，素有上壅之患，服补药不得者，用之立效。大便秘者，仍用此药下黑锡丹、养生丹等药。少年气[①]盛大，便秘上壅，胃脾素壮者，用此药下神功丸。

神功丸

大黄炮　诃子皮各四两　人参　大麻仁别研作膏，各二两

细末，蜜丸梧子大。每服二、五、十丸云云。

---

① 气：此下原衍一“虚”字，据宋·王硕《易简方》“降气汤”改。

又用此降气汤下三黄圆。又咽疼肿者，此药与如圣汤并服。《卫生良剂方》云：虚冷人，更加肉桂一两、黄耆二两。《简易方》亦同。但黄耆有冷温，在《本草序例》中云：虚而冷，用泷西黄耆；虚而热，用白水黄耆云云。白水即地名也。大便秘涩者，加大黄三两、槟榔二两，尤佳。又加甘松、黄耆、升麻、沉香，尤能降气也。

苏子降气汤与气宝圆兼服，治脚气肿满，入心腹，兼治痈疽、疮疖、便毒，尤宜。

《御药院方》**流气圆**

治五积、六聚、癥瘕、癖块、留饮。已上诸疾，皆系寒气客搏于肠胃之间，久而停留不去，变成诸疾。此药能消导滞气，和阴阳，消痰饮，虽年高气弱，皆可服之。

南木香 茴香炒 菖蒲 青皮 蓬莪术 橘红色 槟榔 萝蔔子 补骨脂炒 荜澄茄 缩砂 神曲炒 黄蘗炒 枳壳去白，麸炒，各二两二分 牵牛子末微炒，五两三分

上细末，面糊和丸梧子大。每服五十丸，食后细嚼白豆蔻仁一枚，以白汤服送此丸药，日夜二三服。

私云：脚气之人，有积聚痃气，尤可服之，故引于此。又《御药院方》有流气饮子，可见于此《万安方》十三气卷。】

木香流气饮

调顺荣卫，通流血脉，快利三焦，安和五脏，治诸气痞滞不通，胸膈膨胀，口苦咽干，呕吐少食，肩背腹胁走注刺痛，及喘急痰嗽，面目虚浮，四肢肿满，大便闭结，小便赤少。又治忧思太过，怔忪郁积，脚气风湿，聚结肿痛，喘满胀急，升降阴阳，汗出又愈。若脏腑自利，入粳米煎；妇人血气癥瘕，入艾醋煎。《局方》并《良剂方》

【《局方》廿四味流气饮与木香流气饮同，但无石菖蒲、藿香，有沉香六两，枳壳去白麸炒四两，大黄面煨二两。出《集验方》。尤神妙也。

木香留气饮，在此《万安方》第十三卷气部。】

陈皮五两 青皮去白 紫苏叶 厚朴姜制 香附子 甘草各二两二分 木通二分 大腹皮 丁皮 槟榔 肉桂去粗 藿香叶 蓬莪茂煨 草果仁 南木香各三分一铢 麦门冬去心 人参 白术 木瓜 赤茯苓 石菖蒲根 香白芷各二分二钱 半夏姜制，一分一铢

上㕮咀。每服四钱重，水一盏半，姜三片，枣三个，煎至七分，去滓热服。若伤寒头痛，才觉得疾，入葱白五茎连须煎服；因怒，或食热物，或饮酒而致目赤①，眼胞眦内生赤脉，加大黄煎服。

三和散

治五脏不调，三焦不和，心腹痞闷，胁肋䐜胀，风气壅滞，肢节烦疼，头面浮虚，手足微肿，肠胃燥涩，大便秘结。虽年高气弱，并可服之。又治背痛胁痛，有妨饮食，及脚气上攻，胸腹满闷，大便不通。【《究原方》名三脘散，《养生必用方》云老孙太保三脘散云云。】

每服三四钱，水二盏，煎至一盏半。去滓，分二服，不计时候。

大腹皮炙 紫苏叶 沉香 木瓜【《本草》云：木瓜忌铁器】 羌活各二两二分 白术 川芎 木香 甘草炙 陈皮 槟榔面炮，各三分三铢

上㕮咀。

《究原方》治脚气发肿，大便涩，气满，加大黄煎服。

槟茱汤《卫生良剂方》

治风湿毒气中于足经，遂为脚气，下注两脚，肿胀疼痛，履地不得，及内攻心腹，手足脉绝，闷乱烦喘，气不得息，并皆治之。

每服四钱，水一盏半，姜五片，煎至八分。去滓温服，极有神效。秘传

槟榔大，七个 吴茱萸汤洗 陈皮 紫苏茎叶 木瓜去实，各二两二分

上㕮咀。此药大能散肿下气。

---

① 目赤：原作“因赤”，据校本改。

乳菊木瓜圆同方

治风湿脚气，两足缓弱，转筋疼痛。久服行步如飞。

每服三五十丸，或七八十丸，空心温酒服之。

木瓜大者一个，切下顶，去穰，二个亦得　乳香二两二分　青盐二分　菊花五两，焙为末

上以乳香、盐入木瓜内，以线系定，入蒸饭之甑内蒸熟，取出研为膏，和菊花末为丸，如梧子大。

乳香木瓜圆同方

治一切脚气疼痛，脚膝缓弱，行步艰难，不能屈伸。

木瓜一二个，切下顶，如瓮子相似，取去穰　乳香　熟艾　茴香各一两一分　盐三分

上除木瓜外，其余四种细末，入在木瓜内，盖定，使竹钉钉合，入饭甑中令熟，取出，不用面皮。以乳钵研，或杵末，以酒面糊为圆，如梧子大。每服五十、七八十丸，以温酒入盐。空心，日午、晚夜、临卧各一服。以盐汤服亦良，其效如神。秘传

石南圆

治风毒脚气，脚弱少力，脚重疼痛，脚痹脚肿生疮，脚下隐痛，不能踏地，脚膝筋挛，不能屈伸，项背腰脊拘急不快，风毒上攻，头面浮肿；或生细疮，出黄赤汁，手臂少力；或口舌生疮，牙龈宣烂，齿摇【齿摇宣烂】发落，耳中蝉声，头眩气促，心腹胀满，小便时涩，大便结。

石南叶焙　薏苡仁　杏仁去皮尖，炒　牵牛子炒，末　大腹子和皮用　川芎　芍药　赤小豆　陈皮　当归　麻黄去根节，各二两　五加皮　牛膝各三两　木瓜　独活　杜仲炒　萆薢各四两

上细末，以酒面糊为丸，如大豆大。每服二三十丸，或五十、七十丸，以木瓜汤服，朝、午、晚卧各一服。常服补益元气，令人筋骨壮健，耳目聪明。妇人血风【素有风疾人，月水前后寒热头眩，腰腹阵痛，谓之血风】，亦可服之，不拘时候。

大防风汤

治诸风寒湿，足履痪弱，及鹤膝风，两膝大肿，髀胫枯腊，拘挛跧卧，不能屈伸。

防风　白术　白芍药　川当归　熟地黄　杜仲炒　黄耆焙，各二两　羌活　牛膝　甘草炒　人参各一两　附子炮　川芎各一两半

上㕮咀。每服五钱，水三盏，生姜七片，枣三个，煎至二盏，分为二服。去滓温服，食前空心，午、晚、夜卧服之。此药祛风顺气，活血脉，壮筋骨，除寒湿，逐风冷，极有功效。《百一选》并《局方》

活血丹【汤欤】

治寒湿脚气，筋骨手足一切疼痛疾。鄂渚【所名】林【姓】总郎【官名】元礼【字】同官【同僚也】数人，服之皆效。

白术一两二分　牛膝一两一分　杜仲一两二分三铢　附子炮，一两一分　甘草炙，二分三铢　人参二分三铢　官桂去粗，二分三铢　干姜一两三分三铢　当归三两三铢

上粗末。每服五钱重，水二盏，煎至一盏半，去滓，温热服。病在上者，食后服；病在下者，食前服。

铁脚圆

治久新脚气，膝胫肿痛，脚心隐疼，行步艰难，或作攻冲，或作疮，脓血不止【脚气成疮，脓血流出】。江陵吴道人传，尝试效。

威灵仙铁脚者佳，用醋煮，焙干。若无，则甘草与栀子等分合和代用之，全功同　黑牵牛子半生半炒，取末　金铃子一名川楝子，去外皮并核，取肉，入粟米同炒熟，米黄熟之时，去粟米不用　陈皮去白。已上各五两

上等分，为细末，煮醋面糊为丸，如梧子大。每服十五丸，或五十，或七八十丸。空心，或夜半，以白汤服之，以快利为良。又以水化调，时时傅脚心及痛处。忌面及茶

薏苡仁丸①《本事方》

治腰脚走注疼痛，此是脚气。

薏苡仁　茵芋炒　白芍药　牛膝剉，焙，酒浸一宿，再焙　川芎　丹参　防风　独活焙，各一两一分　熟干地黄　侧子一枚，是小附子也　桂心　橘红各二两二分

上细末，炼蜜圆如梧子大。每服三四十丸，或五十丸，温酒服，食前日三四服。木瓜汤下亦得。

今人谓之脚气者，黄帝所谓缓风湿痹也。《千金》云：顽弱名缓风，疼痛为湿痹。大抵此疾不可以三五服便效，须久服得力。唐张文仲云：风有一百二十四种，气有八十种，唯脚气头风上气，尝须服药不绝，自余则随其发动，临时消息。但有风气之人，春末夏初及秋暮，得通泄则不困剧。所谓通泄者，如麻黄、牵牛、郁李仁之类是已，不必苦驶利药也。

治腿腰痛气滞，**药棋子**。

牵牛子不拘多少，用新瓦入火煿得通赤，便以牵牛子顿在瓦上，自然一半生一半熟，不得拨动。取末一两【十钱重】，入细研硫黄一分【二分半】，同研匀，分三分。每用白面一匙，水和捍开，切作棋子。五更初，以水一盏煮熟，连汤温送下。住即已；未住，隔日再作。予尝有此疾，每发，止一服痛止。《病源》曰：腿腰痛者，或堕伤腰，是以痛。

虎骨酒《杨氏家藏方》《可用方》

通治肾腰及脚气疼痛。在此《万安方》第五十一卷诸痛门，可见彼中。

十全饮又号十全大补汤，又名十补汤。

治诸虚百损，脚气腰背倦痛，脚膝酸痛。

人参　当归　黄耆　川芎　熟地黄　白茯苓　桂心　白芍药　白术　甘草各等分。《百一方》加黄连、槟榔、青蒿，以治虚劳温热，尤有效

上㕮咀。每服三四钱重，水一盏半，生姜三片，枣三个，煎至七分。去滓温服，日二三服。

十华散

治丈夫五劳七伤，浑身疼痛，四肢拘急，腰膝无力，脾【脾脏】元【肾也】气虚，不思饮食，霍乱吐泻，四肢冷麻，兼解二毒伤寒，疗脚气流注肿痛，行步不得，及虚劳等患，并皆治之。

每服二三钱，水一盏，姜三片，枣二个，煎六分，不拘时候热服。亦以盐汤，或温酒服。《良剂卫生方②》

附子炮，一两三分三铢　川乌头炮，一两　苍术　羌活　黄耆蜜炙　肉桂去粗　桔梗各二两三分　干姜　陈皮　甘草炙　五加皮各五两

上细末。《百一选方》云：脚气用此药，先刮大木瓜中，内药于木瓜中，十余个。封木瓜口，以纸或布裹，安置甑中，蒸一伏时，取出药，与木瓜③一处，焙干细末。以酒米糊丸梧子大。每服五十、七八十丸，以温酒或盐汤频服之。

《究原方》治气虚人之患脚气，脚板行步无力，或足肿，至晚则觉憎寒，浑身痛，入麝香煎服。

八味圆【治冲心《事证方》】

治脚气上入，小腹不仁。凡久患脚气入心则难治，以肾水克心火故也。《三因方》八味圆治肾经脚气云云

山茱萸去核　山药各四两　白茯苓　牡丹皮　泽泻各三两　熟地黄八两　附子炮　肉桂去粗，各二两

上细末，炼蜜为圆，如梧子大。每服二三十丸，以温酒服，空心食前，日二三服。

私云：今不辨病源，未知药性之辈，见不可补脚气之说，恐于附子、桂心尤为拙。凡四种大病脚气、水肿、癫狂、疟病，不可妄补者，谓不可服酸补丹石药也，全非禁平补草木药等也。古今医方，更不忌草药，审之察之，但以鹿茸、附子两种为僭燥偏重。

---

① 丸：原脱，据宋·许叔微《普济本事方》卷第四补。

② 良剂卫生方：原作“良剂荣生方”，据校本改。

③ 木瓜：此下原有错叶，据校本调顺。

乌药降气汤

治脚气上攻喘满，及诸气喘咳，悉主之。

乌药　人参　白术　川芎　茯神　香白芷　甘草炙　木瓜　当归　五味子　紫苏子

上粗末。每服四钱重，水三盏，姜钱五片，枣三个，煎至二盏，去滓温服。或作细末，以汤点服亦佳，日三服。

舒筋散

治血脉凝滞，筋络拘挛，肢节疼痛，行步艰辛。此药活血化气第一品药也。【肢节疼痛】

玄胡索　当归　官桂去粗，各三两

上各等分，细末。每服二三钱，温酒服，食前、空心、夜卧各一服。一方加陈皮。葛丞相传

【杨士瀛①《仁斋直指方》第四卷脚气中云：四斤圆，治脚气缓弱隐疼，及肾虚感受风寒湿痹，脚气缓弱，患在风湿风证，用乌药顺气散加麻黄、白芷主之。湿证，用不换金正气散加茯苓、生干姜主之。一匕收功，容易事也。

若夫肾虚为病，脚弱而痛，又当何如？曰：肾主骨故尔。惟安肾圆最良，以不换金正气散送下，仍夹加白圆子佐之。余每见脚气缓弱人，多服四斤圆，亦安肾圆辈也。然则肾气充则骨气强，骨气强则无缓弱之患。治法要当究其原。

《局方》总论脚气缓弱，黄耆圆、茴香圆、十全饮、八味圆主之云云。

《魏氏家藏方》三云增益八味圆，本方外加五味子、鹿茸各四两，牛膝二两。

用鹿角胶与蜜成剂为丸梧子大。每服五十丸，空心，温酒盐汤下。滋养男子肝肾，益心血，利足膝，充实肌肤，悦泽颜色，甚有功效，真男子卫生之良药。此药专养肝、心、肾三经之血，如男子血旺，则经脉骨肉温润，手足轻健，聪视光明。若专事丹药，则消烁精气，伐下僭上，盖肾恶燥也。用泽泻者，盖引诸药以归肾，又使通流而不积，如流水不腐，户枢不蠹。人多以泽泻病之，万无是理。附子、鹿茸，为酸补事。见于第二十二卷中。】

【十二】论脚气冷热不同【脚气冷热不同】

《千金方》第七卷云：问曰：何故得者有冷有热？答曰：足有三阴三阳，寒中三阳，所患必冷；暑中三阴，所患必热。故有表里冷热。冷热不同，热者以冷药治之，冷者以热疗之，以意消息之。脾受阳毒即热顽，肾受阴湿即寒痹。

【十三】论因脚气续生诸病

《千金方》同卷云：虽患脚气不妨乳石补药发动，皆须服压丹石药疗之。夫因患脚气，续生诸病者，则以诸药治之。或小便不利，则以猪苓、茯苓及诸利小便药治之；大便秘坚者，则以五柔麻仁丸等泻药治之；遍体肿满，成水病者，则取治水肿方中诸水药治之。余皆仿此，更无拘忌。【因脚气续生诸病。又脚气不妨服丹石酸补之药事。】

五柔圆、大五柔圆者，在《千金方》第十五卷，有肉苁蓉用之。麻子仁圆，同在彼十五卷中。

麻子仁圆

趺阳脉浮而涩，浮则胃气强，涩则小便数，浮涩相搏，大便则坚，其脾为约。脾约者，其人大便坚，小便利而不渴。

麻子仁一两　枳实麸炒　芍药各四两　杏仁一两　大黄　厚朴姜制，各八两

上为细末，蜜丸如梧子大。每服三十丸，或五十、七十丸，以紫苏汤，或温酒，或橘皮汤服，以利为度。

---

① 杨士瀛：“瀛”字原脱，据文义补。

又云：凡脚气之疾，皆由气实而死，终无一人以服药致虚而殂[①]，故脚气之人，皆不得大补，亦不可大泻，终不得畏虚，故预止泻汤不服，皆死不治也。【须畏实，不可畏虚。】

同第八云：世间大有病人，亲朋故旧交游来问疾，其人曾不经一事，未读一方，自驰了了，诈作明能，谈说异端，或言是虚，或道是实，或云是风，或言是蛊，或云是水，或云是痰，纷纭谬说，种种不同，破坏病人心意，不知孰是，迁延未定，时不待人，忽然致祸，各自散走，是故大须好人及好明医，识病深浅，探赜[②]方书，博览古今，明解是事者看病。不尔，大误人事。窃悲其如此者众，故一一显析[③]，具述病之由状，令来世病者读之，以自防备也。但有一病相应，则须依方急治，勿取外人言议，自贻忧悔，但详方意，人死不难，莫信他言以自误也。孙真人说。【论看病问疾人之过，又此《万安方》廿二卷痫痘章中有此戒，尤深切也。】

【又《易简方》缩脾饮下云：多有病家，无主病之人，视故问疾，各立一说，各传一方，皆谓屡经作效。来者既众，议论纷然，不知孰是，犹豫之间，遂致困笃。莫若参以外证，确意服药，无信浮言，以贻后悔。】

又云：凡脚气，虽复诊候多途，而三部之脉，要须不违四时者为吉，其逆四时者勿治。

春弦、夏洪、秋浮、冬沉是顺四时脉也；

春浮、夏沉、秋洪、冬洪涩是逆四时也。

是四时五行相生吉，相克凶，可知。【脚气脉候】

又云：凡病人色黑瘦者，易治；肥大肉厚赤白者，难愈。黑人耐风湿，赤白不耐风。瘦人肉硬，肥人肉软，肉软则受病至深，难愈也。【疗治之难易须依人】

又云：凡脚气之病，极须慎房室、鱼、蒜、蕺菜、菘菜、蔓菁、瓠子、酒、面、油、猪、鸡、鹅、鸭，或方用鲤鱼头。此等并切禁，不得犯之，并忌大怒。又不得食诸生果子、酸醋之食。犯之者，皆可难愈也。【谨慎禁食】

脚气之人，惟得食粳、粱、粟、米、酱、豉、葱、韭、薤、椒、姜、橘皮、生栗子。【宜食】

《本事方》八味圆论云：其脚气始发于二三月，盛于五六月，衰于七八月衰者，疾则减衰也。消渴始发于七八月，盛于十一月、十二月，衰于二三月，其何故乎？夫脚气，壅疾也；消渴，宣疾也宣者泻也。春夏阳气上，故壅疾发则宣疾愈；秋冬阳气下，故宣疾发则壅疾愈也。审此二者，疾可理也。理者，治也。

《千金方》第七云：若人但灸而不能服散，但服散而不灸。如此者，半瘥半死，虽得瘥者，或至一二年复更发动。觉得【得疾也】，便依此法速灸之及服散，治十十愈。此病轻者，登时虽不即恶，治之不当，根源不除，久久期于杀人，不可不精以为意。【灸法】

脚气八处灸

初灸风市，次灸伏兔，次灸犊鼻，次灸膝两眼又云膝目，但《铜人经》禁灸，次灸三里，次灸上廉，次灸下廉，次灸绝骨，凡灸八处。【八处灸】

第一风市穴

可令病人起，正身平立，垂两臂直下，舒十指左右，掩着两臂便点，当手中央指头髀大筋上是。灸之百壮，多少任人，轻者不可减百壮，重者乃至一处五六百壮，勿令顿灸，三报之佳。

第二伏兔穴

令病人累趺端坐，以病人手夫【四指云一夫也】掩横膝上趺，下旁与曲膝头齐，上旁侧趺际当中央是。灸百壮，亦可灸五十壮。《资生经》【执中作】云：伏兔二穴，在膝上六寸起肉，正坐取之。一云膝盖上七寸云云。

第三犊鼻穴

在膝头盖骨下大筋中，动脚，以手按之，得窟解是。灸之五十壮，可至百壮。

---

① 殂：原作“殖”，据《备急千金要方》卷七改。

② 探赜：原作“探颐”，据《备急千金要方》卷七改。赜，音 zé，义为深奥。

③ 显析：原作“显朴”，据《备急千金要方》卷七改。

第四膝眼穴

在膝头骨下两旁陷者宛宛中是。《资生经》云禁灸。有人膝肿甚，人为灸此穴，遂致不救，盖犯其所禁也。《铜人》无此四穴，《明堂》有之，故附入于此。

第五三里二穴

在膝下三寸外廉两筋间。秦承祖【人名也】云：此穴治诸病，食气水气，蛊毒痃癖，四脚肿满，膝骨酸痛，目不明，治之。华佗云：疗五劳羸瘦七伤虚乏，胸中瘀血，乳痈。《外台》及《明堂》云：人年三十已上，若不灸三里，令气上冲目，所以三里下气也。注云：按之太冲脉不动。《千金》云：灸至五百壮，少一二百壮。

第六上廉穴

在三里下一夫夫，手四指，一云附胫骨外是。灸之百壮。《资生经》在三里下三寸。

第七下廉穴

在上廉下一夫。灸之百壮。《资生》云：在上廉下三寸。

第八绝骨穴

在脚外踝上一夫，亦云四寸是。《资生》云：一名悬钟，在足外踝上三寸。

凡此八处十八穴，灸不必一顿灸尽数壮，可日日报灸之。三日之中，灸令尽壮数为佳。凡病一脚则灸一脚，病两脚则灸两脚。

又一方云：如觉脚恶，便灸三里及绝骨各一处；两脚恶者，合四处灸之，多少随病轻重，大要虽轻不可减百壮。不瘥，速以次灸之，多多益佳。一说灸绝骨最要。人有患此脚弱，不即治及入腹，腹肿大上气，于是乃须大法灸。

凡此十八穴中，风市、三里、绝骨最要也，次上廉、下廉尤可灸。其心腧、脾腧、肾腧及膻中、巨阙、胃脘[①]、水分、关元，随病人气上下而可灸之。可见《千金方》第十九卷并《资生经》也。凡言一夫者，覆手并舒四指，对度四指上中节上横过为一夫。夫有两种：或三指为一夫，今以四指为本也。

《医说》云：多灸脚胫者，失肉瘦细云云。

脚气，脉浮大者，病在外；沉细者，病在内。治方不异。若脉浮大而紧驶，则凶也，尤可恐慎也。灸药膏酒，可见《千金要方》第七卷。【脉】

【**推气圆**《医学全书》

大黄　陈皮　槟榔　黄芩各二两　枳实三两，去穰，麸炒　牵牛子末，十两

上白蜜和丸。每服五十丸，或七八十、百余丸，以熟温水服。通治脚气肿满，水气膨胀。

枳壳圆《杨氏家藏方》

治脚气肿满，大腹水气。

枳壳三两　槟榔　大黄各三两　诃子皮肉二两二分　牵牛末五两

上白蜜为丸。每服七十丸，或八十丸，以温汤服，以快利为度。】

《覆载万安方》卷第二十五

嘉历元年十月廿七日丑刻，清书了。冬景等见仿之，至老勿倦。

性全（花押）六十一岁

同二年正月廿二日辰刻，朱点了。

性全（花押）

同廿八日墨点了。冬景不可忽之。

朱墨之纸数八十一丁（花押）

① 胃脘：原作“胃腕”，据校本改。

《覆载万安方》卷第二十六

性全　集

【一】阴疝、膀胱阴㿉

疝气有七疝，通男女；㿉有四种，唯在男。

论曰：疝气者，痛也。邪气聚于阴，致阴器肿大而痛者，阴疝也，一名㿉疝。其类有四，即肠㿉、卵胀、气㿉、水㿉是也。世俗云疝气，亦云小肠气，或曰膀胱气。原其病本缘肾气通于阴，与膀胱为表里。胞囊者，膀胱之候。此二经不足，下焦受寒，皆能致阴卵肿大，或发疝，故通称曰阴疝。【此《万安方》第五十一卷，诸痛门中亦有小肠痛，治方等与此卷可照用。】

若寒湿之气，有连于小肠者，即少腹控睾【睾，音亦。《素问注》云：睾，阴器之导小便之路也，阴茎中也】【阴中也】而痛阴丸上下，谓之肠㿉；寒气客于经筋，足厥阴脉受邪，脉胀不通，邪结于睾卵，谓之卵胀；肾虚之人，因饮食不节，喜怒不时，津液内溢，下流于睾，寒气结聚不散，谓之气㿉；水气盛则津液内结，谓之水㿉。

气㿉病生于标，故针灸可治，其疾易愈；肠㿉、卵胀，病生于本，邪气入深，其治难瘥。《黄帝针经》曰：足厥阴之脉，环阴器【阴茎也】，抵小腹，是动则病。丈夫㿉疝，即阴疝也。嗜欲劳伤，肾水涸竭，无以滋荣肝气，故留滞内结，发为阴疝之病。世俗论阴疝者为肾余气，殊不知邪实，又本于肝经也。治方宜泻邪气之实，补肝经之虚。

桃仁汤

治阴疝牵引少腹痛。

桃仁去皮尖，炒　吴茱萸汤洗，炒　陈皮　桂心去粗　海藻汤洗去咸，炙，一名神马藻也，各二两二分　白茯苓　羌活　蒺藜子炒，去角，各三两三分　槟榔子五两

上㕮咀。每服一两四钱重，水一盏半，生姜五片，煎至一盏。去滓温服，不拘时，日夜二三服。

昆布丸

治阴疝肿大偏坠一偏也。

昆布洗去咸，炙　海藻同上　蒺藜炒去角　芜荑炒，无用川楝子　槟榔各一两半　枳壳去穰，麸炒　大麻仁研，各二两　木香　黄耆　诃子皮各三分　陈皮　桃仁　兔丝子酒浸一宿，焙，各一两

上细末，和蜜丸如梧子大。每服五十丸，空心食前，或盐汤服之，或加至七十丸。

二气丸

治阴疝上而不下，脐腹疼痛。

硫黄研　黑铅各三两

上先以铅入于铫子内，镕成汁。次入硫黄，炒烟焰透【透，トホル】，移入别铫，候冷取出，研为细末。以糯米糊和丸，如梧桐子。每服二十丸，或三十、五十丸，温酒服之，空心食前。为持病者常服之，补心肾，温冷寒。老人、虚损人，尤可服之。

楝实散

治小肠疝气。

楝实金铃子也，取肉炒　茴香炒　京三棱煨　蓬莪茂煨

上各三两，为细末。每服三四钱，以葱入酒煎，空心服之。

应痛丸

治阴疝撮痛。

韭子炒　川芎各三两

上为末，炼蜜丸如梧桐子大。每服三十丸，空心温酒服，或五十丸。常服之尤佳。

论曰：阴疝肿缩者，寒邪客于厥阴之经，而阳气不能自温，故令诸筋拘急，阴器紧缩而肿痛也。肝者，筋之合也。筋者，聚于阴器而络于舌本。脉不营即筋缩急，筋缩急则引卵与舌，故舌卷卵缩者，皆厥阴为病也。【阴疝肿缩】

黄连丸

治阴疝肿缩。

黄连　熟艾炙　杏仁各三两

上研末，蜜丸如梧子大。每服三十丸，或五十丸，盐汤服，空心，日中、夜卧。加茴香末、香附子末三两，尤佳。

槐子丸

治同上。

上细末，蜜丸梧子大。每服三十丸，或五十丸，温酒空心服。

车前子涂方

治阴疝肿缩①。

车前子

上细末，以汤调涂肿处。

又

蔓菁根焙细末，以温水调涂肿处。

《严氏济生方》云：夫阴癞四证肠癞、气癞、卵癞、水癞，《圣惠方》云：肾气虚，风冷所侵，流入于肾，不能宣散而然也。《三因方》云：阴癞属肝经。宗筋，胃阳明养之。考之众论，俱为至当，多由房室过度，久蓄忧思恐怒之气，或坐卧冷湿处，或劳役无节，皆能致之。病则卵核肿胀，偏有大小，或坚硬如石，或脐腹绞痛，甚则肤囊肿胀，多成疮毒。轻则时出黄水，甚者成痈溃烂。大抵卵胀肠癞，皆不易治。气癞、水癞，灸之易愈也。又有小儿有生以来便如此者，乃宿疾【宿业病也】也。四癞之治方，橘核圆用之屡验。

橘核圆

治四种癞病，卵核肿胀，偏有大小，或坚硬如石，或引脐腹绞痛，甚则肤囊肿胀，或成疮毒，轻则时出黄水，甚则成痈溃烂。

橘核汤浸，去皮后，炒，以磁钵研，和糊　海藻洗，焙为末　昆布洗，焙　海带洗，焙　川楝子取肉，焙　桃仁炒去皮，各二两　厚朴姜汁制，焙　木通　枳实去穰，麸炒　玄胡索炒　桂心去粗皮，各一两　木香不见火，三分

上细末，酒糊为圆，如梧子大。每服七十丸，空心，盐酒、盐汤服之。虚寒甚者，加炮川乌头一两；坚胀久不消者，加硇砂二钱，醋煮入之。

牡丹散

治小儿癞卵偏坠。

防风　牡丹皮去木，各三两

上等分，细末。每服二钱，温酒调服。如不饮酒，盐汤服亦佳。

三增茴香圆

治肾与膀胱俱虚，为邪气搏结，遂成寒疝，伏留不散，脐腹撮痛，阴核偏大，肤囊肿，重坠滋长，有妨行步，肾经闭结，阴阳不通，外肾肿胀，冷硬如石，渐渐丑大，及小肠气、寒疝之疾，并皆治之。

---

① 车前子涂方治阴疝肿缩：此10字原脱，据《圣济总录》卷第九十四补。

唐仲举方。

第一料

茴香十文重，以盐五文重，同火炒焦，热时与盐同细末　川楝子汤浸，去核取肉　沙参洗，焙，代地骨皮　木香各十钱重

上细末，以水米糊为丸，如梧子大。每服二十丸今无验，三十丸，或五十丸尤良。温酒或盐汤服之。空心，日三服。轻病，此一料可安愈。服尽便可服第二料。

第二料

前项药再调合，加入下项药。

荜拨十钱重　槟榔五钱重

上入第一料药，共六味，同细末。如前以水米糊为丸，丸数如前服之。若病未愈，便可服第三料。

第三料

又更调和前六味，入加下项二味。

白茯苓四十文重，去黑皮　附子五钱重，炮去皮，或十文重

上通前六味，共成八味，并如前法和丸服之。或加服三十、五十丸，至七八十丸尤佳。新病久病，不过此三料可愈。小肠气发频，及三十年者，寒疝渐大，至栲栳【助老，亦云栲栳也】大者，皆可消散。神效。

私云：三料重服之，可至数十遍，只以病平安为度。丸数、分两，同可加增。

《事证方》云：香苓散，治小肠疝气偏坠等疾。大学生朱端方，屡服取效，后传之人，无不神验。此四药皆《局方》。香苓散者，青木香圆、五苓散同时服，谓之香苓散。先服五苓散五钱，饮用酒一盏，入灯心十茎，枣三个煎。可服青木香圆二三十丸。如此日二三服，常服之。

五苓散

《无倦斋良验方》云：治疝气小肠偏癞，加酒半盏，灯心、枣同煎。服青木香圆三十丸、五十丸，次五积散入煨姜五片煎服。平愈之后，再服沉香荜澄茄散。

猪苓去皮　白术　赤茯苓各一两二分　桂心去粗，一两　泽泻二两二两

上细末。此药每服三钱，或五钱。膀胱疝气，常可服之；若伤寒利病，饮水内消之刻，令发动则弥可服之。

【《本事方》三云：顷在徽城日，歙尉宋荀甫，膀胱气作，疼不可忍。医者以刚剂与之，疼愈甚，小便不通三日矣。脐下虚胀，心闷。予因候之，见其面赤黑，脉洪大。予曰：投热药太过，阴阳痞塞，气不得通，为之奈何？宋尉尚手持得四神丹数粒，云：医者谓痛不止，更服此。予曰：若服此定毙，后无悔。渠恳求治。予适有五苓散一两许，分三服。易其名，用连须葱一茎，茴香一撮，盐一钱，水一盏半，煎七分，令接续三服。中夜，下小便如墨汁者一二升，脐下宽，得睡。翌日诊之，脉已平矣。续用硇砂圆与之，数日瘥。大抵此疾因虚得之，不可以虚而骤补药。《经》云：邪之所凑必虚，留而不去，其病则实。故必先涤所蓄之邪，然后补之，是以诸方多借巴豆气者，谓此也。硇砂丸，在《本事方》第三卷。

茴香散《本事方》

治膀胱气痛。

茴香炒　金铃子肉　蓬莪术　荆三棱各二两二分　甘草一两一分，炙

上细末。每服二三钱，热酒调服。强幼安云：每发痛甚，连日只一二服，立定。】

青木香圆

《百一选方》云：治疝气小肠偏坠，用酒半盏，灯心十茎，枣二个，煎五苓散三四钱，服青木香圆二三十丸，或五十丸，快利为度。常服之。

南木香二两　荜澄茄四两　牵牛子炒令香熟，取末，十二两　补骨脂炒　槟榔子以粟米饭抱槟榔子，其上亦以湿纸裹煨灰火中，令纸焦，去饭，各四两

上为细末，以清水和杵，丸如绿豆大。此药宽中利膈，行滞气，消饮食，治腹胁胀痛，心下坚痞，肠中水声，呕哕痰逆，不思饮食。小儿一岁，可服一丸。妊妇不可服。

五积散

功用见《和剂局方》。

苍术米泔浸三宿，去皮，焙，六两　桔梗根三两　枳壳去穰，麸炒　陈皮　麻黄去根节，一两二分　当归酒浸一宿，焙　白茯苓　白芷　白芍药　甘草　半夏汤洗十返　桂心去粗皮　川芎各三分　厚朴姜汁浸炒　干姜各一两

上㕮咀。痃癖癥瘕，膀胱小肠气痛，即每服三钱重，入煨生姜三片，盐一捻，水一盏半，煎至一盏。去滓热服，日二三服，夜一二服。

沉香荜澄茄散

见《局方》等，略之。

蟠葱散《局方》

治膀胱气刺，小肠及外肾肿痛。治诸病功效见《局方》。

苍术　甘草各二两　蓬莪术　京三棱　青皮　白茯苓各一两一分　缩砂　丁皮　槟榔各一两　延胡索三分　肉桂去粗　干姜各二分

上粗末。每服三钱，水一盏半，葱白连须三茎，煎至一盏，去滓热服。加茴香二两尤佳。

《究原方》治肾气疝痛，五苓散与蟠葱散等分，合和煎，入盐少许服，甚有神验。

星斗圆【《可用方》名夺命丹】

治小肠疝气，偏坠撮痛，及外肾肿硬，日渐滋大，一切疝气等疾，并皆治之。冯仲柔，绍兴壬子①【年号也】冬亲患此，疝气攻冲，小腹刺痛垂死，进此药一服，脏腑微动，其痛即愈。

吴茱萸一斤，去枝，分成四分，各四两，以四两醋浸，以四两酒浸，以四两汤浸，以四两童子小便浸，各一宿，焙干　泽泻二两

上细末，以酒面糊为丸，如梧子大。每服五十丸，或七十丸，空心，盐汤或温酒服之，日二服，夜一服。常服之。

茴姜圆本方无名，作名也。

郭【姓】廷圭【名】知县【官】云：旧苦此疾，每岁不下五七次发。服此药一料，病根遂除，今已十五六年不作。

茴香一斤　生姜四两　盐二两

上用生姜先碎研汁，与滓拌和茴香，过一宿，熬，焙干，为细末。次入盐和匀，以酒米糊为丸，如梧子大。每服三十、五十、七八十丸，至百丸。任意盐汤服之，温酒尤佳，空心，日二三服。

荆芥散

治阴肾肿大如斗。

荆芥穗不拘多少，瓷器炒干

上细末。每服二三钱，或三四钱，以热酒服之，空腹，食前，即散去。胡伟节方。

导利散

治小肠气。《陈氏方》：余一仆素有此疾，每作必服此，立愈。

上五苓散五钱，用灯心三十茎，入酒一盏半，煎至一盏。食后服讫，用被盖覆卧，小便快利立效。二三服频进之。

防风散原无名，今作名。

治疝气肿硬。徐【姓】都承【官】叔至【名】传钱【姓】参政【官也】方。

防风　牡丹皮去心

上等分，为细末。食前，以温酒服方寸匕，日日进三服。

《太平圣惠方》云治㿗卵偏坠。又一方加黄蘗、桂心各等分，治气上下肿胀。

香楂汤作名

治寒湿气，小腹疼，外肾偏大肿痛。

---

① 绍兴壬子：即宋高宗赵构绍兴二年（1132）。

军头司【官也】何【名】押番【官】传与陈【姓】端【名】，遇发时，只一两服，立定。何云：等子辈【眷属也】常服此药，故无下部之疾【阴小肠疾，谓之下部疾也】。

茴香　柿楂子《本草》名棠球

上等分，细末。每服三四钱，以盐酒汤服之。小肠发动，痛甚则盐汤服，空心，或每夜夜半服之。

香橘散

治小肠气发作，攻筑疼痛，及诸般冷气刺痛。

茴香炒　青皮　京三棱　槟榔各二两　南木香一两

上细末。每服二三钱，盐一捻，沸汤点服，不拘时候。

香壳散

治小肠疝气。

黑牵牛末一两二分　茴香炒，二两　延胡索炒，一两　枳壳去穰，麸炒，一两

上细末。每服三钱，热酒服之，食前服。或以蜜丸，服三五十丸。

金铃子散一名茴香三棱散

专治小肠气。

金铃子去核皮，醋浸一宿　茴香隔纸微炒　荆三棱以醋煮，切，焙　蓬莪术以醋煮，切，焙，各五两

上细末。每服一二钱，葱酒煎服，日二三服。痃癖积聚之人带疝气者，服之尤佳。

气宝圆

治一切气滞，心胸痞闷，酒食所伤，脾胃积滞，膀胱疝气，攻注腰脚。

茴香炒，二两　陈皮　木香一分　黑牵牛四两，与吴茱萸二两，交以慢火同炒，候吴茱萸焦取出，去吴茱萸不用，只用牵牛子头末一两或二两

上为细末，拌匀，炼蜜为丸，如梧子大。每服三十丸，或五十丸，以生姜[①]汤下，更看虚实加减[②]。

灸治疝气偏坠等疾灸法郭享老亲曾得效

以草一条，茅及麦杆尤佳，度患人【病者】口两角为一则搨断。如此三则搨成三角，如"△"字样。以一角安脐中心，两角在脐之下两旁尖尽处是穴。若患在左，即灸右；患在右，即灸左。两边俱患，即两穴皆灸。艾炷如麦粒。灸十四壮，或二十一壮，或五十一壮，即安也。《百一选方》

又郭察院名德麟传与葛丞相，云：十余年前，尝苦疝气，灸之而愈。其法于左右足第二指下中节横纹中，各灸七壮，至廿一壮。艾炷如麦粒而紧实为佳，不可太大，大恐灸疮难将息。灸后半月间，不可多步履，仍不妨自服他药[③]。渠灸后至今不发。葛甥子纲尝依此灸之验。

三阴交

卵偏大，上入腹，以年壮灸之。穴在足内踝上八寸。

肩井

大癫病，随年壮灸之，或百壮。

关元穴

百壮灸之，治阴卵偏大癫病，在脐下三寸，灸至三百壮。岐伯云：但是积冷虚乏，皆宜灸之。《资生经》云：关元，乃丹田也。《八十一难经疏》云：丹田在脐下三寸，多千余壮，少亦三二百壮。若要安稳，丹田、三里不可曾干。关元，一名大中极。执中【执中者，《资生经》作者也】云：舍弟少戏举重，得偏坠之疾，有客人为当关元两旁相去各三寸青脉上，灸七壮即愈。王彦宾患小肠气，亦如此灸之愈。

大敦

在足大指三毛中。《千金》云：在足大指聚毛中。治卒小便数[④]，遗溺【不觉而失尿，谓之遗溺也】，阴头

---

① 金铃子散……以生姜：此处几段原错入卷第三十六，据文义移至此。"金铃子散"前删除"服。空心热服，日二三服，常服永除疾"14字。

② 汤下，更看虚实加减：此8字原脱，据《杨氏家藏方》卷第十补。

③ 他药：原作"化药"，据《是斋百一选方》卷之十五改。

④ 数：此下原有错叶，错入卷第三十六，今据文义调顺。

中痛，心痛汗出，阴上入腹，阴偏大，腹脐中痛，悒悒不乐。病左灸右，病右灸左。三壮，或五壮、七壮。

蠡沟一名交仪

在足内踝上五寸。三壮，或五壮或七壮。治卒疝小腹肿，时小腹暴痛，小便不利，如癃闭[①]【癃闭者，淋病之一名也】，数噫恐悸，少气不足，腹痛，悒悒不乐，咽中闷，如有息肉，背拘急，不可俯仰。

石门一名利机，一名精露。

在脐下二寸。《甲乙经》云：一名丹田，一名命门。灸七壮。《千金》云：妇人不可灸，绝妊孕。执中云：《甲乙》《千金》及《素问注》亦谓丹田在脐下二寸。世医因是遂以石门为丹田，误也。丹田乃在脐下[②]三寸。《八十一难经疏》论之详而有据，当以《难经疏》为正也。治小腹疝气，游行五脏，疝绕脐冲胸，不得息。灸脐中【脐中名神阙也】。

天枢一名长溪，一名谷门。

在脐旁各二寸。灸五壮，或二三十壮。治功神验同上。

气海一名脖胦，一名下肓。

在脐下一寸五分，灸百壮，治疝气膀胱癞病。气海者，是男子生气之海也。治脏气虚惫，真气不足，一切气疾久不瘥，皆灸之。执中云：此经【《资生》】以气海为生气之海，《难经疏》以元气之海，则气海者，盖人之元气所在也。故柳公度曰：吾养生无他术[③]，但不使元气佐喜怒，使气海常温尔。【不发喜怒，但安稳下。心念于气海穴处护之，谓之爱护丹田之法，养生第一之术也。】若时灸气海使温，亦次也。予【执中】旧多病，常苦气短。医者教灸气海，气遂不促。自是每岁须一二次灸之，则以气怯故也。又云：人身有四海，谓气海、血海、照海、髓海是也，而气海为第一。气海者，元气【肾也】之海也。人以元气为本，元气不伤，虽疾不害；一伤元气，无病而死矣。宜频灸此穴，以壮元阳。若必待疾作而后灸，恐失之晚也。膻中，亦谓之诸气之海矣。

气冲一名气街

在天枢下九寸鼠蹊上。治癞阴肿痛，阴痿，茎中痛，卵丸骞痛，不可仰卧。七壮灸之，或二三十壮、五十一壮。

《资生经》云：《必用方》云：治水癞偏大，上下不定，疼不可忍，俗呼为膀胱气。用煅过牡蛎二两，炮干姜一两，为末涂肿处即愈。则是水癞即是膀胱气也。《千金》云：气冲主癞。《明堂下经》云：治㿗【㿗，杜回反，癞同】疝，则是癞即㿗疝也。恐人惑其名而误治之，故为之辨。

凡此外灸、药，散在诸方，具可勘治。今人多如治瘘之法，以烂药砒霜、汞灰、斑猫、巴豆之类而溃烂之，治适虽得安痊，若遇内消脚气、气虚之人，以疗可致死，深可慎之。诸方不载之。思之思之。

《覆载万安方》卷第二十六

嘉历二年正月廿八日，朱点了。

性全（花押）六十二岁

同二月一日，墨点了。冬景专着眼于此一部，天必降幸。人自成感，勿嗜他伎艺。

性全（花押）

朱墨之纸数二十四丁（花押）

---

① 癃闭：原作“瘵闭”，据《针灸资生经》第三改。
② 脐下：原作“脐中”，据《针灸资生经》第一改。
③ 他术：原作“佗术”，据文义改。

《覆载万安方》卷第二十七

性全　集

诸痔门

《内经》谓：因而饱食，筋脉横解，肠澼为痔。夫痔病之候亦多矣，此独举饱食一端者，盖饮食人之大欲存焉，推此则它可触类而知也。巢元方【《病源论》作者也】拾其诸说而备论之，故曰：诸痔皆由伤风，房室不慎，醉饥合阴阳【男女合通】，故劳扰血气而经脉流溢，渗漏肠间，冲发下部所致也。治方禁忌，唯孙思邈【《千金方》】之论为详。

孙思邈《千金要方》曰：夫五痔者，一牡【雄】痔，二牝【雌】痔，三脉痔，四肠痔，五血痔。

牡痔者，肛边如鼠乳，时时溃脓血出，鳖甲主之。生肉如鼠乳在孔中，颇出见外，妨于更衣。此一卷痔中言更衣者，皆大便之时发厕即着别衣，谓之更衣欤。

牝痔，肛边肿痛生疮，从孔中起，外边肿，五六日而自溃，出脓血。《集验方》谓之酒痔，猬皮主之。

脉痔，肛边有疮痒痛，更衣【大便也】出清血，肛内有细孔，血出如线针者也。露蜂房主之。

肠痔，更衣【更衣者，肛之名欤】【大便也】挺出，久乃缩收，是脱肛痔也。猪左足悬蹄主之。

血痔，清血随大便而出，粪前出血，谓之外痔；粪后出血，谓之内痔。故知内痔、外痔之号，独在血痔欤。

枳壳丸

治牡痔，肛边生鼠乳，脓血出。【别治牡痔】

枳壳去穰，麸炒　防风酒浸一宿，去叉，焙　槐花麸炒　荆芥穗　薄荷叶　甘草炙，各三两

上细末，炼蜜丸如梧桐子大。每服三十丸，或五十、七十、八十丸。米饮服之，不拘时候，或食前，日午、日晚。久服必效。

荆槐散

治鼠乳牡痔，便血疼痛，不可忍者。

荆芥穗　槐花焙，若无花者，槐木皮去粗皮，用白皮作末　枳壳去穰，麸炒　黄耆剉，各五两

上细末。每服二三钱匕，以米饮服之，空心日夜三五服，常服之。

鳖甲散

治牡痔，肛边生鼠乳，气壅疼痛。

鳖甲去裙，醋浸，炙，三两　槟榔二两

上细末。每服二三钱匕，食前，日中、晚景各一服，频服之。

治牡痔，**熏洗葱桃汤方**。

葱根　桃叶各等分

上切捣。以水三五升，煎数十沸而去滓入盂，乘热熏洗，日三两度，疼减，鼠乳消。

猪蹄灰丸

治牡痔生鼠乳，肛门痒痛，触着有脓，血出不绝。

猪悬蹄壳焰火中烧成灰，研，一两　水银三大豆许

上先取水银，用蒸枣肉二三个研和。次入猪蹄壳灰，拌和为丸，如鸡头实大。先以盐汤洗肛门内外，然后取药一丸，内肛门中，卧时再内用，以瘥为度。

马蹄灰

治牡痔䘌虫䘌，ムシ也。

马蹄灰烧灰研

上以猪脂调和涂绵，内肛门下部中，日三五度易，即瘥。

牡痔，是酒色、饮食过度，毒气攻注所为，故又谓之酒痔。

黄连散

治牡痔下血。【治牡痔】

黄连二两　陈神曲一两

上细末。每服二钱，入蜜少许，温水调服，日三服。

地榆汤

治牡痔肛边生疮，下血不止。

地榆　黄耆　枳壳去穰，麸炒　槟榔　当归焙　黄芩　赤芍药各三两

上粗末。每服一两，水二盏半，煎至一盏八分。去滓，食前分为二服，日二三服，夜一服。

酒连圆

治酒痔、牡痔下血，伏暑【夏暑也】久治不瘥。

黄连三十两，炒，去须，酒浸石器中，以重汤煮，滤出曝干，又如先酒煮七次止

上七返以后，焙干细末，以彼浸酒。余残煮米糊和，丸如梧子大。每服五十丸，或七八十丸，以米汤服之，日二三服，空心服之。可服数剂，大有神验。

姜附汤

治脉痔有虫，时或痒痛，血不止。【治脉痔】

论曰：脉痔者，脏腑蕴积，风热不得宣通也。风热之气，乘虚流注下部，故肛边生疮，痒痛血出也。盖实为痛，虚为痒，今实热乘虚，下攻肛肠，故痒且痛。又脉者血之府，得热则妄行，故血出不止也。《三因方》云：脉痔者无头，脉中小窍迸注下清血。

生姜　艾叶各二两二分　附子炮，去脐皮　枳壳麸炒，三两二分　生干地黄七两二分

上粗剉。每服一两，水二盏半，煎至一盏八分，分为二服。去滓，早旦、日中及晚食前服，日二三服。

樗根散

治脉痔痒痛，下血不止。

樗根白皮去粗根皮　枳壳麸炒，各三两　皂荚子取仁，炒，二两

上细末。每服三钱匕，以温米饮调服，朝、午、晚各一服。

杀虫散

治脉痔，肛边生疮痒痛。

獭皮

上烧灰，细研。空心，以米饮调二三钱匕服，朝、午、晚各一服。

槐白皮汤

治脉痔有虫，或下脓血熏痔方。

槐白皮二三斤

上细剉。以水一斗五升，煎至半斗【五升】。去滓，倾盆中，坐熏洗痔。汤冷，再三暖洗之，虫随大便自出。又别以槐白皮末一二钱，绵裹，内肛门中。

傅痔猬皮散

治脉痔下部如虫啮。

猬皮烧灰研

上每用少许，以生麻油调傅痔上，及以指点药，涂孔门中。

血痔者，肺热流毒也。肺与大肠为表里，令肺脏蕴热，毒气流渗，入于大肠。血性得热则流散，故因便而肛肠重痛，清血随出也。

黄耆汤

治诸痔下血，虚损甚者。

黄耆　附子炮　甘草各一两　当归焙　川芎各一两半　龙骨半两　芍药　桂心去粗皮，各二两

上㕮咀。每服一两，水三盏，砂糖一分，煎至二盏。去滓，空心，日午、晚食前，分为二服服之。

蒲黄汤

治诸痔下血。

蒲黄　当归焙　白芷　白石脂　黄连　川芎　生干地黄焙　甘草炙，各三两

上粗末。每服一两，水三盏，煎至二盏，分为二服。去滓，空心温服，日二三服。

比金丸

治血痔出脓血，及肠风痔瘘。

蜜陀僧　白矾　槐实炒为末　皂荚烧灰，研，各二两

上先以蜜陀僧、白矾打碎，入瓦器覆盖，以炭火急烧，令通赤，取出放冷，取出细末。次入槐实末、皂荚灰和匀，用糯米饮为丸，如梧子大。每服十五丸，或二三十丸，以米饮，食前，日二服，朝夕。

黄耆散

治血痔下血。

黄耆　枳壳麸炒，各三两　防风一两二分

上细末。每服二三钱匕，空心米饮服，朝暮空腹日再服，或夜又一服。

荆芥散

治痔疾下血。

荆芥穗　狗脊去毛，各五两

上细末。每服三钱匕，浓煎木贼汤服之。若泻血甚而度数多，则加醋石榴皮，等分为末，加和之，以醋汤服之。不拘时候，日二三服。

凡五痔者，《经》云：肠澼为痔，如泽中有小山突出为峙。人于九窍中，凡有小肉而突出者皆曰痔，不特于肛门边生。亦有鼻痔、眼痔、牙痔等，肛门中证状非一，方中出五种：曰牡痔，谓肛边肿痛突出一枚，五六日后，溃出脓血，自愈；曰牝痔，谓肛边发瘟数个，如鼠乳状；曰脉痔，谓无头，脉中迸小窍注下清血；曰肠痔，谓生在肠内，更衣时非挼搦不入；曰气痔，谓遇忧怒则发，肛门肿疼，气散则愈。治之法，切勿用生砒霜，毒气入腹，反至奄忽。近见贵人遭此，痛不忍言，因书以戒后学。

又云：夫有五痔，人奏圊则下血，或点滴，或洴箭，或清或浊，面黄唇白，心忪脚弱，头目眩晕。此因饱食坐久，肠癖所为，亦有饮酒、房室过度所致。世医多指此为肠风脏毒。然肠风脏毒，自属滞下【赤白痢，云滞下也】门，脏毒即是脏中积毒也；肠风，即是邪入脏，纯下清血，谓之风痢。今五痔中，下血乃是酒痔、脉痔，其血自肛门边别有一窍，如针孔大，滴淋而下，与粪物不共道，不可不知。

加味四君子汤《三因方》

治五痔下血，面色萎黄，心忪耳鸣，脚弱气乏，口淡【无味也】，不知食味。【君】

人参　茯苓　白术　甘草炙　黄耆　白扁豆蒸，各三两

上细末。每服三四钱匕，以汤点服，日夜三五服。此方人未信之，服者颇知效。

荆芥散同

同治脉痔下血。

荆芥穗　槐花炒，各二两　石菖蒲根三两

上细末。每服三钱匕，以米饮服，食前，日夜三五服。

白玉丹

治久年肠痔下血，服百药不效。

凝水石一名寒水石，不限多少，入灰火里烧令红赤，放冷，研，水飞，再研细

上以糯米糊丸，如梧桐子大。每日五十丸，或七八十丸，以陈米饮服，一二服必愈为度。

又

单服白梅亦效。

白梅者，梅干也。亦曰盐梅，梅上有白盐，故曰白梅也。常可食用之。

《活人事证方》曰：诸痔方论，共二十一般①：

翻花痔	脱肛痔	内肠痔
热痔	莲子痔	鼠奶痔
鸡冠痔	外肠痔	樱桃痔
风痔	气痔	食痔
雀舌痔	盘蛇痔	蜂窠痔
山桃痔	穿肠痔	

又痔变成漏，有三种：曰冷漏，曰瘀脓漏，曰血漏。

已上痔漏，病源并治方药疗，可见《事证方》第十四卷前集，有六段服药并四种傅药等。

诸痔总疗杂方《圣济录》

能消丸

治五痔肿痛，下血不止，或荣卫【血气】滞涩，身体疼痛，大便风秘不通。【治疡痔并血痔】

威灵仙十两　南木香　防风各二两

上细末，蜜丸如梧子大。服五十丸，或七八十至百丸。以荆芥汤服，不拘时，日二三服，夜一服。

抵圣枳壳丸

治五种肠风，泻血痔瘘。

枳壳麸炒，去穰　威灵仙　陈皮　续断各二两　生干地黄焙　连翘　槐实炒　附子炮裂　当归焙　干姜炒　白矾煅枯　人参　羌活　地骨皮　何首乌用米泔浸一宿，忌铁，焙，二两

上细末，炼蜜和丸，如梧子大。每服三十丸，或五七十丸。空心，以温米饮服。疼痛者，当日见效。

地肤子散

治痔疾下血。

地肤子十五两

上新瓦上炒干，细末。每服三四钱匕，用陈粟米饮服，空心，日三服，夜一服。下血甚者，以冷糯米水服之。

黄蘗散

涂痔肿痛。

黄蘗　黄丹　黄连　胡粉　矾石煅

上等分，细末，研和。先以煎葱汤洗痔上，而后用药涂之。虽久年痔，不过三五度，痛止肿消。

木香散

同前。

木香　槟榔大者　黄连各三两　莽草叶六两

上细末。每用三两，以水十盏，煎三五沸，而乘热熏洗痔肿，而后以温水调药，以鸟羽涂痔肿上。

① 二十一般：此下仅列出17项，不足21之数。

四妙散

治莲花痔瘘及鸡冠痔等诸痔，甚妙。

白及　白敛　木鳖子　桑螵蛸各一两

上细末。先以汤磨乳香，入和此药末，调匀，稀稠令得所，故帛上贴之，摊傅痔肿上。次日痔皮与帛拆下，更无疮般，甚神妙。

淋渫方

治诸痔肿。

恶实一名牛蒡子

上一种，不拘多少，入水淘去浮者。每用二三两，捣碎。以水四五碗浓煎，乘热熏淋痔肿，而后贴诸药。

神白散

治痔疾下部发肿，如梅李大，痛碍不能行者，即时取效。

半夏唐物尤佳　龙脑

上先每用以半夏一个大者，研细，后入龙脑一大豆许，同研和。手心吐置于津唾，以指研和，令稀稠得所。摊纸上，贴痔肿上，即冷如水。良久，有清水出，渐消矣。如未全愈，再三贴之，去根本，尤妙。

如圣丸

治五种痔疾，肠痔、脉痔下血。

柏叶焙　乌梅肉焙，末，各三两

上二味，细末。皂荚五梃，去黑粗皮并子，水浸，捣研。取汁一盏许，和丸如梧子大。每服十五丸，或二三十丸，以温水服之。食前，日二服，夜一服。

白术丸

治久积虚冷，肠风痔瘘，面色萎黄，日渐羸瘦，虚劳等疾。【此方亦可入于虚劳卷中】

白术　厚朴姜汁制，各三两　陈皮　干姜炮　黄耆各一两二分　人参　甘草炙　当归焙，各一两

上细末。炼蜜和丸，如梧子大。空心米饮服，十五丸，或二三十、五十丸，日二三服。若痢秘结，加大黄一二两。

必效丸

治气痔，脱肛不收，或生鼠乳，时复血出，久不瘥者。

枳壳去穰，麸炒　黄耆各三两

上细末，以陈米饮和丸梧子大。每服三五十、七八十至百丸。以米饮，食前服之，日二三服，夜一服。已上肠痔并诸痔

气痔者，因便下血，或肛头肿凸，良久乃收，风也。此由邪毒气蕴积肠间，及恚怒不节，酒食过伤，令下部气涩，壅结而成。一名脱肛痔，前必效丸主之。【别治气痔，又名脱肛。】

黄耆汤

治大肠风壅，积滞不通，变成气痔，疼痛脱肛。【最上】

黄耆一两一分　当归焙　大黄焙　槟榔煨，各二两二分　枳实炒　防己　木香　黄芩各一两三分

上粗末。每服三钱重，水二盏半，煎一盏八分。去滓，分为二服，日二三服，夜一服。

掺药方

治气痔脱肛，良久收。

海螵蛸研　染燕脂研，各三分

上同研和。先以温汤淋洗肛门，而后拭干，时时掺傅此药，以练绢押入更衣，如此一两月之间，便利之时则不可登厕，仰卧而便利，出力发气则亦脱出，不得瘥收。凡脱肛病，是虽服药、傅药，昼夜大便之次，不暇瘥得，故无其验，是以至能愈。每大便，别构秘处【厕也】，仰卧而可利，不可如例蹲踞。

又方

治脱肛。

木贼烧灰

上以槐木煎汤，淋渫肛门，涂木贼灰，押入肛肠。勿发气，仰卧而便利。

如上大人、小儿赤痢秘涩之时，依发气必致脱肛患。令收入，更衣而后，二三十日，仰卧之，可便利，是第一要心也。

香术丸

治肠风痔瘘，脱肛泻血，面色萎黄，积年不瘥。

白术一斤，糯米泔浸，三日三夜

上取出，细剉，以慢火炒焦为末。次取干地黄半斤净洗，以碗盛于甑上，蒸烂杵研。入白术末，亦和捣一二千杵。若鞕，入好酒少许相和，亦再熟捣，众手集为丸，如梧子大，焙干。每服二三十丸，或五十丸。空心，以米粥饮服之，日二三服。

蛇黄散

治肠风下血不止及脱肛。

蛇黄一名地含石也，二三颗，炭火烧，醋淬，亦烧淬七返

上细末，研飞如面。每服三四钱匕，以陈米饮调服。下血脱肛甚者，不过两三服，有神验，食前服之。

又方

功能同蛇黄散。

牡蛎大者，一二枚，烧，淬醋七返

上细研，每服三钱匕，陈米饮调服，日二三服。

白敛散

治十年痔如鼠乳，脓出下血剧者。久痔者，以脏腑夙有风冷，加之饥饱不常，将摄乖宜，或缘忧思恚怒，致阴阳不和，气血凝滞，故风毒乘虚，时作时歇，攻注肛肠，痔孔有脓，与血间下，肿痒疼闷，故谓之久痔。【别治久痔】

白敛二两　赤小豆一两　黄耆二两　芍药三两　黄芩一两　桂心去粗，二两　附子炮　牡蛎煅，各半两

上捣罗为细散。每服三四钱匕，空心温酒服，日中、日晚亦服，以瘥为期。

比金散

治久痔。

蜀葵叶夏日收者，焙干

上细末。每服三四钱匕，以温酒调服，五七服见效。

石燕散

治肠风痔瘘，一二十年不瘥，面色萎黄，饮食无味，及患脏腑伤积泄泻，暑月常泻不止，及诸般淋沥，久患消渴，妇人月水不调，赤白带下，多年不瘥，应是脏腑诸疾，皆主之。

石燕不拘多少，净洗土，似燕石也

上一味，捣研为细末，水飞。每服一钱或二钱匕。以饭饮清调服，温水服亦佳。久年肠风下血等疾，须常服，一月勿歇，必愈。或以水入磁器，而磨尽燕石一颗，温之，为二服服之亦得。

二矾丸

治痔瘘旁穿数穴，脓血不止，并肠风下血，脱肛等疾。痔瘘者，五痔之疾，或出鼠乳，或发寒热，或生疮，或痒痛，或下血，其证非一。治之不早，劳伤过度，则毒气浸渍，肌肉穿穴，疮口不合，时有脓血，故成痔瘘。《经》曰“痔久不瘥变为瘘”是也。《良验方》名钓肠圆。【治痔瘘】

白矾烧枯　绿矾烧枯　栝楼子烧存性　猬皮烧存性　诃梨勒炒，去核　枳壳去穰，麸炒　白附子炮　天南星姜汁切，浸一宿，焙　半夏姜汁浸，焙　附子炮，各二两　鸡冠花亦鸡头花，五两　胡桃肉烧灰，三十个

上细末，以醋面糊丸梧子大。每服三十丸，或五十丸，以温酒，空心临卧服。二矾并猬皮虽难得，自余合药，犹因难寻之，且书此方，得药种大神妙。

当归汤

治痔瘘，消肿止痛。

当归焙　大黄煨　赤芍药　甘草炙，各三两

上粗末。每服三钱，水一盏半，煎至一盏，去滓热服，少利为效。

又痈疽篇十种内补散尤宜。

丹粉散

治痔瘘有疮成窍，脓血不止。

黄丹　盐豉各一两　胡粉半两　大蒜大二颗，去皮，切

上先捣蒜令烂，后入余药，同杵作薄饼，焙干，为细散。每用少许，贴痔瘘疮上，日二三度，四五次贴之。

螺皮丸

治五痔连年不瘥，渐成痔瘘。

螺皮田中螺，自然拾得彼壳皮，焙焦　龙骨各二两　黄耆　当归　枳壳麸炒　干姜炮，各二两二分　艾叶三分　附子炮，二两

上细末，炼蜜丸梧子大。每服三十丸，五十丸，食前煎黄耆汤，日二服。

威灵仙丸

治肠风痔瘘，肛边鼠乳，疼痛不可忍。

威灵仙焙干，二两。若无者，栀子、甘草代用　木香一两

上细末，炼蜜丸梧子大。每服二三十丸，加至五十丸。不拘时候，煎荆芥汤服，服药后忌茶半日，恐冷即腹痛。男子、妇人皆可服。

槐角丸《局方》

治五种肠风泻血：粪前有血，名外痔；粪后有血，名内痔；大肠不收，名脱肛；谷道四面胬肉[①]如奶，名鼠痔；头上有孔，名痔瘘。并皆治之。

槐角炒，一两　地榆　当归酒浸，焙　防风各八两，去芦　黄芩　枳壳麸炒，各八两

上为细末，酒糊丸梧子大。每服三五十，七八十，至百丸，米饮服，不拘时。此药治肠风，疮内小虫，里急，下脓血，止痛痒，消肿聚，驱湿毒，久服永除病根。

又

治鸡冠痔、鼠乳痔等，消肿，除肉凸。

熊胆

上以火镕，频涂痔肿上。

止血散

治肠风下血，或在便前，或在便后。在便前者，其血近，肾肝藏血也；在便后者，其血远，自心肺下也。此药皆主之。《御药院方》

皂角刺煨灰，二两　胡桃肉去核皮　破故纸炒　槐花各一两半

上细末。每服二三钱，以米饮清服，亦温酒服佳。下血甚多者，以冷糯米泔数服，立血收止。

贴痔药

治鼠痔、鸡冠痔等。【贴药】

蜀葵子半两　蝉蜕七个　槟榔二个

上并细末，和研，与枣肉研细搜和。若觉硬，滴入少蜜如膏，频贴痔上，以指入涂肛门中边。

---

① 胬肉：原作“弩肉”，据文义改。

诸痔疗方，散在诸方，取其要如斯，须勿泥，略舍广矣。

【**紫红散**《必用方》

治痔已成漏，岁久不愈。此法千治千愈，必胜必平，无有不对。

砒霜　白矾各一两　黄丹三两

上三物，用土器，先入砒在内，次摊矾末，后入丹盖之，用盐泥固济四边，用炭火煅之，候烟尽，至紫色取出，用纸衬于湿地上，放少时，出火毒，研细。先用温水净洗漏疮，挹干。取药少许，用生蜜调涂疮上，日夜五七次。至七日，疮口渐渐敛，紫黑色，即用次方：

桃红散

血竭麒麟竭也，若无真物者，即用深色柸子烟脂代之

上细末，用自津唾调涂，日夜频用，候疮成靥，用次**浴毒汤**。

黄蘗　黄连　甘草　黄芩各一两，剉　柏枝一把，截如筹子长　黑豆一合

上每用一升，水三升，煎至一升半，乘热淋洗，日三四次，候洗下靥子，即用次：

平肌散

黄狗头骨烧灰用　男子乱发灰　川山甲烧灰用，三钱

上同研匀，如疮口已干，用自津唾调涂，湿即干傅，日三五次，疮即平愈。

以上四药太易得，治痔漏尤神方也。见初虞世《古今录验养生必用方》。】

《覆载万安万》卷第二十七

嘉历二年二月四日，朱点了。为冬景，不耻谬乱而已。

性全（花押）

同七日，墨点了。

性全（花押）

朱墨之纸数二十七丁（花押）

《覆载万安方》卷第二十八

性全　集

眼目门【眼目门】

论曰：《内经》云：肝主目，在脏为肝，在窍为目。《难经》云：肝气通于目，目和则知五色矣。《内经》又云：心者，五脏专精也；目者，其窍也。夫目既为肝之窍矣，又为心之窍，何也？曰：目者，五脏之精华，固不专于肝也。所谓骨之精为瞳仁，筋之精为黑睛，血之精为络脉，气之精为白睛，肉之睛为钩束【钩束】是也。析而言之，则通乎五脏；合而言之，则主于肝。夫惟通乎五脏，故曰精明。

《千金方》云：目赤色者病在心，白者病在肺，青色者病在肝，黄色者病在脾，黑色者病在肾，其色不可名者，病在胸中。又云：目者，五脏之精华，一身之重宝也。又云：目者，五脏六腑之精也，荣【血之道】卫【气之道】魂魄之所营也，神气之所生也。故神劳魂魄散，志意乱，是故黑眼瞳子法于阴，白眼赤脉法于阳，故阴阳合揣【揣，丁果反，又初委反，渡也】而有睛明也。目者，心使也，神舍也，故神散精乱，则卒然见非常之处；精散气乱，则忽尔见两物之异也。阳气实则瞋眼，阴气绝则昏睡。

又眼以三脏一腑而成，此谓白眼是肺脏也，白色为肺正色，故黑眼是肝脏、肾脏也。肝者自肾生，故青黑色为肝肾正色。故瞳珠子，是胆腑也。通则三脏一腑，别则肝脏胆腑，总则五脏六腑之合成也，不可不知矣。

论云《千金方》六上：凡人年四十五已后，渐觉眼暗，至六十已后，还渐目明。治之法，五十已前，可服泻肝汤；五十已后，不可服。若肝中有风热，令人眼昏暗者，当灸肝腧百壮，及服除风汤、圆、散数十剂，当愈。

十六件禁物

生食五辛　接热饮食　热食面食　饮酒不已　房室无节　极目远视
数看日月　夜视星火　夜读细书　月下看书　抄写多年　雕镂细作
博弈不休　久处烟火　泣泪过多　刺头出血过多

上十六件【条同义也】，并是丧明之本，养性之士，宜熟慎焉。又有驰骋田猎，冒涉风霜，迎风追兽，日夜不息者，亦是伤目之媒也。恣一时之浮【浮，游也】意，为百年之痼疾，可不慎欤？凡人少时不自将护，年至四十，即渐眼昏。若能依此慎护，可得白首无他。所以人年四十已去，常须瞑目，勿顾他视，非有要事，不宜辄开。此一术，护慎之极也。其读书博弈等过度患目者，名曰肝劳。若欲治之，非三年闭目不视，不可得瘥。徒自泻肝，及作诸治，终是无效。人有风疹，必多眼暗，先攻其风，其暗自瘥。

论曰：肝虚眼，其证不一。巢元方《病源论》具析之，谓：有忽然发肿者，亦有泪出不止者，亦有睛生翳晕者，亦有视物漠漠，不能远视者，亦有精彩昏浊，黑白不明而晕者，是皆肝脏虚之所致也。

菊花散

治肝虚风毒，气眼目昏，多泪涩痛。

菊花　牛蒡子炒　甘草各三两，炙

上细末。每服三钱匕，温水服之，食后日二三服，久服有效。

槟榔汤

治肝虚寒，眼目昏暗，胁下痛，胀满气急。

槟榔子剉，不见火　陈皮　桔梗各一两　白茯苓一两二分　附子炮　吴茱萸汤洗，焙，炒　桂心去粗皮，各二分　白术二两

上粗末。每服三钱重，水一盏半，生姜三片，煎至八分。去滓温服，不拘时。若气喘急，痰壅，加半夏半两姜制，川芎、甘草各一两，尤佳。

石决明丸

治肝虚血弱，目久昏暗。

石决明用贝两方磨，除取贝心捣碎，为细末　菟丝子酒浸一宿，炒末　五味子各一两　细辛　熟地黄焙　知母焙　山药

上细末。炼蜜和丸，如梧子大。每服三十丸，或五十丸。空心食前，米饮服之，日三服。

还睛丸

治肝脏虚，血弱，不能上助目力，视物昏暗。

茺蔚子　防风①　人参　细辛　决明子　车前子　川芎各二两

上细末，蜜丸如梧子大。空心二三十丸，以茶服之，日二三服，夜一服，或五十丸。

驻景圆

治肝肾俱虚，眼常昏暗，多见黑花，或生障翳，视物不明，迎风有泪。久服补肝肾，增目力。

车前子　熟地黄各三两　兔丝子酒浸，炒，末，五两

上为末，炼蜜为丸，如梧子大。每服三十丸，或五七十丸。温酒，空心，日中、日晚可服。肝即肾子，补肾乃肝气增盛，补虚则明利眼力也。

圣明散

治肝肾不足，眼目昏暗。

论曰：目昏暗之疾，其候有二：肝气不足血弱，肾气不足则精衰，血弱精衰，不能荣养于目，渐致昏暗。又《病源》云：夫眼者，五脏六腑阴阳之气，皆上注于目。若血气充实，则瞻视分明；若血虚竭，则风邪所侵，故令昏暗不明也。

羌活　盐各一两　山椒去目及闭口，炒出汗　恶实　苍术米泔浸一宿，切，焙　蔓荆子　木贼各二两

上细末。每服二三钱，水一盏，煎至半盏。去滓，食后温服，日夜二三服。

生犀饮子

治目昏暗。

犀角不见火　桔梗各二两　羚羊角　人参　茯苓　黄芩　知母　防风各一两

上细末。每服二三钱，水一盏，煎至半盏，空心夜卧各一服。又食后服佳。

木贼散

治眼昏暗及一切目疾。

木贼小便浸七日七夜以后，取出曝干　甘草炙，各二两　苍术河水浸一日一夜，去皮，粟米泔水浸七日七夜，取出切，曝干，八两

上细末。每服三四钱匕，空心临卧，以茶服之。或温酒服亦佳。

驻景丸

治目视睆睆，见物不精。

车前子　兔丝子酒浸炒　决明子炒　羚羊角　防风各三两，等分

上细末，炼蜜为丸，如梧子大。每服三十，五十丸，食后日三服，夜一服。以温酒或温汤服之。

防风汤

治肝虚寒，目暗睆睆，视物不真，并生黑花。

防风二两二钱　川芎　甘草炙　白茯苓　独活　前胡各二两　人参　细辛各一两二分

① 防风：原作“附风”，据校本改。

上粗末。每服三钱，水二盏半，枣三个，煎至一盏六分。去滓，食后，日三夜一服。

羚羊角汤

治眼见黑花，或头旋【头风也】目暗，欲变青盲，眼暗微开。

羚羊角 决明子 人参 升麻 玄参 车前子各二两 羌活 防风各三两 细辛一两

上粗末。每服三钱，水二盏半，煎至一盏七分。去滓温服，不拘时，日夜二三服。

通明丸

治肝肾气虚，眼目昏暗，时见黑花飞蝇。

石决明剉，洗 芍药 桔梗炒 车前子 茺蔚子 熟地黄各四两 细辛三两

上细末，炼蜜为丸，如梧子大。每服三十丸，或五十丸，盐汤服。食后临卧，日夜二三服。

金髓煎丸

治肾虚，眼目昏暗。

论曰：天一生水【一水肾，二火心，三木肝，四金肺，五土脾】，在脏为肾；天三生木，在脏为肝。肾藏精，肝藏血，人之精血充和，则肾肝气实，上荣耳目，故耳目聪明，视听不衰。若精血亏耗【耗，减也】，二脏虚损，则神水不清，瞻视乏力，故令目黑暗。

生地黄二斤，内一斤生暴干，一斤于甑中蒸一饭时，取出暴干 杏仁半斤，去皮尖，炒令黄黑，捣为末，用纸三两重裹，压去油，又换纸，油尽，令如白粉 石斛去根 牛膝酒浸，焙 防风 枳壳去穰，麸炒，各四两

上细末，炼蜜和丸，如梧桐子大。每服三十丸，或五十丸，以豆淋酒服，日夜二三服。豆淋酒者，炒黑大豆令黑焦，乘热以一盏入酒三盏中盛，密器封口，经半日或一宿，去豆。用时温暖而服之。

《御药院方》号地黄丸。彼云补肾气，治眼疾。昔李【姓也】揆【名】相公【官也】患眼，时生翳膜，或见黑花，如虫形翅羽之状。僧智深请谒，云：此乃肾毒风也。凡虚则补其母，实则泻其子，缘肾是肝之母，今肾积风毒，故令肝虚。非但目疾，丈夫【男也】所患干湿脚气、消中、消渴【饮水也】及诸风气等，皆肾之虚惫。但服此补肾地黄丸，无不神效。此药微寒，量人性服之。

青盐散

治肾脏虚冷，肝膈浮热上冲，两目生翳，视黑花。

盐炒，研 苍术米泔浸三日三夜 木贼童子小便浸三日三夜，焙干，各五两

上细末。空心，以温水一二钱匕服之。若不见物者，不过十服有效。

蜀椒丸

治肝肾虚风攻眼，目黑，时见虚花。

蜀椒去目及闭口者，炒出汗 熟干地黄焙，各三两 苍术米泔浸一宿，切，焙干，十五两

上细末，炼蜜为丸，如梧桐子大。每服二三十丸，或四五十丸，温酒或盐汤服之。

彻视散

治虚劳眼暗。

蔓菁花三月采，阴干

上一味，细末。每服二三钱匕，空心，以井花水服之。久服明利眼睛，可夜读细书。

补肝汤

治肝虚，两胁满痛，筋脉拘急，不得喘息，眼目昏暗，面多青色。

防风 细辛 白茯苓 柏子仁 桃仁炒 桂心去粗 甘草炙 山茱萸 蔓荆子各五两

上粗末。每服三分，水三盏，枣三四个，煎至二盏。去滓，分为二服，不拘时，日二三服。

兔丝子丸

治肾肝虚，目昏暗，不能远视。

兔丝子酒浸一宿，蒸，炒末 白茯苓 山药 人参 防风 车前子 熟干地黄焙 黄耆 石决明各三两

上细末，炼蜜和丸，如梧子大。每服三十丸，或五十丸，空心，温酒服之，日夜二三服。已上肝肾二脏虚，睛昏暗，服如上药，则二脏得力，非独明目，益气补血也。此外诸药，在正方中。

论曰：肝气通于目，其气和平，则诸疾不生，过实则生患。乃有肝实眼之证，令人目痛如刺。久不已，则目赤而生淫肤息肉。治宜泻之，但当视其老壮：凡人五十以前，可服泻肝药；过五十则不可。若有实热疾，当不得已而泻之，目中赤则实热也。【肝实热眼】

苦参丸

治肝实热多，食壅气物，毒气伤目昏暗。

苦参 车前子 枳壳去穰，麸炒，各五两

上细末。炼蜜为丸，如梧子大。每服三十丸，或五十丸。空心，以米汤服之，日夜三四服。

羚羊角散

治肝脏实热，眼目昏暗，时多热泪。

羚羊角 羌活 玄参 车前子 黄芩 栝楼 山栀子去皮，各二两 胡黄连 菊花各三两 细辛一两

上细末。每服二三钱匕，食后以竹叶煎汤服之。或以蜜丸，服三五十丸。

石决明丸

治肝实，眼目生淫肤息肉，肿痛。

石决明二两 黄连 车前子 细辛 栀子仁 大黄炒 黄芩各一两 菊花三两

上细末，炼蜜和丸，如梧子大。每服三十丸，或五十丸。食后以温米汤，临卧重服，日夜二三服。

洗肝汤

治肝实，眼赤热。

人参 赤茯苓 山栀子 黄芩 菊花 地骨皮 川芎 柴胡 桔梗根炒，各二两 黄连 甘草炙，各一两

上粗末。每服三分，水三盏，入竹叶十片，煎至一盏七分。去滓，分为二服，食后临卧，日夜三服，温服。

【《究原方》第十三云：若因怒，或食物热，或饮酒而致目赤，眼胞紫，内生赤脉，《局方》木香流气饮加大黄煎服。】

黄连丸

治肝气壅实，目痛如刺。

黄连 大黄炒，各二两 防风 龙胆根 人参 黄芩各一两二分 细辛一两

上细末，炼蜜为丸，如梧子大。每服三十、五十丸，食后临卧，以温水服，日夜三服。

菩萨散《局方》

治男子、妇人风气攻注，两眼昏暗，眵【眵，充皮反，目伤眦】泪羞明，睑眦【眦，静计反，目际也】肿痒，或时赤痛，耳鸣头眩。

荆芥穗一两二分 苍术米泔浸，炒 白蒺藜炒，去角，各二两 防风剉，炒，二两 甘草炙，一两

上细末。不拘时，以盐沸汤服，或酒服二三钱匕，神妙。龙树菩萨所造《龙木论》中妙方也，故云菩萨散欤。

拨云散

治男女风毒上攻，眼目昏，翳膜遮障，怕日羞明，多生热泪，隐涩难开，眶痒[①]赤痛，睑眦红烂，瘀肉侵睛，但是一切风毒眼疾，并皆治之。

羌活 防风 柴胡 甘草炒，各一斤

上细末。每服二三钱匕，水一盏，煎至七分，食后临睡时服。又以菊花煎汤，或菊苗汤，或以薄荷茶服，尤佳。

洗肝散

治风毒上攻，暴作赤目，肿痛难开，隐涩眵泪，昏暗羞明，或生翳膜，并皆治之。

川当归 薄荷 羌活 防风 山栀子仁 甘草炙 大黄 川芎各二两

上细末。每服三钱，以冷水或熟水服之。食后日晚服之，有神效。

---

① 眶痒：原作“脏痒”，据《太平惠民和剂局方》卷之七改。

明睛散

能治外障，退翳膜，疗风毒上攻，眼疼赤痛肿痒，或睑眦痒烂，时多热泪，昏涩。【洗目法】

赤芍药　当归　黄连　滑石别研，各五两

上细末，和匀。每用二钱，以沸汤点搅，清澄去滓，热洗目，日二三度。忌一切淹藏、鱼鲊、酒面等毒热物。

明眼地黄圆

治男女肝脏积热，肝虚目睛，膜入水轮【瞳子】，漏睛眵泪，眼见黑花，视物不明，混睛冷泪，翳膜遮障，及肾脏虚惫，肝受虚热，及远年日近，暴热赤眼，风毒气眼，并皆治之。兼治干湿脚气，消中、消渴，及诸风气等疾。由肾气虚败者，但服此，能补肝益肾，驱风明目，其效不可述尽。

生干地黄　熟干地黄焙，各八两　牛膝酒浸，焙，一两二分　石斛　枳壳去穰，炒　防风各二两　杏仁去皮尖，麸炒，研，去油，一两

上细末，炼蜜为丸，如梧桐子大。每服三十、五十，或六七十丸。空心，以温酒服之，或以饭饮、盐汤服亦佳。忌一切动风毒物等。

草龙胆散

治眼暴赤肿痛，风气热上冲，睛疼连眶，睑眦赤烂，瘀肉侵睛，时多热泪【谓之风眼】，及因叫怒，逆损肝气，久劳瞻视，役损眼力，风砂尘土，入眼涩痛，致成内外障翳，及一切眼疾，悉皆治之。

蒺藜子炒，去刺　草龙胆各六两　赤芍药八两　甘草炙　羌活　防风各三两　菊花半两　茯苓四两

上细末。每服二三钱，食后临卧，温酒服，日夜二三服。又以盐汤或茶清服，尤佳。

汤泡散《局》【洗目方，《圣济总录》百五卷名当归散，《事证方》名黄连汤，《御药方》名金莲散。】

治肝经不足，受客热，风壅上攻，眼目赤涩，睛疼睑烂，怕日羞明，夜卧多泪，时行【疫病也】暴赤，两太阳穴眉尾疼，头旋昏眩，视物不明，渐生翳膜，并皆治之。《事证方》名黄连汤，钱太师洗眼方云云。

赤芍药　当归　黄连等分【加荆芥穗等分，《御药院方》名荆芥散。】

上粗剉，或细末。每用一两，水四盏，煎至二盏半。去滓，乘热以熟绢为巾，浸之，淋洗目内外；或以目临于煎药气熏温，冷则再煎热淋洗之。一日一夜三五度，以瘥为期。忌诸淹藏物、酒面。谓凡眼目之疾，皆以血气凝滞使然，故以行血药治之。血得热则行，得冷则凝，是以乘热洗熏，无不效验。此方今用之神妙，诸药之所不及也。《御药院方》名金莲散

还睛圆

治男女风毒上攻，眼目赤肿，怕日羞明，多饶眵泪，隐涩难开，眶痒，赤肿疼痛，睑眦红烂，瘀肉侵睛，或患暴赤眼，睛疼不可忍者，并服立效。又治偏正头痛，一切头风目昏眩，皆治之。

白术　兔丝子　青葙子　防风　甘草炙　羌活　白蒺藜　蜜蒙花　木贼各等分

上细末，炼蜜为丸，如弹子大。每服一二丸，二三丸，嚼以白汤吞下。空心，日三服，夜一服。

治赤眼头痛，暴翳膜生。

上以鹅不食草末，可吹入鼻孔中，泪出渐瘥，含水吹之。令患人含水而吹之，患人若不含水，药自鼻入喉而噎塞故也。

又治风热赤眼肿痛。

上用麻油浸蚕砂二三宿，研蚕沙，入目中，膜消热散痛减也。

龙树镇肝圆石大夫方

治肝肾俱虚，风邪内乘，眼目昏暗，或头风偏牵，眼渐细小，或青盲雀目，诸风内外障者，不过十数服，立愈。须忌房室、酒面、炙煿、鱼、辛辣、发风动气物，但于暗室中坐，不可使心，无不应验。

草决明子二两，炒　人参半两　家菊二两　川芎　黄芩　玄参　地骨皮　防风各一两

上细末，以粟米粉为糊和丸，如梧子大。每服二三十丸，或五六十丸。以温酒服之，食后夜卧，日夜二三服。亦以薄荷汤服，尤佳。

洗眼珊瑚散

治气眼风眼，内障外障，青盲雀目，赤眼，目视黑花，羞明，不能视物，不问久近，并皆治之。此

方乃韩州李太尉遇一圣僧传之，是台州人，后寻觅不知所在，再三祝令不可容易传之。径山佛日得此方，藏之甚秘。

盐三斤，用净白，以沸汤泡，淘去不净尘土，澄者入磁器，以炭火熬成霜，取一斤　辰砂一钱重，用水飞过，私云二钱重好　晋白矾一钱重，私云二钱重

上研细，后与盐、辰砂拌匀，如珊瑚色之时，入磁器，置火边。用时药三钱，以不热不冷汤一碗入铜器中。先以温汤洗去眼上汗，然后以药洗淋，目涩痛为度。药冷，再三温暖洗之。药洗以后，每度以温汤洗去盐气。每日若隔日常淋洗，则除疾增明。始终忌铁器，可用铜石器盂。

卷帘膏

治内障外障，毒赤赤目，并一切翳膜。东仓司干官庞维翰家传此方，常用之，果有神效。【入点眼中神方】

蜜陀僧赤金色者良，二分，细研　白蜜如沙最上，八两

上二物和匀，用瓶磁入药在内，用柳木作盖，塞瓶口，用油单纸五七重封裹，紧系扎定，不得透水。又入黑豆五升于锅中，入水，还入置药瓶于豆锅内煮之。水减，亦徐徐添入水，煮至豆烂熟，即取出药瓶，候冷，用绳扎系药瓶子，沉于井底，三日三夜后取出，用绵滤去尘滓，然后盛纳别净磁器中，不得令犯尘水。遇病目，以铜筯或竹筯点药，点入眼角，日一两点。点药后少时，避忌风寒。频用取效。

神妙驱风散【淋洗方】

治风毒上攻，眼目涩痒，疼不可忍者，或上睑眦赤烂，浮翳瘀肉侵睛。出《王氏博济方》

五倍子三两，打碎，去泥土　蔓荆子四两二分

上粗末。每用一两，水三盏半，入铜器，煎至二盏半。去滓，乘热浸巾，淋洗目内外。两度滓合，再煎用之，日夜二三度。

防风羌活汤

治风毒上攻，眼睛疼痛。

防风　羌活　黄耆　家菊花去蒂　川芎　荆芥穗不焙　白蒺藜熟炒，去刺　甘草炙，蜜涂，各等分

上细末，二三钱，以麦门冬熟水调服。又以清茶水服，尤佳。日夜二三服。林子启传

《事证方后集》云：有人患赤目，皆作肝经有热，服洗肝散，凉药治之，久而目觉昏，生翳膜，遂服《局方》黑锡丹、锦鸠圆并驻景圆而痊。和菊睛圆，每服五七十丸，空心盐汤服。气虚人目昏，瞻视不明，常见黑花，宜服《局方》安肾圆。【此段肝要①也】

男子、妇人风毒攻注，两眼赤肿而痒，《局方》消风散和菩萨散二三钱，以百沸汤服之，食后临卧。若因怒，或食热物，或饮酒过度，而致目赤，眼胞紫，内生赤脉，《局方》木香流气饮加大黄煎服之。【目疾赤眼睑胞赤，可服木香流气饮加大黄。】

凡患眼疾，切须戒酒节【减也】欲【淫欲也】，盖酒引风，况热而有毒。眼属肝属木，尤不可用药频点。缘病目自内起，俗谚云眼不点不瞎，耳不斡不聋，此之谓也。【眼下点药之戒】

生犀丸《御药院方》

散赤肿痛，隐涩胎赤，眵泪生疮。

胎赤者，论曰：目胎②赤者，缘在胎之时，其母嗜五辛，及饵热药，传移胞脏，内禀邪热，及至生长，两目赤烂，至大不瘥，故曰胎赤。又人初生，洗目不净，秽汁渍坏者，亦有之。

荆芥穗　大黄各二两二分　甘草　川芎各一两一分　薄荷叶一两三分

上为细末，蜜丸，一两为十丸。每服二三丸，细嚼，以汤服进，食后日二三服。

黄连汤同

治目胎赤肿痛，及散头面热。【洗目方】

黄连　秦皮　苦竹叶　薄荷叶各三两

---

① 肝要：为日语之词，义为关键、重要。

② 目胎：原作“因胎”，据校本改。

上粗剉。每用一两二分，水五盏，煎至四盏。去滓，以绵滤，热而淋洗目，不计度数，日夜数个度。治一切风眼热目，新久目疾。

当归立效散

凉血，定眼睛疼痛。

当归　大黄各三两　乳香二分

上粗末。每服三钱，水三盏，煎至二盏。去滓热服，食后临卧。

通光丸

清神水，退翳膜，治昏晕赤涩莫开。

苍术　黄芩　朴消各二两二分　甘草一两

上细末，以干柿肉汤浸，研为丸，一两为五丸。每服二丸，细嚼，以冷水服下。食后临卧，或以汤服之。

还睛汤

治风赤，暴赤眼，退浮翳，眯【眯，音米，物入目中也】目胎赤，眦【眦，在诣反，目证也】烂涩痒肿痛。【淋洗药】

山栀子　黄蘗　黄连各一两　杜仲炒　细辛　薄荷各二两，名草龙脑　秦皮四两　甘草炙，半两

上粗末。每用一两一分，水三大盏，竹叶十片，灯草二十茎，煎至二盏半。以绵滤去滓，闭目淋洗了，避风少时。每日三四度，冷亦再三暖洗之。

黄连汤

治功同上。【淋洗药】

黄连　秦皮　苦竹叶切　薄荷叶各三两

上粗剉。每用一两二分煎，淋洗同上。

杞菊丸

治内外障，眼有翳晕，或虽无翳，视物不明。

甘菊花　枸杞去茎，各四两　川芎　薄荷叶各二两　苍术十二两，米泔①浸三日，每日每夜换泔水，干

上细末，炼蜜丸弹子大。每服一二丸，细嚼，以茶清服。食后，日二三服。

生明丸

治眼目暴赤，睛痛胎赤。

薄荷叶　川芎各三两三分　缩砂仁　菊花干者，各二两二分

上细末，蜜和丸，一两为五丸。每服一二丸，若三丸，细嚼，以汤服送，食后日二服，夜一服。

九龙膏

治一切目疾，内障外障，赤眼风眼，热眼寒眼。未见唐书，恐是日本古人作钦，有效验故载之。【点眼药】

黄连　艾叶　石决明　木贼各二两　黄蘗一斤　古文钱十文　杏仁一钱，去皮尖　麝香　龙脑各一字，一钱四分之一也

上先以前七种，并剉如棋子大。以水一石盏，百杯也，入锅煎至三分一。滤去滓，入锅煎至三盏，后入磁合子，而纳麝香、龙脑，以重汤煎，炼成稀膏蓄置。遇眼疾，点入目中。坚硬之时，入乳汁，少得稀稠，昼夜入之。

退风膏

治一切风热赤眼，目中生瘆疮，其痛不忍。

黄蘗十两　木贼二两　葱白连须廿茎　菊花无用茎叶根，一两　竹叶三十叶　荠草廿叶　石决明洗去盐气，打碎，三两

上粗末。入水廿盏，煎至三盏。滤去滓，入磁碗，以重汤再煎成稀膏。入眼中，昼夜四五度。加麝

---

① 泔：原脱，据校本补。

香、龙脑各一字，尤神妙也。

又方

功效如前。

黄蘖十两　黄连五两　竹叶二十叶大　莽草二十叶，切，除叶上下

上粗剉。以水二十盏，煎至二盏。滤去滓，入磁碗，以重汤再煎，入目中。

性全常依书写看，又频患目疾。每患眼疾，以汤泡散淋洗，而入点此药，不过两三日而得愈，其效如神。

一捻金散

治风赤障眼，四边肉烂，冷泪常出不止。

朴消

上一种细研，以调水，点入目中。

又

黄丹一分　朴消二分　蜜五两

三味细研，入铜器内，以慢火煎三十沸，不住手搅，乘热以绵滤过。候冷，频点入目中。

治久患赤眼，眦烂痒痛，泪出不止，视物昏暗。

车前草汤

治目痛飞血赤脉。

车前草切，半升　干蓝叶切，二升　淡竹叶净洗，剉，三握

上三味。以水四升，煎取二升。滤去滓，微热洗眼，冷即重暖，以瘥为度[①]。

论曰：飞血者，谓赤脉散于白睛之上是也。由肝脏气虚，为风热所乘，致血飘溢，散络白睛，势如飞驰，故谓之飞血。治法宜镇肝气，平心火，则飞血自除。

镇心丸

明目，镇保心气，宁养神志，宣畅气血，解诸邪壅，黄疸鼻衄，小水【便也】淋痛，服之并效。治飞血。

黄芩　大黄炙，各二两　荆芥穗　薄荷　甘草　芍药　山栀子各四两

上为末，以面糊为丸，如梧子大。每服三十丸，或五十丸。温水服，不拘时。

人参汤

治血灌瞳仁涩痛。【血灌膜翳也，在黑眼。】

论曰：目属肝，肝受血而能视，则目之瞻视必资血。若因物损伤，致血脉散乱，则败血侵睛，灌注瞳仁，害于瞻视。不早治，或致丧明，故谓之血灌，血灌瞳仁故也。

人参　赤茯苓　细辛　桔梗炒　车前子各一两　五味子　防风半两

上粗末。每服五钱，水三盏半，煎取二盏。去滓，分为二服，食后临卧，日夜二三服。以愈为度，数剂服之。

决明汤

治血灌瞳仁。

石决明　人参　川芎　细辛　五味子各二两　赤茯苓四两

上粗末。每服五钱重，水三盏，煎至二盏。去滓温服，食后临卧，数剂服瘥。

逐翳散

治黑睛白点外障。

杏仁十粒，汤浸，去皮

上去皮尖，早朝嚼吐，入生绢巾，以线扎定，浸乳汁。昼夜三五度，点入目中。每日弃故易用新，白翳退散为度。百日若半年、一年、多年用之，自然渐昏翳除去，真睛明朗。

---

① 车前草……以瘥为度：此处两段有关药物组成及服法的文字原脱，据《圣济总录》卷第一百零五补。

朱砂煎

治坠睛眼，白睛肿起，赤涩疼痛。【坠睛】

辰砂研，飞，一分　马牙消细研，半两　黄连末，半两　杏仁汤浸，去皮尖，一分　盐一分

上细研，绵裹。用雪水半盏，浸一宿，滤去滓，入磁器中。以铜筯蘸少许，点入目中，日夜二三度。

论曰：坠睛者，眼因贼风所吹，血脉受寒，贯冲瞳仁，风寒气随眼带牵拽睛瞳向下，名曰坠睛也。日久不治，瞳仁损陷，遂致失明。

羚羊角散

治眼白睛肿胀，日夜寒痛，心胸多闷，洗肺利肝，名洗肺利肝羚羊角散。

羚羊角　郁李仁　桑白皮　防己　大黄各一两　赤茯苓三两　木通　防风　赤芍药[①]　黄芩　枳壳去穰，麸炒　杏仁去皮尖，炒，各三分　甜葶苈　甘草各半两

上粗末。每服四钱重，水三盏，煎至二盏。去滓，食后临卧温服。

槐实丸

治坠睛失明，眼睛牵陷。

槐实　羚羊角　独活　天麻　地肤子　沙参　人参各三两　防风　菊花　枳壳去穰，麸炒，各二两　决明子四两

上细末，蜜丸如梧子大。每服五十丸，空心临卧，日二三服，以薄米汤服之。

防风汤

治蟹目疼痛，泻肝补胆。【蟹目】

论曰：脏腑壅滞，肝经积热，上冲于目，令人目痛睛瘀。若毒气结聚，甚则黑睛上生黑珠子，如蟹目状，故以名之。或有如豆者，名曰损翳，或曰离睛，又曰蟹睛【损翳、离睛、蟹睛】。病极难治，不可针割，及不可傅毒药，唯宜服宣泻之药，使邪热退即瘥。

防风三两　远志去苗心　黄芩　人参　桔梗炒　细辛　芍药各二两

上粗末。每服五钱重，水三盏，煎至二盏。去滓，食后临卧，日夜三四服。

黄芩羊角汤

治蟹目疼，泻肝。

黄芩　羚羊角　赤芍药　细辛　桔梗炒　人参　远志去苗心　甘草各一两　防风各二两

上粗剉。每服五钱重，水三盏，煎至二盏。去滓，食后临卧，日夜三四服。

桔梗汤

治眼睛突出。【目突出】

论曰：人因风热痰饮，攻渍腑脏，阴阳不和，肝气蕴积，热毒之气上冲于目，使目睛疼痛，甚者突出。治宜先服寒药，以泻肝气，然后调治。勿求卒效，惟渐治之，仍须微针引出恶汁也。

桔梗炒　大黄炒　玄参　芍药　防风　黄芩各二两　芜蔚子四两

上粗末。每服五钱重，水三盏，煎至二盏。去滓，入芒消一钱匕，分为二服。食后临卧温服，日夜二三服。

门冬芜蔚饮

治风热攻目赤痛，目睛欲凸出者。

麦门冬去心，焙　芜蔚子各二两　桔梗炒　防风　玄参　知母焙，各二两　黄芩　天门冬去心，焙，各三两

上粗末。每服五钱，水三盏，煎至二盏。去滓，食后临卧温服，日夜二三服。

点眼丹砂膏

治目卒珠子脱出，并有青翳。

丹砂辰砂也，研　干姜炮，末　燕屎研，各一分

---

① 赤芍药：此下原有错叶，误入卷第二十九中，今据校本调顺。

上合研如粉，以乳汁调，点入目中，日三五度，夜一二度。又方干姜、燕屎二种也，不用丹砂。

又方

治眼睛忽然突出一二寸者。

上急取冷水，灌入眼中，数数换水，可寒冷，须臾睛当自收入。以冷水可打眼睛

木通犀角散

治白睛肿起，如水泡者。【白睛肿】

论曰：白睛肿胀者，肝肺之候也。目者，肝之外候。白睛者，肺气之所主也。若肺气壅滞，肝经不利，为邪热所乘，不得宣泄，则毒气上攻于目，故白睛肿起或疼痛也。治宜宣利脏腑，外傅熁肿药，及镰去恶血，无不瘥也。

木通　犀角　桑白皮　黄芩　大黄炒　玄参　茯神　旋覆花各二两　菊花一两　甘草炙，二分

上细末。每服三钱匕，若五钱匕。水一盏，煎至六分，不去滓，食后临卧服。

大黄散

治肝肺大热，白睛肿胀，盖覆瞳仁疼痛。

川大黄炒　黄连　羚羊角各三两

上粗末。每服五钱匕，水一盏，煎至六分。去滓，食后温服，日二三服。

地骨皮汤

治时行目暴肿痒痛。【时行热病】

地骨皮三斤

上以水三十盏，煎取五盏。去滓，更入盐二两，煎取二盏，洗目。或加干姜一两，温又洗。如每日一度，以瘥为期。

芦根汤

治目暴肿。

芦根五两　甘草炙，一两　粟米五两　竹茹三两

上粗末。每服五钱匕，水二盏半，煎至一盏半。去滓，分为二服。食后温服，日夜二三服。

二黄汤

治两目暴热痛。

大黄炒，四两　芍药五两　细辛　甘草炙，各四两　黄芩二两

上粗末。每服三钱重，水三盏，煎至二盏。去滓，食后温服，日二三服。

论曰：时气后忽目赤肿痛，或生翳膜者，时气之余毒未尽，自脏腑熏发于目，或因体虚未平，多食热物，皆令目病。轻者赤痛，重者致翳晕，又轻者眼见黑花。治法尤在慎饮食，或戒房室，以就痊平。不然，汤剂交攻无益也。【时行伤寒后目病】

黄耆汤

治时气病目暗。

黄耆一两二分　枳壳麸炒，一两　人参一两二分　当归焙，二两　黄蘗炙，二两　黄连一两二分

上粗末。每服三分，水三盏，煎至二盏。去滓，食后分为二服，温服，日夜二三服。

大黄汤

治时气病后，风毒眼热痛。

大黄剉，炒，二两　枳壳麸炒　黄芩　菊花　栀子仁各一两

上粗末。每服三分，水三盏，煎二盏。去滓，食后温服。得利尤佳。分为二服，日二三服。

黄连汤

治时气病后，目赤痛。

黄连四两　芍药二两　黄芩　秦艽各一两

上粗末。每服三分，水三盏，煎二盏。去滓，分为二服。食后临卧服，日夜二三服。

若无赤气热病，而昏暗不见物，目力虚弱，则是虚冷，经日月渐复本，亦可服驻景圆。若久不瘥，愈昏暗者，须服生犀饮子。

生犀饮子

治目昏暗者，老眼昏尤佳。【治老眼昏病】

犀角　桔梗各二两　羚羊角　人参　茯苓　黄芩　知母　防风各一两或二三两

上细末。每服三分，水三盏，至二盏，为二服。食后日夜二三服。

茯神汤

治斑疮入眼。

论曰：伤寒热毒气盛，发于肌肉作斑豆。不已则上熏眼目，肿涩而痛，片见黄赤，若玳瑁色，或碎如粟粒是也。点药入目，必致损烂。性宜服利脾肺、解热毒之药。亦可傅药于眼睑上下，稍削其势。

茯神去木　赤芍药　葛根各一两　升麻　地骨皮　黄芩一两二分　大黄炒

上粗末。每服三分，水三盏，煎二盏。去滓，为二服。食后临卧服，日二三服。

柴胡汤

治斑豆疮入眼，宜服去脾肺热毒药。

柴胡　黄芩　栀子仁　赤芍药　升麻　麦门冬　甘草炙，各二两

上粗末。每服三分，水三盏，煎二盏。去滓，分为二服，食后临卧温服。

黄蘖膏[①]

治麸豆疮入眼。

黄蘖　木香各一分　大黄三分

上细末，重入乳钵熟研。每用少分，以水调为膏，睑上下傅之。不可入目中，干即易傅。

又

乳汁入黄蘖末，频频入目中。

论曰：昼而明视，暮不睹物，名曰雀目【雀目，又云鸟目】。言如鸟雀，不能有见于夜也。夫卫气昼行于阳，夜行于阴，阴血受邪，肝气不能上荣于目。肝受血而能视，今邪在于肝，阴血涩滞，至暮则甚，故遇夜目睛昏，不能睹物，世谓之雀目。

车前子汤

治雀目。

大黄煨　车前子　玄参　黄芩　细辛　茺蔚子各二两

上粗末。每服三分，水三盏，黑豆廿粒，煎至一盏七分。去滓，空心临卧，日二三服。小儿分为四五服，频频服之。

《千金要方》云治雀目咒术：令雀目人至黄昏时看雀宿处，打令惊起，雀飞时，乃咒曰“紫公紫公，我还汝盲，汝还我明”。如此日日三过作之，眼即明，曾试有验。

泻肝汤

治雀目。

黄芩　防风各二两　芍药　桔梗剉，炒　大黄湿纸裹煨，剉，各一两

上粗末。每服二钱重，水二盏，煎至一盏。去滓，后入芒消半钱匕，再煎令沸。食后服之，日二三服。小儿分作二三服。利法，气逆尤良。虚寒人不可服。

补肝汤

治雀目。

人参　白茯苓　车前子　黄芩　大黄湿纸裹焙，各一两　五味子　防风各一两　玄参一两二分

上粗末。每服三钱，水二盏，煎至一盏二分。去滓，食后温服，日二三服。小儿分为三服。

---

① 黄蘖膏：原作“黄药膏”，据校本改。

还睛丸

治雀目。

人参 细辛 白茯苓 木香 知母焙 川芎各一两 石决明磨去粗皮，打碎 茺蔚子各二两

上细末，以炼蜜和丸，如梧桐子大。空心，以茶清服十丸，或二十丸。小儿为小丸服之。自余小方等，可见单方。王氏。

论曰：睑生风粟【风粟疮】者，上焦积热，肝脏有风，传于心肺，冲发目睑眦肉之间，故令上下涩痛，如粟所隐，赤眼[①]侵睛，泪眵交下，视物羞明。不疗则磨隐睛轮，久生翳晕。宜镰洗，与药并行可也。

防风汤

治眼睑生风粟。

防风二两 犀角 知母 黄芩 玄参各一两 桔梗炒 羚羊角各一两二分 大黄炒，二分

上粗末。每服二盏，水一盏，煎至五分[②]。去滓，食后温服，日二三服。小儿分为二服，又为三服。

细辛汤

治眼生风粟疼痛，时时有[③]泪。

细辛 玄参 五味子 人参 白茯苓 防风 车前子各二两

上粗末。每服三钱重，水三盏，煎至二盏。去滓，食后临卧，日夜二三服。一煎分为二服，小儿分为二三服。

镰洗方

上旧镰一二片，以水四五盏，煎至三四盏，淋洗目睑。

又

以古镰向火上焙热，熨温目睑。

决明汤

治眼生肤翳，遮覆瞳仁。【目生肤翳，又曰浮翳。】

论曰：以腑脏气血虚实不调，加以风邪痰饮，郁于膈上，熏蒸既久，冲发于目，乃生肤翳，其睛上及瞳仁有物，如蝇翅状，是为浮翳也。

决明子炒 地骨皮 玄参 黄连 桔梗炒 柴胡 茯神去木，各一两三分 栀子仁一两二分 羚羊角二两二分

上㕮咀。每服三分，水三盏，竹叶二十片，煎至二盏。去滓，分为二服。冷温得中，食后临卧，日夜两三服。

贝齿散

治目风热赤生肤翳。【点眼药】

贝齿七个，烧为末，细研，用最小者 真珠一分，细研末 龙脑半钱重，研

上合研如粉。每点，如黍米大，点于翳膜上，日三度。

芦根汤

治脾肺热熏目，赤痒生翳。

芦根 木通各一两半 栀子仁 桔梗炒 黄芩 甘草炙，各一两

上㕮咀。每服三分，水三盏，煎至一盏半。去滓，分为二服。食后入生地黄汁三分，一盏服之。

又有丁翳，治虽少异，可用之。【丁翳】。可见《圣济总录》百十一卷。又有花翳。

真珠散

治风热上攻，眼生花翳，及有赤脉冲贯黑睛。【花翳】

论曰：目花翳者，点点色白，状如枣花、鱼鳞之类是也。此由肝肺实热，冲发眼目，其始则目痛泪出，变生白翳，宜急治之。不尔，则致障翳也。

---

① 赤眼：原作“赤服”，据校本改。

② 五分：原作“一盏”，据《圣济总录》卷第一百一十改。

③ 有：此下原有错叶，据校本调顺。

桑根白皮　木通各一两二分　泽泻　犀角　黄芩　旋覆花　茯神　玄参　大黄剉，炒，各一两　菊花半两　甘草一分，炙

上细末。每服四钱，水二盏半，煎至一盏。分为二服，和滓温服，日二三服，食后。

真珠散

治风热上攻，眼生花翳，及有赤脉，冲贯黑睛。【《圣济录》第百五，此药尤有神效。】

真珠末　琥珀末，各一分　辰砂末，三朱　硇砂两大豆许，好者，研

上合研，极细。每日三五度，点目中。

水照丸

治眼生花翳。

乌贼鱼骨取白心用　龙脑　丹砂辰砂也，各一钱

上合研极细末，用蜡和搜为片子，如大麻子。每用，以一片安置眼中，以翳退为度。

去障翳方

治上膈实热，冲发于目，渐生花翳。

青黛水上浮者佳，一分　瓜蒂七个，先为末　母丁香又云鸡舌香，大丁子也，七个，为末　麝香研　龙脑研，各一字，一钱之四分一也，一钱有四字故也

上细研如粉，入磁器中，以蜡封，勿令泄气。每用大麻子大，吹入鼻中，早晨两度，临卧一度，泪涕频出，七日以后有神效。

二明散

治内外障眼。

苍术四两，米泔浸七日，每日换泔，切片子，盐一两，同炒黄色时，去盐用术　木贼二两，童子小便浸一两日，洗，焙

上细末。每服二三钱匕，以米饮调服，日夜三服。

地黄丸

治眼一切内外障，翳膜遮蔽，时作疼痛。

熟干地黄五两　蜀椒去目并闭口，炒出汗，二两二分

上细末，炼蜜和丸，如梧桐子大。每服二三十丸，食后临卧，以新米泔饮服。

洗眼方

治内外障及翳膜，赤脉昏涩。

桑条二三月间采嫩条，暴干，净器内烧过，令火自灭，成白灰

上细研。每用三四钱匕，入瓷器或石器中，以沸汤泡搅，候澄清，取清者，入别器内更澄，以新绵滤过。极清者，置重汤内令热。开眼淋洗，每日一二度。但是诸眼疾不见物者，大效。

海螵蛸丸

治外障眼及赤翳贯瞳仁攀睛等，惟翳厚者，见效尤速。

海螵蛸以竹刀子刮取软者，细研，水飞过，日干，一两，乌贼骨也　辰砂细研，水飞，一分

上同极细研，镕好蜡和丸，如绿豆大。每用一丸，安在目眦上，立奔障翳所。如无翳，即在眼眦不动，神效。

落翳散

治眼生翳膜。

荠菜和根茎叶，不拘多少，采之净洗，焙干

上细末，细研，入乳钵熟研如粉。每用先净洗目了，挑米半粒许，安入两眦头。若虽涩痛莫疑，不日翳膜消落。每夜点入之，以翳消散为期。

杏仁膏

治眼疾翳膜遮障，但瞳子不破者即瘥。

杏仁汤浸，去皮尖，双仁者，三十两

上每三两，以面裹于煻灰火中，炮熟，去面，研杏仁，压取油。又取铜绿一二钱研细，与杏油同研细。以铜筯点眼膜，日夜一二度即瘥。

贝齿散

治眼远年翳障不瘥，尤佳。【点眼药】

贝齿一分　琥珀一分　辰砂半两，研飞　龙脑半分　马牙硝三分

上细研如粉，每用少许点之。

真珠煎

治肝虚寒，茫茫不见物。

真珠　鲤鱼胆　白矾

上三种合和，入铜器中，微火煎取一半，以新绵滤过，纳瓷器中。常以铜筯，如黍米许点入目中，泪出频点取瘥。

蔓菁子散

治青盲，瞳子不坏者，十得九瘥。

蔓菁子

上入布袋，蒸透于甑中，以热汤淋之。又蒸又淋，如此三度了，焙干油末。每服方寸匕，以温酒服之，日二三服。

青盲者，《龙木论》曰：初患之时，昏暗，不痛不痒，亦无翳膜，至于失明，与不患者相似。是知青盲者之状，外无异证，瞳子分明而不见物。由肝肾气虚，精血衰弱，不能上荣，故目盲而无所见也。

《养生方》云：塞故井水渎，故令人目盲云云。

一方

治眼忽不见物，如青盲状。

上令人嚼烂老生姜，以舌舐其眼，日六七度即瘥。

五加皮汤

治青盲无所见。

五加皮　玄参　桑白皮　麦门冬去心，焙，各五两　茯神去木，一两二分

上粗末。每服三分，水三盏，煎至二盏。去滓，而入荆芥茎叶自然汁一合，再煎两三沸。放温，食后临卧服之。

论谓之**钩割针镰**【钩针也】**法**。【针割方，切膜也。】

凡两眦头有赤脉及息肉者，宜钩起，以铍针割去令尽，未尽更割，以尽为度。或以缝衣细针穿线，口衔线头，牵起膜脉，以铍针向日中割之。割了，以火针熨之，使断其根。不尔，二三年间，恐能复发，复发则粘睛难疗。其赤膜厚者，侵入水轮，宜以曲头篦子拆起，勿使制损瞳仁，盖瞳仁甚薄易损也。凡钩割及用火针，不宜在旦，旦则腹空，五脏皆虚，令人头晕闷倒。又钩割[1]不宜欲急速，惟缓缓为之。

矾石烧枯为末，令病人仰卧，以矾石末米粒许，点入目眦，片时膜脉缓，即以钩针挽起之，以平针徐切割，亦以绵拭血，三两度切之。一度不可割尽，切口聚肿，开合有患。【割膜正】

若虽入矾石，膜脉不浮起，则以鸟羽翎切除两头通中【羽茎如笔管，切两头，令通中理，而当膜吸之则膜起也。其时以钩针悬引出切之】，当白睛上之赤膜嘲之，离根浮起，其时悬引之切之。切割之后，以竹叶煎汤，或车前汤洗目，而后可点入荠末，永不再患也。或切目当暖铜针云云。

又

取雄雀屎，和研乳汁，常点着目膜上，浮翳赤膜消烂也。雄雀屎者，两头直细也。雌雀屎者，一头平大也，似丁子云云，故曰白丁香。

治眼睛翳膜。

---

[1] 钩割：原作“割割”，据《圣济总录》卷第一百一十三改。

铜青【如铜青也】 杏仁汁

上和合，常入目中。铜青者，铜器盛酽醋三四五六盏，以慢火七八日煎，盖覆，置湿地，青衣生，削取【作铜青方样】。绞杏仁汁一盏，和铜青常点入目眦。《千金方》

《千金》云：每朝含嚼黄蘖一爪甲许，吐出掌中，以指点目中讫，后以水洗目，至百日眼明。此法乃可终身行之，永除眼疾，神良。

凡目忽被物撞打，睛出，但带筋未断，令押入，四畔傅膏药，及绞取生地黄汁，内外频傅之。有恶血，以小针引之。

地黄膏

治目赤肿贴熨。【赤肿】

生地黄 粟米饮淀

上等分，含暖，傅目睑上下而熨之。干即易，以赤散肿消为度。

治目为物所伤，睛陷胬肉。

生地肤扫木草也

上绞取汁，入瓷器。常以少许点入目中。冬天无生地膏，将干煮煎浓汁，用功同。

又方

杏仁去皮尖

上烂研，以人乳浸化。日三度，夜二度，入目中。

治热病后目失明，或生白膜极厚者，烧针烙法火针也。【以火针烙膜去】

上取平头针，可膜大小者，烧令赤，当膜翳中烙之，须轻下手。若烙后翳膜已破，即傅除翳药。

治目昏暗，**中指熨法**。

上东向坐，不息再过，以两手中指点唾二七反，相摩试熨目眦，终身无目疾。

掌心熨法

治目昏暗。

上鸡鸣时以左右手掌相摩令极热，温熨目上三遍或七遍，有神妙，终身不失明。

汤熨器方

治目赤痒涩及一切目疾。

上铜器盛热汤令满器，用以熨淋。仍闭目淋熨，勿开目，汤冷即温，再三熨，日二三次，或一日一度，或虽隔日，常用此法。无目疾者，亦间可用此法。

除热饮

治丁翳毒热。

丁翳者，论曰：肝心二脏，久积毒热，攻发于目，能生丁翳，状如银丁【如丁子盖而白欤，故云银欤】。盖肝者木也，在窍为目；心者火也，于肝为子木生火，故肝母心子也。今心脏积热，热乘于肝，熏发结聚，故为丁翳。【丁翳】

黄芩 玄参 桔梗 知母 芒消 防风 茺蔚子 大黄各二两

上粗末。每服四钱匕，水二盏半，煎至一盏七分。去滓，分为二服。食后温服，日二服，夜一服。

点眼决明散

治丁翳根脚极厚，经久不瘥。

石决明捣研极细，水飞 琥珀各一分 乌贼骨二字半 龙脑一字半

上细研极细。每用如大豆许，以铜筯取之，点入目丁翳上，日三度，夜一度。

瞿麦散

治眯【眯，音米，物入目中也】目不出，生肤翳。

论曰：簸糠飞尘等物，入于目中也，治宜亟出之。久不出，着于睑，生翳伤睛。古方初物入目时，令以绵裹筯撩去之，或以墨汁，或鸡血入之于目中，浮出皆良。

瞿麦穗　干姜炮，各半两

上细末。食后，以井花水调服二三钱匕，日二三服。

治杂物眯目不出。

蚕沙拣令净

上空心，用新汲井水吞下十粒，勿咬。

又方

新大麦

上煮麦粥，取浓汁，数入注目中即出也。

又方

猪脂

上如大豆许，塞入鼻孔中，随左右用之即出也。

又方

白蘘荷根

上捣绞而取汁，滴入眼中立出。

上《圣济总录》自第一百二至百十二，十一个①卷，虽有许多篇数，病证治方，取要所抄也。《龙木论②》十卷，虽为古方，不可过之。此外神方，临时可见《圣济录》中。

龙树镇肝圆《事证方》

石大夫方，治肝肾俱虚，风邪内乘，眼目昏暗，或头风偏牵，眼渐渐细小，或青盲雀目，诸风内外障者，不过十数服立愈。须忌房室、酒面、炙煿、鱼、辛辣发风动气物。但于暗室中坐，不可使心，无不应验。每服二三十丸，至五十丸，以薄荷叶汤食后服，日三服，夜一服。

草决明二两，炒　人参二分　家菊花二两　川芎　黄芩　玄参　地骨皮　防风各一两

上为细末，用粟米粉糊为丸，如梧桐子大。每服三五十丸。

洗眼珊瑚散【此方上已出之了】

治气眼风眼，内障外障，青盲雀盲，赤眼黑花，遮掩羞明，不能视物，不问久近，并皆治之。此方乃韩州李太尉遇一圣僧传之，云是台川人，后寻觅不知所在，再三祝令不可容易传之，径山佛日得此方，藏之甚秘。

白净盐三斤，以沸汤泡，淘去尘土不净物，澄清，入罐器炒干，取盐霜一斤，乳钵内研细，不犯铁器　辰砂水飞，一分　矾石烧枯，研细，一分

上三种合一处，研细拌匀，如珊瑚色，盛磁器，不离火边。每用二三钱，以热汤一二碗入铜器内，趁不热不冷时，先以温汤洗去眼上眵汗，然后以药淋洗，目涩痛为度。若冷，再温暖，洗两三次，温用之。洗淋讫，却以温汤洗去盐气。如此每日或隔日常洗，乃得神验。

一抹膏

治烂目眩眼，不问新旧治之。卢【姓】少樊【人名】尝患此疾，用之而愈，仍亲笔录。

以真麻油浸蚕沙，三两宿后研细，以篦子涂患处，隔宿立愈。如膏稀稠得所

【《资生》曰：治白翳。】

肝俞二穴，在第九椎左右旁去各一寸五分中间二寸。《资生经》云：肝虚目不明，灸肝俞二百壮。小儿斟酌，可灸一二七壮，或二三十壮。

胬肉目中恶肉生出也，谓之怒肉，胬怒同。【怒肉】

《圣惠》云：风热在脏腑，熏蒸于肝，攻冲于目，热毒既盛，并于血脉，蕴积不散，结聚而生胬

---

① 十一个：原作“十三个”，据文义改。

② 龙木论：原作“龙目论”，据文义改。按，《龙木论》为中医眼科著作，又名《眼科龙木论》，撰者佚名，系隋唐间人托名“龙木”（即“龙树菩萨”）而撰。

肉也。

治眼生胬肉翳膜，赤脉风赤，涩痛难开，**真珠散方**。

真珠　羚羊角屑　犀角屑　朱砂　甘菊　琥珀　地骨子　车前子　甘草各一两　细辛　黄连各一两　菥蓂子　茺蔚子各二两　川升麻一两半

上捣为末，食后，竹叶汤调下二钱。

治眼赤，漠漠不见物，息肉生，**泻肝汤**。

竹叶　栀子仁　升麻　枳实各二两　泽泻　黄芩　决明子　杏仁各三两　柴胡　芍药　大黄各四两

上㕮咀。水九升，煮取二升七合，分三服。热多体壮，加大黄一两；羸老，去大黄，加栀子仁五两。

治眼生赤脉胬肉，急痛难开，如芥子在眼方。

黄连一两　淡竹叶五十片

上水三盏，枣五枚，煎一盏半，食后分四服。

治眼赤肿痛，有翳胬肉，多泪难开，**秦艽散**。

秦艽二两　防风　黄连　甘草各一两

上㕮咀。每服三钱，水一盏，入淡竹叶二七片，煎至六分，食后温服。

治积年瘀肉障翳，**琥珀散**。

琥珀　珊瑚　硇砂　朱砂　马牙硝各半两　真珠末一两　乌贼鱼骨

上都入乳钵，研三日，令极细。每日三五上点之。

七宝点眼方

治眼生胬肉。

石决明三分　龙脑一钱　珊瑚一分　琥珀一两　水晶　贝齿　真珠各半两

上同碾如面，瓷合内盛，以铜筋取，以黍米大点之，日三夜一。

遍睛不退方

治眼生胬肉赤瘀。

杏仁百粒　硇砂一钱

上和研匀，每用少许，点三五上，胬肉自消。

上贯瞳仁方

治眼中胬肉出，兼赤脉。

雄雀粪细研，以乳汁调，频点即消。

生胬肉出方

治眼目触损。

上杏仁三七枚，去皮尖，生嚼，吐于掌中，承暖绵缠筋头，点胬肉上，不过三四度瘥。

【灸法】

大椎[①]一穴

在第一椎骨上陷中，治眼暗，灸二百。又第十椎当背中，安灸二百壮，以多为佳，最验。

三里足

治目不明，日日灸七壮至百壮。《资生经》云：在膝下三寸骱外廉两筋间。秦承祖云：诸病皆治，食气水气，蛊毒痃癖[②]，四肢肿满，骱酸痛，目不明，佳。《指迷方》云：按之足太冲脉不动也。太冲，亦名趺阳[③]，足甲脉动处也。指按三里穴，此脉止不动，是其穴也。《明堂经》云：人年三十已上[④]，若不灸三里，令气上冲目，所以三里下气也。《外台方》同

① 大椎：原作“大推”，据校本改。下凡遇此径改，不再出注。

② 水气，蛊毒痃癖：原作“承气，痃癖”，据宋·许叔微《普济本事方》卷第一改。

③ 趺阳：原作“扶阳”，据文义改。

④ 已上：原作“已前”，据《外台秘要》卷第三十九改。

【灸法】

昆仑穴

治目不明，目痛如脱。在足外踝后一寸陷中。灸三壮，或七壮、十五壮。《明堂》有上昆仑、下昆仑。《下经》云内昆仑、外昆仑云。执中云：内昆仑，在内踝后五分；外昆仑，在外踝后，在大筋前。

风池穴

治目眩目痛，不能视。在脑后空处，发际陷中。二十一壮，三十一壮，或灸至百壮。艾炷不用大。

丘墟穴

治目翳膜，瞳子不见。在足外踝下前陷中。灸三七壮。

至阴穴

治目翳。在足小指外侧，去爪甲角如韭叶许。灸二七壮。

后溪穴

疗眦烂有翳，又主目赤有翳。在手小指外侧本节后陷中。灸一壮，或灸三壮。《明堂》云：在手外侧腕前起骨下陷中。

少泽穴

治目上肤翳覆瞳子。在手小指端，去爪甲下一分陷中。灸一壮、三壮，针一分。一名小吉，正在小指尖。

前谷穴

治目生白翳。在手小指外侧本节中前陷中。针一分，灸一壮。《明堂》云三壮。

太渊穴

治目生白翳，眼眦赤筋，缺盆中痛。在掌后横纹陷中，灸五壮，手甲后横纹中。穴名阳池也。今太渊即手中掌后也。执中云：予按《千金方》注云：太泉，即太渊也。避唐祖之名改之，于是书之，以示世医。

解溪穴

治白膜覆瞳珠子，无所见。在足颈陷中和语谓之三年处。《明堂》云：在系鞋纫处。灸三壮、五壮、七壮。

目卒生翳膜，灸足大指本节横纹中。三壮、五壮灸之。病在左，灸右；病在右，灸左。手大指本节横纹同灸之。

中渚穴

治小儿目涩怕明，状如青盲，灸之。患左灸右，患右灸左，左右俱患，俱灸之三壮。《明堂》二壮。穴在手小指表本节后间陷中。肝俞亦佳，雀目尤良。

凡《资生》《铜人》《明堂经》中，灸目疾之穴，八十余穴左右，以及百九十处。今少少抄之，广见本经，加了见可灸之。又肝俞、肾俞、心俞、期门、日月、百会、率谷、风池、三里、上星，一切眼目总穴也。临于病病①，斟酌可灸之。

今世适知得一方一术，而妄称目医，恣致盲疗。病家亦不辨真伪，任邪医妄说，招病失明之辈，愚甚矣。是故书出要方要灸，垂示后人，莫执略忘广，庶见尽诸方，救天下迷暗耳。

《覆载万安方》卷第二十八

嘉历二年二月十日，朱点了。

性全（花押）

同十三日辰刻，墨点了。冬景留意于此书，忘念于他事尔。

性全（花押）六十二岁

朱墨之纸数七十六丁（花押）

---

① 病病：原文如此，疑当作“治病”。

《覆载万安方》卷第二十九

性全　集

耳门附鼻

论曰：肾气通于耳，心寄窍于耳，气窍相通，若窗牖然，音声之来，虽远必闻。若心肾气虚，精神失守，气不宣通，内外窒塞，斯有聋聩【聩，丑怪反，聋也】之病，《经》所谓“五脏不和则九窍不通”是也。

又曰：耳聋之证有二：一者，有肾虚精脱而聋者，其候面色黑；二者，经脉气厥而聋者，其候煇煇【煇，许归反，光也】焞焞【焞，徒门反，盛也】，或耳中气满是也。

山芋丸

治耳聋耳鸣。

山芋薯芋，山药异名也　熟地黄焙　黄耆　磁石烧醋淬七次　菊花炒　茯神去木　木通各二两二分　升麻[①]　独活一两三分

上细末，炼蜜丸梧子大。每服二三十丸，或五十丸。以米饮服，日二服，空心晚夕。

磁石酒

治耳聋耳鸣，常如风水蝉啼。

磁石打碎，半两，绵裹　木通　菖蒲根米泔浸一二日，切，焙，各八两

上㕮咀，盛绢袋。用酒十五盏浸，寒冬七个日，暑月三日，春秋五日以后。每服一盏或半盏，温暖服之。补肾气，益气力，加防风、羌活各一两，尤佳。

黄耆丸

治耳聋耳鸣，补肾虚。

黄耆　栀子仁炒，去皮　犀角　木通炒　升麻　人参　玄参　木香　干蓝　黄芩　芍药炒，各一两

上细末，炼蜜和丸梧子大。每服二三十丸，煎枸杞根【地骨皮也】汤服，日二三服，空心，食前或食后尤佳。

芎藭膏

治耳鸣耳聋塞耳。【入耳】

川芎　当归　细辛　白芷各二分

上细剉。以雄鲤鱼【细长而无子也】脑二三头，脑和入于石锅中，煎成膏，去滓，纳入瓷器中澄凝。每用，以枣核大，绵裹，入塞耳中。

塞耳丹参膏

治耳聋。

丹参　蜀椒去目，炒出汗　大黄　白术　川芎　附子去皮脐　干姜　巴豆去皮心　细辛　桂心去粗，各半两

上㕮咀。以醋浸渍一宿，入合猪脂三斤，同盛石锅中，以微火煎成膏，去滓，纳入瓷器中澄凝。以绵裹，常入塞耳中。

---

① 又曰耳聋之证……升麻：此处原缺半叶共103字，今据校本补。

塞耳乳香丸

治多年耳聋。

乳香　杏仁去皮尖，炒　蓖麻子去皮　附子炮去皮脐　磁石烧醋淬七返　木通　桃仁去皮尖，炒，各半两　巴豆去皮心，炒，一分　菖蒲根　松脂各三两

上细末。入研药为膏，同捣一二百杵，撚如枣核大。中心通一孔子，以绵【裹】塞耳中，一日三度换之。轻者三日，重者十日愈。

塞耳地黄丸

治耳聋。

生地黄　杏仁去皮尖，炒　巴豆去皮心，炒　盐　乱发灰各半两

上捣烂，合如膏，撚如枣核大，以薄绵裹，塞耳中，每日易之。当有黄水出，即去药。历日数亦入耳，以瘥为度。

菖蒲丸

治耳聋。

菖蒲根三寸　巴豆七粒，去心，炒　蜡一分

上捣烂，撚作七丸，如枣核，丸中皆穿一孔子，以绵裹塞耳中，每日易药。

又方

附子炮　菖蒲各半两

细末，以醋和丸，如枣核大。绵裹，时时入塞耳中，夜一易，黄水出，瘥。

又方

巴豆十粒，去皮心，炒　松腊半两

捣烂，如枣核大，塞耳中，汁出即愈。

又方

雄黄　硫黄各一分

同研，绵裹一字许，入耳中即瘥。一字者，一钱之四字之一也。

又方

椒目　巴豆

等分研，以饭丸，绵裹，入夜后塞在耳中。

又方

附子一个，以醋煮一宿，削如枣核，绵裹，入耳中。

又方

真珠末如粉，绵裹，塞耳中。

又方

南木香

细末，以胡麻油和，以微火煎三五沸，绵滤去滓。常滴入耳中，历一时，以绵杖子拭取药，如此常入常拭。绵杖子者，绵撚作耳指也。

又方

单入生麻油亦良。

又方

入益母草汁尤良。

又方

醋温入耳中。

治卒耳聋

上取栝楼根，削如枣核大，以腊月猪脂煎三五沸，以塞耳中，七日一换良。

黄耆汤

治风聋，飕飕【所流反，风声也】如风雨，或如钟磬声，或时出清水，或有脓汁出，耳中引痛，风邪乘虚，令气不通，耳中引痛，牵及头脑，甚者聋闭不通，故谓之风聋。【治风聋】

黄耆一两半　附子炮　菖蒲根米泔浸一宿，各一两　木通二两　磁石烧醋淬七返，三两　五味子　防风　玄参　人参　杜仲去粗皮，焙过　白茯苓　熟干地黄焙，各一两一分

上粗末。每服三四钱匕，水一盏半，生姜三片，枣二个，煎至七分。去滓，空心温服，日二三服。

独活煮散

治风聋。

独活去芦①，三两，焙

上细末。每服三钱匕，以酒水各半盏，煎至七分。去滓，空心服，日夜二三服，以瘥为度。

塞耳硫黄散

治劳耳经久。劳耳者，肾脏虚损，骨节腰痛，耳聋也。【劳耳】

石硫黄　雌黄各二分

上研为末，以少许绵裹，塞入耳中，数日则闻人语声。

黄耆汤

治五聋鸣闹，不闻人声，出黄水。

论曰：五聋不同，一风聋，二干聋，三劳聋，四虚聋，五聍聋是也。肾气通于耳，足少阴其经也。脏虚受风邪，及劳伤血气，停滞津液，皆能致聋。唯所受不同，故其证各异。葛氏所谓风聋者痛掣，干聋者生耵聍，劳聋者出黄汁，虚聋者肃肃作声，聍聋者脓汁出。可不辨哉？

黄耆一两半　附子炮，一两　菖蒲米泔浸，焙，一两　磁石烧醋淬七返，三两　木通　白茯苓　五味子　熟地黄　防风　玄参　人参合一两一分　杜仲去粗，炒，一两

上粗末。每服五钱匕，水一盏半，姜五片，枣三个打破，同煎至一盏。去滓温服，日夜四五服，不拘时候。塞耳药如前。

黄耆丸

治耳聋脓出。

论曰：耳聋有脓者，盖肾脏虚，劳伤血气，与津液相搏，热气乘之，则结聚于耳中，腐化脓汁，气不开窍，则致耳聋。

黄耆　升麻　栀子仁　犀角　玄参　木香　黄芩　芒硝各一两半　干姜炮　芍药　人参各一两　大黄炒，二两

上末，丸梧子大。每服二三十丸，煎枸杞根汤服，食后日二三服。

又方

矾石烧，一两　丹一钱重，炒

上同研和，以笔管轻息吹入耳中。半时后，以纸撚拭，取药与脓。再三如此，经日而瘥。

又方

地骨皮末，半两　五味子末，一分

细末，研和。入耳中拭取，法如向。

又方

香附子末如此。

又方

百草霜末如此。

又

---

① 去芦：原作"以芦"，据《圣济总录》卷第一百六十一改。

蒲黄如此。

又

百合末亦如此。

是等治疼痛、除脓血良药也。无烂脓而只鸣痛，以上药等，以胡麻油和为膏，入耳中，常入常拭，止疼治聋也。

补肾黄耆汤

治肾虚耳数鸣而聋，或作蝉噪，或如风水声。诊其左手尺脉微而细，右手关上脉洪而大，是其候也。

黄耆　人参　紫菀　甘草炙　防风　当归焙　麦门冬去心　五味子各一两　干姜炮　桂心去粗皮，各二两　川芎一两二分

上粗末。每服五钱匕，水一盏半，葱白三茎不去须，枣三个打破，煎至一盏。去滓，空心温服。

又《和剂方》中虚损部兔丝子圆、黄耆丸、无比山药丸、沉香鹿茸圆、麝香鹿茸圆，八味圆等，服之皆佳。

百合散

治耳聋疼痛。

百合不拘多少

上一味，焙干，为细末。每三四钱匕，以温水服之，日夜三四服。

郁金散

治耳内极痛不可忍。【耳入药水事】

上郁金一味，研细。每用一字许，以净水搅和，倾入耳中，却急倾出。

塞耳散

治耳中卒疼痛不可忍。

菖蒲　附子炮，去皮脐，各一分

上细研，以麻油调，以绵裹枣核大许，塞在耳中。

大黄散

治耳内有恶疮。【耳中疮】

大黄半两　黄连　龙骨各一分

上细末，以绵裹，塞在耳中。

又方

黄连半两　矾石枯，末，三分

和研塞之。

香脂膏

治米疽生耳中，连头肿疼不可忍。

郁金　地骨皮各二分　矾石一钱　龙脑半钱重

上细研，用腊月猪膏调入，涂耳中疮上。

猪脂膏

治耵聍【耵聍：耵，都领反；聍，乃顶反。耵聍，是耳垢也】塞耳聋，强坚①不可挑。

生猪脂不经火，少许　釜下墨百草霜也

上研和成膏，捏如枣核大，绵裹，塞在耳中。

论曰：耵聍者，风热搏于经络，则耳中津液结聚，如麸片之状，久则丸结不消，或似蚕蛹，致气不通，耵聍为聋。

① 坚：原脱，据《圣济总录》卷第一百一十五补。

黄连散

治盯聍强坚不得出。

黄连半两　附子炮，一分

上细末，以少许和生麻油，入耳中，而常入常拭取。

白敛散

治聤耳出脓血。

论曰：肾气通于耳，耳者肾之候。若风邪乘之，毒气蕴结于耳中，以至脓汁俱出，妨闷疼痛，谓之聤耳。

白敛　黄连　龙骨　赤石脂　乌贼鱼骨各一两

上细研，先以绵拭脓干，用药吹入耳内，常拭常入，以瘥为期。又夜少分绵裹，塞在耳中。

龙肠膏

治聤耳出脓，久不瘥者，有虫。

鲤鱼肠一具，细切　醋少许

上捣合，撚如枣核大，布裹，入塞耳中。经食顷少痛，即有虫出，则着布拔出之，更易新者，虫出尽即瘥。

红花散

治聤耳①脓水不止。

红蓝花一分，焙　矾石半两，烧灰

上为散，常吹入耳中，经食顷拭取②，日夜再三，以瘥为度。

塞耳桃仁膏

治聤耳脓血不止。

桃仁去皮尖，炒

上研如泥，撚如枣核大，绯绵裹塞耳中，常易。

生油　蒲黄　杏仁　香附子末　麝香　釜墨　桂心末等

或和鲤肠、猪脂成膏而入之，散而吹之、拭取等，皆有验。

灌耳生油方

治蚰蜒、百足等诸虫入耳。【诸虫入耳不出】

生麻油

上少少灌入耳中即出。

灌耳水银方

治诸虫入耳不出。

水银一大豆许

上顷入耳中，欹耳，耳孔向下卧，于耳边击铜器数个，令出数声，其虫即出。

又

胡麻一升，炒令香

上捣碎，以葛袋盛，作枕侧卧，其虫必出。

桑叶掩耳方

治蜈蚣入耳。

桑叶一握　盐一撮

上以桑叶裹盐，炙令热，掩耳上，冷即易。

---

① 聤耳：原作“聍耳”，据文义改。下凡遇此径改，不再出注。

② 取：此下原衍一“如”字，据校本删。

又方

治蚁入耳。

小蒜

上研，绞取汁，灌入耳中。

又方

穿山甲烧灰

以水调入耳中即出。

塞耳黄耆丸

治诸虫入耳，耳肿，不闻语声，有脓血。

黄耆一两　芍药　当归各半两，焙　干姜半两，炮　蜀椒一分

上细末，入生地黄三两，切，和杵令调，如枣核大，绵薄裹，塞入耳中，日夜易之。无生地黄者，生干地黄亦佳。

又

生姜汁灌入耳中，诸虫即出。

又

以两刀于耳上相击作声，虫出。

蓝实丸

治伤寒时心气夺，耳聋。

蓝实　茯神　防风各一两一分　黄连一两半　人参半两　菖蒲　远志去心苗，三分

上末，蜜丸梧子大。每服二三十丸，空心以温水服之，日二三服。

灸穴

后溪木也

主耳鸣。在手小指外侧本节中。灸一壮或三壮。

商阳穴金也

一名绝阳，在手大指次指内侧，去爪甲角如韭叶许去。灸三壮。主耳中风瘂聋鸣《资生》《明堂》同。

百会亦名三阳五会穴

在前顶后一寸半，顶中央旋毛中，可容豆。灸七壮，至七七壮而止。凡灸头顶，不得过七壮，由头顶皮薄，灸不宜多。治耳鸣耳聋。

浮白穴

在耳后入发际一寸。灸七壮，或十五壮，至二十一壮。主耳鸣嘈嘈无所闻。

上关二穴一名客主人

在耳前起骨上廉，开口有空，【左】动脉宛中。灸七壮。卧，张口取之。《明堂》曰：此穴不可针，灸七壮，至二百壮不用大炷。治耳中如蝉声欲聋。

耳门二穴

在耳前起肉，当缺者陷中。灸三壮、七壮、十一壮。治耳鸣如蝉声，又主聤耳。

人之耳鸣，医者皆以为肾虚所致，是可然矣。然亦有用气而得者，用心而得者，不可一概论也。肾虚者，腰痛，小便滑数，或有白浊漏精，则服肾补药可愈。若气心使用，而逆气攻上鸣聋，则可服调气补心之药也。

风池

在风府左右脑空后发际陷中。灸七壮，或二三十壮，或五十一壮。治耳塞。

肾俞二穴

在第十四椎下两旁各一寸五分。灸或年数为壮数，或各百壮、二百壮灸之。

液门二穴

在手小指次指间陷中小指次指中间歧中。灸三壮、五壮、七壮。或说曰：握拳取此穴。治耳暴聋。

四渎穴

在肘外廉前五寸陷中。灸三壮、七壮、十五壮，或二三十壮。治暴气二聋。

《资生经》云：有二妇人，耳久脓出。予【执中也】以晋矾石火烧枯，研细，少许入耳，觉耳渐重而后愈。

《本事方》第五云：红绵散治聤耳脓出，白矾石煅成白灰。每用一钱，入胭脂一字研和，以绵杖子缠去耳内脓汁，及黄汁尽，即用别绵杖子引药入耳中，令到底掺之即干。若壮盛之人，积热上攻，耳出脓水不瘥，以无忧散、雄黄丸泻下三五行即愈。

无忧散本名万病散

此药治中风疮肿疥癣，脏腑积冷风劳，膀胱宿冷，癥瘕痃癖，积聚气块，痟虫蛔虫腹痛，伤寒脑痛，时气瘟疫，中风口㖞，语滞舌强，睡后口中涎出，腰膝疼痛，喫【喫】食[1]无味，小儿疳痢脱肛，男子、妇人久痢，目病耳脓水不止，皆治之。不问冷热，不论新久，悉无不瘥，故号万病圆。【此泻药可在于诸病段。又号木香散，诸泻药中之长也。】

黄耆蜜涂，炙　木通[2]去粗皮　桑白皮蜜炙，令黄色　陈皮　白术各一两　木香半两，不见火　胡椒半两。已上七味，同研为细末，别作一帖　牵牛子五两，微炒，以不通手即止，勿令过热，杵罗，取一两，头末别作一帖，余滓弃之

上每服用前黄耆已下七种散三钱匕，牵牛子末二三钱匕，拌合，令匀调。候天色晴明，三更初【寅初也】，以生姜一块拍碎，水一盏煎汤。先用小盏子调药顿服，后更以生姜汤送下药。至平明时，快[3]宣转三两行。若有虫脓，下多不妨。应脏腑百病，诸风冷滞，悉皆出尽。泻宣后一日内，喫白粥且补。

解毒雄黄丸

雄黄水飞二分　郁金二分　巴豆去皮心油，取霜，二钱重

上细研，调和，醋煮面糊为丸，如绿豆大。用二丸，或三丸、五丸，随气力强弱，用热茶清服之。或七丸。功能与无忧散同。

又灸足三里百壮。

又灸缺盆五十壮。

鼻门【鼻】

论曰：肺为五脏华盖，开窍于鼻，肺气和则鼻亦和。肺感风冷，则为清涕，为齆，为息肉，为不闻香臭；肺实则热，而为疮为痛；胆移热于脑，则浊涕不已，谓之鼻渊。惟证候不同，故治疗亦异。又曰：鼻塞，气息不通者，以肺感风寒，其气抟结，不得宣快，窒塞既甚，而息不能出入也。巢氏谓：息肉生长，致气窒塞不通。盖有未尝生息肉而气息不通者，宜析而治。

蜀椒汤

治鼻塞，气息不通。

蜀椒去目及闭口者，炒出汗，一两　干姜二分　附子炮，一两　桂去粗皮，二分　山芋一两二分　细辛一两　石斛去根，二分　山茱萸一两　杏仁百五十粒，去皮，炒　麻黄去根节　白附子炮　甘草炙，各一两

上粗末。每服三四钱匕，水一盏半，煎至七分。去滓，空心温服，日二三服，数剂服瘥。

人参汤

治肺风上攻，鼻塞不通。

人参　白茯苓　黄芩　黄耆　沙参　木通　甘菊花微炒，各三两

上细末，炼蜜丸如梧子大。每服二十丸，或三五十丸，温水服，日二三服。

---

① 喫食：原作“嚼食”，据校本改。

② 木通：原作“大通”，据《普济本事方》卷第五改。

③ 快：原作“决”，据《普济本事方》卷第五改。

铛墨散

治鼻窒塞，气息不通。

铛墨五两，名百草霜

上研罗为散。每服二三钱匕，温水调服，日再三服。

皂荚散

治鼻塞不通。

皂荚炙，去黑皮并子　细辛　辛夷　蜀椒去目及闭口，炒出汗①　附子炮，各一分

上细末。每用以少许，吹入鼻中用笔管。

菖蒲散

治鼻窒不得喘息。

菖蒲　皂荚炙，去黑皮并子，各一分

上细末。每用一钱匕，以绵裹，时时塞鼻中，仰卧少顷。

瓜蒂散

治鼻窒塞②，气息不通。

瓜蒂取如丁子，故名瓜丁

上细末。以少许，用笔管时时吹入鼻中。

槐叶汤

治鼻窒塞，气息不通。

槐叶

上每用一两，水三盏，煎取二盏。去槐叶，次入葱白三茎，长二寸，黑大豆百粒，更煎五七沸而去滓。分为二服，温服不拘时，日二三服，以瘥为期。

天门冬丸

治鼻塞不闻香臭。

论曰：鼻有生息肉，不知香臭者，亦有无息肉而不知香臭者，一皆肺脏不和，气不宣通故也。

天门冬去心，焙　白茯苓各五两　人参　枳实麸炒　甘草炙，各三两　槟榔二两

上细末，蜜丸梧子大。每服二三十丸，或五七十丸。以白汤米汤服之，食后日二三服。

细辛散

治鼻塞不闻香臭，又治齆鼻。

细辛　瓜蒂各一分

上细末，以笔管入少许，吹鼻中。

黄耆散

治齆鼻，顺肺气，四时服之。

论曰：若心经移热于肺，致肺脏不和，则其鼻窍亦无以宣达，故为齆鼻。此乃《内经》所谓“心肺有病，则鼻为之不利”者也。

黄耆　人参　防风　防己　生干地黄焙　桔梗炒　芍药　黄芩　泽泻　石南叶　紫菀　桂心　白术米泔浸一宿　甘草炙　牛膝酒浸一宿，切，焙　赤茯苓各三两

上末。每服二钱匕，温酒服。又蜜丸梧子大，每服三十、五十丸。温酒服，日二三服。

灌鼻药

治齆鼻气息不通，烦闷。

蒺藜苗

---

① 出汗：原作“出汁”，据校本改。

② 窒塞：原作“窒室”，据《圣济总录》卷第一百一十六改。

上每用一握捣碎，以水浓煎，滤去滓，将汁灌入鼻中。或已有息肉者，因喷嚏出如赤蛹子而瘥。

又

干姜炮，一两，细末，吹入鼻中。

又

皂荚去黑皮并子，炙，细末，吹入鼻中。

又

细辛、瓜蒂，细末吹入，或绵裹塞鼻。

又

矾石烧枯细研，以纸杖子点入鼻中。

是等皆通鼻气，消息肉①。

论曰：风寒客于肺经则鼻气不利，致津液壅遏，血气搏结，附着鼻间，生若赘疣，有害于息，故曰息肉。《事证方》云谓之鼻痔。【息肉】

矾石丸

治鼻生息肉。

矾石烧，四两　木通　细辛各半两　丹砂研，一分。又名辰砂。辰州丹砂，云辰砂也

上细研和匀，面糊为丸，如小豆大。每用一丸，绵裹指塞鼻中，一日一易。息肉消落则止。

瓜丁散《事证方后集》

治齆鼻有息肉，不闻香臭。富次律【人名】曾患此息肉，已垂出鼻外。用此药傅之，即化为黄水，点滴至尽，不三四日遂愈，后不复作。《百一方》同

瓜丁即瓜蒂也　细辛

上等分，末之。以绵裹如豆许，塞鼻中，须臾即通。鼻中息肉，俗谓之鼻痔。治此疾方极多，但此取效耳。

或方云：以乌嘴矾常刺烂息肉上出血，而傅矾末于刺烂上，忽得瘥也。乌嘴矾者，削矾石作乌嘴形，以嘴尖刺息肉上出血也。

羚羊角汤

治肺风面色干白，鼻燥②塞痛。

论曰：九窍，气所通也，或塞之斯痛矣。况鼻之为窍，肺气所恃出纳。若肺受风邪，与正气相搏，热气加之，不得宣通，则为出纳者窒矣。其窍既窒，而气之鼓作无已，所以干燥而痛也。

羚羊角　桂心　白茯苓　细辛　杏仁　麻黄　防风　防己　麦门冬各一两

上粗末。每服一两，水三盏，煎至二盏，分为二服。去滓，食后服，日二三服。

又

以生麻油蘸鸡羽，常涂鼻中。

又

治鼻塞疼痛，脑中闷昏。

苦葫芦子瓠子仁也，去皮取仁，研

上以酒研浸，夏一日，冬七日以后，以少少入涂鼻中。

防风散

治脑热鼻渊，下浊涕不止。【鼻流浊涕】

论曰：《内经》谓胆腑移热于脑，则辛頞【頞，恶葛反，鼻茎也，鼻柱欤。辛，辛痛也。鼻痛，浊涕下流也】鼻渊。鼻渊者，浊涕下不止也。夫脑为髓海，皆藏于阴，故藏而不泻。胆移邪热，上入于脑，则阴气不固而藏者泻

---

① 肉：此下原衍“矾石凡治鼻生息肉”8字，据校本删。

② 燥：此下原衍一“燥”字，据校本删。

矣。故脑液下渗于鼻，其证浊涕出不已，若水之有渊源。治或失时，传为衄蠛瞑目之患，是肺热病也。

防风三两　黄芩　人参　甘草炙　川芎　天门冬各二两，焙

上细末。每服三钱匕，食后以沸汤服，日二三服，以浊涕止为期。

鸡苏丸

治脑热肺壅，鼻渊多涕。

鸡苏叶干薄荷叶也　麦门冬　桑白皮　川芎　黄耆炙　甘草炙，各二两　生干地黄焙，四两

上细末，炼蜜丸梧子大。每服三十、五十丸，以人参汤服，食后日二三服。

五味子汤

治鼻出清涕。【流清涕】

论曰：五脏化液，遇热则干燥，遇寒则流衍。鼻流清涕，至于不止，以肺脏感寒，寒气上达，故其液不能收制如此。且涕、泗、洟，皆鼻液也。以继泣则曰涕，以生于肺则曰泗，涕甚曰洟，是冷寒之病也。

五味子　山药各一两　半夏三分　鹿茸酒浸，炙　白术米泔浸，炒，各一分　附子炮　牛膝酒浸，焙　甘草炙　槟榔　熟地黄焙　干姜炮，各半两　白豆蔻去皮　木香　丁香各一分　白茯苓三分

上粗末。每服三钱重，水二盏半，煎一盏八分。去滓，分为二服，食前空心温服，日二三服。肺腧灸二三百壮。

升麻汤

治鼻干痒生疮，干呕不食。【鼻内常生疮】

升麻　桔梗炒　黄芩　犀角　贝母　龙胆各半两　甘草炙，一分

上粗末。每服一两，水三盏，煎至二盏。去滓，分为二服，不拘时，日三服。鼻内常生疮，经岁人尤可服之。

栀子煎

治肺气风热，鼻内生疮。

山栀子去壳皮　苦参　木通各三两

上细剉。入蜜四五两，同煎令香熟，去滓，倾入瓷合中。每以少分滴入鼻中，点疮上。蜜无，则以猪脂煎佳。

马绊绳散

治鼻中疮。

马绊绳故绊马绳也，一条

上烧灰傅疮上。

又

黄蘖灰傅之。

又

太一膏傅之。

乌香散

治鼻疳疮，虫蚀侵鼻柱。

草乌头烧灰　麝香研，等分

上同细研，常贴疮上。

杏仁膏

治鼻中疳疮。

杏仁去皮尖

上研成膏，以人乳汁和，涂鼻疮上。

粉黄膏

治肺热鼻发赤瘰，俗谓之酒皶鼻。【治赤鼻】

硫黄一分，末　萝蔔大，一个，切芦作盖，先刻硫黄入大根[1]中，覆芦盖，以竹刺扎定，入糠火中煨，经一宿取出硫黄，细末　轻粉　乌头尖各一分

上研细，和生麻油。卧时贴鼻赤上，早旦以汤洗之，每夜或隔夜常贴之。

又方

乳香　硫黄　细辛　轻粉

等分和研，以水调之，常贴赤鼻上。

栀子圆

治酒皶鼻。

栀子仁五两，焙末　黄蜡三两

上镕蜡，与栀子末捣熟，如梧子大。每服三十、五十丸，以茶清服之，食后日三服。

草麝油膏

治肺风面赤鼻赤。《百一方》侣人华宫使传[2]也

草乌头尖七个　大风油五十文目　麝香五十文钱

上以草乌尖为末，入麝香研匀。次入大风油，研和成膏，纳瓷器中，于火上暖调。先以生姜切口擦患处，次捺贴之。日二三度，无不效。

又服何首乌丸。

何首乌丸

服之即除根本。

何首乌一两半　防风　黑大豆去皮　藁本　荆介穗　地骨皮各一两　桑白皮　天仙藤　苦参　矾红各半两

上细末，蜜为丸，如梧子大。每服三十、五十丸，食后以茶清服，日三服。

【灸法】

上星穴

在鼻直上入发际一寸陷中。鼻中息肉，灸上星二百壮。又挟上星两旁相去各三寸，每穴灸百壮。

风门一名热府

在第二椎下两旁，相去各一寸五分。疗鼻衄不止，鼽衄有疮，鼻垂清涕，不闻香臭。常灸百壮。

神庭穴

在鼻直入发际五分。灸二七壮，或七七壮。主鼻鼽清涕出。

五处穴

在上星穴两旁一寸五分。灸十五壮，或二十一壮。治喷嚏频数。

风门功同，治肺鼻风寒疾。

又鼻衄虽为鼻病，而九窍流出血疾在别篇第二十九卷出之。

自余治方，散诸部中，广可见勘之。

《资生经》云：鼻衄不止，灸涌泉各百壮。

《覆载万安方》卷第二十九

嘉历二年二月十四日未刻点了。

性全（花押）

同十五日，墨点了。冬景可秘之。

性全（花押）

朱墨纸数三十六丁（花押）

---

① 大根：日本称萝卜为“大根”。

② 传：此下原衍一“传”字，据宋·王璆《是斋百一选方》卷之九删。

《覆载万安方》卷第三十

性全 集

舌口齿门附咽喉

【一】统论[①]

论曰：心主舌，脾主口，口舌干焦者，以心经蕴热，传之于脾，心脾二脏，俱受邪热，故口舌之间，津液燥而干焦也。亦有多食五辛，饮酒过度，热积上焦，不能滋润于口舌而致干焦者，治宜详之。

干枣汤

治干焦口舌。

干枣去核，焙　贝母去心，各一两半　生干地黄焙　胡桃肉各二两　陈皮焙，一两　牛膝酒浸，切，焙　葛根　鳖甲醋炙　柴胡　桑根白皮各一两

上粗末。每服一两，水三盏，煎至二盏。去滓，分为二服，不拘时，日二三服。

茯苓汤

治心热舌干烦躁。

白茯苓　大黄　升麻　麦门冬去心，焙　远志去心苗　人参　葛根　甘草炙，各半两

上粗末。每服一两，水三盏，煎至二盏。分为二服，不拘时候。

杏仁煎

治口热舌焦干。

杏仁去皮尖，研，一两　生姜汁半盏许　甘草炙，末，一两　蜜一盏　枣肉五十个

上先姜自然汁与蜜煎令烊，后入余药，煎赤色如饧。每用如大枣，含口化咽。

麦门冬

治口舌干燥，心热。

麦门冬　栝楼根各五两

上㕮咀。每服一两，水三盏，煎至二盏。分为二服，去滓温服，不拘时，日二三服。

扁豆汤

治口舌干燥，心脾肠热，口舌生疮。

白扁豆炒　蒺藜子炒去角，二两

上末。每服五钱匕，水一盏半，煎至一盏。去滓温服，日二三服。

玄参丸

治口舌生疮久不愈。

玄参　天门冬去心，焙　麦门冬去心，焙，各二两

上细末，蜜丸如弹子大。每用，以绵裹一丸，含化咽津。

论曰：口舌生疮者，心脾脏蕴热所致也。盖口属脾，舌属心，心者火，脾者土，心火积热，传之脾

① 统论：此标题原无，据文例补。

土，二脏俱蓄热毒，不得发散，攻冲上焦，故令口舌之间生疮肿痛。

五香丸

治口臭，去热毒。【治口气臭】

沉香　丁香各一两　熏陆香三分　麝香研，半分　木香三分　甘草炙，一两　羚羊角三分　黄连三分　鬼臼代用白檀香　黄芩各半两　犀角三分　栀子仁半两

上细末，蜜丸梧子大。每服七丸，或十、二十丸，以米饮服，日二三服，食后。

论曰：口者脾之候，心脾感热，蕴积于胃，变为腐臊之气，府聚不散，随气上出，熏发于口，故令臭也。

鸡舌香丸

治口臭，去热毒。

鸡舌香一两，母丁香　藿香半两　零陵香　甘松香各一分　当归切，焙　桂心去粗皮，各三分　木香半两　川芎三分　香附子一两　草豆蔻去皮，半两　槟榔五个　白芷半两

上细末，蜜丸鸡头大。绵裹含化咽津，以瘥为度。

豆蔻散

治口臭。

肉豆蔻　红豆蔻高良姜子也　草豆蔻　白豆蔻各半两　细辛一分　丁香半两　桂心一两　甘草炙　人参　赤茯苓各半两

上细末。每服二钱匕，沸汤放冷点服。食后，日二三服①。

七香丸

治口及身臭。

白豆蔻仁　丁香　藿香　零陵香　木香　白芷　桂心去粗皮　沉香各一两　香附子二两　当归　甘松各半两　槟榔三个

上细末，蜜丸弹子大梧子十个。常含一丸，咽汁，日三夜一二度。亦可常含咽汁。五日口香，十日身香，二七日衣被②香，三七日下风人闻③香，四七日洗手水落地香，五七日把他人手亦香。慎勿喫五辛，下气去臭。

【《千金方》**五香圆**

治口气及身臭，含香止烦散气方。

白豆蔻　丁香　藿香　零陵香　青木香　白芷　桂心各一两　香附子二两　甘松香　当归各半两　槟榔二枚

力同七香圆云云。】

含香丸

治口气臭秽。

丁香半两　甘草三两　细辛　桂心去粗，各一两半

上蜜丸弹子大。每服二丸，昼夜含口化服。

细辛散

治口臭，从齿龈血出不止。【治口臭兼齿热】

细辛二分　菖蒲一两二分　干姜炮　枣肉焙，各一两　鸡舌香二分，代用丁香

上细末。如枣大，含当齿根，咽津。

丁香散

治口臭䘌齿口热。

---

① 服：此下原有错叶，据校本调顺。

② 衣被：原作“夜衣服”，据《圣济总录》卷第一百一十八改。

③ 人闻：原脱，据《圣济总录》卷第一百一十八补。

丁香一两　白矾烧　香附子各二两

上散。以杨枝燸头点药，揩涂龈。

芎藭散

治腑脏蕴热上熏，发口臭。

川芎小块子尤佳

上细末，常含口咽津。

治口气臭《良验方》。

上用香白芷一两三分　甘草三铢

上细末，以井花水服一二钱。数十日服，以口气香为度。

【二】重舌和名小舌，舌上下生小舌也。

论曰：重舌者，以心脾二脏蕴伏热气，循缘经络，上冲舌本，遂令舌下血脉胀起，如小舌状，故谓之重舌。凡舌者，心之华也。心属火，故舌形如火炎状，虽在舌上下，治方惟同。

如圣胜金铤《局方》

治重舌，木舌，腮颔肿痛，急喉闭，缠喉风，飞飏，单蛾双娥，结喉，屡经用药，不能吞水粥者，治之皆效。

硫黄　川芎　腊茶　薄荷　川乌头炮　消石　生干地黄各二两

上细末。绞取生葱自然汁，搜和药末为铤子如枣大。每服先用新汲水灌漱吐出后，次嚼生薄荷七叶烂。次药铤一个同嚼烂，以井水吞服。甚者，三五服即愈。

重舌腮肿，先服一二铤，次末一铤，贴小舌上。又以一铤含口，安在小舌上下，时时亦可嚼服。重舌，随药而消落。【此如圣胜金铤者，治一切热病，人人可随身。】

又治冒暑伏热，不省人事，则生薄荷叶一握，以新水揉出之，研化一二铤，乘冷频灌入口即苏也。夏中行路，常含一铤，即无伏热中暑之患。

又口舌生疮，不能合口，并不得食热物，亦如上以生薄荷水服之。服讫用水灌漱，即嚼薄荷叶二十片，如泥烂咄出之。再冷水灌漱，亦嚼药一铤，合口，口内聚涎，览涎满口，方可吐出药及涎。如此及三五遍，口疮口热，舌肿重舌自愈。

若便饮酒醋，遇食咸酸、酢脯、炙煿，口中生泡，须掐破吐血，亦漱生薄荷水。常如此用之。

又血淋，石淋，小便出血，热淋等，生车前草十叶，生姜一块，同研烂，以冷水揉绞，先嚼药一铤，可以车前、生姜水服下。此药分阴阳，去风热，化凝血而作涎，化涎沫作水。常带随身备急，大人一铤，小儿半铤，量大小病轻重可用之。

又方

治疾如前，同号如圣胜金铤。

朴消四两　川芎一两　硫黄一两半　贯众三两　薄荷叶　荆芥穗　嫩茶各半两

上为末，以生葱自然汁搜和为铤子。服药汤，使如前方，功效全同。

【灸】

重舌，灸行间随年数。行间穴，在足大指歧中，左右悉灸之。

又灸两足外踝尖上，三壮或七壮。《千金翼方》

又《备急灸法》有秘针，手大拇指有旋纹，以小针刺彼旋纹中，以血出为期，血出两三滴而止。

又有咒重舌之秘方，和家【日本】一流秘之，但元来非医家术法，从密宗【真教言】中传之云云，有口传。

性全案之：非惟咒法验，咒已灸足外踝上，是故有神效，亦只依灸功能耳。不可不知，故记之。

【涂舌一百药】

蒲黄　百草霜

上等分，研末。以醋和调，时时频频涂傅舌上。又以小针刺切重舌，傅药尤佳。大热病，故出血即消愈。

朴麝散

治重舌，及治天行阴黄，并散丹石发动一切热毒。

朴消五两　麝香一分　黄芩半两　山栀子去皮，一两　甘草炙，一分　淡竹叶一握　芦根剉，一两

上剉散。以新汲水五盏入铛中，煎约一盏许，去滓澄清，入瓷器中，以盖盖定，瓶口用盐泥固济。以慢火煅一伏时，去灰火放冷，却将瓶安在水中，无令水至瓶口。浸水中一宿，至明日开瓶口，取药如金色，而后研为细散。每服半钱匕，以冷水调服；及绵裹少许含口，安重舌上，徐咽津。此药最上，有神验。诸热病中暑，即多以水化服弹子大。

【三】木舌【木舌】

论曰：心气通于舌，脾脉挟咽，连舌本，散舌下，心脾二经受风邪，则舌本强，不能卷舒。又热气加之则肿，肿则脉筋胀急，势连咽喉，碍于呼吸，名曰木舌。法宜刺之，泄去恶血，而后可服药、点药。

柴胡散

治木舌，舌本强，两边痛。

柴胡　升麻各三两　栀子仁一两半

上细末。每服二三钱匕，以熟水调服，日三五服，食后。先如圣金铤，尤佳。

治心脾壅热，生木舌肿胀。可名**玄参散**。

玄参　升麻　大黄湿袋裹，灰火煨　犀角各一两二分　甘草一两，炙

上细末。每服三四钱重，水三盏，煎至半分。和滓点服，温服，不拘时候，日三五服。《本事方》

《医说》云：治舌肿满口，谓一士人沿汴东归，夜泊村步。其妻熟寐，撼之，问何事，不答。又撼之，妻惊起视之，舌肿已满口，不能出声。急访医，得一叟负囊而至，用药掺，比晓复旧。问之，乃蒲黄一味，须真者佳。

蒲黄

上为细末。频频掺涂舌上下本末。

二霜散

治舌忽紧鞕，逡巡能塞煞人者，急可治之。

百草霜　盐各等分

上同研和，频涂舌表里，立效。

矾石散

治舌强不能语。

白矾研　桂心去粗，各一两

上细研。每用一钱或半钱匕，安涂舌下。

麝香散

治同前。

麝香　皂荚

上等分，细末。频掺涂舌肿上，吐出津。

半夏酒

治舌肿满口，气息不通，须臾杀人。急以手指刺破，溃出恶血。亦可用微针决破，次用半夏酒。

半夏三两

上粗末，以苦酒醋也五盏，煮取三四盏，稍稍热，含口漱灌，候冷吐弃。半夏动戟人咽喉，吞生姜汁解之。又加生姜五七片煮。

甘草汤

治舌卒肿起，满口塞喉，气息不通，顷刻杀人。以针决舌下两边大脉出血，以铜筋烧令赤，熨舌肿

数遍，令血绝。仍以甘草汤治之。

甘草不以多少

上浓煎，热含冷吐出。未瘥，更以釜底墨，和醋调涂舌下，即消落。

《医说》曰：有人舌肿胀，舒出口外，无敢医者。一村人云偶有此药，归而取至，乃二纸撚，以灯烧之，取烟熏舌，随即消缩。问之，方肯言：吾家旧有一牛，亦舌肿胀出口，人教以萆麻取油蘸纸撚，烧烟熏之而愈，因以治人亦验。【舌肿出口】

萆麻子熟研，涂厚纸面数遍，细卷撚纸，撚头着火，以彼烟熏舌也。

【四】喉痹并喉闭塞

论曰：喉痹，谓喉里肿塞痹痛，水浆不得入也。治稍缓则杀人。盖由脾肺不利，蕴积热毒，外犯寒邪，二经壅热，结于喉间，痹而不通，其候身热恶寒。治方有先针而后药者，可谓知急先利矣。

吹喉散《局方》

治三焦大热，口舌生疮，咽喉肿塞，神思昏闷，喉痹，并能治之。【吹喉】

蒲黄一两　芒消八两　青黛一两半

上件用生薄荷汁搜和，入磁器中，慢火熬令干，研细。每用一字或半钱匙，口中含掺。良久渐出涎，吞之。或喉中肿痛，咽中塞，不通气，以笔管入药半钱，用力吹入喉中，无不立效。

帐带[①]饮《事证方》

治喉闭。余家常用之，紧【系也】于帐带上，以备缓急。出《陈总领日用妙方》

白矾生

上细末。以冷水调服，二三钱匕服之。再三服，以瘥为度。

五香散

治咽喉肿痛，诸恶气结塞不通，急宜服之。《局方》

木香　沉香　鸡舌香用丁香　熏陆香或用乳香，各一两　麝香别研，三分

上粗末。每服二三钱重，水一盏半，煎至一盏。去滓温服，日二三服。

如圣汤《局方》

治风热毒气上攻咽喉，咽痛喉痹，肿塞妨闷，及肺壅咳嗽，咯唾脓血，胸满振寒，咽干不渴【不欲水也】，时出浊沫，气息腥臭，久久吐脓，状如米粥。又治伤寒咽痛。

苦桔梗炒，一两　甘草炙，二两

上㕮咀。每服一两，水三盏，煎至二盏。分为二三服，去滓温服。小儿时时呷服，食后临卧。《圣济总录》名散毒汤，桔梗、甘草各等分。今分两亦名桔梗汤。

如圣汤《鸡峰方》名国老汤

桔梗三两　甘草二两

治肺经积热，外感寒邪，口干喘满，咽燥肿痛，挟寒咳嗽，唾有脓血。

茯苓汤

治喉咽闭塞不利。

赤茯苓　前胡各二两　生干地黄　人参　桂心去粗皮　芍药　甘草炙，各一两　麦门冬去心，焙，三两

上粗末。每服一两，水三盏，枣三个打破，煎至二盏。去滓，分为三服，日夜三五服。

治咽喉闭塞。

红蓝花

上捣绞，取自然汁。每服一盏、半盏服之。无生花，则以干花水浸，绞揽浓汁，温服之亦通。

又

① 帐带：原作“怅带”，据《普济方》卷六十一改。下凡遇此径改，不再出注。

捣绞牛蒡根茎叶，研涂喉上外。

又

研生糯米为浓泔水，入蜜，时时饮之。每服一盏，或半盏。

又

炒焦糯米半升，为末，以水调成膏。贴喉上，再三换，肿即消。

三解汤

治脾肺壅热，咽膈肿疼不利。

恶实焙香，一两　甘草炙，一两　荆芥穗半两

上粗末。每服一两，水三盏，煎至二盏。去滓，分为二服，日夜五服。凡喉痹，亦有马喉痹，亦有缠喉风，亦咽喉壅塞痹痛，水食不通。虽有种类不同，治方大概惟同。

又方《圣济总录》

薏苡仁七个

上以水皆吞之，即气通肿消。

荆芥汤《局方》

治风热肺壅，咽喉肿痛，语声不出，或如有硬物。

荆芥穗半两　桔梗二两　甘草炙，一两

上粗末。每服一两，水三盏，姜五片，煎至二盏。去滓，分为二服，食后温服，日夜数服，以气通为期。

千两金圆《良验方》

治缠喉风，不问阴闭阳闭，如急病内外肿塞，辄至不救者，用①之能起死。

蚵蚾草又云虹蟆草，嫩者，根叶共用，车前草也　大黄　皂角唐者佳，各半两　铜钱二文，古文钱也

上细末，以白梅肉盐白如霜，故亦霜，又盐梅，和名梅干，烂研和匀，十钱重一两，作十五圆。每用一丸，新绵裹，口中含化咽津，有顽涎吐出即瘥。若病两日后，难用。

立应圆

治喉痹急卒，并疗缠喉风。

上用白僵蚕、白矾等分为末，蜜丸如弹子大，含化吞之。

又方

用白矾生，不烧，研为细末。以冷水二三钱服之，二三服。

【五】齿牙并龈【齿龈并牙】

牙齿疼痛有二：一者手阳明脉虚，风冷乘之而痛者，谓之风痛；二者虫居齿根，侵蚀不已，传受余齿而痛者，谓之虫痛。二种不同，古方有涂傅漱渫之药，治风去虫之方，各有法也。

藁本汤

治牙齿疼痛。

藁本　川芎　防风　蔓荆子　细辛　羌活　升麻　木通各三两　杨白皮切，二两　露蜂房炙　狼牙草　荠草　盐各半两　大豆炒，三两

上粗末。每用二两，水五盏，入生地黄汁半盏，煎十、二十沸。去滓，热漱含，冷则吐出。如此每日二度含吐。

桃白皮汤

治牙齿疼痛。

桃白皮　槐白皮　柳白皮各二十两

① 用：此下原有错叶，据校本调顺。

上剉如麻豆大。入酒二十五盏，煎三五沸。去滓，乘热漱，冷吐。或五六贴，分一贴，入酒三四盏，一宿浸，每朝漱之。

吴茱萸散

治牙齿疼。

吴茱萸焙　白芷

上细末，等分。点调沸汤，连连乘热漱之，冷即吐。

乳香散

治牙齿痛不可忍。

乳香二钱，研　山椒炒，末，二字

上每用半字或一字，揩涂痛处，良。

久煎荆芥汤漱口，频漱即立效。

荜拨丸

治牙齿疼痛。

荜拨　胡椒

上等分，末。镕蜡和丸，如麻子大。每用一丸，咬挟齿痛中。

细辛汤

治牙齿痛久不瘥。

细辛　荜拨各三两

上粗末。每用二三钱，水二盏，煎十、二十沸。去滓，热漱冷吐。

干地黄汤

治牙齿痛。

生干地黄焙，三两　独活一两

上㕮咀。每用一两二两，以酒三盏，浸一宿，煎十余沸。去滓，热漱冷吐，以瘥为度。

苍耳汤

治牙齿痛。

苍耳子不以多少

上粗末。每用二三两，水三四盏，煎十余沸，入盐少许。去滓，热漱冷吐。

李木皮汤

治牙齿痛。

李木皮

上细嚼。以汁浸痛处，不过三五次即瘥。

松节汤

治牙齿痛。

松节一说云茯神中木也。和说云赤松之节，或用皮

上剉切。每用二三两，水三盏，煎数十沸。热漱冷吐，痛疼立止。

瓜蒂散

治牙齿痛。

瓜蒂

上细末。与麝香匀和，以新绵裹，咬挟牙痛处。

槐皮散

治牙齿疼痛。

槐白皮　荆芥穗

上二味等分,㕮咀。每用三两，以醋三盏，煎至二盏，入盐少许。热含冷吐，以瘥为度。

又方

猪牙皂荚一梃，炙，去黑皮并子　山椒七粒

上细末。每用一钱匕，绵裹，于齿痛处咬之，有涎吐却。

苦参汤

治齿疳及口生疮，眼涩体重，虫蚀脏腑。

苦参　桃白皮　槐白皮各十两

上粗切。每用二三两，水五盏，煎四盏。去滓，热含冷漱吐，日三五度。

玉池散

治虫蚀牙齿，蛀蚛[①]风痒，摇动疼痛，及牙齿宣露出血，口气臭，齿龈肿脓烂等疾。

地骨皮　白芷　升麻　防风　细辛　川芎　槐花　当归炒　藁本　甘草炙，等分

上细末。常用揩牙齿及龈，良久以温汤漱。又次用药五六钱，水五盏，生姜五片、七片，黑豆百五十粒，同煎至三四盏，热含冷吐。《圣济录》并《局方》《三因方》

乳香散

治牙痛蛀蚛，风虚上攻，连脑疼痛。

乳香一分　补骨脂二分，炒

上末，常取少许揩疼处。有蛀孔眼，则用软饭和药作梃子，塞蛀孔中，其痛立止。

比金散

治牙疼不止，去风蚛，神仙功效。

雄黄不以多少

上研细。随左右疼处，以剜耳子【于丸反，削也，耳子】送入耳中，立止。

柴胡汤

治肾虚牙齿龈肿，膈上热。【肾虚齿风痛】

论曰：肾生骨髓，齿者骨之余，而髓之所养也。肾经虚弱，气血不能荣养骨髓，故因呼吸风冷，或漱寒水，则令齿痛而不已。

柴胡二两二分　枳壳麸炒　厚朴各一两三分　黄连一两一分

上粗末。每用一两，水二盏，煎至一盏。去滓，食后服，日二三服。

骨碎补散

治肾虚气攻，牙齿血出，牙龈痒痛，揩齿龈。

骨碎补炒墨色，二两

上细末。盥漱后，早晨揩齿根，良久吐之。临卧再用，咽津不妨。

芎藭汤

治风齿疼肿及口臭。

川芎　当归　独活　细辛　白芷

上粗末。每用一两，水三盏，煎一盏半。去滓，热含冷吐，日三五度。

沉香散

治风疳龈肿，牙齿浮动。【疳龈】

论曰：风疳之病，其候膶龈虚肿，牙齿动摇，侵蚀齿根，腐臭脱落，下攻龈颊损烂，脓血俱出者是也。盖缘肾经气虚，风邪热毒在胃[②]，蕴积日久，上熏胸间，攻发口齿，故成斯疾。

沉香一分　麝香二分　地骨皮一两　当归　升麻　防风各半两　川芎三分　桂心一分　甘草　黄蘗蜜炙，各半两　凝水石一两

---

① 蚛：虫咬，被虫咬坏。

② 在胃：原作“有胃”，据校本旁注改。

上细末。常傅齿根，或以绵裹弹子大，含化咽津。风疳，日本近来小儿多患，尤宜知之。

独活汤

治风疳。

独活　当归炒　杏仁炒　藁本　生干地黄焙，各一分　甘草炙　细辛各半两

上粗末。每用一两，水三盏，煎十余沸，热漱冷吐。

防风散

治风疳宣露，脓汁臭气。

防风　羌活　槐白皮　黄芩　地骨皮　当归各一两二分　升麻二两

上细末。每用一两，水五盏，入盐少许，煎数沸。热漱冷吐，以瘥为度。

细辛散

治风疳痒痛，侵蚀齿龈。

升麻　细辛　藁本　防风　川芎　凝水石各二两二分　甘草炙，一两一分

上细末，常贴齿痒处。又二三钱，绵裹，含化咽津，常令药味相续为佳。

蔷薇根散

治口疮经年歇发，饮食艰难。【口疮】

蔷薇根　山椒

上等分，粗末。每用一两，水五盏，煎三盏半。去滓，热含冷吐。口疮，或名口糜。

又方

治口疮久不瘥。

蔷薇根野蔷薇尤佳，花白而野多

上不以多少，剉散浓煎，冷温得所，常含漱吐出，不可吞入。

又方

蘘荷根

上细剉，浓煎，热含冷漱。

又

升麻一种，煎漱，或一块大。

又

槟榔子，细末，常涂舌及唇口。

又

桑枝汁，涂舌及口。

又

蒲黄，涂舌及口。

又

百草霜。

又

槟榔并大腹皮灰。

又

吴茱萸末。

又

葵根灰。

又

生地黄汁。

又

甘草末。

又

黄蘗末。

又

矾石烧末。

又

大黄末。

又

蜜。

又

马齿苋汁并灰。

以上皆傅口舌烂疮。

玄参丸

治口舌生疮，久不瘥。

玄参　天门冬去心　麦门冬去心，各焙

上等分，细末，蜜丸弹子大。每用一丸，绵裹，口含化，咽津。

自余良方名药等，不可胜计，不可限泥此一卷耳。

灸穴

胆俞左右

在第十椎下，两旁相去各一寸五分。灸三壮云。治咽痛，食不下。

私云：可灸五十一壮，或百壮。

涌泉左右

在足趺。主咽中痛，不可内食。灸各三壮，或七壮、十一壮。一名地冲，在足心陷中，屈足卷指宛宛中。

璇玑

在结喉天突下一寸。治喉痹咽肿，水食不下。五壮、七壮，或二三十壮，灸之。

尺泽二穴

在肘内曲陷横纹中。主嗌内肿，气走咽喉，不能言，喉肿，胸胁支满。灸尺泽百壮。

人迎二穴

在颈大筋大脉，动脉应手，挟结喉，仰而取之。一名五会。禁灸。但治咽喉痈肿。五七壮，若十五壮灸之。

缺盆二穴

在肩上大横骨上大陷中。治喉痹。二三十壮灸之。

掖门二穴

在手小指与次指之中间陷中。治咽外肿，寒厥臂痛，不能上下。三五七壮。

天突一穴

在结喉下大陷中。治喉中生疮，不得下食。《铜人经》《明堂》云：疗喉中热疮。十、二十壮灸之。又主喉中鸣如水鸡【水鸡即蛙也】声。

膻中穴

在两乳二中间。治喉中鸣。

三里足手、曲池、风池、鸠尾、膈俞第七推左右，皆主喉痹疾。

小儿喉痹，灸天突一壮。

劳宫

在掌中，屈中指，中指尖着处。左右各一壮。主小儿口有疮蚀，齿龈烂臭冲人。【劳宫穴，治喘息尤有神验也。最秘。】《明堂》云：劳宫在无名指屈处。常云无名指者，第四指谓之无名指。赵歧《孟子释》云：无名指者，手第四指也。《资生经》云：今曰屈无名指着处者，中指也。云第四指者，非也。劳宫二穴，一名五里，在中央大横纹中。灸三壮。谓掌内中心也。又足有五里穴

角孙二穴

在耳郭中间，上开口有空穴。治齿龈肿。灸三壮。《明堂》云：主齿牙不嚼物，龋痛肿。又治小儿痈湿疮。

《史记》：齐大夫病龋齿，太仓公灸左大阳明脉，即为苦参汤，日漱[①]三升，出入五六日，病已。得之风及卧开口，食而不漱。

耳门二穴

在耳前起肉当耳缺者陷中。灸三七壮。齿龋《说文》云：龋，齿蠹也。传曰：唇亡齿寒。《说文》云：龋齿，蠹痛也。谓齿蠹而痛也。其不因龋蠹而痛者，盖风寒入脑髓尔。《素问》谓大寒至骨髓，故头痛齿亦痛。当以此治之。

听会二穴

在耳微前陷中，上关下一寸动脉宛宛中，张口得之。灸三七壮。上关者，一名客主人，在耳前起骨上廉，开口有空穴宛宛而有动脉之处也。

《资生经》云：以线量手中指至掌后手甲后大横纹，折为四分，量横纹后当臂中。灸七壮愈。左右随齿病边灸。

又云：有老妇人，旧患牙疼，人教将手掌交叉，以中指头尽处为穴。灸七壮，永不疼。恐是外关穴欤。外关穴，在腕后二寸陷中，今全同。

泉司稍子妻，旧亦苦牙疼，人为灸手外踝穴近前些子，遂永不疼。但不知《千金》所谓外踝上者，谓足外踝邪？手外踝耶？识者当弁之。

《医说》及《良方》《资生经》云：灸牙疼法，随左右所患，肩尖微近后骨缝中，少举臂取之，当骨解陷中。灸五壮。执中【执中者，《资生经》作者也】云：予亲灸数人，皆愈。灸毕，顶大痛，良久乃定，永不发。予亲病齿痛，百方治不验，用此法瘥。又《资生》云：辛师旧患伤寒方愈，食青梅，既而牙疼甚。有道士为之灸屈手大指本节后陷中。灸三壮。初觉病齿痒，再灸觉牙有声，三壮疼止，今二十年矣。恐阳溪穴也。阳溪者，一名中魁，在腕中上侧两筋间陷中。《铜人经》云：治齿痛，手阳明脉入齿缝中，左疼灸右，右疼灸左。

《覆载万安方》卷第三十

嘉历二年二月十七日，朱点了。

性全（花押）

嘉历二年二月十九日，墨点了。冬景秘之，虽为兄弟、亲朋，不可容易披阅了。

性全（花押）

朱墨之纸数三十七丁（花押）

---

① 漱：原作“嗽”，据《史记·扁鹊仓公列传》改。

《覆载万安方》卷第三十一

性全　集

妇人一

【一】通论总疗

【《大全良方》《素问》第一】岐伯曰：女子者，七岁而肾气盛，齿更发长；二七岁【十四】而天癸【月水也】至，任脉【大血道也】通，太冲【在足甲】脉盛，月事【月水也】以时下。天癸者，天谓天真之气降，癸谓壬癸，水名也，故云天癸也。然冲为气海，任主胞胎【子宫也】，肾气全盛，二脉冲任流通，血经【脉也】渐盈，应时而下。所以谓之月事者，平和之气，常以三旬一见，以象月盈则亏也。若有遇经脉行时，最宜谨于将理。将理失宜，似产后一般，受病轻为宿疾，重可死矣。凡此之时，中风则病风，感冷则病冷，久而不愈，变证百出，不可言者。所谓犯时微若秋毫，感病重如山岳，可不畏哉？【月水之时并后谨之如产后将理也。】

《褚澄遗书》【南齐·褚澄，名医也，《本草》引之】云《大全良方》第一：精血者，饮食五味，髓骨㤜【脉字也】，肌肤毛髮。男子为阳，阳中必有阴，阴中之数八，故男必一八而阳精升，二八而阳精溢；女子为阴，阴中必有阳，阳之中数七，故女必一七而阴血升，二七而阴血溢。皆饮食五味之实秀也。可见《大全良方》第一卷。

【《大全良方》】《产宝方》序云：大率治病，先论其所生，男子调其气，女子调其血。气血，人之神也云云。月水如期，谓之月信。不然，血凝成孕。

夫妇人月水不调者，由劳伤气血，体虚，风冷之气乘也。若风冷之气客于胞内，伤于冲任之脉胞即儿子之所孕之胎胞也。此冲任二经为表里，主上为乳汁，下为月水。育儿乳汁迸出之时或三年，或二年，月水不行，依仁育而血变成乳故也。【《内典》忍辱仙人为呵利王，七处被割截之时，及师子尊者为异见。王被刎首之时，又震旦肇法师被刎首之时，皆血变为乳色而出，是皆依慈悯而令然也。】然则月水是络之余，若冷热调和，则冲脉、任脉气盛宣流，依时而下。若寒热乖适，则经脉忽虚；若有风冷，虚则乘之，邪博于血，或寒或温，寒则血结，温则血消，故月水乍多乍少，故为不调也。

初虞世【唐代明臣也】云：女子十四而天癸至，任脉通，月事以时下，故令有子。天癸者，物之自然，月者以月至，经者有常也。其来不可过与不及、多与少，反此皆谓之病。不行尤甚，百疾生焉。血既不能滋养百体，则发落面黄，身羸瘦，血虚则发热，故身多热，水不足则燥，气燔则金受邪，金受邪则肺家嗽，嗽则为肺痈、肺痿，必矣。

《千金方》云：夫妇人之别有方者，以其胎妊、生产、崩伤之异故也。是以妇人之病，比之男子，十倍难疗。《经》【《太素》】言：妇人者，众阴所集，常与湿居。十四已上，阴气浮溢，百想经心，内伤五脏，外损姿颜，月水去留，前后交互，瘀血停凝，中道断绝，其中伤堕，不可具论。生熟二脏，虚实交错，恶血内漏，气脉损竭，或饮食无度，损伤非一。或疮痍未愈，便合阴阳【与男子交合】。或便利于悬厕之上，风从下入，便成十二痼疾【久病也】。所以妇人别立方也。若是四时节气为病【二十四节、四气、七十二候□也】，虚实冷热为患者，故与丈夫同也。惟怀胎妊而挟病者，避其毒药耳。其杂病与丈夫同，则散在诸方中，可得而知也。然而女人嗜欲多于丈夫，感病倍于男子，加以慈恋爱憎，嫉妬忧恚，染着坚牢，情不自抑，所以为病根深，疗之难瘥。故养生之家，特须教子女学习此三卷《千金要方》之妇人卷三卷妇人方，令其精晓，即于仓卒之时，何忧畏也。夫四德者，女子立身之枢机；产育者，妇人性命之长务。若不通明于此，则何以免于夭枉者哉。故传母之徒，亦不可不学。常宜缮写一本，怀挟随身，以防不虞也。【病气来侵故也】

加减吴茱萸汤《张氏方》《大全良方》《和剂局方》等

治冲任衰弱，月候愆期，或月前月后，或崩中漏下不止，赤白带下，小腹急痛，每至经脉行时头眩，饮食减少，气满心忪，肌肤不泽，悉皆主之。可谓妇人总药。

吴茱萸　当归各二钱　麦门冬去心，焙　干姜　白茯苓　牡丹皮　南木香不见火　桔梗各三钱　甘草三钱半　细辛一钱半　防风　官桂去粗皮，各二钱半　半夏七钱

上㕮咀。每服四钱重，水一盏半，生姜五片，枣一二个，煎至一盏。去滓，空心温服，日夜两三服。久服取效，一说加香附子。川芎，芍药同加之，尤佳。

治妇人、室女经脉不调，肌腹冷痛，恶心，腹常胀满，至晚则增。宜服小乌沉汤，吞下艾煎圆。见《局方》

小乌沉汤《局方》第三气段

调中快气，治心腹刺痛。

乌药去心，一两　甘草炙，一两　香附子二十两

上为细末。每服一钱三四钱宜，入盐少许，或不着盐之沸汤，点服不拘时。又名乌香正气散。

艾煎圆《局方》妇人段

治崩伤淋沥，小肠满痛。

人参　川芎　菖蒲根各二两二分，忌铁器　熟艾以糯米饮调作饼，焙熟，干，十两　食茱萸　当归各二两　白芍药　熟干地黄各三两三分

上细末。煮酒米糊为圆，如梧子大。每服五十丸，或百丸，温酒或以米饮服。常服补营卫，固经脉。如《大全良方》，则以小乌沉汤服之，调顺血气故也。

姜黄散《大全》

治血脏久冷，月水不调，脐肠刺痛。出专治妇人方。

姜黄四两。《本事方》云：老生姜也云云。如诸方者，别物也　蓬莪术蓬莪术，郁金种类也　红花　桂心去粗皮　川芎各一两　延胡索　牡丹皮　当归各二两　白芍药三两

上细末。每服一钱重或三四钱，水半盏，酒半盏，煎至七分。去滓热服，空心，日夜三四服。

四物汤附加减【《大全良方》第二】

治妇人经【月水也】病，或前或后，或多或少，疼痛不一，腰足腹中痛，或崩中漏下，或半产【半产者，不满月而胎坠产出也。妊者，服四物汤】恶露多不满月而产，谓之半产。或停留不出，妊娠腹痛下血，胎不安，产后块不散，或亡血过多，或恶露不下，服之如神。张声道云：此方治妇人百疾，只是四物汤加茱萸煎服。若阳脏，少使茱萸；若阴脏，多使茱萸。

吴兴周端仁郎中，顷赴省试【及第也】照瞩，一邻案出场云：某本医家，凡妇人百病，只是四物汤加茱萸，无不效者。谨以此为报。徐明中方加香附子。

当归　白芍药　川芎陆氏云川芎减半　生干地黄《养生必用方》熟者，《局方》然。《本草》云：男宜熟者，女宜生者，合用生者为是。

上等分，为粗末。每服四钱，水一盏半，煎至八分。去滓，煎取六分清者，带热服，食前。若平常血气不调及常服，只用本方日二三服。治经血凝滞，腹内血气作疼，加蓬莪术、官桂，等分用之。王硕[1]云：熟地黄滞血，安能止痛？不如以五味子代用之云云。【四物汤除地黄，代用五味子，是王硕秘方。】

《易简方》四物汤加莪术、桂心，名六合汤。如因产后，欲推陈【古血】致新【新血】，补血海，治诸疾，加生姜煎。

若妊者胎动不安，下血，每服加艾叶五七片，更加葱白、阿胶末，减四味之半【半减也】，当归只用小

---

① 王硕："硕"字下原衍一"肤"字，据文义删。按，王硕为《易简方》的作者。

半【三分之一、五分之二】。

若疾势甚者，以四味各半两，细剉。以水四盏，熟艾一块，如鸡子大，阿胶五七片，煎至二盏半。去滓，分作四服，一日令尽。一方有甘草、干姜、黄耆，日二三服。至二腊以一七日为一腊以前，产后每日可一二服。若虚气微弱，血海不调，服一月不妨。

若产后被惊气滞，种种积滞败血，一月内恶物微少，败血作病，或胀或疼，胸膈胀闷，或发寒热，四肢疼痛，加延胡索、没药、香白芷，与四物汤等分为细末，淡醋汤或童子小便、酒调服下。

若血风于产后乘虚发作，或产后伤风，头痛发热，百节骨痛，加荆芥穗、天麻、香附子、石膏、藿香各一分。四物汤料共一两中加之，每服三钱，水一盏，煎七分服。

若虚热心烦，与血相搏，口舌干渴，欲饮水者，加栝楼根一两、麦门冬去心，三分；若腹中刺痛，恶物不下，加当归、芍药一分；若血崩不止，加熟地黄、蒲黄各一两；呕逆，加白术、人参各半两；若寒热往来，加干姜炮、干牡丹皮各一分；因热生风，加川芎一分，柴胡半两；腹胀，加厚朴、枳实各一分；身热脉数，头昏项强，加柴胡、黄芩各半两；若脏腑滑泄，加桂心、附子炮各一分；若虚烦不睡，加竹叶、人参各一分；烦躁饮引，头痛大渴，加知母、石膏各半两；若水停心下，微吐逆，加木猪苓、防己各三分，同煎；若平常些少虚眩，肢体瘦倦，月信不调，只用生姜、薄荷常煎服。此是妇人常服之药，盖味少而性缓，效迟而功深。

一方

治妇人血虚，心腹疞痛，不可忍者，去地黄，加干姜，名四神汤；治老人风秘，加青皮等分，煎服。

一方

治小便涩，大便秘结，加大黄，桃仁去皮尖，炒黄减半，煎。

一方

治血痢不止，加阿胶、艾叶。《陈氏方》治痢病腹痛难忍，以此名六物汤。

一方

治妇人腹痛，作声肠鸣，经脉不快，加熟地黄一倍，桂心半倍煎；治疮疾，加荆芥，酒煎常服。

一方

加柴胡，名五神汤。柴胡能大补虚，退虚热。

一方

以四物汤共四两，为细末，炼蜜为圆【四物丸】，如梧子大。空心，米饮下三四十圆。以疗年高妇人白带，有良验也，请详用之。

一方

四物汤共四两，加甘草半两，细末，炼蜜为丸，每两作八丸，酒、醋共半盏，温汤同化，调停服下，名当归煎丸。去败血，生好血。如人行五里，再进一丸，无时候。用生地黄为正

此药不知起于何代，或云始自魏华佗①。按巢氏云：佗【华佗】之术精微，方类单省，传称佗术针灸，不过数处。《千金方》云：自三代【唐朝已前之三代也】以来，医方药论，未有如此详备。间有汉、晋名公诸方。今《产宝方》乃末梁时节度巡官昝殷②所撰，其中有四物散。国朝【仁宗之朝】太平兴国中，修入《圣惠方》者数方。自后医者，易散为汤，虽无杰特之功，但善用者若驭良马，以意驱策之，则随意无所不至，自可珍也。自皇朝以来，名医于此四物中增损品味，随意虚实寒燠，无不得其效者。然亦非止妇人之疾可用而已。又增损四物汤等加减，至产后篇可出之。【四物汤之起源】

《可用方》第三十云：六合汤，治妇人产后下血，四物汤去川芎、当归、芍药、地黄各一两。四顺理中圆，去干姜，甘草二两，人参、白术各一两。上六味㕮咀。每服三四钱，水一盏，煎六分。先进固经丸，后服此。又云：四物汤，是妇人之重宝也。

---

① 华佗：原作“华他”，据文义改。下凡遇此径改，不再出注。

② 昝殷：原作“昝膺”，据文义改。按，昝殷为唐代医家，著有《经效产宝》三卷，简称《产宝》。

《亲验方》治疮瘀淋淫，经时不愈，皆由血气凝滞，加大黄煎服【四物汤加大黄，治疮疖】。暴赤眼，用四物汤加龙胆草同煎，甚妙。仍用赤芍药、当归尾须，尤佳。一方加缩砂、香附子、甘草、姜黄切片等分，治血气尤妙。酒毒下血，槐花炒焦煎。

《百一选方》妇人经候【月水】淋沥不断，加柏叶煎。鼻衄，亦加是煎服。赤痢，煎此下驻车圆，休息痢尤妙。治湿脚气，腿腕生疮，煎此调服消风散，二三钱服。治妇人失血后气弱，或产后虚羸，加生干地黄、人参各等分，同为细末，用生藕自然汁、生姜自然汁、蜜各一盏，同煎数沸令香熟，入药调成膏，用砂器盛贮。每服一匕，灯心枣汤化下，名百花膏。

《陈氏方》治妇人诸疾，加吴茱萸煎。

《究原方》因虚致热，热与血搏，口舌干，渴欲饮水，栝楼一两，麦门冬去心三分。腹中刺痛，恶物不下，倍加当归、芍药。血崩，加地黄、蒲黄各一两。因热生风，更加川芎一分、柴胡去芦半两。身热烦躁，头昏项强，加柴胡、黄芩各半两。大便秘，加大黄、桃仁去皮炒麸各半两。若泻，加桂、附子炮去皮各三分。发寒热，加干姜炮、牡丹皮去心木、芍药各一分。呕吐，加白术、人参、藿香叶各半两。大渴，加知母、石膏半两。水停心下，发渴，加猪苓去皮、茯苓、防己各一分。虚寒，加人参、柴胡、防风。治咯血，用白纸烧灰，入麝香煎，调二钱服。治妇人患脾血病，时觉腹痛恶心，五心心并左右手足心烦热，如劳之状，或进或退，因经候月水行而不食，惊恐所致，加吴茱萸同煎。

《家宝方》治跌损，生血气，常服至愈，加乳香、没药。

《易简方》治男子、妇人虚劳发热，或五心烦热，并治吐血、衄血、便血。妇人下血过多，致虚热者，或因用心过度，发热及往来寒热者，用参苏饮三两、四物汤一两半合和，名茯苓补心汤。【参苏饮与四物汤合和，治寒热往来血乱病。】

《鸡峰方》【张锐[①]作】云：治产后心腹疠刺，疼痛不可忍，去地黄，用赤芍药，只三味为末，姜酒调二三钱，名定痛散。治养阴生血补虚，加人参、鹿角胶、白术为末，炼蜜丸梧子大。每服三十丸、五十丸，空心米饮下，名人参圆。

《婴孩妙诀》云：治血热生疮，遍身肿痒，及脾胃常弱不禁【不利也】，加防风等分，黄芩半之，大小以意加减，煎服。忌酒、面、猪羊肉、豆腐。

《信效方》加蓬莪术、肉桂各半两，名六合汤。治经血凝滞，肌瘦潮热，腹中块癖，结硬疼痛者，主之。【增损四物汤，在产后血晕篇中，加减功效，可见彼中。】

《全婴集》云：四物汤治小儿时行，疮痘发热，已出未出，或出不快。又消疮斑余毒。大凡疮痘不透者，为血涩故也。以知四物汤诚疮痘之仙药也【四物汤治疹豆疮】。又加罂粟壳，治血痢也。

【《魏氏家藏方》**推陈散**

治产后或失血后惊气滞气，种种节滞，败血疼，内恶物下，及败血作病，或胀或痛，胸膈胀闷，发寒发热，四肢疼痛。

四物汤加延胡索、没药、香白芷。等分为细末，每服二三钱，淡醋汤或童子小便调下。是号推陈散，又云顺气散。顺诸血，令有所归，四物汤如法煎，调蒲黄末三四钱，不拘时服之。若上膈虚热壅满，更煎麻子降气汤服蒲黄末云云。

《大全良方》云：仲景曰：妇人经水过多，则亡津液，亦大便难，四物汤加青皮煎服即通也。又有种种加减方。又新产后伤寒，加柴胡四物汤尤宜，但以生干地黄代熟地黄。

《局方》**芎藭汤**

治一切去血过多。《易简方》名芎归汤，一名桂香饮，一名当归汤，一名佛手散。治产前产后诸疾，又治大便下血，肠风脏毒，亦加槐花矣。广可见《易简方》，功能加减载之。】

双和汤《局方》四物汤与建中汤合和，故名双和汤也。

治男子、妇人五劳七伤六极，心肾俱虚，精血气少，遂成虚劳，百骸枯瘁，四肢倦怠，寒热往来，

---

① 张锐：原作“长锐”，据文义改。按，《鸡峰方》全称《鸡峰普济方》，是宋代医家张锐编撰的医方书。

咳嗽泪干，行动喘乏，面色萎黄。略有所触，易成他疾。或伤于冷则宿食不消，脾痛腹疼，泻痢吐逆；或伤于热则头旋眼晕，痰涎气促，五心烦热；或因饥饱动作，喜怒惊恐，病随而至；或虚胀而不思食，或多食而不生肌肉，心烦则虚汗盗汗。一切虚劳，不敢服燥药者，并宜服之。常服调中养气，益血育神，和胃进食，补虚损。【双和汤功效】【《本事方》云：双和汤，许学士所制也云云。】

白芍药七两二分 当归 黄耆盐水浸，炙 川芎 熟地黄各三两 甘草炙 肉桂去粗皮，各三两二钱。十钱一两也

上细末。每服二三钱，水一盏半，姜三片，枣二个，煎至一盏，空心服。【《卫生良剂[①]方》㕮咀，每服四大钱云云。】忌生冷果子等物。虚劳潮发，寒热往来，则加五味子、鳖甲、柴胡各二两佳。

丹参散《大全》

治妇人经脉不调，或前或后，或多或少，产前胎不安，产后恶血不下，并治之。兼冷热劳暖，脊痛，骨节烦疼。

丹参不以多少，去土，切，功用与四物汤全同。《大全良方》单服丹参，与四物汤功全同

上细末。每服二三钱，温酒下。经脉不调，食前服；冷热劳，无时候服。

温经汤《局方》

治冲任虚损，月经不调，或来不断，或过期不来，或崩中去血过多不止。又治曾经损娠，瘀血停留，少腹急痛，发热下痢，手掌烦热，唇干口燥，及治少腹有寒，久不受胎。

阿胶蛤粉合炒，去粉 当归 川芎 人参 肉桂去粗 甘草 芍药 牡丹皮各二两 半夏汤洗七次，二两半 吴茱萸炒，三两 麦门冬五两半

上粗末。每服四五钱，水一盏半，生姜五片，煎至八分。去滓热服，空心，食前服。

温经汤《大全良方》《可用方》等

治寒气客于血室，血凝不行，新血与积热相搏，经候【月水】不通，绕脐作阵痛。

当归 川芎 芍药 桂心 牡丹皮 蓬莪术各二两 人参 甘草 牛膝各四两

上㕮咀。每服五钱，水一盏半，煎至八分。去滓温服，空心，日夜三四服。

琥珀散《大全良》《本事方》

治妇人月经壅滞，每发心腹脐疞痛不可忍，及治产后恶露不快，血上抢心，迷闷不省，气绝欲死。出《本事方》

京三棱 蓬莪术 赤芍药 牡丹皮 刘寄奴宋高祖名，以名药，可见《本草》 川当归 熟地黄 桂心 菊花 蒲黄炒，各三两

上先以前五味，与黑大豆十五两，同米醋十大盏，生姜二十四两切片，一处煮豆烂为度，豆共焙干。入后五味，同为细末。每服三四钱，空心温酒调下。不饮酒人，以盐汤橘皮汤服之。一方不用菊花、蒲黄，却用乌药、延胡索亦佳。予【陈良甫也，《大全良方》作者也】家之秘方也。若是寻常血气痛，只一服。产后血冲心，二服便下，常服尤佳。前后救人急切，不少此药，易合以救人。黑豆一升，约用五两。【黑豆一升，约五两也，三升即十五两也。】

劫劳散《大全良方》

治心肾俱虚，劳嗽二三声，无痰遇夜发热，热过即冷，时有盗汗，四肢倦怠，体劣黄瘦，饮食减少，夜卧恍惚，神气不宁，睡多异梦，此药能治。微嗽有唾，唾中有红线【血也】，名曰肺痿【唾中有血，名肺痿】。若上件疾不治，便成羸劣之疾。【妇人传尸虚劳】

白芍药六两 黄耆 甘草 人参 当归 半夏 白茯苓 熟地黄 五味子 阿胶炒，各二两

上㕮咀。每服三四大钱，水一盏半，生姜十二片，枣三个，煎至九分，无时温服，日进三服。陈统领《日华子》云：乡人【□乡里之人也】杨元鼎女，及笄，病证甚危。一岁之间，百药俱试，无有效者。亦尝从予求治法，无有应之者。偶遇名医得此方，一料遂除根，专录此方传人。今世尤可用之

当归散

治血脉【月水】不通。

---

① 剂：原作“制”，据文义改。

当归　川山甲灰炒　蒲黄各二两二分　辰砂　麝香各二钱

上细末，研匀①。每服二钱，热酒服下。若不喫酒，则薄荷煎汤，入醋少许服，亦可。

琥珀散

治心膈迷闷，腹脏撮痛，气急气闷，月信不通等疾。月水不来或衰少，名血枯。下又有血枯篇

乌药五两　当归　蓬莪术各二两二分

上细末。每服三钱，温酒服，服后以食压之。大忌生冷、油腻等物。若产诸疾，用炒姜酒调服。已上出《妇人经验方》

此外治月水不调并不通之疾，诸药散众方中，不载尽于此，泥于此一章，而不可不博勘览。

逍遥散《局方》《卫生良验方》等【《易简方》一名人参散】

治血虚劳倦，五心烦热，肢体疼痛，头目昏重，心忪颊赤，口燥咽干，发热盗汗，减食嗜卧，及血热相搏，月水不调，脐腹胀痛，寒热如疟。又疗室女【未嫁女曰室女，已嫁女曰妇人】血弱阴虚，荣卫不和，痰嗽潮热，肌体羸瘦，渐成骨蒸。

白茯苓　白术　当归　白芍药　柴胡各二两　甘草一两

上粗末。每服三四钱，水一盏，烧生姜一块，切破，薄荷少许，同煎至七分。去滓热服，不拘时候。

《亲验方》治妇人虚劳发热，与乐令建中汤合煎服。

《易简方》治妇人血热，虚劳骨蒸，兼治邪热客热客于经络，肌热痰嗽，五心烦躁，头目昏疼，夜多盗汗，补真气，解劳倦。用人参、白术、茯苓、柴胡、半夏、当归、赤芍药、干葛、甘草、黄芩各等分，㕮咀。每服四钱，水一盏半，生姜五斤，枣二个，煎至六分，不拘时候服。应有劳热之证，皆可服之，热退即止。名人参散。

鳖甲圆《大全》

治妇人月经不调，肌肉黄悴，胁下积气结硬，时发刺痛，渐成骨蒸劳状。出《博济方》

鳖甲去裙，醋炙　桂心　三棱醋煮，切，急炒　牡丹皮　牛膝　诃子肉　琥珀　大黄蒸　土瓜根　桃仁去皮尖、双仁，麸炒，等分

上为细末，炼蜜圆如梧子大。每服十五丸，或二三十丸，煎桃仁汤服下。此药破血癥气块、积聚痃瘕。若积块坚硬甚，则加蓬莪术、京三棱、当归各二三两。

【又《易简方》云：但妇人寒热，亦有因经血节闭者，遂致五心烦热及骨节间热。或作虚劳治之，反以为害。积日既久，乃成真病，法当行其经血。若月事以时，自然平治。或以《局方》大圣散，用红花煎酒调服。不能饮【酒也】者，以醋汤代之，仍以红圆子醋汤咽下。此二药，大治月事不调，或腹有血块。若久无子息，服之数月，其效特异。非可数服，责之无功。

或因下血过多，发为寒热，当用当归、地黄之类，如大建中汤、乐令汤、养荣汤、十补饮、双和散辈是也。然有痰饮停节之人，则难用。此盖当归、地黄与痰饮不得其宜，反伤胃气，因是不进饮食，遂成真病，致于不救者，多矣。

痰饮中节，至生寒热者，宜以二陈汤、参苏饮等药疗之，应手而效。

更有服退热冷药太过，因而咳嗽下痢，发热自汗，皆不可用之。惟真武汤增损，名回阳，仍佐以震灵丹服之，其详更于真武汤方中求之。

仍早灸膏肓，其效如响。但是病后虚损发热，并虚劳寒热及久患疟疾，皆宜灸之。轻者每穴五七十壮，重者三数百壮。当夜热若未除，次日再灸数十壮。或有余热，逐日灸一二七壮，养其火力，以热退为期。今人见病人畏灸，多谓无力胜火，当俟少愈。此大不热，倘能渐安，又何必灼艾？此皆悠悠之语。及其病成，则悔无及矣。灸此穴者，切不可灸三脘、腹中、脐下等处。若前后受火，则炎气交攻，中脘隔截，往往呕吐清水，或气息喘急，或渴欲引饮，名为火邪，多有致毙。治法当以黑豆煎汤，徐徐解之，轻者尚可疗也。已上《易简方》。】

① 研匀：原作“研白”，据校本改。

【二】妇人血风劳气虚劳中风兼患也

《圣济录》论曰：血风劳气者，经血所下不调，或缘产蓐感于风邪，久不瘥则变寒热，休作有时，饮食减少，肌肤瘦悴，遇经水当至，即头目昏眩，胸背拘急，四肢酸痛，身体烦热，足肿面浮，或经水不通，故谓之血风劳气也。

鳖甲汤《圣济录》

治妇人血风劳气。

鳖甲　当归　芍药各三两　柴胡　秦艽　桔梗　知母　枳壳去穰，麸炒　黄耆　桂心去粗　川芎　前胡　人参　白茯苓　荆芥穗　地骨皮　羌活各二两

上粗末。每服三四钱重，水一盏，煎至七分。去滓温服，日夜三四服。

芍药汤

治妇人血风劳气，骨节疼痛，寒热头眩，眼睛疼，心虚恍惚惊悸。

芍药　牡丹皮　玄参　川芎　白茯苓　熟地黄　白敛　甘草炙　当归　五味子　麦门冬　人参各三两

上粗末。每服四钱重，水一盏，煎七分。去滓温服，不拘时，日夜三四服。

荆芥汤

治妇人血风劳气，肢体羸瘦，饮食减少，疼痛寒热。

荆芥穗　人参　木香　芍药　生干地黄　秦艽　柴胡　当归　半夏　乌药　川芎　甘草各二两

上粗末。每服五钱，水一盏，生姜三片，同煎七分。去滓，空心，日午临卧服。

此外名方良药，见于《圣济录》中，不遑悉引，载于彼方中，可捡用。

《大全良方》第三、第四云：《局方》中风篇中，排风汤、小续命汤，治血风劳气，月水不调，闭塞不通，尤有神验。与四物汤可并用。【妇人血风，用排风汤之证。】

《大全良方》第三云：夫妇人血风惊悸者，是风乘于心故也。心藏神，为诸脏之主。若血气调和，则心神安定；若虚损，则心神虚弱，致风邪乘虚干之，故惊而悸动不定也，其惊[①]悸不止，则变恍惚而忧惧也，排风汤可用也。排风汤下，《大全良方》第二有事证传，言繁不引之，可见彼传矣。

【三】带下

男女痾病名滞下者，壅滞秘涩之义也。今此妇人带下者，兼带之义，赤白血以月水而下也。

《圣济录》百五十二，论云：带下有三十六种，名虽不同，所致则一。盖妇人冲任为经脉之海，上为乳汁，下为月事，血气和平，则生育之道得矣。苟保养，风寒乘虚，袭于胞络，冲任不能循流，血气蕴积，冷热相搏，故成带下也。冷则色白，热则色赤，冷与热并则赤白杂下。间有五色者，各随五脏虚损而应焉。【妇人三十六种疾，异于男子。】

《可用方》引《千金》论曰：诸方说三十六疾者，十二癥、九痛、七害、五伤、三痼不通是也。

何谓十二癥？一曰状如清血，二曰如黑血，三曰如紫汁，四曰如赤肉，五曰如脓痂，六曰如豆汁，七曰如葵羹，八曰如鱼血，九曰如清水，十曰如米泔，十一曰如月浣【月水之名】，十二曰经【月水】不应期，乍前乍却。

何谓九痛？一曰阴中痛伤，二曰阴中淋沥痛，三曰小便即痛，四曰寒冷痛，五曰经来即腹痛，六曰气满痛，七曰汁出阴中如有虫啮痛，八曰胁下痛，九曰腰胯痛。

何谓七害？一曰窍孔痛，二曰中寒热痛，三曰小腹急坚痛，四曰脏不仁，五曰子门不端，引背痛，六曰月浣【水血也】乍多乍少，七曰喜吐。

何谓五伤？一曰两胁支满痛，二曰心痛引胁，三曰气血结不通，四曰邪思泄利，五曰前后痼寒。

何谓三痼？一曰羸瘦不生肌肤，二曰绝产乳，三曰经水闭塞。

---

① 惊：此下原有错叶，今据校本调顺。

病多异同，具见所治之方。《病源论》三痼无二痼

芎藭汤

治妇人带下，漏血不止。

川芎　当归　黄耆　干姜　芍药　吴茱萸黑豆同炒　甘草各二两二分　熟地黄五两

上粗末。每服三四钱，水一盏半，煎一盏。去滓，食前温服，日三夜一服。

柏叶散

治妇人带下腹痛。

柏叶炙，五两　川芎　芍药　白芷　干姜　牡丹皮各二两二分　当归

上细末。每服二三钱匕，食前，温酒调服下。

芍药散

治妇人赤白带下，经年不瘥，渐渐黄瘦。

白芍药　牡蛎煅　桂心　附子炮　黄耆　龙骨　鳖甲　川芎各二两　干姜一两二分　白芷一两　熟地黄三两

上细末。每服二三钱，食前温酒服，日夜三四服。

【四】漏下【月水微少不断，名漏下】

《圣济录》论曰：漏下之病，经血淋沥不断是也。夫冲任之脉所至，有时非时而下，犹器之津泄，故谓之漏下。盖由血虚气衰，不能约制，又有瘀血在内，冷热不调，致使血败，其色或赤如豆汁，黄如烂瓜，黑如衃血，青如蓝色，白如脓涕，五色随五脏虚损而漏应焉。

沉香牡丹丸

治妇人内挟瘀血，经候淋沥不断，或多或少，四肢烦倦。

沉香一两二分　牡丹皮　赤芍药　当归　桂心去粗　川芎　黄耆　人参　白茯苓　山药　白芷　吴茱萸　巴戟天去心　陈皮　南木香　牛膝酒浸，焙　枳壳去穰，麸炒　肉豆蔻　厚朴姜制　干姜　白龙骨各一两

上细末，蜜丸梧子大。每服三十、五十丸，空心，日午临卧，温酒服。无效，加至七八十丸。

赤石脂散

治妇人漏下，淋沥不止。

赤石脂煅　侧柏焙　乌贼鱼骨去甲，烧

上各等分，细末。每服三四钱，温米饮调服。空腹，日二三服。

蒲黄散

治妇人漏血不止，日久虚损。

蒲黄炒，四两　鹿茸去毛，酒浸　当归各二两

上细末。每服三四匕，温酒或米饮，空心日午，临卧服。

鹿茸散

治妇人漏下不止。

鹿茸　阿胶烧　乌贼鱼骨各三两　当归　蒲黄炒，各二两

上细末，二三钱。温酒或米饮，日三服。

【**地黄丸**《本事方》

治妇人月经不调，每行数日不止，兼有白带，渐渐瘦悴，饮食少味，累年无子。

熟干地黄二两二分　山茱萸连核　白芜荑　白芍药炒　代赭石烧醋淬五六返，各二两　干姜　厚朴　白僵蚕各一两二分，炒

上细末，烧蜜丸梧子大。每服四五十丸，空心，温酒服，日三服。此庞老方。妇人有白带下，是第一等病，令人不产育，宜速治之。此扁鹊过邯郸，闻贵妇人①，所以专为带下医也。

---

① 人：原脱，据《普济本事方》卷第十补。

《三因方》有**万病丸**方，治妇人血瘕等诸病。

干漆　牛膝　生地黄汁

可见《三因方》，尤有神效云云。】

干漆散

治漏下黑色。【带下黑色】

干漆烧尽烟　大黄炒　细辛　桂心去粗，各三两　甘草炙，二两一分

上细末。二三钱匕，米粥饮，日二三服，夜一服，温酒亦佳。

大黄散

治漏下青色。【带下青色】

大黄炒，一两二分　桂心去粗　牡蛎粉　黄芩　白芍药各二两

上细末。每服三四匕，温酒或米饮服，空心，日夜三五服。

白术散

治漏下赤白色。【赤白】

白术　黄蘗炙，各三两　白芍药一两

上细末。每服二三钱匕，温酒或米饮，日夜三四服。加香附子末二两，尤佳。

白敛散

治漏下白色。

白敛一两二分　狗脊去毛，一两　鹿茸二两

上细末。每服二四钱，米饮、温酒，日三四服。

伏龙肝散、四物汤、胶艾汤、温经汤，加减吴茱萸汤皆出《局方》。

【五】通治妇人血疾，经血暴下

暴下血，故名曰崩中，如山颓落，谓之崩，倒也。【已下妇人通用良药等也】

《圣济录》论曰：妇人经血，谓之月事者，常以三旬一月而一见也。血气和平，则所下应期。若冲任气虚，则经血不能制约，故令暴血下，乃至数升。

《病源》云：劳动过度，致脏腑俱虚，而冲任之气虚，不能制约其经血，故忽暴下，谓之崩中。又云伤损之人，五脏皆虚，故五色随崩中俱下，白崩形如涕，赤崩形如红蓝汁，黄崩形如烂瓜，青崩行如蓝青色，黑崩形如豆汁，与血色相杂而下。

刘寄奴草汤

治妇人经血暴下不止。

刘寄奴二两二分　赤芍药二两　白茯苓一两　川芎　当归一两半　艾叶炒，四两

上粗末。每服三四钱，水一盏半，煎七分。去滓温服，食前，日夜三四服。

蒲黄汤

治因月水来延引不止，遂成血伤崩下。

蒲黄炒　当归　柏叶炙令黄色　艾叶焙，各二两　伏龙肝三两　生干地黄焙　黄芩各四两

上㕮咀。每服三四钱，水一盏半，煎一盏。去滓温服，空心，日二三服。

小荆根汤

治月经过多，或卒暴血伤不止，或色如肝，或成片者。

小荆根三两　当归炙　阿胶炒　川芎　青竹茹　续断　地榆根各一两二分　伏龙肝一两

上粗末。每服三四钱重，水一盏半，煎一盏。去滓温服，日夜三五服。

蒲黄丸

治月候过多，血伤漏下不止。

蒲黄炒，三两　龙骨二两二分　艾叶一两

上细末，炼蜜丸梧子大。每服五十丸，米饮服。又煎艾叶汤服，佳。日三服，夜一服。

防风散

治经血下不止。

防风生用，十两

上细末。每服三四钱匕，酒服。

私云：已上诸以糯米泔水冷服，顿血止也。

柏叶汤

治下血不止，脐下疞痛。

柏叶炒，四两　芍药一两二分

上㕮咀。每服五钱重，水一盏半，煎一盏，入酒半盏，再煎至一盏。去滓温服，食前，日夜三四服。

《可用方》《大全良方》等，有数个神方灵药等，不可载尽。每看病女，博勘彼等方，斟酌可施救。不可妄投，误杀于人命也。

《圣济录》百五十、二、三、四、五已下卷，病证治方繁多，尤可见之。单方之可救贫女，群药之应疗贵妇，着眼可用，行不可忽之。若因怠慢而粗意妄治，则天地夺运，罪过难免耳。

【《本事方》云：治下血不止，或成五色崩漏方。

上香附子舂去皮毛，中断之，略炒为末。每服二钱，用清米饮调服此方。徐朝奉传其内人有是疾，服遍药不效，后获此方遂愈，须久服为佳。亦治产后腹痛，大是妇人仙药，常服资血调气。】

【六】瘀血

论曰：瘀血者，由经水蓄聚，或产后恶露不尽，皆本冲任气虚，风冷所乘，气不能宣，故血瘀也。瘀血不去，结痼成积，则令人面黄肌瘦，烦渴憎寒，腰腹重痛，久变癥瘕七癥八瘕。

顺经散

治经水或通或止，或产寒凝血积成瘀。

吴茱萸三两　麦门冬二两半　半夏　当归　川芎　人参各二两　芍药　牡丹皮　桂心　阿胶炒　甘草各二两，炙

上粗散。每服四五钱，水一盏半，生姜五片，煎一盏。去滓热服，空心食前。

【七】血分【血分】

论曰：血分者，经水流通之际，寒湿伤其冲任，为之终止。气壅不行，播在皮肤，邪气相搏，经血分而为水，发为胕肿【与水肿相似，尤可辨之】，故曰血分。《脉经》曰：经水前断，后病水者，名为血分，积久成水肿，即难治。

《可用方》云：《病源》云：妇人血分病者，是经血先断而后成水也。以其月水壅塞不通，经血分而为水，故曰血分。妇人经脉通流，则水血消化。若风寒博于经脉，血结不通，令月水蓄积，故成水肿病。《三因》《大全良方》等同

瞿麦丸《可用方》

治经候不利，水流走，四肢悉肿，病名曰血分。其证与水肿相类，医者作水病治之，非也。

人参　当归　瞿麦穗　赤芍药　大黄纸裹，在米饮甑中蒸之，米熟之时，去纸切焙　白茯苓　桂心去粗，各二两　葶苈三两

上细末，炼蜜丸梧子大。每服二三十丸，米饮服，空心，渐加至五七十丸，日夜二三服。

赤芍药散《可用方》

治血分，经络不调或不通，头目浮肿，腹胁妨闷，四肢烦疼。

赤芍药　桃仁去皮尖　枳壳去穰，麸炒　百合　赤茯苓　当归　槟榔　牵牛子末各三两

上末。每服四钱，水一中盏，生姜五片，煎至六分。空心温服，以利为度，不利加服。或以水丸，

服五七十丸，不利者七八十丸，以生姜汤服之。《圣济录》云：逐日服之，以利为效。

防己散《可用方》

治血分，四肢浮肿，喘促，小便不利。

防己　当归　桂心　赤芍药　青皮　羚羊角各一两　赤茯苓　大腹皮　前　木通各一两二分　大黄　槟榔　桑白皮各二两

上细末。每服四钱，水一中盏，煎六分。食前温服，以快利为良。

【八】水分【水分】

论曰：水分者，以水气上下，溢于皮肤，分散四末，发为胕肿。盖肾者胃之开，关闭不利，故聚水而从其类也。此病与血分，治疗有先后耳。

大腹皮丸《圣济》

治妇人水分，肿满不消，经水断绝。

大腹子连皮[①]，一两半　防己　泽泻　木香　蓬莪术　枳壳去穰，麸炒，各一两　槟榔煨　陈皮　牵牛子末炒，各三分

上末，炼蜜丸梧子大。每服三十丸，或五十、七十丸。空心，日午夜卧，生姜汤服下。肿减，渐减少丸数；肿不减，则加增于丸数。

木通饮

治妇人水分，先病水肿，日久不消，致水断绝。

木通二两　桑白皮　泽泻　防己　赤茯苓　石韦去毛，各一两二分　大腹子八十枚

上㕮咀。每服五钱，水一盏半，煎一盏。去滓温服，日二三服。若肿水通利减少，即疏服不可频频服，故曰疏也。

水分[②]与大腹水肿全同，男女通用之。肿满之治方，推气丸、牵牛子丸、七宝丸、复元丹、当归散等，见于此书第十六卷中，积聚、癥瘕、痃癖兼患，以丁香脾积丸、丹元子、红圆子加巴豆、牵牛，可令交服。

【九】脱血、血枯

《大全良方》第一云：先唾血及吐血下血，谓之脱血。《事证方》《三因方》《圣惠方》等，凡窍出血，谓之失血。又名血枯，亦月水不来也。所以然者，津液减耗故也。但益津液，其经自下也。

《圣济录》云：《内经》曰：有病胸胁支满者，妨于食。病至则先闻腥臊臭，出清液，先唾血，四肢清，目眩，时时前后血，病名血枯，此得之年少时有所大脱血。若醉入房中，气竭肝伤，故月事衰少不来也。夫肝藏血，受天一之气，以为滋荣者也。其经上贯膈，布胁肋。今脱血失精，肝气已伤，故血枯涸而不荣，胸胁支满，以经络所贯然也。妨于食，则以肝病传于脾胃，病至则先闻腥臊臭，出清液。以肝病而肺乘之，先唾血，四肢清，目眩，时时前后血，皆肝病血伤之证也。

私云：只以加减四物汤、温经汤、当归建中汤等，可调顺血气耳[③]。

【十】血瘕、血癥、气块、积聚、痃癖等

通经圆《本事方》

治妇人【已嫁女也】室女【未嫁女也】月候【月水】不通，疼痛，或成血瘕。

桂心不见火　青皮去白　大黄炮　干姜炮　川椒去目，炒出汗　蓬莪术　川乌头炮　干漆炒尽烟　当归　桃仁炒　各等分

---

① 连皮：原作"乍皮"，据《圣济总录》卷第一百五十三改。

② 水分：原作"分水"，据文义乙转。

③ 耳：此下原衍"《覆载万安方》卷三十一"9字，据文例删。

上细末。将十分之四用米醋熬成膏，和余六分末，成剂。臼中治捣，圆如梧桐子大，阴干。每服二十圆，用淡醋汤服下，加至三十、五十圆，温酒亦佳。空心，食前服。

徽州医巫张扩，顷年缘事在推勘院。有王医者，以医职直宿，日夜与之稔【稔，如枕反，年熟也】熟。口传此方，渠甚秘之。予后得此方，以治妇人疾，不可胜数。且欲广行，不敢自秘，寻常血气凝滞疼痛，数服便效。

黑神丸《苏沈翰良方》

治血癖气块。

神曲　茴香各四两　木香　川椒炒香，出汗　丁香各半两　槟榔四个　漆六两，半生用，半者以重汤煮半日令香

上除椒、漆之外，五物皆半生半炒，为细末。用前生熟漆和，丸如弹子大。亦以别茴香末十二两，铺阴地荫干，候外干，并茴香收器中，极干，去茴香。肾余育肠①，膀胱痃癖及疝坠五膈，血崩，产后诸血，漏下赤白，并一丸，分四服；死胎一丸，皆绵灰酒【绵烧灰入酒中，温服药，谓之绵灰酒也】服。难产，炒葵子四十九枚，捣碎，酒并服下一丸。诸疾不过三服，痃气十服，膈气癥癖五服，血瘕三丸当瘥。

予族子妇，病腹中有大块如杯，每发痛不可忍。子妇已贵，京下善医者悉常服，有药莫愈。陈【陈良甫】应之曰：此血瘕也。投黑神丸三丸，杯气尽消，终身不复作。

桃仁煎《大全良方》

治妇人血瘕、血积，出《千金》《外台》，言之详矣云云。彼方中有虻虫，太难得之。若有虻虫，则可合服，其功效如神。可见《大全良方》第七。又《本事方》有传，同可见之。

干漆丸《大全良方》

治妇人积年血癖癥块，或攻心腹疼痛，四肢不和，面少血色，饮食全少。

干漆炒尽烟　大黄炒，各一两　琥珀　硇砂研　消石研　蓬莪术各三分　红花　延胡索　桂心去粗，各半两　腻粉一分，胡粉也　巴豆霜一分一铢，别以浆水二盏，煎如饧

上细末，研和。用枣肉和，丸如梧子大。每服五丸，于日未出时，煎苏木【苏枋木】汤吞下。量患人轻重，加减服之。

三棱煎《选奇方后集》

治妇人血癥血瘕，食积痰滞。

三棱　蓬莪茂各五两　青皮去白　半夏　麦芽炒，各二两二分

上㕮咀。用好醋六盏，煮干，焙为末，以醋米糊丸，如梧子大。每服三十、五十丸，淡醋汤服下。痰积多，以姜汤服下。

蓬莪茂丸《大全良方》

治妇人癥痞，腹胁妨痛，令人体瘦，不思饮食。

蓬莪术　当归　桂心　赤芍药　槟榔　枳壳去白，麸炒　木香　昆布洗，焙　琥珀各一两一分　桃仁　鳖甲　大黄各二两二分

上细末，炼蜜丸梧子大。食前米饮服，二三十丸，或五十丸。

私谓：若秘涩人，加牵牛子末二三两，尤有神验。

《大全良方》第七云：夫妇人痃癖者，本因邪气积聚而生也。痃者，在腹内近脐左右各有一条也。筋脉急痛，大者如臂，次者如指，因气而成，如弦之状，名曰痃气也。癖者，为癖侧在两肋之间，有时而痛，故曰癖也。夫痃与癖，皆阴阳不和，经络痞隔，饮食停滞，不得宣流，邪冷之气，搏结不散，得冷则发作疼痛，故曰痃癖者也。

葱白散《大全良方》

专治一切冷气不和，及本脏【肾也】膀胱攻冲疼痛，大治妇人产前后腹痛，胎不安，或血刺痛者。兼治血脏宿冷，百节倦疼，肌体怯弱，劳伤带癖，久服尽除。但妇人一切疾病，最宜服之。

---

① 肠：原脱，据《妇人大全良方》卷之七补。

川芎　当归　枳壳　厚朴　桂心　干姜　芍药　茴香　青皮　苦楝子川楝子也　木香　熟地黄　麦芽　三棱　蓬莪术　茯苓　神曲　人参各等分

上细末。每服三四钱，水一盏，葱白连须三五寸，拍破，盐半钱，煎至七分，温服。入大黄、诃子，宜相度病状：如大便不利，入大黄同煎，却不入盐；如大便自利，入诃子皮煎。

朱先生云：此药大治心气脾痛，用之见效。仆【陈良甫】【《大全良方》，陈良甫述也】尝以此药治浮肿，立效。陈宜人病血气，作楚痛不可忍，服诸药无效，召仆诊之。两关脉沉弱，为肝脉沉差紧，此血气渐成痃癖也，只以此药安愈。四明马朝奉后院【妻】亦病此，用此药愈。

又麝香丸方在《大全良方》第七卷，有芫花、五灵脂，可见彼卷中。其外奇方神药等，在此《万安方》第十八卷①。

【十一】妇人淋涩

日本呼淋曰消渴，即世俗之误也。消渴则内消饮水之名也。滑数咽干曰消渴，淋闭涩痛曰淋病也。

夫妇人淋者，由肾虚而膀胱热也。膀胱与肾为表里，俱主于水。行于脬者，为小便也。脏腑不调，为邪所乘，肾虚则小便数【内消】，膀胱热则小便涩【淋病】，其状小便疼痛涩数，淋沥不宣，故谓之淋也。

火府丹《大全良方》第八

治心经热，小便涩，及治五淋。加甘草㕮咀，名导赤散。《本事方》

生地黄四两　木通　黄芩各二两

上细末，炼蜜丸如梧子大。每服五十丸，或七十丸，用木通煎汤下。

此药治淋沥脐下满痛。许学士【《本事方》作者许叔微也】云：壬戌年，一卒病渴，日饮斗水，不食者三月，心中烦闷，时已十月。予【许也】谓：必心经有伏热。与此丹数服五十粒，温水下。越二日，不觉来谢云：当日三服，渴止。又次日三服，饮食如故。此本治淋，用以治渴，信知用药要在变通也。

治妇人诸般淋。《本事方》

苦杖根，俗呼为杜牛膝。多取净洗，碎之。以一合，用水五盏，煎一盏，去滓。用麝香、乳香少许研，调下。

鄞县武尉耿梦得，其内人【妻也】【《医说》内人作妻】患砂石淋者，十三年矣。每漩痛楚不可忍，溺器中小便下砂石，剥剥有声，百方不效。偶得此方啜之，一夕而愈，目所见也。《大全良方》载于此方，并耿梦得之传曰：《本草》云牛膝治茎中痛云云。

私云：麝香、乳香少许者，《幼幼新书》云：不足于一分者，谓之少许云云。一二铢，三四铢以内也。杜牛膝者，杜苑之地牛膝也。杜蒺藜、杜乌药、杜茴香，皆如此也。一合者，《本草》有升合之评，曰：升者，作升之法，上径【口也】一寸，下径【底】六分，深八分云云，是合也。此合十合为一升，但是唐朝升也，宋朝升以古三合为今一合，以古三升为今一升。是《三因方》《幼幼新书》说也。仍今牛膝一合者，彼《本草》三合为一合矣。又《三因》云：一大盏准一升，一中盏准五合，一小盏准三合。是又《本草》三合为一合，以十合为一大盏等也。《升合论》性全有一卷抄，可见于彼，不可致妄意也。

妊妇淋者，由肾虚膀胱热也。妊娠之人，胞系于肾，肾间虚热，而成淋疾，甚者心烦闷乱，故谓之子淋【妊娠淋病，谓之子淋】也。

疗妊娠患淋，小便涩不利，小腹水道热痛。

冬葵子一升，又用根　芍药二两　黄芩　赤茯苓　车前子各三两

上㕮咀。以水七升【盏】，煎二升，分三服。

疗妊娠数月，小便淋沥疼痛，心烦闷乱，不思食。

瞿麦穗　赤茯苓　桑白皮　木通　葵子各一两，亦用根　黄芩　芍药　枳壳　车前子各半两

上粗末。每服四钱，水一盏，煎六分。温服，空心食前。

---

① 第十八卷：此下原衍“《覆载万安方》卷第三十一”10字，据文例删。

疗妊娠子淋，小便涩痛。

冬葵子根亦佳　滑石　木通各等分

上末。每服四钱，水一盏煎，入葱白七茎，至六分，去滓服。

【产后淋】

产后诸淋，《大全良方》云：论曰：有因产损，气虚则挟热，热则搏于血，血即流渗于胞中，故血随小便出而为血淋。淋者，如雨之淋也。

《三因》论曰：治诸产前后淋秘，其法不同。产前当安胎，产后当去血。如其冷【冷淋】、热【热淋】、膏【膏淋】、石【石淋】、气淋【气淋】等，为治则一，但量其虚实而用之。瞿麦、蒲黄，最为产后用药，唯当寻其所因，则不失机要。

疗产后小便淋沥不通。

葵子一两，又用根　朴消八分

上水二升，煮取八合，硝分两服。

滑石散《千金》

疗产后淋。

滑石五分，别研　通草　车前子　葵子各四分

上末，以浆水调服方寸匕，至二匕[①]为妙。

疗产后小便涩痛或血淋者。

瞿麦穗　黄芩　冬葵子各二两，又用根　通草三两　大枣十二枚，日本枣小，可用三十四个

上以水七升【大盏】，煮取二升半，分两服。

疗产后血淋。

车前子　瞿麦各四两　黄芩三两　郁金末一两

上水六升，煮取二升，下郁金末，分三服。

木通散《大全良方》

治产后小便不通。

木通　大麻仁　葵子又用根　滑石　槟榔　枳实　甘草各三两

上为粗末。每服三大钱，水一盏半，煎至七分，去滓温服。

治砂石淋毒发不可忍方。

石燕子烧令通赤，水中淬一两次，捣研，水飞，焙干　滑石　石韦　瞿麦穗各等分

上末，煮糊丸桐子大。煎瞿麦、灯心汤下三十丸，食前服，日二三，甚即以后汤下丸子。

石韦去毛　瞿麦　木通各四钱，径二三寸，大者佳　陈皮　白茯苓各三钱

上末。每服三钱，水一盏，煎至七分。去滓，下前丸药。《必用方》

除下焦留热饮子方。

热在下焦，则为溲便不通。《必用方》

槟榔　木通即蘡也　陈皮　白芍药　车前子　茯苓各三两

上粗。每服四钱，水一大盏，煎七分。温服，日三五服。

【《可用方》第四云：《外台方》苏游论曰：女年未至十三以上，月经未通，与之交接，其女日就消瘦，面色萎黄。不悟之者，将为骨蒸。因错疗之，屡有死者。有此病者，慎勿疗之。待月事通，自然瘥矣。私谓：可与四物汤欤。

《圣济录》百卷云：治鬼迷不寤方。

雄黄研如粉

---

① 匕：此下原有错叶，据校本调顺。

吹入病人两鼻中即瘥。

又云：辟邪祟附着及小儿惊哭恐悸方。

安息香，常取一皂子大，烧香令烟起，邪自去。

《圣济录》第一百卷云：治妖魅邪鬼也病人不言鬼方。

鹿角屑

上一味，捣罗为细末。以水服方寸，自言则瘥。

又云：治精魅感着，语言狂乱，悲怖不常，不饮食方。

水银一两

上一味，入浆水一盏，炭火上煎取三分，去火。取水银如豌豆大，空腹，温水下三丸，晚再服一丸，日三服①。】

《覆载万安方》卷第三十一

嘉历二年五月十六日，为冬景出点了。

性全（花押）

同五月廿日墨点了。此一部，于诸方中撰集当用药等，大可深秘深秘。冬景坚可守之，不可忽之。

性全（花押）六十二岁

朱墨之纸数六十二丁（花押）

① 可用方……日三服：此处几段原文本在本卷之首，据文例移附于此。

《覆载万安方》卷第三十二

性全　集

妇人二

【一[①]】无子、妊娠

论曰：妇人所以无子者，冲任不足，肾气虚寒也。任脉通，冲脉盛，阴阳和，故能有子。若冲任不足，肾气虚寒，不能系胞，故令无子。亦有夫病妇疹，则不有子。当原其所因而调之。

《千金翼》等求子论云：凡欲要儿子生吉良日，交会之日常避丙丁及弦望晦朔、大风大雨、大雾大寒、雷电霹雳、天地昏冥、日月无光、虹蜺地动、日月薄蚀。此时受胎，非止百倍损于父母，生子或瘖哑聋聩、顽愚癫狂、挛跛盲眇、多病短寿、不孝不仁也。又避日月火光星辰之前、神庙佛寺之中、井灶圊厕之侧、塚墓尸柩【柩，渠勅反，死人在中，其上曰棺也】之傍，皆悉不可与夫交会。如法则有福德大智善人降托胎中，仍令父母性行调顺，所作和合，家道日隆，祥瑞竞集。若不如法，则有薄福愚痴恶人来托胎中，则令父母性行凶恶，所作不成，家道日否，殃咎屡至。虽生成长，家道灭亡。夫祸福之验，有如影响，此乃必然之理，何不再思之。

凡男女受胎，皆以妇人经绝一日、三日、五日为男，仍遇月宿在贵宿日。又以夜半后生气时泻精者，有子皆男，必寿而贤明高爵也。若以经绝后二日、四日、六日泻精者，皆女也。过月水绝六日，皆不成子。又遇旺相日，尤吉。【经绝者，月水休之日后第一日、第三日、第五日会交出精者，胎男子；第二日、四日、六日，则胎女子也。每月月水之前后可思之。】

私谓：每月月水以后有子，日日如上。但今月水以前交会之妇，亦有妊者，是知月经以前六个日之内，可有娠欤。月经之前第一日、三日、五日，亦可有男胎；第二、四、六日，即可有女子。每月经水日定，女月事以前，知阴阳日数。第一日、三日、五日，阳日也；第二日、四日、六日，阴日也。

推知王相日法

春，甲乙日；夏，丙丁日；秋，庚辛日；冬，壬癸日。

推贵宿日法

正月一日、六日、九日、十日、十一日、十二日、十四日、廿一日、廿四日、廿九日。

二月四日、七日、八日、九日、十日、十二日、十四日、十九日、廿二日、廿七日。

三月一日、六日、七日、八日、十日、十七日、廿日、廿五日。

四月三日、四日、五日、六日、八日、十日、十五日、十八日、廿二日、廿八日。

五月一日、二日、三日、四日、五日、六日、十二日、十三日、十五日、十六日、廿日、廿二日、廿八日、廿九日、三十日。

六月一日、三日、十日、十三日、十八日、廿三日、廿六日、廿七日、廿八日、廿九日。

七月一日、十一日、十六日、廿一日、廿四日、廿五日、廿六日、廿七日、廿九日。

八月五日、八日、十三日、十八日、廿一日、廿二日、廿三日、廿四日、廿五日、廿六日。

九月三日、六日、十一日、十六日、十九日、廿日、廿一日、廿二日、廿四日。

---

① 一：原无，据文例补。

十月一日、四日、九日、十四日、十七日、十八日、十九日、廿日、廿二日、廿九日。

十一月一日、六日、十一日、十四日、十五日、十六日、十七日、十九日、廿六日、廿九日。

十二月四日、九日、十二日、十三日、十四日、十五日、十七日、廿四日、廿七日。

若春合，甲寅乙卯；夏合，丙午丁巳；秋合，庚申辛酉；冬合，壬子癸亥。

与上件月宿日合者佳。

论曰：夫人求子者，男服七子散，女服荡胞汤，及服坐导药，并紫石英门冬丸，则无不效矣。

私云：七子散、荡胞散等良药，见《妇人大全良方》第九求嗣门中，药种有异相，故不抄之。若得药材，则可合用彼等。

茱萸圆《经心录》

疗妇人阴寒，十年无子者。

吴茱萸　川椒各一升。一升者，一大盏也

上为末，炼蜜丸如弹子大。绵裹入阴中，日再易之。无所下，但开子脏，令阴温即有子也。

内炙丸《广济方》

疗无子，令子宫暖。

麝香二分　皂荚去皮子，醋炙，十分

上末。炼蜜丸如枣大，入阴中，绵裹，深内之，连线抽出之，一日一夜换之。无问昼夜皆内，无所忌。

地黄汤

疗久无子断绪【子孙次绪】，小腹冷疼，气不调。

熟地黄　牛膝　当归各二两　卷柏　川芎　防风各一两二分　牵牛子末　桂心去粗，各三分

上㕮咀。以水六升，煮取二升三合，去滓，分三服。服别，和牵牛子末一分服。如人行四五里，更进一服，以快利止。忌生菜、葱、热面、荞麦、蒜、猪肉、炙煿、菘菜、海藻、粘食、臭物等。

紫石英丸

紫石英　阿胶　当归　川芎　赤芍药　续断各二两二分　鹿茸　白术　桂心各一两一分　柏子仁五两　熟地黄七两二分

上末，炼蜜丸梧子大。每服二三十丸，空心，温酒服，或五十丸。治虚中有热，头目旋晕，足如履空，呕吐不食，月水不调，或多或少，皆虚候也。久服能生发，令人有子。更治虚悸，常苦忧思，皆心血不足，血室虚所致也。

昔东京有一焦公，因三世无嫡嗣，遂商旅游玩名山，寻访至人，问其因果。遂至京都，见一老僧，声清而远，目视精光。请教谈论，语言其异，故就斋【家也】而坐。僧曰：有何所论？焦曰：贫家三世无嫡嗣，奈何？僧曰：无嗣【子孙也】者有三：一，祖宗无德，自身无行；二，夫妻年命，恐犯禁忌；三，精神不守，妻妾血寒。焦公曰：自身无行，夫妻年命，皆可受持。若妻妾血寒，有何法术？再拜告曰：愿闻一言。僧曰：不难。先修德，后修身，三年之后，可到五台山，当投异方。说毕，忽不见。焦公自遇老僧之后，时时行方便，种种作阴功。遇人临难者，效观音之救苦；见物垂死者，助上帝之好生，行恩布德。如此三年，竟往五台山寻访老僧。数日不见，方回归。忽见行童，手持一书，言曰：老僧传语，大夫功成行满，回宅合药，志诚服之，富贵子孙，随念降生。焦公曰：但得嫡子足矣，何望贵子乎？于是遂生焦员外。后员外养子不肖，叹曰：有何损德如是？忽遇一道人云：汝有忧色，何不往五台山见老僧。焦氏顿首，遂往五台山诀其因果。至五台山，不见老僧，只有行童曰：老师昨日言员外今日到山，令行童相接。再三传语，何必来问，但依父行，愚者自贤，尔后必生贤德子孙。焦氏曰：愚子反贤乎？行童曰：昔窦氏五子皆不全形，后行恩布德，悉皆如故。积德报应，皆登科第。焦氏拜谢而归，奉行雕版，印施方书。不及二十年，富贵子孙数人，长子横金【承相位也】，出入金门。后人收得行状及方，受持行用求药者，获其子孙皆有德行。余躬受此方，不敢缄默，并录篇论，以告诸贤，庶不致煙没耳。方具于后。

续嗣降生丹五台山行童秘方

治妇人禀受气弱，脏虚损，子宫冷惫，血气痼冷，难成子息，功效如神。

当归　桂心　龙齿　乌药　益智　杜仲　石菖蒲根　吴茱萸各一两半　茯神　牛膝　秦艽　细辛　桔梗　半夏　防风　白芍药各三分　干姜一两，半生半炒　附子一枚，重八钱者佳。脐心作一孔，皂子大。辰砂一块，重一钱，入附子孔中，以湿纸裹煨，炮　川椒二两，汤浸半日，焙　牡蛎洗，大片一个，以童子小便浸四十九日，五日一度换小便，取出。硫黄末一两，以米醋调，遍涂足牡蛎两面，以纸帛裹，亦米醋浸，令纸湿透，而后以盐水泥固济。干讫，用炭火五斤煅烧用之，合药时入二两。已上十钱重一两，称用之

上细末，同入附子、辰砂拌匀，以糯米糊为丸，如梧子大。每服三十丸至百丸，空心，淡醋、温酒、盐汤皆可服下，一日二服。此药及疗男子精寒不固，阳事衰弱，白浊梦泄。及治妇人血虚带下，肌瘦寒热。但是男女诸虚百损，客热盗汗，气短乏力，面无颜色，饮食少味，并皆治之，更有奇效，难以具述。受持君子，宜预行善及方便，却服此药，无不感应。《大全良方》

【二】妊娠门

凡胎教论及十个月形体逐月养胎方，《千金方》第二、第三，《大全良方》十一、十二，《圣济录》百五十四等，有广论。常披看彼等，执略勿倦广。

《千金要方》第二，徐之才逐月养胎方尤深切，宜记忆，勿忘失。彼云：娠初一月，名胎胚；第二月，名始膏；三月，名始胎；四月，自五月至第十月，无名，人体既成故也。养育之法，见《大全良方》，今即只娠妇病恼救急之一事抄之。

《千金方》论曰：儿在胎，日月未满，阴阳未备，腑脏骨节，皆未成足，故自初讫于[1]将产，饮食居处，皆有禁忌：

妊娠食山羊肉，令子多病；

妊娠食兔肉，令子无音并缺唇；

妊娠食鸡子及干鲤鱼，令子多疮；

妊娠食鸡肉、糯米，令子多寸白虫；

妊娠食椹并鸭子，令子倒出心寒；

妊娠食雀肉并豆酱，令子满面多皯黯黑子；

妊娠食鳖，令子项短；

妊娠勿向非常地大小便，必半产【月未满产，曰半产也】杀人。

又有七十二药味，妊妇可禁之。

歌曰：《和剂局方》曰：此歌者，卢医周鼎集为之。

蚖【蚖虵】斑【斑猫】水蛭地胆虫，乌头附子配天雄。

踯躅野葛【钩吻也】蝼蛄类，乌喙【乌头类也】侧子及虻虫。

牛黄水银并巴豆，大戟蛇蜕及蜈蚣。

牛膝藜芦并薏苡，金石锡粉及雌【雌黄】雄【雄黄】。

牙消【马牙消】芒消牡丹桂，蜥蜴飞生及䗪虫。

代赭蚱蝉胡粉麝，芫花薇衔草三棱。

槐子牵牛并皂角，桃仁蛴螬和茅根。

欓根硇砂与干漆，亭长【斑猫之类】波流茵草中。

瞿麦蔄茹蟹爪甲，猬皮【虫也】赤箭赤头红。

马刀石蚕衣鱼等，半夏南星通草同。

干姜蒜鸡及鸡子，驴肉兔肉不须供。

切忌妇人产前忌，此歌宜记在心胸。

已上七十二种者，常人尚不容易用之，况于妊妇乎？此中乌头、附子、天雄、乌喙、侧子、牛黄、

---

① 于：此下原衍一“说”字，据《备急千金要方》卷二删。

薏苡、牡丹皮、桂心、槐子、牵牛子、皂角、桃仁、半夏、天南星、通草、干姜，此十六七种，常可用之者也。自外皆大毒，非常用药。若亦虽妊妇，临有疾之时，则薏苡、半夏、桃仁、牵牛子、干姜可用之，何拘于一隅制禁乎？故张松茂之之《究原方》云：有妇人一两月经候不通，头痛呕逆，胸膈不快，此乃阻病又云恶阻。【治妇人恶阻病良药，茯苓半夏汤，谓之陈皮半夏汤欤，有陈皮故也。与四君子汤合和，尤可为神妙云云。】令服《局方》橘皮半夏汤和四君子汤，加紫苏五叶、缩砂五个、生姜三片，煎服。今往往以半夏并他药能损胎，多不敢服。初不考怀孕，每见人服打胎毒药，胎亦不动。殊不知受孕自有子脏【子脏者，以藏胎衣裹儿，故其母虽食毒物，其胎衣防护之故，无损胎之患也】。人之一命，岂容易耳，药安能损之。多不育者，皆缘阴阳未合其宜。男女必当其年，男虽十六而精通，必三十而娶；女虽十四而天癸至，必二十而嫁。皆欲阴阳完实，然后交合，则交而成孕，孕而育，育而子坚壮强寿。今未笄之女，天癸始至，已近男色，阴气蚤泄，未完而伤，未实而动，是以交而不孕，孕而不育，育而子脆不寿。今孕妇有病在身，有药可治。贵官之家，以恐犯胎气，是药不用。医者又见此说，随情顺意，缩手亦不敢言，虑归咎于药，使病愈深，遂致子母俱丧。仆【张松茂之】屡医妊妇患伤寒结胸并杂病，所合用药，皆寻常孕妇之所忌者。投之病痊，至产初无所犯。盖世俗相传，以略述之。

私云：治妊妇病无禁药，病杀于人。甚自毒药，古方新方，不恐禁药。今妊妇有伤寒、痢疾、痃癖、咳嗽、中风、脚气等，诸病竞起，则诸方误于众药，治之或儿虽死而母即活，或二命俱存，何执一说而失古方妙术乎？今世所用行之《局方》《千金》《外台》《圣惠》《三因方》等，治妊妇恶阻，有桂心、半夏、干姜等，不可守株刻舟焉。

【三】恶阻病一名子病【恶阻】

【恶阻，恶闻食气，故即于故反；又呕吐恶心，故即干宅反欤。可见《素问》《太素》等音义也。】

半夏茯苓汤《局方》《千金》《大全良方》等

治妊娠恶阻，心中愦闷，头目眩运，四肢怠堕，百节烦疼，胸膈痰逆，呕吐恶心，嫌闻食气，好啾咸酸，多卧少起，全不进食。

旋覆花　陈皮　桔梗　白芍药　人参　甘草炙　川芎各一两　熟地黄　赤茯苓各一两二分　半夏洗切，二两二分

上粗末。每服二钱重，水一盏半，姜四片，煎至一盏。去滓，稍热服。食前服茯苓圆，即痰水消除，便能食。

茯苓圆《局方》

治妊娠阻病，心中烦愦，头目眩重，憎闻食气，呕逆吐闷，颠倒不安，四肢困弱，不自胜持。常服此药，消痰水，令能食，强力养胎。当先服半夏茯苓汤，次进此药。

葛根　枳实去穰，麸炒　白术　甘草炙，各二两　赤茯苓　人参　干姜　肉桂去粗皮　陈皮　半夏洗切，各一两

上细末，炼蜜丸梧子大。每服三十丸，温米饮空心服，或加五七十丸。

《大全良方》第拾二卷云：夫妊娠阻病者，按昝殷之《产宝方》谓之子病，巢元方《病源论》谓之恶阻。

若妇人禀受怯弱【天然受气弱也】，或有风气，或有痰饮，既妊娠便有是病。其状颜色如故，脉息和顺，但觉肢体沉重，头目昏眩，择食，恶闻食气，好食酸咸。甚者或作寒热，心中愦闷，呕吐痰水，胸腑烦满，不能支持。不拘初娠，但疾苦有轻重耳。轻者，不服药亦不妨；重者，须以药疗之。

《千金方》有半夏茯苓汤、茯苓丸二方《局方》同，专治阻病。然此二药，比来少有服者，以半夏有动胎之性。盖胎初结，虑其易散，此不可不谨也。

张仲景《伤寒论》云：妇人伤风，续得寒热，发作有时，此为热入血室。有用黄龙汤者，小柴胡去半夏也，此盖为妊妇而设焉。【妇人伤寒，用小柴胡汤去半夏，名曰黄龙汤也，七十二药中有半夏故也。是知自后汉张仲景之时，有恐动胎之药，诚矣。】王子亨则有白术散，《局方》则有人参丁香散，用之良验。然三方皆大同而小异。杨振

【人名】则有人参橘皮汤，齐士明【人名】则有醒脾饮子，试之亦效，皆不用半夏胎动等药，服之者知之。

白术散

治恶阻吐清水，其害十余日粥浆不入者。

白术十钱重同　人参五钱　丁香去花，二钱半　甘草一钱

上细末。每服二三钱，水一盏，姜五片，煎至七分。和滓温服，日夜三四服。

人参橘皮汤

治阻病呕吐痰水。

人参　陈橘红　白术　麦门冬去心，各二两二分　甘草三分　厚朴制　白茯苓各一两一分

上粗末。每服四钱重，水一盏半，竹茹一块，如弹子大，生姜三片，煎至七分。去滓澄清温服，空心食前。《集验方》无茯苓、门冬、甘草。

人参丁香散

治恶阻，胃寒呕逆，翻胃吐食，及心腹刺痛。

人参一两一分　丁香　藿香叶各二分半

上为散。每服三钱，水一盏，煎至七分。去滓，温服无时。

又方

人参　丁香　柿蒂各二两二分　甘草　良姜各一两一分

上细末。每服二三钱，热汤点服，不计时。

醒脾饮子

治妊娠阻病，呕逆不食。甚者满口中无味，或作寒热。此出王氏《博济方》。【是方不禁干姜、甘草。】

草豆蔻以湿纸裹，热炭火中煨令纸干，去纸并皮用　厚朴制，各一两二分　干姜二两　甘草三两二分

上细末。每服三大钱，水一盏，枣二①个，生姜三片，煎至八分，去滓呷服。病轻者，只一二服便能食。旧有橘红二两。治寒热疟痢不食，后人去橘皮，以干生姜代干姜，治老人气虚，大便秘，少津液，引饮，有奇效。产科医官齐士明依旧用干姜，去橘皮，亦名醒脾饮子，治阻病，极为神验，初在京师校勘。

红圆子《易简方》

治妊妇恶阻病，并癖块痃气、癥瘕积聚。【恶阻，服红圆子、二陈汤等。】

蓬莪术　荆三棱　陈皮　青皮　胡椒　干姜　阿魏　矾红

上修合如《局方》。每服六十圆，姜汤咽下。大治大人、小儿脾胃等患，极有神效。但三棱、蓬术本能破癥消癖，其性猛烈，人不以此为常服之剂。然今之所用者，以出产【土贡土产】之处隔绝，二药不得其真，乃以红蒲根之类代之，性虽相近而功力不同。应老人、虚人、小儿、妊妇，以其治病不能伤耗真气，但服之无疑。此药须是合令致志，用好米醋煮陈米粉为丸。若自修合之时，当去阿魏、矾红，名小橘皮煎。寻常饮食所伤，中脘痞满，服之应手而愈。大病【伤寒也】之后，谷食难化，及治中脘停酸，并用姜汤咽下；脾胃寒疟疾，生姜橘皮汤下；心腹胀满，紫苏橘皮汤下；脾疼作楚，菖蒲汤下；酒疸谷疸，遍身皆黄，大麦煎饮下；两胁引乳作痛，沉香汤下；酒积食积，面黄腹胀，时或干呕，煨姜汤下；妇人脾血作痛及血癥气瘕，并经血【月水也】不调，或过期不来，或发为寒热，并用醋汤咽下；寒热往来者，尤宜服之。产后状如癫痫者，此乃败血上攻，迷乱心神所致。当以此药，用热醋汤下，其效尤速。男子、妇人有癫痫之患者，未必皆由心经蓄热，亦有因脾血气不舒，遂致痰饮上迷心窍，故成斯疾。若服凉剂过多，则愈见昏乱。当以此药，衣以辰砂，用橘叶煎汤咽下。名小镇心圆。

又妊妇恶阻呕吐，全不纳食，百药不疗，惟此最妙。仍佐以二陈汤服之，但人疑其堕胎，必不信服。每每易名用之，特有奇功。然恐妊妇服此之后，偶尔伤动，必归咎于此药，故不敢极言其妙。

又《易简方》增损四物汤下云：且如妊妇恶阻，古方有茯苓圆、茯苓汤，内有地黄、竹茹、川芎辈，

① 二：此字原脱，据校本补。

安能定呕？服之则愈见增极。大抵恶阻皆由素有痰饮以致之，可用二陈汤，改名小茯苓汤，用之极效，不可不知。

保生汤

治妇人经候【月水】不行，身无病而似病，脉滑大，六部俱匀，乃是孕妇之脉也。精神如故，恶闻食臭，或但嗜一物，或大吐，或时呕吐清水。此名恶阻，切勿作寒病治之，宜此药。如觉恶心呕吐，加丁香、生姜煎服。《温隐居方》

人参　甘草各一两　白术　香附子　乌药　橘红各二两

上㕮咀。每服三四钱，水一盏半，姜五片，煎至一盏。去滓，温服无时。或细末沸汤点服。

二香散

疗妊娠胎气不安，气不升降，饮食不美，呕吐酸水，起坐觉重，宜服。

香附子　藿香叶　甘草各二分

上细末。每服二三钱，以百沸盐汤①服。

李茂翁先生云：左脉弱而呕，服诸药不止者，当服理血归原药则愈。《经》云“无阴则呕”是也。治妊娠恶阻，呕吐不止，头痛，全不入食，服诸药无效者，用此药理血归原则愈。

人参　甘草　川芎　当归　赤芍药　丁香各半两　白茯苓　白术　陈皮各一两半　苦桔梗炒　枳壳去穰，麸炒，各一分　半夏一两

上㕮咀。每服三四钱，生姜五片，枣二个，水一盏半，煎至一盏。去滓，空心热服。人参理血汤今号之。

安胎饮

治怀胎三月、四月至九个月日恶阻病者【恶阻不限初胎，始终患此】，心中愦闷，头重目眩，四肢沉重懈怠，不欲执作，恶闻食气，欲啖咸酸，多睡少起，呕逆不食，或胎动不安，非时转动，腰腹疼痛，或时下血，及妊娠一切疾病，并皆治之。

甘草　茯苓　当归　熟地黄　川芎　白术　黄耆　白芍药　半夏　阿胶炒　地榆各等分

上㕮咀。每服三四钱，水一盏半，生姜四片，煎至一盏。去滓温服，不计时候。一方无半夏、地榆，有人参、桑寄生。一方无白术、黄耆、半夏、地榆，有艾叶，只是胶艾汤加白茯苓。

又《圣济录》及《可用方》有众多良方，普可引用。凡《可用方》从第廿七卷至第三十卷四个卷，论于妇人诸疾及妊娠将产、产后百病。又《圣济总录》自百五十四至百六十六卷十三个卷，病名治方，太委细精，切博勘察，临于时勿令违失。又《大全良方》一部二十四卷，只说妇人病，治尤深切。自余大小方书中，尚有神方妙术，难述尽，遍览记之。

【四】辨知妊胎

王子亨云：若妊妇其脉三部俱滑大而疾，左滑大则男，右滑大则女。又三部脉浮沉正等无病者，有妊也。又左手尺部浮洪者，为男胎也；右手尺部浮洪者，为女胎也；两手尺部俱洪者，为两男也；俱沉实者，为两女也。又云：中指一跳一止者，一月胎；二跳二止者，二月胎也。《大全良方》有诊妇人有妊歌。

验胎法

妇人经脉不行，已经三月，欲验有胎。

川芎不见火，生用

为细末，空心，浓煎艾汤调服方寸匕。觉腹内微动，则有胎也。

【五】胎杀避忌、产前将护法尤可守之，常人不知之。

一受孕之后，切宜避忌胎杀所游。如《经》云：刀犯者，形必伤；泥犯者，窍心塞；打击者，色青黯；系缚者，相拘挛，甚至母殒。验若返掌，断不可忽。

---

① 盐汤：此下原有错叶，据校本调顺。

私云：胎杀神所在之节候子干，可避畏之，不可触犯也。

【六】月游胎杀勘历节可记之

立春在房床；惊蛰在户，单扇云户；清明在门，双扇云门，左右トヒラ；立夏在灶；芒种在母身；小暑在灶；立秋在碓；白露在厨、厕；寒露在门；立冬在户及厨；大雪在炉及灶；小寒在房及母身。

已上历节也。

【七】十干日游胎杀

甲己日占门，乙庚日占碓磨，丙辛日占井灶，丁壬日占厨廨，戊癸日占米仓。

【八】十二支日游胎杀

子丑日占中堂，寅卯辰酉日占灶，巳午日占门，未申日占篱下，戌亥日占房。

【九】六甲旬游胎杀

甲子旬游窗碓，甲戌旬游正厅，甲申旬游中庭，甲午旬游房内，甲辰旬游房中，甲寅旬游房中。

【十】太史局日游胎杀

每遇癸巳、甲午、乙未、丙申、丁酉五个日，在房内北；庚子、辛丑、壬寅三个日，在房内南；癸卯一个日[①]，在房内西；甲辰、乙巳、丙午、丁未四个日，在房内东；六戊六巳日，在房内中央。余日在外，无占日。

凡游在房内，不宜于方位上安床帐及扫舍，皆凶。

又有小儿杀及本年三杀，及产母身黄定命，皆不可犯。凡妊娠之后，将此贴于当眼之处，常照应之。切不穿凿修掘，移钉系篱壁，重物展压之类。犯之，重则胎死腹中，母亦不利；轻则子受其殃，成人之后，必定破形拳挛，跛缩痦哑。犯之极有灾害，验。

【十一】妊娠病证[②]

妊娠漏胎将理失宜，经血时时下，谓之漏胎。已下以《圣济总录》并《大全良方》等，别可抄取于病证药灸也。

惊胎母忽闻见于非常事，惊动，遂为惊胎。子在胎中，转移不常，生而成癫。

胎动因病母胎动不安，又胎动下血。

已上三条，见《圣济录》百五十四卷。

卒下血妊娠之间，经血暴下，可补之。所下不已，腰腹痛者，其胎多堕，流产，谓之堕胎。

萎燥因母血气衰弱，而子不能生育，羸瘦不长，谓之萎燥。

胎不长养巢元方云：母病疗母则胎安是也。若使母脾胃和而能饮食，胎气长也。

妊娠心痛因痰饮冷癖，或风寒邪气上乘于心，则伤心之正经而痛者，朝夕病死。

妊娠腹痛满[③]，又腹满脾胃不和，则水谷不消化，令人胃胀腹满。

妊娠腹痛脏腑虚弱，冒寒湿之气，令人腹痛。

妊娠腹俱痛外受风冷，内挟宿寒，正气与邪气交击，故令心腹俱痛。

已上治方病源，见《圣济录》第百五十五卷。

妊娠呕逆不下食脾胃气弱，风冷乘之。

妊娠痰饮水酒停积而成痰唾。

---

① 日：原脱，据前后文例补。

② 妊娠病证：原无，据文例补。

③ 腹痛满：原作“腹痛瞒”，据文义改。下凡遇“满”误作“瞒”，径改不出注。

妊娠虚烦懊热阳热独胜，心下懊闷，头痛面赤，小便黄涩成淋痛。【一名子烦，在诸方。】

妊娠咳嗽以肺感寒气故也，甚则伤胎。

妊娠伤寒《伤寒一览方》并《南阳活人书》具论之。

妊娠下痢赤痢、白痢、赤白痢、冷痢、热痢、脓血痢、杂痢，速不治，则伤胎。

妊娠子淋妊娠之淋病，谓之子淋。因肾虚，膀胱经客邪热，令溲少而数数，水道结痛也。

已上在《圣济录》百五十六卷。

妊娠胎间水气，肌肤浮肿利小便则可愈。【大腹水肿】

妊娠小便不通小肠挟热，气道痞涩，胁下急痛。

妊娠小便利滑肾虚胞冷，小便利多。

妊娠大便不通肠胃有风热，津液不足，气道痞涩，故令肠胃枯燥，大便结。

妊娠大小便俱不通热结于水谷道，故秘结不通。

妊娠半产妊娠日月未足，胎气未全而产者，谓之半产。【半产】

妊娠数日不产。

妊娠数堕胎又云伤胎。【数堕胎】

已上见《总录》百五十七卷。

【十二[①]】妊娠诸疮并产妇行年安图等法

见《圣济录》第百五十八卷。

【十三】胎前十八论治

校正时贤《严氏济生方》第九卷。妊娠将产以前，病证治方，尤可记之。【出于此万安方第三十六卷中】

【十四】产后二十一论

校正郭稽中《产科二十一论》是也。《严氏济生方》并《三因方》有治方评论。【在于《万安方》第三十七卷中】

产科论序曰《三因方》第十七卷【杨子建《十产论》治十种难产，在《大全良方》。】

《千金》《外台》、会王《产宝》、马氏、王氏、崔氏皆有产书，巢安世有《卫生宝集》《子母秘录》等，备则备矣，但仓卒之间，未易历试。惟李师圣序郭中《产科经验保庆集》二十一篇，凡十八方，用之颇效。但其间序论，未为至当，始用料理简辨于诸方之下，以备识者，非敢好辨也。

私谓：妊娠之间诸病，并将产、坐产及产后构养药方，先可览于诸方。今此一卷，论恶阻一病，是亦九牛之一毛、巨海之片滴也。以此端绪，遍为博览矣。自余大病大药，急卒之治疗，可载于次卷；小恼小治，缓慢之病证，乞看诸方耳。

《覆载万安方》卷第三十二

嘉历二年五月廿二日，朱点了。

性全（花押）

同廿日五日，墨点了。冬景着眼力看记之。

性全（花押）

朱墨点之纸三十五丁

寿（花押）

---

① 十二：原无，据文例补。以下“十三”“十四”亦据文例补。

《覆载万安方》卷第三十三

性全　集

妇人三

【一】妊娠中风【中风】

白术散《大全良方》

治妊娠中风口噤，语言不得。

白术三两　独活二两　黑豆二合，炒

上细末，以酒六升六大盏也，煎取三升三大盏也。去滓，分七服。口噤，拗开灌入口，得汗即愈。

又方

治妊娠中风，口眼不正，手足顽痹。

防风　羌活　防己[①]各二两二分　黄松木节二两二分　麻黄去根　桂心去粗皮　荆芥穗　羚羊角　桑寄生代用续断　甘草　薏苡仁各一两一分

上㕮咀。每服三四钱，水一盏，生姜五片，煎至六分，去滓温服。可号防风汤。

治妊娠因感外风，如中风状，不省人事。

熟艾七两二分

上以醋炒，令极熟，乘热以布绢裹，熨脐下，良久即省[②]。

治妊娠中风，腰背强直，时复反张。

防风　葛根　川芎　生干地黄　杏仁　麻黄去根节，各三两　桂心去粗　独活　甘草　防己各二两

上㕮咀。每服四钱，水一盏，煎至七分。去滓温服，日夜三四服。

【防风汤、二圣散，可见《伤寒一览方》第十五卷。】

【二】妊娠伤寒出《伤寒一览方》第十五卷【伤寒】

苍术散

治妊娠发热头痛，及疗时疫，并宜主之。

麻黄二两二分，去根　桔梗　甘草　茵陈去根　苍术　前胡

上㕮咀。每服五钱，水二盏，煎至一盏。去滓热服，连进数服。

芎苏汤

治妊娠伤寒，发热恶寒，腰背痛者，此主之。

川芎　白芍药　升麻　紫苏　干葛　陈皮各一两　甘草二分　葱白三茎

上㕮咀。每服五钱，水二盏，煎至一盏，去滓温服。数服出汗。

独活散

治妊娠伤寒伤风，头目昏眩，憎寒壮热者，主之。

---

① 防己：原作“防风”，据宋·陈自明《妇人大全良方》卷之十四改。

② 省：原作“雀”，据《妇人大全良方》卷之十四改。

羌活　独活　前胡　川芎　枳壳去穰，麸炒　茯苓　人参　防风　麻黄各二两二分，去根节　细辛二钱　甘草炙　黄芩各一两一分

上㕮咀。每服五钱，水二盏，姜三片，煎至一盏，去滓温服。

黄龙汤

治妊娠伤寒发热，经水适来，昼日明了，暮则谵语，如见鬼者，此为热入血室也，宜此主之。

柴胡四两　黄芩一两半　人参一两半　甘草一两半　枣六个

上㕮咀。每服五钱，水二盏，生姜四片，枣十三个更加，煎至一盏，去滓温服。此即张仲景①于小柴胡汤而除半夏一味，名曰黄龙汤。半夏，妊妇所忌之七十二药之一也。

枳壳汤

治妊娠伤寒，胎热不安者。

枳壳去穰，麸炒，三两　甘草二两，炙

上㕮咀。每服五钱，水二盏，煎至一盏，去滓温服。滑胎枳壳散是也，《医说》有戒矣。

柴胡汤

治妊娠伤寒，憎寒壮热，头痛体疼。《圣济总录》

柴胡　白术各一两　川芎　当归　芍药　防风　赤茯苓各一两　黄耆　生干地黄各半两

上㕮咀。每服三钱，水一盏，枣二个，生姜三片，煎至六分。去滓温服，不定时。

治时气热病，令不堕胎方。

伏龙肝三两

上末，水和涂脐，方五寸，干即易。

芍药饮

治妊娠七八个月，暴伤风寒，身体烦疼，寒热往来，胎动不安，头昏眩晕，腰背酸痛。

芍药　当归　白术　甘草炙　人参　厚朴姜汁制，各三两

上粗末。每服五钱，水一盏半，生姜三片，薤白三寸，同煎至八分。去滓温服，不拘时。若利结，则加大黄一二两。

白术汤

治妊娠伤寒，安胎益气。

白术　黄芩各三两，等分

上粗末，于新瓷中同略炒令香。每服三四钱，水一盏，生姜三片，枣二个打碎，同煎至七分，去滓温服。但阳证头痛发热，便可服，三五服即瘥。唯四肢厥冷阴证者，未可服。

《大全良方》第十四云：此方本当州一士人卖此药，医皆论斤售【卖也】去行医，用之如神。无人得此方，予自得此，治疾无有不效者，仍安胎益母子。

又以家葛根煮汁，无时服一小盏，遁堕胎。凡用葛根，宜用家葛，漉干；若用野葛，能动胎。《养生必用方》言之甚详。升麻葛根汤、败毒散及诸方用葛根，皆须人家边种生葛，可用之；远野之去人家，皆有大毒，杀人云云。《大全良方》目录并第十四卷伤寒中，粗有此说。

大黄饮子

治妊娠热病六七日，热入腹中，大小便秘涩，烦热。

川大黄炒　石膏各一两　知母　前胡　赤茯苓各三分　栀子仁　甘草　黄芩各半两

上㕮咀。每服半两、一两，水一盏，生地黄一分，煎至六分。去滓，无时温服。

又井中泥砂涂心下，干即易以袋盛，安心下及脐下。

又治妊娠伤寒，苦热不止，身上斑出，忽赤忽黑，小便如血，气欲绝，胎欲落。

栀子仁　升麻各四两　青黛三两　石膏八两　葱白切，一升一盏也　黄芩三两　生干地黄二十分，五两欤

上㕮咀，以水九升九盏也，煎取三升，去滓，分作三服。服之以快利为度，忌热物。

---

① 张仲景：原作“长仲景”，据校本改。

【三】妊娠热病，胎死腹中【子死腹中】

热病，儿死腹中则母身冷，不能自出。但服黑神散《局方》暖其胎，须臾胎即自出。但看产母舌青者，是子既死也。

黑神散

又名乌金散，《灵苑方》名肉桂散。以温酒服二三服，胎温必生出也。

鹿角散《大全良方》

治妊娠热病，胎死腹中，下之。

鹿角二两为屑

上以水一盏，葱白十茎，黑大豆半合三两，煎至六分，去滓温服。

【《本事方》云：佛手散治妊孕五七月，因事筑磕着胎，或子死腹中，恶露下，疼痛不已，口禁欲绝，用此药探之。若不损则痛止，子母俱安；若胎损，立便逐下。此药催生神妙。

当归六两　川芎四两

上粗末。每服二三钱，水一小盏，煎令泣泣欲干，投酒一大盏，止一沸，去滓温服。口禁灌之。如人行五七里再进。不过二三服便生。

《和剂局方》：此药治伤胎去血多，崩中去血多，金疮去血多，拔齿去血多，昏运欲倒者，用水煎服。】

【四】妊娠疟病《伤寒一览方》并《大全良方》等【疟病】

夫妊娠疟疾者，由夏伤于暑，客于皮肤，至于秋，因劳动血气，腠理而虚，风邪乘之。阳盛则热，阴盛则寒，阴阳相并，寒热俱作，邪正交争，故为疟疾，发作有时。其间日发者，皆由风邪内搏五脏，横连募原[①]【胸曰募，胁曰原】，其道远气深，其行迟，不能日作，故间日蓄积乃发也。妊娠而发寒热，相迫于胎，故多动损胎也。

前胡散

治妊娠疟疾，发作有时，往来寒热者，此主之。

前胡　柴胡各二两　乌梅肉　茯苓各半两　陈皮　厚朴姜制　桔梗炒　苍术　甘草炙　藿香叶　人参各一两　半夏三分，姜汁煮，焙

上㕮咀。每服五钱，水二盏，生姜三片，枣三个，同煎至一盏，去滓。当发之前，尤宜服之，日二三服，夜一服。

秦艽饮

治妊娠寒热往来，发作有时。

秦艽去芦，二两二分　常山酒浸二宿，剉，炒，三两　草果二两二分

上㕮咀。每服四钱，古酒半盏浸。当发日五更，去滓冷服。饮酒者，一盏浸。

七宝散可见此《万安方》第十卷

治妊娠疟疾。《大全良方》十四卷有传，证见彼，可用也。

【五】妊娠泄泻

和云荒利，无涩痛而水泻募下[②]，又云洞泄。【泄泻】

厚朴丸

治妊娠洞泄寒中。《大全良方》第十五有论，可见彼。

干姜　厚朴去粗皮，细剉

① 募原：原作“暮原”，据底本眉批“胸曰募，胁曰原”改。
② 募下：原文如此，疑当作“暴下”。

上等分，先杵令烂，水拌同炒令干。再为末，水煮面糊为丸，如梧子大。每服五十丸，或七八十丸，食前以米饮服之，日夜三五服。

草果散

治妊娠脏气本虚，宿挟风冷，脾胃久弱，脏腑虚滑，脐腹疠痛，日夜无度。

厚朴姜汁制，炒，二两　肉豆蔻面炮，三个　草豆蔻五个，煨

上细末。每服三四钱，水二盏，姜五片，煎一盏。去滓热服，以米饮点服。人参散与平胃散等分合和，以米饮服之，名胃苓散，加缩砂、肉豆蔻尤佳。

又**四君子汤**加豆蔻、缩砂，见于《局方》。

【六】妊娠痢疾或云滞下【赤痢、白痢、赤白痢等】

香连圆《一览方》第十五

治妊娠痢下红血，脐腹刺痛者。

南木香四两，不见火　黄连去芦毛，十两，与吴萸二两同炒，去茱萸不用

上同细末，米糊丸梧子大。每服五十丸，或七八十丸，以饭饮服下，日夜五服。

调胃散

治妊娠夏月红痢，日夜无度。

罂粟壳蜜水制　黄连　白芍药　白术各二两　当归酒浸　甘草炙，各一两[①]　地榆四两

上㕮咀。每服五钱，水二盏，煎至一盏。去滓温服，日夜四五服，食前。

三神圆

治妊娠痢，泄泻频并腹痛者。

南木香　肉豆蔻炮　罂粟壳蜜炒，各三两

上细末，用枣煎汁，米糊为丸梧子大。每服五十丸，或七十丸，饭饮送下。或羸弱不能食，行止者【止行步者欤】，可去粟壳，代用炮诃子肉。诸方痢药，去罂粟壳，代用诃子肉尤佳，可宜。粟壳损脾胃也。

黄耆散

治妊娠痢疾羸弱者。

川芎　黄耆各十钱重　当归酒浸　人参　诃子肉炮　白芍药　南木香　肉豆蔻炮　白术　乳香各五钱　茯苓　甘草炙，各三钱

上㕮咀。每服五钱，水二盏，煎至一盏。去滓温服，日夜五六服。

《圣济总录》妊娠下痢论曰：妊娠饮食过伤，脾胃不和，冷热之气入于肠间，肠虚则泄，故为痢也。然冷多则白，热盛则赤，冷热则交，则赤白相杂，甚则脓血杂下。速宜疗之，恐伤胎也。

肉豆蔻散《圣济录》

治妊娠下痢不可疗者，及丈夫脾虚泄泻。

肉豆蔻十个，面炮，去面不用　草豆蔻十个，同前　诃梨勒二十个，十个炮去核，十个生用，亦去核　甘草一分，蜜炙

上细末。每服二三钱匕，米饮食前，日夜四五服。

阿胶丸

治妊娠下痢，日夜无度，安胎气，止腹痛。

阿胶炒　酸石榴皮各一两　黄连一两　当归　肉豆蔻各三分

上细末，炼蜜丸赤小豆大。每服五十、七八十丸，以米饮空心服。

《妇人大全良方》四物汤加石榴皮、诃子肉、缩砂而煎服，名加减四物汤。又有数方，《圣济录》百五十六卷良方繁多，可见彼。

---

① 各一两：此下原有错叶，据校本调顺。

【七】妊娠子淋【子淋，淋病也】

《圣济录》论曰：妇人怀子而小便淋痛，谓之子淋。因肾虚，膀胱经客邪热，令溲少而数，水道涩痛，痛引于脐者，是其候也。

当归汤

治妊娠子淋，涩痛烦闷。

当归　芍药　赤茯苓　甘草炙　栀子仁各二两

上㕮咀。每服四钱，水一盏，煎至八分。去滓温服，食前。

赤芍药汤

治子淋疼痛。

赤芍药二两二分　槟榔三个，面炮

上㕮咀。每服三四钱，水一盏，煎至七分，去滓温服。私云：加车前子、葵根各二两。

疗妊娠小便涩不利，小腹水道热痛。

冬葵子用根，同　芍药各二两　黄芩　赤芍药　车前子各二两

上㕮咀。每服五钱，水一盏，煎至七分。去滓温服，食前。《大全良方》第十四。和号黄芩汤。

此药疗妊娠尿血。

《千金方》并《外台方》云：妊娠下血及子淋，又治尿血。【小便出血，又云尿血。】

葵子一盏，碎

上以水五盏，煎取二盏半，分三服。去滓，空心温服。

又方

生艾叶一斤，冬根及干艾叶亦同

上以酒五盏，煎取二盏，分三服。

续断汤《大全良方》

治妊娠下血及尿血。

当归　生干地黄各一两　续断半两　赤芍药一分

上细末。空心，每服二三钱匕，葱白汤调服。

又方

疗妊娠尿血。

阿胶　熟地黄各三两

上细末。每服二三钱，空心，以米粥饮服之。

【八】小便利不禁【小便利不禁】

论曰：妊娠肾虚，胞冷不能约，故小便利下多，不禁也。

艾叶丸

治妊娠小便利，少腹急痛。

艾叶　干姜生，各二两二分　厚朴姜制　益智去皮，各一两一分

上细末，蜜丸梧子大。每服三十、五十丸，米饮服，空心。服已，以饭压之。

私云：男子、妇人及妊娠小便不禁之时，山芋与糯饼入盐、酱、酒成麋①，夜临眠卧食之。每夜以小便如常为度。

【九】大便不通

《圣济录》论曰：妊娠肠胃有风，加之挟热，津液不足，气道痞涩，故令肠胃枯燥，大便②不通，甚

① 麋：原文如此，疑当作“糜”。

② 大便：原作“大通”，据《圣济总录》卷第一百五十七改。

则呼吸奔喘，腹胀干呕。

麻仁丸

治妊娠大便不通，腹满不能食。养津液，润肠胃。

大麻仁别研如膏，四两　人参　诃子皮去核，各二两　大黄剉，炒，二分或一两

上细末，炼蜜丸梧子大。每服三十、五十丸，空心温汤服，大便通即止。

槟榔丸

治妊娠大便热结，旬日不通。

槟榔一两　木香半两　大黄剉，炒，二两　青皮去白，焙，半两　牵牛子末，半生半炒，二两

上细末，炼蜜丸梧子大。每服二三十丸，或四五十丸，温汤服，空心或夜半。

【十】妊娠大小便俱不通【大小便不通】

冬葵根汤

治妊娠大小便不通七八日以上，腹胀瞀闷。

葵根子亦佳，二两　车前草干切，一两　木通三两　大黄剉，炒，半两或一两

上㕮咀。每服五钱，水一盏，煎至一盏。去滓，空心温服，以利为度。

【十一】妊娠霍乱《大全良方》第十四卷【霍乱】

《圣济录》无妊娠霍乱治。

《大全良方》论曰：夫阴阳清浊相干，谓之气乱也。头痛体疼而吐痢者，亦为霍乱。又手逆冷，阳气暴竭，谓之四逆也。妊娠之病，吐痢甚者，则伤胎也。

人参散

治妊娠霍乱吐泻，心烦腹痛。

人参　厚朴　橘红各一两　当归炒　干姜炮　甘草各半两，炙

上细末。每服四钱，水一盏，枣三个，煎至六分，温服无时，频频服之。

白术散

治妊娠霍乱腹痛，吐逆不止。

白术　益智仁　枳壳制　橘红各三分　草豆蔻去皮　高良姜炒，各半两

上细末。每服三四钱，水一盏，姜五片，煎至六分。去滓，温服无时。

此外木瓜散、止渴饮、五苓散、理中丸、胡椒汤等，皆服不损动胎气。可见《可用方》《大全良方》等也

【十二】妊娠心痛【心痛】

夫妊娠心痛者，多是风邪、痰饮乘于心之经络，邪气搏于正气，交结而痛也。又乍发乍宜，休作有时，久不平则伤损子脏也，则令胎动。凡胎转移则多不安，不安而动于血者，则血下也。

川芎汤

治妊娠卒心痛，气欲绝。出《产宝方》

川芎　当归　茯苓　厚朴制，各等分

上㕮咀。每服三四钱，水一盏半，煎至一盏。去滓，频频温服。

白术汤

治妊娠卒心痛欲死，不可忍。《古今录验方》

白术三两　赤芍药二两　黄芩一两半

上㕮咀。每服四钱，水一盏，煎至六分，去滓温服。忌桃李、雀肉。

或方云治妊娠心痛。

香附子　竹茹各二两

上粗末，分作二服。一半水二盏，姜三片，煎至一盏半，二服服之。

妊娠心痛、腹痛、心腹俱痛，可见《大全良方》十二卷及《可用方》《圣济录》百五十五卷。

【十三】妊娠子烦《圣济录》不出此证并治方，闷绝也，似心痛。

《大全良方》第十三曰：妊娠子烦，苦烦闷者，以四月受少阴君火气以养精，六月受少阳相火气以养气。若母心惊胆寒，多有烦闷，名曰子烦也。

《产宝方》云：夫妊娠而子烦者，是肺脏虚而热乘于心，则令心烦也。停痰积饮，在心胸之间，或冲于心，亦令烦也。

防风　黄芩　麦门冬各三两　白茯苓四两

上㕮咀。每服四钱，水一盏，竹叶十片，煎至七分。去滓温服，忌醋物。

又竹茹一味浓煎，服之尤佳。

【十四】妊娠胎间水气，肌肤浮肿

《圣济录》曰：若妊娠脾胃气虚，经血壅闭，则水饮不化，外攻形体，内注胞胎。怀妊之始肿满者，必伤胎气。如临月而脚微肿者，利其小便则病可愈。

泽泻汤

治妊娠经气壅滞，身体浮肿，喘促，大便难，小便涩①。

泽泻　桑白皮　木通　枳壳　赤茯苓　槟榔各一两

上粗末。每服四钱，水一盏，生姜三片，煎至七分。去滓，食前温服，稍利为度，日二三服。

防己汤

治妊娠通身浮肿，喘息促，小便涩。

防己　大腹皮各一两二分　桑白皮　紫苏茎叶　赤茯苓各二两　木香二分

上粗末。每服四钱，水一盏，生姜三片，煎至六分。去滓，食前温服。

《大全良方》曰：妊娠自三月成胎之后，两足自脚面渐肿，腿膝以来，行步艰辛，以至喘闷，饮食不美，似水气状，至于脚指间有水出者，谓之子气，直至分娩【产也，子母分娩】方消。此由妇人素有风气，或冲任经有血风，未可妄②投汤药。亦恐大段甚者，虑将产之际费力，有不测之忧，故不可不治于未产之前也。古方论中，少有言者。【子气】

按《名医录》云：宋少主元徽与徐文伯微行学针法。文伯见一妊妇，足肿不能行。少主诊脉曰：此女形也。文伯诊之曰：此男胎也。少主怒，欲破胎。文伯测曰：臣请针之。胎遂堕，男形也。此妊娠足肿之说见于古者。元丰中，淮南陈景初，名医也，独有方论治此病，方名初谓之香附散，李伯时易名曰天仙藤散。【铜人形位有此传】

天仙藤散

天仙藤炒　香附子炒　陈皮　甘草　乌药不须要天台者，但得嫩白而香辨者良

上等分，净称，为细末。每服三四钱，水一盏，姜三片，木瓜三片，紫苏五叶，同煎至七分。放温澄清，空心，食前服，日三服。小便利，气脉通，体轻，肿渐消，更不须多服。

元丰末，王刑公居金陵，举家病，以诗赠景初曰：举族贫兼病，烦君药石功，到家何所寄？一一③问征鸿。因此见方得于《李伯时家传方》，录于临川张右承宅。

泽泻散

治妊娠气壅，身体腹胁浮肿，喘息，大便不通，小便赤涩。

---

① 小便涩：此下原有错叶，据校本调顺。

② 妄：原作“忌”，据校本及《妇人大全良方》卷之十五改。

③ 一：此字原缺，据校本及《妇人大全良方》卷之十五补。

泽泻　桑白皮　木通　枳壳　槟榔　赤茯苓等分

上㕮咀。每服四钱，水一盏，姜五片，煎至六分。去滓①，食前温服。私云：加大黄等分。

防己汤

治妊娠脾虚，通身浮肿，心腹胀满喘息，小便不利。

防己三两　桑白皮　紫苏茎叶　赤茯苓各四两　木香一两

上粗末。每服四钱，水一盏，姜五片，煎至七分。去滓，食前温服。

千金鲤鱼汤

治妊娠腹大，胎间有水气。【神方】

白术五两　茯苓四两　当归　芍药各三两

上细末。以鲤鱼一头，修事如食法，煮取汁，去鱼不用。每服四钱，入鱼汁一盏半，生姜七片，橘皮少许，煎至七分。去滓，空心服。《集验方》同。此方神效也，非只妊妇，男女大小之人，水肿腹满，皆可服之。

五皮散见《局方》

《指迷方》治妊娠肿满。又五皮散，每服半两，水二盏，浓磨木香水一呷，同煎至八分。去滓，空心温服。亦治男子脾虚肿满。一方无桑白皮，有白术倍之，名白术散。

【十五】妊娠咳嗽【咳】

人参散

治妊娠咳嗽。《圣济录》

人参　陈皮　甘草炙，各三两　生姜五两，切片

上细末。每服二三钱匕，以沸汤服。

桔梗散《大全良方》

治妊娠肺壅咳嗽，喘急不食。【咳喘】

天门冬去心，一两　桑白皮　桔梗　紫苏各半两　赤茯苓一两　麻黄去节，三分　贝母　人参　甘草各半两

上㕮咀。每服四钱，水一盏，姜三片，煎至七分。去滓，不拘时服。

又《局方》**麻黄散**

治妊娠伤寒，涎多咳嗽。

知母　杏仁　天门冬　桑白皮等分

上㕮咀。每服三钱，水一盏，煎至七分。去滓温服。

已上妊妇诸病，散在众方中。今常所患之病治，抽书如斯，不守略泥此书，广看于诸方，遍可调治矣。

《覆载万安方》卷第三十三

嘉历二年五月廿八日朱点了，冬景励愚可看记之，不可忽之，不可忽之。

性全（花押）

同日墨点了。

性全（花押）

朱②墨纸貟卅丁（花押）

---

① 去滓：原作“去茎”，据校本改。

② 朱：此前原有“三十三卷”4字，据文例删。

《覆载万安方》卷第三十四

性全　集

妇人四

【一】妊妇转女为男法并安胎方

论曰：怀妊三月，名始胎。血脉不流，象形而变，是时男女未定，故令于未满三月间服药方术，转令生男也。其法以斧置妊妇卧床下，系刃向下，勿令人知。恐不信者，令待鸡抱卵时，依此置斧于鸡窠下，一窠尽出雄鸡。此虽未试，亦不可不知。凡受胎三月，逐物变化，故古人立《胎教论》，能令生子良善长寿、忠孝仁义、聪明无疾。盖须十月之内，常见好境象，无近邪僻，真良教也。《三因方》

安胎饮《三因方》十七卷

治妊娠胎寒腹痛，或胎热多惊，举重腰痛，腹满胞急，卒有所下，或顿扑闪肭，饮食毒物，或感时疾，寒热往来，致伤胎脏。怀胎间常可服之

川芎　枳壳去穰，麸炒，各一两二分　熟地黄三两　糯米二合，半盏许欤

上细末，每用四大钱，水一盏半，姜五片，枣二个，金银少许，同煎至七分，食前服。私云：金银者，薄荷一名也。又实金片、银片欤。忍冬，一名金银花也。

《千金方》二云：妊娠十月，五脏俱备，六腑齐通，纳天地气于丹田，故使关节人神皆备，但俟时而生。妊娠一月始胚，二月始膏，三月始胞，四月形体成，五月能动，六月筋骨立，七月毛发生，八月脏腑具，九月谷气入胃，十月诸神备，日满即产矣。宜服滑胎药，入月即服。

丹参膏

养胎，临月服，令滑而易产方。【丹参膏】

丹参半斤　川芎　当归各二两　山椒五合。一盏拟十合，五合者半盏也。妊娠人若有热者，以大麻仁五合代用之，尤佳

上㕮咀，以清酒溲湿，停一宿以成，煎①猪膏四升四盏也，以一盏当一升，微火煎色赤如血，膏成，新布绞去滓。每日取如枣许，内酒中服之，不可逆服。至临月乃可服，旧用常验。《可用方》三味而无椒也

私云：今代本朝从第七个月用之，大违于不可逆服之诫。近代宋朝不用之，只用救生散，尤有神验云云。

《严氏济生方》第九云：论曰：怀妊十月，形体成就，入月合进瘦胎易产之药。今世多用枳壳散，非为不是。若胎气肥实，可以服之。况枳壳大能瘦胎，气本怯，岂又瘦之也。不若进救生散，能安胎益气，令子紧小，无病易产，又且多少稳当。

救生散《严氏》

安胎益气易产。自第九月至生产期，每日二三服。

人参　诃子皮去核　麦蘖炒　白术剉，炒　神曲炒　橘皮炒，陈皮同

上等分，细末。每服三五钱，水一盏，煎至七分。食前，日二三温服。

近代用滑胎枳壳散，大损小儿，子难长。《医说》有枳壳散之戒，可见彼戒。自披此救生散方，每值

① 煎：原作“前”，据《备急千金要方》卷二及校本改。

妊妇问来，用此方皆有神效，更无违失。丹参膏则无失无功，与救生散并用无难。不尔，只特用救生散，尤有妙功耳。

【二】体玄子【人名也】借地法

东借十步，西借十步，南借十步，北借十步，上借十步，下借十步，壁房之中，肆拾余步，安产借地。或有秽污，或有东海神王，或有西海神王，或有南海神王，或有北海神王，或有日游将军。白虎夫人，远去十丈；轩辕【神名】招摇【神名】，举高十丈；天府地轴，入地十丈，令此地空闲。"产妇某氏【此每每可书产妇姓氏】安居，无所妨碍，无所畏忌，诸神拥护，百邪速去，急急如律令敕。"以朱书之。

以前借地法，于入月一日即写一本，贴在于产妇所居正北壁上，更不可避日游反支及诸神煞等。

凡妇人入月，不可沐头①，湿冷流于足太阳之经，令子横逆不顺，诚慎之。

又孕妇不语，非病也。间有如此者，不须服药，临产月，但服保生丸、四物汤之类，产下便语得，亦自然之理，非药之功也。又医家不说与人，临月则与寻常之药，产后能语，则以为医之功，岂其功也哉。

《素问经》及《太素经》曰：黄帝问曰：人有重身【重身者，母子相重，故孕人谓之重身也】，九月而瘖，此为何也？岐伯对曰：胞人之络脉绝也。帝曰：何以言之？岐伯曰：胞络者，系于肾少阴之脉，贯肾，系舌本，故不能言。帝曰：治之奈何？岐伯曰：无治也，当十月复。

许学士【《本事方》作者】云：乡里有一妇人，数欠，无故悲泣不止。或谓之有祟，祈禳请祷备至，终不应。予忽忆有一证云：妇人脏燥，悲伤欲哭【孕妇悲伤啼哭】，象【象】如神灵，数欠者，大枣汤。予急令治药，尽剂而愈。古人识病制方，种种妙绝如此，试而后知。

大枣汤

治妇人脏燥，悲伤欲哭，象若神灵，数欠者，皆主之。

甘草三两　小麦一升【一升者，一盏也】　大枣十个【枣十个，日本枣其形小，以廿个用】

上㕮咀。以水六升，煮取三升。去滓，分三服，温服。亦补脾气，专治妇人，方名甘草汤。《大全良方》第十五卷有传，可见。

滑胎枳壳散

瘦胎易产《大全良方》。胡阳公主每产，累日不下，南山道士进此方。

枳壳二两　甘草一两

上细末。每服二钱，以百沸汤点服，空心日三服。凡怀孕六七个月已上，服之令子易生。初生胎小微黑，百日已后，肉渐变白。此虽孙真人滑胎易产方，然抑阳降气，为众方之冠。此方分两，出《必用方》，以此为正。

一方

枳壳六两　甘草一两。未产人，甘草性寒，故减。未产前一月，日三服

一方加糯米半升，同炒为末，米饮白汤服。温隐居加当归、木香各等分。

张氏方**缩胎散**

易产，治肠中诸病，下气宽膈。

枳壳五两　甘草一两半　香附子三两，炒

为细末，煎姜汤亦服。大小便不通，加牵牛子末微炒一二钱服。治妊妇血气块僻疼痛，男子疝气气块亦佳。《选奇方》

香附子　枳壳各二两　甘草半两

私云：《医说》及《严氏方》虽有枳壳散之戒，诸方多用之，亦与内补丸并服，有功无失。

内补丸

治妊妇冲任脉虚，补血安胎。

---

① 沐头：原作"休头"，据校本改。

熟地黄三两　当归一两，微炒

上细末。炼蜜丸梧子大，温酒服三五十丸。孕妇入月，每日一二服。

许学士云：大率妇人妊娠，在抑阳助阴。盖抑阳助阴之药甚多，然胎前药唯恶群队【群药，薬才多数故也】。若阴阳交错，别生他病。唯是南山道士枳壳散所以抑阳，四物汤所以助阴故尔。然枳壳散差寒，若单服之，恐有胎寒腹痛之疾。以内补丸佐之，则阳不致强，阴不致弱，阴阳调停，有益胎嗣。此前人未尝论及也。

易产滑胎方

其药性滑，利小便。

车前子

上细末。每服方寸匕，酒服。不饮酒者，水服。若利下，炒焦，以米饮服之。

神寝丸

治产难，瘦胎滑利易产。临入月服之，极有神效。

乳香通明者一两，别研　枳壳二两

上细末，炼蜜丸梧子大。每服三十丸，空心，温酒服。每日一服，或五十丸。孕妇九个月以后，至产服之。

陆氏方：乳香一味，以酒米糊丸，名**寝生丸**。

保气丸

安胎宽气进食，瘦胎易产。设或居处失宜，偶然顿扑，胎动胎痛，漏胎下血妊孕月水，谓之漏胎，亦兼服佛手散《局方》。神寝丸、枳壳散等，入月内【九个月】大宜常服。

香附子四两　益智　紫苏叶各半两　山药　缩砂仁一两　木香四钱重　甘草一两一分　一两皆十钱重。

上细末。每服二三钱，白汤空心点服。

已上入月九月，自第一日至出产，每日宜服。此外诸药略之。

【三】安产藏衣及十三神吉凶方位

推妇人行年法图在别卷，今依体玄子借地法，无所忌畏。若犹深守诸神方位吉凶，则善之中善，妙之中妙焉。

禁草法【禁咒产褥法】

为产妇铺荐席茵褥讫，即咒曰，颂文：

铁铁汤汤，非公所当是王。一言得之铜，一言得之铁。母子相生俱蔑铁。急急如律令。

禁水法【水咒文】

产妇可用时贮水咒曰：

南无三宝水　　水在井中为井水
水在河中为河水　　水在器中为净水
水在法中为真水　　自知非真，莫当真水
以净持浊　以正治邪　日游月杀　五士将军
青龙白虎　朱雀玄武　招摇天狗　轩辕女妖
天吞地吞　悬尸闭肚　六甲禁讳　十二神王
土符伏神　各安所在　不得动静　不得忌干
若有动静　若有忌干　施以神咒　当摄汝形
阿佉尼阿毗罗莫多梨娑地梨娑诃

【四】入月预备药物

保气散　佛手散　枳壳散　神寝丸　榆白皮散

保生丸 催生丹 黑神散 大圣散 理中丸
催生符 生地黄 羌活 葵子 黄连
竹茹 乌梅 石燕雌雄 甘草 海马一对
马衔铁 枣子 陈皮 姜钱 黑豆
白蜜 无灰酒 童子小便 好醋 白术
煎药炉火钵也 铫子 滤药帛 小石二三十颗
汤瓶私加增损四物汤、苏合香丸、辰砂、萆麻子二三百个、半夏末，吹鼻。

【五】催生灵符

[illegible] [illegible] [illegible] [illegible]

[illegible] 不安稳，朱书贴产妇处北壁上。

[illegible] 觉不安稳，书贴枕上。

[illegible] 治横生灵符，朱砂书此符，以顺水吞下。

[illegible] [illegible] [illegible] [illegible] 此四符，入月一日，墨书鞋底上，仍密安产妇席褥下，勿令人知。

[illegible] [illegible] [illegible] 此三符，遇产难以墨书吞之。

[illegible] [illegible] [illegible] [illegible] 治胞衣不出，灵符四道，急则以朱砂书符吞下。

催生丹

疗产妇生理不顺，产育艰难，并宜服之。以天医日合之。《圣惠方》《局方》同。

兔脑髓十二月中取之，去皮膜，研如泥 乳香通明者，二两二分 母丁香末，一钱，鸡舌香也 麝香一字

上细研。以兔脑髓和，圆如鸡头大，阴干，用油纸密封贴。每服一圆，温水服，即时产。随男左女右手中握出，良验。

又方

通明乳香一块如皂子大

上为末。觉腰痛时，用新汲之水一小盏，入醋少许同调。扶立，令产妇两手捉石燕，坐婆【坐婆，扶持产妇之老婆女也】饲药饮之。先令妊妇念“医灵药圣”三遍，然后服之。仍略扶行数步，须臾坐草便生，更无痛楚，神良。

又方

大辰砂随多少，端午日晒至百日，不得着雨。若满百日，取研如粉

上用腊月兔脑髓和，圆如绿豆大。欲觉产，粥饮服一丸，良久便坐。其药男左女右手中把出。

又方

腊月兔头一枚，烧存性为灰

上细末。以葱白煎汤调服二三钱，立生。

又方

兔皮毛

上皮与毛和烧为灰，末之，以酒调服方寸匕，即产。衣不下者，服之即下。

救产难经日不生。

云母粉五钱重

上以温酒调服，入口当产。不顺者即产，万不失一。

《陆氏方》云：是何德杨方，云已救三五千人，却用云母粉澄过，研细。取一团如鸡子大，临时以无

灰酒服下。

治横产逆产理不顺，及子死腹中。

伏龙肝

上细研。每服一二钱匕，温酒服之。儿头戴土而出生。

《备急方》疗难产三日不出。

吞槐子十四个即生。

《广济方》服蒲黄二三钱。《千金》《集验》《崔氏》同。

又方

当归为末，服方寸匕。

催生如神散

疗逆产横生瘦胎，兼治产前产后虚损，月水不调，崩漏。一名催生黑散，一名乌金散，一名二神散。

百草霜　香白芷不见火

上等分，细末，研拌。每服二三钱，以温酒或沸汤服。先以童子小便、米醋二药合煎而为膏。临产时，以温酒、沸汤，每服一二弹子大，服之立生也。

胜金散

郭稽中【人名】《产难方》论曰：产难者何？胎侧有成形块，为儿枕。子欲生时枕破，与败血裹其子，故产难。但服胜金散，逐其败血即自生。若逆生横生，并皆治之。

麝香一钱重，研　盐豉纳豆也，一两，以旧青布裹了，烧令赤，急以乳钵研

上细末。取秤锤烧红，以酒淬之，调服一二钱匕。

【《大全良方》**催生柞木饮子**

治产难或横或倒，死胎烂胀于腹中，此方屡用神效。

生大柞木枝一大握，长一尺，净洗，寸剉　甘草大者，五寸，剉作五段

上用新汲水三升半，同入新砂瓶内，以纸三重系封之，文武火煎至一升半，令香。觉腹痛便准备，候产妇腰重痛，欲坐草时，温温饮一小盏，便觉心下开豁。如觉再渴，又饮一盏至三四盏，觉下重便生，更无诸苦。切不可坐草早及坐婆乱下手。如催生药，只消一服。此方至验，乃上蔡张不愚人名方。】

【六】胞衣不出

和名云后物，《大全良方》十八有二十二方【胞衣不下】

《大全良方》十八卷云：夫有产儿出，胞衣不落者，世谓之息胞。由产初时用力，此产儿出而体已疲惫【劳也】，不能更用力产胞，经停之间而外冷气乘之，则血道涩，故胞衣不出，须急以方药救治。旧法胞衣不出，恐损儿者，依法截脐带而已。

郭稽中论曰：胎衣不下者何？答曰：母生子讫，流血入胞衣中，胞衣为血所胀，是故不得下。治之稍缓，腹中胀满，以次上冲心胸，疼痛喘急者，但服夺命丹，以逐去胞衣中血。血散胀消，胞衣自下而无所患，更有牛膝汤等，用之甚效。

夺命丸

附子一两，炮　牡丹皮二两　干漆二分，碎之，炒令烟尽

上细末。以酽醋一盏，大黄末二两，同煎熬成膏，和药丸如梧子大。每服七丸，或十五丸、二十丸，以温酒服，不拘时候。

牛膝汤《大全良方》《必效方》

治胎衣不出，脐腹坚胀，急即杀人。服此药，胞衣即烂下，又下死胎。

牛膝　瞿麦穗各四两　当归三两　通草六两　滑石八两　葵子五两

上细剉，以水九升，煮取三升，分三。若胞衣不下，腹胀满即杀人。推其源，皆是胞衣有血奔心，是不出也；或坐婆生疏，断带收儿，其胞衣失于系住，则带缩入腹中，便不得出。宜服此药，衣即烂

出也。

《广济方》《集验方》《千金》《崔氏》等同。

牛膝散

治胞衣不出，及妊娠五六月堕胎而胞衣不下。

牛膝　川芎　朴消　蒲黄各三分　桂心二分　当归一两二分

上粗末。每服四钱重，水一盏，姜三片，生干地黄不干尤良一分，同煎至六分。去滓温服，顿二三服，立出。

又

胞衣不出，若腹胀则杀人。

黑豆一合，炒令熟

上入醋一盏，煎三五沸，去豆服。二服分之。又以酒煎服亦良。

又

服蒲黄二三钱，温酒或白汤。《必效》《集验》《千金》《崔氏》。

又方

以冷水噀产妇面，神验。

如圣膏

治难产兼胞衣不下，及治死胎。

用萆麻子二三十粒，去壳，细研成膏，涂产妇脚心涌泉穴上，胞衣即下，速洗去，不洗肠出。若肠随胎衣出，则却用此膏涂顶上，肠自缩入也。【治盘肠连胞衣肠出也。别有治方，此术尤佳。】

《大全良方》治胞衣不下，诀云第十八卷：妇人百病，莫甚于生产。产科之难，临产莫重于催生，既产莫甚于胞衣不下，且流血入胞中，为血所胀，上冲心胸，喘急疼痛，必致危笃。若有此证，宜急断脐带，以少物先系，而后断之。不然，衣上冲心。纵淹延数日，亦不害人。只要产母心怀安泰，终自下矣，累试有验。不可轻信坐婆，妄用手法，多有因此而亡，深可浩难。

私云：此治胞衣不下，有多治方，勘看数方。又以纸撚探产妇喉内，作呕噎，随逆气催胎衣下。含弓弰、含构柄，皆此意也。

私曰：产讫，以纸帛布巾浸醋，如掌广，置产妇之顶颅，干则常易。产后三五十日，兼防于奔闷血晕耳。

又

烧小石数颗沃醋，以烟气令闻之，昼夜莫倦。

血晕闷绝，则可进清魂散、黑神散、苏合香圆、增损四物汤，而后随证可疗养。

【七】产后将护法【产后之养生】

论曰：凡妇人生产毕，且令饮童子小便一盏私云：苏合香圆以水并汤童小便，不得便卧，且宜闭目而坐，须臾方可扶上床仰卧，不得侧卧，宜立膝，未可伸足，高倚床头枕高可二尺许，厚铺茵褥，遮围四壁，使无孔隙，免被贼风。兼时时令人以物从心擀至脐下，使恶露不滞，如此三个日可止。仍不可令多卧，如卧多，看承之人，宜频唤醒。旧说产妇分娩了，三日方可上床，则必就地睡卧，又岂可令产妇近地气乎？地卧则永不可也

才生产毕，不得问是男是女，且先研醋墨【墨ヲ醋ニスリテ服也】三分服之墨三分许，以醋研之服。一方云不可服醋墨，有伤肺经成咳嗽之戒，诚过虑也。然醋墨本破凝血，然不可用酽醋，仍不可太多，即不至伤肺。更产后三日内，令产妇尝闻醋炭气以醋沃炭火，令闻盛烟。或烧干漆，令闻其烟。若无干漆，烧破旧漆器，令闻之，以防血逆血迷、血晕不省之患。夏月宜于房门外烧砖，以醋沃之，置醋烟气于房中。

分娩之后，须臾且食白粥一味，不可大饱，频少与之为妙，逐日渐增之。不用经宿之粥，又不可令冷温，恐留滞成疾。仍时时与童子小便一盏饮之。新产后，不问腹痛不痛、有病无病，以童子小便，以

酒和半盏温服，五七服妙。一腊七日也之后，方可少进醇酒，并些少[1]盐味。

一法：才产不得与酒，缘酒引血进入四肢，兼产母脏腑方虚，不禁消酒，热酒入腹，必致昏闷。七日后，少进些酒，不可多饮。若服药之酒，可用黑豆淋酒。宜避风邪，养血气，下恶露，行乳脉也。夏月之间，亦不须强饮酒。一腊之后，喫物无味也。

又产后三月之后，方少可食温面，早食则成肿疾。又鲤鱼令血气不行，三月之后可食。私云：若产后血下过多，则食鲤鱼矣。乌贼鱼、藕根，令血进行。若血不下，则可食之。血妄行过下，则不可食。

若未满百日，不宜多语喜笑、惊恐忧惶、哭泣思虑恚怒、强起离床、行动久坐。又不可作针线，用力工巧费志。又不可恣食生冷、粒硬、果菜、肥腻、鱼肉之物，及不避风寒、脱衣洗浴、冷水洗濯。当时虽未觉，而大损血气，百日以后及终身，即成蓐劳等诸病。纵有名医，不可疗。

大都产妇将息，须是满百日方可平复，大慎触犯。又产后不慎风冷，成角弓反张，谓之蓐风，遂致不救。满月之以后，深尚可慎也。《经》云：妇人非止临产须忧，产后大须将理，慎不得恃身体和平，取次为之，乃纵心恣意，无所不为。若有触伤，便难整理。犯时微若秋毫，感病重如山岳。知命者，可不谨之？已上《大全良方》十八卷之产后门，并《局方》《可用方》卅卷。

私云：日本国风俗，云产后七日七夜不卧眠云云，此习久矣。凡男女产、未产，若二三日夜不寝卧，则身心悦然，血气错乱。何况产劳之女，七日夜不睡卧，争得安稳？是以心思忙然，言语谬误。医师失治，自称邪鬼。看妇者，用祈禳而后终夭命，太可哀怜矣。《千金》《圣惠》《外台》《局方》已下诸方，皆生产以后，须臾上床仰卧不侧卧，立膝不伸足，未见一书一方，而一日夜乃至七日夜不睡卧之说。风俗之邪说，世世虽习用，医师何不改正之？

《局方》产后将护法云：且才得分免【分免，又分挽，《可用方》云】【分娩也】【分解】，切忌问是男是女。看血下多少，随证服治血晕之药，良久喫粥，服四顺理中圆、苏合圆，便令人以手从产妇心下按摩至脐腹，日日五七次。若有疾证，即随证服药，药粥相间半时，频频服饵。若疾急，则不认半时说，频与诸药。且产妇宜闭目而坐，背后倚物，左右看承，常令直立两膝。虽时眠睡，频令唤觉，过一伏时，方得上床，亦须立膝高揞床头，厚铺裀褥，直至百晬【日也】。常服当归圆、当归建中汤、四顺理中圆，日各一两服，以养脏气，补血脉。两腊二七日也之后，方得肉食。二七日以后，肉食云云。鹿肉。【肉食日限】

《圣济录》百六十卷云：生产三日之内，只食白粥，间服滑血和气之剂药。三日之后，时饮少醇酒，并食软饭。旬日【十日也】以后，渐可食滋味。【酒并饭日限】一月之内，慎不可出房纵步，及作女工之劳。又百日之内，慎无犯房室及诸饮食。【房事慎】又戒喜怒忧恚悲愁，恐致疾患。凡产妇一月之寝卧，常须覆衣被，纵暑月亦不得露身体，尤避风冷湿阴之气。若沐浴，亦须出三月外。纵复不能依此，亦须六十日，后方可沐浴。【沐浴日限三月，若六十日之后可沐浴。】

杨氏曰：凡言满月者，谓满三月，非三十日也。

增损【减也】**四物汤**《易简》《大全》《局方》等

治产后下血过多，荣卫虚损，阴阳不和，乍寒乍热，兼治妇人气血不足，四肢堕怠，乏力少气。

当归　川芎　白芍药　人参　干姜　甘草各三两

上㕮咀。每服四钱，水[2]一盏，煎至六分，去滓热服。

一方

治经血凝滞，腹内血气作疼，用《局方》四物汤加蓬莪术、官桂等分服，名六合汤。

又治产后血搏，口干烦渴，加栝楼、麦门冬；烦热，小便涩，大便秘，加大黄、桃仁。

大率产后，不问下血多少，须日进黑神散三服。下血少者，以大圣散间之。产后二腊以后，腹内略无疼痛，方服四物汤、建中汤之类。若早服之，则补住败血，为后患不浅。【产后四物汤，二七日之早不可服。】黑神、大圣散，非逐血药，但能推陈致新，多服不妨。今人往往疑其逐血性寒，则不然，看其用药可见

---

① 些少：原作“些小”，据校本改。按，“些少”，义为少许，一点儿。

② 水：原空缺，据校本补。

矣。若恶血去多，徐徐补之，亦不为晚，不可姑息，以贻后患。且如古方用四顺理中圆为产后进食之剂，既用蜜圆，又倍甘草，其甜特甚，岂能快脾？不如只用理中汤减甘草矣。【产后不可用四顺理中丸。《易简方》】若素有痰饮者，二陈汤之类，服之为佳。

凡产后诸病并产前十八论、《千金方》《十产论[①]》及《产育保庆集》二十一论，部类在别卷，此一卷则当用一篇也，产图、推行年、所向吉凶方位并胞衣藏方等，别记之耳。

《覆载万安方》卷第三十四

嘉历二年六月一日，朱点了。

性全（花押）

同二日，墨点了。冬景策志思之思之。

性全（花押）六十二岁

朱墨之纸数三拾一丁（花押）

① 十产论：原作“十科论”，据文义改。按，《十产论》为中国古代重要的妇产科著作，为北宋名医杨子建所撰。

《覆载万安方》卷第三十五

性全　集

妇人五

产妇推行年等法并安产图

女必生年岁，皆为壬申，而干支逆行，故十三岁人当庚申行年。四十九岁人，行年当甲申。

妇人行年十三岁

行年庚申遇此日为年命，此日若产，则生马皮攀辔。

反支在正月、七月产当此两月，先顷布灰，其上布率然铺牛马皮[①]，安产吉。

祸害在离，绝命在巽十三女不可向离巽方，又不得向此方大小便。

生气在坤产妇向之大吉也，令母子命长。

悬尸在辰戌日十三岁女，辰戌日产，则悬绳攀马辔，不可用之吉。

闭肚在辛戌方也。临月及产后未满百日，并不得向此方地大小便及弃不净水。犯之则母子大恶，慎之大吉。

八庄在申申方也。八庄之方地，产妇床帐不得向之，开门慎之，大吉也。

宜唤西南方黄衣师看产产看病之女，云师也。

产妇宜着黄衣，西南首卧吉。

产妇十四岁

行年在己未，反支在二月、八月。祸害在坤，绝命在兑，生气在离，悬尸在卯酉日。闭肚在壬，八庄在癸。宜唤南方赤衣师看产；产妇宜着赤衣，南首卧吉。

产妇十五岁

行年在戊午，反支在三月、九月。祸害在乾，绝命在艮，生气在坎，悬尸在寅申日。闭肚在癸，八庄在壬。宜唤北方黑衣师看产；产妇宜着黑衣，北首卧吉。

产妇十六岁

行年在丁巳，反支在四月、十月。祸害在艮，绝命在乾，生气在震，悬尸在丑未日。闭肚在甲，八庄在辛。宜唤东方青衣师看产；产妇宜着青衣，东首卧。

产妇十七岁

行年在丙辰，反支在五月、十一月。祸害在震，绝命在坎，生气在艮，悬尸在子午日。闭肚在乙，八庄在庚。宜唤东北黄衣师看产；产妇宜着黄衣，东北首卧。

产妇十八岁

行年在乙卯，反支在六月、十二月。祸害在坎，绝命在震，生气在乾，悬尸在巳亥日。闭肚在丙，八庄在丁。宜唤西北黑衣师看产；产妇宜着黑衣，西北首卧。

产妇十九岁

行年在甲寅，反支在正月、七月。祸害在巽，绝命在离，生气在兑，悬尸在辰戌日。闭肚在丁，八

---

① 先顷布灰，其上布率然铺牛马皮：原文如此。后文有“先布灰草，然后铺驴马牛皮”之语，可参。

庄在丙。宜唤西方白衣师看产；产妇宜着白衣，西首卧。

产妇二十岁

行年在癸丑，反支在二月、八月。祸害在兑，绝命在坤，生气在巽，悬尸在卯酉日。闭肚在庚，八庄在乙。宜唤东南青衣师看产；产妇宜着青衣，东南首卧。

产妇二十一岁

行年在壬子，反支在三月、九月。祸害在离，绝命在巽，生气在坤，悬尸在寅申日。闭肚在辛，八庄在甲。宜唤西南黄衣师看产；产妇宜着黄衣，西南首卧。

产妇二十二岁

行年在辛亥，反支在四月、十月。祸害在坤，绝命在兑，生气在离，悬尸在丑未日。闭肚在壬，八庄在癸。宜唤南方赤衣师看产；产妇宜着赤衣，南首卧。

产妇二十三岁

行年在庚戌，反支在五月、十一月。祸害在乾，绝命在艮，生气在坎，悬尸在子午日。闭肚在癸，八庄在壬。宜唤北方黑衣师看产；产妇宜着黑衣，北首卧。

产妇二十四岁

行年在己酉，反支在六月、十二月。祸害在艮，绝命在乾，生气在震，悬尸在巳亥日。闭肚在甲，八庄在辛。宜唤东南青衣师看产；产妇宜着青衣，东首卧。

产妇二十五岁

行年在戊申，反支在正月、七月。祸害在震，绝命在坎，生气在艮，悬尸在辰戌日。闭肚在乙，八庄在庚。宜唤东北黄衣师看产；产妇宜着黄衣，东北首卧。

产妇二十六岁

行年在丁未，反支在二月、八月。祸害在坎，绝命在震，生气在乾，悬尸在卯酉日。闭肚在丙，八庄在丁。宜唤西北白衣师看产；产妇宜着白衣，西北首卧。

产妇二十七岁

行年在丙午，反支在三月、九月。祸害在巽，绝命在离，生气在兑，悬尸在寅申日。闭肚在丁，八庄在丙。宜唤西方浅衣师看产；产妇宜着浅衣，西首卧。

产妇二十八岁

行年在乙巳，反支在四月、十月。祸害在兑，绝命在坤，生气在巽，悬尸在丑未日。闭肚在庚，八庄在乙。宜唤东南方黄衣师看产；产妇宜着黄衣，东南首卧。

产妇二十九岁

行年在甲辰，反支在五月、十一月。祸害在离，绝命在巽，生气在坤，悬尸在子午日。闭肚在辛，八庄在甲。宜唤西南黄衣师看产；产妇宜着黄衣，西南首卧。

产妇三十岁

行年在癸卯，反支在六月、十二月。祸害在坤，绝命在兑，生气在离，悬尸在巳亥日。闭肚在壬，八庄在癸。宜唤南方赤衣师看产；产妇宜着赤衣，南首卧。

产妇三十一岁

行年在壬寅，反支在正月、七月。祸害在乾，绝命在艮，生气在坎，悬尸在辰戌日。闭肚在癸，八庄在壬。宜唤北方黑衣师看产；产妇宜着黑衣，北首卧。

产妇三十二岁

行年在辛丑，反支在二月、八月。祸害在艮，绝命在乾，生气在震，悬尸在卯酉日。闭肚在甲，八庄在辛。宜唤东方青衣师看产；产妇宜着青衣，东首卧。

产妇三十三岁

行年在庚子，反支在三月、九月。祸害在震，绝命在坎，生气在艮，悬尸在寅申日。闭肚在乙，八庄在庚。宜唤东北黄衣师看产；产妇宜着黄衣，东北首卧。

产妇三十四岁

行年在己亥，反支在四月、十月。祸害在坎，绝命在震，生气在乾，悬尸在丑未日。闭肚在丙，八庄在丁。宜唤西北白衣师看产；产妇宜着白衣，西北首卧。

产妇三十五岁

行年在戊戌，反支五月、十一月。祸害在巽，绝命在离，生气在兑，悬尸在子午日。闭肚在丁，八庄在丙。宜唤西方白衣师看产；产妇宜着白衣，西首卧。

产妇三十六岁

行年在丁酉，反支在六月、十二月。祸害在兑，绝命在坤，生气在巽，悬尸在己亥日。闭肚在庚，八庄在乙。宜唤东南青衣师看产；产妇宜着青衣，东南首卧。

产妇三十七岁

行年在丙申，反支在正月、七月。祸害在离，绝命在巽，生气在坤，悬尸在辰戌日。闭肚在辛，八庄在甲。宜唤西南黄衣师看产；产妇宜着黄衣，西南首卧。

产妇三十八岁

行年在乙未，反支在二月、八月。祸害在坤，绝命在兑，生气在离，悬尸在卯酉日。闭肚在壬，八庄在癸。宜唤南方赤衣师看产；产妇宜着赤衣，南首卧。

产妇三十九岁

行年在甲午，反支在三月、九月，祸害在乾，绝命在艮，生气在坎，悬尸在寅申日。闭肚在癸，八庄在壬。宜唤北方黑衣师看产；产妇宜着黑衣，北首卧。

产妇四十岁

行年在癸巳，反支在四月、十月。祸害在艮，绝命在乾，生气在震，悬尸在丑未日。闭肚在甲，八庄在辛。宜唤东方青衣师看产；产妇宜着青衣，东首卧。

产妇四十一岁

行年在壬辰，反支在五月、十一月。祸害在震，绝命在坎，生气在艮，悬尸在子午日。闭肚在乙，八庄在庚。宜唤东北方青衣师看产；产妇宜着青衣①，东首卧。

产妇四十二岁

行年在辛卯，反支在六月、十二月。祸害在坎，绝命在震，生气在乾，悬尸在己亥日。闭肚在丙，八庄在丁。宜唤西北黄衣师看产；产妇宜着黄衣，东北首卧。

产妇四十三岁

行年在庚寅，反支在正月、七月。祸害在巽，绝命在离，生气在兑，悬尸在辰戌日。闭肚在丁，八庄在丙。宜唤西方白衣师看产；产妇宜着白衣，西北首卧。

产妇四十四岁

行年在己丑，反支在二月、八月。祸害在兑，绝命在坤，生气在巽，悬尸在卯酉日。闭肚在庚，八庄在乙。宜唤东南方青【黄，《局方》】衣师看产；产妇宜着白衣，西首卧。

产妇四十五岁

行年在戊子，反支在三月、九月、祸害在离，绝命在巽，生气在坤，悬尸在寅申日。闭肚在辛，八庄在甲。宜唤西南黄衣师看产；产妇宜着青衣，东南首卧。

产妇四十六岁

行年在丁亥，反支在四月、十月。祸害在坤，绝命在兑，生气在离，悬尸在丑未日。闭肚在壬，八庄在癸。宜唤西南赤衣师看产；产妇宜着赤衣，西南首卧。

产妇四十七岁

行年在丙戌，反支在五月、十一月。祸害在乾，绝命在艮，生气在坎，悬尸在子午日。闭肚在癸，

① 青衣：原作“东衣”，据校本及《外台秘要》卷第三十三改。

八庄在壬。宜唤北方赤衣师看产；产妇宜着黑衣，南首卧。

产妇四十八岁

行年在乙酉，反支在六月、十二月。祸害在艮，绝命在乾，生气在震，悬尸在己亥日。闭肚在甲，八庄在辛。宜唤东方青衣师看产；产妇宜着青衣，东首卧。

产妇四十九岁

行年在甲申，反支在正月、七月。祸害在震，绝命在坎，生气在艮，悬尸在辰戌日。闭肚在乙，八庄在庚。宜唤东北方青衣师看产；产妇宜着青衣，东北首卧。

凡祸害、绝命之地，不可令产妇向之，亦不得向此方地而大小便。

凡生气，产妇向之大吉，令母子而命长。

凡闭肚之地，临月及产后未满月，并不得向此地而大小便及弃不净水，犯之母子大恶，慎之大吉。

凡八庄之地，产妇床帐不得向之开门户，慎之大吉。

凡反支月，不得令血污地，或令子死腹中，或产不顺，皆须先布灰草，然后铺驴马牛皮于上，安产吉。

凡悬尸之日，不可攀绳，宜悬马辔攀之吉。

凡行年命相值，亦可坐马皮攀辔，大吉。

（死腹中或产不顺，皆须先布灰草，然后铺牛马皮于上，安产吉。

凡悬尸之日，不可攀绳，宜悬马辔，大吉。

凡行年命相值，亦可坐马皮，攀辔吉①。）

日游神所在日【日游神】

《和剂局方》九云逐日日游神。

癸巳、甲午、乙未、丙甲、丁酉，日游神在坊内北；庚子、辛丑、壬寅，在房内南；癸卯，在房内西；甲辰、乙巳、丙午、丁未，在房内东；六戊、六巳，在房内中央；余日在房外。

私谓：日游神在房内之日，则产妇勿在母屋内而产，可安产座于廊。余日即日游神在坊外，可安产席于母屋，吉也。

推日游法，常以癸巳日入宫，一十六日宜避之，至己酉方出外。

癸巳、甲午、乙未、丙申、丁酉，已上五个日，日游神在紫微北宫。

戊戌、己亥、庚子、辛丑、壬寅，已上五个日，在太微南宫。

癸卯，此一日，则在天届西宫。

甲辰、乙巳、丙午、丁未、戊申，已上五个日，在御女东宫。

己酉，此日则日游神在外。

庚戌、辛亥、壬子、癸丑、甲寅，已上五个日，即日游神在外东北维。

乙卯、丙辰、丁巳、戊午、己未，已上五个日，则在外东方。

庚申、辛酉、壬戌、癸亥、甲子、乙丑，已上六个日，在外东南维。

丙寅、丁卯、戊辰、己巳、庚午，已上五个日，在外南方。

辛未、壬申、癸酉、甲戌、乙亥、丙子，已上六个日，在外西南维。

丁丑、戊寅、己卯、庚辰、辛巳，已上五个日，在外西方。

壬午、癸未、甲申、乙酉、丙戌、丁亥，已上六个日②，在外西北维③。

戊子、己丑、庚寅、辛卯、壬辰，已上五个日，在外北方。已上可见《圣济总录》第百五十八卷。

日游神所在图，可见《圣济录》。

---

① 死腹中……攀辔吉：此处三段文字共53字与前文重出。

② 已上六个日：此5字原脱，据文例补。

③ 在外西北维：此5字原脱，据《圣济总录》卷第一百五十八补。

逐日产母生子宜向方

子午、卯酉日，产母并子宜向南方；辰戌、丑未日，宜东南方。

逐月产母忌向方忌月下山方生产，安吉。【十二辰所在每月图如此，《圣济录》有图注。】

	正	二	三	四	五	六	七	八	九	十	十一	十二	
雷公	寅	亥	申	巳	寅	亥	申	巳	寅	亥	申	巳	犯之作子烦闷
招摇	寅	卯	辰	巳	午	未	申	酉	戌	亥	子	丑	犯之主儿惊
咸池	辰	丑	戌	未	辰	丑	戌	未	辰	丑	戌	未	犯之主儿啼
轩辕/大时	卯	子	酉	午	卯	子	酉	午	卯	子	酉	午	犯之主儿腹胀
丰隆/吴时	辰	未	戌	丑	辰	未	戌	丑	辰	未	戌	丑	犯之主儿惊
白虎	戌	亥	子	丑	寅	卯	辰	巳	午	未	申	酉	犯之主儿惊
狂虎	午	酉	子	酉	午	卯	子	卯	午	卯	子	酉	犯之主儿惊
天候	申	巳	寅	亥	申	巳	寅	亥	申	巳	寅	亥	犯之主儿腹胀
天狗	辰	巳	午	未	申	酉	戌	亥	子	丑	寅	卯	犯之主儿口噤
夫人	酉	戌	亥	子	丑	寅	卯	辰	巳	午	未	申	犯之主儿呕吐
运鬼/力士	艮	乾	坤	巽	艮	乾	坤	巽	艮	乾	坤	巽	诸历书不载之

藏胎衣吉方出《广济方[①]》

	正	二	三	四	五	六	七	八	九	十	十一	十二	
天德	丁	坤	壬	辛	乾	甲	癸	艮	丙	乙	巽	庚	宜藏胎衣吉
月德	丙	甲	壬	庚	丙	甲	壬	庚	丙	甲	壬	庚	同
月空	壬	庚	丙	甲	壬	庚	丙	甲	壬	庚	丙	甲	宜藏产室吉
生气	子	丑	寅	卯	辰	巳	午	未	申	酉	戌	亥	宜藏胎衣吉

胎神游方所直方位，不可修造，主伤胎。

正月在床，二月在户，三月在门，四月在灶，五月在自身，六月在灶，七月子方，八月在厕，九月在门，十月在户，十一月在灶，十二月在床。

十二月产图

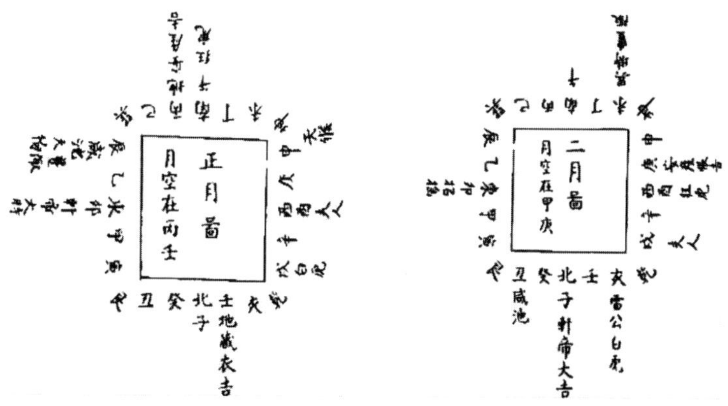

① 广济方：原作“广济历”，据文义改。

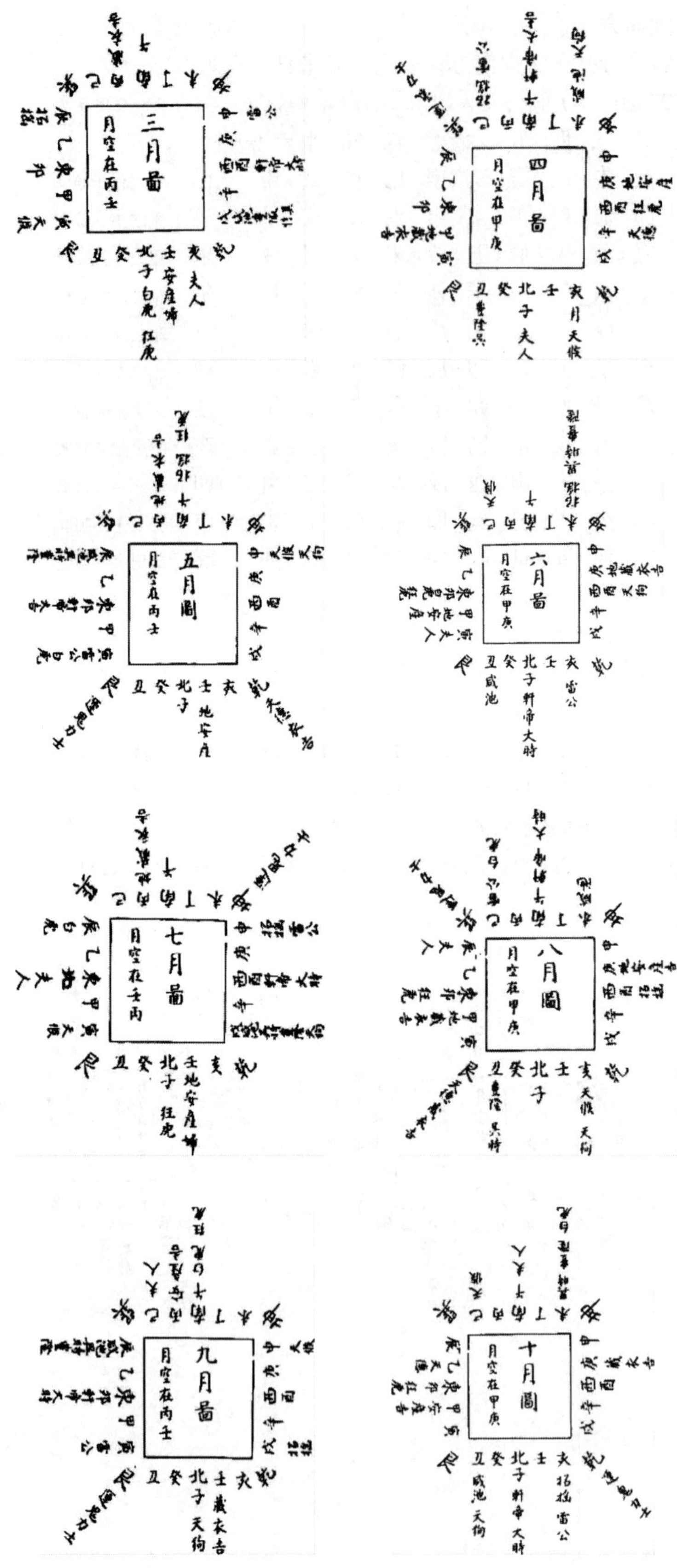
三月圖
月空在丙壬
四月圖
月空在甲庚
五月圖
月空在丙壬
六月圖
月空在甲庚
七月圖
月空在壬丙
八月圖
月空在甲庚
九月圖
月空在丙壬
十月圖
月空在甲庚

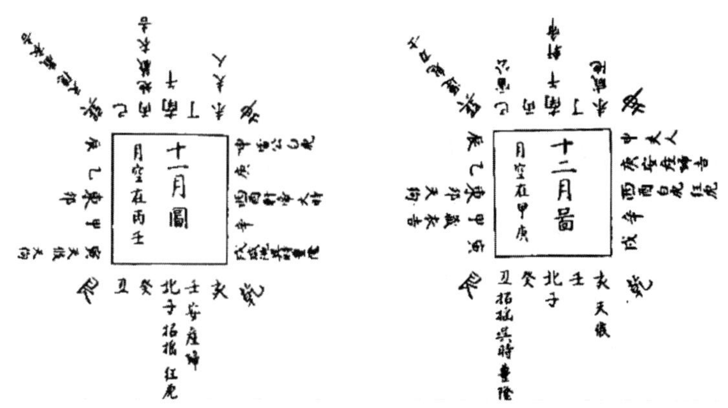

十三辰名

大时　招摇　咸池　吴时　雷公　丰隆　轩帝

白虎　夫人　狂虎　天候　天狗　运气力士

上一十三辰，每月具注如图。产妇犯之大凶，向月空安产妇，天德方藏衣，吉利。《圣济录》

安产及藏衣法

正月午地之东安产妇，子地之西藏胞衣吉。

二月酉地之南安产妇，卯地之北藏衣吉。

三月子地之西安产妇，午地之东藏衣吉。

四月申地之北安产妇，寅地之南藏衣吉。

五月子地之西安产妇，午地之东藏衣吉。

六月寅地之南安产妇，申地之北藏衣吉。

七月子地之西安产妇，午地之东藏衣吉。

八月寅地之南安产妇，申地之北藏衣吉。

九月午地之东安产妇，子地之西藏衣吉。

十月寅地之南安产妇，申地之北藏衣吉。

十一月午地之东安产妇，子地之西藏衣吉。

十二月酉地之南安产妇，卯地之北藏衣吉。

若闰月，即依节候附前后月用之。

产妇衣色及首指并起日法

甲乙日生产，勿着白衣，宜着黑衣。卧勿西首，勿庚辛日起。

丙丁日生产，勿着黑衣，宜着青衣。卧勿北首，勿壬癸日起。

戊己日生产，勿着青衣，宜着赤衣。卧勿东首，勿甲乙日起。

庚辛日生产，勿着赤衣，宜着黄衣。卧勿南首，勿丙丁日起。

壬癸日生产，勿着黄衣，宜着白衣。卧无四角首[1]，勿戊己日起。

《覆载万安方》卷第三十五

墨之纸二十九丁（花押）

---

① 卧无四角首：此5字原脱，据《外台秘要》卷第三十三补。

《覆载万安方》卷第三十六

性全　集

妇人六

《千金》妊娠十章并产前十八论、严氏、《大全良方》六由

【一】《千金方》第二妊娠诸病十章

第一，胎动及数堕胎

治妊娠二三月，上至八九个月，胎动不安，腰痛。

艾叶　阿胶　川芎《肘后方》不用之　当归各三两　甘草二两

上㕮咀，以水八升，煮取三升【一升者一盏也】，去滓，入阿胶令消。分三服，日三服。

私谓：古方如此一服，浓味也。准新方。上㕮咀。每服四钱，水一盏半，煎至一盏。去滓，空心温服。

治妊娠胎动，昼夜叫呼，口噤唇搴，及下重痢不息方。

艾叶不拘多少，㕮咀，以好酒五升五盏，煮取四升。去滓，更煎取一升服。口噤闭者，格口灌之，药下即瘥。亦治妊娠腰痛，及妊娠热病，并妊娠下血大小便血。

治妊娠数堕胎方。

赤小豆为末，以温酒服方寸匕，日二服。亦治妊娠数月月水尚来者。又妊娠三月，灸脐下一寸七壮治堕胎。

第二，漏胞

治妊娠下血如故，名曰漏胞，胞干便死。

干地黄细末。每服三四钱，温酒服。不过三服，必瘥。不止者，久服以止为限。

又方

干姜二两　干地黄四两

上二味，细末。每服方寸匕，温酒服，日再三服。

榆白皮散《局方》

滑胎易产，治妊娠曾因漏胎去血，或临产惊动太早，产时未至，秽露【秽露者，《大全良方》第十七卷产难六由中云：胞浆先破，产道干涩，其四云云】先下，致使胎胞干燥，临产艰难，并宜服之。

冬葵子　榆白皮　瞿麦穗各一两　木通半两　大麻仁去壳　牛膝去苗，酒浸，焙，各三分

上为粗末。每服三钱，水一盏半，煎至八分。去滓温服，不拘时。

私云：冬葵子若无，则可用黄葵子。亦无榆白皮，则可用冬葵根。今秽露先下者，胞浆也。《千金方》言：漏胞者，未产之前，如月水血下，则胎中干燥，至生产期艰难，亦胞浆虽非血，而胞胎干燥，其凶复同，故《局方》榆白皮散载于此下。漏胞者，同服之，令胞胎生津液，尤应幸庆矣。

第三，子烦

竹沥汤

治妊娠常苦烦闷，此是子烦。

竹沥一升　麦门冬　防风　黄芩各三两　茯苓四两

上五味，以水四盏，合竹沥煮取二盏，分三服。不瘥，再三作。

私谓：竹沥难顿得，除竹沥外药㕮咀。每服四钱，加青竹茹[①]一块如弹子大，水一盏半，煎至一盏，去滓温服。

第四，心腹腰痛及胀满

治妊娠心痛。

青竹皮一升，以酒二盏，煮三两沸，顿服之。

治妊娠腹中满痛，久心痛，不得饮食。

黄芩三两　芍药四两　白术六两

上㕮咀，以水六升，煮取三升，分二服，半日令服尽。

治妊娠忽苦心腹痛。

烧盐令赤热，方寸匕，以温酒服之，立产。

治妊娠腰痛。

黑大豆二升，以酒三升，煮取二升，顿服之。亦治常人卒腰痛者。

第五，伤寒见此《万安》第三十三

治妊娠伤寒热病，头痛壮热，呕吐不食。

知母四两　粳米半盏，准五合　生芦根一盏，准一升　青竹茹三两

上㕮咀。每服五钱，水一盏，煎取七分。温服，日二三服。

治妊娠伤寒。

葱白二十茎　生姜三两，剉片

上以水三盏，煎取一盏半，顿服取汗，日二三度，如此作之。

治妊娠伤风寒热，腹中绞痛。不可针灸

鲫鱼一头，烧作灰末，以酒服方寸匕，取汗。私云：以香苏散热服，发大汗瘥。

治妊娠遭时行温病，令子不落方。

取伏龙肝灶中黄土水和，涂妊妇脐，亦干即数涂方。

一方酒和涂。一方脐边五寸涂之。又方泔清和涂之。治大热烦闷者。

葛根汁二盏，分三服。如人行五里久，服之。人家近者用之，野外葛根杀之。

第六，疟病

治妊娠患疟汤方。

恒山二两　甘草一两　乌梅十四个，打破　石膏八两

上㕮咀。以水与酒各一盏半都三盏，合浸药一宿，煮三四沸，去滓。初服六合，次服四合，后服二合，凡三服。以一盏准一升而和合[②]。

第七，下血

胶艾汤

治妊娠二三月，上至七八月，其人顿扑失踞，胎动不下，伤损腰腹，痛欲死，若有所见，及胎奔上，抢心短气。

艾叶三两　阿胶　川芎　芍药　甘草　当归各二两　干地黄四两

上㕮咀。每服五钱，水一盏半，煎一盏。去滓入胶，更上火，令尽消胶服。日夜三四服，空心。本方一剂一度以水五升、酒三升合煎，取三升，去滓，后入阿胶上火煎，消胶，分为三服。今私云：五钱重也，酒水合煎尤佳。

又方

取葵根茎烧作灰，以酒服方寸匕，日夜三五服。

---

① 竹茹：原作“竹絮”，据文义改。下凡遇此径改，不再出注。

② 和合：原作“何合”，据文义改。

治妊娠胎堕，下血不止。

丹参十二两

㕮咀。以清酒五升，煮取三升，分三温服，日二三服。

又

鹿角烧灰，以黑豆煎汁服，尤佳。亦治半产下血不止，烦闷欲死。

第八，小便病

治妇人无故尿血。

龙骨五两

治下细罗，以酒服方寸匕。空心，日二三服，久者二三服必愈。

又方

治尿血遗尿。

荐草灰，以水或酒调服方寸匕。

第九，下痢

治妊娠下痢。

人参　黄芩　酸石榴皮各三两　诃子皮四两　粳米三合，准三两

上㕮咀。以水七升，煎取二升半。分三服，空心服之，二三剂服必愈。

治妊娠注下不止。

阿胶　艾叶　酸石榴皮各二两

上以水七升，煎取二升，去滓，后入胶令烊。分三服，空心服。

治妊娠及产后寒热下痢。

黄连五两　黄蘗一斤　栀子三十个

上㕮咀，以水五升，渍一宿，煮三沸，一日一夜服尽。呕者，加陈皮一两，生姜二两。亦治男常痢病。

治妇人欲痢，辄先心痛，腰腹胀满，日夜五六十行。

石榴皮　神曲各八两　黄蘗一作麦蘗　乌梅　黄连　艾叶各一两　防己二两　阿胶　干姜各三两　附子五两，炮

上细末，蜜丸如梧子大。每服二三十丸，加至五七十丸，以米饮服。

第十，水肿

鲤鱼汤

治妊娠腹大，胎间有水气。

鲤鱼一头，重二斤　白术　生姜各五两　芍药　当归各三两　茯苓四两

上㕮咀。以水一斗二升十二盏也，先煮鱼熟，澄清，取八升。入药煎取三升，分五服。以一盏准一升。一剂讫，亦一剂，加至数剂。

治妊娠肿毒。

芜菁根

上净洗，去皮捣，醋和如薄泥，勿令有汁。以猛火煮二三沸，适性薄涂肿，以帛急裹之，日再易之，寒时温覆。无芜根时，用子。若肿在咽中，取汁含咽之。

治妊娠体肿有水气，心腹急满。

茯苓　白术各四两　黄芩　杏仁各三两　旋覆花二两

上㕮咀。以水六升，煮取二升半。分三服，如此数剂服之。《崔氏方》无白术

【二】校正时贤胎前十八论治《严氏济生方》云胎前十八证【产前大证】

第一问：妊娠三两月，胎动不安者何？

答曰：男女阴阳会通，血气调匀，乃成其孕。设若下血腹痛，盖由子宫久虚，故致令胎堕，其危甚[①]于正产。若妊娠曾受此苦，可预服杜仲圆以养胎。

杜仲圆

杜仲去皮，剉，生姜汁浸，炒去丝　续断酒浸，各等分

上细末，枣肉煮烂，杵和为圆，如梧桐子大。每服七十圆，空心，用米饮服，日进二三服，或百丸。

第二问：胎动腹痛者何？

答曰：胎动腹痛，其理非一。盖缘饮食冷热，动风毒气，或因再交，摇动骨节，伤犯胞胎，其候多呕，气不调和。或服热药太过，气血相干，急服顺气药安胎。不然，变成漏胎，则难安矣。

如圣汤

鲤鱼皮　当归酒浸　熟地黄酒浸　阿胶与蛤粉炒　白芍药　川芎　续断酒浸　甘草炙，各等分

上㕮咀。每服四钱，水一盏半，入苎根一分、生姜五片，煎至七分。去滓，空心温服。

第三问：胎漏，经血妄行者何？

答曰：妊娠成形体，胎息未实；或因房室惊触，劳力过度，伤动胞胎；或食毒物，致令子宫虚滑，经血淋沥。若不急治，败血凑心，子母难保。日渐胎干，危亡不久。

佛手散

治妊娠自四五月至七月，因而筑心，气欲绝，用此药探之。若不损，痛止，子母俱安。若胎已损，立便逐下。

当归酒浸　川芎各三两

上㕮咀。每服四钱，酒一盏，煎令欲干，却入水一盏，再煎二三沸，去滓温服。若口噤者，时时灌下。如人行五七里，再进一服，不过三服便生。

胶艾汤

治妊娠不问月数浅深，因顿扑，胎动不安，腰腹疼痛，或胎奔上，刺心短气。

熟地黄　艾叶炒　白芍药　川芎　黄耆　阿胶蛤粉炒　当归　甘草炙，皆各二两

上㕮咀。每服四钱，水一盏半，生姜五片，枣子一个，煎至七分。去滓，食前温服。

安胎散

治妊娠从高坠下，或为重物所压，触动胎气，腹痛下血。服此药后，觉胎动极热，胎已安矣。

缩砂不拘多少

上于熨斗内炒令热透，却去皮取仁，研为细末。每服二钱，热酒调服。不饮酒，煎艾盐汤调服。米饮亦可，不拘时候。

第四问：妊娠面赤，口苦舌干，心烦腹胀者何？

答曰：盖缘恣情饮酒，因食桃、梨、羊、鸡、面、鱼、膻腥毒物，致令百节酸痛，大小便结涩，可服归凉节命散。

归凉节命散

川芎　苎根　白芍药　麦门冬　当归　白术各一两　糯米半合　甘草炙，半两

上㕮咀。每服四钱，水一盏半，煎至一盏。去滓温服，不拘时候。

大腹皮散

治妊娠大小便赤涩。

枳壳　大腹皮　甘草炙，各二两二分　赤茯苓三分

---

① 甚：原作“其”，据校本改。

上细末。每服三钱，以浓煎葱白汤调服，不拘时候。

冬葵子散

治妊娠小便不利，身重恶寒，起则眩晕及水肿。

葵子一两二分　赤茯苓一两

上细末。每服三四钱，以米饮调服，不拘时候，利则住服。若不通，恐是转胞，加发灰少许，服有神效。

曾有妊妇，腹胀，小便不利，吐逆。诸医杂进温脾宽气去胀等剂，服之反吐，药物不纳，转加胀满凑心[①]，验之胎死腹中。又服诸下胎药，不能通解，举家忧惶，因得鲤鱼汤。论曰：脚肿，俗呼为皺脚，亦有通身肿满，心胸急胀，名曰胎水。遂去妊妇心前衣服，看之胸肚不分。急以鲤鱼汤三五服，大小便皆下恶水，肿消胀去，方得分娩【产下曰分娩，亦云分解】死胎，可谓更生之人矣。此证盖缘怀身腹大，妊娠不自知觉，人人皆以谓身娠，如此终不以为胎水病，医人何以得知？故书此谕病家，自当觉察。

鲤鱼汤

当归　白芍药各三钱　白茯苓四钱　白术五钱重，同

上㕮咀。每服四钱重，用鲤鱼一尾，不拘大小，破洗鳞肠，白水煮熟，去鱼。每服用鱼汁一盏半，生姜七片、橘皮少许，同煎至一盏，空心服。如胎水去未尽，再三合服。

第五问：胎冷，腹胀虚痛，两胁虚鸣，脐下冷疼欲泄，小便频数，大便虚滑者何？

答曰：胎气既全，子形成质，或食瓜[②]果甘甜，饮冷不时之物，当风取凉，受不时之气，则令胎冷，子身不能安处，皮毛疼痛，筋骨拘急，手足挛拳，致使有此危证，急服安胎和气散。

安胎和气散

诃子面炮煨，去核　白术各一两　陈皮　高良姜炒　木香不见火　白芍药　陈米炒　甘草炙，各半两

上㕮咀。每服四钱重，水一盏半，生姜五片，煎至七分。去滓温服，不拘时候。忌生冷物。

第六问：妊娠心神忪悸，睡里多惊，两胁膨胀，腹满连脐急痛，坐卧不宁，气急逼迫，胎惊者何？

答曰：胎气既成，五脏安养，皆因气闷，或为喧呼，心忪悸乱，致令胎惊，筋骨伤痛，四肢不安。急煎大圣散，安保胎孕，则无危矣。

大圣散

白茯苓　川芎　麦门冬　黄耆蜜水炙　当归各一两　木香　人参　甘草炙，各半两

上㕮咀。每服四钱重，水一盏半，生姜五片，煎七分。去滓温服，不拘时候。

紫苏饮

治胎气不和，凑上心腹，胀满疼痛，谓之子悬。【子悬】

大腹皮　川芎　白芍药　陈皮　紫苏叶　当归各一两　人参　甘草炙，各半两

上㕮咀。每服四钱重，水一盏半，生姜五片，葱白七寸，煎至七分。去滓，空心温服。

第七问：怀孕月数未满半产者何？【半产】

答曰：本因脏腑虚微，气衰血弱，病起相感，精气攻冲，侵损荣卫，有伤胞胎，以致损落，名曰半产。急宜补治，可保安宁。稍缓，变成虚劳，不可医也。

芎藭补中汤

养新血，去瘀血，补虚扶危。

干姜　阿胶　川芎　五味子各一两　黄耆　当归　白术　赤芍药各一两半　木香　人参　杜仲炒　甘草炙，各半两

上㕮咀。每服四钱，水一盏半，煎至一盏。去滓，通口服，不拘时候，日夜三五服。

第八问：妊娠小便淋沥者何？【子淋】

答曰：本因调摄失宜，子脏气虚。盖缘酒色过度，伤其血气，致水脏闭涩，遂成淋沥，名曰子淋，

---

① 凑心：原作“揍心”，据文义改。下凡遇此径改，不再出注。

② 或食瓜：此下原有错叶，据校本调顺。

宜服安荣散，通利小便。

安荣散

麦门冬　通草　滑石各一钱重　当归　灯心　甘草炙，各半两　人参　细辛各一钱重

上为细末。每服三四钱，煎麦门冬汤调服，不拘时候。

第九问：妊娠下痢赤白者何？

答曰：盖因冷物伤脾，辛酸损胃，冷热不调，胎气不安，气血凝滞，下痢频频，时有时无，或赤或白，肠鸣后重，谷道疼痛。急服蒙姜黄连圆，不问冷热二证，皆可服之。

蒙姜黄连圆

干姜　黄连　缩砂　川芎　阿胶　白术各二两二分　乳香三分　枳壳一两一分

上细末。用盐梅三个取肉，入醋糊少许，同杵匀，如梧子大。每服四五十丸。白痢，以干姜汤服；赤痢，以甘草汤服；赤白相杂痢，则以干姜甘草合煎汤服。并不拘时，或七八十至百丸。

当归芍药汤

治妊娠腹中疞痛，下痢赤白，心下急满。

白芍药　白茯苓　当归　泽泻　川芎各一两　白术一两二分

上为细末。每服三五钱，以米饮，空心，日夜三五服。忌生冷物。加肉豆蔻、缩砂尤佳。

第十问：妊娠外感风寒，浑身壮热，眼晕头旋者何如？

答曰：盖因风寒客于皮肤，伤于荣卫，或洗项背，或当风取凉，致令头目昏痛，憎寒发热，甚至心胸烦闷。大抵产前，二命所系，不可轻易妄投汤剂。感冒之初，止宜进芎苏散以发散表邪，其病自愈。

芎苏散

紫苏叶　川芎　白芍药　白术　麦门冬　陈皮　干葛各一两　甘草炙，半两

上㕮咀。每服四钱，水一盏半，生姜五片，葱白五茎，煎至一盏。去滓温服，不拘时，日夜三五服。

第十一问：妊娠疟疾者何？

答曰：荣卫虚弱，脾胃不足，或感风寒，或伤生冷，传成疟疾。急服驱邪散，莫待吐逆，见物不思，卒难医疗。

驱邪散

高良姜炒　白术　草果仁　橘红　藿香叶　缩砂仁　白茯苓各一两　甘草炙，半两

上㕮咀。每服四钱，水一盏半，生姜五片，枣三个，煎至一盏。去滓热服，不拘时，日夜数服。发前两三服，频咬少出汗。

第十二问：妊娠喘急，两胁刺痛胀满者何？

答曰：盖因五脏不利，气血虚羸，因食生冷，或发憎寒，唇青面白，筋脉拘挛，骨节酸痛，皮毛干涩，生气喘急，大便不通，呕吐频频，平安散主之。

平安散

厚朴　生姜各二钱重　干姜　陈皮各一钱　川芎半钱　木香五钱半　干地黄一钱半　甘草炙，四钱半，重同

上㕮咀。每服四钱重，水一盏半，入烧盐一捻，煎至一盏。去滓，通口服，不拘时候，亦宜服紫苏饮。在第六问答下

第十三问：妊娠头旋目晕，视物不见，腮项肿核者何？

答曰：盖因胎气有伤肝脏，毒热上攻，太阳穴痛，呕逆，背项拘急，致令眼晕生花。若加涎壅【涎壅者，痰涎壅塞，干咽喉】，危在片时，急煎消风散服散之。

消风散

石膏　甘菊花　防风　荆芥穗　羌活　羚羊角　川芎　大豆黄卷炒　当归　白芷各一两　甘草炙，半两

上㕮咀。每服四钱，水一盏半，入好茶半钱，煎至八分。去滓，通口食后服。

有一妊妇将临月，两眼忽失明，灯火不见，头痛目晕，项腮肿满，不能转颈。诸医治疗不瘥，转加危困。偶得此方，对证合之服，病减七八，获安分娩。其眼带吊起，人物不辨。有人云：只服四物汤，

加荆芥、防风，更于眼科对第四十九辘轳转关证，服天门冬饮子。

天门冬饮子

天门冬　知母　茺蔚子各二两二分　防风半两　五味子　茯苓　羌活　人参各一两三分

上㕮咀。每服四钱重，水一盏半，生姜三片，煎至一盏。去滓，食后温服。

第十四问：小腹虚胀者何？

答曰：因食硬物伤胎，胎既受病，传于脾胃，脾胃气虚，冷逼小腹，状如奔豚，或腰重，大便秘涩，两胁虚鸣。宜服胜金散，温中下气，疾即安矣。

胜金散

吴茱萸　陈皮　干生姜　干姜炮　川芎各三钱　厚朴　缩砂炮　甘草炙，各六钱

上细末。每服二三钱，以盐汤服，不拘时候。

第十五问：将产，忽见横产、倒产者何？

答曰：不能忌口，恣情多食，五脏气滞，六腑不和，胎气既肥，或用力太早，胎受惊触，急用瘦胎金液圆，其儿身自顺生矣。

金液圆药种有异物，故不出此。

催生铅丹

治横逆难产。

黑铅一钱重，用小铫子火上熔，投水银二钱重，急搅结成砂子，倾出作丸，如绿豆大。临横逆产时，以香水吞下二丸，立便顺生。香水者，井华水欤？麝香水欤？

上譬如停水灭火，积年无用，偶尔不虞，乃救一时之急也。所以胎前数证危急，产后亦然，于病势不无过虑。家有妊妇，正当预备先合，临产或当煎下。若得幸而无恙，有不须服汤散，必是弃之，甚无所费，亦不为多。

【《小品方》疗逆产方，盐涂儿足底，又可急搔爪之，并以盐摩产妇腹上即产。又方以盐和粉涂儿两足下即顺也。横产、逆产二条，其理虽别，疗方盖同，以意量，逐善参用也。】

催生如圣散

黄葵子日本谓之黄连花，造纸之家用之

上细末。每服二三钱，用热汤服亦佳。

香桂散

下死胎。

麝香半钱重，别研　官桂三钱，末

上和匀，作一服，以温酒服，须臾如手推下。

第十六问：欲产，忽然气血晕闷，不省人事者何？

答曰：本因用力太过，脉理衰微，精神困倦，心胸痞闷，眼晕口噤，面青发直，命在须臾，急服灵药。

来甦散甦、蘇同字

木香　神曲炒　陈皮　麦蘖炒　黄耆　生姜切，炒黑　阿胶炒　白芍药各一钱　糯米一合半，重二两　苎根三钱，炒　甘草炙，三钱

上㕮咀。每服四钱，水一盏，煎至八分，去滓温服。斡开口频灌，连接煎，再三灌。知人事，可谓更生之人也。

第十七问：胞胎肥，临产难生者何？

答曰：身居富贵，口厌甘肥，聚乐不常，食物无度，既饱便卧，致令胞胎肥厚，根带坚牢，行动气急。盖缘不曾预服瘦胎之药，致于临产，必是难生。入月可服无忧散，则易产矣。

无忧散

当归　川芎　白芍药各三钱　木香　甘草炙，各一钱半　枳壳麸炒　乳香各三钱　血余乱发灰也，一钱半

上细末。每服二三钱，水一盏，煎至八分，日进两三服，不拘时。

第十八问：坐草蓦然气痿，目翻口噤者何？

答曰：盖因恣意喜怒，遂致卫竭荣枯，胎转难动。坐草时用性过多，腹痛又不能熟忍，目翻口噤，面黑唇青，沫出口中，子母俱殒。若两脸微红，子死母活。用霹雳夺命丹急救之。

霹雳夺命丹

修合时，勿令妇妾、鸡犬见。

蛇退入无湿罐内煨　千里马草鞋旧履，左脚一只，烧灰，一钱　金银箔各七片[①]　发灰一钱　马鸣退又云蚕退　纸烧灰一钱　乳香半钱，别研　黑铅二钱半，水银[②]七分半，小铫子火上熔结砂子

上细末，以猪心血为丸，如梧子大。每服两三丸，以倒流水化灌口中，频频灌之。此药预合，特临时救急。

【三】杨子建十产论《大全良方》第十六卷

《大全良方》云：凡人生产，先知此十产证候，则生产之妇，永无伤损性命。生产之间，性命最重。幸而孩子易生，人不知福。万一有少艰难，则须臾之间，子母之命，悬于丝发。但世人所患者，惟看生产收生之人，少有精良妙手，缘此而多有倾性命。予因伤痛其事，不为无补。外有盘肠产，仆添方法在后。

一曰正产

正产者，盖妇人怀胎，十月满足，阴阳气足，忽然腰腹作阵疼痛相次，胎气顿陷，至于脐腹疼痛极甚，乃至腰间重痛，谷道挺迸，继之浆破血下，儿子遂生，此名正产。

二曰伤产

伤产者，盖妇人怀胎，忽有七月、八月而产；忽至九月、十月而产；忽有经一年、二年，乃至四年、五年而后产者。今独以十月满足为正产。盖一人之生，阴注阳定，各有时日，不可改移。今有未产一月已前，忽然脐腹疼痛，有如欲产，仍却无事，是名试月，非正产也。【试月】。但一切产母，未有前面正产证候，即不可令人抱腰，产母亦不可妄乱用力。盖欲产之妇，脐腹疼痛，儿身未顺，收生之人，却教产母虚乱用力，儿身才方转动，却被产母用力一逼，遂使儿子错路，忽横忽倒，不能正产，皆缘产母未当用力之所致也。凡产母用力，须待儿子顺身，临逼门户，方始用力一送，令儿下生，此方是产母之用力当也。若未有正产之候，而用力伤早，并妄服药饵，令儿下生，譬如揠苗而助之长，非独无益，而又害之，此名伤产。

三曰催产

催产者，言妇人欲产，浆破血下，脐腹作阵疼痛，其痛极甚，腰重，谷道挺迸，已见是正产之候，但儿却未生，即是服药以催之。忽有经及数日，产母困苦，已分明见得是正产之候，儿子难生，亦可服药，以助产母之正气，令儿速得下生，此名催生。

四曰冻产冻，冰寒义也。

冻产者，盖言三冬之月，天气寒冷，产母经血得冷，则凝结而不散[③]。因其血之不散，以至儿子不能生下。此之一弊，为害最深，然世人不知觉。若冬月，产妇下部不脱去绵衣，并不坐卧寒冷之处，当满房着火，令遍房常有暖气，常令产母背身向火，令脐下、腿膝间常有暖气。若背上、心前少闻寒冷，须是暖炙绵衣以包之为[④]贵。其血得热则流散，使儿子易生，此名冻产。若春秋之间，天地少有阴湿寒冷之气，亦可就房中以微炭火暖之为妙。

---

① 七片：原作“七个”，据校本改。

② 水银：原作“水钱”，据校本及《严氏济生方》卷之五改。

③ 不散：原作“下散”，据《妇人大全良方》卷之十七改。

④ 为：原脱，据《妇人大全良方》卷之十七补。

五曰热产

热产者，盖言盛暑[①]之月，欲产之妇，当要其温凉得所，不可因热恣意取凉，久有伤损胎气。又生产之处，不可多人数，切恐人多，热气逼袭产母。盖人之血气，得热则散，热过则损。今当夏暑炎热之盛，而产母气虚，人气一逼，则其血沸溢，而血得热则上蒸，能令产母发热，头痛面赤，昏昏如醉，乃至不知人事。世有名血晕者，缘此而成也，此名热产。若值夏月，少有清凉之气，阴雨之变，母亦不可任意取凉，恐生大病。

六曰横产

横产者，盖儿子下生，先露其手，忽先露其臂，此因未当用力而产母用力之过也。脐腹疼痛，儿身未顺，则是产母用力一逼，遂致身横而不能生下。不幸有此证候，当令产母安然仰卧，令看产之人推而入去。凡推儿之法，先推其儿身令直上，渐渐通手以中指摩其肩，推其上而正之，渐引指攀其耳而正之。须是产母仰卧，然后推儿直上，徐徐正之，候其身正，门路皆顺，煎催生药一盏，令产母喫了，方可令产母用力，令儿下生，此名横产。若看生之人，非精良妙手，不可依用此法，恐恣其愚，以伤人命。

七曰倒产

倒产者，盖因其母胎气不足，关键不牢，用力太早，致令儿子不能回转顺生，便只直下，先露其足也。治之之法，当令产母于床上仰卧，令看生之人推其足入去，分毫不得令产母用力，亦不得惊恐，候儿自顺。若经久不生，却令看生之人，轻轻用手内入门中，推其足，令就一畔直上，令儿头一畔渐渐顺下，直待儿子身转，门路正当，然后煎催生药，令产母服一盏后，方始用力一送，令儿生下，此名倒产。若看生之人非精良妙手，不可依用此法，恐恣其愚，以伤人命。

八曰偏产

偏产者，盖因儿子回转，其身未顺，生路未正，却被产母用力一逼，致令儿头偏拄左腿，忽偏拄右腿，致令儿虽近入门而不能生下。但云儿已露顶，然不知儿之所露即非顶也，忽左额角、忽右额角而已。头偏拄一畔，以此不能生。收之之法，当令产母于床上仰卧，令看产之人轻轻推儿近上，以手正其头，令儿头顶端正向入门，然后令产母用力一送，即便儿子生下。若是小儿头之后骨偏拄谷道，即令儿却只露额，当令看生之人，以一件绵衣炙令温暖，用裹手，急于谷道外旁，轻轻推儿头令正，即便令产母用力送儿生也，此名偏产。凡于谷道外旁推儿头，正须推其上而正之，仍是小用轻力，推些上儿而正之也。若看生之人非精良妙手，不可依用此法，恐恣其愚，以伤人命。

九曰碍产

碍产者，盖言儿身已顺，门路俱正，儿子已露正顶而不能生下。盖因儿身回转，肚带攀其肩，以此露正顶而不能生，此名碍产。收之之法，当令产母于床上仰卧，令看生之人轻轻推儿近上，徐徐引手，以中指按儿肩下其肚带也。仍须候儿身正顺，方令产母用力一送，儿子下生，此名碍产。若看生之人非精良妙手，不可依用此法，恐恣其愚，以伤人命。

十曰坐产

坐产者，盖言儿子之欲生，当从高处牢系一条手巾，令产女以手攀之，轻轻屈足坐身，令儿生下，非令产母临生儿时坐着一物，此名坐产。若是产母儿将欲生，却令坐着一物，即抵着儿路，不能生也。

已上十种产生之类如此。

又曰盘肠产《续添》十一，凡有四方。

赵都运恭人，每临产则子肠先出，然后产子。产子之后，其肠不收，甚以为苦，名曰盘肠产。医不能疗。偶在建昌，得一坐婆，施之一法而收之。其法遇产后子肠不收之时，以醋半盏，新汲冷水七分，碗调停，噀产妇面。每噀一缩，三噀收尽。此良法也，后学不可不知。

治推肠生方，又名盘肠产。

上以半夏为末，搐鼻中则肠上矣。

---

① 盛暑：原作“盛煮”，据《妇人大全良方》卷之十七改。

又方

以大纸撚，以麻油润了，点灯吹灭，以其烟熏产妇鼻中，肠即上收矣。

又方

以萆麻子十四粒，去壳，研如膏，贴产妇顶中心，肠即收上了，即拭去之。

【四】产难有六由《大全良方》第十七卷

《大全良方》云：夫产难之由有六，所受各异，故治疗之方不同。今具言之，以开世惑。

凡妇人以血为主，惟气顺则血顺，胎气安而后生理和。今富贵之家，往往保惜产母，惟恐运动，故羞出入，专坐卧。曾不思气闭而不舒快，则血凝而不流畅，胎不转动，以致生理失宜，临产必难，甚至闷绝，一也。且如贫者生育，日夕劳苦，血气舒畅，生理甚易，何俟乎药？则孕妇常贵于运动者，明矣。

次则妇人妊娠，已经六七个月，胎形已具，而世人不知禁忌，恣情交合，嗜欲不节，使败精瘀血聚于胞中，致[①]令子大母小，临产必难，二也。何以知之？生下孩子，头上有白膜一片，滞腻如胶，俗强名曰戴白；生儿身有青有黑，俗强名曰宿痣。此皆是入月交合所致也，如此则不待母病，其子亦生浸淫赤烂疮疡，俗谓之胎蛆，动逾岁月不瘥，可不戒乎？

三则临觉太早，大小挥霍，或信卜筮，或说鬼祟，多方误恐，致令产母心惊神恐，忧恼怖惧，又被闲杂妇人、丧孝秽浊之人冲触。若不预为杜绝，临产必难，三也。何以知之？如偷生之女，不正之属，既无产厄，子母均安，其理可知。凡临产初，然腰痛或作或止，名曰弄痛。坐婆疏率，不候时至，便令试水。试水频并，胞浆先破，风飒产门，产道干涩。及其儿转，便令坐草太早，儿转亦难，致令产难，四也。

直候痛极，眼中如火，此是儿逼产门，方可坐草，即令易产。如坐草稍久，用力太过，产母困睡，抱腰之人，又不稳当，致令坐立倾侧，胎死腹中，其为产难，五也。

时当盛暑，宜居深幽房室日色远处，开启窗户，多贮清水，以防血晕血闷、血溢妄行、血虚发热之证。如冬末春初，天色凝寒，宜密闭产室，窒塞罅隙，内外生火，常令暖气如春，仍下部衣服不可去绵，方免胎寒血结，毋致产难，六也。

凡孕妇入月，断不可洗头，方免产难及横生逆产。自明谨论。

《覆载万安方》卷第三十六

朱墨之纸数四十四丁（花押）

① 不知禁忌……致：此22字原脱，据《妇人大全良方》卷之十七补。

《覆载万安方》卷第三十七

性全 集

妇人七

产后诸病二十一论

校正郭稽中《产科经验保庆集》二十一篇

《产科论》序曰：世传产书甚多，《千金》《外台》、会王《产宝》、马氏、王氏、崔氏皆有产书。巢安世有《卫生宝集》《子母秘录》等。备则备矣，但仓卒之间，未易历试。惟李师圣序郭稽中《产科经验保庆集》二十一篇，九十八方，用之颇效。但其间叙论未为至当，始用料理简辨于诸方①之下，以备识者，非敢好辨【辨，辩】也。

第一论曰：热病胎死腹中者何？【《严氏济生方》第十、《三因方》有评。】

答曰：因母患热病，至六七日以后，脏腑热极，熏煮其胎，是以致死。缘儿死身冷，不能自出，但服黑神散暖其胎，须臾胎气温暖，即自出矣。又有不因病热以致胎死者，或因顿扑，或从高坠下，或因房室惊触，或临产惊动太早，触犯禁忌，产时未到，经血先下，秽露已尽致胎干，子死腹中。何以验之？但看产妇舌色青黑及舌上冷者，是其候也。疑贰之间，且进佛手散三二服探之。若不死，子母俱安。若胎已死，立便逐下。的知其胎死，则进香桂散，须臾如手推下。

黑神散

此方产后无所不治。

当归　芍药　干姜　官桂不见火　甘草　生干地黄各一两　黑豆炒去皮，二两　附子炮，半两

上细末。每服二三钱匕，温酒调服。又方不用附子，入蒲黄，二物并入用，尤佳。

佛手散

产前十八证，第三问答下载之。

当归酒浸　川芎各一两

上㕮咀。每服四钱，酒一盏，煎令欲干，却入水一盏，再煎三两沸，去滓温服。若口噤者，时时灌下。在此《万安方》三十六卷，可见彼。

香桂散

治下死胎。

麝香半钱，别研　官桂去粗，三钱

上细研，和匀。只作一服，温酒服，须臾如以手推下。前第三十六卷，产前十八问下载之。

《三因方》第十七评曰：夫妊娠谓重身，二命系焉，将理失宜，皆能损胎，不特热病熏煮所致，或因顿扑惊恐，出入触冒，及素有癥瘕积聚，坏胎最多，其候舌青，即知子死。养胎论云：面青舌赤，母死子生；唇青吐涎，子母俱毙；又有双怀二胎，或一死一活，其候尤难知。自非临歧观变，未易预述，不可不备学也。然以黑神散温胎，未若补助产母，使其气正，免致虚乏困顿，胎自下矣。催生汤殊胜黑

① 方：此字原脱，据《三因极一病证方论》卷之十七补。

神散。

催生汤

治产妇陈疏难产，经三两日不生，或胎死腹中，或产母气乏委顿，产道干涩，才觉阵痛破水，便可服之。

苍术五两　桔梗二两二分　陈皮六钱　白芷　桂心　甘草炙，各三钱　当归　川乌头炮　干姜　厚朴各二钱　川芎一钱半　芍药　茯苓　半夏七钱　附子炮　天南星炮，各二钱　枳壳四钱　阿胶炙，各二钱半　杏仁去皮尖，炒，二钱半

上细末。每服一二钱，温酒。觉热闷，用新汲水、白蜜调服。

第二论曰：胎衣不下者何？

答曰：母生子讫，血流入衣中，衣为血所胀，是故不得下。治之稍缓，胀满腹中，上冲心胸，疼痛喘急者，难治。但服夺命丹，以速去衣中之血，血散胀消，胎衣自下。亦有胎初下后，产妇力羸，不能更用气力，产胞经停，遇风冷乘之，血道闭涩，故胎衣不下。取黑豆一合，炒令熟，入醋一大盏，煎三五沸，去滓，分三服，温服。或取鞋底炙热，熨小腹上下三五次，立效。

夺命丹

附子炮，半两　牡丹皮一两　干漆炒令烟尽，一两

上细末。用酸醋一大盏，大黄末一两，同熬成膏，和药末如梧子大。每服七丸，或十、二十丸，以温酒服，不拘时。

《三因方》云：更有牛膝汤，用之甚效，录以附行。

牛膝汤《三因方》

治产儿已出，胞衣不下，脐腹坚胀急痛，甚及子死腹中不出。

牛膝酒浸　瞿麦各四两　滑石八两　当归酒浸　木通各六两　葵子五两，根亦良

上剉散。每服三四钱，水二盏，煎七分。去滓温服，不拘时。《三因方》胎衣不下，在第三论。

第三论曰：难产者何？

答曰：胎成之后，子居腹中，每食母血，食血有余，遂成结块，谓之儿枕。子欲生时，血块先破为败血，散裹其子，所以难产。当服胜金散。要知胎成之后，全在调摄，常欲其气道平顺，十月满足，则产无不顺矣。更有年少初产，才觉腹痛，便相告报，旁人扰扰，产妇惊怖不安，心气蓄结，气道不顺，以致难产，宜服催生独胜散及紫苏饮，顺气安胎，衣破浆行，须臾即生。

胜金散

麝香一钱重　盐豆一两，以旧青布裹，烧令红，而急以乳钵搥，研细

上细末。取秤锤烧令红，以酒淬之，温时调药一二钱匕服。

又催生独圣散方，载产前十五问中；紫[①]苏饮方，载产前十六问中。在于此《万安》第三十六卷中

《三因方》评曰：产难，不只胎侧有儿枕破，与败血裹凝，随其胎息。因妇自有难易，其如横逆，多因坐草太早，努力过多，儿转未进，或已破水，其血必干，致胎难转。若先露脚，谓之逆产；先露手，谓之横产。当以微针刺其手足，便使自缩入，即服神应黑散，以固其血，必自转生。

《养生方》云：仓惶之间，两命所系，不可不广传，盖赞黑散之功也，或以盐涂儿脚底抓搔之。

神应黑散亦云如神散，亦云乌金散。

治横生逆生难产。

百草霜　香白芷等分

上细末。每服二三钱，童子小便、好醋各一茶脚许准半盏欤调和，更以沸汤浸四五分服。止[②]一服见功，甚者已分娩矣。一名乌金散。

---

① 紫：原缺，据校本及前文“宜服催生独胜散及紫苏饮”补。

② 止：原作“上”，据《三因极一病证方论》卷之十七改。

第四论曰：产后血晕者何？

答曰：产后血晕，因产所下过多，血气虚极，是致晕闷，甚则昏塞不知人，气息欲绝，晕闷不止，则能毙人。若作暗风【中风有暗风一证，昏塞不省人事也】治之，诚为谬矣，但服清魂散自瘥。如芎藭汤、黑龙丹，皆要药也。或以干漆烧烟，熏产妇鼻，更于产妇房室中，频用醋炭为佳。

清魂散

泽兰叶　人参各一两　荆芥穗四两　川芎二两　甘草炙，八钱。十钱为一两

上细末。每服一钱重私云二三钱重，以热汤并温酒各小半盏调匀，急灌之下咽喉，则眼开气定，省人事。

私云：增损四物汤、苏合香圆，尤有效验。

《三因方》**清魂散**

泽兰　人参各一分　荆芥穗一两　川芎半两，皆十钱为两

《三因方》评曰：产后血晕，顷刻害人，须量虚实为治。若胸中宿有痰饮，阻病不除，产后多致眩晕。又血盛气弱不快，血逆而上攻，此等皆非清魄可疗。痰晕，仍用半夏茯苓汤；血壅，须用牡丹散。但驮药尤难辄用，当识轻重，所谓扰乎可扰，扰亦[①]无扰。若气血平人，因去血多致晕者，芎藭汤尤佳。

半夏茯苓汤

治妊娠恶阻，心中溃闷，头目眩晕，四肢怠堕，百节烦疼，痰逆呕吐，嫌闻食气，不进饮食。在恶阻篇中

半夏二两二分　茯苓　熟地黄各二两二分　陈皮　细辛　人参　芍药　川芎　紫苏叶　桔梗　甘草炙，各一两

上㕮咀。每服四大钱，水二盏，姜七片，煎至七分。去滓，空心[②]服。大小便结，加大黄。

芎藭汤

治产后去血过多，晕闷不省，及伤胎去血多，崩中去血多，金疮去血多，拔牙齿去血多不止，悬虚心烦，眩晕头重，目暗耳聋，举头欲倒。

川芎　当归各三两，切，焙

上剉。每服四钱，水一盏半，煎七分。去滓热服，不以时候。在《三因方》第七卷

第五论曰：产后口干痞闷者何？

答曰：产后血气暴虚，脾胃顿弱，食面太早，停聚胃脘，面毒上熏于肺，是以口干烦闷，心下痞满，宜服见现丸以消化之。或有产后劳伤虚羸，因事触忤，怒气上逆，以致胸膈痞塞，口干烦闷者，亦宜服见现圆。盖其间药味，皆是顺气快膈之剂。紫苏饮亦可服之。

见现圆

高良姜剉，炒　姜黄　毕澄茄　陈皮　蓬莪术　人参　京三棱炮，各二两二分

上细末，用萝蔔以慢火煮令烂，研细，以煮余汁煮面糊和，丸如梧子大。不拘时候，用萝蔔汤吞下三十丸，或五七十至百丸。有蓬莪术、三棱、良姜，亦消痃癖血块，必矣。

《三因方》评曰：产后口干痞闷，未必止因食面，或产母内积忧烦，外伤燥热，饮食甘辛，使口干痞闷，当随其所因调之可也。烦心，宜四物汤去地黄，加人参、乌梅煎。若外伤燥热，看属何经，当随经为治，难以备举。饮食所伤，见现丸即能作效。

第六论曰：产后乍寒乍热者何？

答曰：因产劳伤寒血气。盖血属于阴，气属于阳，血气一伤，阴阳互相乘克，所以乍寒乍热。此特论阴阳不和之所由致者。亦有因产恶露下少，留滞胞络[③]，亦令人寒热，但小腹痛急为异尔。阴阳不和，宜服增损四物汤；败血停留，宜服夺命丹，或黑龙丹、增损四物汤，亦可兼进。

---

① 亦：原脱，据《三因极一病证方论》卷之十七补。
② 心：此字原脱，据校本补。
③ 胞络：原作“胞路”，据《严氏济生方·妇人门》改。

增损四物汤

《易简方》云：治产后下血过多，荣卫虚损，阴阳不和，乍寒乍热。

当归　川芎　白芍药　人参　干姜　甘草各等分

上㕮咀。每服四钱，水一盏，煎至六分，去滓热服。

《三因方》评曰：乍寒乍热，荣卫不和，难以轻议。若其败血不散，岂脾肺二脏耶？大抵一阴闭一阳，即作寒热。阴胜故寒，阳胜故热。只可云败血循经流入，闭[①]诸阴则寒，闭诸阳则热。血气与卫气解则休，遇再会而复作，大调经散、五积散【在《局方》尤宜】入醋煎服佳。

大调经散

治产后血虚，恶露未消，气为败浊凝滞，荣卫不调，阴阳相乘，憎寒发热，或自汗，或肿满，皆气血未平之所为也。

黑大豆炒去皮，三两三分　茯神二两二分　真琥珀一钱

上细末，浓煎黑豆紫苏汤服之。

五积散

在伤寒卷中并《局方》《三因方》。

【《大全良方》二十一云：产后乍寒乍热者，阴阳不和，败血不散故也。阴胜则乍寒，阳胜则乍热，阴阳相乘则或寒或热。若败血入于肺则热，入于脾则寒。医人若误作疟疾治之，则谬矣。阴阳不和，宜增损四物汤；败血不散，宜夺命丹。

又问：何以别之？曰：时有刺痛者，败血也；但寒热无他证者，阴阳不和也。增损四物汤不一，随病加减。

知母汤《大全良》

治产后乍寒乍热，通身温壮，胸心烦热方。

知母三两　芍药　黄芩各二两　桂心去粗　甘草各一两

上㕮咀。每服四钱重，水一盏二分，煎至七分，去滓温服。一方不用桂心，加生地黄云云。

又《大全良》云：亦有产后病疟而作寒热，有一日一发，或一日二三发，或间日一发，或三两日一发，或先寒后热，或先热多寒，或寒多热少，或热多寒少，或但寒不热，或但热不寒，亦有自产前病疟而产后未愈者，最难用药。如柴胡、常山、信砒等，断不可用。

今有经效草果饮子、生熟饮子，用之有效。谩备检阅，如《易简方》四兽饮亦可用。

草果饮子

治产后疟疾，寒热相半者，或多热者。

半夏泡　赤茯苓　甘草炙　草果炮去皮　川芎　陈皮　白芷各二钱重　青皮去白　良姜　紫苏各一钱重　干葛四钱重

上㕮咀。每服三四钱重，水一盏，姜三片，枣二三个，煎至七分，去滓。当发日侵早，连进三服或五服，无有不安。

生熟饮子

治产后疟疾多寒者。

肉豆蔻　草果仁　厚朴　半夏　陈皮　甘草　大枣去核　生姜

右等分，细剉和匀。一半生，一半用湿纸裹，煨令香熟，去纸，与一半生者和匀。每服称五钱重，水二盏，煎至七分，食前一服，食后一服。】

第七论曰：产后四肢虚肿者何？

答曰：母生子讫，例服黑神散及芎藭汤者，取其逐瘀血以生新血也。倘恶露不尽，停留胞络，生病多端。轻者为胀为痛，为寒为热；甚者月水不调，闭断不通，久成血瘕，以致尫羸。有如产后面目四肢

---

① 闭：原作“闷”，据《三因极一病证方论》卷之十七改。

浮肿，由此败血乘虚，停积于五脏，循经流入四肢，留淫日深，腐坏如水，致令浮肿。医者不审，便作水气治之，投以甘遂、大戟等药，以导其水，虚之复虚，因兹夭枉者多矣。但服调经散，血行肿消，自然良已。黑龙丹亦治产后浮肿，血滞所致，不可不知。

调经散

没药别研 琥珀别研，各一钱重 肉桂不见火 赤芍药 当归各二两二分 麝香半钱重 细辛半钱 甘草二钱，炙。《三因方》无甘草

上细末。每服半钱重，或一二钱，生姜汁、温酒各少许，调匀服。

《三因方》评曰：产后浮肿多端，有自怀妊肿至产后不退者；亦有产后失于将理，外感寒暑风湿，内作喜怒忧惊，血与气搏，留滞经络，气分、血分，不可不辨。要当随所因证治之，宜得其情。调经散治血分固效，力浅难凭。不若吴茱萸汤、枳术汤、夺魂散、大调经散，皆要药也。

加减茱萸汤

治妇人脏气本虚，宿挟风冷，胸膈满痛，腹胁绞刺，呕吐恶心，饮食减少，身面虚浮，恶寒战栗，或泄利不止，少气羸困，及因生产，脏气暴虚，邪冷内胜，宿疾转甚。【战栗】

吴茱萸汤洗，炒，一两半 桔梗 干姜 甘草炙 麦门冬 半夏 防风 细辛 当归 茯苓 牡丹皮 桂心各半两

上粗末。每服四钱，水一盏半，煎至七分。去滓，食前热服。

枳术汤

治心下坚大如盘，边如旋盘，水饮所作，名曰气分。【气分】

枳实去穰，麸炒，一两半 白术三两

上㕮散。每服四钱，水一盏半，煎七分。去滓温服，腹中软，即当散也。

夺魂散

治妇人产后虚肿喘促，利小便则愈。

生姜三两，取汁 白面三两 半夏大，七个，洗

上以生姜汁搜面，裹半夏，各为七饼子，炙焦熟为末。以熟水服一钱、二三钱，利小便即效。

大调经散

在前第六论评曰之下。

第八论曰：产后乍见鬼神者何？

答曰：肝能藏血，心能生血，因产走耗其血，劳动肝心，败血奔冲，邪淫于心，所以乍见鬼神，言语颠倒，非风邪也。但服调经散，加龙脑一捻煎服，得睡即安。调经散方，在第七论。《三因方》云：调经散，每服加龙脑一捻服云云。

第九论曰：产后不语者何？

答曰：心者，君主之官，神明出焉。内[①]候血海，外应于舌。舌者，声之机。产后败血停蓄，上干于心，心气闭塞，则舌强而不语矣。但服八珍散自瘥。

八珍散

人参 石菖蒲 生干地黄酒浸，焙 川芎各二两二分 辰砂别研 防风各一两一分 细辛一钱重 甘草炙，一两一分

上细末。每服一二钱，薄荷煎汤调服，不拘时候。地黄多喜恋膈，脾胃不快者，以当归代之，其效尤著。

《三因方》无甘草，名七珍散。

第十论曰：产后腹痛，又泻痢者何？

答曰：因产血气劳伤，外则腠理空疏，内则肠胃虚怯。若未满月，饮冷当风，邪毒乘[②]虚进袭，留于

① 内：原脱，据《妇人大全良方》卷之二十一补。

② 乘：原脱，据《三因极一病证方论》卷之十七补。

分肉之间，布于肠胃之内，遂致腹胁疞痛，痛如刀刺，流入大肠，肠鸣洞泄，洞泄不已，痢下赤白，宜服调中汤。又有食肉太早，强食过多，停积不化，脐腹疼痛，而成泄痢者，诚有之矣。法当消化停滞则愈。但不可用牵牛、巴豆峻剂，以虚血气。第五问中见现圆最佳。仓卒未能辨此，用《局方》中治中汤加缩砂煎服①。

调中汤

良姜炒 当归 肉桂 白芍药 附子炮 川芎各二两 甘草炙 人参各一两【《三因方》无人参】

上㕮咀。每服三四钱，水二盏，煎至一盏。去滓热服，空心食前，日夜五服。

治中汤《局方》

人参 甘草炙 干姜 白术 青皮炒 陈皮各一两

上粗末。每服四钱，加缩砂一分，每用加之，水一盏半，煎至一盏。去滓热服，空心。亦治霍乱吐痢。私云：加炮肉豆蔻仁尤佳，每服加一分。

《三因方》评曰：产后下痢，非止一证，当随所因而调之。既云饮冷当风，何所不至？寒热风湿，本属外因；喜怒忧思，还从自性内因；况劳逸饥饱，不内外因，皆能致病。若其洞泄，可服调中汤。赤白滞下痢，非此能愈。各随门类，别有正方，从痢疾滞门中选用之。

第十一论曰：产后遍身疼痛者何？

答曰：因产走动血气，升降失其常度，留滞关节，筋脉引急，是以遍身疼痛，甚则腰背强硬，不能俯仰，手足拘挛，不能屈伸，或身热头痛。不可作他病治，但服趁痛散，循流血气，使筋脉舒畅，痛疼自止，俯仰得其所矣。

趁痛散

牛膝浸酒 川当归 官桂 白术 黄耆 独活 生姜各一两二分 甘草炙，三分 薤白二钱半重

上㕮咀。每服四五钱，水一盏半，煎至八分。去滓热服，不拘时。加桑寄生半两尤佳。无桑寄生，则用续断。

《三因方》评曰：趁痛散，不特治产后气弱血滞，兼能治太阳经感风头痛，腰背痛，自汗发热。若其感寒伤食，及忧恐惊怒，皆致身疼发热头痛，况有蓐劳产后床席卧蓐之里得虚劳，曰蓐劳也，诸证尤甚，趁痛散皆不能疗，不如五积散，入醋煎用却不妨。五积散，见《局方》伤寒中。

第十二论曰：产后大便秘涩者何？

答曰：津液者，血之余。因产伤产之气，津液暴竭，气少不能运掉，是以大便秘涩不通也。轻者，且进橘杏圆以润滑之，滑则通矣。若过六七日，腹中满痛，尚且不通，此必燥粪在内，干涩未能得出尔。却服麻仁圆以通利之，下燥粪则愈。若以为有热，用重凉之剂以攻之，转更伤动胃气，变证多端，性命危矣。

麻仁圆

麻子仁 枳壳 人参 大黄各半两

上为细末，炼蜜和圆，如梧子大。每服五十圆，温汤、米饮任服。未通，加丸数，七八十或百丸服。一向不通，则加牵牛微炒末一二两。

橘杏圆

治气秘，老人、虚弱人皆可服。

橘红末 杏仁去皮尖

上二味，等分和匀，蜜丸梧子大。每服七十圆，空心，米饮服，或百丸。

《可用方》名曰润肠②。老人、虚人、风人常可服，润泽肠胃，滑快便利。《严氏》第五亦有润肠圆。肉苁蓉、沉香云云，可见彼。

《三因方》评曰：产后不得利，利者百无一生。去血过多，脏燥，大便秘涩，涩则固当滑之，大黄以

① 煎服：原作“前服”，据校本及《三因极一病证方论》卷之十七改。

② 肠：此下疑脱一“圆”字。

难轻用，唯葱涎调腊茶为丸，复以葱茶下之，必通利。

阿胶枳壳圆

治产后虚羸，大便秘涩。

阿胶炒　枳壳麸炒，去穰，等分

上细末，蜜圆如梧子大，别研滑石为衣。温水服二三十丸，半日以来未利，再三服。

第十三论曰：产后血崩者何？

答曰：因产所下过多，血气暴虚，未得平复；或因劳役，或因惊怒，致血暴崩。又有荣卫蠹伤，气衰血弱，亦变崩中。若小腹满痛，此为肝经已坏，为难治。俱宜投固经圆止之。若小腹胀满，此为内有瘀血，则未可止之，止之非特淋涩不已，小腹转加胀满。若小腹胀满，宜[1]芎藭汤及黑龙丹。若小腹不胀急[2]，是内无瘀血，可服固经圆止之。恶热药者，进十灰圆亦得。

固经圆

赤石脂煅　艾叶　补骨脂炒　木贼各半两　附子一枚，炮去皮

上细末，陈米饮和丸，如梧子大。食前，温酒送下五十丸，或七八十丸，米饮亦得。

《三因方》评曰：血崩不是轻病，况产后有此，是谓重伤【产后血崩，名曰重伤】。恐不止咸酸不节而能致之，多因忧惊恚怒，脏气不平；或产后服断血药早，致恶血不消，郁满作坚，亦成崩中。固经丸似难责效，不若大料煮芎藭当归加芍药汤，候定，续次随证合诸药治之为得。

芎藭当归加芍药汤

川芎藭三两　当归三两　芍药三两

上剉散。每服四钱，水一盏，煎七分。去滓热服，不以时候。《三因方》第七卷眩晕中，芎藭汤加芍药等分之名。

第十四论曰：产后腹胀，闷满呕吐者何？

答曰：胃受水谷，脾主运化，生血生气，内濡腑脏者也。因产腑脏暴虚，恶露下少，败血乘虚，散于脾胃，脾受之而为腹胀，胃受之则成吐逆。亦有恶露过多，气无所主，聚于脾胃，脾受之则为腹胀，胃受之则为吐逆。抵圣汤而治恶露过多者，于抵圣汤中去泽兰、赤芍药，倍加生姜、橘皮也。

抵圣汤

赤芍药　半夏　泽兰叶　陈皮　人参各一两　甘草炙，二分　生姜二两二分

上㕮咀。每服四钱，水一盏半，煎至七分。去滓温服，不拘时候，日夜三五服。

第十五论曰：产后口鼻黑气起，鼻衄者何？【鼻衄】

答曰：阳明者，经脉之海，起鼻交頞中，还出挟口，交人中，左之右，右之左。产后气消血败，荣卫不理，散乱入于诸经，却还不得，故令口鼻黑起及变鼻衄。此缘产后虚热，变生此疾。其疾不可治，名胃绝肺败。《三因方》此疾不可治，则不出方。

上遇此疾，急取绯线二条，并产妇顶心发二条[3]，系两中指上节即止。无药可疗，亦厌禳之一端也。

私云：本说虽如此，鼻口无黑气，只吐衄血，则如常服蒲黄、伏龙肝等药，多有瘥矣。

第十六论曰：产后喉中气急喘者何？

答曰：荣者血也，卫者气也。荣行脉中，卫行脉外，相随上下，谓之荣卫。因产所下过多，荣血暴竭，气无所主，独聚于肺中，故令喘也。此名孤阳绝阴，为难治。若恶露不快，败血停凝，上熏于肺，亦令喘急。如此但服夺命丹，血去喘急自止。

夺命丹见第二论下

《三因方》评曰：产后喘固可畏，若是败血上熏于肺，犹可责效于夺命丹。未可均济，况孤阳绝阴

---

① 宜：原作“且”，据文义改。

② 胀急：原作“腹急”，据校本改。

③ 二条：原作“而条”，据《严氏济生方·妇人门》改。

乎？若荣血暴绝，宜大料煮芎藭汤服之，亦自可救。伤风寒，宜旋覆花汤。性理郁发，宜小调经散，用桑白皮、杏仁煎汤调服。伤食，宜见现圆、五积散。

旋覆花汤

治产后伤风，感寒暑湿，咳嗽喘满，痰涎壅塞，坐卧不宁。

旋覆花　赤芍药　前胡　半夏作曲尤佳　荆芥穗　甘草炙　茯苓　五味子　杏仁　麻黄去根节，各等分

上剉散。每服四大钱，水一盏半，姜五片，枣二个，煎至一盏。去滓，食前服。

大调经散，见第七论。

五积散，见《局方》伤寒中，但入醋煎服。

见现丸，见第五论中。

第十七论曰：产后中风者何？

答曰：产后伤动血气，劳损经络，腠理空疏，劳役太早，风邪乘间而入，始则客于皮肤，次则入于筋脉，又其次则传于诸脏，随其诸脏经络而生病焉。或身体缓急，或顽痹不仁，或口目不正，或奄奄忽忽，神情闷乱，乃中风候，宜服小续命汤。又有产后五七日，强力下床；或一月之内，伤于房室；或怀忧发怒，动扰冲和；或因着艾，伤动脏腑。得病之初，眼涩口噤，肌肉瞤搐，渐致腰背筋急强直者，不可治。此乃人作，非的尔中风所得也。

小续命汤，见于中风篇中。

《三因方》评曰：问产后中风，风是外邪，血虚则或有中之者，直答以人作不可治。问答不相领解，如何开于后人？立论之难，有如此者。若是中风，当以脉辨，看在何脏，依经调之。强力下床，月内房室，忧怒着灸，非中风类；蓐劳性气火邪，治各有法，非产后病。不暇繁引，学者识之。火邪者，人前后同时加灸，则火气交攻成病，谓之火邪也。

第十八论曰：产后心痛者何？

答曰：心者，血之主。人有伏宿寒，因产大虚，寒搏于血，血凝不得消散，其气遂上冲，击于心之络脉，故心痛，但以大岩蜜汤治之。寒去则血脉温而经络通，心痛自止。若误以为所伤治之则虚极，寒益甚矣。心络寒甚，传心之正经，则变为真心痛①，朝发夕死，夕发朝死。若因七情伤感，血与气并而心痛者，宜服玄胡索汤则痛自止。

大岩蜜汤

熟地黄　当归　独活　干姜　吴茱萸炒　桂心　白芍药　小草远志苗，各二两　甘草炙　细辛各一两

上㕮咀。每服一两，水二盏，煎至一盏。去滓热服，不以时。

玄胡索汤

治妇人、室女七情伤寒，遂使血与气并，心腹作痛，或连腰胁，或引背上下攻刺，甚作搐搦，经候【月水也】不调，但是一切血气疼痛，并可服之。

当归　玄胡索　蒲黄炒　赤芍药　官桂去粗，各一两一分　姜黄　乳香　没药　木香各三分　甘草二分半

上㕮咀。每服四钱重，水一盏半，姜七片，煎至七分。去滓，食前温服。若吐逆，加半夏、橘红各半两。

《三因方》评曰：产后心痛，虽非产蓐常病，庸②或有之。九痛未必便是血痛，设是，岩蜜汤岂可用熟地黄？熟地黄泥血，安能去痛？此方本出《千金》，用生干地黄耳。茱萸一升合准五两，干姜三两，细辛治陈寒在下焦，本方一两却减作半两，制奇制偶，量病浅深，自有品数，不可妄意加减。然以岩蜜汤治血痛，不若失笑散用之有效。

失笑散

治心腹痛欲死，百药不效，服此顿愈。

---

① 真心痛：原作"其心痛"，据《三因极一病证方论》卷之十七改。

② 庸：原作"痛"，据《三因极一病证方论》卷之十七改。

五灵脂又云尖寒出粪① 蒲黄炒，各等分

上末。先用醋调三四钱，熬成膏，入水一盏，煎七分，食前热服。如此频频服，以心痛愈为度。

第十九论曰：产后热闷气上，转为脚气者何？【产后热】

答曰：产卧血虚生热，复因春夏取凉过度，地之蒸湿，因足履之，所以着而为脚气。其候热闷掣纵，惊悸心烦，呕吐气上，皆其候也。服小续命汤两三剂，必愈。【问脚气逆上，服小续命汤。】若恶附子，宜服独活寄生汤。若呕者，去地黄，倍加生姜。

独活寄生汤，方见脚气论治下《严氏方》。

《三因方》评曰：脚气固是常病，未闻产后能转为者。往往读《千金》，见有“产妇多此疾”之语，便出是证，文辞害意，可概见矣。设是热闷气上，如何令服续命汤？此药本主少阳经中风，非均治诸经脚气，要须依脚气方论阴阳经络调之。此涉专门，未轻易论，既非产后要病，更不繁引。

【《大全良方》廿，**蒲黄散**

治产后烦闷。

上蒲黄以东流水和服方寸匙，极良。

寻常治诸虚烦热者，以竹叶石膏汤、温胆汤，殊不知产后与寻常不同。如石膏等药，不宜轻用，用之必死。】

第二十论曰：产后汗出多而变痓②者何？

答曰：产后血虚，肉理不密③，故多汗。因风邪搏之，则变痓也。痓者，口噤不开，背强而直，如发痫之状，摇头马鸣，身反折，须臾又发，气息如绝，宜速斡口灌小续命汤。稍缓，即汗出如雨，手拭不及者，不可治。小续命汤，上方不特治产妇，凡妇女偶中此疾，急以此药灌之，无不愈者。或服他药，则不及矣。

《三因方》评曰：产后汗出多变痓，亦令服小续命汤，此又难信。既汗多，如何更服麻黄、官桂、防己、黄芩辈？不若大豆紫汤为佳。《太医局方》大圣散亦良药也。

大豆紫汤

治中风头眩，恶风自汗，吐冷水，及产后百病，或中风痱痓，背强口噤，直视烦热。

独活一两半 大豆半升 酒三升

上先以酒④浸独活，煎二三沸，别炒大豆极焦烟出，急投酒中，密封候冷，去豆。每服一二合许，得少汗则愈，日数十服。此汤能去风，消血结。若妊娠折伤，胎死腹中，服此得安。

大圣散

白茯苓 川芎 麦门冬 黄耆 当归各一两 木香 人参 甘草炙，各半两

上㕮咀。每服四五钱，水一盏半，生姜五片，煎七分。去滓温服，不拘时。

第二十一论曰：产后所下过多，虚极生风者何？

答曰：妇人以荣血为主，因产血下太多，气无所主，唇青肉冷，汗出目瞑神昏，命在须臾。此但虚极生风也，如此则急服济危上丹。若以风药治之，则误矣。

济危上丹此药品虽难得，非全无救危活命之良方，尤兼预可调持也。

太阴玄精石别研 乳香 五灵脂 硫黄别研 桑寄生 陈皮 阿胶炒 卷柏生，各等分

上先以上四味同研匀，入石锅内，以微火炒，勿令焦了，再研极细，后入余药末。用生地黄汁煮米糊和丸，如梧桐子大。每服五十丸，食前用温酒吞下，当归酒亦佳。

《三因方》评曰：所下过多，伤损虚竭，少气，唇青肉冷，汗出神昏，此皆虚脱证，何以谓之生风？风是外淫，必因感冒，中伤经络，然后发动，脏腑岂能自生风也？虚之说，盖因《脉经》云浮为风为虚。

---

① 尖寒出粪：原文如此。五灵脂又称寒号虫粪、寒雀粪等，可参。

② 痓：原作“痊”，据校本及《三因极一病证方论》卷之十七改。

③ 肉理不密：原空缺，据《三因极一病证方论》卷之十七补。

④ 酒：原脱，据校本旁注补。

此乃两病合说，在人迎则为风，在气口则为虚。后学无识，便谓风虚是一病，谬滥之甚，学者当知。

《三因》又云：《保庆集》二十一论，人用既多，因评其说，仍将得效方附行。外有产科诸证，并叙于后。

《覆载万安方》卷第三十七

墨之纸数三十九丁（花押）

《覆载万安方》卷第三十八

性全　集

妇人八

【一】产后虚劳、杂病总药

《大全良方》第二十一卷云：夫产后蓐劳者，此由生产日浅，血气虚弱，饮食未平复，不满日月，气血虚羸，将养失所而风冷客之。风冷搏于血气，则不能温于肌肤，使人虚乏劳倦，乍卧乍起，颜容憔悴，食饮不消，风冷邪气而感于肺，肺感微寒，故咳嗽口干，遂觉头昏，百节疼痛。荣卫受于风邪，流注脏腑，须臾频发，时有盗汗，寒热如疟，背膊烦闷，四肢不举，沉重着床，此则蓐劳之候也。

又论曰：妇人因产理不顺，疲极筋力，忧劳心虑，致令虚羸喘乏，寒热如疟，头痛自汗，肢体倦怠，咳嗽痰逆，腹中绞刺，名曰蓐劳是自产后得虚劳疾也。蓐则莛也，产席得此疾也。

增损柴胡汤老孙太保传

治产后虚羸，发寒热，饮食减少，腹胀。出《养生必用方》，云老孙太保增损柴胡汤云云。初虞世作。

柴胡　人参　甘草　半夏　陈皮　川芎　白芍药各三两

上㕮咀。每服三四钱，水一盏半，姜五片，枣二个，煎至一盏。去滓，食后温服，日二三服。

熟地黄散

治产后蓐劳，皆由体虚，气力未复，劳动所致，四肢烦疼，时发寒热，不思饮食。

熟地黄　人参　白芍药　白茯苓　白术各二两二分　续断　黄耆　桂心　五味子　当归　麦门冬　川芎各一两三分二铢

上㕮咀。每服四五钱，水一盏半，姜五片，枣二个，煎至一盏。去滓温服，日三五服。

胡氏牡丹散

治妇人产后虚羸，发热自汗，欲变劳蓐，或血气所搏，及经候不调，及发寒热，自汗羸瘦，并宜服。

白芍药　当归　五加皮　地骨皮　人参各一两二分　没药　桂心去粗，各二钱　牡丹皮三钱

上细末。每服二三钱，水酒各半盏，合温调服。若不饮酒，则只用水一盏，开元通宝钱一文，麻油蘸之，同煎七分。去滓，通口服。煎不得搅匀，服不得吹。

《大全良方》云：《产宝》论曰，产后虚羸者，因产伤损脏腑，劳侵气血。轻，将养满百日即瘥；重者，日月虽满，气血犹不调和，故患虚羸也。夫产后气血虚竭，脏腑劳伤。若人年齿少盛，能节慎将养，满月便得平复。如产后多因血气虚弱，虽逾日月，犹常疲乏。或因饮食不节，调适失宜，为风冷邪气所侵，搏于气血，流注于五脏六腑，则令肌肤不荣，颜容萎悴，故曰虚羸。

人参散

黄耆　人参　草果仁　厚朴　附子各一两　白术　当归　白茯苓　木香　川芎　桂心　甘草各半两　陈皮　良姜　诃黎勒皮各三分

上㕮咀。每服四钱，水一盏，姜三片，枣二个，煎至六分。去滓，无时温服。

佛手散

治产后血虚，劳倦盗汗，多困少力，咳嗽有痰。《局方》有二种佛手散，此五种佛手散，奇方也。

当归　川芎　黄耆各二两二分　柴胡　前胡各二分半

上㕮咀。每服三钱，水一盏，桃、柳枝各三寸，枣子、乌梅各一个，姜三片，煎至六分，去滓温服。若有痰，去乌梅，加半夏妙。

产宝方

疗产后虚乏，不思饮食，四肢皆倦，心腹阵痛，补虚治气。可号人参散。

人参　芍药　桂心　甘草各一两　当归一两半　生干地黄二两　生姜一两

上㕮咀。每服三四钱，水二盏，枣二个，煎至一盏。去滓温服，日三服，夜一服。

【二】产后风虚劳冷《大全良方》廿一卷

夫产则血气劳伤，脏腑虚弱而风冷客之，冷搏于血气，血气不能温于肌肤，使人虚乏疲顿，致羸损不复平。若久不平复，若久不瘥，风冷入于子脏，则胞脏冷，亦使无子，谓之风虚劳冷也。

黄耆散

治产后风虚劳损羸瘦，不思饮食，四肢疼痛。

黄耆　白术　木香　羚羊角　人参　当归　桂心　川芎　白芍药　白茯苓各二两　甘草一两

上㕮咀。每服三四钱，水一盏，姜三片，枣二个，煎至七分。去滓，温服无时。

木香散

治产后风虚劳损，气攻心腹，四肢疼痛，不思饮食。

木香　人参　陈皮　白茯苓　白芍药　黄耆　川芎各三分　熟地黄　当归　附子各一两　甘草一分　桂心　白术各半两

上㕮咀。每服三四钱，水一盏，姜三片，枣一个，煎至七分。去滓温服。

【三】产后呕逆不食

夫胃为水谷之海，水谷之精，以为血气，荣润脏腑。因产则脏腑伤动有时，而气独盛者，则气乘肠胃，肠胃燥涩，其气则逆，故呕逆不下食也。

丁香散

治产后脾胃气寒，心胸满闷，吐逆，四肢少力，不纳饮食。

丁香　人参　槟榔　白术　桂心　当归　厚朴　前胡各二两二分　甘草一两　良姜二两

上粗末。每服四钱，水一盏，姜三片，煎至七分。去滓温服，空心食前。

开胃散

治产后胃气不和，呕吐不止，全不纳食。

诃子皮三两　人参二两　甘草一两

上细末。每用，别以半夏二分，生姜一分，薤白二十茎，水一盏，煎至六分。去滓温服，食前。

又方

疗产后呕逆不止。邓知县传

橘红一两　半夏曲　甘草各二分　藿香三两

上细末。每服二三钱，水一盏半，姜三片，煎至六分。不去滓，和服无时。

又方

治产后更无他疾，但多呕逆不能食。

白术五两　生姜六两

上细切，酒、水各四升，煎取二升[1]，分三四服。

---

① 升：原脱，据《妇人大全良方》卷之二十一补。

【四】产后杂病、产后霍乱

夫产后霍乱，气血俱伤，脏腑虚损，或饮食不消，触冒风冷所致。阴阳不顺，清浊相干，气乱于肠胃之间，真邪相搏，冷热不调，上吐下痢，故曰霍乱也。《经》曰：渴而饮水者，五苓散；寒多不饮水者，理中圆；大段虚冷者，加附子，来复丹亦妙。见《局方》

白术散

治产后霍乱吐利，腹痛烦渴，手足逆冷。

白术　橘红　麦门冬　人参　干姜各二两二分　甘草一两一分

上粗末。每服四五钱，水一盏，生姜五片，煎至七分。去滓温服。

温中散

治产后霍乱，吐泻不止。

人参　白术　当归　草豆蔻　干姜各一两　厚朴二两

上粗末。每服三钱，水一盏，煎七分。去滓温服。

高良姜散

治产后霍乱吐利，腹中疞痛。

良姜　当归　草果仁各三两

上细末。每服二三钱，以沸汤服。

小木香散、理中汤等尤可宜也。

【五】产后发热伤寒伤风，《大全良方》第二十二

凡产后发热，头痛身疼，不可便作感冒治之。此等疾证，多是血虚，或败血作梗。血虚者，阴虚也；阴虚者，阳必凑之，故发热。且以平和之剂与服必效，如玉露散、四物汤以生地黄易熟地黄，加柴胡等分服，或人参当归散、秦艽鳖甲散、人参百解散、逍遥散可选用。多见不学无闻，才见产后发热不退，便以为热入血室，便以小柴胡汤，竟不可救者。亦有用竹叶石膏汤而死者；亦有见前失而投以热温剂，其热愈炽者。诸如此等，非不知罪福，皆是不观古典，杜撰臆度，枉伤人命。殊不知此等疾状，是产后去血过多而阴虚发热，亦有寒极生热。但以上件之药，以脉证选用，无不获安。若是阴阳不和，乍寒乍热，宜增损四物汤。若败血不散，宜夺命丹、大调经散、五积散，加醋煎服，大效。

玉露散

治产后乳脉行，身体壮热疼痛，头目昏痛，大便涩滞，悉能治之。凉膈，压热，下乳。

人参　白茯苓　甘草各一两一分　桔梗炒　川芎　白芷各二两二分　当归二分三铢　芍药一两三分

上细末。每服二三钱，水一盏，煎至七分，温服。若烦热甚，大便秘者，加大黄二分三铢。自余方见第三十七卷产科二十一论中。私云：正气散、养胃汤、香苏散，可通用之。

王子亨云：妇人新产，去血过多，津液燥少，阴阳俱虚。如中风、伤寒、时气之类，虽当发汗，如麻黄，谨不可用。取汗毋令过多，以意斟酌。

夫人触冒寒气而为病者，谓之伤寒。产妇血气俱虚，日月未满而起早劳动，为寒所伤，则淅淅恶寒，翕翕发热，头项肩背骨节痛，至七八日乃瘥也，如此皆相似。时气、伤寒，则方可《和剂局方》小柴胡汤加生干地黄、秦艽鳖甲散、百解散、正气散、香苏散等。

人参当归散【《大全良方》】

治产后去血过多，血虚则阴虚，阴虚生内热，内热曰烦，其证心胸烦闷，吸吸短气，头痛闷乱，骨节疼痛，晡时辄甚，与大病虚烦相类，急宜治之。

人参　当归　生干地黄　桂心　麦门冬各二两　白芍药四两

上㕮咀。每服四钱，水二盏，先将粳米一合、淡竹叶十片，煎至一盏。去米、竹叶，入药并枣二三个，煎至七分，去滓温服。虚甚者，用熟地黄。

增损柴胡汤

治妇人产后虚羸发热，饮食少，腹胀等疾。

柴胡三分　人参　芍药　半夏炮　甘草　橘红　川芎各一两三分二铢

上㕮咀。每服四钱，水一盏，姜三片，枣二个，煎至七分，去滓温服。

【六】产后头痛

川芎散

治产后头痛。

乌药　川芎等分

上细末。每服三四钱，烧秤锤淬酒，乘温调药服。

一奇散

治产后头痛。

当归　川芎

上细末。每服三钱匕，水一盏，煎至七分，温服。

产后小便数不禁出血等病，在《大全良方》第二十三卷，药桑螵蛸等难得之，仍不抄之，可①见彼卷中。私云：桑螵蛸，无则可用代桑白皮并蚕屎欤。

【七】产后阴脱、玉门不闭【因产阴门脱出不闭】

《三因方》云：妇人趣产劳力，弩咽太过，致阴下脱，若脱肛状。及阴挺下出，逼迫肿痛，举动房劳，皆能发作②，清水续续，小便淋露。

硫黄散

治产后劳伤阴脱。《大全良方》第二十三卷

硫黄　乌贼骨各二两　五味子一两。《千金翼》用三铢，一方无

上细末，研令极细，糁患处，日夜三五度。

当归散《千金翼方》

疗妇人阴挺下脱。【《大全良方》第八卷十八论中有八方，可见。】

当归炒　黄芩各二两　牡蛎二两二分　猬皮一两，炙焦　赤芍药一两二分

上细末。每服二钱，食前，温酒服，米饮服亦佳。

《广济方》治状同前。

皂角去黑皮、子，炙焦　半夏炒黄　大黄　细辛各一两　蛇床子一两半

上细末，薄绢袋盛，如指长，内阴中，日二易之。

《广济方》治产后阴肿下脱内出，玉门不闭。

石灰一升，炒令能烧草

上热汤二升，投石灰汤中，适温冷，澄清，坐汤中，以浸玉门，斯须平复如故。《产宝方》只有此一方，无论。私云：今以石灰汤淋浸阴门，皆有效。凡至平愈，忌举重登高。

陈氏玉龙汤

治妇人产后用力太过，产门恶出。

以四物汤入龙骨末少许煎，空心，连进数服，以麻油汤熏浸。

【八】妇人阴蚀五疳方虫食阴门【阴门有虫痛痒】

凡妇人阴中生疮，名曰䘌疮，或痛或痒，如虫行状，淋露脓汁，阴蚀几尽者，此皆由心神烦郁，胃气

---

① 可：此下原衍一“可”字，据校本删。

② 皆能发作：原脱“皆”“作”2字，据陈言《三因极一病证方论》卷之十八补。

虚弱，致气血留滞。故《经》云：诸痛痒疮，皆属于心。又云：阳明主肌肉，痛痒皆属于心。治之当补心养胃，外以熏洗坐导药治之乃可。

《千金》疗阴蚀疮。

当归　芍药　甘草　川芎各二两　地榆三两

上细切，以水五升，煮取二升。去滓熏洗，如此日三度，夜一度。

又方《大全良方》第廿三卷有数方，可撰用。

蒲黄三两　水银二分

上研匀，以粉阴门痛痒处。

产后乳汁或行或不行【产妇乳母行乳汁】

一方

行产母乳汁。

葵子炒香　缩砂各三两

上细末。每服二三钱，热酒服，日夜三四服。滋养气脉荣卫，行津液。上蔡张不思方，常用极有验。

一方

土瓜根为末，酒调服方寸匕，日二三服效。

【九】产后乳汁自出【乳汁自流出】

论曰：产后乳汁自出，盖是身虚所致也，宜服补药以止之。《局方》芦漏散宜。

【十】产后吹奶方

奶，乳房也，千草。要在此《万安方》第二十二卷痈疮中。【吹奶，又云乳肿。】

夫产后吹奶者，因儿嗍奶之次，儿忽自睡，呼气不通，乳不时泄，蓄积在内，遂成肿硬，壅闭乳道，津液不通，腐结疼痛。亦有不痒不痛，肿硬如石，名曰吹奶。若不急治，肿甚成痈。又云：产后吹奶，最宜急治，不尔结痈，逮至死者，速与服皂角散。

皂角散方

词曰：

妇人吹奶意如何？皂角烧灰蛤粉和。

热酒一杯调八字，须臾揉散笑呵呵。

栝楼散方

乳香一钱，研　栝楼根末二两二分

上研匀。每服二三钱匕，温酒，食后，日三五服。

天南星散

天南星为末，用温汤调，以鸟羽涂之。

【十一】疗乳硬作痛

嫩桑叶握取汁，合米饮涂之。又干末，以米饮调如膏药，摊纸花，贴肿硬处。

又方

丁香细末，以水调涂之。痛甚，则与天南星粉合和傅之。

又有妒乳病证。

夫妒乳者，由新产后儿未能饮之，及乳不泄，或乳胀，捏其汁不尽，皆令乳汁蓄结。血气相搏即壮热，大渴引饮，牢强掣痛，手不可近是也。初觉便以手助捏去汁，更令旁人助吮引之。不尔，或作疮有脓，其热势盛，必成痈也。吹奶、妒乳、乳痈，其实则一也，只分轻重而已。轻则为吹奶、妒乳，重则为痈。虽有专门，不可不录。

【十二】疗乳痈诸般疖痈疽

橘红半两　阿胶蛤粉炒　甘草炙，各一两

上㕮咀，分为二服。每服用泉水一盏半，煎至半盏，去滓温服。

一醉膏陈日华方

治奶痈。

石膏不以多少，煅通赤，取于地上，以碗覆，出火毒，细研。每服三四钱，以温酒服。亦更添酒服醉睡，睡觉再进一服。

《千金》疗乳无汁，以水煮，煎服。

又疗乳痈初得令消。

赤小豆　茼草

上等分，细末。以醋和，傅乳肿上立愈。

又方

鹿角以水石上磨，日夜涂之。

又鹿角烧作灰，以酒调涂之。

金黄散

治奶痈。出《妇人经验方》

大黄　甘草各二两

上细末，以好酒熬成膏，摊纸贴乳肿痛处，仰面卧至五更。未贴时，先用温酒调服二钱匕，就患处卧，明日取下恶物。相度强弱用药，羸弱人不服。

神效栝楼散

治妇人乳疽奶劳李嗣立方也。

栝楼一个，去粗皮，焙，研为细末。若急用，只烂研。子多有力　甘草不炙　当归酒洗，焙，各一两一分　乳香一钱重　没药通明者，二钱半重

上用无灰酒三碗，同于石器中，慢火熬取一碗清汁。分为三服，食后良久服。若有奶劳，便服此药，可杜绝病根。若毒气已成，能化脓为黄水；毒未成，即于大小便中通利。甚再合服，以退为妙。妇人乳痈方甚多，独此一方，神效无比，万不失一。

陈良甫云：癸亥年，仆处五羊赵经略厅判，夫人年七十一岁，隔一二年，左乳房上有一块，如鸡卵大。今忽作楚，召余议药。仆云：据孙真人云，妇人年五十岁已上，乳房不宜见痈，见则不可疗矣。幸而未破，恐是气瘤也。谩以五香连翘汤去大黄煎服，服后稍减则已。过六七年后，每遇再有肿胀时，再合服，必消减矣。《大全良方》第二十三卷

竹茹汤

治妇人汗血、吐血、尿血、下血大便血。【大小便、口鼻出血也】

竹茹　熟地黄各三两　人参　白芍药　桔梗　川芎　当归　甘草炙　桂心各一两

上㕮咀。每服四钱，水一盏，煎至七分。去滓，不以时服。

瓜子汤

治产后肠头如以针刺，连谷道亦如痔痛，小便如淋状，或寒热。此产时用力，气并肠间。亦由阴虚，阳邪乘之，毒气攻冲，恐成肠痈。内痈、肠痈，和号内疮。

薏苡仁四两　桃仁去皮尖　牡丹皮　瓜楼子各一两

上粗末。每服五钱，水二盏，煎至一盏，去滓温服。

乌鸡煎

治妇人百病。【治妇人万病】

吴茱萸　高良姜　白姜　当归　赤芍药　延胡索　破故纸　山椒　生干地黄　刘寄奴　蓬莪术　橘

红 青皮 川芎各一两 荷叶灰四两 熟艾二两

上细末，煮醋面糊丸，如梧子大。每服五十丸，或七八十丸服之。

汤使如于后：

月水不通，以红花、苏木酒服以酒煎服。

白带下，以牡蛎粉酒调服。

子宫久冷，不怀孕，以白茯苓煎汤下。

赤带下，以茶清服。

血崩，以豆淋酒，绵灰服。炒黑大豆令焦，入酒服，时入绵灰一二钱点服。

妊妇胎不安，以蜜酒和服。

肠风下血，以陈米饮入百草霜服。

心痛，以酒煎菖蒲根服。

漏胎下血，以温乌梅酒服。

耳聋，以蜡茶清服。

胎死不动，斑猫三十个，以酒煎服。

脚腰痛，以酒煎当归。

血风眼眩，以黑豆甘草汤服。

生疮，以地黄汤服。

身体疼痛，以黄耆末酒服。

胎衣不下，以酒或温水服。

头风疼痛，以薄荷茶服。

四肢浮肿，以麝香汤服。

咳嗽喘满，以杏仁桑白皮汤服。

腹痛，以芍药末酒服。

妊妇产前白痢，则以干姜汤服；赤痢，以甘草汤服；赤白杂痢，则以干姜甘草汤服。

又常服，以温酒或醋汤服。并皆空心，食前服。

【十三】妇人产后诸病总疗

人参养血圆《局方》

治女禀受怯弱，血气虚损，常服补冲任，调血脉，宣壅破积，退邪热，除寒痹，缓中，下坚胀，安神，润颜色，通气散闷。兼治妇人怀身腹中绞痛，口干不食，崩伤眩晕，及产出月羸瘦，不复常者。

乌梅肉三两 熟干地黄五两 当归二两，去芦 人参 川芎 赤芍药 菖蒲根炒，各一两

上细末，蜜杵千下，圆如梧子大。每服五十丸至百丸，温酒、米饮，任意食前服。或若有痃癖积聚血块，则加蓬莪术、京三棱、香附子；潮热痰咳，则加半夏、秦艽、黄耆、鳖甲、五味子各二两；血崩，则加蒲黄三两。

当归养血圆《局方》

治产后恶血不散，发竭疼痛，及恶露不快，脐腹坚胀。兼治室女经候不匀，赤白带下，心腹腰脚疼痛。

当归 牡丹皮 赤芍药 延胡索炒，各二两 肉桂去粗，一两

上细末，蜜丸如梧子大。每服三十或五十，乃至百丸，温酒若米饮任下。疼痛甚，则细嚼咽下。

四神散

治产后留血不消，积聚作块，急切疼痛，犹如遁尸，及心腹绞痛下痢。

当归三两 黄耆 芍药各二两

上粗末。每服四大钱，水一盏半，姜五片，煎至一盏。去滓，食前温服。

神授散《局方》

治产后一切疾病，不问大小，以至危笃者。

青皮　桂心　牡丹皮　陈皮　白芍药各五两　红花一两二分　百合　干姜　甘草　当归　川芎各二两半　神曲炒　人参　麦蘖炒，各三两

上末。每服二三钱，水一盏，姜三片，枣一个，煎至七分，空心服。孕妇不可服。一本不用红花。

交感地黄煎圆《局方》

治妇人产前产后眼见黑花，或即发狂，如见鬼状，胞衣不下，失音不语，心腹胀满，水谷不化，口干烦渴，寒热往来，口内生疮，咽中肿痛，心虚忪悸，夜不得眠；产后中风，角弓反张，面赤，牙关紧急，崩中下血，如豚肝状，脐腹㽲痛，血多血少，结为癥瘕，恍惚昏迷，四肢肿满；产前胎不安，产后血刺痛。皆治之。

生地黄净洗，研，以布绞汁，留滓，入生姜①汁炒地黄滓，以地黄汁炒生姜滓，各至干堪末为度　生姜滓与地黄滓同，各二斤　延胡索以糯米交炒赤，去米　当归　琥珀别研，各一两【琥珀，即以日本薰陆代之】　蒲黄炒香，四两

上为末，以蜜圆如弹子大。每服二丸，以当归化，食前服。

加减吴茱萸汤

治妇人脏气本虚，宿挟风冷，胸膈满痛，腹胁㽲痛，呕吐恶心，饮食减少，身面虚浮，恶寒战栗，或泄痢不止，少气羸困，及因产脏气暴虚，邪冷内胜，宿疾转甚，并皆治之。【肾虚有少气候】

防风　干姜　当归　牡丹皮　桂心　茯苓　甘草炙　麦门冬　半夏　桔梗　细辛各一两　吴茱萸汤洗，炒，三两

上粗末。每服四钱，水一盏半，煎七分。去滓，食前热服。

吴茱萸汤《局方》

证治全同前。

桔梗　防风　干姜　甘草炙　当归　细辛各半两　熟干地黄三分　吴茱萸炒，二两

上煎服，全同上用。

熟干地黄汤《局方》

治产后虚渴不止，少气脚弱，眼眩头昏，饮食无味。

熟干地黄酒浸炒，一两　人参三两　麦门冬二两　栝楼根四两　甘草炙，半两

上粗末。每服四钱，水二盏，糯米一撮，生姜三片，枣三个，煎至七分。去滓，食前服。

已上自第三十一卷至三十八卷，妇人要方如此。自外诸病与男子同，则中风、虚劳、传尸、脚气、肿疮等之众疾，散在于诸卷中。此外治方病证，博可见诸家方书，《圣济》《千金》《圣惠》《三因》等，病名药治、奇特妙术等甚多，不可屈于此小部抄出耳。

【此卷第八段之次，治产后乳汁不行，方药两条有之。为令撰易，恐恐记之。宗治】

《覆载万安方》卷第三十八

付墨之纸数三十四丁（花押）

---

① 生姜：原作“生蓝”，据校本及《太平惠民和剂局方》卷之九改。

《覆载万安方》卷第三十九

性全　集

小儿一

【一】小儿初生[①]

《千金翼》并《幼幼新书》《圣惠》等诸方云：凡儿在胎，一月胚，二月胎，三月有血脉，四月形体成，五月能动，六月诸骨具，七月毛发生，八月脏腑具，九月谷入胃，十月百神备则生矣。生后六十日，瞳子成，能咳笑，应和人；百五十日，任脉成，能自反复；百八十日，髋骨成，能独坐；二百一十日，膝髌成，能行也。若不能依期者，必有不平之处。

又云：儿初生落地，口中有血，即当去之以绵拭之。不去者，儿吞之成痞病，死。有八痞病也。又云：儿生落地不作声，法取暖水一盆浴之，须臾即作声，人口吞温水噀灌儿面。又小儿始生，即当举之，举之迟晚，则令中寒，腹中雷鸣。先浴之，然后乃断脐，故知出生则浴无失。若先断脐后浴之，则令脐中水，中水则发腹痛。若脐中水及中冷，则腹绞痛，夭糺啼呼，面目青黑，此是中水之过，当灸绵絮以熨之，不时治护。脐至肿者，当随轻重。重者，便灸之，灸脐带断头口，乃可至八九十壮艾灸；轻者，脐不大肿，但出汗呻出，时时啼呼者，但祷，亦以当归末粉傅脐，又以灸絮日日熨之，至百日乃愈，以啼呼止为候。若儿尿清者，冷也，与中水同。

【二】断脐法

凡初生断脐，当令长六寸，脐长则伤肌，脐短则伤脏，不以时断脐。若脐汁不尽者，即自生寒，令儿作风脐【ヘソノ中ノタンテ不瘥，谓之风脐，又云脐风】也。又脐短则中寒，令腹中不调，常下痢。

《幼幼新书》第四断脐法云：凡断脐，不得以刀子割之，须令人隔单衣物咬断，兼以暖气呵七遍。冷气曰吹，暖息曰呵也。

《婴童宝鉴》云：凡小儿生下，可浴而后断脐，及可以衣衬而口啮之。不然，则刀断。若刀断者，则以剪刀【剪刀】，先于怀中压令暖方用。又断之则脐带不可令长，只如子足长短。短即中寒而伤脏，长即伤肤。先断而后洗，即令水入脐中，孩子多天瘸，痛苦啼叫，面青黑，为中水患也。脐若短，即腹中不调，常下痢，有中寒之患。其脐不可伤动，伤动即令久不干。如不干即伤外风，伤外风即口噤，小儿不可救也。

《秘要指迷方》论云：婴儿初生，剪去脐带，切令剪刀暖，不可伤冷及外风所侵。

私言：以竹刀而切之，长六寸尤良。浴法，亦三日以后说为良矣。初生先浴后断脐说，聊可慎之，恐依洗浴伤动儿血气。又有裹脐法，能得其理，可裹护之，只贵丁寧[②]耳。

《庄氏家传》**烙脐圆**

黑豆　**黄蜡**各二分　**麝香**少许

---

① 小儿初生：原无，据文例补。

② 丁寧：原文如此，为日语之词，意为“郑重”。

上研，合捻作饼子，断脐讫，安脐上。切口以艾炷灸三壮，艾炷如小麦大。若不痛啼，灸至五七壮。灸了，以封脐散封之，不得湿着，恐令肿脐。

张涣**封脐散方**

川当归半两，焙　天浆子三个，少炒，是雀瓮也，可见《本草》　乱发烧存性，一钱

上细末，入麝香一字许，拌匀。用少许傅脐中，时时用之。可见《幼幼新书》第四卷

《圣惠方》云：小儿生下一宿，抱近明无风处，看脐上有赤脉直上者，当时于脉尽头灸三壮，赤脉气散无患矣。湖南检法【官】王【姓】时发【名】传，吾家虽大族，独有本房儿女，自来少虚弱腹痛下痢之人，往往气性无病。盖数世以来，男女初生，方断脐时，于所留脐带上常当灸处，灸大艾炷三十余壮，所以强盛如此。

【三】裹脐法

《千金翼》并《幼幼新书》等咸云：凡裹脐法，椎治白练令柔软，方四寸，新绵厚半寸【五分也】，与帛练【帛练】长等合之，调其缓急。急则令儿吐哯，儿生二十日，乃解视脐。若十许日儿怒啼，似衣中有刺者，此或脐燥，还刺其腹。当解之，易衣裹。裹脐时，闭户下帐，燃火令帐中温暖，换衣亦然，仍以温粉粉之，此谓冬时寒也。

《婴孺方》裹脐法：当槌白布令软，方四寸，新绵厚半寸【五分也】，与布等合之，穿中央脐贯孔中，于表辟之，复以絮裹在脐上带①之。余说皆同。

私言：裹脐带法，只如日本风俗，可任老女旧练之意。若有失错，则归咎于医师。若告问疾病，则为施治疗。虽然，古方义论，不可不知。

【四】拭初生儿口法

《千金》论云：小儿初生，先以绵裹指，拭儿口中及舌上青泥恶血，此谓之玉衡。若不急拭，啼声一发，即入腹成百病矣。

《千金翼》云：成痞病死。痞塞，八痞，腹病也。

《小儿集验方》云：小儿初生，每日以井华水或微温水，乳母指以软帛裹之，蘸水拭小儿口中，即不生口热、牙齿之疾。拭毕，仍用麝香少许、杯燕脂【杯燕脂，へ二也，附于杯碗故也。又只云杯脂，又云柸字，又只云柸，皆是红粉名也。へ二也。又云烟脂也】合涂小儿口中舌颚，令儿美乳食。

《圣惠方》论曰：凡小儿初饮乳后，以发缠指，沾清水点拭口中了，看齿根上有黄筋两条，便以苇刀【苇刀，苇芦破之似利刀也】割断，点着麝、烟脂。

【五】甘草与朱蜜前后用与法

《葛氏肘后方》云：小儿新产出，未可与朱蜜。取甘草如中指节，炙碎，以水二合，煮取一合，以绵缠于指，点儿口中，可得一蚬壳止，儿当便吐胸中恶汁。亦虽不吐，令服尽一合。若得吐恶汁，儿智慧无病。

《千金方》云：饮甘草汤一合尽，都不吐者，是儿不含恶血耳。勿复与甘草汤，仍可与朱蜜，以镇心神、安魂魄也。此外，《集验方》煎黄连与之，吐儿胸中恶汁。亦《大观》《证类》等本草，初生儿与韭根汁，令吐恶水，令无病。可见《幼幼新书》第四卷

【六】朱蜜法朱者，辰砂末也，非水银朱也。

《葛氏肘后方》：甘草吐恶汁后，更与朱蜜，主镇安魂魄。拣真辰砂如大豆，以蜜一蚬壳和，一日与一豆许，三日与之，大宜小儿。

① 带：原脱，据《幼幼新书》卷第四补。

《千金要方》五上云：一豆许，可三日与之，则用三豆许也。勿过此，则伤儿也。《葛氏肘后》并《千金方》与朱蜜后，与牛黄益肝胆，除热定惊，辟恶气，与之如朱蜜多少。《千金》云：除小儿百病。

【七】张涣牛黄法

上以真牛黄一块许，用好蜜炼熟，和成膏。每服一大豆，乳汁化，时时滴口中。若形色不实者，不宜多服。若婴儿胎热，或身体黄色，宜多服之。

【八】藏衣法

《外台》崔氏等方云：凡藏儿衣法，儿衣先以清水洗之，勿令沙土草污。又以清酒洗之，仍内钱一文在衣中，盛于新瓶内，以青帛裹其瓶口上，仍密盖头，且置便宜处，待满三日，然后依月吉地、向阳高燥之处，入地三尺埋之，瓶上土厚一尺七寸。唯须牢筑，令儿长寿有智慧。若藏衣不谨，为猪狗所食者，令儿癫狂；虫蚁食者，令儿病恶疮；犬鸟食之，令儿兵死；置近社庙傍者，令儿见鬼；近深水洿池【洿，于徒反，潦水也。潦，即道反，雨水作潦也】者，令儿病聋盲；弃道路街巷者，令儿绝嗣无子；当门户者，令儿声不出，耳聋；着水流下者，令儿青盲；弃于火里者，令儿生烂疮；着林木头者，令儿自绞死。如此之忌，皆须一慎之。

《外台》**崔氏又安产妇及藏衣天德**【神名也】**月空方法**

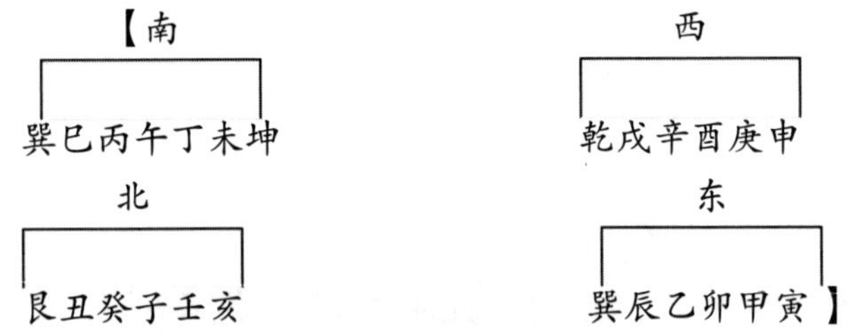

正月，天德在丁方，月空在丙壬方；

二月，天德在坤方，月空在甲庚方；

三月，天德在壬方，月空在丙壬方；

四月，天德在辛方，月空在甲庚方；

五月，天德在乾方，月空在丙壬方；

六月，天德在甲方，月空在甲庚方；

七月，天德在癸方，月空在丙壬方；

八月，天德在艮方，月空在甲庚方；

九月，天德在丙方，月空在丙壬方；

十月，天德在乙方，月空在甲庚方；

十一月，天德在巽方，月空在丙壬方；

十二月，天德在庚方，月空在甲庚方。

凡藏衣皆依此法，天德、月空处埋之。若有遇反支者，宜以胞衣内新瓶盛，密封塞口，挂于宅外福德之上、向阳高燥之处，待过月，然后依法埋藏之，大吉。

《外台》崔氏又法：甲寅旬日十日【甲寅旬日者，甲寅、乙卯、丙辰、丁巳、戊午、己未、庚申、辛酉、壬戌、癸亥，是甲寅之旬日也】，不得藏埋儿衣。以瓶盛密封，安置空处，度十日即藏埋之。

《外台》崔氏又法：甲辰、乙巳、丙午、丁未、戊申，此五日，亦不藏儿衣。还盛瓶中，密塞，勿令气通，挂着儿生处，过此五日即埋之，亦不得更过此日。此五个日以后，即可埋之，更不可过数日也。

《外台》**崔氏又法**

甲乙日生儿，丙丁日藏衣吉；

丙丁日生儿，戊己日藏衣吉；

戊己日生儿，庚辛日藏衣吉；

庚辛日生儿，壬癸日藏衣吉。已上五行日相生，故吉也。

《子母秘录》**藏衣法**

先用一罐盛儿衣，先以清水洗，次以清酒洗。次入大豆一合，次小豆一合，次城门土门前土、狱门土、葱园中土、韭园中土各一合，次第重重入覆之。上用五色帛各一尺五寸，重重系罐口上，用铁券朱书云：

"大豆某甲胡去无辜，小豆历历去子癖。

城门土，见公卿；

市门土，足人行；

狱门土，辟盗兵。

葱韭园土，剪发复生。

与儿青，令儿寿命得长生；

与儿赤，令儿身命皆清吉；

与儿白，令儿寿禄皆千百；

与儿皂，令儿长寿不衰老；

与儿黄，令儿清净去百殃。

急急如律令。"

将此令于一尺二寸铁叶上，先用净墨涂遍，上以朱砂写此语，令在上，置在罐口上，且放便宜处，待满三日，然后于月吉、向阳、高燥之处，入地三尺埋之，罐上令土厚一尺七寸，唯须牢筑，使儿长寿有智慧。

已上《幼幼新书》第四卷出之，每儿藏衣法，可依此说作之。今人或不知此说，或适虽知之，而怠慢不用之，仍且秘之，且用之。不论贵贱，依此法作之，则长寿智慧之人，世世不绝，短祚夭害之患，往往可辟矣。

【九】小儿剃发法

《外台》崔氏云：初剃儿发良日，寅丑日吉，丁未日大凶。

《集验方》：京畿【人名】初剃小儿头不择日，皆于满月日产后百日剃之，盖风俗所尚。前此产妇未出房【产屋】，满月即与儿俱出，以谓胎发秽恶，多触神灶，小儿不安，故此日必剃头而出。于温暖避风处剃之，剃后须以生油、杏仁、胡粉合涂擦儿头上，以避风邪。其后小儿剃头，亦宜用此。

【十】浴儿法

《千金》论曰：凡浴小儿汤，极须令冷热调和。冷热失所，令儿惊，亦致五脏疾也。凡儿冬不可久浴，浴久则伤寒；夏不可久浴，浴久则伤热。数浴背冷，则发痫；若不浴，又令儿毛落。新生浴儿者，以猪胆一枚，取汁投汤中以浴儿，终身不患疮疥。勿以杂水浴之。

儿生三日，宜用**桃根汤**浴。

桃根、李根、梅根各三两，枝亦得。吹咀之，以水三十盏，煮二十沸，去滓浴儿良。即去不祥，令儿终身无疮疥。

金虎汤

治小儿惊辟恶气。

金一斤，虎头骨一枚，以水三斗，煮为汤浴，但须浴即煮用之。

《外台》崔氏又浴儿虎头骨汤，主辟除恶气，兼令儿不惊，不患诸疮疥方。

虎头骨五两，无头骨则身骨亦佳　苦参四两　香白芷三两，《婴儿集》五两云云

上三种，切。以水一斗，煮为汤，内猪胆汁少许，适寒温以浴儿良。

《本草》注云：主小儿身热，食不生肌方。

上楮叶可作浴汤。又云：主恶疮，生肉。

《简要济众方》新生小儿浴方

上以益母草一大把，剉。水一斗，煎十沸，温浴而不生疮疥。

《元和纪用经》庆浴吉庆法：谓新生后三日、五日或七日洗浴儿也。

当取寅、卯、酉日为大吉良，宜避壬午、丁未，并凶，癸巳亦凶。今不能合上三日者，但勿犯下三日凶恶之日，皆平安浴法。

《圣济总录》云：治小儿卒①客忤，吐下乳哺，面青黄色变弦，急浴之方。

钱七十文，以水三升，煮令有味，适寒温浴儿。

又云凡寻常浴儿法：

上以汤添水，着少盐，浴儿后以粉傅之。若无事，勿数浴，恐遇风冷，令儿发惊成痫。粉者，栝楼粉或米粉、胡粉、轻粉等也。

《圣惠方》：浴儿辟温恶气，疗百病。

去皮肤沙粟方沙粟者，私言：皮肤如沙粟也，或痱疮、疥疮等类欤。

桃根　梅根　李根各三把

上都剉，以水三斗，煎至一斗半，澄滤，候冷暖得所，浴儿佳。

又云：以李叶煎汤浴亦佳。

《婴孺方》治儿生一月至五月，乍寒乍热，柳枝汤浴方。

上以柳枝不限多少，煮汤浴之。若渴，取冬瓜汁饮之。

《庄氏家传》浴小儿**五根汤**

桃　柳　楝　桑　槐各取根

上五木根等分，剉，入黑豆一升煎，浴儿大妙，辟邪气大吉。轻粉、蛤粉，合涂儿身尤佳。五木枝亦良。

【十一】小儿名法《幼幼新书》第二卷云：叙初有小儿方第一云云。

《小品方》云《圣惠方》云、《小品》曰、《黄帝》言：凡人年六岁已上为小，十六已上为少《病源论》《外台方》作十八已上为少，三十已上为壮《病源》并《外台》作二十已上为壮，五十已上为老。其六岁已下，《经》所不载，所以乳下婴儿有病难治者，皆为无所承据也。中古有巫防《病源论》作巫方者，立小儿《颅囟经》，以占夭寿，判疾病死生。世相传授，始有小儿方焉。逮于晋宋，江左推诸苏家，传习有验，流于人间。齐有徐王者，亦有小儿方三卷，故今之学者，颇得传授。徐氏位望隆重，何暇留心于少小？详其方意，不甚深细，少有可采，未为至秘。今博撰诸家及自经用有效者，以为此篇。凡百居家，皆宜达兹养小之术，则无横夭之祸。

《婴童宝鉴》云：初生者，曰婴儿；三岁者，曰小儿；十岁者，曰童子。大小各异，且不可概而用药也。必明消息形候，审定生死，察病患之浅深，知药性之寒温，乃一世之良工矣。

《秘要指迷论》云：初生曰婴儿，周岁【一岁也】曰孩儿，三岁曰小儿。

《惠眼观证》云：凡生下一七日至襁褓【襁褓，俗ニムツキ云云，不然，即是负背儿之衣带也】内及一岁，皆谓之牙儿，二岁曰婴儿，三岁曰奶童，四岁曰奶腥，五岁曰孩儿，六岁曰小儿。自一岁至十五岁，皆以小方脉治之。

《颅囟经》者，夫颅囟者，谓天地阴阳化感颅囟，故受名也。【《颅囟经》之起】尝览黄帝内传王母金文，始演四叙二仪阴阳之术、三才一元之道，采御灵机，黄帝得之升天，秘藏金匮，密固《内经》，百姓莫可见之。后穆王贤士师巫，于崆峒洞而释叙天地大德，阴阳化功，父母交和，中成胎质，遂究古言，寻察端由，叙成疾目，曰《颅囟经》焉。俱见《幼幼新书》第二卷

---

① 卒：原作“率”，据《圣济总录》卷第一百六十七改。

【十二】相小儿寿命《千金》相小儿寿命长短法

儿生，枕骨不成者，能言而死。尻骨不成者，能倨而死《千金翼方》作膝骨。掌骨不成者，能扶伏而死。踵骨不成者，能行而死。髌骨不成者，能立而死。身不收者死，鱼口者死，股间无生肉者死，颐下破者死。囊下白者死，赤者死，黑者长寿。

相法甚博，略述十数条而已。

儿初生，额上有旋毛者，早贵，妨父母。

儿初生，阴大而与身色同者，成人。

儿初生，叫声连延相属者，寿；声绝而复扬急者，不寿。

儿初生，汗血者，多危不寿。

儿初生，目视不正，数动者，大非佳人。

儿初生，自开目者，不成人。

儿初生，通身软弱，如无骨者，不成人。

儿初生，发稀少者，强不听人《圣惠》云不聪。

儿初生，脐小者，不寿。

儿初生，早坐、早行、早语、早齿生，皆恶性，非佳人。

儿初生，头四破者，不成人。

儿初生，头毛不周匝者，不成人。

儿啼声散，不成人。

儿啼声深，不成人。

儿汗不流，不成人。

儿小便凝如脂膏，不成人。

儿常摇手足者，不成人。

无此等状候者，皆成人也。

儿初生，脐中无血者好。

儿卵下缝，通达而黑者寿。

儿鲜白长大者寿。

论曰：儿三岁以上、十岁以下，观其性气高下，即可知其夭寿。大略儿小时识悟通敏过人者多夭，则项托【大项托，孔子之师也】、颜回之流是也。小儿骨法，成就威仪，回转迟舒，稍费人精神雕琢者，寿。其预知人意，回旋敏速者亦夭，则杨修【俊利人也】、孔融之流是也。由此观之，夭寿大略可知也。亦犹梅花早发，不观岁寒；甘菊晚荣，终于年事【秋冬也】。是知晚成者，寿之兆也。

《千金翼》相小儿寿命并同。

《联珠论》云：凡小儿未满岁已前，五不成医。

掌骨不成而不能匍匐，必死。

枕骨不成而不能言语，必死。

膝骨不成而不能移步，必死。

胯骨不成而不能动坐，必死。

尻骨不成而不能行立，必死。

上已上不足之疾，并是父母已过之疾也。

【十三】小儿脉法

《颅囟经》云：凡三岁已下，即须于一寸取之，不同大人分寸。一呼脉来三至，一吸脉来亦三至，呼吸定息脉七至【医师之一呼一吸之间，小儿脉七至八至也】，此为无患矣。以一指诊小儿脉。

又云：孩子脉，呼吸十五至已上为极数，三至已下为极迟，皆死脉也。

《千金翼》云：小儿四五岁者，脉自疾駃，呼吸七八至也，是平脉也。

《圣惠方》云：夫小儿脉，三岁已上，五岁已下，呼吸八至，是其常也【无病也】。九至者病，十至者困。近死也。

《婴童宝鉴》论脉候云：夫小儿三岁已上、七岁已下，其脉駃，一息七八至为平，八至已上，至于十至者，曰太过，其病为阳盛也；下不及五至、六至，曰不足，其病为阴盛也。

浮为风。浮者阳，按之不足，轻手乃得，如葱管者，曰浮也。

沉为冷。沉者阴，重手乃得，举指即无，行于骨下，曰沉也。

洪为热。洪者，按之散大满部，状如浮脉者，曰洪也。一指下云一部也，三指下云三部也。

微为寒。微脉，指下往来，细如乱丝，重手即无，轻手乃得也。

紧为实亦曰痛。紧者，如弦而急，按之有力，曰紧也。

沉细为乳结亦为冷。言其脉细小而沉也。

强数为疟病。脉弦如筝，通度带駃。

弦急为客忤。弦急如新上之弦。

变蒸之脉，寸口乱。乱为大小不匀。

三部脉紧急，其痫可治。

伤寒脉洪者易治，微者难治。

脉浮大者，宜发汗。

春脉弦，夏洪，秋浮，冬沉，土用缓。

四时土用五脉，各推其相克相生、王相死囚，老而可察难易。

《保生论》云：小儿三岁已前，或生五百七十六日内，皆以一指可诊两手脉，定三关。

《仙人水鉴》《小儿脉经要诀》有三关锦纹之说，以图示之。在《幼幼新书》第二卷

《汉东王先生家宝》小儿死生诀同第二卷：

幼童脉气辨何形？

二十五种甚分明。有二十五候，定其死生。

抱着遍身不温暖。血绝不瘥。

四肢垂軃哭鸦声。四肢垂軃者，为胃绝也。胃主四肢，四肢既绝，不能言也。鸦声者，《幼幼新书》第三卷云：肝主泪流，肝绝无泪；肺主于声，肺欲绝，声出而无返。哭声不返，无泪，谓之鸦声也。

鼻干黑燥目直视。鼻干黑燥者，脾绝也。目直视者，志绝也。脾主志，故脾欲绝，则目直视也。

啼哭无泪泻涎清。是肺绝也。

捋眉摘眼爪甲黑。即是筋绝。筋痒，故捋摘其眉眼。

泥坛肿起或为坑。囟门即肿或陷。

将口咬人鱼口急。即是口两角垂，如鲫鱼饮水状。

脚直肚大有青筋。是筋绝不能收，脚肚胀，即是气绝也。

上视以觑于高物。目直，故上视也。

长嘘出气黑纹行。气欲绝，出而不回。黑纹即血不荫脉。

喫乳不收舌出口。喫乳不快则胃绝，舌出口即是心绝也。

唇不盖齿眼坑倾。则是脾绝。脾主肌，齿外应于唇。脾绝则舌缩，眼坑倾亦属脾。

泻痢多变异黰血。则是心绝。心主血，心若绝，则下血黑色矣，但疗治不可休。

偏搐似笑没心情。一边搐也，虚笑不休，颜没其心情，是恶候也。

已上《幼幼新书》第二也。小儿病候，察形色治病，皆在《幼幼新书》第三卷，有神妙奇术，可见彼卷。

【十四】择乳母法

《千金》《圣惠》《圣济录》等皆云：乳母以血气为乳汁，五情善恶，悉血气所生。凡择乳母，欲其喜怒不妄，情性和善而已，他亦不可求备。但形色不恶，相貌稍通，无胡臭、瘿瘘、疮瘑、疥癣、白秃、疬疡、沈【沈，口汁也】唇、耳聋、齆鼻、颠眩等疾，便可饮儿。

【十五】乳小儿法

又云：凡乳儿，不欲太饱，饱则呕吐。若太饱，则以空乳【空乳者，非乳汁之乳也。饲鹰之人，若鹰饱饵之时，与先鸟而令食，则其鹰饱气消化也】含之则消。夏不去热乳，令儿呕逆。冬不去寒乳，令儿咳痢。凡欲乳儿，先令乳母捏去乳汁，挼散热气，勿令乳汁奔出，奔出即令儿噎。若噎，便出其乳引出于乳房，候儿气歇定，良久复饮之。又每侵早【早旦也】捏去宿乳，乳母共儿卧，当令儿头与乳房齐饮之。若头低乳高，则咽饮不快。又小儿初生一月内，常与猪乳饮为佳。

《颅囟经》云：乳母沐浴之浴热气未散，则不可乳儿。又沐浴后，以冷水冷乳奶，勿乳儿。冷热共损儿胃，冷热得所而乳儿矣。

又云：乳母欲寝则夺其乳，恐填儿口鼻，亦不知饥饱。

【十六】乳母忌慎法《幼幼新书》曰乳母杂忌

《圣济总录》云：小儿饮乳，则乳母当知禁忌。不尔，令儿百病由此而生。大忌之法，春夏不得冲热与儿乳，令发热疳并呕逆；秋冬不得以冷乳与儿，令腹胀羸瘦；乳母嗔怒，次不得哺儿，令患狂邪；乳母醉，不得哺儿，令患惊痫天瘹天瘹、外瘹、内瘹等，凡有二十四瘹，又作吊急风等；乳母有孕，不堪哺儿，令患胎黄及脊疳；乳母有疾，不得哺儿，令患癫痫风病；乳母吐后，不得哺儿，令呕逆羸瘦；乳母饱食，不得哺儿，令多热喘急。

乳母忌食诸豆及酱、热面、生冷类；凡乳母，不得以绵衣盖儿头面，及不得以口鼻吹着儿囟；衣服忌着新绵，百日内不得以油腻手绷抱，及不得令火炙褓襁，令儿染热病。若冬中大寒，以火炙干衣被，且置地上少时，熟挼，令冷暖得所，然后用之。若乳母行房，气息未定便哺儿，亦致多病。《幼幼新书》云：新行房事而乳，则儿瘦悴。褓襁者，衣欲旧帛，绵欲故絮，非唯恶于新燠，亦资父母之余气，以致养焉。

《圣惠》论：乳母忌食诸豆及酱、热面、韭、蒜、萝蔔等。

【十七】哺儿法

乳之外，令与食谷物，谓之哺。乳汁与哺食，依小儿体有多少。

《葛氏肘后方》云：小儿新生三日，应开腹助谷神脾藏神，谓之谷神。碎米取浓汁，作粥饮，与儿大豆许，频与五大豆许，三七日与哺。

《千金》云：儿生十日，始哺如枣核，二十日倍之，五十日如弹子丸《圣惠》云二十日，百日当以意稍增之。若三十日而哺者，令儿无疾。儿哺早者，儿不胜谷气，令生病，头面身体喜生疮，愈而复发，令儿尫弱难养。三十日后，虽哺勿多。若不嗜食，勿强与之。强与之不消，复生疾。哺乳不进者，腹中有痰癖也，当以四物紫圆微下之。紫圆，一名紫霜圆，《全婴集》名紫圆子，故私号之曰丹圆子也。【紫霜圆治小儿五疳，有加味方，出《颅囟经》，在①此《万安方》第四十五卷五疳门中。】节乳哺，数日便自愈。节者，少减也，谓乳哺不饱也。

姚和众云：小孩初生七日，助谷神，以导达肠胃。研粟米煮粥饮，厚薄如乳，每日碎与半粟壳。《本草》：粟名谷神。大病后，未食米饭，最初与粟粥而助脾胃神故也。半粟壳者，罂粟壳之一壳许欤。

《婴童宝鉴》云：小儿五十日可哺，哺如枣核许，百日加之如弹丸，早一哺，晚一哺。

---

① 在：原作“有”，据文义改。

钱乙[①]云：小儿多因爱惜，过三两岁未与饮食，致脾胃虚弱，平生多病。生而自半岁以后，宜与陈米稀粥烂饭，以助中气，自然易养少病。惟忌生冷、油腻、甜物等。

初哺吉日

《外台》崔氏：初哺儿良日，以平定成日为大吉，其哺不可咸。

又云：寅、丑、辰、巳、酉日良。

又云：男戊己日不得哺，女丙丁日不得哺。【男主水，女主金故也。】

《婴孺方》云：哺儿初吉日，壬寅、壬辰、己酉日吉。

【十八】小儿初生将护法《千金翼》云养小儿，私谓之养小儿谱。

《病源论》曰：小儿始生，肌肤未成，不可暖衣，暖衣则令筋骨缓弱，宜时见风日。若都不见风日，则令肌肤脆软，便易损伤。皆当以故絮着衣，莫用新绵也。天和暖无风之时，令母将抱，日中嬉戏，数见风日，则血凝气刚，肌肉硬密，堪耐风寒，不致疾病。若常藏在帏帐之内，重衣温暖，辟如阴地之草木，不见风日，软脆不任风寒。又当薄衣。薄衣之法，当从秋习之，不可以春夏卒减其衣，不即令中风寒。从秋习之，以渐稍寒，如此则心耐寒。冬月但当着两薄襦、一复裳耳。今不忍见其寒私云令儿少寒佳，爱而暖之，适所以害也。又当消息，无令汗出。汗出则致虚损，便受风寒，昼夜寤寐，皆当慎之。私言：丹毒疮疹，皆依衣被厚暖者也。常当节适乳哺不饥不饱，谓之节适。若微不进，切当将护之。凡不能进乳哺，则宜下之与紫圆，如此则终不致寒热也。又小儿始生，生气尚盛，无有虚劳。微恶，则须下之，所损不足言，及其愈病，则致深益。若不时下，则成大疾，疾成则难治矣。其冬月下之，难将护。然有疾者，不可不下。夏月下之后，腹中常小胀满，故当节哺乳。若乳哺减少者，此是腹中已有小不调也，便当微将药紫圆、苏合圆、红圆子等。若都不肯食哺而但饮乳者，此是有癖为疾，可下之。不下则致寒热，或吐而发痫，或致下痢，此皆病重不早下之所致也，则难治。先治其轻时，儿不耗损【减也】而病速除矣。小儿所以少病痫者，其母怀娠，时时劳役，运动骨血则气强，胎养盛故也。若待御多【侍者多者也】【富贵人侍者多，不劳动于身】，血气微，胎养弱，则儿软脆易伤，故多病痫也。儿背须着帽【如唐帽子巾长守防风寒故也】项衣，取燥菊花为枕。乳母日日三时摸儿项风池【穴也】。若儿壮热者，即须熨使微汗。微汗不瘥，便灸两风池及背第三椎、第五椎、第七椎、第九椎两旁各三壮，风池灸十壮。一岁儿七壮。儿大者，以意节度，增壮数，可至三十壮。唯风池特令多，十岁已上可百壮。小儿常须慎护风池。谚云：戒养小儿，慎护风池，但田舍小儿任自然，皆得无此夭【夭，死也，巳也，中夭者】。又云：春夏决定不得下小儿。所以尔者，小儿腑脏之气软弱，易虚易实。下则下焦必虚，益【补也】则上生热，热则增痰，痰则成病。自非常病，不可下也。

《千金》论云：生儿宜用其父故衣裹之，生女宜以其母故衣，皆勿用新绵、新帛为善。不可令衣过厚，令儿伤皮肤，害血脉，发杂疮而黄。儿衣绵帛，特忌厚热，慎之慎之。已上《幼幼新书》第三卷

《圣惠》云：凡小儿一期【年也】之内生而十二个月之内，造儿衣裳，皆须用故绵及故帛，不得以绵衣盖于头面。

《圣惠》云：凡儿匍匐已后，虽春夏不可与饮冷水、滞冷物，至秋初或作疟痢热病，四肢肿，腹胀，则不可救之取意。

张涣论云：婴儿生后两满月【二个月】，即目瞳子成，能笑识人，乳母不得令生人抱之生人者，儿未见知之人也，厌畏彼故，及不可令见非常物；半晬五十日也尻【尻，苦高反，髋也】骨已成，乳母当教儿学坐；百晬百日也任脉生，能反复，乳母常存节喜怒，适其寒温；二百日外，掌骨成，乳母当教儿地上匍匐；三百日，髌骨成，乳母当教儿独立；周晬一岁也膝骨已成，乳母当教儿行步。上件是定法，盖世之人不能如法存节，往往抱儿过时，损伤筋骨，切宜慎之为吉。《幼幼新书》第三

《婴童宝鉴》论：孩儿春勿覆顶裹足，致阳气亡出，故多发热。小儿衣物勿夜露。若在露经宿，则小儿多生天瘹病。天瘹者，惊乱而目直视也，有廿四种。三岁之中，勿太饱太饥，卧须覆腹，食须少饮水浆。若能如

① 钱乙：原作“钱一”，据文义改。下凡遇此径改，不再出注。按，钱乙为宋代医家，撰有儿科专著《小儿药证直诀》。

此，则子少患而无夭伤矣。

《万全方》论曰：田舍妇人产育，皆不知小儿初生将护之法，所养有绝无他疾者。譬之凡草凡木生于深山大泽之中，容易合抱。至于奇材异果，纵加培壤，间有不秀实者，此岂贵贱之理有异哉？盖天之于物，出于自然。故古方“小儿令见风日，则强骨固肌”之以田舍小儿较之，此说尤良。

私言：已上养儿之法，大概如此。以此说令婴儿将养，则世皆可无哭夭伤之患，人咸有夸寿考之乐而已。思之思之。

《覆载万安方》卷第三十九

嘉历元年十二月廿四日，重清书之。

性全六十一岁（花押）

同二年二月廿日，朱点了。

今日万寿寺塔婆供养，建长寺长老清拙和尚导师千僧供云云。仆为点此书，不拜彼会，得其时而不结其缘，悲哉悲哉。

性全（花押）

同廿四日，墨点了。冬景可秘之，莫令粗学之兄弟看之，或致纷失，或成抑留，可为不孝之最，可为祸害之源。究贤究贤。

性全（花押）六十二岁

朱墨之纸数四十丁（花押）

《覆载万安方》卷第四十

性全　集

小儿二

【一】乳母无乳汁治法

《千金方》**治无乳汁方**

上栝楼根切，一升，酒四升，煮三沸，去滓，分三服。一升即一大盏也。

《千金》亦云：栝楼子，青色大者一枚，熟捣，以白酒一斗十盏也，煮取四升四盏也。去滓，温服一升，日二三服。黄色小者，用二枚亦好。

《千金》**又方**

上用土瓜根，切焙细末。每服一二钱匕，以米饮或酒，日二三服，乳汁如流水。

《张氏家传》**通奶【乳也】汁方**

上以木通为散，以葱、酒调下二三钱，日二三服。

《婴童宝鉴》云：凡乳母饮酒淫逸，而勿饲儿乳，令发霍乱，不治。

《钱乙方》**乌药散**

治乳母冷热不和及心腹时痛，或水泻，或乳汁不好。

乌药　香附子　高良姜　赤芍药各三两

上细末。每服一二钱，水一盏，同煎六分，温服。若心腹痛，入酒煎服。水泻冷痢，以米饮调服，不定时。

《庄氏家传》治乳母体热，令小儿黄瘦。

姜黄散

姜黄　人参　陈皮各等分

上粗末。每服二三钱，水一盏，煎至六分。去滓温服，日只一服。

又《局方》有芦漏汤，亦有效。

【二】小儿变蒸

在《幼幼新书》第七卷。和名云夜，是夜夜热故也。

《圣济经》慈幼篇形气变成章曰：儿生三十二日一变，六十四日再变，变且蒸也。变者上气，蒸者体热。二百八十日九变，三百二十日十变且蒸，是之谓小蒸毕。后六十四日一大蒸，积二百五十六日大蒸毕。凡五百七十六日变蒸数足，形气成就。每经一变，则情态异常【异常】。盖天有五行御五位，以生寒、暑、燥、湿、风；人有五脏化五气，以生喜、怒、悲、忧、恐。七情之生，得非成于变蒸之后耶？其变蒸之候有轻重，其时有远近。轻者体热微汗，似有惊候，耳与后阴所会皆冷；重者壮热而脉乱，或汗或否，此其候也。平者五日而衰热气减衰也，远者十日而衰。先期五日，后之五日，为十日之中热乃除，此其时也。当是时，务致和平，不欲惊扰，灸刺汤剂，皆非所宜。或变蒸之中，加以时行温病者，大率相类，唯耳及后阴所会皆热，为非变蒸尔。学者可审焉。

《巢氏病源论》云：变蒸者，以长血气也。变者上气，蒸者体热。轻者，体热微惊，耳冷，髋亦冷，上唇头白疱起，如死鱼目珠子，微汗出，而近者五日而歇，远者八九日乃歇。其重者，体壮热而脉乱，或汗或不汗，不欲饮食，食辄吐哯，无所苦也。变蒸之时，目白睛微赤，黑睛微白。《千金》曰：目白者重，赤者微也。

《茅先生方》：小儿有变蒸伤寒候，身热，唇尖上起白珠，或热泻，或呻吟，或虚惊。此候小儿生下便有变蒸，而长意志，乃四十九日一变，而长骨肉，只用镇心圆方见一切惊门中、匀气散服之，自平和也。不可服他药。《幼幼新书》第七

《汉东王先生家宝》：变蒸候，宜用神仙黑散子三二服，并调胃观音散三二服。方见胃气不和门中，《幼幼新书》第七。

钱乙论变蒸云：小儿在母腹中，乃生骨气，五脏六腑，成而未全。自生之后，即长骨脉、五脏六腑之神智也。变者，易也。生日之后，三十二日一变。变每毕，即性情有异于前，何者？长生腑脏智意故也。何谓三十二日长骨添精神？人有三百六十五骨[①]，除手足中四十五碎骨外，有三百二十数。自生下，骨一日十段而上之，十日百段，而三十二日计三百二十段，为一遍，亦曰一蒸。骨之余气，自脑分入龈中，作三十二齿人人齿数皆有三十二也，而齿牙有不及三十二数者，由变不足其常也。或二十八日，即至长二十八齿【上下齿主二十八宿。有口传】。已下仿此，但不过三十二[②]之数也。故初三十二[③]日一变，生肾志。六十四日再变，生膀胱。其蒸发之时，耳与骫冷。肾与膀胱，其俱主于水，水数一，故先变生之。九十六日三变，生心喜。一百二十八日四变，生小肠，其发汗出而微惊。心为火，数二。一百六十日五变，生肝及哭。一百九十二日六变，生胆，其发目不开而赤。肝主木，木数三。二百二十四日七变，生肺声。二百五十六日八变，生大肠，其发肤热而汗，或不汗。肺属金，金数四。二百八十八日九变，生脾智。三百二十日十变，生胃，其发不食，肠痛而吐乳。【一水，二火，三木，四金，五土。】此后乃齿生能言，知喜怒，故云始全也。太仓云：气入四肢，长碎骨于十变。后六十四日，长其经脉，手足受血，故能持物，足立能行也。

《秘要指迷论》：凡小儿才至变蒸后，多有身热，微泻青黄者，不可用药止住，须温暖药匀气。如药力重，即变成慢脾风也。

黑散《葛氏肘后方》，又号神仙黑散子。

麻黄二两　大黄一两　杏仁二分

上并捣为散，将杏仁熬，别研如脂，乃内散同捣，令调和，密盛器中，勿令见风。仍一月儿服，如小豆一枚，乳汁和咽之，抱令得汗，勿使见风。百日儿服如枣核，量大小与之佳。

又《千金要方》同《翼方》黑散，治小儿变蒸挟时行温病，或非变蒸时而得时行。《元和纪用经》四味饮、黑散、紫圆、至圣散、五加皮、蜀脂饮、麝香圆七方，谓之育婴七宝【育婴七宝】。紫阳道士一名保子七圣至宝方，专为一书者，此方是也。

紫圆《葛氏肘后方》

代赭石　赤石脂各一两　巴豆四十枚　杏仁五十枚

上代赭、赤石脂，先捣细末。巴豆四十枚，去壳心皮，熬《千金翼》《元和纪用经》并三十枚。又《纪用经》以二十枚先炒制，十个生用云云。杏仁五十枚，去皮令碎，研如脂《元和纪用经》用四、七个云。合三物，捣三千杵自相着。若硬，加少蜜更捣，密器中盛。生三十日儿，服如麻子一圆，与少乳汁令下。良久，复与少乳，勿令多，宜至日中当下。热若不尽，明旦更服一圆。百日儿如小豆大小，以此加减。若小儿夏月多热，往往发疾。此圆无所不治，三二十日与一服，殊佳。如真代赭不可求，用左顾牡蛎代之。

《千金要》及《千金翼》以紫圆治小儿变蒸，发热不解，并挟伤寒温壮，汗后热不歇，及腹中有痰癖，哺乳不进，乳则吐哯食痫，先寒后热，此亦《元和纪用经》育婴七宝、紫阳道士保子七圣方也。又

---

① 三百六十五骨："五"字原脱，据下文"除手足中四十五碎骨外，有三百二十数"之义补。

② 三十二："十"字原脱，据钱乙《小儿药证直诀》卷上补。

③ 三十二："三十"2字原脱，据钱乙《小儿药证直诀》卷上补。

《千金翼》谓小儿气盛有病，但下之，必无所损。若不时下，则将成病，固难治矣。已上《幼幼新书》第七

《全婴集》云：紫圆子，《三因方》《和剂局方》谓之紫霜丸私号丹元子。

代赭石 赤石脂各一两 巴豆霜二分 杏仁三分

以蜜丸如麻子大。初生三十日外儿，可服一丸。一岁至三岁，可服二丸，或三五丸，以快利为期。或七八丸服之，亦不令虚人也。

【《究原方》二云：有一室女患痫病，诸医皆作风治，数年不愈。一日求医。仆为诊其脉，脾脉沉，胃脉弦急。脾脉沉，食痫分晓，以《局方》小儿紫霜圆，用辰砂为衣，用皂角子煎汤。每服四五十圆，日三两服。旬日遂下痰积，如鱼脑之状，病更不作。

《颅囟经》治小儿五疳，兼腹肚虚胀，疳气烦闷，或时燥渴。

紫霜圆

大黄 黄连 代赭各二分 辰砂 麝香各一分 杏仁去皮尖，别研 肉豆蔻 巴豆霜各一两

上细研。以蜜丸如赤小豆大。每服空心，米饮服一丸。五岁、十岁，只可服五丸，临时加减。忌冷水、油腻、炙煿。

在此《万安方》第四十五卷疳病中。】

柴胡散

治小儿变蒸，经时不止，挟热心烦，啼叫无歇，骨热面黄。《圣惠方》

柴胡 甘草炙 人参 元参各一两 龙胆根，去芦，半两 麦门冬去心，一两半

上细末。每服二钱，以水一小盏，煎至半盏。去滓，不计时温服。量儿大小，加减与之。

张涣治婴儿周晬【一年也】内时或体热，眠睡不宁，乳哺不调，目睛不明，或瘥或作，三十二日一变，六十四日再变，甚者微惊，乃长血气，名曰变蒸候。过周晬渐除，切不可乱投汤药，宜用清心汤。

人参半两 麻黄去节根 大黄 麦门冬去心 甘草炙 犀角屑各一分

上细末。每服一二钱，水一盏，入杏仁一个去皮尖，打破，同煎至半分。去滓放温，时频与服。

匀气散

长沙医者丁时发传，治变蒸候方。

变蒸日数甚分明，或泻槐黄【利也】，又夹惊，发热喜啼，多不乳，急须匀气便安宁。

香附子 甘草炙，各二钱半 天仙藤 人参 橘皮 藿香各一钱重

上细末。每服半钱，用米饮调服。已上《幼幼新书》第七卷

【三】客忤和名人气

《千金》论云：少小所以有客忤病者，是外人来，气息忤之。一名中人，是为客忤也。虽是家人，或别房异户，虽是乳母及父母，或从外还，衣服经履鬼神粗恶暴气，或牛马之气，皆为忤也。执作喘息，乳气未定者，皆为客忤。凡非常人及诸物从外来，亦惊小儿致病。欲防之法，诸有从外来人，及异物入户，当将儿避之，勿令见也。若不避者，烧牛屎，令常有烟气，置户前则善。

又小儿悬痈。是亦客忤流类也。此卷下又有悬痈病篇也，今是属客忤证。

小儿中客，急视其口中，悬痈左右，当有青黑肿脉，核如麻豆大，或赤或白或青。如此便宜用针速刺溃去之。亦可以爪摘决之，及以绵缠钗头拭去血也。

《千金方》吞麝香如大豆许，立愈。

《圣惠方》治客忤，研麝香如粉，以清水调服一字许。

《广利方》治客忤，用麝香调涂儿口舌。

又诸方与服苏合香圆。

《子母秘录》治小儿卒客忤死。

上烧桔梗末三钱匕，以米饮服。

《元和纪用经》疗小儿客忤。

上捣菖蒲汁，内口中。

又生艾汁，内口中。

又磨刀水三四滴，入口中妙。

又有中人忤、马客忤等，符、灸、药等，可见《幼幼新书》第七卷。

【四】被魃病

一名继病。魃，音奇，小儿鬼也。

《巢氏病源论》云：小儿被魃病者，妇人怀妊，有恶神导其腹中胎，妒嫉制伏他小儿，令病也。魃之为疾，喜微微下，寒热有去来，毫毛鬓发鬇鬡不悦，是其证也。

《千金》论云：魃者，小鬼也音奇，宜服龙胆汤。凡妇人先有小儿未能行，而母更有娠，使儿饮此乳，亦作魃也。令儿黄瘦骨立，发落壮热，是其证也。今继病是此证也。

龙胆汤在《幼幼新书》第十卷痫门中

白鲜皮汤

治少小客魃挟实《千金》。【热也】

白鲜皮　大黄　甘草炙，各一两　芍药　茯苓　细辛　桂心去粗，各三分

上㕮咀。以水二盏，煎一盏，分三服，日二三服。

又方

《圣惠》及《千金》以治魃病。

上龙胆二两，切，以水二盏，煎至六分。去滓，渐渐服之。

《本草》云：伯劳一名鵙毛羽，主小儿继病。继病者，母有娠乳儿，儿有病如疟痢，他日亦相继，腹大或瘥或发。他人相近，亦能相继，北人未识此病。怀娠者，取鵙毛羽带之。又云：取伯劳居木枝打继病儿，令啼即瘥。

【五】小儿喜啼、惊啼、夜啼

《葛氏肘后方》云：小儿汗出，舌上白，爱惊者，衣被厚，过热也。又鼻上青及下痢青，乳不消，喜啼者，衣被薄，过冷也。

《葛氏肘后》**当归散**

治小儿喜啼夜啼，久不治则成痫疾。

上当归细末，以乳汁及米饮服一钱匕，或半钱匕。随儿大小，日三服，夜二服，有神验。

《外台》《备急》或治常好啼方。

上取犬颈下毛，以绛囊盛，系儿两手，立效。

《婴孺方》治小儿啼，日夜不止，胸满气胀，膈中逆，哯呕腹痛。

芍药　桂心去粗，各三分　川芎　黄芩　薯蓣各一分

上同炒色变，为末，以米泔汁一刀圭【一刀圭者，四方一寸板之十分一也。谓长一寸，广一分，谓之一刀圭也。可见《本草序例》】，日日进三服，夜再服，以知为度。

赤芍药散

治小儿初生及一年内，多惊啼不休，或不得眠卧，时时肚腹胀，有似鬼神所为。

赤芍药　桂心　白术　甘草炙　大黄剉，炒，各等分

上细末。每服一钱，以水一小盏，煎至半盏。量儿大小，加减温服。

《婴孺方》治小儿夜睡忽惊啼，不识母，母唤之摇头方。

上小儿忽惊啼不识母者，是梦中见母弃之去，谓母实去，故啼。但令人抱坐于暗中，令母从外把大火来唤之即止。所以然者，谓母去还来也。此方天下未之知，隐居效方。

《婴孺方》治小儿惊啼，躯啼不安，此腹痛故也，至夜辄极，状如鬼祸。

五味汤

五味子　当归　白术各三两　甘草炙　桂心各二两

上㕮咀。每服二钱，水一盏半，煎至一盏。去滓，量儿大小与服。

《刘氏家传方》治小儿惊啼。

写“天心”二字于囟门上，写“泥圆”二字于丹田上脐下三寸曰丹田。

《婴孺方》治少小儿夜啼不安欲惊，腹中风痛，如中风发有时，夜则甚，如有鬼祸方。

当归　芍药各一两　甘草半两，炙　桂心去粗　白术各二两

上切。每服二钱，水一盏，煎至六分。去滓，日三服，夜二服。一方无芍药，有五味子。

乳头散《圣惠方》

治小儿夜啼不止，腹痛。

黄耆　甘草炙　当归剉，炒　赤芍药　木香各等分

上细末。每用以少许着乳头，令嗖儿①。

张涣《婴儿方》云：脏寒，禀气怯弱，或多囟解，面色青白，遇夜多啼，甚者烦闷，状若神祟，亦由触犯禁忌所致。此名曰夜啼，宜用**万金散**。

沉香　丁香　人参　五味子　当归各一两　赤芍药　白术各半两　桂心去粗，一分

上细末。每服二钱，以米泔水一盏，煎至半盏。温服少少，立效。

《圣惠方》治小儿夜啼符法三道。

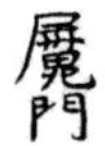 此符左右手中贴之。

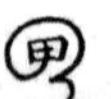 此符脐中贴之。

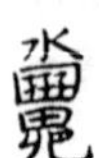 此符贴屋门上。

又一说云：小儿左右眼下书“鬼”字，即夜啼必止，有神效。

治客忤夜啼法

上用本家厨下火柴头一个火灭者，以朱书云：“吾是天上五雷公，将来作神将，能收夜啼鬼，一缚永不放。急急如律令。”

柴头以火烧焦头为上，书了勿令儿知，立在床下，倚床前脚裹，男左女右床者，卧席下也。《三因方》

《刘氏家传方》小儿夜啼。《幼幼新书》第七

写“若以色见我，以音声求我，是人行邪道，不能见如来”，烧灰吞之。男左一本，女右一本左字书、右字书欤。已上《幼幼新书》尚有药方、灸穴，今略之，可见彼第七卷。

【六】初生小儿有悬痈病《幼幼新书》亦名垂痈【云悬痈也】

《千金》论曰：小儿出腹六七日后，其血气收敛成肉，则口舌喉颊里清净也。若喉里舌上有物，如芦箨盛水状者，名悬痈。有胀起者，可以绵缠长针，留刃处【針ヤキ也】如粟米许大，以刺决之令气泄，去青黄赤血汁也。一刺之止，消息一日，未消者，来日又刺之，不过三刺，自消尽。余小小未消，三刺亦止，自然得消也。有着舌下如此者，名重舌。有着颊里及上腭如此者，名重腭。有着齿龈上者，名重龈。皆刺去血汁也。

【七】小儿重舌

《巢氏病源论》云：心脾热故也。心候于舌而主于血，脾之络脉，又出舌下。心火、脾土二脏，母子

① 令嗖儿：原文如此，当作“令儿嗖”。又《太平圣惠方》卷第八十二作“因儿吃乳服之”，可参。

也土母生心火子【火生土故也】，有热即血气俱盛，其状附舌上下近舌根，生形如舌而短，故谓之重舌矣。鹅口、重舌、重腭、口疮，皆上焦热所致，以冷药治之。

《葛氏方》以釜下土伏龙肝也，和苦酒醋也涂舌上下。《千金翼》云：釜月下土。

《千金》云：用赤小豆末，醋和，频涂舌上。

《千金翼》方云：取鹿角末，如大豆许，安[①]舌上，日三，即瘥。

又云：以蒲黄傅舌上下，不过三度愈。

《外台》《古今录验》疗小儿重舌欲死。

上以乱发烧灰，末之，傅舌上下，甚佳。张涣用猪脂和发灰涂之。

《姚和众方》治小儿重舌。

上用马牙硝涂舌下，日三五度。

《子母秘录》云：治小儿重舌。

上以黄丹如大豆许，以安舌下。

孟诜云：用小豆煮汁，和鹿角灰末，安于舌上下，日三五度，夜二三度。

日华子【人名也】曰：治重舌、鹅口疮。

上用鹿角灸熨口舌。

《圣惠方》治重舌。

上以桂心半两为末，生姜汁和，每用少许涂舌下，日再三涂之。

又云：用桑根白皮一两，细剉，以水一盏，煎至半盏，去滓。渐渐以匙子抄少许，令儿吮之。

私云：桔梗根、甘草同煎，频频与服之，消散心脾热故也。

又云：用釜底墨百草霜也，以水或醋和涂之。

灸重舌方

《千金》治重舌，灸行间，随年壮，其穴在足大指歧中。

《千金》并《千金翼》灸左足外踝尖七壮，或灸三壮《婴孺方》三壮。《千金》即左右共灸，尤良。《外台》《古今录验》同。

私言：日本有重舌秘方咒术，其咒法即以艾炷灸外踝上三壮，只秘此灸穴，故用柳札“鬼”字缚图欤。【重舌咒法有口传，以生气方柳作札书“鬼”圈字，如此当踝上灸，札上火气达而愈也。今谓也。】

【八】小儿木舌

《圣惠方》云：邪热之气上冲于舌本，则令舌肿胀，渐渐粗大。若不早疗，满塞口中，故谓之木舌，小儿尤多斯疾也。

又云：若不急治，满口当塞，杀儿也。

又云：以鲤鱼切作片子，贴于舌上，日夜数易之，有效。鲤性寒故也。

又云：用炲煤【炲，大来反。煤，莫杯反】醋和，涂舌上下，当脱涎膜。又涂之，以涎膜尽、舌如故即止。

又云：治心脾壅热，生木舌肿胀，宜服**元参散**。

玄参　升麻　大黄剉，炒　犀角各三分　甘草炙焦，半两

上细末。每服三钱，水一中盏，煎至半盏。去滓，不计时候温服。

【九】小儿撮口

《千金》论曰：小儿初出腹，骨肉未敛，肌肉犹是血也，血凝乃坚成肌肉耳。其血沮败，不成肌肉，则使面目绕鼻口左右悉黄而啼。闭目取口撮面，口中干燥，四肢不能伸缩者，皆是血脉不敛也，喜不育。若有如此者，须急疗。

---

① 安：此处原衍一“安”字，据校本删。

《圣惠》论：凡初生儿，须防三病，一曰撮口，二曰着噤，三曰脐风也。皆是急病，就中撮口尤甚。生后过一腊，方免此厄。但看面赤喘急，啼声不出者，是撮口状候已重。善救疗者，十不得四五，但依将护法，防于事先，则必无此患矣。

《汉东王先生家宝方》云：脐风撮口，不得饮乳，面青，啼声不出，唇青撮口。若口出白沫，四肢逆冷，此是恶候。

张涣云：小儿胎气挟热，亦因母有邪热传染，或生下洗浴当风，襁褓失度，致令婴儿啼声不出，乳哺艰难，名曰撮口。七日之内尤甚。

《圣惠方》治小儿撮口及口噤。

上生甘草二分，切，以水一小盏，煎至六分。去滓，微温，与儿令服之，吐出痰涎。

私言：初生儿不喫乳，气粗喘，则皆撮口病也。大略不可救，只与甘草，以后可与苏合香圆。又《幼幼新书》第五卷虽有多治方，药种难得，故不引载于此。

【十】小儿脐病

《万全方》曰：小儿脐病候，古方有三种，谓脐风、脐湿、脐疮三者，皆因断脐带之后，为风湿所伤，而成疾也。夫风入脐，令儿四肢不利，多啼，不能乳哺，谓之脐风；其中湿令脐肿湿，经久不干，谓之脐湿；其风湿相搏，令脐生疮，久而不瘥，谓之脐疮。三者有一不已，则入于经脉，多变为痫。其已成痫者，作痫治之。

《圣惠方》以瓜蒂烧灰，研傅之良。

《茅先生》小儿贴脐风**豆豉膏**。

豆豉　天南星　白敛　赤小豆各半两

上细末。每服二大钱，用芭蕉自然汁调涂脐四边，一日只一度，两日两次，涂即安乐。

私言：苍耳干末傅之，太一膏亦佳。

《颅囟经》云：治孩子脐中不干。《幼幼新书》

白矾煅，一钱　龙骨二钱半

上细研，入麝香少许，先拭干脐，傅脐风。《圣惠方》同，但不入麝香。

《千金》治小儿脐汁出不止，兼赤肿。

白石脂散

上用白石脂细研，熬令微暖，以傅脐疮，日三五度。

《外台》《古今录验》疗①小儿脐汁不瘥。

黄黑散《钱乙方》

加发灰，名蘖墨散。

黄蘖炙，末，一两　釜底墨二分，百草霜也

上细研和，傅脐中即瘥。

《子母秘录》小儿脐风湿肿久不愈方。

上用露蜂房烧灰，末，傅之。

又云：用杏仁杵如膏，傅脐上。

《汉东王先生家宝方》

治脐风脐疮不干方。

上以旧绵烧灰，频频傅之。

《翰良方②》治小儿脐久不干，赤肿出脓及清水出。

---

① 疗：此前原衍一“疮”字，据文义删。

② 翰良方：即《苏沈内翰良方》，原作“幹良方”，据文义改。下凡遇此径改，不再出注。

上用当归焙干为末，研细，着脐中，频用自瘥。予家小儿尝病脐湿五十余日，贴他药皆不瘥。《圣惠方》有十余方，从上试之，至此方一傅而干，后因尿入疮复病，又一贴愈。

《千金》治小儿脐风，遂作恶疮[①]，汁出不止方。

上烧苍耳子，细末，涂脐中。

《子母秘录》用黄蘗末傅之。

《圣惠方》马齿苋焙干，细末傅之。

又云：龙骨末傅之。

【十一】解颅

《巢氏病源论》小儿解颅候者，其状小儿年大，囟应合而不合，头缝开解是也，由肾气不成故也。肾主骨髓而脑为髓海，肾气不成则髓脑不足，不能结成，故头颅开解也。颅头骨缝目等也。

《万全方》小儿头病有三：一，解颅，头骨缝开解也；二，囟不合；三，囟陷。皆亦本于肾气不足也。

《千金》治小儿解颅，**三物细辛汤方**。

细辛　桂心各半两　干姜炮，一分

上末，以乳汁和，傅颅上，干复傅之，儿面赤即愈。

白及散

治小儿颅骨开，宜涂之。《圣惠》

白及　细辛　防风　柏子仁等分

上细末，以乳汁调，涂儿颅骨上，日再三用之。

《千金》治小儿囟开不合。

防风一两半　柏子仁　白及各一两

上细末，以乳汁和傅囟上，十日知，二十日愈。日二度涂。

《婴孺方》治小儿囟开不合方

防风一两二分　白及一两　栀子仁二分

上细末，以乳汁与蜜和，涂囟上，日一二度。

又云：小儿囟开令合方。

防风一两二分　白及二分

上末，乳汁和涂囟上，日十度，以知为度，二十日当合。

《钱乙方》治囟开不合，鼻塞不通。

上天南星大者，微炮去皮，为细末。以淡醋调，涂绯帛上，贴囟上，以火炙手，频熨之。《幼幼新书》第五卷百数方

【十二】滞颐多涎病也

《巢氏病源论》云：小儿滞颐候，滞颐之病，是小儿多涎唾流出，渍于颐下，此由脾冷液多故也。脾之液为涎，脾气冷，不能收制其津液，故冷涎流出，滞渍于颐。

《五关贯真珠囊》云：小儿滞颐疾者，涎流口边无时，此即因风冷入脾胃，故令涎水常流。《幼幼新书》第六

《千金方》治滞颐。

上以桑白汁涂于小儿口舌颐瘥。

张涣云：小儿有多涎，常留在两口角。此由脾胃有冷，流出渍于颐下，乃名滞颐之病，宜温脾丹方。

---

① 疮：此下原衍一“差”字，据校本删。

半夏一两，用生姜六两同捣细，炒令黄　丁香　木香各一两　干姜　白术　青橘皮各半两

上细末，以炼蜜和如黍米大。每服十粒、二十粒，以米饮服下，量儿大小加减。

张涣温胃散

治脾冷流涎[1]。

半夏白矾水浸，炒黄　人参　肉豆蔻　白术　干姜　甘草炙，各半两　丁香一两

上细末。每服一钱，水一小盏，入生姜二片，煎半盏。去滓温服，食前。

【十三】齿不生

《巢氏病源论》云：齿是骨之所终，而为髓之所养也。小儿有禀气不足者，髓即不能充于齿骨，故齿久不生。

俗说云：生而五个月而齿生，则五岁而缺；六七个月而齿生，则六七岁而缺也云云。

《千金翼》云：溺坑中竹木，主小儿齿不生，正旦刮彼[2]竹木，涂龈即生。

《外台》《小品》云：取雌鼠屎三七枚，以一枚拭齿根处。尽此，止二十一日齿当生。雌鼠屎者，头尖是也，《千金》同。杨氏产乳方用三十枚，仍云：雌鼠屎用两头圆者。

《圣惠》治小儿齿不生，或因落不生方。

上取牛粪中黑豆二七枚，小开，去头上皮，以此豆头开处注齿根上，时时用之，当效。

【十四】发不生

《病源论》云：肾经其华在发。小儿有禀性少阴之血气不足，即发疏薄不生，亦有因头疮而秃落不生者，皆由伤损其血，血气损少，不能荣于发也。

《千金》治少小头不生发，**一物楸叶方**。

上楸叶捣取汁，傅头上立生。

又云：烧鲫鱼灰末，以酱汁和傅之。

《圣惠方》治小儿头秃不生发，苦痒，**蔓菁子散**。

上取蔓菁子捣为末，以猪脂调，涂于秃处，尤佳。

又方

用贯众管仲也烧灰，细研，以酒[3]调傅之。

又方

取麻子熬，绞取脂，傅头上良。

又方

用盐汤洗之，生油和蒲苇灰傅。

又方

用雁脂傅之佳。

《婴孺方》取桃叶汁涂之。

《千金翼》治发黄。若血气不足，则不能润悦于发，故发黄也。

上以醋煮黑大豆，烂去豆，后亦煎令稠，频频涂发。

安师传治小儿发黄极妙方

上破故纸不计多少，石器中以慢火炒为细末，用地黄汁煎成膏，和圆如绿豆大。每服十五丸，或二十丸、三十丸、五十丸。以盐汤服，食前，日二三服，久服尤佳。

---

① 张涣温胃散治脾冷流涎：此10字原脱，据《幼幼新书》卷第六补。

② 彼：此下原衍一“彼”字，据文义删。

③ 酒：原作“油”，据校本改。

【十五】虫胞

《病源论》云：小儿初生，头即患疮，乃至遍身，其疮有虫，故因名虫胞也。

《千金》治小儿头疮也。

胡粉一两　黄连二两

上末。洗疮去痂，拭干傅之即瘥。更发，如前傅之。

又方

胡粉　连翘各一两　水银半两

上以水先煎连翘，加入胡粉、水银，和调傅之。

又方：治小儿头疮，**苦参洗汤方**。

苦参　黄芩　黄连　黄蘗　甘草炙　大黄　川芎各一两　蒺藜子五两

上㕮咀。以水六盏，煮取三五盏，渍布搨疮上，日数过。

安师传治小儿虫胞药方。

百部　雄黄　黄蘗各等分

上细末，以油调涂疮上。

【十六】鹤节

《病源论》曰：小儿鹤节者，小儿禀生血气不足，即肌肉不充，肢体柴瘦，骨节皆露，如鹤之脚节也。

《外台秘要》疗小儿羸瘦惙惙【惙，陟雪反，疲也，忧也】，常服不妨乳方。

甘草五两

上一味细末，蜜丸如小豆大。一岁儿服十丸，日三服，尽即再四合服，量儿岁加减服。

《集验方》小儿禀气不足，真元怯弱，肢体柴瘦，补其本气，自然体充盛，肌肤盈溢。宜服**补肾地黄圆**。

熟地黄八钱重，焙，杵　山茱萸　山药各四钱重　泽泻　牡丹皮　白茯苓各三钱

上细末，炼蜜和丸，如梧子大，或麻子大。每服三岁儿三五丸，麻子大二三十丸，以温水空心食前服。不能服，以汤化研服之。

小儿手脚拳不展病候，治方与中风同，可见《幼幼新书》中风篇及第六卷。

【十七】语吃下，居一反，语难。

《千金》论：小儿初出腹，有连舌，舌下有膜，如石榴子中隔膜，连其舌下，后令儿言语不发，舌不转，谓之语吃。可以摘断之，微有血出，无害。若血出不止，可烧发作灰末傅之，血便止。

【十八】行迟

《病源论》云：小儿数岁不能行候：小儿生，自变蒸至于能语，随日数血脉骨节备成，其髌骨成即能行。骨是髓之所养，若禀生血气不足者，即髓不充强，故其骨不即成，而数岁不能行。

《圣惠》云：夫小儿行迟者，是肝肾气不足，致骨气虚弱，筋脉无力，故行迟也。

张涣论云：近世小儿，多因父母气血虚弱，故令胎气不强，骨气软弱，筋脉无力，不能行步。

柴胡饮子《颅囟经》

治小儿骨热，肺脉寒，长不能行。自小伤胞，脚纤细无力，行立不得，或骨蒸疳劳，肌肉消瘦。

柴胡　鳖甲米醋浸，炙　知母　桔梗　枳壳麸炒　玄参　升麻各等分

上细剉，每日煎。时三岁已下，取药半两，水半盏，煎至半分。去滓两服，空心，食前后各一二服。忌毒物饮，后用澡浴。

《元和纪用经》疗小儿三岁不能行，由虚弱受气不足，腰脊脚膝筋骨软躄。

上五加皮真者，细末之，粥饮。滴酒少许，调一粟壳许，日三服。有风，骨节不利者，尤相宜。以四味饮、黑散、紫圆、至圣散、蜀脂饮、麝香圆，并此五加皮药七方，谓之育婴七宝。紫阳道士一名保子七圣至宝方，专为一书者，此方是也。

《吉氏家传》五六岁不行方。

石斛　牛膝　鹿茸醋炙　茯苓　菟丝子各二两　黄耆四两

上细末，蜜丸梧子大。每服四五丸，以温水服，加至十丸，或二十丸。

《食疗方》云：白鸭卵，小儿食之，能使儿脚软不行，行爱倒。

《婴童宝鉴》灸法

小儿五岁不能行，灸足左右外踝各三壮。

私云：常可灸足三里并风市穴。

【十九】语迟

《病源论》云：小儿四五岁不能语候。人之五脏，有五声，心之声为言。小儿四五岁不能言者，由在胎时，其母卒有惊怖，内动于儿脏，邪气乘其心，令心气不和，至四五岁不能言语也。

张涣云：心气不足，则舌本无故无语。

上赤小豆粉，酒和，常傅舌下。

芍药散《圣惠》

治小儿心气不足，舌本无力，令儿语迟方。

赤芍药一两　黄耆三分　犀角屑　槟榔　甘草炙令赤，各半两

上㕮。每服一二钱，水一小盏，煎至半盏。去滓温服，量儿大小，不计时候。无减，则服至数剂。

菖蒲圆《圣惠》

治小儿五六岁不语者，为心气不足，舌本无力，发转不得，亦云风冷伤于少阴之经，是以舌难发于五音，故至时不语。

菖蒲根　人参　黄连各半两　麦门冬去心，焙称　天门冬去心，焙，各一两　赤石脂　丹参各三分

上细末，炼蜜为丸，如绿豆大。每服五七丸，或十五丸，或二十丸。以温水，不计时，随岁加减。

菖蒲圆《钱乙方》

治小儿心气不足，五岁不能言。

石菖蒲根　丹参各二钱重　天门冬去心，焙，称　麦门冬去心，焙，各十钱重　赤石脂三钱重　人参五钱重

上细末，炼蜜丸绿豆大，或麻子大。温水下五七丸至十丸，或二三十丸。不计时候，日三服，夜一服，久服有效。又有病后肾虚不语者，宜服。

庄氏集腧穴灸法

四五岁不语，灸两足踝上各三壮。

庄氏集腧穴灸法

小儿至五六岁不语，是心气不足，舌本无力，发转难故也。灸心腧三壮，在第五椎下两旁各一寸五分，常可灸之二三十壮。

【二十】龟胸鸽胸，和名也。

《圣惠》论：小儿龟胸者，缘肺热胀满，致使胸高如龟。又云：多食热乳，亦能致此也。

张涣论：凡乳母常捏其宿乳，常洗乳净，捏去热乳。若令儿饮热乳，损伤肺气，胸高胀满，令儿胸高如龟，乃名龟胸。

大黄圆

治小儿龟胸，肺热壅滞，心膈满闷。

大黄三分，剉，炒　天门冬去心，焙　百合　杏仁去皮尖，麸炒　木通　桑白皮　甜葶苈焙　朴消各半两【《直指方》用滑石，无朴消。】

上细末，炼蜜和丸，如绿豆大。不计时候，以温水研破五丸服。量儿大小加减，令与服之。

《圣惠》**又方**

甜葶苈炒　杏仁　麻黄去根节　大黄炒，各半两　桂心一分

上细末，炼蜜和丸，如绿豆大。不计时候，以温水研化五丸服之。量儿大小，临时加减。

张涣治龟胸**百合丹**

桑白皮　木通　朴消　杏仁　大黄　天门冬去心，焙，各半两　百合一两

上细末，炼蜜丸如黍米大。每服十粒，或二三十粒，米饮与服，或五十粒。量儿大小加减。

《吉氏家传》治龟胸。

葶苈炒　大黄各三分　桂心一分　麻黄去根节，二分

上细末，炼蜜丸梧子大。每服十丸，或二十丸，米饮化服。

庄氏集腧穴灸龟胸法

取九家灰一斗，盛簸箕中，令儿合面，印胸迹于上，于龟胸从上当中及两边，合三个处，令三姓人同时下火，于灰上各灸三壮，弃灰于河流或水中。

【二十一】龟背

【《庄子》云：不龟手药云云。今此龟鳖之胸背也。《资生经》云：肺俞治，治胸中气满，背偻如龟。伛偻者，龟背病一名也。又背中穴，一名神宇。在第十一椎节下间中央，俯而取之。禁灸，针五分，得气即泻。若灸此穴，令人伛偻。】

《圣惠》论：小儿龟背者，由坐儿稍早，为客风吹着背骨，风气达于髓，使背高如龟脊之状也。

钱氏论：龟胸、龟背者，肺热胀满，攻于胸膈，即成龟胸。又乳母多食五辛亦成。又儿生下，客风入脊，逐于骨髓，即成龟背。治以龟尿点骨节也。取尿之法，当莲叶安龟在上，后用镜照之，自尿出，以物盛之。

张涣论：婴儿生后一百八十日，始髇骨成，方能独坐。若强令儿坐，坐之太早，即客风寒，吹着儿背，及脊【脊，古穴反】至骨，传入于髓，使背高如龟之状，乃曰龟背。【《铜人经》云：风池，灸主伛偻。伛偻者，龟胸、龟背。】

槟榔圆

治小儿龟背。

槟榔　大黄剉，炒，各一两　桂心　前胡　防风　赤芍药　独活　诃子皮　枳壳去子，麸炒　麻黄去根节，各半两

上细末，炼蜜丸如麻子大。每服五丸，或十丸、二十丸，乃至五十丸，以米粥饮服，量儿岁加减。

独活圆《吉氏家传》

治龟背。大抵小儿此病，为生时被客风吹拍着背，风透于骨髓，使背高如龟状。

独活　防风　桂心　大黄各二两　麻黄去根节　枳壳麸炒　芍药各一两

上细末，炼蜜丸如梧子大。每服十丸，米饮服，加至二三十丸。《幼幼新书》第六卷亦有方，即入松花云云。

春松花如蒲黄，先可取蓄之。

《圣惠方》灸法

小儿龟背，灸肺俞、心俞、膈俞各三壮私谓可灸二三十壮，炷如小麦大。肺俞，在第三椎下，左右相去各一寸五分小儿指寸。心俞，在第五椎左右各一寸五分。膈俞，在第七椎下左右各一寸五分。私谓：连可灸此等穴也。

【**四宝丹**《卫生良剂方续集》

治小儿惊痫潮热等证，发为搐搦、惊痫、鬼忤。每服一丸，生姜米饮汤化下。但是惊痫潮热，悉皆

治之。此药安镇心神，温养胃气，压惊化痰，止吐进食，极有神效。更量儿大小，加减服之。如急惊，以薄荷汤化下。慢脾风，米饮汤化下，并食后。

上用苏合香圆、青州白圆子、感应圆、金箔镇心圆等分，同擦细，入少熟蜜，和为圆，如鸡头大。已上四个圆药，皆在《局方》中。小儿此病尤难治，此四宝丹可调用，不可忽之。】

《覆载万安方》卷第四十

嘉历二年正月一日丑刻，于烛下拭老眼清书讫。

性全（花押）六十二岁

嘉历二年二月廿八日，朱点了。冬景可珍秘之。

句句段段，为怜汝费巨多神力。不可忽，不可忽。

性全（花押）

同三月四日，墨点了。

性全（花押）

朱墨之纸数四十九丁（花押）

《覆载万安方》卷第四十一

性全　集

小儿三

【一】惊候小儿多有此疾，尤可详之【惊】

巢元方《病源论》曰：惊候者，由血气不和，热实在内，心神不定，所以发惊。甚者掣缩变成痫。又小儿变蒸亦微惊，所以然者，亦由热气所为。

《小儿形证论》云：五脏惊传候，一肝脏惊风，令小儿非时窜上眼睛，手脚冷；二肾脏惊风，令儿啮齿，面色赤；三脾脏惊风，令儿夜啼，白日多睡；四心脏惊风，令儿发心热，四肢逆冷；五肺脏惊风，令儿口内热喘，出气细微，或即涎潮。脏腑入惊邪也，日久不医，致传邪气，入于心肺，或传肝脾肾等也。却被巫师皆言有祟妖祸，求神渐加深重，即令小儿枉丧性命。虽有名方千道，须晓病源。今具传入五脏于后。

一惊邪入脾。郑冲虚云：令儿非时喷乳，呕逆翻吐，不思饮乳，故成慢惊。

二惊邪入心。周奇【人名】云：令儿非时面上赤红，恶叫，四肢缓慢，故成慢惊也。

三惊邪入肝。郑冲虚云：令儿眼目上翻，眼多白睛，上窜引饮，故惊痫也。

四惊邪入肾。赵氏云：令儿忽然面上黑色，恶咬人，故惊啼也。

五惊邪入肺。崔氏云：令儿夜多虚汗，狂言乱叫，或传下利，是虚惊也。

《惠眼观证论》云：小儿元有惊候，白日多睡，遍身虚汗，是惊气纳脾；喘气微细，是惊气传肺；无故咬奶【乳房】，是惊气传肾；非时忽然眼睛吊上，是惊气在脾；梦里多咬牙，是惊气在骨；夜啼至晓，是惊气传心；面色非时红赤，是惊气在心；上喘喫水，是惊气在肝；恶声啼叫，是惊气在肾；前后心及四肢热，是惊气传脾，欲吐泻。凡小儿惊风，切忌爪甲青黑及吐出白虫，有血泻下，啼叫无泪，眼直视，半开半闭，兼亦咬人，时复鸦声，皆不可用药。

《婴童宝鉴》云：惊痫死候，项软无力，鱼口开，气粗，喉中如锯，头不直，面红如妆，目陷无光，啮衣并咬人，两目似开，泻下如瘀血，身体若无筋骨，是皆死兆，不可救之。

张涣论有胎惊，《石壁经》有三十六种胎惊候，未出胎中以前，依母惊动，其儿有惊，无恶证可治之，有恶候不可治。又《小儿形证论》有四十八候胎惊，皆在《幼幼新书》第八卷，可见于彼。

《孔氏家传》治小儿胎惊，涎盛不饮乳。

半夏三枚，以灰火炮令黄色，研令细，用生姜自然汁为丸，如粟米大，乳汁与服一二丸，无时服。

《圣惠》论：小儿惊热者，由血气不和，热实在内，心神不定，甚者掣缩变成痫也。又小儿变蒸，亦微惊，所以然者，亦热气所为者也。

陶隐居治小儿惊热，时气烦闷，止渴。

瓦屋上青苔衣，名屋游，剥取煎服。

犀角散《圣惠》

治小儿惊热，睡卧不安，筋脉抽掣。

犀角　人参　茯神　黄芩　甘草炙，各一两　龙齿　麦门冬去心，焙，各二两上粗剉。每服一钱，水一小盏，煎至半分。去滓，入生地黄汁少许，不计时。量儿大小，加减与服之。

《圣惠》治小儿心热多惊，宜服**土瓜圆**，解心热，止虚惊。

土瓜根三两

上细末，以粳米饭和丸，如麻子大。每服三五圆，以薄荷汤或生姜汤与服。量儿大小，加增丸数。

金花散《博济方》

治小儿[1]惊，化痰利膈。

川大黄湿纸煨炮　干葛　甘草炙　朴硝别研，各一两

上细末。每用半钱或一钱，水一小盏，煎至六分。食后温服，日夜三服。

阿胶圆《刘氏家传》

治上焦风壅，咽喉涩痛，镇心脏，去邪气，化痰涎，解伤寒烦热，兼小儿惊涎，五般潮热。【五般潮热】

阿胶麸炒焦，三分　人参　甘草炙　辰砂各一两　龙脑一分

上辰砂、龙脑别研，前三种细末，后和匀再研，以炼蜜丸〇大。每服一丸，细嚼，以麦门冬煎。汤冷，食后夜卧服。欲解烦热，以井华水挍薄荷叶汁，乘冷化服。小儿一圆，分两服，煎荆芥薄荷汤化服，看儿大小加减。此药合蓄，临于疾可施与之。

越桃散《朱氏家传》

治小儿惊热。

山栀子去皮，一名越桃　石膏生　藿香叶各一两　甘草炙，三分

上末。每服一钱，小儿半钱或一字，水一盏，煎七分，以麦门冬汤冷服。亦利大小便涩痛。

变蒸散长沙医者王兑传

治小儿体性常热，及变蒸惊热不解，夹热烦躁，时叫泣无歇，及骨热生疮，面色常黄，瘦瘁，不进奶【乳】食。

柴胡　甘草炙　人参　玄参各一两　麦门冬去心，一两半　龙胆草半两

上细末。每服一钱，水一小盏，煎至三五沸，温服。一日三五服，常服去疳。若骨蒸烦热，尤好。

羚羊角汤《石壁经》三十六种内惊积

治惊风渐热有积。惊风热久成积聚，腹中有物也。

子芩黄芩也　羚羊角屑，各二两

上为粗末。每服二钱，水一小盏，煎至半盏。去滓，分作二服。若未解，加煎服。

金花散《刘氏家传》

治小儿惊风，眼上视，手搐搦。

郁金慢火炮熟，后入地中出火毒，取出

上细末。二岁已下用半钱，二岁已上用一钱，以薄荷汤服，以微利为度。

赤茯苓汤《圣惠》

治小儿心热多惊，睡中狂语烦闷。

赤茯苓　龙齿　黄芩　甘草炙　葛根　玄参　石膏各半两　升麻三分　麦门冬一两

上粗末。每服一钱，以水一小盏，入竹叶七片，煎至半盏。去滓，量儿大小，以意加减。

黄连散《圣惠》

治小儿热，夜卧狂语烦渴。

黄连　升麻　黄芩　犀角　大黄剉，炒　麦门冬焙　甘草炙，各半两　茯神三分

上细末。每服半钱，以竹叶煎汤服。日三四服，量儿大小加减。

---

① 儿：原脱，据校本补。

【二】急慢惊风急惊风、慢惊风【急慢惊风】

《养生必用》论云：小儿惊痫，古医经方论但云阴阳痫，而今人乃云急慢惊等。今立方，一准古圣贤为治。阳痫属腑，于治痫方中去温药；阴痫属脏，于治痫方中用温药。寒温等药，皆于治痫方中增损之，则无失。又小儿虫证，与痫相类，觉【学也】者审别之。

《钱乙附方》论：小儿急慢惊，古书无之，惟曰阴阳痫。所谓急慢惊者，后世名之耳。正如赤白痢之类是也。古方云：滞下，秘涩滞停而苦痛甚故也，后人名赤白痢。阳动而速，故阳病曰急惊；阴静而缓，故阴病曰慢惊。此阴阳虚实寒热之别，治之不可误也。急惊由有热，热即生风也。又或因惊而发，则目睛上插，涎潮搐搦，身体与口中气皆热，及其发定，或睡起即了了如故，此急惊证也。

《万全方》：小儿有急惊候，有慢惊候，又有天吊候，又有客忤候，此数候者，大同小异。夫身体壮热，忽然之间，四肢抽掣，痰壅口噤，谓之急惊。身体壮热，心神不安，呕吐痰逆，睡中多惊，乍发乍静，荏苒【荏苒者，徐徐经日月之貌也】经日，谓之慢惊。皆由内有积热，外感风邪，候有迟【缓也】速【急也】，因而为名。其曰天吊者，盖出于惊风之候也。以其手足搐搦，眼目上戴，如鱼之着钓，遂以为名。大抵因惊而生热，因热而生风，指病则谓之惊风，指候则谓之天吊，治法亦同。其所谓客忤者，取其触忤之意。小儿未有所识，外人适至，因而惊忤，故曰客忤也。古人论说谓人为客，从外来，衣服经履鬼气或牛马之气，皆为忤也。其形小儿吐下青黄赤白，腹痛夭矫，面色变易，状貌似痫，眼不戴上，其脉弦急数者，是其候也。

豆卷散《钱乙方》

治小儿慢惊，多用性大温热药治之。有惊未退而别生热证，有病愈而致热证者，有反为急惊者甚多。当问病者，几日、因何得之，曾以何药疗之。可用解毒药，无不效。

大豆黄卷曝干，是黑生芽也　板蓝根　贯众　甘草炙，各一两

上四物，同为细末。每服半钱至一钱，水一小盏，煎至半分。去滓，与服之。甚者三钱，浆水内入麻油数点煎。又治吐虫，不计时服。

《保生信效方》【又名《古今录验方》，有上下两卷，唐·初虞世作。】

治小儿惊风。

芭蕉自然汁，时时呷一两口。甚者服及五升，必愈。升即盏同。

朱砂膏《刘氏家传》

治小儿急慢惊风，大人风狂，燥热风癫，伤寒中风，舌强风涎。

桃仁麸炒，去皮，研　辰砂研　乳香研，各三分　红花末，一两一分　麝香一分

上细研，以炼蜜圆鸡头大。每服一丸，以薄荷煎汤，研化服。以人参汤服，尤佳。或以茶点化服亦良。

夺命散《张氏家传》

治小儿急慢惊风，及治破伤风、走马疳。

白附子　黑附子　天南星　半夏皆生用，不见火，各等分

上细末，并生。大人每服半钱，小儿半字一钱之八分一，以葱茶调服。大人中风不语，小儿急慢惊风，皆可服。

匀气散长沙医者郑愈传

治小儿急慢惊风，取转【利也】了，用补药。转即利也。

丁香十五个　白术　青皮　甘草炙，各一分　肉豆蔻一个

上细末。每服半钱，用白汤点服。

《王氏手集方》灸小儿急慢惊风。

于两足大指甲肉间爪根与肉之间灸三壮，须是立灸即效。

【三】急惊风但热也【急惊风】

《病源论》曰：小儿急惊者，由血气不和，热实在内，心神不定，所以发惊。甚者掣缩，变成痫也。又小儿变蒸亦微惊，所以然者，亦由热气所为，以血气长而成微惊，不作大惊。

《圣惠》论云：夫小儿急惊者，由血气不和，夙有实热，为风邪所乘，干于心络之所致也。心者，神之所舍，主血脉。若热盛血乱，血乱则气并于血，气血相并，又被风邪所搏，故惊而不安也。其候遍身壮热，痰涎壅塞，四肢拘急，筋脉抽掣，项背强直，牙关紧急是也。

茅先生论：小儿生下，周岁【一年也】已上，至十岁已来，有急惊风、客忤、卒死，此三种俱一般。急惊风候者，涎响双搐，双目直视，面口青黑，不记人事。此候因初生下儿浑阳，或将养剩有，衣被盖覆失理；或因放送儿子大小便，被鸡犬触惊；或因人家闹唤，大声小叫，惊着遂积，渐次第惊成，积在心家，被风邪虚，乃至此候。

长沙医者李刚中说云：古书无惊候，阴阳痫而已。故阳受之曰急惊，阴受之曰慢惊。故阳动而燥，阳疾而速；阴[1]静而缓，阴慢而迟。

利惊圆《钱乙方》

治小儿急惊风。

轻粉　青黛各二钱　天竺黄四钱　黑牵牛子末二两二分

上同研匀，蜜丸梧子大。一岁儿一圆，温薄荷汤水化服，或吞下，食后。

张涣**碧霞丹**

治急惊膈实涎盛者。

硫黄　胡粉　青黛　辰砂各二分二铢　巴豆霜去油，一分

上细研，滴水和丸，如黍米大。每服五丸，以薄荷汤服，量儿大小加减。

私谓：疗惊之药方，虽有多种，而或牛黄、虎睛，或脑麝、全蝎等，则由难得叵用以略之，广须见于《幼幼新书》第八、第九卷。

【四】慢惊风【慢惊】

《圣惠》论：夫小儿慢惊风者，由乳哺不调，脏腑壅滞，内有积热，为风邪所伤，入舍于心之所致也。其候乍静乍发，心神不安，呕吐痰涎，身体壮热，筋脉不利，睡卧多惊。风极不除，变化非一，进退不定，荏苒经时，故名慢惊风。

天南星煎圆《圣惠》

治小儿慢惊风。

天南星二两，剉，以水三盏，煎至一盏半。去滓，亦重煎如膏，以此圆药　天麻一两　白附子半两，炮

上细末，以天南星煎膏，丸绿豆大。每三五岁儿，以薄荷汤服二三丸，五六岁儿三丸，日二服，随岁加减。

补虚圆《博济方》

白附子汤洗，去皮　大半夏各二两二分

上二种，各以白汤浸三日，每日换水三度而取出，焙干为末。以生姜自然汁，入干姜末二钱重，米粉少许，煮糊和丸绿豆大。每服三丸，以温粟饮服下。

如圣青金丹《博济方》

治小儿体热，忽发吐逆，夜多惊啼，荏苒不解，或泄或秘，变成慢惊，或为疳疾等。定搐搦，疗疳病，逐痰涎，镇心神。

龙脑一钱重　麝香　胡粉各二钱半重　香墨一钱半重　使君子二个，以白面裹，以慢火煨，面熟时去面　白面三钱重

---

① 阴：此下原有错叶，据校本调顺。

青黛二钱重

上同研细，滴井花水和丸，如鸡头子大。患慢惊，以冷薄荷水化服，一丸服讫，须臾便睡，睡觉立愈，后更服三两服。如些少惊着及急惊，只服半圆以下，慢随大便取下涎一合以来，神效。

大附散《茅先生传》

治小儿慢惊风，下涎后伏热不退，回阳，退伏热。

大附子十钱或八九钱重，为大附子，炮　人参　前胡　桔梗各二分　木香一分

上取末和匀。每服半钱，用生姜汤调服。

宣风散《钱乙方》

治慢惊风。

槟榔二个　橘皮　甘草炙，各半两　牵牛子四两，半生半炒熟，末

上细末。三二岁儿，以蜜汤调服半钱以上一钱服，食前。

《九籥卫生》**熏陆香圆**

疗小儿虚风慢惊，潮搐瘛疭，安神魂，益心力。

血竭麒麟竭也，一两一分　乳香

上二味细研，火上炙为圆，干时滴水，丸如枣大。每服一丸，以薄荷酒化服。兼治妇人产后血晕，不省人事。

解表散《石壁经》

治三十六种慢惊。

荆芥穗　杏仁去皮尖，别研，各五钱重　川芎二钱重　麻黄去节　防风　甘草炙，各五钱重　赤茯苓五钱重，或云三钱半重

上为末。每服一钱，葱白三寸，姜三片，水一盏，煎三五沸，连进二三服。汗出避风。

白术麻黄汤《石壁经》

治三十六种慢惊将发。

白术炮　干姜各二钱半重　麻黄五钱重，去节

上细末。每服半钱或一钱，以荆芥穗汤服。服后忌冲风，须有汗如水出，再进一二服。

又方

治三十六种慢惊风正发，又治心烦哕【哕，于继也】恶。

人参　甘草炙　木香　沉香　藿香叶　白术各二分

上细末。每服一钱，以饭饮服下。

温惊圆《赵氏家传》

治小儿阴家证方。

天南星大一个，炮　香白芷二分　墨烧，一铢半　麝香一钱重。私云：南星炮粉二分，白芷末三分，墨灰末三铢，麝香末一钱重

上细末，和匀，以米糊为丸，如〇大，以金银箔为衣。每服一二丸，量儿大小与服，以薄荷汤化服。

醒脾散《吉氏家传》

治吐泻转成慢惊。

厚朴一两，剉，用水一盏，硇砂一豆许，煮，取出焙干用之也　草果子一个，面裹，煨，去皮及面　人参　茯苓各一钱重　甘草炙　陈皮去白，各半钱重　白豆蔻一个

上细末。每服半钱，以冬瓜子煎汤调服，以枣汤服亦佳。

醒脾散长沙医者丘松年传

治小儿慢惊脾困，及大病后，全不进乳食。

天南星大者，一两，每一个剉作五六块。用生姜一两切作片，厚朴一两剉碎，水三盏，煮令南星透，拣去厚朴、生姜，只用南星薄切，焙干　冬瓜子一百二十粒，去皮。郑愈方用三十粒　白茯苓五钱重

上细末。每服一钱，水半盏，生姜一片，煎三分温服。

灸法

《圣惠方》小儿缓惊风，灸尺泽各一壮，在肘中横纹约上动脉中，炷如小麦大。私云：灸可至三五壮。慢与缓，意同。已上《幼幼新书》第九。【灸治】

汉东王先生论小儿惊风可医者十一《幼幼新书》第十卷

非时窎眼是即惊气入肝也。窎，音鸟，深目貌。窎眼者粪青。

梦里咬牙惊入肾，其齿痒故也。

夜啼至晓惊入肠。

面青下白惊入胆，必须吐奶。

气喘喫水惊入肺，肺虚热，要饮水也。

面脸红赤惊入心，血外应脸，故令面赤也。

喘气微细惊入肝，喘属肺金，肺克木肝也。

前后并五心热惊入脾。

喉内如锯惊入大肠。

无时干呕惊入胃。

睡中惊哭渴惊在三焦。

已上十一证，只宜下惊药也，日久自瘥。

又论小儿惊风不可医者七

惊风爪黑，不医。肝绝，十无一存也。

惊风泻黑血，不医。心绝，不得过一周时也，只得一日而死也。

惊风日多盗汗，不医。汗出不止者，数日而死也。

惊风忽作鸦声，不医。此为肺绝，声只出不回，三日而死也。

惊风咬人，不医。是骨绝，七日而死也。

惊风眼半开半合，不医。肾绝，眼黑肿，四日而死。

惊风口鼻干黑，不医。脾绝，津液俱无，两日而死也。

已上七证，不可医。

《本草》治小儿夜啼惊风，及大人因惊失心方。

上取震肉，作脯与食之。此畜为天雷所霹雳者是也。牛马六畜类，中雷电死者肉也。

《斗门方》治小儿未满月【生而一月内】惊者，似中风欲死。

上用辰砂，以新汲水浓磨汁，涂五心上立瘥，最有神验。五心者，左右手足心及胸心也。

远志茯神圆《王氏手集》

治小儿惊怖大啼，及见非常之物，干动神志，恍惚不宁，狂妄惊悸，眠睡不稳，多汗心忪，精神闇钝，寒热咽干，手足烦热。

人参　茯神各三两　远志去苗、心　菖蒲根各二两　桂心末，二钱半重　已上[1]皆十钱为一两。

上细末，白面糊为圆，绿豆大。每服十五丸，食后以煎荆芥汤服，日二三服，量儿岁增减丸数。

人参圆《吉氏家传》

镇心惊。

人参　芍药　甘草炙，各二分　大黄一两，蒸

上细末，炼蜜丸如麻子大。每服一丸，米饮服下。

镇心圆《吉氏家传》

治惊。

---

① 已上：原作“已两”，据校本改。

辰砂 犀角末 升麻 大黄各半两

上细末，蜜为丸，如绿豆大。每服三丸，以薄荷水服下。

神圣当归散长沙医者郑愈传

治惊风痫病，咽喉有涎，四肢壮热，大小便秘涩，兼心神[1]乱者。

当归 甘草 滑石 通草各一两一分 大黄 芍药各一两

上细末。每服二钱，水一盏，生姜三片，薄荷五叶，灯心少许，同煎至半盏。小儿分为二服，六七岁作一服。

《万全方》灸法【又灸法】

小儿身强，角弓反张【中风也】，灸鼻上入发际三分三壮；次灸大椎下节间三壮。炷如小麦大。小儿但是风病，诸般医治不瘥，灸耳上率谷穴。

《汉东王先生家宝》治婴孩小儿惊风并退，只是声哑不能言。

通关散

上以天南星炮为末。每服婴孩半字或一字，三五岁、八九岁一钱，以生姜自然汁服。

《集验方》治小儿惊退而哑，不能言语。

木通剉 防风 升麻 羚羊角 桂心各二分 甘草一分

上粗末。每服一钱，水一小盏，煎至半盏，去滓服之。入竹叶二三片煎，亦良。

【五】 天瘹亦云天吊【天瘹】

《幼幼新书》第九云：《万全方》小儿诸风并天吊客忤方论：小儿有急惊候，有慢惊。又有天吊候，又有客忤候。此数者，大同而小异。夫身体壮热，忽然之间，四肢抽掣，痰壅口噤，谓之急惊；身体壮热，心神不安，呕吐痰涎，睡中多惊，乍发乍静，荏苒经日，谓之慢惊。皆由内有积热，外感风邪，有迟速，因而为名。其曰天吊者，盖出于惊风之候也，以其手足搐搦，眼目上戴，如鱼之着钓，遂以为名。私云：吊钓音同。

《圣惠论》云：夫小儿天瘹者，由脏腑风热，脾胃生涎，痰涎既生，心膈壅滞，邪热蕴积，不得宣通之所致也。此皆乳母食饮无常，酒肉过度，烦毒之气，流入乳中，便即乳儿，遂令宿滞不消，心肺生热。热毒既盛，风邪所乘，风热相兼，触于心脏，则令心神惊悸，眼目翻腾，壮热不休，四肢抽掣，故谓之天瘹也。

巢氏论：小儿无辜病，面黄发直，壮热时渴，多食即瘦，积经岁月，遂致死者，谓之无辜。言天上有鸟，名无辜，昼伏夜游。因洗儿衣，夜露经宿，鸟从上过，衣与儿着，即生此病。

又《宝鉴》引《元中记》云：有一雌鸟，无雄，一名姑获，一名钓星鬼。此禽但喜夜飞，于人家堂过，见露小儿衣，飞尿其上，或遗毛羽，令儿所患无辜之疾，至死不理，后即魂魄【小儿魂魄】化为斯鸟之子，俗云天瘹，即非天瘹，人乃指鸟之为害尔，故名曰天瘹鬼也。【天瘹之起】

郑端友《全婴集》第一云：愚考所说，虽有按据，乃古人饰文也，其间有不因露衣得此病多。王氏云：其言非也。盖是八邪所得之。其八邪者，饥、饱、劳、役、风、惊、暑、湿《素问》曰暑湿，王氏曰暑积，谓之八邪【八邪】。久则令儿日渐黄瘦，饮食虽多，不长肌肉，又不知饥饱，昼夜啼哭，便利不定，壮热多渴，核块疮疥是也。此王氏论之，其理甚明。小儿有此疾者，但作惊疳治之，更宜随证。凡小儿不可夜露衣者，虑其隐气令儿生病，亦不可于星月之下饮儿乳者，致生吐泻也。

已上《全婴集》第二卷及《幼幼新书》第廿四卷之无辜病下有此等说。

又瘹、吊音同，亦有内吊、外吊说者。《全婴集》云：小儿得此瘹病者，则生而百日之内，与百日之外矣。故知百日内得之，名曰内吊；百日之后得之，名曰外吊焉。小儿诸方，夜啼、惊慢、疳瘹之疾，皆有内外吊之语，此其意也。

---

① 心神：此下原有错叶，据校本调顺。

《圣惠方》**腻粉圆**

治小儿天瘹，脏腑风热壅滞，四肢抽掣，大小便不利。

腻粉胡粉也　巴豆霜　麝香各一分　郁金　地龙　马牙硝各二分

上研细，和匀，以糯米饮和圆，如绿豆大。一岁一丸，以薄荷汤服下。三岁已上，即服二丸。

《刘氏家传》治天瘹翻眼向上。

辰砂通明者，三豆大　干蝎一个，全者，铫内炒过

上细末，以饭少许，丸绿豆大。又以辰砂少许，细研，入酒内化服一丸，顿愈。

《吉氏家传》治小儿天瘹，急惊风盛热。

郁金一块，蒸　巴豆一粒，不去皮

上件二味，面北门限上杵一千杵。每服一字，以薄荷汤服下。

《汉东王先生家宝》论：凡婴孩小儿惊风内瘹，盘肠气瘹及虫痛，三者发作一般也。

桃符圆《东王先生家宝》

治婴孩小儿惊风内瘹，眼尾有细碎红脉现者，是内瘹也。又小儿形证论云：目有红筋，手在后，胸高，是内瘹也。时人不识，呼为鬼神祟。

银朱水银朱也，画家绿具　乳香各三钱重　大蒜三个，煨，研

上研，先乳香极细，后入银朱，再研，后亦同大蒜研，看软硬得所，丸如●大。每服半岁儿五丸，一岁七丸，二三岁十丸，以意加减，以薄荷汤化服。

止痛圆《张氏家传》

治小儿孩儿内瘹。

木鳖子肉　胡椒各二两

上细研，用黑豆末，醋煮糊丸，如绿豆大。每服三四粒，以荆芥汤服下。

魏香散《汉东王先生家宝》

治盘肠气瘹。气瘹者，发动腰先曲，空啼无泪，上唇干，额上有汗者是也。

阿魏真者，二钱重　蓬莪茂二两二分，十钱重也

上先用温水化阿魏，浸蓬莪术一日一夜，焙干，为细末。每服一字，紫苏汤或米饮服，空心食前。

宣连圆

治盘肠气痛。

黄连　雷丸各一两一分　木香一两

上末，用粟米饮和丸，如麻子大。每服十丸，饭饮服下。

越桃散《风髓经》

治小儿盘肠气瘹痛。

越桃栀子也，去壳，二两二分，入草乌头，切少许，同炒熟，去草乌头不用　香白芷①二分，切，不见火

上细末。每服半钱或一钱，用炒茴香、葱白煎酒服下。

槟榔圆《刘氏家传》

治小儿盘肠气瘹。

槟榔　大腹子　红丹黄丹也

上等分末，以面糊丸，如大麻子大。三岁已下，小麻子大。每服十丸，用萝葡煎汤服三日，亦用灯心汤服三日，用霹雳汤服三日。

【霹雳汤】

霹雳者，用姜钱十片，入水一盏，烧秤鎚浸水，候沸止去鎚，将此汤服药，号霹雳汤也。姜钱者，生姜片如钱大并重也。

---

① 香白芷：原作“香芷白”，据校本乙转。

灸法

可灸百会、大椎、巨阙、脐心。

又《幼幼新书》第十卷有各灸二十四瘸之法，其二十四瘸名并灸穴，可见彼卷。

【六】诸痫【诸痫】

《千金》论云：凡小儿之痫有三种，有风痫，有惊痫，有食痫。然风痫、惊痫，时时有耳；十人之中，未有一二是食痫者。凡是先寒后热发者，皆是食痫也。惊痫，当按图灸之；风痫，当与猪心汤等；食痫，当下乃愈，紫霜圆佳丹元子也。凡小儿所以得风痫者，缘衣暖汗出，风因入也。风痫者，初得之时，先屈指如数，乃发作者，此风痫也。惊痫者，起于惊怖大啼，乃发作者，此惊痫也。急治之，微者急持之，勿复更惊之，或自止也。其先不哺乳，吐而变热后发痫，此食痫，早下则瘥。四味紫圆，逐癖饮最良，去病速而不虚人。风痫亦可下之，惊痫不可下之。心气不定，下之内虚，甚者难治。故养小儿常镇惊，勿令闻大声，持抱之间当安徐，勿令怖也。又惊痫一月，辄一以紫圆下之。

《病源论》曰：十岁已上为癫，十岁已下为痫。其发之状，或口眼相引而目睛上摇，或手足瘈疭，或背脊强直，或颈项反折。诸方说痫，名证不同，大体其发之源，皆因三种。三种者，风痫、惊痫、食痫是也。私云：痫与瘸相类。

《秘要指迷方》云：凡痫疾有数般，不可尽述，且说五脏表里受风形状。初受惊痫，目反视，踞坐举头，唇皮青色，面青黄，此乃病传肝。若唇黑眼慢，旬日死。风痫口吐白沫，已传受心脏，放齿咬人，或即口颊手指青黑，或醒而发。若指黑色，面青黑，乃五日内死。脐风发痫，面虚肿，搐搦，手足摇动，两睑白，病已传肺。面如土色者，七日而死。搐搦，或梦中啼笑，下齿咬人，乃似慢脾形状。若眉带黑色，病传入肾。肾已绝，旬日而死。脾痫之形，喉如锯鸣，多睡，不进乳，口干唇赤，眼白多，此病旦夕而死【不出日也】。

茯神散《圣惠》

治小儿心腹结实，身体壮热，四肢不利，心神多惊，欲发痫者。

茯神　玄参[①]各一两半　升麻　秦艽　龙胆根各一两　寒水石二两　大黄剉，炒　芒硝各三两

上㕮咀。每服一钱，以水一小盏，煎至半。去滓，分温二服，早午晚各一服，更量儿大小加减。

定惊煎《婴孺方》

治小儿惊热，欲发痫，消热。

柴胡　升麻　栀子仁　芍药各一两三分　黄芩　知母各二两　寒水石三两　竹叶切，一盏　甘草二分　杏仁一两二分，去皮尖，炒研

上㕮咀，以水四升七合四盏七分，煮取[②]一升半【盏半也】，绞去滓，内蜜、葛汁，于文武火煎，搅勿住手，至一升二分。自初生儿，量岁加减令服，婴孩子一日一服。一二三岁、五六岁，次第二三服。温冷可随温热气浅深。

《外台》《小品》载《元中记》曰：天下有女鸟，一名姑获，又名钓星鬼也。喜以阴雨夜过，飞鸣徘徊人村里，唤得来也。是鸟淳雌无雄，不产，喜落毛羽于中庭，置入儿衣中，便使儿作痫必死，即化为其鸟儿也【小儿死而成鸟子也】。是以小儿生至十岁，衣裳不可露，七八月尤忌之。

张涣论：小儿痫疾，最恶病。自古说痫，止有三种，至晋唐间，神仙、名医诸人方治讲究，一切诸痫病形证，大抵数类，皆因积惊，遇时而发，邪气传归心脏。每发时，屈指如数物，良久眼直视，口嚼涎沫，腰背强直，忽然死，良久即苏。一日之中，常三五次，或数日、数月、数岁之间一二次发，其候手足逆冷是也。医者只作惊风治之，必难得瘥。

《吉氏家传》痫有八候，前曰扑，后曰僵，昼曰阳，夜曰阴，骂人曰癫，笑人曰邪，一日数次发曰

---

① 玄参：原作“玄神”，据《太平圣惠方》卷第二十改。

② 煮取：原作“者取”，据校本改。

痫，小年有此患曰吊。

《本草》治小儿痫方。

乌鸦一个，腊月者良，不可故杀用

上自然死者一枚入瓦器，以泥涂固，烧为灰。以饮汤服一二钱，无时。

《子母秘录》治小儿痫方。

鳖甲炙令黄

上细末。每服一二钱，以乳并米饮服。又以蜜丸如小豆大，三五丸服。

又方

青竹茹三两

上以醋三盏，煎一盏。去滓，服一合。兼治小儿口噤体热病。

大黄汤《葛氏肘后》

治小儿二十五痫。

大黄　甘草炙　当归各一两　细辛二分

上细末。每服三钱，水一中盏，煎取三分一。量儿大小服之。

大黄汤《外台》《备急》

治少小儿二十五痫。

大黄　甘草炙　甘皮柑子皮也　当归各一两　细辛半两

上㕮咀。每服一二钱，水一中盏，煎至半盏，少许频频与服之。

四味大黄汤《婴孺方》

治少小儿众痫，乳哺不时，发温壮热，吐利惊掣，胎寒腹痛，二十五痫。

大黄一两　芍药　当归　甘草炙，各二分

上㕮咀。每服二三钱，水一盏半，煎至半盏。去滓，量儿大小，频频与之。生一月儿，服一杏核许，日三服。百日儿，二杏核许。岁大小，以此为率①。若发热，加麻黄二分去根节，当切之，先煮数沸，去沫，入诸药。若反折戴眼掣缩者，加细辛四分。若乳哺不消，热壮有实者，增大黄，令倍诸药。不尔者，等分尤良。小儿下利，则减大黄三分之一。

独活汤《婴孺方》

治少小痫，手足掣疭，十指颤，舌强。

独活　麻黄去节，先以水煮数沸，去沫之后，干用　人参各二分　大黄四分

上㕮咀。每服二钱，水一小盏，煎至半盏。去滓与服，大有神效。

灸痫法

《千金》论曰：小儿新生无疾，慎不可逆针灸之。若逆针灸，则忍痛动其五脉，因喜成痫。【小儿不可针灸】。河洛关中，土地多寒，儿喜病痉。其生儿三日，多逆灸以防之。吴地温，无此疾也。古方既传之。今人不详南北之殊，便按方而用之【灸也】，是以多害于小儿也。所以田舍小儿，任其自然，皆得无有夭横也。小儿惊啼，眠中四肢掣动，变蒸未解，慎不可针灸，动其百脉，仍因惊成痫也。

《千金》灸暴痫，身躯正直如死人，及腹中雷鸣，灸太仓穴中脘一名也，在上脘下一寸也，及脐中心名神阙也，并脐上下左右各一寸，凡六处。又脐中心之背脊，以绳子悬颈，当脐转绳头向背，顺脊下行尽绳头，灸两旁各一寸，各五壮。私云：量儿大小之岁，五七壮或二三十壮。

又灸顶上②旋毛中央百会穴也。又灸耳门耳前、率谷耳上有发中一寸。又灸巨阙、胃脘。

又灸大小阴道中央号屏翳穴也。又灸大椎穴、手尺泽、肩井、足三里、膏肓穴，膈俞、肝腧、心俞、脾俞、肾俞等，可灸诸痫。灸法在《幼幼新书》第十一卷。可见彼卷中

① 率：原作“卒”，据校本改。

② 顶上：原作“项上”，据校本改。

私：凡治惊痫相类，灸药通用，加减良药等，在《局方》并《卫生良剂方》，四生饮、小续命汤、青州白圆子、金液丹、黑锡丹、妙香散、调气散、排风汤、苏合香圆等，悉皆主之。小儿诸病，大抵带惊痫。自余病证，不分辨则皆此二病之类也。

大黄汤《千金》

治少小风痫积聚，腹痛夭矫，二十五痫。《幼幼新书》第十二【风痫积聚夭矫】

大黄　人参　细辛　干姜　当归　甘皮各三铢，《婴孺方》用甘草

上㕮咀。以水一盏，煎取四合，服如枣许，日三服。量岁大小加减。

《婴孺方》敕赐神验方名，治少小热风痫，兼失心者。

菖蒲根石上者，一寸九节佳　黄连　白术　车前子　生干地黄　苦参　地骨皮各一两

上细末，蜜丸如黍米大。每服十五丸，或二三十丸，以米饮，不拘时。不论治疾，兼令人长寿。忌猪、饴糖、桃梅果物。

麻黄汤

治少小风痫，昼夜数十发。

麻黄　黄芩　黄连　大黄各一分　甘草二分，炙

上先别煮麻黄两三沸，去沫，而后与余共㕮咀。每服二钱，水一小盏，煎至半盏，去滓温服。初生儿，少少频频与之。

茯神汤张涣

治风痫，身体壮热不除，精神恍惚。

茯神　黄耆　独活　防风　羚羊角各一两　肉桂去粗　桔梗　甘草炙　麻黄去根节，各半两

上细末。每服一二钱，水一小盏，荆芥穗三个，乳香一大豆许，煎半盏。去滓，放温服。

《刘氏家传》治风痫及小儿惊风。

上以芭蕉自然汁，时时呷一两口。甚者服及五盏，必愈。亦治小儿惊风。

邵孚仲通直云：加麝香更佳。予见蒋元明[①]秘校云：风蛀牙，颐颊肿痛，以自然汁一碗，煎及八分，乘热嗽牙肿处，嗽尽即止。凡是风牙，用之必愈。【治牙齿肿疼】。颐颊肿而牙龈痛者，风牙也。颐颊不肿，只牙龈肿痛者，蚛牙也。

《本草》治小儿惊痫方。因惊怖而成痫疾，如上出。

上以猪齿烧灰。每服半钱或一钱，用米饮与服之，并治蛇咬。【治蛇咬】

《广利方》治孩儿惊痫，不知迷闷，嚼舌仰目者方。

上以犀角末，半钱或一匙，水一小盏或半盏，调服之，立效。

天南星圆《仙人水鉴》

治男子、女人上膈疼壅，头目昏眩，咽喉肿痛，小儿惊痫潮热，一切涎积等患。

天南星四两，汤洗，去皮脐　半夏二两，汤洗

上二味，焙干。以生薄荷叶五斤已来，捣取自然汁一大碗，入药浸焙，直候药汁尽，捣罗为末，炼蜜为丸，如梧子大。每服十丸，或十五丸，以生姜薄荷汤吞下。小儿如黍米大丸，每服七丸至十丸。惊风，以金银薄荷汤【薄荷叶花如银故也】吞下；心脏壅热，以荆芥薄荷汤吞下。食后临卧服。

《药性论》治小儿惊痫客忤，镇心安神。

麝香当门子，一粒，如大豆大　丹砂辰砂也，一块，与麝香等分

上细研，以熟水与服。

《婴孺方》治惊痫发热。如无痫，但似热，即与服之。

升麻　黄芩　犀角各三分　大黄六分

上水二盏半，煮一盏二合。候温，渐渐与服，微利三两行。忌面、猪、鱼、醋。

---

① 蒋元明：原作“莳元明”，据刘昉《幼幼新书》卷第十一改。

辰砂乳香圆《王氏手集》亦名镇惊安神圆

治惊痫胎风，壮热瘈疭，弄舌摇头，眠睡不稳，目睛上视，口眼牵引，痰实咳嗽，咬齿谵语。

半夏炮　乳香　辰砂别研

上等分，细末，面糊为丸。每服十丸，乳食之后，温薄荷汤服。

《圣惠》治小儿食痫，乳食不消，心腹壅滞，四肢惊掣，宜服之。张涣云：每遇伤饱即发，名食痫。

辰砂　五灵脂哭寒虫粪云云，各二钱半重　巴豆五枚，去皮心膜研，以纸去油

上细研如粉，用粟米饭和丸，如粟米粒大，或黄米大。一二岁儿，每服用温水服二丸，以吐利为妙。量儿大小，加减与之。

铅霜圆《圣惠》

治小儿乳食不消，心腹结实，壮热烦闷，摇头及目，口吐涎沫，名为食痫。

铅霜烧为粉　腻粉各一分，胡粉也　巴豆五粒，为霜

上研为末，以糯米饭和圆，如粟米大。每服以通草薄荷汤服一丸。三岁已上，加丸数与服之。

丹参膏《婴孺方》

治少小惊痫，除热。

丹参　雷丸各二两

上猪脂与药同煎，七上七下。去滓，摩涂小儿身上，日日再三摩之。

犀角汤张涣

退痫，镇心神。

犀角一两　茯苓　麦门冬去心　人参　甘草炙　黄芩各二分

上细末。每服二钱，水一小盏，生地黄汁少许，同煎至四分，去滓温服。

私云：又《和剂局方》青州白圆子治小儿风痫，《卫生良剂方》白圆子下有奇说，可见彼。

《覆载万安方》卷第四十一

嘉历元年十一月一日夜丑刻，清书之了。依老眼不寝睡，于灯烛任笔书写也。子孙效此志勿倦。为冬景重所书也，四个夜终功了。

性全六十一岁（花押）

同六日，墨点了。

性全（花押）

朱墨之纸数五十一丁（花押）

《覆载万安方》卷第四十二

性全 集

小儿四

【一】中风小儿中风，与大人同，可见此方第一帙。

小儿中风，在《幼幼新书》第十三卷中。

私谓：灸治药法，与大人全同，故不别载于此。以服药多少、壮数大小为异【灸】。若有异证，可见《幼幼新书》。

【二】伤寒是亦可见此方第六、七、八三卷大人篇。

伤寒、时行、瘟病、伤风病证治疗，亦与大人全同，故《活人书》序曰：小儿伤寒，与大人治法一般，但分剂小、药性差凉耳。

私云：《和剂局方》惺惺散、人参羌活散、柴胡散、葛根散、人参散、升麻葛根汤、正气散、养胃汤、小柴胡汤、承气汤等如常。皆出于大人伤寒篇中

伤寒不可医者六《幼幼新书》第十四

伤寒面黑者，不治。伤寒气伤皮肤，本入肺，肺传肾。肾主水，水属北方，其色黑。复传心，心属火，其水大能克火，故令面黑，不治耳。一

伤寒大小肠痛，不治。其伤寒受在肺，肺以大肠为腑，脏不能受，倒传出一脏，不再传入心，则火【心也】克金【肺也】。心将小肠为腑，故大小便痛耳。二

伤寒忽作鸦声，不治。此是伤寒邪气伤肺，肺主声，肺被邪伤，绝则声出不回，如便作鸦声，是肺绝也。三

伤寒叫声不出，不治。此是伤寒入肾失解，肾气绝，不能作声，即死耳。四

伤寒粪黑，不治。何以泻黑血粪？伤寒邪伤肺，肺绝不能行血，其血黑色，从大肠中下，如死鹅鸭血一般，即死。如无大便赤黑，不妨，却是热盛，宜与凉药耳。五。《究原方》有治黑痢之犀角地黄汤方。

伤寒爪甲黑，不治。爪黑者，伤寒传肝，其邪胜，正气绝。肝主筋及主诸爪甲，肝绝则不能荣于爪，故为死之形。六

【木火土金水，肝心脾肺肾。水生木（相生），木生火，火生土，土生金，金生水；水克火（相克），火克金，金克木，木克土，土克水。】

上件，其伤寒皆是邪气伤于脏腑，滞其血气则寒热，血脉乱，不能饮食，其头痛面赤者，则是阳毒，亦云阳证也。其面青不语，多哭身寒，是为阴毒，亦云阴证也。

凡伤寒，三日前宜汗，三日后宜转泻也。

又云：阴毒宜回阳，先与热药，后方可汗；阳毒宜解，先与凉药，后可汗。此大略之言耳。有初得便宜转者，有得之三两日后宜汗者，不可拘此。

芍药四物解气汤《千金》

治少小伤寒。

芍药　黄芩　升麻　葛根各半两

上㕮咀，以水三盏，煮取一盏。去滓，分三服，频频与服。五六岁儿，分二服或一服，再三合服。又治小儿疮疹之候，与伤寒温疫相似，疑似之间，先可与之。与《局方》升麻葛根汤同。

升麻葛根汤《钱乙方》

治伤寒温疫风热，壮热头痛，肢体痛，疮疹已发未发，并宜服之。

升麻　干葛　芍药　甘草炙，剉。《活人书》加黄芩，五味名升麻黄芩汤，通治伤风伤寒。

上各等分，同为粗末。每服四钱，水一盏半，煎至一盏，温服无时。

《妇人大全良方》药制卷云：葛根者，人家植者好，在山野者杀人。今升麻葛根汤，合和之家，买取店肆葛根，则皆野葛也云云。

人参散《汉东王先生家宝》

治夹食伤寒取下，欲补虚，调胃气，进乳食，止吐泻。

人参　莲子肉去壳、心，炒　茯苓各一两一分　黄耆二两二分，蜜炙　甘草炙，一两

上末。每服一二钱或一字，水一小盏，枣一个，煎十数沸服。

《茅先生》云：小儿夹食伤寒候，大热呕逆，肚膨口渴，泄泻，此候因与物食所伤而五脏结实所得。

《汉东王先生家宝》云：夹食伤寒者，面青吐逆，浑身发热，或烦渴发燥头痛也。

已上《幼幼新书》第十四。

【三】【咳嗽】

杏仁散《婴孺方》

治少小儿伤寒后咳嗽不止瘥。

杏仁炒去皮尖　升麻各一两一分　贝母二两　甘草炙，一两

上细末。每服半钱或一二钱。随儿大小，以米饮，日三四服。

麦门冬汤《张涣方》

治伤寒未除，咳嗽喘急。

麦门冬去心　款冬花　人参　紫菀根，洗焙，各一两　桂心去粗，半两　甘草炙，一分

上细末，入杏仁三十粒麸炒去皮尖，细研拌匀。每服一钱，水一盏，入生姜三片，煎至五分。去滓放温，时时令服。

【四】【鼻衄】

《圣惠方》治鼻衄方。

生葛根汁，用家葛根，《大全良方》

上一小盏，分二服即止。

又方

治小儿伤寒鼻衄，经日发歇不止。

蒲黄一两　石榴花末，半两

上和令匀，不计时候，以新汲水调服半钱，更量大小加减服。大人服二三钱匕。私云：以糯米泔水服，弥良。

【五】【烦渴】

土瓜根散《圣惠》

治小儿伤寒，烦热大渴。

土瓜根　麦门冬　柴胡各半两　葛根　枇杷叶拭去毛，炙　甘草炙，各一分

上粗末。每服一二钱，水一小盏，煎至半盏。去滓，不计时候温服。

葛根汤张涣

治小儿伤寒，体热烦渴。

葛根　人参各一两　麦门冬　甘草炙　白茯苓　泽泻各半两

上细末。每服一二钱，水一小盏，生姜二片，薄荷三五叶，煎至六分，去滓温服。

【六】【大小便不通】

大黄散《圣惠》

治小儿伤寒，壮热心躁，头痛口干，大小便涩赤难。

川大黄半两，炒　栀子仁　赤芍药　甘草炙　黄芩各一分

上粗末。每服一二钱，水一小盏，煎至半盏。去滓温服，以利为效。

洗心散《活人书》

治遍身壮热，头目碎痛，背髆拘急，大热冲上，口苦唇焦，夜卧舌干，咽喉肿痛，涕唾稠粘，痰壅，喫食不进，心神躁热，眼涩睛疼，伤寒鼻塞，四肢沉重，语声不出，百节痛，大小便不利。麸痘疮、时行、温疫、狂语、多渴，及小儿天瘹风、夜惊，并皆宜服之。

大黄以米泔水浸一炊时间，漉出令干，慢火炒令熟　当归炒　芍药生用　甘草炙　荆芥穗各四两　白术一两，炒

上细末。每服二三钱，水一盏，姜一片，薄荷两叶，同煎至八分。放温，和滓服。服了略卧，仍去枕少时。五脏壅实，煎至五钱匕；若要溏转，则热服。

【七】【结胸】

《活人书》云：问心下坚满，按之如石，硬而痛者，何也？此名结胸也。伤寒本无结胸，应身热下之早，热气乘而入，痞结不散，便成结胸，理中汤圆煎服，则自然解也。是结胸即中焦疾故也。腹痛甚者，增人参一两半；寒者，加增干姜一两半；渴欲水者，加术一两半；脐上筑者，肾气动也，去术，加桂四两；吐多者，去术，加生姜三两；下【利】多者，还用术；悸者，加茯苓二两；或四肢拘急，腹满下利，或转筋者，去术，加附子一枚生用。【结胸服理中汤】

理中汤

治伤寒结胸。

人参　干姜炮　甘草炙　白术各一两

上剉散。每服五钱匕，水一盏半，煎至一盏。去滓温服，日三服，夜一服。若理中圆，即打碎煎服，尤佳。又服小柴胡汤。又理中圆加枳实十六片，名枳实理中圆，尤佳，有效。

【八】【下痢】

伤寒下痢**黄芩汤**《活人书》《三因方》

治赤白。

黄芩一两半　芍药　甘草各一两

上㕮咀。每服五钱，枣一个，水一盏半，煎至一盏，去滓温服。

《活人书》云：伤寒自利清水，心下痛，口干燥者，却宜下之，大小承气汤。又不可不知也。

桃花汤《活人书》

治伤寒赤白痢。

赤石脂四两　干姜一分

上㕮咀。每服四钱，入粳米一两，水一盏半，煎至一盏。去滓后，入赤石脂末一方寸匕服，日三服，夜一服。若一二服愈，勿再三服。

犀角地黄汤《究原方》

治伤寒大便黑，又治瘀血，鼻衄吐血，面黄斑出。

赤芍药二两二分　生干地黄五两　牡丹皮二两二分　犀角二钱。若无，则用升麻代之，更增桃仁半两，去皮尖

上㕮咀。每服四钱，水一大盏半，煎至一盏。去滓热服，不以时候。

【九】【咽喉痛】

桔梗汤《活人书》

治伤寒喉痛，水食不通。

桔梗一两　甘草二两

上㕮咀。每服五钱匕，水一盏半，煎至一盏。去滓温服，日夜三五服。

【十】伤寒发斑【发斑】

《病源论》云：发斑之病，是热毒气入胃，而胃主肌肉，毒气熏发于肌肉，状如蚊蚋【蚊蚋】所啮，赤斑起，周匝遍体。此病或是伤寒，或时气，或温病，皆由热不时歇，故热入胃变成毒，乃发斑也。凡发斑者，十生一死。黑者，十死一生。

《活人书》论：伤寒，小儿、大人治一般，但小分剂、药差凉耳。问：发斑者何也？发斑有两证，有温毒发斑，有热病发斑。温毒发斑者，是冬月触冒寒毒，至春始发；若热病发斑者，与时行发斑并同。或未发汗，或已经汗下而热毒不散，表虚里实，热毒乘虚，出于皮肤，所以发斑疮瘾疹如锦纹，俗名麸疮，《素问》谓之疹。

发斑者，伤寒下之早，热气乘虚入胃故也。下之太迟，热留胃中亦发斑。或服热药过多，亦发斑。微者，赤斑出，五死一生。剧者，黑斑出，十死一生。大抵发斑不可用表药，盖表虚里实。若发其汗，重令开泄，更增斑烂也。玄参升麻汤、调胃承气汤主之。

玄参升麻汤《活人书》

治伤寒时行瘟疫，发斑麸疮。

玄参　升麻　甘草炙，各等分

上剉散。每服五钱重，水一盏半，煎至一盏。去滓，分二三服。大人为一服。

调胃承气汤

甘草一两　大黄二两　芒硝一两三分

上㕮咀。每服五钱匕，水二盏，煎至一盏。去滓，后入芒硝，二三沸，温服。

化斑汤《活人书》

治发斑。

人参　石膏各一两，十钱重。《究原》云：细研，绵裹入煎。不裹煎，留脾胃，作损害　知母　萎蕤各半两。《外台》：若无，则代用菖蒲根。五钱重，半两也　甘草一钱重

上㕮咀。每服五钱，抄水二盏，米一合，煎至一盏。取米熟为度，温服。

犀角散《圣惠》

治发斑。

犀角　升麻各二分　甘草一分，炙　大黄一两，剉，炒

上粗散。每服一二钱，水一小盏，煎至半分。去滓温服，量岁加减。

青黛散《圣惠》

治小儿斑疮及疹痘疮，心神烦躁，眠卧不安。

青黛半两

上细研，青黛为散。每服半钱，用暖磨刀水服，日二三服，更量岁加减。

私云：温病、伤寒等，胸热不退，频欲饮冷水，以新汲水一二钱服之，立胸胃中燥热散，累有验。

《究原方》第三卷云：发斑之证，胃主于内，瘀热在胃，盅则生斑。斑者，阳之患也。暑气方隆，病人若阳毒【虫谓毒也】之患，阳热内然【热欤】，暑气外迫，而又医家误投温中养气之药，于是斑形于内外也。红斑则胃热，赤斑则胃损，黑斑则胃烂。已上宜速下，承气汤主之。当是之时，蚊虫伤人，亦成赤斑点，恐医人不审，便投下药，误伤人命，又不可不熟虑也。若寸口脉大，病人困剧，先红后赤斑也；

若寸脉不大，病人自静，先红后黄者，蚊虫之迹，非斑也。斑多在腹，蚊虫多在手足。若阳毒具而见阴脉者，不治。阴脉者，沉迟也。

《圣惠方》治伤寒发斑。

上煎黑大豆汁，徐徐温服，尤良。

私谓：赤斑疮与发斑，小同大异也。犹如伤寒发黄与黄疸，大异小同。【发斑与赤斑疮同异】。《病源论》则合在赤斑疮，于伤寒时行篇中。自余诸方，《三因》《圣惠》《千金》《幼幼新书》等，皆发斑在伤寒篇；而赤斑、疮疹、豌豆疮等，在别一篇。治方虽相兼，病证根源全殊，审之思之。

《幼幼新书》第十五伤寒变疹者，发斑之外，有变疹候。《小儿形论》四十八候，伤寒变疹子歌后云：此候初如伤寒，或似惊风，须要辨别仔细。既是出在皮肤，只宜平和汤药，解表匀气。疹痘论与诸家疮疹说。若皮肤中未见，乃可通利；若是已在皮肤，切忌通利。盖内虚即毒气及入，能损人命。

私云：斑疮、痘疮发斑，皆出现之时，虽利结涩而不可服泻药。【斑疮不可服泻药】

二圣散《风髓经》

治小儿疹痘欲出不出，服此发出。

浮萍水上紫背浮草，干焙　香白芷等分

上细末。每服半钱或一钱，麝香酒服之。

牛蒡散《风髓经》

治小儿疹痘不出，或用药发出后，余热未退，发渴壮热，饮水乃下血，斑疹用此药解。

甘草节　荆芥穗　牛蒡子少炒

上等分，细末。每服一钱半，以薄荷汤服。未出，以紫根汤服，频进数服。

《石壁经》四十八候**通关匀气托里散**

治伤寒变疮疹疮痘、疮疹、赤斑疹。

人参　麻黄去节　甘草节各二分半　白术　蔓荆子　紫草各一钱　白茯苓半钱　升麻二钱

上细末，疹疮未出，用好酒调服。若已出，以香熟水调服。私云：沉香煎冷，谓之香熟水欤。

以上《幼幼新书》第十五卷也，第十六卷咳嗽，第十七卷痰实、诸疟疾，第十八卷疮疹也。发斑则在伤寒卷中，故知伤寒发斑，即非纯正赤斑疮疹。《病源论》赤斑疮在伤寒篇。又小儿伤寒篇出斑毒，不载疮疹、痘疮等，古方皆不尽其义故也。《三因方》《医说》《幼幼新书》等，分别其差异，不可不甄别。

《圣济总录》伤寒变作豌豆疮卷云：凡伤寒经五六个日，赤斑及豌豆疮出现，则皆汗下失度故也。拙医见疮疹，以从前伤寒热气，将谓斑豌之序分，大拙之所致也。伤寒中初见出疮，急即治之。若不早治，杀人。既瘥后，疮瘢色黑，弥岁亡灭。此是皆恶毒、伤寒、时气之余类也。若正胞疮瘥后，疮瘢不黑，终身有点陷之痕，是真豌豆疮，非伤寒之流类也。【斑疮与伤寒发斑全别证】

又《医说》第十云：小儿生，未有不发疮疹。自一岁至十岁，至十二三岁，须发一次。家有数小儿，一儿病此，余即次第皆及之，便当防慎。其证有身热头痛，如伤寒状，但不恶风，唯恶热，所以异于伤风者。唇红，尻骨及耳尖皆冷，或腹痛眼涩，及口舌皆痛。腹痛者腹中先出，眼涩者眼中先出，咽喉及口舌痛者，皆先有疮也。或如沙，如粟米状；或为瘾疹，如风泛状，皆其证也。

【十一】发黄【发黄】

伤寒发黄者，《病源论》云：发黄者，是热入于脾胃。热气温积，与谷气相搏，蒸发于外，故皮肤悉黄，眼亦黄。脾与胃合，候肌肉，俱象土，其色黄，故皮肤肌肉热积蒸发，令肌肤黄色。或是伤寒，或时行，或温病，皆由热不得解，所以入胃也。凡发黄而下利，心腹满者，死。诊其脉沉细者，死。又生百日、半岁小儿，非关伤寒、温病而身微黄者，亦是胃热，慎不可灸也。灸之则热甚，不得妄与汤药及灸也。

《活人书》云：论伤寒，小儿、大人治一般，但小分剂、药差凉耳。问：发黄者何也？病人寒湿在里不散，热蓄于脾胃，腠理不开，瘀热与宿谷相搏，郁蒸不消化，故发黄。即用茵陈煎汤，调服五苓散，尤良。又五苓散加茵陈蒿，名茵陈五苓散①，尤佳。私云：减桂或除桂。

《千金方》治小儿伤寒发黄。

上捣，绞土瓜根汁三合，频服之。又《圣惠方》加蜜少许，渐渐服之，尤良。又治黑疸及黄疸变成黑疸也。

又方

赤小豆三七粒　瓜蒂十四个　糯米十四粒

上细末，吹入鼻孔中，黄汁出立瘥。

《经验方》治遍身如金色。

瓜蒂四十九个，须是六月六日取者，为末　丁香四十九个，于锅中烧烟尽为度，细研

上同研匀。小儿用半字，吹入鼻内及揩牙齿。

三黄散《圣惠》

治小儿天行病发黄，心腹胀急。

大黄剉，炒　黄芩各半两　栀子仁一分

上粗末。每服二钱，水一小盏，煎至半盏。去滓温服，不计时候。加甘草一分亦良。

芦根汤张涣

治伤寒时气，热入于胃，与谷气相搏，蒸发肌肉，使面目皮肤悉黄，谓之黄病，亦名发黄。

芦根二两，焙　茵陈　山栀子　黄芩　甘草炙，各半两

上细末。每服一二钱，水一小盏，薄荷三叶，煎半盏，去滓温服。

栀子蘖皮汤《活人书》《仲景方》

治发黄。

栀子八枚　黄蘖一两　甘草炙，半两

上剉散。每服五钱匕，水一盏半，煎至一盏，去滓温服。五苓汤、三黄圆尤良。

【十二】伤寒余热不退【余热不退】

黄耆散《圣惠》

治小儿伤寒，汗利已后，余热不除，口干心烦，不欲乳食。

黄耆　知母　人参　赤茯苓　甘草炙　黄芩各二分　麦门冬一两，去心，焙

上粗散。每服一二钱，水一小盏，煎至半盏。去滓温服，不计时。

清凉汤张涣

解伤寒邪热余毒。

当归　大黄　生干地黄各一两　芍药　甘草炙，各半两

上细末。每服一二钱，水一小盏，竹叶、薄荷各五叶，煎至半盏，去滓服。

黄耆散长沙医者丁时发传

治小儿伤寒，汗利已后，余热不除，口干心烦，不欲乳食。

黄耆　知母　茯苓　人参　甘草炙，各三分　麦门冬半两

上细末。每服二钱，水一小盏，煎至半盏。去滓，不计时候服。

【十三】伤寒劳复再发也【劳复】

《活人书》论：伤寒，小儿、大人治一般，但小分剂、药差凉耳。问：伤寒瘥后发热者，何也？此名劳复、食复也。病新瘥，血气尚虚，津液未复。因劳动生热，热气既还，复入经络，名曰劳复。

仲景云：伤寒瘥已后更发热，小柴胡汤主之。脉浮者，以汗解。正气散、养胃汤。脉实者，以下解。大柴

① 茵陈五苓散：原作“茵陈五苓汤”，据校本改。

胡汤、大承气汤。又有食复者，大病新瘥，脾胃尚弱，谷气未复，强食过多，停积不消，因尔发，名食复。大抵食复，则噫闻食臭，腹中雷鸣下利，亦名伤食。

大柴胡汤在大人伤寒卷及《局方》第二卷

枳实栀子汤仲景

治大病瘥后劳复者。

枳实二个，去白，麸炒　栀子七枚　豉二两，黑大豆也

上以清浆水二盏，空煎【空煎者，未入药而只煎沸于水也】至八分后，入枳实、栀子，煮取九分，次入黑豆，煮五六沸。去滓温服，覆被令汗出。若有宿食，则入大黄，如博棋子大五六枚，同煎服。

麦门冬汤《活人书》

《幼幼新书》第十五卷云：《千金》劳复起死人，麦门冬汤云云。

麦门冬一两　甘草二两

上剉如麻豆大。先用水二小盏，入粳米半合，煎令米熟，去米，约取水一小盏半。次入药五钱匕，枣二枚，竹叶十五片，同煎至一盏，去滓服。不能服者，浸绵滴入口中。

七味葱白汤《活人书》

许仁则【人名】治劳复食复。

葱白连须切，半升　干葛切，三合　新豉半合，绵裹，大黑豆　生姜切，一合　麦门冬　干地黄三两　劳水四升，以杓扬[1]之一千过，名劳水。私云：令水力劳弱也。东流水即流水弱故也【劳水】

上前药用劳水煎之，三分减二。去滓，分二服，渐渐服，覆被取汗。

私谓：四升者，四大盏。半升者，半盏也。《本草序例》云：凡一升者，准一大盏；五合者，准一中盏；三合者，准一小盏云云。劳水并东流水，即在于《可用方》虚劳篇也。东流、逆流水者，西流之岸。逆流者，其水力劳弱也。劳病虚弱之人，可怖强力水软。千遍杓扬之水，此义也。

白术散《局方》

治大病后将理失宜，食复劳复，病证如初。又治伤寒初中后，并五劳七伤，气虚头眩，精神恍惚，睡卧不宁，潮热盗汗，妇人产前产后，血气不和，霍乱吐泻等之诸疾。常服辟四时不正之气，及山岚瘴瘦[2]，神效不可具述。可见《局方》第二卷伤寒门中。

山药　桔梗　茯苓　甘草　白芷　陈皮　青皮　香附子各三两　白术四两　干姜二两

上细末。每服二钱，水一盏，姜三片，枣一枚，干木瓜一片，紫苏三叶，煎七分，食前服。若吐泻，入白梅煎；喘息，入桑白皮、杏仁煎；伤寒再复，入薄荷叶；膈气，入木通三分、麝香少许；中暑呕逆，入香薷；产前产后，血气不和，入荆芥煎；霍乱，入藿香煎。气血，入盐汤调服。

【十四】疮疹

《幼幼新书》十八卷，斑疮、麻痘有十六门。

疮则痘疮，是疱疮也；疹即赤疹，是赤斑疮也。【真疮疹】

《幼幼新书》第十八：《养生必用》论其始难知，盖与伤寒相类，不可不审也。小儿身热耳冷，尻冷咳嗽，疮疹候也。又一岁之中，疮疹大小相类，此疫气也，当作疫气治之。伤寒至阳明经，亦用利药，须是未见是疮疹，疑贰之间乃可利，及见是疮疹，不可利也。

《圣惠》论：婴孩患疮痘疹子者，皆是积热在于脏腑，蒸郁热毒，散于四肢。小儿皮肉嫩弱，多成此疾。凡食乳婴孩汤药，不可与童儿同疗，则药过剂，必有损也。盖由饮啜热乳，在于脏腑，热极方成此疾。腑热生于细疹【腑热生细疹，脏热生疱疮】，脏热生于痘疮。若用汤药，宜疗于乳母也。

《医说》第十卷云：小儿生，未有不发疮疹者，自一岁至十岁，至十二三岁，须发一次。家有数小儿病此，余即次第皆及之，便当防慎。其证有身热头痛，如伤寒状，但不恶风，唯恶热，所以异于伤风者，

---

① 扬：原作“洋”，据《类证活人书》卷第十八改。下凡遇此径改，不再出注。

② 瘴瘦：原文如此，疑当作“瘴疫”。

唇红，尻骨及耳尖皆冷，或腹痛眼涩，及口舌皆痛。腹痛者腹中先出，眼涩者眼中先出，咽喉及口舌痛者，皆先有疮也。或如沙，如粟米之状，或为瘾疹，如风泛状，皆其证也。热轻者疮亦轻，热重者疮亦重。方其身热时疮未出，直待身凉方出，亦不可不知。其未出亦须服药，唯是认得证候分明，以投汤剂，庶不误人性命也。未出时，只可服升麻汤、红绵散、地龙散、消毒饮，此皆平平药。或见儿身不甚热，即饮少酒。热甚者，不可饮酒。又曰：疮疹有表里证，其疮皮不薄，如赤根白头，渐渐赤肿而有脓差迟者，谓之木痘[1]【疮疮有木痘名，重者也】，此里证发于脏也。其疮皮薄如水泡，破即易干者，谓之水痘，此表证发于腑也。发于脏者重，发于腑者轻。热重者，至有见鬼神，目上视，发搐搦，如惊痫之状。世人误认惊痫，投以冷药，无不为害者，不可不慎也。如觉热太盛，涎壅，平平药不可攻者，宜以雄黄解毒丸利之，以减其毒。须遍身以灯照，仔细看觑。如未有红点子出，可下之。既出，则不可利，恐蓄热也。

钱乙论疮疹候，面燥腮赤，目胞亦赤，呵欠颐闷，乍凉乍热，咳嗽嚏喷，手足稍冷，夜卧惊悸多睡，并疮疹证，此天行之病也。惟用温凉药治之，不可妄下。五脏各有一证：肝脏水疱，肺脏脓疱，心脏斑，脾脏疹，归肾变黑。惟斑疹病后或发痫，余疮难发痫矣。小儿在胎十月，食五脏血秽，生下则其毒当出，故疮疹之状皆出，带五脏之色也。

凡疮疹若出，辨视轻重。若一发便出尽者，必重也；疮夹疹者，半轻半重也；出稀者，轻；里外肥红者，轻；外黑里赤者，微重也；外白里黑者，大重也。疮端里黑点如针孔者，势剧也；青干紫陷，昏睡，汗出不止，烦躁烦渴，腹胀啼喘，大小便不通者，困也。凡疮疹，当乳母慎口，不可令饥。若乳母受风冷，必归肾而变黑，难治也。有大热者，当利小便。有小热者，宜解出汗。

大抵疮疹属阳，出则为顺，故春夏病为顺，秋冬病为逆。冬月肾王盛寒，病多归肾变黑。

又当辨春脓疱、夏黑陷、秋斑子、冬疹子，亦不顺也。虽[2]重病，犹十活四五。黑者，无问何时，十难救一。其候或寒战噤牙，或身黄肿紫，宜急以百祥圆下之。复恶寒不已，身冷出汗，耳骫反热者，死病也。若下后身热气温，欲饮水者，可治。

钱乙论伤寒疮疹同异云：伤寒，男体重面黄，女面赤喘急憎寒，各口中气热呵欠，顿闷项急也。疮疹则腮赤燥，多嚏喷，悸动昏倦，四肢冷。

《活人书》论小儿疮疹与伤寒相类，头疼身热，足冷脉数，疑似之间，只与服升麻汤。疮子已发未发，皆可服。但不可疏转，此为大戒。伤寒表热，固不可下，疮疹发热，在表尤不可转。世人不学，乃云初觉以药利之，宣其毒也，误矣。大抵疮疹首尾皆不可下。小儿身热耳冷，尻冷咳嗽，辄用利药，即毒气入里杀人，但与化毒汤、紫草木通汤、鼠粘子汤；出得大盛，即用犀角地黄汤解之。若热毒攻咽喉痛，服如圣汤；疮痘入眼，决明散、通圣散、蛤粉散等主之。治疮疹之法，无出此矣。

《全生指迷》论曰：疮疹之疾，见《巢氏病源论》及《千金要方》所载，或附于时行热病之后，亦无专论的确。主疗之法，或出于俗传俚语，执以为法。【疮疹与伤寒差异】

刘洙《小儿疮子诀》：若小儿觉身热，或是疮疹，又恐是伤寒伤风，又恐是伤食。未辨明中间，且与惺惺散。唯候一两日，若身上无赤点，必是伤风，须候他五六日，必自安；若是伤食热，一二日决安稳。

董汲《斑疹总论》曰：夫生民之道，自微而著，由小而大，此物理灼然，不待经史证据。可知乳下婴儿，有疾难治者，皆为无所依据。至如小儿斑疮一候，不惟脉理难辨，而治疗最比他病重。始觉证与伤寒阴痫相近，斑疹未出，往往疑为伤风，即以麻黄等药，重发其汗，遂使表虚里实。若为阴痫，治之便用温惊药品，则热势愈盛，直至三四日，证候已定，方得以斑疮药治之，则所失多矣。更生热证，大小便不通，更以巴豆取积药下之，则使儿脏腑内虚，热又不除，邪气益深，变为喘满便血，或为疱痈，身体裂破，遂使百年之寿，一旦为俗医所误者，可不痛哉。

又《巢氏病源论》伤寒发痘疮候，伤寒热毒气盛，多发皰疮，其疮色白或赤，发于皮肤，头【疮项也】

---

① 木痘：原文如此，宋·张杲《医说》卷十“疮疹有表里证”同此。明·王肯堂《幼科证治准绳·心脏部四·痘疮》作“大痘”。可参。

② 虽：原作“难”，据校本旁注改。

作瘭浆，戴白脓者，其毒则轻。有紫黑色，作根隐隐，在肌肉里，其毒重则甚者，五内七窍，皆有疮形如发痘，故以名焉。

《养生必要方》治小儿疮疹始作，与伤寒相类，头痛憎寒壮热。疑似之间，先与**解肌汤**，已发未发皆可服，又名**升麻汤**。是升麻葛根汤也。【升麻葛根汤，本名解肌汤，次名升麻汤。】

升麻　白芍药　干葛　甘草炙，各等分，今半减甘草亦良

上粗末。每服二三钱，水一盏，煎至七分。去滓温服，日三服，夜一二服。病甚，连夜数服。贫家细末，缓急亦可汤点服。若身心烦热即温服，寒多即热服。《必用方》《疹疮诀》《活人书》《全生指迷方》《董汲方》《和剂局方》《三因方》等，皆同用之，但《局方》葛根五两，余三味各十两云云。治大人、小儿时气瘟疫。《大全良方》云：近人家葛根也，不可用野葛。

消毒犀角饮《局方》第六卷积热中

治小儿疹痘欲出及已出，热未解。急进此药三四服，快透消毒，应手神效。

防风一两　荆芥穗四两　甘草炙，二两　鼠粘子八两。《苏沈良方》云鼠粘子则苍耳子也，《本草》云恶实也。恶实则牛蒡子也。

上粗末。每服三钱，水一盏，煎至七分。去滓，食后温服。

【《活人书》**鼠粘子汤**

《简易方》云：大利咽膈，止嗽化痰。若春冬间常服，能免疮疹之患，老幼皆宜。一方治疮疹未出，毒气壅遏，已出，未能遍透，壮热狂躁，咽膈不利，睡卧不安，大便秘涩，去鼠粘子，用牛蒡粗末，水煎，名消毒散。】

安斑散张涣

调理疮疹。

升麻　赤茯苓　羌活　黄耆各一两　人参　枳壳麸炒　桔梗　甘草炙，各半两

上细末。每服二钱，水一盏半，入紫草、薄荷，煎至半分。去滓，放温服。量儿大小加减。

快斑散张涣

平调疮疹。

贯众　赤芍药各一两　甘草炙　升麻　枳壳麸炒，各半两

上细末。每服一二钱，水一盏，入竹叶七片，煎半盏。去滓温服，量儿大小加减。

紫草如圣汤张涣

疮疹初出，喫乳婴儿，与乳母兼服之。四五岁已外，只令儿服此药，尤神效。

紫草二两。若无草茸，用根　陈皮去白，一两

上细末。每服一大钱，水一盏，入葱白大三寸，煎至六分，去滓温服。乳母即每服四钱重，水一盏半，煎至一盏服。【乳母服药法】

化毒汤《活人书》

治小儿疮痘，已出未出，并可服之，神方也。

紫草嫩者　升麻　甘草炙，各半两

上㕮咀。以水二盏，糯米五十粒，煎至一盏。去滓温温，分二服。

《刘氏家传》云：麸痘疮欲出，浑身壮热，不思饮食，若服此一盏即内消。已有一两颗出，即解其半。若全出，即当日头焦【疮头焦】，只三服瘥。

紫草木通汤《活人书》

治小儿疮疹。

木通　紫草　人参　茯苓　糯米各二两　甘草炙，一两

上㕮咀。每服四五钱匕，水一盏半，煎至一盏。去滓，温温分服。

白虎汤董汲

治小儿痘疱麸疹，斑疮赤黑，出不快，及疹毒余热，并温热病中，暑气烦躁热渴。

知母一两半　人参半两　甘草炙，三分　石膏四两，末，研，以绵裹煎。若不以绵裹，则留积于肠胃中，损脾胃。《究原方》

第三说

上为粗散。每服二钱，水一盏，入粳米二十粒，同煎至七分。去滓温服，不以时候。小儿减半服。春冬秋寒，有证亦服。但加枣煎，亦乳母同可服之。

夺命散《张氏家传》

治孩儿小儿疮麻痘，已发未发，并宜服之。

升麻　糯米　紫草　甘草各二两二分　木通一两一分

上㕮咀。每服一二钱，水一盏，煎至半分。去滓温服，量儿大小加减。

黄耆散长沙医者郑愈传

治小儿热退疮疹。

黄耆　柴胡　干葛　甘草炙，各等分

上细末。每服一二钱，薄荷三叶，水一小盏，煎至半盏。三呷，空心。

活血散《活人书》

治疮子或出不快。

白芍药末

上一二钱，以酒调服。若欲止痛，只用温汤服。

如圣汤《九籥卫生》

疗小儿斑疮不快，欲倒餍黑凹者。黑凹者，恶证也。

赤芍药不以多少

上杵细末。每服半钱或一二钱，以酒煎葡萄，冷调服。

私谓：葡萄或在山，则其子大而佳；或在野，则其子小而味不佳。

张锐《鸡峰方》治小儿斑疮出不快。

上用开花萝蔔煎汁，时时与服之。

胃爱散《张氏家传》

调理小儿脾虚吐泻。如斑疮未出，医人不识形候，便将冷药冰却疮子，致令内伏不出，将此胃爱散调理。若身体汗，即不用控心散发也；如无汗出，即用控心散发之，后下羌活散与胃爱散。控心、羌活二散，在《幼幼新书》第十八卷已出未出门中。

糯米一两　木瓜三分　甘草一分　丁香二十五粒。已上四味一处，同炒焦黄色为度　藿香叶　紫苏叶各一分

上干细末。每服一钱，以粟米、枣子煎汤服。五六岁儿，服二三钱。

犀角地黄汤《活人书》《究原方》

治伤寒及温病，应发汗而不发汗，内有瘀血者，及鼻衄吐血不尽，内有余瘀血，面黄，大便黑者。此方主消化瘀血，兼治疮疹出得大盛，以此方解之。

犀角一两。若无，代用升麻　生干地黄半斤　芍药三分　牡丹皮去心，一两

上㕮咀。每服五钱匕，水一盏半，煎至一盏温服。有热如狂者，加黄芩二两；若脉迟，腹不满，无热，不用黄芩。

【十五】防面上及眼中疮疹【爱护面目法，眼目中疮疹】

黄蘗膏《圣惠》

疮疹出后，爱护面目法。

黄蘗一两　绿豆一两半　甘草四两，生用

上细末，再细研，后以生麻油调如薄膏。从耳前眼唇厚涂，日三五遍上，亦涂面上。早用此方涂于面上，令不生疹痘，纵出疹痘亦少。诸家方爱护面目者，皆以此方治疗，分两用法皆同。惟《疹痘论》一料【剂也】用绿豆粉三两半。

《王氏手集》云：又于浸晨人未起时，抱儿于井上，令自投绿豆七粒于井中，云使儿斑疮不入眼。又

小儿若食鸡鸭等卵，未有不损眼目者。疮疹瘥后尚可慎，数月勿食。

凉肝圆《龙木论》

治疮疹入目。

防风二两　黄芩　茺蔚子　玄参　大黄　知母各一两　人参　茯苓各一两半

上末，炼蜜和圆梧子大。每服十圆，或二三十圆，以茶服之，空心食前。

秦皮汤《龙木论》

秦皮二两　秦艽　细辛　防风各一两　甘草半两

上细末。每用二三钱，水二三盏，煎至三五沸，乘热淋洗眼，立效。

《王氏手集》治小儿疮疹入眼方

地骨皮枸杞根皮也　盐豆干纳豆也，以瓦炒，各三两

上细末。每服一二钱，以陈粟米饮调服，日二服，夜一服，神妙。

黄芩散长沙医者丁时发传

治斑疮入眼。

黄芩　山栀子　黄丹各等分

上件细末，杵绞牛蒡叶汁，调涂在项门上。

《圣惠方》灸法

小儿疹痘疮、斑疮入眼，灸大杼二穴各一壮。项后第一椎下两旁各一寸半陷者中，炷如小麦大。【灸法】

【十六】咽喉痛并牙龈肿

甘露饮子《钱乙》

治心胃热，咽痛，口舌生疮，并疮疹已发未发，并可服。又治热气上攻，牙龈肿，牙齿动摇。

甘草炒　茵陈叶　石斛　枇杷叶去毛　枳壳麸炒　黄芩　熟生干地黄焙　天门冬各等分

上粗末。每服二钱，水一盏，煎至八分①。去滓，食后温服。牙齿动摇，龈肿热，含嗽渫并服。

消毒散《钱乙》

治疮疹未出或已出，未能匀遍，又治一切疮。凉膈去痰，治咽痛。

牛蒡子二两，炒　甘草半两，炙　荆芥穗一分

上粗末。每服四钱，水一盏半，煎至一盏。去滓温服，不拘时。

如圣汤《活人书》

治小儿疮疹毒攻，咽喉肿痛。

桔梗　甘草　牛蒡子炒，各一两　麦门冬半两

上细末。每服二钱，以沸汤点服，细细呷服。入竹叶五七片煎服，尤妙。

【十七】疮疹间杂病【杂病】

大便不通，脓血痢，疮疹后余热毒，小便不利，烦喘，灭疮疹痕。

川黄散张涣

治麸疮及斑疮，大便不通。

川大黄切，炒　川芎各一两　甘草炙　黄芩微炒　枳壳麸炒，各半两

上㕮咀。每服二钱，水一盏，入紫草一分，煎至半盏。去滓温服。

大承气汤《全生指迷方》

厚朴二两　大黄一两　枳实麸炒，二分

上粗末。每服五钱，水二盏，煎至一盏，入芒消一钱。去滓温服，利为度。

---

① 分：原脱，据宋·阎孝忠《阎氏小儿方论》（见阎孝忠整理的《小儿药证直诀》附录）补。

薤白汤《疹痘论》

治小儿疮疹，其或下痢赤黄脓血，及浑身热。【脓血利】

薤白切，半盏　大黑豆一盏　山栀子十枚

上用水五盏，同煎至薤白烂为度。去滓，量儿大小服之。解去恶积。

疹痘疮脓汁不干，烂痛治方。【疹疮脓汁不干】

上疹疮烂上频涂蜜，除痛无瘢痕。

大黄散《圣惠》

治小儿疹痘疮，出尽后余毒。【疮疹后余热毒】

川大黄剉，少炒　黄芩　玄参各半两

上粗末。每服一钱，水一小盏，煎至半分。去滓，放温服。量儿大小加减《万全方》同。

《疹痘论》加山栀子三分，名黄芩散，以解余毒，兼治呕吐。

灯心汤《疹痘论》

治疹疮出后，烦喘，小便不利者。【小便不利，烦喘。】

灯心一把　鳖甲醋炙黄，二两

上剉散。每服一两，水一盏，煎取四分，温服。量儿大小加减。

黄耆散长沙医者郑愈传

解疮疹余毒。

黄耆　升麻　柴胡　干葛　甘草各一两，炙

上细末。每服二钱，薄荷三叶，水小盏，煎至六分。作三四呷，空心服。

《谭氏小儿方》灭小儿面上疮疹瘢痕。【消疮疹痕】

上牛皮胶黄明者，以慢火炙为末。每服一钱匕，用温酒服。无瘢未出者，服之泻下，无温毒。

《圣惠方》

上用升麻，不以多少，细剉，用水煎，去滓取汁，以绵沾汁，洗拭疮瘢上。

又云

上用黄蘗细剉，二两，以水二升，煎取一升。去滓，摩拭瘢痕上。

又方同

上用上好白蜜，不计多少，通身涂疮，痂落无瘢。

《良方》疗病豌豆疮，欲无瘢。

上频揭去痂，勿令隐肌，乃不成瘢。纵伤有微血，但以面膏涂，即无苦也。疮家不可食鸡鸭卵，即时盲，瞳子如卵白，其应如神，不可不戒也。

私云：此《万安方》四十三卷末，出小儿诸热病中时行、伤寒、疮疹、诸虚、诸疟、通用良药神方等，亦多与此卷相照而可勘用之。

《覆载万安方》卷第四十二

嘉历元年十一月五日，重清书讫，于灯下书之。

以《幼幼新书》第十五卷并十八卷约之也，广方可见彼卷卷中。

性全（花押）六十一岁

同二年三月六日，为源三冬景点了。

不敢倦怠于此。此书是则老怀之所遗望也。

性全（花押）六十二岁

同七日，墨点了。

性全（花押）

朱墨之纸数五十一丁（花押）

《覆载万安方》卷第四十三

性全　集

小儿五

【一】咳嗽、喘息

《病源论》云：小儿嗽候者，由风寒伤于肺。主气候皮毛，而腧在于背第三椎，背俞也。风寒伤皮毛，故从肺俞入伤肺，肺感寒即嗽也。故小儿生，须常暖背，夏月亦须生单背裆。若背冷得嗽，生月内不可治。生百内嗽者，十中一两瘥耳。

《婴童宝鉴》云：咳嗽死候，嗽而眼时上视，下青黑粪，死也。

《葛氏肘后方》疗小儿咳嗽

紫菀六钱重　贝母二钱重　款冬花一钱重

上细末。每服大豆许着乳头，令儿和乳咽之，日三四度。乳母勿食大咸醋物。《圣惠》用清粥饮调一字。

桂枝汤《千金》

治少小十日以上至五十日，卒得声咳，吐乳呕逆，昼夜不得息。

桂心去粗，半两　甘草二两半　紫菀三分　麦门冬一两三分

上吹咀，以水二升【盏也】，煮取半升【半盏】，以绵点滴儿口中，昼夜四五度与之，节乳哺不令饱乳哺，谓之节也。

四物汤《外台》《小品》

疗少小生而十日已上至五十日，卒得暴咳，吐乳呕逆，昼夜不得息。

桔梗　紫菀各三分　甘草炙，一分　麦门冬去心，七分

上切。以水一升，煮取六合，去滓，分五服，以瘥为度。《千金方》有桂心，无桔梗，以水二升【盏】，煎取一升【盏】，以绵浸，滴入儿口中，昼夜四五度，节哺乳。

阿胶散《王氏手集》

治小儿咳嗽喘急。

阿胶炒　甘草炙，各四钱　半夏洗　糯米各十钱重

上细末。每服一钱，水一小盏，姜一片，煎至半盏，温服。

《吉氏家传》治小儿咳嗽

麻黄半两　皂角一寸，醋浸，炙

上细末。每服一钱，米饮服。

同传治小儿咳嗽**贝母散**。

贝母半两，去心，每个面裹，煨熟

上细末。每服一钱，以百沸汤点服，不拘时。

《婴童宝鉴》**灸法**

灸肺俞左右各三七壮。

人参散《圣惠》

治小儿咳逆上气，乳食即吐。《巢氏病源论》云：咳逆者，由乳哺无度，因挟风冷伤于肺故也。肺主气，为五脏上盖，在胸间。小儿啼气未定，因而饮乳，乳与气相逆，气则引乳射于肺，故咳而气逆，谓之咳逆也。冷乳冷哺伤于肺，搏于肺气，亦令咳逆也。【咳逆】

人参　半夏　紫苏子各半两　桂心去粗　紫菀　甘草炙　款冬花　陈皮各一分，焙

上粗末。每服一钱，水一小盏，姜二片，煎半盏。去滓温服，不拘时。四五岁儿，二三钱煎服。

紫苏子散《钱乙附方》

治小儿咳逆上气，因乳哺无度，内挟风冷，伤于肺气，或小儿啼气未定，与乳哺饮之，乳与气相逆，气不得下。

紫苏子　诃子皮　萝葡子　杏仁去皮尖，炒　木香　人参各三两　青皮　甘草剉，炒，各一两二分

上细末。每服一二钱，水一小中盏，姜三片，煎至半盏。去滓温服，不拘时候。

款冬花圆《圣惠》

治小儿咳嗽不瘥，喉鸣喘急。《巢氏病源》云：肺主气，肺气有余，即喘咳上气。若又为风冷所加，即气聚于肺，令肺胀，即胸满气急也。【喘息咳嗽】

《钱乙论》：若闷乱气粗，喘促哽气者，难治，肺虚损故也。脾肺病久，则虚而唇白。脾【土也】者，肺【金也】之母也脾土肺金，即土生金故也，母子皆虚，不能相营，故名肺怯。肺主唇，唇白而泽者吉，白如枯骨者死。

款冬花　甘草炙，各一分　麻黄去根节　贝母煨　麦门冬　赤茯苓　杏仁去皮尖，炒，各半两　紫菀一分

上细末，入杏仁研令匀，用炼蜜和，圆如绿豆大。每服以清粥饮研化五圆服，量大小加减。

甘草圆《婴孺方》

治小儿未及百日、初生儿咳喘上气。

甘草炙　桂心　杏仁去皮尖，各二分

上蜜圆如小豆大。乳下儿一丸，大儿二三丸，大人三十、五十丸，以米饮服。一方入紫菀二分，更佳。

泻白散《钱乙论》

治小儿肺盛，气急喘嗽。又名泻肺散。

桑白皮炒　地骨皮焙，各二两　甘草炙，一两

上细末。每服一二钱，水一中盏，入粳米百粒，同煎至六分，食后温服。

白术五味汤张涣

治小儿咳嗽，气逆上喘。

五味子　白术炮　丁香　人参　款冬花各二分　细辛一分

上细末。每服一二钱，水一小盏，姜三片，煎至四分。去滓放温，时时呷。

平气散《聚宝方》

治小儿气不和，定喘和气，补虚思食。

人参　白茯苓　百合　甘草炙　白术　桔梗各一两

上细末。每服一二钱，水一小盏，姜二片，煎至半盏。温服，日二三服。

贝母散《吉氏家传》

治小儿咳嗽喘闷。

贝母去心，麸炒，半两　甘草炙，一分

上㕮咀，或细末。每服一二钱，水一小盏，煎至半盏。去滓，食乳后温服。

《百一选方》并《卫生良剂方》贝母、甘草等分，名止嗽散。治小儿因感风邪，咳嗽不止，上气烦热。牙儿以一字点乳房上，令饮之，立效。

匀气散《吉氏家传》

治小儿，调气定喘。

丁香四十九粒　白术一分　肉豆蔻一个，面炮　青皮半两　甘草炙，一两

上末。每服一字，或二字，或一钱，用陈米饮服。

桔梗汤张涣

治小儿咳嗽呀呷【呀呷】，咽膈不利。

桔梗　半夏　紫苏叶微焙　石膏末，以绵裹煎　甘草炙，各半两　皂荚烧灰存性，一分

上细末。每服一二钱，水一小盏，姜三片，煎至半盏。去滓，放温服，时时。

《圣惠方》治小儿咳嗽声不出。【咳声不出】

麦门冬焙　杏仁炒去皮尖　甘草炙　贝母煨黄　款冬花各二分　紫菀一两

上细末。每服半钱，以乳汁调服，日三四服，长儿二三钱服。

又方《圣惠》

杏仁二两，去皮尖，以水一盏，研为膏　紫菀一两，末

上以杏仁膏汁并紫菀末，入蜜一同煎如膏。每服一二钱，以粥饮清服，量岁加减。

贝母汤张涣

治肺中风咳喘满。

贝母炒黄色　半夏白矾汤洗，焙，各一两　干姜炮　麻黄去根节　甘草炙　款冬花各半两

上细末。每服一二钱，水一小盏，姜三片，杏仁二个，去皮尖，同煎至半分，去滓温服。

《刘氏家传》小儿肺中风形候，咳嗽气急，咽喉有涎。【风嗽】

麻黄去根节，三钱　诃子肉皮二钱　甘草炙，一钱

上为一剂，以水三碗，煎至半碗，去滓温服。一岁小盏为三服，二岁二服，四五岁为一服，不拘时。一二剂不瘥，至三五剂。

半夏汤《外台》

《范汪》则病痰饮者，当以温药和之。疗心腹虚冷，游痰气上，胸胁满而不可食，呕逆，胸中冷，主之。痰饮已下三方，在《幼幼新》第三十二卷，今以次引载于此。

半夏一升，洗　生姜一斤　橘皮四两

上三味切，以水一斗，煮取三升，分三服。若心中急及心痛，内桂心四两；若腹痛，内当归四两。羸瘦老小者，服之佳。忌饧。小儿，少分减服。

倍术圆《王氏手集》

治脾胃受湿，心下停饮，烦渴呕吐，肠间沥沥有声，胸膈痞满，短气，腹胁胀满，小便不利，身面虚浮，全不思食。《局方》即治五饮酒癖

官桂　干姜各一两　白术二两

上为末，炼蜜圆绿豆大。每服十五、二十丸，米饮服。小儿，小丸减服。

丁香开胃圆《王氏手集》

治脾胃不调，停积痰饮，呕吐吞酸，胸膈痞闷。

半夏以姜汁作曲，炒　甘草炙　京三棱炮，切，各一两　丁香三分　木瓜半两　生姜十二两，入盐一两，炒末

上细末，炼蜜丸鸡头子大。每服一二圆，以沸汤化服，不拘时。小儿分减服。

解肌圆《王氏手集》并《幼幼新书》廿七卷

治外搏风邪，内挟痰饮，寒热往来，烦渴颊赤，心忪减食，热上焦，咳嗽有血。【咳嗽血】

防风　地骨皮各一两

上炼砂糖为丸，如绿豆大。每服二三丸，或五丸、十丸。食后，紫苏汤服。

金粉散《刘氏家传》《幼幼新书》三十四卷

治小儿无故生口疮，不下乳食，只涂贴于脚心方。

黄蘗　天南星

上等分末，以酽醋调，涂两足心。咳嗽，涂顶门【咳嗽顶门涂方】。

止嗽散

治小儿因感风邪，咳嗽不止，上气烦热。《卫生良剂方》《百一选方》

贝母　甘草生用，等分

上细末。每服半钱或一钱，米饮调服。牙儿以一字乳上饮之服之，立效。

《究原方》治小儿咳嗽声不出。

杏仁去皮尖，以水擂细　紫菀洗去土，等分

上细研，入蜜少许，同煎如膏。每服少许，量儿大小，加减与之。

菖蒲散《王氏手集》

治肺中风嗽。

菖蒲　官桂　甘草炙，各二两

上粗末。每服一二钱，水一盏，煎至半盏，去滓温服。

逐水麻黄圆《婴孺方》

治少小胸中痰实嗽，并治伤寒痰嗽。【痰嗽】

麻黄　茯苓各三分　紫菀四分　五味子　杏仁　细辛　桂心去粗　干姜各二分

上末，蜜丸小豆大。三四岁儿二三丸、五七丸，以姜汤服。不知，稍增丸数服。

苏香汤张涣

平小儿心肺，消痰壅咳嗽。

紫苏叶　木香　人参各一两　甘草炙　五味子　陈皮各半两

上细末。每服半盏或一二钱，姜自然汁少许，同荆芥汤调服。

人参半夏丹张涣

消小儿痰饮，止嗽。

人参　半夏　干姜　白术　天南星炮，各二两

上细末，取生姜自然汁，以面作糊和丸，如黍米大。每服十粒，煎生姜汤服。生而月内、百内婴儿，如针头大，沾乳令吮。

玉尘散《保生信效方》

治大人、小儿痰壅咳嗽，气促喘满，咽膈不利，及大治虚劳咳嗽。

天南星去皮　半夏各热汤洗七返　桔梗　桑白皮各三两

上粗末。每服三大钱，水一盏半，姜如钱大七片，煎至一盏。去滓温服，不计时候。小儿痰盛咳嗽等，亦宜与之。

政和【年号】癸巳岁，官守豫章【人名】以此方官舍施人，无不得效。

惺惺散《孔氏家传》

解小儿风壅痰热，化涎嗽，止烦渴。

桔梗　人参　甘草炙　栝楼根　白术各一两　白茯苓　防风各半两　细辛一分

上细末。每服一二钱，水一盏，入荆芥穗三个，同煎至半盏，去滓温服。

白术半夏圆《王氏手集》

化痰，治小儿咳嗽，和胃止逆，利胸膈，思乳食。

半夏一两一分　白术　人参炙　干姜各二钱半

上细末，用生姜自然汁作面糊丸，如绿豆大。每服十丸，乳食后，稍消空腹，以生姜煎汤服之。

润肺散《太医局方》

治小儿寒壅相交，肺气不利，咳嗽喘急，语声不出，痰涎壅塞，胸膈烦满，鼻塞清涕，咽喉干痛。【寒嗽寒壅】

麻黄去根节　人参各二两　贝母麸炒，黄色　杏仁炒去皮，各二两半　甘草炙，一两　陈皮一分　桔梗　阿胶炒燥，各半两

上细末。每服一二钱，水一小盏，煎至六分。去滓温服，食后。【《幼幼新书》第十六卷】

华盖散《太医局》

治小儿肺感寒邪，咳嗽上气，胸膈烦满，项背拘急，声重鼻塞，头昏目眩，痰气不利，呀呷【呀呷】有声。

紫苏子焙　麻黄汤泡，去沫、根节　杏仁去皮尖，炒　桑白皮蜜炙　赤茯苓去皮　陈皮去白，各半两　甘草炙，一分

上末。每服一二钱，水一小盏，煎至半盏。去滓，温温服。

人参半夏圆《太医局》

治小儿肺胃受冷，咳嗽气急，胸膈痞满，喉中呀呷，呕吐涎沫，乳食不下。亦治疟嗽。【疟嗽】

人参　细辛　陈皮各二两　丁香　半夏　厚朴各四两

上细末，用生姜汁打面糊为，丸如麻子大。三岁儿，服二十丸，生姜汤服，食后。四五岁，三、五十丸。

木香半夏丹张涣

治小儿胃寒咳嗽。

木香　半夏　肉豆蔻炮，各一两　藿香叶　丁香　白术炮，各半两

上细末，用生姜自然汁和，丸如黍米大。每服十、二十粒，或三、五十粒，量岁，煎人参汤服。

五味子膏《王氏手集》

调匀小儿肺胃，止咳嗽呕逆，中寒喘满，可思乳食。

五味子　人参　白术　官桂　干姜各等分

上细末，炼蜜为丸，一两作八十丸。每服一丸，以沸汤化服，日三服，大人即服七、八十丸。

知母散《谭氏殊圣方》

治小儿热嗽。【热嗽】

知母　麦门冬　甘草各一分，生　皂角半两，去皮，蜜炙后，以盆子合，出火毒

上为末。每服二钱，水一盏，同煎至八分。分五服，放冷服。

人参散《张氏家传》

治孩儿虚热，生涎咳嗽。

人参　贝母去心，炒　款冬花　半夏　甘草炙，各一两

上细末。每服半钱或一钱，水一小盏，入杏仁二三粒，去皮尖，同煎至半盏，温服。

贝母散长沙丁时发传

治小儿久咳嗽急气。【久嗽】

贝母炒　杏仁炒去皮尖　麦门冬　款冬花各二分　紫菀一两，去苗

上细末。每服半钱或一钱，以乳汁点服，或以米饮服之。

二陈汤、杏子汤、温肺汤《局方》今略之、人参胡桃汤《医说》，皆有速效。

《医说》第三云：洪辑居溧阳县西寺，事观音甚敬。幼子佛护【儿名也】病痰喘，医不能治。凡五昼夜不乳食，证危甚。又呼医杜生【人名】诊视之，曰：三岁儿抱病如此，虽扁鹊复生，无如之何尔。辑但忧泣辨凶具【葬具也】，而其母以尝失孙，愁悴尤切。辑益窘【窘，群丑反，急也，困也】惧，投哀请祷于观音。至中夜，妻梦一妇人自后门入，告曰：何不服人参胡桃汤【人参胡桃汤古事】？觉而语辑辑洒然悟曰：是儿必活，此盖大士垂教尔。急取新罗人参寸许、胡桃肉一枚，不暇剥治，煎为汤。灌儿一蚬壳许，喘即定，再进得睡。明日，以汤剥去胡桃皮，取净肉入药与服。喘复作，乃只昨夜法治之，信宿【一夜曰宿，再宿曰信也。信宿即二夜也】有瘥。此药不载于方书，盖人参定喘，而带皮胡桃则敛肺也。予以淳熙【年号也】丁未四月有痰疾之挠，因晚对上宣谕使【教使也】，以胡桃肉三颗、生姜三片，临卧时服之毕，即饮汤三两呷，又再嚼桃、姜如前数，且饮汤，勿行动即就枕。既还玉堂，如恩指敬服，旦而嗽止，痰不复作。辑之事，

亦类此云。《己志[1]》

前胡汤《圣惠》

治小儿痰实，心胸不利，多欲呕吐。【痰实】

前胡半两　贝母煨　白术　桑白皮　人参各二分　陈皮一分

上粗末。每服一二钱，水一小盏，煎至半盏。去滓，不拘时候温服。

枳壳汤张涣

治小儿痰实，壮热不除。

枳实麸炒　半夏　木香　前胡各一两　干姜　甘草炙，各半两

上细末。每服一二钱，水一小盏，入生姜三片，陈皮少许一片，同煎至六分。去滓，放温服。

逍遥圆《保生信效方》

治膈实气痞，痰盛喘促。

半夏二两　枳实麸炒　槟榔　赤茯苓各一两

上细末，用生姜自然汁，煮面糊和丸，如绿豆大。每服二三十丸，荆芥汤服。别作小圆，与服于小儿。

《吴氏家传》治大人、小儿风壅，咽喉不利，痰实烦渴，困倦头昏，或发潮热，及一切风痰疮疹，并宜服之。【潮热痰咳】

薄荷叶十四　栝楼根不焙，一两　荆芥穗生用，四两　甘草生用，五两一分　缩砂生用，三两

上细末，药末四两，盐末炒一两，同研匀，以瓷器盛贮。每服一二钱，如茶点服，连进数服。

已上《幼幼新书》第十六卷，具可见彼卷，尚有数十奇方。

【二】疟疾【疟病】《幼幼新书》第十七卷

《圣惠方》曰：夫小儿疟病者，是夏伤于暑，热客于皮肤，至秋复为风邪所折，阴阳交争，故发寒热而成疟也。凡发欲解，则有汗出。汗出多，则津液减耗。又热乘于脏，则生虚燥，其疟瘥之后，腑脏未复，腹内犹有热，故渴而引饮。若引饮不止，小便涩者，则变成饮癖也。【饮癖】

《病源论》云：小儿未能触于暑而病疟者，是乳母抱持解脱不避风者也。

治大人、小儿疟。陈藏器

接骨木叶

上小儿三叶，大人七叶，并生捣，绞取汁服之，得吐为度。此药有小毒，不宜多服也。服讫须利及吐，尤治痰疟。

桃仁散《圣惠》

治小儿疟疾，发歇寒热，小便赤黄。

桃仁去皮，炒　赤茯苓　鳖甲醋炒焦，各三分　知母　黄芩　升麻各半两　甘草炙，一分

上粗末。每服一二钱，水一小盏，煎至半盏。去滓温服，日三四服，夜一二服，量儿岁加减与之。

黄丹圆《圣惠》

治小儿疟疾寒热，发歇不定。

黄丹炒　人参　常山　鳖甲醋浸，焙，各半两

上细末，炼蜜丸绿豆大。每服三丸或一丸，于未发前，以冷水每发日服之。量儿大小与之，大人可服三十、五十丸。

鬼哭散《茅先生传》

治小儿脾寒疟疾。

---

① 己志：为南宋·洪迈所撰笔记小说集《夷坚志》中的一部分。该书分初志、支志、三志、四志，每志又按甲、乙、丙、丁、戊、己……的顺序编次。全书今存二百零六卷。

常山　大腹皮　白茯苓已上三味，皆不见火　鳖甲醋炙　甘草炙，各等分

上细末。每服二三钱，水一盏，冬取桃、柳枝各二七寸，同煎至半盏，临发时服。略吐出涎不妨，大人多服。

《婴孺方》治疟。

上菖蒲石地生者佳煎浴之，三四度必佳云云。

私云：疟疾愈后，沐浴可用菖蒲汤。

瘴疟，《巢氏病源论》：大人、小儿山岚瘴疟。此病生于岭南，带山瘴之气，其状发寒热，休作有时，皆由挟溪源岭湿毒气故也，其病重于伤暑之疟。【瘴疟】

私谓：《局方》正气散之类，养胃汤、铁刷汤、圣散子、香苏散、莱苏散，《严氏济生方》清脾汤，《三因方》红圆子、老疟饮，《事证方》木香煮散等，随证频可用彼等神方。

犀角散《圣惠》

治小儿热，瘴气为疟。

犀角无则代用升麻　甘草炙　川大黄切，炒　知母各半两　鳖甲一两，醋炙　柴胡　常山各三分

上粗末。每服一二钱，水一小盏，煎至半盏。去滓温服，日三四服。

大五补汤《千金》

治大人、小儿时行后变成瘴疟方。【伤寒变成瘴疟】

桂心去粗，一两一分　远志去苗心　桔梗　厚朴　甘草炙　乌梅去核　枣各一两　常山一分

上细末。每服二三钱，水一盏，姜二片，煎至七分，温服。或去柴胡，加鳖甲。

治小儿一切疟病。《朱氏家传》

好腊茶末　硫黄别研，飞

上二物，各顿一处，细研。寒多热少，但寒不热，则倍硫黄；热多寒少，但热不寒，则倍腊茶。每服一钱，用米饮调服。于当发日五更初【寅一点】服之，奇验。私云：诸疟丹等，同可与之。

《千金翼方》有五脏疟并胃疟、十二时疟之所为灸刺、禳祆等法。《幼幼新书》第十七卷具引彼，不可不知。可见彼卷

先热而后寒疟者，《病源论》云：夫寒者，阴气也；风者，阳气也。先伤于寒，而后伤于风，故先寒而后热；先伤于风，而后伤于寒，故先热而后寒。亦以时作，名曰温疟也。【先热后寒】

常山汤《千金》

治小儿温疟先热后寒也。

常山一两　小麦三合　淡竹叶一握，切

上以水一盏半，煮取半分。量儿大小，令与服之，以瘥为期。

又方《千金》

上鹿角细末。未发前，以沸汤服二三钱匕，频进三五服。

又方

上鳖甲烧灰。未发前，以酒服一二钱匕。至发时，亦服三匕，并以火炙身。【疟，以火炙身】

《千金》小儿温疟，灸乳下一指三壮。【灸】

常山圆《千金》

治大人、小儿痎疟，说不可具述也。先寒而后热，名曰痎疟。【先寒后热】

常山　知母　甘草炙　大黄各三分　麻黄去根节，一两

上细末，炼蜜丸梧子大。小儿黍米大，以熟水服。大人二三十丸，小儿三丸、五丸、七丸、十丸，以瘥为度。此药《活人书》名祛邪圆。

《活人书》治疟疾先寒后热，兼治支结。【支结】

柴胡八两　人参炙　半夏　黄芩　桂心去粗，各三两

上㕮咀。每服五钱匕，水一盏半，姜七片，枣二个，煎至一盏。去滓温服，日三夜二服。若渴，去

半夏，加人参、栝楼根同煎服之。

荆芥散《全生指迷方》

治寒热交疟。《病源论》云：阴阳二气，更实更虚，故寒热更往来也。【寒热交作】

荆芥穗　人参　白术　当归　黄耆　芍药　桂心去粗，各一两　柴胡二两　甘草炙，半两

上细末。每服五钱，水二盏，煎至一盏，去滓温服。《千金》《局方》备急圆，常服可宣转。《指迷方》同。

香豉饮子《圣惠》

治大人、小儿瘅疟【单热不寒，名曰瘅疟】，但热不寒，呕逆不下食。

香豉半合，炒，黑豆也　葱白七茎，切　常山　槟榔各三分　升麻一两　知母　生干地黄　鳖甲醋炙，各一两半

上都皆剉碎。以水二大盏半，煎至一盏半。去滓，不计时，分为三服，二日服尽。小儿服一合。

《活人书》治疟疾但热不寒者。

知母六两　甘草炙，二两　石膏一斤　桂去粗，三两　糯米二合

上㕮咀。每服五钱匕，水一盏半，煎一盏，去温热服。

《圣惠方》治但寒而不热。【但寒不热】

独头蒜十颗　黄丹五两

上研匀相和，五月五日午时，同捣一千杵，丸如绿豆大，或以五家粽尖头和丸。发前或五更初，以温茶服二三圆，或五七丸。小儿粟米大，一丸、三丸。

半硫圆《全生指迷方》

治但寒不热疟。

半夏洗，三两　硫黄二两，研飞

上细末，用生姜汁煮面糊丸，如梧子大。每服三十丸，或五十、七十丸，以米饮服，不计时，日三服。小儿如黍米大丸，三五丸，或十、二十丸。

《局方》以蒸饼丸。

常山汤《指迷方》

治疟热多寒少。【热多寒少疟】

常山　知母　甘草炙，各三两　麻黄去根，一两

上粗末。每服五钱，水二盏，煎至一盏。去滓温服，以糜粥一杯服，助取汗。

栝楼汤同

功全同前。

栝楼根四两　柴胡八两　人参　黄芩　甘草炙，各三两

上细末。每服五钱，水二盏，生姜三片，枣一个打破，煎至一盏。去滓温服，日夜五服。

祛邪圆《活人书》

治疟疾脉浮大，寒热往来。《卫州书》云：疟寒多热少者，痰多也，可吐之也。

麻黄去节，汤泡，四两　常山　甘草炙　大黄　知母各三两

上细末，炼蜜丸如梧子大。每服十五丸，面东以净水吞下。

桃仁汤张涣

治疟疾寒热相等。【寒热相等疟】

桃仁去皮尖　鳖甲醋炙，各一两　桂心去粗　黄芩　赤茯苓　升麻各半两

上粗末。每服一二钱，水一小盏，煎至半盏。去滓温服，量岁加减。

常山散《外台》《救急》

疗疟连绵，积日不瘥。【久疟】

常山 羚羊角炙令焦① 乌梅肉炙令干，各三两 黄芩二两 甘草炙，一两

上先竹叶、米，以水煮饭，取六七合，调服常山散方三寸匕。未发前一服。若瘥，停；不瘥，临欲发又进二方寸匕。老少以意量之。忌海藻【神马草也】、菘菜、生葱、生菜。

三棱饮子《婴孺方》

治久疟癖块。

三棱 鳖甲 大黄各三两

上切剉。每服一两，水一盏半，煎至一盏，去滓温服。忌苋菜、油腻。

又可服红圆子入阿魏、矾石，服之三棱散等尤宜。在此《万安方》第十诸疟门。

知母圆《婴孺方》

治少小疟有痞结，坚满癖疾，除热下气。【疟后胁腹支结】

知母 甘草炙 常山各一两 麻黄二两，秘结加大黄一两，治骨间热卧不安

上细末，蜜丸小豆大。每服五丸，日进三服。此至欲发，三服毕，非发日亦可服。

防葵散《圣惠》

治小儿疟发后肚胀气，兼头面浮肿。【疟后头面浮肿，腹肚胀满】

防葵黄葵也 柴胡 大黄微炒 桑白皮各半两 甘草炙

上粗末。每服一二钱，水一小盏，煎至半盏。去滓温服，日三服。《婴孺方》忌菘菜、油腻、生冷、粘滑物。乳母同忌之。

秦艽汤张涣

治小儿寒热往来病。寒热往来者，内有痰涎，外感风邪，邪气与正气相争成寒热，甚者已渐羸瘦。又痰实壮热不除者，变成惊痫。又夏伤于暑者，至秋成疟。【寒热往来】

秦艽去芦 鳖甲醋炙，各一两 大黄炒 麻黄去根节，各半两 竹茹 甘草炙，各一分

上粗散。每用一二钱，水一盏，入葱白二三寸，同煎至半盏。去滓温服。

又《局方》小柴胡汤、养胃汤、正气散尤佳。虚劳伤寒等寒热往来，治之。

人参前胡散张涣

治一切乍寒乍热。

人参 前胡 柴胡各一两 桔梗 地骨皮 甘草炙 半夏洗，焙，半两

上细末。每服一大钱，大人三四钱，水一盏，姜三片，煎至半盏。去滓，放温服，量大小加减。

柴胡人参汤《王氏手集方》

治小儿脾热生风，往来寒热。

柴胡 人参 芍药 茯苓 甘草炙，各三两

上细末。每服二三钱，水一盏，姜三片，煎至四分，温服。

柴胡圆《圣惠》

治小儿寒热结实，或热攻冲，心肺气急，昼夜有汗，日渐消瘦，不喫乳食。

柴胡 大黄炒 鳖甲醋炙，各半两 赤茯苓 人参 木香 桂心去粗 枳壳麸炒 甘草炙，各一分

上细末，炼蜜丸如麻子大。每服五七丸，用温水服，日三服。

大黄圆《圣惠》

治小儿憎寒壮热，发歇不定，腹中结实，不能乳食。【腹中结实壮热】

大黄炒 柴胡 槟榔各半两 赤茯苓 人参 木香 桂心 枳壳麸炒 桃仁炒去皮尖，各一分

上细末，炼蜜丸如麻子大。每服五七丸，温水服。

柴胡散《圣惠》

治小儿寒热往来，乳食不下，四肢无力，心腹胀满，上焦痰壅，渐渐羸瘦。

① 焦：此下原衍“黄芩二两”4字，与本方下文重出，据《外台秘要》卷第五删。

柴胡　鳖甲醋炙黄，各一两　人参　前胡　桔梗　诃子皮　地骨皮　赤芍药　杏仁炒去皮尖　甘草炙　陈皮各半两

上㕮咀。每服一二钱，水一小盏，煎至半分。去滓，不计时服，日三五服。

五味子散《圣惠》

治小儿寒热往来，不欲乳食，羸瘦，心腹胀。

五味子　当归炒　人参　桔梗　前胡　白术　赤茯苓　黄芩各二分　甘草炙，一分　麦门冬去心，焙，一两

上㕮咀。每服一二钱，日三五服。

人参散《圣惠》

治小儿寒热往来，食少羸瘦。

人参　黄耆　柴胡　白茯苓　鳖甲　木香各一两　甘草炙　白术　桃仁炒去皮尖，各二分　诃子皮一两二分

上细末。每服一二钱，以米饮服。

黄耆圆《圣惠》

治小儿往来寒热，多汗心烦，小便赤黄，不欲乳食，四肢羸瘦。

黄耆剉，炒　麦门冬去心，焙　赤茯苓　白术　黄芩　甘草各二分　柴胡　鳖甲醋炙，各一两

上细末，炼蜜和，丸如绿豆大。每服七丸，或十丸、二三十丸。以粥饮服，日二三服，夜一二服。

槟榔圆《圣惠》

治小儿乳食不节，伤于脾胃，致往来寒热，时复呕吐，不欲饮食，日渐羸瘦。

槟榔　丁香　桂心去粗　人参各二分　大黄炒　诃子皮　陈皮各一两

上细末，蜜丸如绿豆大。每服五七丸，以薄荷汤化服，日夜三五服。

香甲散张涣

治寒热往来，肌瘦。

鳖甲醋炙　木香各二两　大黄炒　陈皮　当归　柴胡　知母　甘草炙，各一两　槟榔六个

上粗末。每服一二钱，水一小盏，姜二片，煎至六分，去滓温服。已上《幼幼新书》第十八卷

已上寒热往来，非只治疟病寒热往来，兼治小儿痃癖、积聚、传尸、骨蒸、劳瘵、虚羸等诸病，乍寒乍热，皆悉治之也。见方下功能，用之神妙，不可具述。

【三】小儿温热诸病

夫小儿温热病者，《幼幼新书》第十九有九种候，谓：一胎热，二膈热，三胃热，四风热，五烦热，六潮热，七积热，八实热，九极热也。【热病】。又郑端友《全婴集》第六卷小儿诸热总论云：夫热者，有潮热、惊热、夜热、余热、食热、疳热、壮【肚】热、烦热、积热、风热、虚热、客热、癖热、寒热、血热、疹热，十六热者，大同小异，故必有所因也。【小儿十六种热病】。凡人之热，必乘阳邪而发。《经》云：邪之所凑，其气必虚。留而不去，其病则实。邪正分争，客搏于皮肤。或恍惚而啼叫，或闷乱而喘粗，其变多端。或在表在里，或似实似虚，或半表半里、半实半虚，皆由血气盛实，脏腑生热，阴阳熏蒸于皮肉，致令身热。若病热者，左脸先赤，肝受热也；右脸先赤，肺受热也；额上先赤，心受热也；颐间先赤，肾受热也。五脏所主，热各不同，其治亦不同，是不可一概论也。大抵热则生风，风生则悸矣。潮热发歇有时，惊热颠叫恍惚，夜热夕发旦止，余热寒邪未除，食热肚【肚】背先热，疳热骨蒸盗汗，肚热一向不止，烦热心躁不安，积热颊赤口疮，风热汗出身热，虚热困倦少力，寒热来去不定，癖热涎嗽饮水，寒热发如疟状，血热辰巳发热，疹热耳鼻尖冷。诸热得之，各有所归。其间有三两证交牙者，宜随其轻重而治之。

诸热禁忌

黄帝曰：病热当何以禁之？岐伯曰：病热少愈，食肉则复，此其禁也。是所谓戒食劳也。热虽少愈，犹未尽除。脾胃久虚，故未能消化肉坚。食驻故热复生，谓复旧病也，亦不可饮酒。盖酒有大热，至于大寒凝海，唯酒不冰，其性之酷热，凡病热者，切宜戒之，乳母亦然。

胎热者，本因母受胎时，身热不安。母由病而服药，牙儿在胎中受药毒，至有此候。《灵苑方》银液丹，治胎热小，生下肌肉厚，遍身血色红。满月【生而一月】以后，渐肌瘦，目白，睛粉红色，五心热，大便难，时时生涎，口鼻悉皆黄。【胎热】

私云：银液丹方，在《幼幼新书》第十九卷，亦《万全方》朱砂圆，皆药材难得，今不引此。紫元子、苏合香圆、惺惺散等，尤可宜。又《幼幼新书》第二十一卷，有小儿胎寒、虚寒等，此《万安方》第四十四卷出之。

膈热，《局方》**凉膈散**

治大人、小儿腑脏积热，烦躁多渴，面热头昏，唇焦咽燥，舌肿喉闭，目赤，鼻颔颊结硬，口舌生疮，痰实不利，涕唾稠粘，睡卧不安，谵语狂妄，肠胃燥涩，便溺秘结，一切风壅膈热，并宜服之。【膈热】

大黄　朴消　甘草炙，各二两　栀子仁　薄荷叶　黄芩各一两　连翘二两二分

上细末。每服二钱，水一盏，竹叶七片，蜜一蚬壳许，同煎至七分。去滓，食后温服。小儿可服半钱，得利热退即休。

四时饮子《朱氏家传》

治小儿心肺壅热，唇口涩，面赤口干，惊热，大小便不利。

山栀子仁　甘草炙　芍药　大黄煨，各等分

上粗末。每服三钱，水一盏半，煎至一盏。澄清温服，作二服。

胃热，《巢氏病源论》云：小儿胃中有热候，小儿血气俱盛者，则大便黄色，四肢温壮，翕然体然。【胃热】

脾热者，《钱乙论》：弄舌者，脾脏微热，令舌络微紧，时时舒舌。治之勿用冷药及下之，当少与泻黄散。

栀子仁散《圣惠》

治小儿胃中热，日渐肌瘦。

栀子仁　甘草炙　黄连　黄芩各一两

上粗末。每服一二钱，水一小盏，煎至半盏，去滓温服。

《婴孺方》治小儿胃中热，便利赤黄而难，或四五日乃便利，此为胃中热故也。

大黄四两　甘草炙，一两　栝楼根二两　枣二十个，打破

上以酒、水各一盏，煮取一盏。三服，日日合服。

泻黄散《钱乙方》

又名泻脾散，治小儿脾热。

藿香叶三分二铢　栀子仁一两一分　石膏二分二铢　甘草炙，三两三分　防风焙，五两

上剉一处，同洒蜜与酒，炒令香，细末。每服一二钱，或三钱。水一小盏，同煎至半盏。温服清汁，无时。

石膏者，南方多以寒水石为石膏。以石膏为寒水石，正与京师相反，乃大误也。【石膏真伪】。盖石膏洁白坚硬有盐壁，而①寒水石则软烂，以手可碎，外微青黑，中有细绞【纹也】。方书中寒水石则火煅用之，石膏则坚硬不可入火。如白虎汤用石膏，则能解肌热，破痰，治头痛。若用寒水石则误矣。又有一等坚白，全类石膏而方，敲之亦皆成方者，名方解石也理石也，可代石膏用之。南人有不信此说者，孝忠【人名】尝相与同就京师大药肆中，买石膏、寒水石、方解石三种，又同诣惠民和剂局，及访诸国医询证之，皆合此说，乃信服。孝忠顷编《保生信效方》，已为辨论。恐小儿尤不可误，故复见于此。

《究原方》第五云：石膏白色者佳，黄色不入药。捶碎，绵裹，入药煎之。若绵不裹则服，损人脾胃。

---

① 而：此前原衍“盖石膏洁白坚硬有盐壁而”11字，系重出之文，据校本删。

藿香散《钱乙论》《全婴集》

治脾胃虚有热，面赤，呕哕涎嗽，及转【利也】过度者。

藿香叶一分　半夏麸炒　甘草炙　麦门冬去心，焙　石膏各半两

上细末。每服半钱或一钱，水一中盏，煎七分，食前温服。

甘露饮子《活人书》

治胃中寒热，口臭，不思饮食，或肌烦不欲食，齿龈肿疼脓血，舌口咽中有疮，赤眼，目睑重不欲开，疮疹已发未发，并宜服。【兼治疮疹】

熟干地黄　生干地黄　天门冬　麦门冬　枇杷叶去毛　枳壳麸炒，去白　黄芩　石斛　山茵陈　甘草炙，各二两

上细末。每服二钱，水一盏，煎至六分。去滓温服，食后临卧。

风热者，《圣惠》论云：夫小儿心肺壅滞，内有积热。因解衣，风邪伤于皮毛，入于脏腑，则令恶风壮热，胸膈烦闷，目涩多渴，故曰风热也。【风热】

《素问》岐伯曰：喘鸣肩息者，脉实大也。缓则生，急则死。

《东王先生家宝》云：小儿发热，烦叫不时，面青，谓之风热。

洗心散《局方》

治风壅壮热，头目昏痛，肩背拘急，肢节烦疼，热气上冲，口苦唇焦，咽喉肿痛，痰涎壅滞，涕唾稠粘，心神烦躁，眼涩睛疼，及寒壅不调，鼻塞声重，咽干多渴，五心烦热，小便赤涩，大便秘滞。

大黄面炮，切，炒　甘草炙　当归　麻黄汤煮，不去根节　芍药　荆芥穗各六两　白术一两半

上细末。每服二三钱，水一盏，姜三片，薄荷五七叶，同煎至七分，去滓温服。若小儿麸痘、疮疹欲发，先狂语多渴，及惊风积热，可服一钱，并临卧服。【疮疹】。若大人五脏壅实，欲要溏转，加至四五钱，乘热服之。

如圣汤《局方》

治风热毒气上攻，咽喉痛，喉痹，肿塞妨闷，及肺壅咳嗽，咯唾脓血，胸满振寒，咽干不渴，吐出涎沫，气息腥臭，久久吐脓，状如米粥。又治伤寒咽痛。

桔梗一两　甘草炙，二两

上粗末。每服二钱，水一盏，煎至七分，去滓温服。小儿时时呷服，食后临卧。

龙脑饮子《局方》

治大人、小儿蕴积邪热，咽喉肿痛，赤眼口疮，心烦鼻衄，咽干多渴，睡卧不宁，及除痰热咳嗽，中暑烦躁，一切风壅，并宜服之。

甘草二两二分，蜜炙　藿香叶一分三铢　石膏一两　缩砂　栝楼根七两二分　栀子大者，三两

上细末。每服一二钱，用新汲水入蜜调服。又治伤寒余毒，潮热虚汗，药二钱，水一盏，入竹叶五六片，煎七分温服，并食后服。【伤寒余毒潮热】

清凉饮子《局方》

治小儿血脉壅实，腑脏生热，颊赤多渴，五心烦躁，睡卧不宁，四肢惊掣，及因乳哺不时，寒温失度，令儿血气不理，肠胃不调。或温壮连滞，欲成伏热，或壮热不渴，欲发惊痫。又治风热结核，头面疮疖，目赤咽痛，疮疹余毒，一切壅滞，并宜服之。【疮疹余热】

大黄入米蒸，切，焙　赤芍药　当归　甘草炙

上等分，粗末。每服一二钱，水一中盏，煎至七分。去滓温服，溏利为度，食后临卧服。

消毒散《局方》

治小儿疮疹已出，未能匀透，及毒气壅遏，虽出不快，壮热狂躁，咽膈壅塞，睡卧不安，大便秘涩。【疮疹】。及治大人、小儿风热，上膈壅热，咽喉肿痛，胸膈不利。【喉肿】

牛蒡子[①]炙，六分　甘草炙，二两　荆芥穗一两

上粗末。每服一二钱，水一盏，煎至七分。去滓温服，食后。大便利过度者，不宜服之。

惺惺散《局方》

治小儿风热疮疹，伤寒时气，头痛壮热，目涩多睡，咳嗽喘粗，鼻塞清涕。【疮疹伤寒，时行温病】

桔梗　细辛　人参　甘草炙　白茯苓　栝楼根　白术各一两

上细末。每服一二钱，水一小盏，入薄荷三叶，同煎至四分，温服。若要和气，即入生姜煎服，不计时候。

桔梗散《良方》

治小儿风热，及伤寒时气，疮疹发热等。【伤寒时气疮疹】

桔梗　细辛　人参　白术　栝楼根　甘草炙　白茯苓　川芎各等分

上细末。每服二钱，水一盏，薄荷二三叶，同煎七分。三岁以下儿，作四五服；五岁以上，分二服。予常作此药，凡小儿发热，不问伤寒风热，与此散服，往往辄愈。与《活人书》方同，亦名惺惺散。

《聚宝方》惺惺散无川芎一种，余全同。但云：若要和气，即入生姜煎云云。

四顺散《张氏家传》

治小儿风热肌瘦，五心烦热，不长肌肉，面黄萎瘦，夜卧不安，时发虚汗，或脏腑泄泻变痢，难服凉药。

柴胡　地骨皮　桔梗用纯白者，各一两二分　甘草炙，三分

上焙干，细末。每服一钱、二钱，大小加减。水一小盏，煎至半盏，温服。

潮热者，《汉东王先生家宝》曰：小儿发热，早晚两度者，谓之惊热，世呼为潮热。【潮热】

又《钱乙方》有潮热问难，谓：皇都徐氏子，三岁病潮热，每日酉则发搐，身微热而目微斜及露睛，四肢冷而喘，大便微黄。钱氏问李氏答，略之。钱曰：搐者，肝实也，故搐。日酉身微热者，肺潮热，身温且热者，为肺虚。所以目微斜露睛者，肝肺相胜也。肢冷者，脾虚也。肺若虚甚，母脾亦弱，木【肝】气乘脾【土】，四肢冷，治之后，九日平愈。【金木相克也】

《张氏家传》退小儿潮热。

当归　芍药　柴胡　茯苓等分

上细末。每服一二钱，水半盏，煎二分，通口服，日夜三五服。

秦艽散长沙医者郑愈传

治小儿骨热潮热，盗汗咳嗽，可食多渴，心燥【躁】多惊，面黄消瘦。

鳖甲醋炙　地骨皮　秦艽　柴胡　枳壳麸炒　知母　当归各等分

上㕮咀，三岁儿每服一钱或二钱，水一盏，桃、柳枝各三寸，乌梅一枚，煎至三分。去滓温服，无时候。

《伤寒论》云：潮热者，实热也，当利大便。《宝鉴》云：日间潮热，或即憎寒，手足俱冷，能乳即瘦，有加盗汗，此食癖之候也。【兼治食癖】

柴胡饮《全婴集》

治小儿骨蒸潮热，面黄瘦弱。

柴胡　地骨皮　甘草炙，各一两

上㕮咀。每服一二钱，水一小盏，煎至半盏。去滓温服，大小加减。

防风散《刘氏家传》，号李氏防风散

治小儿五脏积热惊风，头面赤热，口舌生疮，好饮冷。《玉诀论》云：积热者，因口不慎味，常伤脾胃病也。【积热】

防风　甘草炙　柴胡　连翘　山栀子各等分

---

① 牛蒡子：原作“牛房子”，据《太平惠民和剂局方》卷之十改。

上粗末。每服一二钱，水一小盏，煎至半盏。去滓温服，量大小加减。

越桃饮子《庄氏家传》

退小儿积热。

山栀子一名越桃　甘草　大黄　赤红芍药各二分　连翘　黄芩各一分

上细末。每服半钱或一钱，用蜜汤调服，大退积热。

《赵氏家传》春疏下积热，切忌用丸子药，徒损胃气，积热不行。【小儿不可服丸药。又春初服此药，则其一年之内无热病。】

大黄用深黄，生切，一分　甘草一寸许，炙，切　皂角不蛀，肥者，一寸许，切

上剉。水一碗，同煎至半碗以下，去滓，临卧热服。次日取下热气，更看大便黑色，即一年无病。若病不动，即别作一剂①，加生姜二片如钱大，碎，同煎，须天气晴明服。十五岁以上，用一剂为一服。小儿量岁可服。

知母柴胡汤《养生必用方》

治大人、小儿实热，赤眼口疮，伤寒后烦渴，手足热。【实热】

知母　柴胡　茯苓　茯神　甘草炙　人参各等分

上细末。每服二钱，水一盏，煎至七分。去滓，食后，温服，日二三服。

《钱乙附方》云：凡小热实热疏转后，若无虚证，不可妄温补，热必随生。《局方》要药总论伤寒篇云：伤寒无补法。饮食不进，只可服嘉禾散、参苓白术散云云，故知嘉禾散则非温补之剂。私谓。【嘉禾散非补药】

姚和众云：治小儿脑热，常闭目。

上大黄一分，粗剉，以水半盏，浸一宿。一岁儿，每日与三分一服，余者涂顶。

导赤散《钱乙》

治小儿心热，视其睡，口中气温，或合面睡，及上窜咬牙，皆心热色。心气热，则心胸亦热，欲言不能，而有就冷之意，故合面卧。【眼睛依视上隐于上睑也】

生干地黄焙，称　木通　甘草炙，各等分

上细末。每服三钱，水一盏，入竹叶三片，煎至半分，食后温服。一本不用甘草，用黄芩。

甘桔汤《钱乙》

治小儿肺热，手掐眉目鼻面。

甘草炙，二两　桔梗米泔浸一宿，焙干，一两

上细末。每服二大钱，水一盏，入阿胶半斤炮过，煎至半盏，食后温服。

三黄圆

尤佳如常，在此卷下。

清肌散张涣

治小儿春初，不问有病无病，但宜肌疏，解积热。【小儿预可服方】

当归　大黄微炮，切　人参各一两　芍药　甘草炙　犀角末，各半两

上细末。每服一二钱，水一盏，入生姜三片，竹叶二片，同煎至半盏。去滓放温，乳食后服。量儿大小加减。

《刘氏家传》凉药，小儿大人皆可服。

甘草炙　黄耆　防风　越桃仁栀子也，各等分

上细末。每服一二钱，水一小盏，煎七分，量大小加减。

极热病，可用紫雪，或《千金翼方》元霜。但紫雪则调合，十年之内可用云云。

私谓：若过十年，则不可用欤。今世数十年以后，用之如何？

---

① 别作一剂：原为"利作一剂"，据《幼幼新书》卷第十九改。

秦艽饮《全婴集》

治小儿虚热进退，亦治伤寒壮热及余热。

虚热者，因伤寒及诸热汗下之后，去津太过，气血未调，食饮劳伤，致令虚热，困倦少力。其有久嗽、久泻、久痢、久血、久疟，以致诸疾之后而成者，皆虚热也。【虚热】。凡病久则气血虚，气虚则发厥【逆冷也】【手足逆冷曰厥也】，血虚则发热，气血虚则身热而手足厥。《全婴集》第六。

柴胡一两　秦艽　知母　赤茯苓　甘草炙　人参　半夏泡　地骨皮各半两

上㕮咀。每一二钱，水一小盏，生姜三片，煎至半盏。去滓，服无时候。一方加桂心半两。私云：大人亦可服。

十全饮同上

治小儿骨蒸热病，腹急盗汗，多渴少食，虚热。

人参　白术　茯苓　川芎　当归　甘草　白芍药　熟地黄　黄耆各一两　桂心去粗，半两。是十全大补汤也，但桂减一半矣。

上㕮咀。每服二钱，水半盏，煎至三分，去滓服。私云：今人热劳则不令服之，大谬。

八贤饮同上

治小儿泄泻发热，手足稍冷。

当归　白芍药　白茯苓　甘草各一两　川芎　桂心　柴胡各半两　熟地黄一两

上㕮咀。每服一二钱，水一小盏，煎半盏。去滓，服不计时。

六合汤同

治小儿血热，每日巳午间发热，遇晚则凉。夫血热者，每日巳午间发热，而遇夜则凉，是阳中有阳，气血盛实也。【血热】。盖血者荣也，气者卫也，荣行脉中，卫行脉外，营周不息。巳午者，当心火用事之时也。心主血，血行至巳午则阳气盛，阳气盛则与正气相击，故至期而发热。非其时，非血行①。

当归　大黄　川芎　熟地黄　白芍药　柴胡各一两

上细末。每服一二钱，水一小盏，煎至五分，服无时。一方加桂半两，名琴饮子，亦治头热身凉，并五心热，名四顺饮子，加川芎一倍。

三黄圆

治小儿诸热，身黄黄疸，最治衄血、便血【大小便血下也】。

黄连　大黄　黄芩各等分

上末。以饭为丸，如小豆大。三岁儿，每服三十丸，米汤服；若衄血，以浓盐水服，立效；便血，以荆芥汤服。

导赤散同

治小儿客热，心躁睡语，并利小便。客忤者，为阳邪干于心也。心若受邪，则热形于额，故先起头面，次而身热，恍惚多惊，闻声恐悸，良由真气虚而邪气胜。邪气既胜，真邪交争，发歇无时，进退不定，如客之往来，故曰客热。药味分两，全同前《钱乙方》。

草果饮同

治小儿寒热盗汗，不思饮食，面黄腹急。

草果一两　厚朴三两　甘草半两　生姜四两，不去皮，切片　枣子半两，去皮

上五味同杵，淹一宿，焙。每服一二钱，水一小盏，煎至半盏，去滓温服。又治疟病。【治疟】

疳热，则可在诸疳篇；癖热，则可在癖块积聚中；惊热，则在惊悸、慢急惊中；疹热，则在疮疹中。凡此诸热病证，治方多与伤寒、时行、疮疹、疟病等热气相同。一切热病，大人、小儿、妇人通用之妙术也。

已上《幼幼新书》第十九卷毕。

① 非其时，非血行：原文如此。王肯堂《幼科证治准绳·心脏部一》作“非其时者，非血热也”，可参。

秦艽散张涣

治肌热病【肌热】。已下《幼幼新书》第二十卷

秦艽一两　大黄切，炒　黄耆　赤小豆　糯米各半两

上细末。每服一二钱，水一小盏，煎至半盏。去滓温服，食后。

人参犀角散《庄氏家传》

治小儿荣卫不和，上焦虚热，因积变为肌热不已，变为疳劳，夜汗颊赤，多嗽不止。

人参　茯苓　白术各半两　犀角　柴胡　鳖甲醋炙　甘草炙　半夏姜制，各一分

上细末。每服一二钱，水一小盏，姜二片，枣一个，煎至半盏。去滓，温温服，食后。大人四五钱可服。

私谓：此药可治虚劳、传尸、骨蒸矣。

《庄氏家传》治初秋虚热惊悸。【惊热】

藿香叶　土瓜根各二两　甘草炙，一两　草豆蔻半两，去皮

上粗末。每服一二钱，水一小盏，煎至半盏，去滓温服。

黄耆圆《庄氏》

治小儿因患体虚，时复发热，不思饮食，或多惊悸，壮气补虚。

黄耆蜜炙　山药干　赤茯苓　柴胡　人参各半两　黄芩小紧者良　犀角末，各一分

上细末，炼蜜丸如梧子大。每服三五丸，用麦门冬熟水磨消服。

人参散《庄氏》

治小儿虚热烦渴，又疗因吐泻，烦渴不止及疏转后，并宜服之。

人参　茯苓各八两三分　甘草一两　桔梗　干葛　犀角各半两

上细末。每服一二钱，水一小盏，入灯心五茎，同煎至六分。放温服，不拘时。烦渴者，入新竹叶三五叶。

《孔氏家传》治童男室女【未嫁女曰室女】潮发虚热，烦躁羸瘦。

柴胡　地骨皮各半两　甘草炙　细辛各一分

上细末。每服二钱，水一小盏，煎七分。温服，不拘时候。

同家传。

治童男、室女肌瘦潮热。【潮热】

上用青蒿焙干为细末。每服三钱，以河水一盏，煎甘草一寸切，乌梅一个，小麦五十粒，至七分调服，日夜三五服。

已上《幼幼新书》第二十卷抄之毕。此外骨蒸之疾，与传尸、骨蒸、劳瘵相类，即载于《万安方》第四十四卷初。凡此卷诸热之病，亦有骨蒸、劳瘵之部，互可通用之。

《覆载万安方》卷第四十三

嘉历元年十一月十日，重所清书也。冬景秘此书，济人兼身耳。

性全（花押）六十一岁

同二年三月八日，朱点了。

性全（花押）

同十一日，墨点了。

性全（花押）

明日十日，太守源图自二所以下向于极乐寺门前，见物驽同。

朱墨之纸数六十八丁（花押）

《覆载万安方》卷第四十四

性全　集

小儿六

【一】骨蒸【骨蒸】

附骨热。凡骨蒸与骨热，虽有浅深，治方可通用。骨热在次前卷。

骨热、骨蒸者，病初则骨热，病剧则骨蒸《幼幼新书》。《圣惠》论：凡小儿一岁至十岁，衣絮皆不得着新绵，又不得冬天以火烘炙衣服与着，亦令儿体热。勿食桃、杏，令儿体热，或作骨蒸也。

秦艽散《圣惠》

治小儿五岁至十岁以来，骨热及手足心烦闷，不欲饮食。

秦艽去苗　甘草炙，各三两

上粗末。每服一钱、二钱，水一小盏，煎至半盏。去滓温服，不拘时。随岁大小加减。

生犀角饮子《吴氏家传》

治小儿至十岁肌体烦躁，或夏日食桃、杏，不节酸热之类，或因伤寒后肌热羸瘦，令儿体热，或作骨蒸，瘦瘁潮热，颊赤口干，五心烦躁。虽饮食，食不生肌。夜有盗汗，甚则多令伏卧，好食泥土，应小儿一切蒸热，治之无不效者。大人同可服用。

羚羊角使此不用犀角【犀角、羚羊角互通用，功全同。】　地骨皮　紫菀　麦门冬去心，焙　秦艽去苗　大黄生用　枳壳去穰，麸炒焦　柴胡　茯苓　赤芍药　人参　桑白皮不露根者，白佳　黄耆生　羌活　半夏曲炒黄　鳖甲醋炙焦，去裙，各等分

上㕮咀。每服一二钱，水一中盏，煎至半盏。食后夜卧，去滓温服。

升麻散《孔氏家传》

治小儿骨热渐瘦，眠卧盗汗。

升麻　人参　茯苓　鳖甲醋炙　甘草炙　黄芩　柴胡各等分

上粗末。每服一二钱，水一小盏，煎至五六分。去滓，食后临卧服。

骨蒸者，或母有宿疾久冷，血海气衰羸瘦，胎内自已亏伤，及至养得，自然尩悴。此盖由父母之遗气，若非巧凭按治之方也，终积为沉痾。其中或少乳多哺，咀嚼之食，肠胃转转干惨。儿少者，俗号腑干；长成者，则呼为骨蒸。【小儿骨蒸病，名曰腑干，大人病此曰骨蒸。】

生犀角汤《局方》

治小儿骨蒸肌瘦，颊赤口干，日晡潮热，夜有盗汗，五心烦躁，四肢困倦，饮食虽多，不生肌肉，及大病【伤寒】瘥后，余毒不解，或伤寒病后食猪肉，体热不除，宜服之。私云：此药男女老若，皆可服之，大有效。

羚羊角　地骨皮　秦艽　麦门冬　枳壳麸炒　大黄蒸，切，焙　柴胡　茯苓　赤芍药　桑白皮　黄耆　人参　鳖甲醋炙，各等分

上粗末。每服二三钱，水一中盏，入青蒿一分，煎至六分。去滓温服，食后日夜三五服。

国老散《聚宝方》

治骨蒸热久，去三焦壅滞，虚热，不思饮食，大人、小儿并可服。

甘草炙　柴胡　秦艽　乌梅肉焙，各二两

上为末，每日食后，热汤点服，忌热物。

柴胡圆《惠眼观证》

治疳劳，骨蒸发热，及上焦渴。

柴胡　茯苓各二两二分　木香一两一分　桂心去粗，三分　枳壳麸炒　大黄微炒，各一分

上细末，炼蜜为丸，如绿豆大。每服七丸，或十、二十丸，以熟水吞下。作散服一二钱亦佳。

八仙散《刘氏家传》

治小儿骨蒸体热成劳倦。

人参　地骨皮　茯苓　牛膝酒炒　菊花各一两　麦门冬三两　甘草炙　远志去心，各半两

上㕮咀。每服五钱匕，水二盏，煎至一盏。去滓温服，不计时候，日三服。

地黄散《张氏家传》

治骨蒸潮发虚劳。

熟地黄　当归　地骨皮　枳壳去白，麸炒　柴胡　秦艽　知母　鳖甲醋炙，各等分

上细末。每服一二钱，水一中盏，乌梅一个，煎至七分，和梅热服。

青蒿圆《庄氏家传》

治小儿骨蒸劳热，肌肤羸瘦，可思饮食，夜多盗汗，及诸疳热。

人参　茯苓　鳖甲醋炙　柴胡　秦艽　黄耆各一两

上取青蒿自然汁三盏，于石器内熬取一盏，入蜜四两，再熬得所，入药末同杵一千下，如绿豆大丸之。以米饮或麦门冬熟水服十丸，或二三十丸，空心日午。

灸穴

治传尸骨蒸，诸虚劳。【灸治】

唐中书侍郎崔知悌四花穴加后二穴，谓之六花灸。点穴方在《幼幼新书》第二十卷，与《严氏济生方》《翰良方》等全同。彼六花、四花灸穴，并崔知悌传，在此《万安方》第十五卷虚劳部中。

地黄圆《幼幼新书》第二十卷

灸四花穴后，可服此药，号治劳地黄圆。【灸四花灸后可服此药，大人、小儿通用之。】

生地黄汁　青蒿汁　薄荷汁　童子小便　好酒各二盏，同煎成膏，入后药　柴胡　鳖甲醋炙　秦艽各二两二分　辰砂　麝香各一两一分

上柴胡已下五味为末，入前膏和丸，如梧子大。每服十五丸，或二三十丸。温酒服下，忌生冷物。

私云：与大人虚劳门全同，服药并灸壮数多少异而已。可见此方【《万安方》】第十四、十五、二十一卷。

【二】盗汗【盗汗】

《巢氏病源论》云：盗汗者，眠睡而汗自出也。

犀角饮子

《千金》云：盗汗由心脏热所感。又《圣惠方》同。治小儿盗汗体热，瘦瘁多惊。

犀角三分　茯神　麦门冬　黄耆　人参各一两　甘草炙，二分

上粗末。每服一二钱，水一小盏，煎至半盏。去滓，不拘时温服。

沉香黄耆散张涣

调益荣卫，治肌瘦盗汗。

黄耆剉　当归　沉香　赤芍药　人参各二两　木香各一两

上细末。每服一大钱，水一小盏，生姜二片，枣二枚，煎至六分。去滓，放温服，食前空心。

沉香鳖甲丹张涣

治潮热盗汗。

鳖甲童子小便浸一宿，去裙，醋炙黄 绵黄耆 草龙胆 当归 沉香各一两 大黄微炮 黄连各半两

上细末，炼蜜和丸黍米大。每服十粒或二三十粒，用麦门冬汤服。

升麻汤张涣

治肌热盗汗。

升麻 黄耆 人参各二两 熟干地黄一两

上细末，次入天竺黄、牡蛎粉各一两，同拌匀。每服半钱或一二钱，用竹叶汤服，食前。

人参黄耆散《张氏家传》

治身热肌瘦，自汗盗汗，服之大妙。

人参 黄耆 白茯苓 山药 百合 甘草炙，各一两

上细末。每服二三钱，浓煎麦门冬汤点服，不以时候。小儿服一钱，频服甚妙。

麻黄根汤《吉氏家传》

治小儿胃热盗汗，及衣厚伤温汗出。

麻黄根一两，焙 麦麸一两二分，炒黄黑色

上细末。每服半钱或一钱，米汤服。

二物茯苓粉散《千金》《圣惠》

治少小头汗出。【头汗】

茯苓 牡蛎各四两

上末研细，汗处涂之。

犀角饮子《外台》

治心脏热之所感①。

犀角三分 茯神四分 麦门冬六分 甘草炙，二分 白术一分

上切。以水一升，煎取四合，再三服。又加龙齿四分，尤佳。

【三】劳气【劳气】

东王先生法：夫劳疾诸证，应丈夫、妇人、童男、室女，若得此患者，未须察脉，但看手指甲美恶，分明是何劳候【见爪甲色知病源】。病热甚，宜看脚甲色，与手一同也。其甲青黑者，传尸之证；红白者，正色之候【无病也】；黄白者，酒色之候【女色也】；红紫者，气劳之候。细详必知其病之所在，或咳嗽，或涎塞咽中，或骨蒸汗出，或泄利，或吐红【血也】，或惊魇，或妇人不调之类，先服去虫药，然后治病汤剂。《局方》化虫圆小儿、遇仙丹大人。私云。

私：去虫之药，在此《万安方》第二十一卷，大人、小儿可通用。

苏合香圆《外台方》名喫力迦圆，《玉函方》本名白术圆。

《幼幼新书》第二十卷云：老少传尸、骨蒸、殗殜、肺痿、疰忤、鬼气、卒心痛、霍乱、吐利、时气、鬼魅、瘴疟、赤白暴痢、瘀血月闭【月水不行也】、痃癖、丁肿、惊痫、鬼忤、小儿吐乳、狐狸，宜服苏合香圆《外台》。每朝以井华水服四丸，老人、小儿可服一丸云云。忌生血物、桃李、雀肉、青鱼鲊等。

鳖甲圆《庄氏家传》

治大人、小儿劳气，心腹胀满，寒热，不思饮食，日渐羸瘦，腹内似有气块，盗汗萎黄，四肢无力等。

鳖甲青厚者，醋炙 柴胡各三两，二味细末 杏仁五两，去皮尖，研碎

上先杏仁去皮尖，童子小便浸一宿。次用小便一盏于石器中，入杏仁，同熬尽小便，研为膏。与药末一处，和匀为丸，如梧子大。每服十丸，或二十丸，大人五十丸、百丸，以青蒿汤服下。若叵丸，以面糊为丸。

---

① 感：此下原衍一“汗”字，据《外台秘要》卷第三十六删。

私云：黄耆建中汤、人参鳖甲散《局方》、青蒿散、乐令建中汤等，可与之。

【四】黄疸【黄疸】

《巢氏病源论》：小儿黄疸之病，由脾胃气实而外有温气乘之，变生热。脾与胃合，候肌肉，俱象土，其色黄。胃为水谷之海，热搏[①]【搏】水谷气，蕴积成黄，蒸发于外，身疼，髆背强，大小便涩，及肤面目齿爪皆黄，小便如屋尘色，看物皆黄是也。小便宣利者，易治。若心腹满，小便涩者，多难治也。不渴者易治，渴者难治。脉沉细而腹满者，死也。

《病源论》又云：小儿胎疸候。小儿在胎，其母脏气有熏蒸于胎，至生下儿体皆黄，谓之胎疸也。

《钱乙论》：黄病与黄疸二证，多病于大病【伤寒时行也】后，身皮目皆黄者，黄病也。身痛，髆背强，大小便涩，一身尽黄，面目指爪皆黄，小便如屋尘色，看物皆黄，此黄疸也。别有一证，不因病后，身微黄者，胃热也，大人亦同。又有面黄腹大，食土渴者，脾疳也。又有自生而身黄者，胎疸也。古书云：诸疸皆热也，深黄者是也。若淡黄兼白者，胃怯、胃不和也。

藿香散《惠眼观证》

治小儿黄疸，遍身虚肿，其色如金。

藿香一分　瓜蒂四十九个　赤小豆十四粒

上细末。每用一字半，搐入两鼻中，须臾黄水出，至二更【二刻】，待头痛即住。次日自腰已上黄退白色，再三入鼻。

《吉氏家传》治小儿身体黄，及小便黄，眼白睛黄，即是疸也，宜此方。

茵陈　大黄各二分　栀子仁六个　朴消一两

上皆以水二盏，煎一盏。去滓，分作二服，再三与服。

私云：三黄圆、茵陈五苓汤频服。

黑疸，《千金翼》治大人、小儿黄疸变成黑疸。医所能治，此方主之。【黑疸】

上用土瓜根捣取汁一盏，顿服之。病当从小便出，小儿分减服。《葛氏方》亦治小儿四岁发黄。

已上《幼幼新书》第廿卷抄之。

【五】小儿诸寒疾【寒疾之中胎寒也，前卷出胎热】

当归散《圣惠》

治小儿胎寒，聚唾弄舌，躽啼反张，怒惊。

《病源论》云：小儿胎寒候者，小儿在胎时，其母取冷过度，冷气入胞，伤儿肠胃。故生之后，冷气犹在儿肠胃之间，其状儿肠胃冷，不能消乳哺，或腹胀，或时谷利【利下消谷色也】，令儿颜色青𤽗，时啼者，是胎寒痛也。

当归切，炒　细辛　黄耆　黄芩　龙骨　桂心去粗　赤芍药各一两

上细末。每服半钱，以乳汁调服，日二三服。

黄耆汤《婴孺方》

治小儿胎寒，腹中疞痛。

黄耆　黄芩　芍药各一两二分　当归二分　甘草　川芎各一两　生姜二两

上㕮散，为一剂。每服二钱，水一小盏，煎至半盏。去滓，日夜令与服。

补肾地黄圆《钱乙方》

若儿本虚怯，由胎气不成则神不足，目中白睛多，其颅即解，面色晄白，此皆难养。【虚寒难成长】。纵长，不过八八之数【男八八六十四岁也】。若恣色欲多，不及四旬而亡。或有因病而致肾虚者，非也。

熟地黄焙，八钱重　山茱萸　山药各四钱重　泽泻　牡丹皮　白茯苓各七钱半重

---

① 热搏：原作“热捣”，据巢元方《诸病源候论》卷四十六改。

上细末，炼蜜丸梧子大。三岁已还，一二丸、三五丸，以温水空心化服。四五岁，十、二十丸，或吞服。

私谓：此方八味圆，只除附子、桂心。

和气散《吉氏家传》

治小儿面青黄，手足逆冷，不思食。

厚朴姜制，半两　人参　茯苓　甘草炙，各二分三铢　茴香一分

上细末，煎，顿服。以颜色好，饮食进为期。

草豆蔻散《圣惠》

治小儿胸中寒气，积滞气逆，不下乳食。【胸中寒】

草豆蔻去皮，三个　人参　前胡　槟榔各二分三铢　诃子皮一两一分　甘草炙，二分

上粗末。每服一二钱，水一小盏，煎至半盏，去滓温服。

温膈汤《圣惠》

治小儿胸中有寒，气逆呕吐。

人参　丁香　草豆蔻去皮　甘草炙　陈皮各一分　诃子皮半两

上粗末。每服一二钱，水一小盏，煎至半盏，去滓温服。

芍药散《圣惠》

治小儿心痛不可忍。【心痛】

赤芍药　人参　白术　黄芩　大黄炒　当归各等分

上㕮咀。每服一二钱，水一小盏，煎至半盏。去滓温服，不拘时。

木香散《圣惠》

治小儿心痛，手足不和。

木香　白术　桔梗　赤茯苓各一两　高良姜二两

上㕮咀。每服一二钱，水一小盏，煎至半盏。去滓，稍热频服。私：可治痃块、疝气、阴㿗也。

《茅先生》治小儿心痛**金铃散**

金铃子炮去皮核　蓬莪术煨，各一两　茴香　木香炮　荆三棱炮，各半两

上细末。每服一二钱，用温酒、盐汤服。

普救散《王氏手集》

治心痛不止。

延胡索二两　香附子一两

上细末。每服一二钱，白汤点服。

五味汤《葛氏肘后》居效方①

治小儿夜啼惊不安，此腹痛也。至夜辄剧，状如鬼祸。【夜啼腹痛】

五味子　当归　白术各一两　甘草炙　桂心去粗皮，各二分

上切，以水二盏，煮取一盏，分为三服，大良。

《图经》《徐王效验方》治小儿腹痛，大汗出，名曰寒疝。【腹痛寒疝】

上浓煮梨叶，取七合，以意消息，可作三四服，饮之大良。

青橘皮散《圣惠》

治小儿伤冷腹痛。

青皮去白，焙　桔梗　赤芍药各半两

上粗末。每服一二钱，水一小盏，煎至半盏。去滓温服，不计时。

---

① 《葛氏肘后》居效方：即《葛氏肘后方》中的“陶隐居效验方”。

香朴散《博济方》

治小儿脾痛，兼和气止泻，及腹胁刺痛，起止疼痛，不思饮食。

厚朴一两　木香　麦蘖炒　神曲炒　青皮　陈皮各一分

上细末。每服半钱或一二钱，温汤调服。

和中散《钱乙附方》

治腹痛思食，和胃气，止吐泻，定烦渴。

人参　白茯苓　甘草炙　干葛　黄耆　白扁豆炒　藿香叶各等分

上细末。每服三钱，水一盏，枣二个去核，姜五片，煎至八分，食前温服。

宽中汤张涣

治心腹疼痛，不可忍者。

高良姜　木香各半两　丁香　青皮炒　桔梗　甘草炙，各一分

上细末。每服半钱或一二钱，温酒、盐汤服。

蓬莪茂丹张涣

治小儿腹痛，癖块秘结。

蓬莪术炮　当归各一两　木香　人参　桂心去粗皮，各二分　黑牵牛炒，末，一两一分

上细末，以白面糊和，丸如黍米粒大。每服十粒，以煎生姜汤服，或二三十粒，以微利为度。

私云：红圆子加牵牛子末，尤有验。

《刘氏家传》治小儿腹痛疳疾。

上用水磨乌药，煎取汁，服有效。

贴药《庄氏家传》

小儿未能语，啼哭不能辨者，当以手候其腹。若有实硬处，即是腹痛治之方。

上研生姜取汁，暖令温，调面成糊，涂纸贴脐心，立定。

【六①】腹胀满

《葛氏肘后》治小儿腹暴病满欲死。【腹胀满】

半夏炮

上细末，酒和之服。亦以米糊和，丸如粟米粒大。每服五七丸，或十、二十丸，日三服，以淡姜汤服，立瘥。

丁香散《圣惠》

治小儿脾胃虚冷，腹胁胀满，四肢不和，乳食全少。

丁香　桂心　白术　人参各二分　厚朴　陈皮各一两

上粗末。每服一二钱，水一小盏，姜二片，枣一枚，煎至半盏。去滓温服，日三五服。

《钱乙论》：腹胀由脾胃虚气攻作也。实者，闷乱满喘，用紫霜丸，可下之；若不喘者，虚也，不可下；若误下，则脾虚气上，不瘥也。

赤茯苓散《圣惠》

治小儿腹气壅，胀满虚热，不能乳食，大小肠气滞。

赤茯苓　木通　人参　甘草炙　枳实麸炒　当归炒，各二分　大黄一两，切，炒

上㕮咀。每服一二钱，水一小盏，煎至半盏。去滓，不拘时，频与服。

槟榔散《圣惠》

治小儿不和，心腹胀满，不欲饮食乳。

槟榔　厚朴姜汁炙，各一两　丁香二分

① 六：原无，据文例补。此卷以下序码据此类推。

上粗末。每服一二钱，水一小盏，煎至半盏。去滓温服，不拘时候。

塌气散《吉氏家传》

治小儿疳虚腹胀。

甘草　茴香　白牵牛炒，末　木香各二钱

上细末。每服一二钱，以紫苏汤服，日二三服，随岁大小增减。

【七】胃气不和脾胃疾【胃气不和，不食，诸大病后补胃法】

木香散《博济方》

调中顺气，补脾胃虚。《钱乙论》：胃虚冷，面㿠白色弱，腹痛不思食。

草豆蔻四个，和皮同用　防风　人参　茯苓　藿香各半两　陈皮去白，一分

上细末。每服半钱、一钱，以姜盐汤或米饮调服。

建脾散《茅先生》

治小儿胃气虚冷。

白茯苓　人参各一两　厚朴三两　苍术米泔浸，焙，四两　陈皮五两　甘草半生半炙，二两　草果去皮，二两

上细末。每服一二钱，水一小盏，姜二片，枣一个，煎至半盏，温服无时。

钱氏白术散

治小儿脾胃虚冷泄泻，烦渴饮水，不欲乳食。《局方》载之。

人参　白术　木香　白茯苓　甘草炙　藿香叶各一两　干葛二两

上粗末。每服一二钱，水一中盏，煎至半盏，去滓温服。若饮水者，多煎与之，无时。

参苓散《惠眼观证》

常服养气安神益胃，此药不冷不热，进乳食。

白术二两　人参　茯苓　紫苏子　甘草炙，各一两　木香二分

上细末。每服一二钱，浓煎枣汤，调服此药，宜常服。

匀气散同上

调中补益，调理用之，不论诸疾。

缩砂　茴香各二两二分　陈皮一两三分　干姜三分　桔梗十两　甘草五两，半生半炙

上细末。每服一二钱，木瓜汤服。

宝童方

壮脾去积，进乳食，兼治腹中癖块滞气。

京三棱　蓬莪术　益智去皮，四两　甘草炙，四两半　陈皮　青皮各三两

上细末。每服一二钱，以汤点服，用姜枣汤服亦良，不拘时候。

同方

调气进食，兼治伤寒。【兼治伤寒】

白芷　干姜各二分　桔梗　甘草炙　茴香炒　乌药　陈皮各一两一分

上细末。每服一二钱，水一小盏，姜二片，枣一个，煎至六分。去滓服，不拘时候。

丁香煮散《张氏家传》

治大人、小儿脾胃不和，泄泻下利，伤冷，面色萎黄，心痛，脏腑不安，癥癖气块，但是脾胃一切疾病，皆治之。

丁香一两　神曲湿纸裹，煨熟　诃子皮用小者　干姜半炮半生　半夏火炮黄色，去皮　甘草半生半炙，各三两　陈皮四两半

上一时焙干，细末如面，研匀。每服一二钱，生姜烧三片，水一盏，煎至半盏，食前热服。甚者两服可效，一日进三服。忌生冷、动气物。

人参散《圣惠》

治小儿脾胃气不和，腹胁妨闷，不能饮食，四肢羸弱。

人参　黄耆　甘草炙　丁香各三分　诃子皮　陈皮各一两

上粗末。每服一二钱，水一小盏，姜三片，枣一枚，煎至半盏，去滓温服。

《千金》灸法

小儿不能食，胸中满，膈上逆气，闷热，灸心俞二七壮，大人同灸。【灸法】

诃梨勒散《圣惠》

治小儿羸瘦，脾胃虚弱，挟于宿食，不欲乳食，四肢不和。【脾胃虚弱羸瘦】

诃子皮　陈皮各一两　黄耆　人参　白术　藿香叶　桂心去粗　白茯苓各二分　甘草炙，一分

上粗末。每服一二钱，水一小盏，姜二片，枣一个，煎至半盏。去滓温服，日三四服，夜一服。

温脾散《圣惠》

治小儿脾气不和，食少无力，肌肤羸瘦。

诃子皮　人参各一两二分　白术　木香　黄耆　白茯苓　藿香　陈皮　桔梗各一两　甘草炙，二分

上粗末。每服一二钱，水一中盏，姜二片，枣一枚，煎至半盏。去滓温服，不拘时候。

香甲圆《张氏家传》

治男子、妇人、童男、室女气血虚疏，肌肤消瘦，百节疼潮作温，五心烦热，四肢逆冷，不思饮食，中满气滞，妇人经血凝涩。健脾胃，畅神气，充肌肤，泽颜色。

柴胡　生干地黄　荆三棱各一两二分　鳖甲醋炙　神曲炒　杏仁炒　熟地黄　麦蘖炒，各二两　牛膝　木香　姜黄　当归各一两　白术　川芎各二分

上细末，白面糊丸，如梧子大。每服十丸、二十丸，空心，以茶清服，米饮亦佳。

当归圆《圣惠》

治小儿冷热不调，大便青黄，心腹多痛，不欲乳食。

当归　人参　白芍药　川芎各一两二分　甘草炙　白术各一两

上细末，以面糊和丸，如麻子大。每服五丸，或十、二十、三十丸，以米粥饮服，日三服。

木香散《圣惠》

治小儿冷热不调，腹痛不可忍，或时寒热，下痢脓血。【腹痛下痢脓血】

木香二分　川芎　当归炒　桔梗　黄芩各一两

上细末，炼蜜和，丸如梧子大。每服三五丸，以生姜汤研化，服不拘时。腹痛甚，则以甘草汤服之。

调气散《圣惠》

治小儿腹内冷热不调，不能饮食。

白术　甘草炙　人参各一两二分　厚朴姜制，二两

上粗末。每服一二钱，水一中盏，姜二片，煎至半盏，去滓温服。

私云：此调气散，即四味理中汤除干姜，入厚朴也。【十数字，此后次宗佐记之】

和中散《局方》

治小儿脾胃不和，呕逆恶心，冷热不调，减食泄泻，腹痛肠鸣，少力嗜卧。

厚朴六两　白术三两　干姜　甘草炙，各二两

上细末。每服一二钱，水一中盏，姜二片，煎六分。去滓，稍热服，乳食前服。私云：此和中散即理中散除人参，入厚朴也。

乌犀散《谭氏殊圣》

治小儿冷热不调，暴泻注下。通心气，利小便。【治泄泻】

上车前子，杵末。每服半钱或一二钱，以甘草汤服，不以时候。

已上《幼幼新书》第廿并廿一卷抄之毕。

【八】积聚、癥瘕、癖气、乳癖、痃气、痞结、宿食不消、伤饱、丁奚【积聚等】

已上九条，在于《幼幼新书》第廿二卷

《婴童宝鉴》论：小儿五积，为脏气不行，蓄积一处不动，故曰积。心积为伏梁，攻其心下；脾积为痞气，在胃口上横之；肝积为肥气，在脐之左边；肺积为息贲，在脐之右边；肾积为贲豚，在脐下。各有变动，非食之所成，乃气积也。脏属阴，故在一处而不动也。

又云：小儿有聚，谓六腑之气留聚也。腑属阳，阳气运转不停，故其聚不定一处，发而腹痛。夫积聚之候，皆面黄瘦劣，嗞哑不生肌肉，发立，或肌体浮肿，腹急多困，多为水气。

七宣圆《局方》六

疗风结聚，宿食不消，兼沙石、皮毛在腹中，及积年腰痛，冷如水石，脚气冲心，烦愦闷乱，头旋暗倒，肩背重闷，心腹胀满，胸膈闭塞，风毒气连及头面，大便或秘，小便时涩，脾胃气痞，不能饮食，脚转筋，掣痛挛急，心神恍惚，眠寝不安等疾。

大黄曲煨，七两二分　桃仁去皮尖，炒，三两　枳实麸炒　木香　柴胡　诃子皮各二两二分　甘草炙，二两

上末，用炼蜜为丸，如梧子大。每服二十丸，米饮服，食后或临卧服。稍增至四十丸，取宣利【下利】为度，量虚实增减。觉病势退，即服五补圆，不问男女老少，并可服饵。

五补圆《局方》五

补诸虚，安五脏，坚骨髓，养精神。

地骨皮　白茯苓　牛膝酒浸，炙　熟干地黄　人参各一两

上细末，蜜丸梧子大。每服二三十丸，温酒服。稍增至五十丸，日二服，至十日及半月，觉气壅，即亦服七宣圆。二三日觉气散，即还服五补圆。久服去百病，髭发黑润。

消积圆《钱乙方》

治癖块积聚。

丁香九枚　缩砂仁十二个　巴豆二个，去皮心膜　乌梅肉三个，炒

上细末，面糊圆黍米大。三岁已上三五圆，已下三二圆，温水服无时。

紫霜圆《钱乙方》

消积聚。

巴豆去油心皮　杏仁去皮尖，各廿一枚　代赭石一钱，研飞

上细末，饭圆如粟米大。每服三五圆至十圆，煎皂角仁汤，服下无时。

私谓：红圆子、胜红圆、三棱散等，在此《万安方》第十八卷大人积聚门。大人、小儿治方惟同，只用药多少有异耳。

鳖甲散《圣惠》

治小儿癥瘕壮热，头痛呕逆，腹痛寒热，头发作穗，及食癖、乳癖。【癥瘕】

鳖甲一两，醋炙　大黄炒　枳壳麸炒　木香　京三棱　槟榔各一两　人参　赤茯苓　柴胡各三分　桂心去粗，二分

上粗末。每服一二钱，水一小盏，煎至半盏。去滓温服，日二三服。

《巢氏病源论》云：小儿癥瘕癖结候，五脏不和，三焦不调，有寒冷之气客之，则令乳哺不消化，结聚成癥癖也。其状按之不动，有形叚者，癥也；推之浮沉者，瘕也。其弦急牢强，或在左或在右者，癖也。皆由冷气、痰水、食饮结聚所成，故云癥瘕癖结也。

《圣惠》云：其食结在腹，喜寒，四肢洒洒如疟，不能饮食，常自隐隐而痛，此则食癥也。

《婴童宝鉴》云：小儿瘕者，在腹中疼痛，癥；不痛定一处者，瘕也。瘕者，假。

鳖甲圆《圣惠》

治小儿癖气，手脚心热，面色萎黄，不思饮食，日渐羸瘦。【癖气】

鳖甲醋炙　大黄炒，各一两　柴胡三分　人参　赤茯苓　当归各一分　桂心　白术　木香各一分　槟榔　京三棱　生姜切，焙，各半两

上细末，炼蜜丸绿豆大。三岁儿，每服五丸、十丸，以米饮研化服，可下诸恶物。

长沙医者丁时发传

治七八岁儿多睡，或时壮热，日加羸瘦，身虽不痛，有时痢脓，呕逆不食，是癖气之候。其状似疟疾，人多不知此疾，治之方。

柴胡　黄芩各二分　枳壳四片，炒　甘草炙　知母　芍药各一两　诃子皮大者，二个

上细末。每服二三钱，水一盏，煎半盏服。

京三棱散《圣惠》

治小儿乳癖结实，令儿日渐羸瘦，面色萎黄，春夏多发，不欲乳食。乳癖者，由乳母食饮无常，醉饱过度，便即乳儿。小儿脾胃虚嫩，不能消化，或乳母偏卧一向乳儿，不能回转，儿亦睡着，乳偏滞于胁下，因兹结聚成块而痛者是也。其候面色青黄，发歇壮热，吐乳多睡，口内生疮，渐渐黄瘦，腹内结块不散，故名乳癖也。【乳癖】

京三棱煨，切　大黄切，炒　槟榔　鳖甲醋炙　赤茯苓各半两　枳壳麸炒，一分

上细末。每服一二钱，水一小盏，煎至半盏。去滓，分为二服，日三五服，逐下恶物为度。

三棱散张涣

治小儿饮食不进，乳癖结实。

京三棱　赤茯苓　当归　鳖甲各一两　白术　枳壳　木香各半两

上细末。每服一二钱，水一盏，姜片煎半盏。去滓温，时时与服。

蓬莪茂散《茅先生传》

治小儿痃气，一切气疾。痃气者，《圣惠》云：夫小儿痃气者，由饮食不调，生冷过度，与脏气相搏，结聚之所成也。其状脐胁两旁上下有物强直，大者如臂，小者如指，强起急痛，故名痃气。【痃气】

蓬莪术　青皮　益智各半两　木香一分　糯米一两

上细末。每服一二钱，用陈米饮调服，日三五服。

《巢氏病源论》：小儿大腹丁奚候者，由哺食过度而脾胃尚弱，不能磨消故也。其病腹大、颈小、黄瘦是也。【丁奚哺露病】。若久不瘥，则变成谷癥伤饱，名哺露病，一名丁奚。三种大体相似，轻重立名。【谷癥哺露病】

《五关贯真珠囊》云：小儿丁奚，谓之鼓槌鹤膝候。凡小儿或因吐而泻，久不瘥，或病退不能行，膝大肠红，号曰丁奚。七岁已下号鼓槌风，十五已下名鹤膝风。盖此并是风冷伤于肾所致，肾主骨故也。

私谓：故知自一岁至六岁曰七岁已下，十五岁以前曰十五已下。丁奚名，不知其由来。

《庄氏家传》疳肚、丁奚辨证云：小儿腹大，如有青筋见，即曰疳肚也；如无青筋，乃名丁奚，是因过饱伤食而得之。

《葛氏肘后》若患疳气，大腹瘦弱方。

上捣生薤根，以猪脂煎，稍稍服之。

葛氏**又方**

上用熟炙鼠肉，若伏翼哺之，亦治哺露。

赤芍药圆《圣惠》

治小儿丁奚，虽食不生肌肉，腹大，食不消化。

赤芍药　大黄切，炒　鳖甲醋炙，各三分　桂心去粗　赤茯苓　柴胡各半两

上细末，炼蜜和，丸如麻子大。每服五丸、十丸、二三十丸。随儿大小，煎蜜汤服。

《婴孺方》

芍药　茯苓　大黄各一两分　柴胡一两　鳖甲炙，三分　桂心二分　人参二分

丸大，服使全同前。若腹坚大者，加鳖甲一二分；渴者，加栝楼二分。

麝香安中圆《张氏家传》

治小儿饮食不化，宽中止吐。

甘松叶一两一分　益智　丁皮　香附子各一两三分，一字　蓬莪术二分，二字　南木香一分，一字　麝香一铢，研

上同末，研，以白面糊为圆【非醋酒等而只以水煮糊，曰白糊也。白水者，又只水许也】，更用生蜜、麻油煎少许，一处和捣丸。量儿大小，如黍米大。每服二十丸，或三十丸，以姜汤服，不拘时候。

人参圆《圣惠》

治小儿哺露，失衣当风，湿冷水浴，苦腹大，时时痢，或寒热如疟，不欲食，纵食不生肌肉，或不消化，四肢羸瘦。

人参　麦门冬　半夏　黄耆　大黄炒　白茯苓　柴胡　黄芩各三分　诃子皮　甘草炙　鳖甲醋炙，各一两　川芎生，一两

上细末，炼蜜丸麻子大。每服三五丸，以米粥饮服，或十、二十丸服。

【灸治】

《婴童宝鉴》云：小儿哺露，灸大椎穴。又灸尺泽穴左右，又灸九角。

私云：丁奚、哺露、鼓槌风、鹤膝风，谓小儿多染此病，医不辨病源，不知药方，直至于死，无加正疗，故今抄于数方，请审思之，施命于诸儿，岂非惠民之术乎？

《覆载万安方》卷第四十四

嘉历元年十一月十三日子刻，于烛下清书之毕。子孙感于老怀，勿倦于医学。

性全六十一岁（花押）

嘉历二年三月十二日，朱点了。

性全（花押）

同年同月十七日，墨点了。

性全（花押）

朱墨之纸数四十五丁（花押）

《覆载万安方》卷第四十五

性全　集

小儿七

【一】诸疳

《圣惠论》曰：夫小儿托质胞胎，成形气血。诞生之后，骨肉轻软，肠胃细微。哺乳须是合宜，脏腑自然调适。若乳母寒温失理，动止乖违，饮食无常，甘肥过度，喜怒气乱，醉饱劳伤，便即乳儿致成疳也。又小儿百日已后，五岁已前，乳食渐多，不择生冷，好餐肥腻，恣食甘酸，脏腑不和，并生疳气。

凡五疳者，一曰肝疳，亦名风疳。其候摇头揉目，白膜遮睛，流汗遍身，合面而卧，目中涩痒，肉色青黄，发疏头焦，筋青脑热，腹中积聚，下痢频多，久而不痊，转甚羸瘦。此是[①]肝疳，风疳也。

二曰心疳，亦名惊疳。其候浑身壮热，吐利无常，颊赤面黄，胸膈烦满，鼻干心燥，口舌生疮，痢久不痊，多下脓血，有时盗汗，或乃虚惊。此是心疳，惊疳也。

三曰脾疳，亦名食疳。其候腹多筋脉，喘促气粗，乳食不多，心腹胀满，多啼咳逆，面色萎黄，骨立毛焦，形枯力劣，胸膈壅闷，水谷不消，口鼻常干，好喫泥土，情意不悦，爱暗憎明，肠胃不和，利多酸臭。此是脾疳，食疳也。

四曰肺疳，亦名气疳。其候咳嗽气逆，皮毛干焦，饶涕多啼，咽喉不利，揉鼻咬甲，壮热憎寒，口鼻生疮，唇边赤痒，腹内气胀，乳食渐稀，大肠不调，频频泄痢，粪中米出，皮上粟生。此是肺疳，气疳也。

五曰肾疳，亦名急疳。其候肌骨消瘦，齿龈生疮，寒热作时，口鼻干燥，脑热如火，脚冷如冰，吐逆既增，乳食减少，泻痢频并，下部开张，肛门不收，疳疮痒痛。此是肾疳，急疳也。

今以一方同疗之，故曰五疳也。

《幼幼新书》第二十三卷引《圣惠方》有五疳可治、不可治候，文义繁多，仍略之。可见彼矣。

紫霜圆《颅囟经》

治小儿五疳，兼腹肚虚胀，疳气烦闷，或时燥渴。【此方尤神妙也】

大黄　黄连　代赭各二分　辰砂　麝香各一分　杏仁去皮尖，别研　肉豆蔻　巴豆霜各一两

上细研，以蜜为丸，如赤小豆大。每服，空心米饮服一丸。五岁、十岁，只可服五丸，临时加减。忌冷水、油腻、炙煿。

黄耆饮子《吴氏家传》

治小儿五疳，或伤脾，腹胀发黄，时时肚热，头上虚汗，日渐黄瘦，或泄泻。

黄耆一两　人参　陈皮　白茯苓　槟榔大而白者，焦　甘草炙，各半两　肉豆蔻一个

上粗末。每服三四钱，水一大盏，慢火煎至七分。去滓，时时温服。

黄连圆《朱氏家传》

治五般疳气。

---

① 是：此下原衍一“是”字，据文义删。

黄连　芜荑炒去扇　龙胆草　郁金各等分

上细末，米糊为丸麻子大。每服十丸，以米饮汤服。

雄黄圆长沙医者丁时发传

治五疳。

雄黄　黄连各二分　巴豆一分　干姜二分，巴豆与干姜，同以醋一碗，煮熟为度，不用巴豆　辰砂一钱

上细末，以面糊丸，如大麻子大。每服五丸、七丸，以熟水服。

五疳圆肃景仁献《海上方》

治小儿五疳。

黄连　大黄　黄蘗　苦参各二钱　芜荑取仁，半钱　使君子一个

上用醋煮面糊丸绿豆大。每服五丸，或十、二十丸，以白汤服，空心。

私谓：已上总治五疳良方如斯。凡各治一疳之药方，可见《幼幼新书》第廿三卷。或牛黄、芦荟，或干蚵蚾、蟾蜍等药材则难得，故不抄载之。疳病尤重，治疗亦难矣。《幼幼新书》二十三卷至二十六卷四个卷，只论五疳一类，广须看记彼诸方，救诸婴儿焉。

【二】无辜疳是亦疳之流类也

《幼幼新书》廿四卷：《巢氏病源》曰：小儿无辜病者，面黄发直，时壮热，饮食不生肌肤，积经日月，遂致死者，谓之无辜。言天上有鸟，名无辜，昼伏夜游，洗濯小儿衣席，露之经宿，此鸟即飞从上过，而取此衣与小儿着，并席与小儿卧，便令儿着此病。《幼幼新书》第二十四卷引《玉函关》曰：唐永徽四年，从西域而此鸟来云云。

《圣惠》：小儿无辜，脑后有核如弹丸，捏之皮下转是也。凡小儿有此物，如禽兽舌下有噤虫。若不速去，当损其命。此核初生，软而不痛，中有虫如米粉，得热气渐长大，大则筋结定，定即虫随血气流散，有所[①]停留，子母相生，侵蚀脏腑，肌肉生疮，或大便泄脓血，致使小儿渐渐黄瘦，头大发立，手足软弱，从兹夭折【死也】也。又云：小儿无辜疳痢者，大腹泄痢脓血，毛发皮肤枯槁，肌体日渐瘦羸，肠胃既虚，痢无时节，故名无辜痢也。此《万安方》第四十三天瘸病下论无辜病。

《汉东王先生家宝》云：古说无辜鸟者，其义大非也。此盖是八邪所伤得之。其八邪者，饥、饱、劳、役、风、惊、暑、积，谓之八邪。久则令人日渐黄瘦，喫食不长肌肉，夜间多哭，身上发微微壮热，多渴喫食，不知饥饱，或生疮癣是也。【八邪】

《全婴集》第二引此《王氏家宝》曰：此王氏之论，其理甚明。小儿有此疾者，但作惊疳治之，更宜随证。凡小儿不可夜露衣者，虑其阴气令儿生病，亦不可于星月之下饮儿乳者，致生吐泻也。

大黄煎圆《外台》《崔氏》

治无辜闪癖，或头干瘰疬，头发黄耸分去，或乍痢乍瘥，诸状既多，不可备说。

大黄九两，锦纹新实者。若微朽，即不堪用也，削去苍皮乃秤

上一味，捣罗为散，以好米醋三盏和之，置铜器内，于大铛中浮汤上，以炭火煮之，火不用猛。又以竹木篦搅药，候堪丸，乃停于小瓷器中，蜜贮。凡儿年三岁，一服七丸，如梧子大，日再服，常以下青赤脓为度。若不下脓，或下脓少者，稍稍加丸；下脓多者，丸又须减；病重者，或至七八剂，方尽根本。大人、小儿不等，以意量之。此药唯下脓及宿结，不令儿痢。禁鸡、猪、鱼肉、兔、生冷、粘滑、油腻、小豆、荞麦，乳母同忌之。

鳖甲散《圣惠》

治小儿无辜疳，项红肚大，毛发干立作穗。

鳖甲三分　槟榔三颗　沉香　漏芦无则代用栀子　牛蒡子炒　使君子　赤芍药　诃子皮　甘草炙，各半两

上细末。每服一二钱，水一小盏，煎至半盏。去滓温服，不拘时候。

---

① 有所：原作“所有”，据《幼幼新书》卷第二十四乙转。

张涣论：小儿周晬【一岁】已后，五岁已前，食物渐多，不择生冷，恣食肥腻甘酸，并生疳气，但小儿一切疳病，种类甚多，最为紧急。

《婴童宝鉴》诸疳通论：夫小儿疳证，互论多端，言词烦迷，愈失大旨。但小儿发立焦黄，肌体瘦劣，腹肚疼痛，爱喫泥土，泻痢无常，盗汗不止，腹大即喘，脚细难行，洞下脱肛，粪中有米，便如泔淀，呕吐无时，有似瘦劳，更加寒颤，如此之状，即是疳也。凡一十二种，各异其名，在心为惊疳，在肝为风疳，在肺为气疳，在脾为肉疳，在肾为急疳。此五脏之五疳，此外更有十二般疳而重言别论。

干疳，虽能乳食，见者皆餐，最便酸咸之物。

急疳，泻痢脱肛，其粪五色，虽食不生肌肉，睡多汗出，此急疳之候也。

风疳，手足颤疭，双目微牵，或笑或嗔，爪甲青色，状如神祟，此风疳之候也。

肉疳，眼涩而痛，食物不消，体羸黄瘦，四肢无力，腹胀气喘，此肉疳之候也。

脊疳，虫攻脊膂，指背皆痒，头发焦立，皮肉枯燥，两胁胀满，一日数利，脊如锯齿，此脊疳之候也。

口疳，唇反齿黑，舌上生疮，两龈溃烂，并虫自出，此口疳之候也。是亦心疳之候也。

脑疳，鼻下赤烂，以手自揉，身热体干，目赤如朱，此脑疳之候也。

食疳，夜间潮热，或即憎寒，手足俱冷，能乳即瘦，有如盗汗，此食疳之候也。

奶【奶，乳也】疳，因病后得之，乳母壅毒冲上，或是喫乳母之魃奶也魃者，乳母妊之乳也。初只气促，虽能乳食，渐加羸瘦，泻久不止，三焦壅热，五脏困乏，此奶疳之候也。

蛔【蛔，音尤也，又回也。蚘，音回，又尤也。同意也】疳，合面而卧，气急面黄，时哭声高，又似心痛，或即发作有时【潮貌也】，只在月初谓月朔则虫头举也。

脾疳，尝喫泥土、生米及盐，心意不悦，身体黄，口内多涎，泻痢有虫，此脾疳之候也。

气疳，或喫热乳，或因重病，渐成此患，忽然咳嗽，初得更服冷药，使日久浑身壮热，脚冷如冰，气从而喘，渐渐目昏，此气疳之候也。

已上十二疳，各各治方等，在《幼幼新书》第二十四卷，具可见于彼中，繁多不载于此。

【三】二十四疳候《庄氏家传》

第一候：泻脓血，日渐瘦，是冷热疳。

第二候：脚细肚高，胸前骨生，爱喫泥土、酸咸，日久通身黄，时时吐逆下痢，腹内疼痛，是脾疳。

第三候：鼻下赤烂，爱揉眼，兼血痢，是肺疳。乃因喫着①热物，或病奶【乳母病恼，谓之病奶也】所损心肺，加之咳嗽，更以服凉药过多，便上热下冷，渐渐昏沉，日夜烦哭。

第四候：皮虚皱，面无颜色，身上燥痒②，心烦。

第五候：毛发稀疏，鼻生疮，是肺疳。

第六候：头生疮，毛发稀焦，是肝疳。

第七候：牙变黄赤不定，是肾疳。

第八候：头发焦干，鼻下疮生，是肺疳。

第九候：咬指甲，毛发作穗，四肢沉重，是心疳。

第十候：肚上筋生，齿龈虫蚀，是骨槽疳。

第十一候：吐逆腹胀，是胃疳，又名奶疳。

第十二候：齿龈臭烂，面无颜色，心不思食，是脾疳，又名口疳。心疳，舌；脾疳，口也。

第十三候：爱合面卧，多睡如醉，腹胀气急，盖是因曾喫生肉，如此腹内有虫，是心脾疳。

第十四候：鼻内干痛，口中臭气，齿根有脾血，是肝肺疳。

---

① 着：此下原衍一“承”字，据校本删。

② 燥痒：原作“操痒”，据《幼幼新书》卷第二十四改。

第十五候：脚细肚高，并肚上有青脉，是脾疳。

第十六候：非时生疮，爱喫冷水，是热疳。

第十七候：皮肤上生粟子，粪中米出，是脾冷疳。

第十八候：气满腹胀及口干，是心胃疳。

第十九候：爱餐生米面、炭砖瓦，是脾胃疳。

第二十候：揉鼻揩眼，及咬指甲，爱饮水，是肝渴疳。

第二十一候：多寒热，爱卧不起，是骨热疳。

第二十二候：爱饮水，眼目不开，是肝疳。

第二十三候：肌体或热或凉，发竭无时，是急疳。

第二十四候：齿龈黑，唇懒开，开则赤，是心疳积热。

已上二十四候疳，治方在于《幼幼新书》第二十四卷。

《圣惠》云：今以一方同疗之，故谓一切疳也。

神效丹《集验方》

治小儿疳气不可疗。

绿矾用火煅令赤，浸醋过，亦煅亦浸三度

上细末研用，枣肉和丸，如绿豆大。每服三五丸，以温酒，日两三服。

《子母秘录》治小儿疳。

上用益母草绞汁，稍稍服。益母草者，茺蔚苗也，俗名郁臭。

《食疗方》治小儿疳。

上瓜叶阴干研末，以酒常服一二钱匕。

保童圆《茅先生传》

治小儿疳及诸病。

皂角灰　川乌头炮　硫黄别研　陈皮各一两　干姜半两　巴豆六十粒，去皮心膜，不去油，汤浸一宿，别研

上为末，用软饭为丸，如绿豆大。每服十丸，用浓饭汤服下，以快利为度，随儿岁增减。

木香圆《良方》

治瘴及五岁已上疳气，腹胀气喘。

南木香　大附子炮去皮脐　人参　厚朴　官桂去粗　羌活　京三棱　独活　干姜　甘草炙　川芎　大黄切，微炒　芍药各半两　肉豆蔻六个　槟榔　陈皮各三两　牵牛子微炒，末，四两，别取

上除牵牛子末外，细末，瓷器盛之，密封。临用时，牵牛子末二两，药末一两，同研匀，以炼蜜为丸梧子大。

若心腹胀满，一切风劳冷气，脐下刺痛，口吐清水白沫，醋心，痃癖气块，男子肾脏风毒，攻刺四肢，及阳毒脚气，目昏头痛，心闷呕逆，及两胁坚满不消，卧时以橘皮汤服三十丸，快利为度，此后每夜二十丸。

若女人血痢，下血刺痛，积年血块，胃口呕逆，手足心烦热，不思饮食，用姜汤服三十丸，取利。每夜更服二十丸，或可加服三十、五十丸，快利为良。小儿五岁已上疳气，腹胀气喘，空心，温汤与服五七丸。小者减丸数服。

凡胸腹饱闷不消，脾泄不止，临卧温酒服之，丸数随证，取快利。食毒、痈疽、发背、山岚瘴气，才觉头痛，背膊拘急，便宜服之，快利为度。常服可以不染瘴疾。

凡瘴疾，皆因脾胃实热所致，常以凉药解膈上壅热，并以此药通利弥善。此圆药本治岚瘴及温疟，大效。李校理敦裕尝为传，刻石于大庾岭，蒙效者不可胜数。予伯氏任闽中，尝拥兵捕山寇，过漳浦，军人皆感疟，用此治之，应时患愈。予在江南，时值岁发温疟，以此药济人，其效如神，皆以得快利为度。又记，凡久疟服药讫，乃灸气海百壮，又灸中管三十壮，尤善。

《张氏家传》云：刑部李学士治疳御瘴方，得之于马都丞，分两稍别，木香、黑附子各二两，大黄、

人参、厚朴各一两，桂心、槟榔、豆蔻、陈皮各三两，余皆半两，牵牛子末一斤。

神曲散《张氏家传》

治小儿诸般疳。

神曲　陈皮不去膜　大黄炮熟　芍药各一分　桔梗　川芎　厚朴　枳壳麸炒　白茯苓各二分　人参二分二铢　甘草炙，一两

上细末。每服一二钱，入姜一片，水一盏，煎半盏，如茶法服。

沉香圆《张氏家传》

治小儿疳气。

沉香　巴豆面裹，油煎，令黄色即出，入乳钵研如粉　肉豆蔻　大黄炮　木香　干姜各一两　槟榔一两半　青皮三分

上细末，面糊为丸，如绿豆大。小儿疳气，以生姜橘皮汤服下一二丸。量儿大小加减。

定命丹洪州张道人传【神药，通治诸疳】

治小儿一十二种疳，肝疳、气疳、风疳、肉疳、脊疳、口疳、脑疳、食疳、蛔疳、脾疳、肾疳、心疳，定生死。有此疳候者，取得虫青者死，黄者生，可治①。

木香　夜明砂　麝香各一分，二钱半重也　蝉退三个　胡黄连二钱重　金银箔各五片

上细末，以软饭为丸，如麻子大。每服三五粒，空心，以米饮服下。忌酸咸、油腻。

【四】十二疳各各治方

第一肝疳亦名风疳

小儿虽饮奶乳，渐喜肉食，尤爱酸咸，只服前定命丹，次服此。

肉豆蔻三个　枳壳焙，三个　茯苓　胡黄连各一两一分　大黄　甘草各二两二分　丁香　麝香各二分

上细末，和匀。每服一二字，米饮服，日二服。久者，五服有效。

第二急疳亦名肾疳

小儿疳痢，下赤色脓血，下部脱肛。虽有精神，命在须臾，但服此**沉香圆**。

沉香　人参　全蝎去羽、手足　胡黄连　乳香　龙骨　甘草各一两

上细末，枣肉为丸，如麻子大。每服三丸，或五丸、十丸，米饮服，日二三服。久患者，七服见效。

第三风疳亦名肝疳

小儿手足拘拳，眼目不开，有时自笑，或嗔怒惊叫，手爪甲青，状似鬼形，已似天钓，须服此**金箔茯苓散**。

金箔五片　茯苓　牛膝　胡黄连各二两二分　龙骨二分半　木香　麝香各一分

上细研。每服一二字或一钱，米饮服，日二服。忌油腻。

第四肉疳亦名脾肝

眼目常痛，饮食不下【食塞胸中，谓之不下也】，食物不消，日渐羸瘦，服此**调中圆**。

鳖甲醋炙　当归　黄耆　人参　附子炮　桂心去粗　胡黄连各一两　雄黄一分

上末，以枣肉为丸，如麻子大。每服二三丸，米汤服。忌鱼、油物。

第五脊疳

十指爪甲痒痛，头发焦干，腹肚虚鸣【虚】，脊骨如锯，时时下痢，状如青淀，或脓或血，服此**朱砂圆**。

灵天盖炙，一个　柴胡烧　白术　麝香各一钱　槟榔一个

上用蒸枣肉为丸，如麻子大。每服三五丸，米饮或枣汤服下。

第六口疳治方阙不见

① 可治：此下原有错叶，据校本调顺。

第七脑疳

鼻下赤烂，身心烦躁，鼻内生疮，头发自落，日夜痛无休歇，状似鬼形，服此**安息圆**。

安息香　丁香　胡黄连　麝香　雄黄各一分　肉豆蔻二个　金银箔各五片

上末，炼蜜丸麻子大。每服三五丸，米饮服下。空心，日二服。

第八食疳

小儿夜间壮热，或时憎寒，手足或冷，兼生阴汗，渐加消瘦，多饶虚肿，往往下痢，服此**铁粉圆**。

铁粉此是熬盐散子，凡要用时烧红，或醋泼，外其盐霜白起，刮铁粉也　辰砂各二钱重　木香　桔梗各五钱重　胡黄连一钱重　全蝎五个

上细末，白米饭为丸麻子大。每服三五丸，米饮服。

第九蛔疳

小儿合地，面无颜色，啼声乍高，状似心痛，往往口干，发动有时，医人不识，妄呼见祟，不知小儿曾喫生肉，肉化为虫。

苦楝根　鹤虱　辰砂各一两　槟榔三个　麝香一钱

上末，面糊丸小豆大。每服三丸，白汤服，日三服。忌毒物。

第十奶疳

由乳母胃气不定，小儿喫着冷奶【乳也】，便生吐逆，渐成奶疳。宜急治，莫【缓之矣】。交肿毒，遍身通黄，状如橘皮，宜服**木香散**。

黄耆　人参　龙脑各一钱　蝎　干姜　橘皮各半两　附子炮　甘草各一两

上末。每服半钱，用乳香汤调服，日二三服。重者，不过七服。忌毒物。

第十一脾疳

虎睛圆依药难得，略之。

第十二肺疳

小儿多是喫着热味食及病奶，损伤心肺①，便生喘嗽，愚医不辨冷热，以药攻之，变成黄肿，渐觉昏沉，服**杏仁散**②。

杏仁十四粒　甘草　款冬花各二钱　麝香　胡黄连各一钱　半夏半两

上末。每服一二字，用枣汤调服，日二三服。

胡黄连麝香圆《钱乙》

治疳气羸瘦，白虫作。

《圣惠》云：小儿五疳，若久而不瘥，则腹内有虫，肌体黄瘦，下痢不止，其虫之状如丝发，或如马尾，多出于腹背及头项上。若虫色黄白及赤者可疗，青色者不可疗也。

胡黄连　白芜荑各一两半，去扇【《外台》方：若无芜荑，则代用使君子】　黄连　木香各半两　辰砂别研，三分　麝香一钱

上细末，面糊丸绿豆大。米饮服三五丸至十丸，三五岁者十五、二十丸，无时。

张涣桃柳汤

服诸疳虫药后，用此浴法助之。

桃枝　柳枝各等分

上并剉碎，以水煎数沸，通手浴儿，甚佳。浴儿毕，用一表衣服盖之，疳虫自出为验。

西京丁左藏黄连圆

治小儿五疳出虫方。

巴豆成霜　黄连末　熊胆焙，研，如是新者，盏内坐于瓶上，以慢火熬干，如糊和药，各一分

---

① 小儿多是……损伤心肺：此 16 字原脱，据《幼幼新书》卷第二十四补。

② 杏仁散：原作“桃仁散”，据《幼幼新书》卷第二十四改。

上拌匀，用水丸如麻子大。每服三五丸，米饮服下。

《庄氏家传》小儿取疳虫方。

槟榔二个，生，末　芜荑无，代用使君子　鹤虱炒　狼牙各一两

上末。每服二三钱，饭饮调服，卧时，或以砂糖服二钱匕，尤妙。

龙胆圆《朱氏家传》

治小儿疳气，不思饮食，常服退疳杀虫。

龙胆草　苦参　川楝子各等分

上细末，以水米糊为丸，如黍米大。每服十五丸，饭汤服，日三服。

《茅先生》：小儿患甚，不知人事，既无脉，形候又不好，可用此**吹鼻散**。试如入鼻中，打喷嚏来吉，不打喷嚏来即死。又名问命散。

青黛末　细辛　瓜蒂　黄连各二分　麝香一铢

上细末，取少许，入小儿鼻中。

已上《幼幼新书》第二十四卷也。但彼中多入芦荟、牛黄、虎眼睛等之药种，是等皆难得，除之。芦荟者，西天之物，唐国犹言难得其真，胡人以白象胆而称芦荟云云。象胆尚叵得，况真物乎？若亦适虽有其真物，不可辨知。治疳之神药，不如芦荟。今《万安方》因难得，以不载之。

【五】走马疳

《幼幼新书》第二十五曰：《茅先生》云：小儿走马疳候，甚即遍沿作崩沙候，牙边肉肿烂，口内气臭，身微有潮热，喫食不得，齿缝出鲜血，齿常欲脱，肉烂自漏落。此候因肚中疳气盛而奔上上焦，蒸得牙如此。

《仙人水鉴》治小儿走马疳，虫透损骨。

上天南星一枚，当心剜作窍子，入安好雄黄一块在内，用大麦面裹，以炭灰火煨，候雄黄镕①作汁，取出。用盏子合定，出火毒一宿，去面研细。雄黄、南星为末，入好麝香少许，扫在口疮龈烂上，有神验。此药《全婴集》名必效散。

《集验方》治小儿走马疳。

上用蚕退纸，不计多少，烧成灰存性，入麝香少许和匀，贴烂疮处。

《谭氏殊圣》【方名】治走马疳。

上用尿桶内白，不拘多少，焙干为末，入麝香少许，研细揩牙，立效。

私云：尿白若秋石，可用之。

李琬【人名】**麝香散**《刘氏家传》

治小儿走马急疳，口臭，牙齿损烂，及攻蚀唇鼻腮颊，累治未效者，可用此方，立效。

麝香一钱，真者　黄蘖二两二分，末　青黛一两一分　雄黄二分二铢，研

上研细，和匀极细。若有患者，先以绵杖子擦却齿上蚀损死肌，后以软帛拭去恶血，量烂处大小干掺，日夜五度。或血盛并多不定者，加定粉【胡粉也】半两，同研匀用之。

《庄氏家传》治齿疳。

五倍子不拘多少，微炒，放冷，打碎，再炒令焦黑

上细末，贴烂疮上。痛者至痛止，不痛者至痛为效。

《孔氏家传》治小儿走马疳，牙龈烂者。

上以好辰砂少许细②，入麝香少许，一处研匀。用纸撚子点药粟米大，纴在牙缝内，不过三两上即效。

---

① 镕：原作“鎔”，据校本改。

② 细：此下疑脱一“研”字。

一字散《吉氏家传》

治走马疳。

天麻　麻黄　川芎　地龙破，洗去土，焙　川乌头炮，各一两

上细末。每服半钱或一钱，用薄荷汤服，日夜三服。

五倍子散《圣惠》

治小儿口齿疳，虫䘌。

五倍子三分，末　黄丹一分，焙

上同研细，以绵裹，贴于齿上，涂之亦得，日四五度。

安师傅【人名】治小儿口齿并喉腭疳疮，如白膜者，药之神妙，不可具言。

轻粉　黄丹等分

上拌匀，用乳汁和涂疮上，即时如壳退下。

【六】鼻疳

《病源论》云：小儿䘌鼻之状，鼻下两边赤，发时微有疮而痒是也，亦名赤鼻，亦名疳鼻。鼻是肺气所通，肺候皮毛，其气不和，风邪客毛皮，血气随虚处而入，停于鼻两边，与血气相搏成疮者，谓之䘌鼻也。

《子母秘录》治小儿鼻下两道赤者，名曰䘌鼻，亦名赤疳鼻。

上黄连末，用米泔洗鼻下，日三五度傅之。

《圣惠方》**又方**

上研熊胆细末，以汤化，调涂鼻下。

《茅先生》小儿鼻下赤烂鼻疳方。

青黛抄，一钱半　黄蘗末　黄连末　杏仁去皮尖，炒，各二钱半，研　轻粉少许

上为末，用芭蕉自然汁调涂赤烂。

泽泻散东王先生传

治小儿肺积，鼻内生疮及鼻下赤烂。

泽泻　郁金生　甘草炙　栀子仁炒，各一两三分

上细末。每服半钱或一钱，以甘草汤调服。

【七】眼疳

《龙木论》曰：小儿疳眼外障，此眼初患时，皆因脑头上有疮，或因经日多时泻痢，潜冲疼痛，泪出难开，膈间伏热气，肝风入眼。初患此疳时，痒涩，揉眉咬甲，致令翳生，赤肿疼痛，泪出难开，睑硬，白睛遮瞒怕日，合面卧，不喜抬头。此疾不宜烧灸头面，恐损眼也。切忌点药，只宜服杀疳散并退翳圆。

杀疳散《龙木论》

防风　龙脑　牡蛎　白芷　细辛　五味子各二两

上细末。每服一钱或二钱匕，食后以粥饮服。

退翳圆同上

玄参　防风各一两　细辛　石决明削去粗皮，研　车前子各二分　桔梗　黄芩各一两二分

上细末，炼蜜丸梧子大。每服十丸，以茶点服，空心食前，或二三十丸。

【八】疳瘦【疳瘦】

使君圆《张氏家传》

治小儿疳瘦滑泄，或下痢腹胀，退食，生胃气。

使君子面炮，一两　厚朴　甘草炙　诃子皮各半两　陈皮一分

上细末，炼蜜丸如鸡头大。三岁儿每服二三丸，一二岁儿或半丸，或一二丸，以乳汁化服，或清水米饮化服。

使君子圆《局方》

治小儿五疳，脾胃不和，心腹膨胀，时复疠痛，不进饮食，渐致羸瘦。

厚朴　陈皮　川芎各二分　使君子仁去皮，二两

上细末，炼蜜丸如皂子仁。三岁已后一粒，或二三粒；三岁已还半粒、一二粒。米饮化服，治腹痛。

加减四君子汤《局方》

治小儿吐泻不止，可进乳食，常服调胃进食。

白扁豆蒸，炒　藿香叶　甘草炙　黄耆各一两　人参　茯苓　白术各四两

上细末。每服一二钱，以盐汤点服，或水一小盏，煎半盏服。

肥儿圆《局方》

治小儿疳病者，多因阙乳喫食太早所致，或因久患，脏腑胃虚虫动，日渐羸瘦，腹大发竖，不能行步，面黄口臭，发热，面无精神。此药杀虫进食。

神曲炒　黄连各五两　肉豆蔻面炮　使君子去皮　麦糵炒，各二两二分　槟榔十个，不见火　木香一两

上细末，以猪胆丸，如粟米大，每服三十丸。

一方黄连、神曲、使君子各一两，槟榔、肉豆蔻各半两，木香二钱，面糊丸如萝葡子大，熟水吞。

五疳消食圆《局方》

治小儿五疳八痢，杀腹脏虫。疗疳劳及走马，牙齿唇烂，肚大青筋，此药大能进食，悦颜色，长肌肤。此方本出《沈达庵方》

麦糵　使君子炒去皮　黄连少炒　橘红焙　草龙胆　芜荑各等分【《外台》方无芜荑，代用使君子】

上细末，用粟米糊丸如粟米大。每服二三十丸，空心，米饮吞服，不拘时服。八痢者，一说云：热痢[1]、冷痢、白杂痢（赤白）、食痢、惊痢、脾痢、时行痢、血疳痢，已上《王氏家宝》方。又《五关贯真珠囊》云：小儿八痢，一白脓痢，二鱼脑痢，三五色痢，四血瘕痢，五水泻痢，六腹肚痢，七瘕积痢，八赤白痢也。是则《幼幼新书》第二十九。

磨积圆《局方》

治小儿脏腑怯弱，内受积冷，胁肋胀痛，呕吐痰逆，肠鸣泄泻，日夜频并，四肢困倦，面无颜色，骨肉消瘦，不进饮食，及疳气羸瘦，腹肚大筋，口干烦渴，小便白浊，食不生肌，或发虚肿，寒热往来，或因食甘肥，虫动作痛，叫哭合眼，皆服之。

干漆炒焦　丁香各一两　青皮　京三棱炮，各六两　蓬莪术八两

上细末，以水米糊为丸，如粟米大。二岁儿，每服五七丸，或十丸、十五、二十丸，用淡姜汤吞服，不拘时。

银白散《局方》

治小儿百病，如慢惊搐搦，用麝香饭饮调服；急惊定后，用陈米饮调服；惊吐不止，丁香汤调服；天柱倒，脚软，浓米饮调服。夹惊伤寒，用薄荷葱白汤调服；疳气肚胀，气急多渴，用百合汤调服；浑身壮热，面赤惊叫，用金银薄荷汤调服；赤白痢，不思乳食，用姜钱三片，枣子三枚，煎汤调服；喫食不知饥饱，不长肌肉，麦芽一撮，炒，同生姜煎汤服；暴泻，紫苏木瓜汤服；神形脱，言语不正，及大人吐泻，用藿香汤服；诸病后无精神，少气力，不思食，煎生姜枣汤服。禀受气怯小儿，可每日一服，最妙。

升麻　知母　甘草炙　白扁豆炒　山药　人参　茯苓　白术各等分

上细末。每服一二钱，或三四钱匕，量岁加减。汤使【汤使者，依诸病而煎汤助服，如银白散也】如前，常服，用沸汤点服，不计时。

《无倦斋卫生良剂方》小儿门有银白散，功效全与《局方》同，但《良剂方》有十四味。

---

① 热痢：此下原衍一“热”字，据校本删。

人参　白术入绿豆一合，炒熟，去豆　黄耆微炙　白扁豆微炒　直僵蚕炒　木香湿纸煨　升麻生用　甘草炙，各一两　白附子文武火炒黄，去火毒　天麻切炒　糯米炒黄　藿香叶各半两

上细末云云。

又《百一选方》同。治惊吐不止，陈米饮服。

参耆汤《良剂方》

治小儿卫荣不和，身体潮热，心忪惊悸，咽干烦渴，咳嗽喘粗，夜出盗汗，腹满有癖，黄瘦生疳，及治伤寒后余毒未尽，或疟后肌热不除。

人参　白术　白茯苓　藿香叶　黄耆蜜炙　白扁豆少炒　甘草炙　干葛各等分

上㕮咀。每服二钱，水一小盏，姜三片，煎至半盏。去滓温服，不拘时候。

益儿圆《吉氏家传》

治小儿一切疳瘦，夜多盗汗，肌热。

人参　白术　茯苓　柴胡　甘草炙　陈皮　鳖甲醋炙　京三棱炮，各等分

上细末，炼蜜丸如大豆大。每服一二丸，或十、二十丸，米饮化服，食前，日二三服。

六甲圆《全婴集》六

治小儿疳泻白浊，腥臭①肥腻，骨热多渴，腹痛可食，困倦少力。此药六甲日修合多效，故名六甲圆。

黄连二两二分，炒　肉豆蔻炮　木香炮，各一两一分

上细末，以水米糊丸，如小豆大。三岁儿三十丸，用米汤服，食前。

又方

木香一分　肉豆蔻半两，以姜汁调，面裹炮　诃子去核，取皮，一两　黄连二两

治法一同。

木香圆同前

治小儿疳泻不止，腹急。亦治寻常腹痛。

木香炮　肉豆蔻炮，各二分　牵牛子半生半炒，末，一两

上末，米糊丸小豆大。三岁儿三十丸，米饮服，或五十丸，随岁大小。

【九】灸诸疳法

《万全方》云：小儿诸疳，疳痢脱肛，体瘦渴饮，形容瘦瘁，诸医治方不瘥者，灸尾翠骨上三寸骨陷中三壮，炷如小麦大。岐伯曰：兼三伏内，用桃、柳水浴孩儿，午时当日灸之。后用青帛子拭，兼有似见疳虫子随汗出也。此法神效不可量。

已上《幼幼新书》第二十五卷并《全婴集》之说毕。

黄土圆《全婴集》

治小儿疳积在脾，面黄腹急，咬甲，捋眉毛，揉口鼻，要喫泥土炭茶纸【疳喫泥土炭纸】。

黄土【黄土者，涂堂社木端者也】　陈皮各一两　木香一分　巴豆三十粒，去壳心膜，不去油

上研末，用米糊圆小豆大。三岁三十粒，煎黑豆汁服下，候泻五七次，疳积尽，与益黄散，后与疳药。

又方

治食土。

黄连、黄土等分，末丸。每服三岁儿三十丸，米汤服。

益黄散《全婴》二

治小儿吐泻，脾虚不食，米谷不化，困倦少力，滑肠夜起，并疳虚盗汗，及治涎唾流，颔下常湿，

---

① 腥臭：原作"醒臭"，据校本改。

名曰滞颐【滞颐】。

陈皮二两二分　丁香二分　诃子皮去核　青皮　甘草炙，各一两一分

上细末。三岁儿，每服一钱半，水一小盏，煎半盏。去滓，食前服。

大黄圆同前

治小儿无辜疳病，急疳壮热，疳劳骨蒸，头发作穗，身上生疮，瘰疬核块，多要嗞煎①，食物不成肌肤，腹大颈细。

大黄三两　木香半两

上细末。醋一大盏相和，入铜器中，浮铛水上，以炭火煮，以竹篦子搅药，候可丸即入稠糊，如小豆大丸。三岁儿，每服二十丸，米汤服。随岁大小、病轻重加减与之。当下青脓为效。已上《全婴集》第六，通治一切疳良方毕。

【十】热疳【又热疳】

调中圆《颅囟经》

治孩子诸疳，或热攻冲，心肺气急，昼夜有汗，日渐羸瘦，不喫乳食。已下《幼幼新书》第二十六卷

柴胡　茯苓　人参　木香　桂心　大黄炮　枳壳麸炒　甘草炙　鳖甲醋炙，各等分

上细末，蜜丸如梧子大。每服二丸，四五岁儿五七丸，用热汤服。

柴胡散《茅先生传》

治小儿疳热，四肢如柴【瘦也】，不能起止。

柴胡　知母　贝母去心　茯苓　茯神　干葛　甘草炙，各等分

上细末。每服一二钱，小麦一二钱匕，水一盏，煎至六分。去滓温服，不拘时候。

地骨皮散《王氏手集方》

治小儿热疳，进食。

地骨皮　黄耆　柴胡各一两　人参焙　白茯苓　甘草炙，各半两

上细末。每服一二钱，白汤点服。

又同方云：使君子一味，曝干为末，空心，用米饮服下半钱或一钱、二钱，虫出效。

《吉氏家传》治小儿疳渴。

疳渴者，乳母饮酒，喫五辛诸热物，故令儿热渴也。【疳渴】

干葛　胡黄连私云：用栝楼根代之尤良　玄参　麦门冬去心，各等分

上为末。每服一二钱，水一小盏，姜一片，煎至四分，温服不定时。

【十一】疳劳【又疳劳】

三和饮子《张氏家传》云惠海长老方

治三焦膈塞，五脏涩滞，气逆痰涎，及治山岚瘴气，吐逆，不美饮食，面色浮黄，指甲青黑，小儿疳劳吐乳，及大人、小儿久病乍安，神气未复，寒热往来，并皆救疗。

小儿疳劳者，《婴童宝鉴》云：胎中受毒热，流于骨髓之间，生下百日后，仍有惊疾，便服冷药，过剂则利，利而腹冷，骨中热，谓之疳劳也。

人参切，口有紫圈，三两，生　甘草一两半，炙　黄耆五两，酒浸一宿，焙

上同入木臼内，用木杵捣碎，为粗末。每服三大钱，生姜三片，水二盏，枣三个，同煎八分。去滓温服，日三。

温肺散《惠眼观证》

治小儿疳嗽不止。【疳嗽】

---

① 多要嗞煎：原文如此，疑为衍文。《普济方》卷三百八十所引《全婴方》“大黄丸”中无此4字。

栝楼根一两　甘草炙，二分

上末。每服一二钱，用蜂糖【蜜也】熟水服。

私谓：蜂糖则蜜欤。生蜜入水沸，候冷调服，是蜜熟水也。

止嗽散《卫生良剂》

治小儿因感风邪，咳嗽不止，上气烦热。《百一选方》

贝母　甘草炙，各等分

上细末。每服半钱或一钱，米饮与服。牙儿以一二字，以乳上饮之效，随岁增加。

【十二】瘠积【瘠积】又音责

褐圆子《张涣遗方》

治小儿瘠积，腹胀如鼓及奶癖食癖。《茅先生》云：此因瘠盛而传，此候面带青黄色，身瘦，肚膨胀，头发立，浑身或热，腹中微痛。

萝蔔子一两半，炒　牵牛子末，一两　胡椒一分　木香　蓬莪术各半两

上细末，面糊丸黍米大。每服二三十丸，以枸杞汤服。

参苓散《庄氏家传》

治小儿因积成瘠，久致脾胃虚弱，不食饮食。

人参　茯苓　川芎各一两　甘草炙　芍药　黄耆各半两　青皮去白，一分

上细末。每服一二钱，水一小盏，煎半盏。去滓温服，不拘时。

私谓：加蓬莪术、京三棱，尤可消积。

豆蔻散《吉氏家传》

治瘠积吐奶。

肉豆蔻面炮　缩砂去皮　草果炮去皮，各一个　甘草炙　肉桂不见火，各一钱重　陈皮半钱

上末。每服半钱，陈米饮调服。

大效知母饮长沙医者郑愈传

治诸般瘠积，肚胀无时，泻痢，或时壮热，状如疟疾。

知母　青皮　柴胡各一两　甘草　人参各二分　诃子皮六个

上细末。每服一二钱，水一小盏，煎半盏温服。有热则退，有痢则除，有结则通。

私谓：感应圆、紫霜圆、苏感圆、苏合香圆、红圆子、胜红圆、三棱散等，皆可与服之。

【十三】瘠泻、瘠痢

《斗门经》治小儿瘠泻。《茅先生》云：瘠泻候者，浑身瘦弱，肚膨多渴，通下滚粪。凡一处积粪，即移三五处，粪内有虫。此因瘠积盛，而食得物不成腹肚也。

赤石脂

上杵，罗极细末如面。每服半钱或一二钱，用米粥饮调服，立瘥。或加京三棱、川芎等分同服，更妙。

私谓：《局方》赤石脂散，尤可宜矣。

长沙医者郑愈传治惊瘠泻。

滑石　硫黄少炙　定粉各一两，胡粉也

上为末。每服半钱或一钱。孩幼儿半钱，用米饮服。私：《局方》半硫圆尤良。

使君子圆《博济方》

治小儿脏腑虚滑，及瘠瘦下痢，腹胀，不思饮食。【瘠痢】

《圣惠》云：夫小儿瘠痢者，由乳哺不节，生冷过度，伤于脾胃，致脏腑不调，冷热相搏，大肠虚弱，水谷不聚【别别不和也】，肌体瘦羸，盗汗壮热，面色萎黄，皮毛干枯，嗜食咸酸，心腹虚胀，变为下

痢，泄泻恶物，日夜无常，故名曰疳痢。

使君子面炮，一两　陈皮去白，一分　甘草炙　青黛热痢入此，冷痢不用　诃子皮半生半熟　厚朴各半两

上细末，炼蜜丸如小鸡头大。三岁每服一丸，以乳汁或清米饮化服。

宫气方

解小儿疳热疳痢，杀虫。

上用青黛，不以多少，以水研服。

《外台》《必效方》疗疳方，丈夫、妇人、小儿久痢，百方疗不能瘥，此方最效。

丁香　麝香　黄连各等分

上三味，细末，取杏核大，入竹筒中，吹入下部。小儿及孩子量力减之，不过三四回瘥。积年久疳痢不瘥，裴光州云常用奇效。《备急》同。

《外台》《广济》又疗小儿疳痢困垂死。

上煮益母草食之，取足瘥止，甚妙。

《崔氏》同。《食医心鉴》又以益母草叶煮粥食之，治疳痢痔疾。

龙骨散《圣惠》

治小儿疳痢，日夜不止。

龙骨　胡粉炒黄　白矾烧枯，各二分　黄连一两，炒

上细末。每服半钱或一钱，以米饮调服。

私谓：以米饮丸如大麻子大。每服二三十丸，用米饮服。

《圣惠》**又方**

上取橡斗子肉仁一二枚，煨熟，大人嚼烂与服儿，煎汁令服亦佳。

私谓：细末，以面糊丸，服有神效。

又

黄连二分　石榴皮①炒，二分　橡斗仁末，一两　甘草二分，炙

上细末，米饮丸如梧子大。每服十、二十丸，大人五十、七十丸，以米饮服，日二三服。

《圣惠》**又方**

治脾胃气弱，食不消化，痢下赤白不止。

神曲微炒，一两　粳米二合

上煮粥，空腹食之。又主小儿无辜痢。

私谓：二味炒焦细末，以米饮或艾叶汤服之，必效。

苦散《养生必用方》

治脾胃受湿气，泄痢不止，米谷不化。小儿有疳气下痢，亦治之。方叔今改作戊己圆在《局方》。

黄连　吴茱萸　白芍药各五两

上同剉一处，炒令黄，细末，用米糊丸如梧桐子大。每服二十丸，或三十丸，大人五十、七十丸，用浓米饮服，空心，食前，日夜三五服。然不及作散，散每服二三钱匕，或一钱、半钱，水一小盏，煎至半盏，和滓温服。忌生冷、油滑物。

《孔氏家传》治小儿脏腑虚滑，及疳瘦下痢，肚大颈细，一切疳痢、疳气，合面卧，喫泥土，眼常不开，两胁胀满，宿食不消，痃癖气块，上喘咳嗽，及上吐下痢，四肢羸弱。

鳖甲　厚朴　当归　肉桂　大黄　吴茱萸　诃子皮　橘皮各等分

上细末，蜜丸绿豆大。每日空心，姜汤服下五丸，日再服。孩幼儿三丸，以奶汁【乳也】服；四五岁儿，十、二十丸服。惊候外证，如急慢诸药无效，或渴者，是虫证也。

《孔氏家传》治小儿疳痢，遗数暴多。

---

① 石榴皮：原作"柘榴皮"，据文义改。下凡遇此径改，不再出注。

上用生蔷薇根，洗净，切，以适多少，浓煎取汁，饮之立瘥。

【灸疳痢】

疗小儿疳痢脱肛，体瘦渴饮，灸尾翠骨上二寸三壮。灸后以桃、柳水浴儿，午正时当日灸之，后用青帛子拭遍身，及灸上肛门，疳虫随汗出也。此法神效，不可量也。《幼幼新书》

龙骨散《圣惠》

治小儿疳痢久不瘥。【治疳痢久①不瘥】

龙骨　赤石脂各半两　诃子皮　蜜陀僧　酸石榴皮焙焦　麝香研，各一分

上细末。每服半钱或二三钱，以粥饮服，日夜三五服。

白术散《圣惠》

治小儿疳痢，腹胀疞痛，日夜三十行。

白术一两，炒　当归　地榆并剉，炒　木香　赤芍药　甘草炙，各半两

上粗末。每服一二钱，水一小盏，煎至五分。去滓，不计时候服。

草豆蔻《圣惠》

治小儿疳痢腹痛，不下乳食。

草豆蔻　酸石榴皮炒焦　黄芩各三分　龙骨一两　高良姜　干姜炮，各一分　当归半两，切，炒

上粗末。每服一钱或二钱，水一小盏，薤白二茎，煎至半分。去滓温服，不计时。

【十四】湿疳虫䘌

《葛氏肘后方》治小儿谷道湿䘌。《巢氏病源论》云：小儿疳湿者，多因久痢，脾胃虚弱，肠胃之间虫动，侵蚀五脏，使人心烦闷。其上蚀者，则口鼻齿龈生疮；其下蚀者，则肛门伤烂，皆难治矣。或因久痢，或因脏热嗜眠，或好食甘美之食，并令虫动，生此病也。

上杏仁熬令黄，捣以涂谷道。

《千金方》治小儿久痢脓湿䘌。

上用艾叶五盏，以水十盏，煎取一盏半，分为三服。空心，食前服。

《千金》治虫蚀下部。

胡椒　雄黄各等分

上细末，着谷道中，治大人、小儿。

《圣惠方》治下部虫䘌疮。

楝根白皮　石榴木根白皮各等分

上细剉，每用一两、二两，水一盏，煎至半盏，分为二服。或作一服，日三五服。虫退痛痒愈。

《谭氏殊圣》【方名也②】治疳蛔**却蛔散**

《圣惠》论云：夫蛔疳者，由小儿多食甜物、油腻、生冷，在其肠胃不消，因此化盛虫也。其候常爱合面而卧，唯觉气急，颜色萎黄，肌体羸瘦，啼哭声高，又似心痛，或即频动静，或即发歇无时，每于月初二三四日，其虫盛矣。小儿患此，人多不识，呼为鬼祟。若不早治，虫蚀脏腑，必致危笃。【蛔疳】

苦楝皮白皮，荫干。赤皮者杀人　鹤虱　蜜陀僧各二分　白槟榔一个，炮，乘热杵

上细末。每服一二钱匕，用米饮频再三与服之，三五服虫自出。

灵巴圆丁左藏

治小儿蛔虫胀内蒸，肚上青筋出。

巴豆十粒，去壳心膜，以醋二合，煮尽　杏仁以针贯穿，火上烧熟，十粒

上细研，以面糊丸，如绿豆大。每服一二丸、三五丸，米饮服。

---

① 久：原作“灸”，据文义改。

② 方名也：此3字为旁注中的内容，注解前文的《谭氏殊圣》为一部医方著作。

私云：亦可服紫霜圆，尤良。

《吉氏家传》治疳蛔咬心，遇一二更时发者。

石灰　黄丹并炒黄色，各一两

上研匀。直候发时，水少许，生油一二滴，调服药一字，或二字、三字。

保童圆《吉氏家传》

治疳蛔，奶乳不下，并治大人风气等疾。

巴豆去皮　杏仁去皮尖，生研如泥，各二两二分　硫黄一两二分，同巴豆煮若干，添水煮干，取出，别研为细末

上和匀，以面糊丸，如绿豆大。每服二三丸，或五丸、七丸、十丸，随岁大小服。

化虫圆《局方》

治小儿疾病多，有诸虫，其虫不疗，子母相生，无有休息，长一尺则害人。

胡粉炒　鹤虱　槟榔　苦楝根白皮，焙，各五两　白矾烧枯，一两二铢

上细末，用面糊丸，如麻子大。一岁儿五丸，温米饮滴入生麻油少许，调匀服。亦只用米饮服佳，不拘时。其虫小细者，皆化为水，大者自下。

【十五】疳疮【疳疮】

《千金方》治小儿疳疮，《圣惠》云：小儿疳疮者，生于面鼻上，不痒不痛，常有汁出，汁所流处，随即成疮，亦生身上。小儿多患之，亦是风湿搏于血气，所以不痒不痛，故名疳疮。

上胡粉和猪脂傅之，日五六度。

又方

上嚼麻子傅之，日五七度。《圣惠方》以水研大麻仁，取汁，可与服。候虫出即住服。

长沙医者郑愈传治小儿疳疮久不瘥。

乌贼鱼骨二钱　胡粉一钱　腊茶半钱

上细研，先用葱汤洗疮上，傅之，以瘥为期。

已上诸疳，自《幼幼新书》第二十三卷至第二十六卷四个卷中，出疳种类四十条。事繁证多，临于病家，卒难辨知之，是以今世常所现行，聊抄易识录之，广可见本方而已。

《覆载万安方》卷第四十五

嘉历元年十一月十七日子刻，所清书也。冬景秘之谙之，不可妄忽。

性全六十一（花押）

同二年三月廿八日，朱墨两点了。

性全（花押）

冬景深秘之，永代可守此方。

同朱点了。

性全（花押）六十二岁

朱墨之纸数六十三丁（花押）

《覆载万安方》卷第四十六

性全　集

小儿八　泄泻、痢病

【一】一切泄泻

《幼幼新书》第二十八卷有十五种泻痢。泄，字又作“洩”。

《养生必用》【初虞世选】论下利谓：古人凡奏圊泻者，皆谓之利。寻常水泻，谓之利。米谷不化，谓之米谷痢，或言下利清谷。利谓之滞下【里急后重】，言所下濡滞。脓血点滴，坐圊迟久，岂不谓之滞下乎？痢有四种，寒、热、疳、蛊是也。白多为寒；赤多为热；赤白相杂，兼以后重，为疳蛊，则纯下血。随证用药，不若今人之妄也。

《茅先生》论霍乱吐泻、积泻、惊泻、疳泻、渴泻、伤泻、冷泻、热泻诸般泻，形状各别，下药殊等。私云：一切泄泻则一篇也，治方可通诸般泻欤？

《茅先生》论又云：小儿泻利，眼微视，口内生疮，鼻口干燥，泻久不止，并下黑血，囟门肿陷，不能进食，大渴不止，死候不治。

《钱乙附方》云：惊风或泄泻等，诸病烦渴者，皆津液内耗【耗减也】也。不问阴阳，宜煎钱氏白术散，使满意取足饮之，弥多弥好。

《婴童宝鉴》洞泄死候，大泻不止，体热多困，眼缓溏泄，囟陷不动是死候也。

香连圆《太医局方》

治小儿冷热不调，泄泻烦渴，米谷不化，腹痛肠鸣，或下痢脓血，里急后重，夜起频并，不思乳食，肌肉消瘦，渐成疳。

龙骨　黄连炒　白石脂　白矾烧枯　干姜各一两

上细末，醋面糊和，丸如麻子大。每服一岁儿十丸；米饮或乳汁服，空心食前。烦渴，用人参汤服，日夜四五服。二三岁，二三十丸，或绿豆大；五六岁，三五十丸。《圣惠方》号龙骨圆，同治洞泄水泻。

《养生必用》治大人、小儿、老人、虚人不以冷热泄泻神方。私名吴茱萸丸。

黄连去毛，剉　白芍药　吴茱萸各二两

上同炒令赤色，放冷，杵罗。每服三钱匕。水一盏，煎至六分。去滓，取清汁。空腹，食前温服，日三五服。若不喜药人，及大叚嫌苦，即以水面糊丸，如梧子大，或绿豆大，以温米饮。或十、二十丸，或三十五丸，随儿大小与服之，日夜五六服。

同方

治老人及诸虚人下痢滑泄，百方治之不效者方。

赤石脂别研　干姜末，各三两

上以面糊和，丸如梧子大。每服二十、三十、五十丸，空心食前，用温米饮服。小儿小丸。自河东陕西出者，真赤石脂也。今自齐州所出，乃桃花石，不入断下药焉。

三圣圆《茅先生》

治小儿泻痢。

黄连　南木香　吴茱萸各等分

上剉，用铜器先炒黄连令黄色，便入茱萸同炒烟起。入木香，三味同炒一时间，取出放冷，入枯矾石三钱，都同为末。用醋面糊丸，如绿豆大。每服十丸，或二三十丸，以葱米粥饮吞下。

乳香散《茅先生》

治小儿一切泻痢。

乳香二两半，用荷叶于炭火上炙令镕，放地上，以碗盖，后别研　肉豆蔻　干姜　甘草炙　草果子去皮，各一两

上除乳香外，四味细剉。用醋打面包裹药，于热灰火内煨令赤色，取出，去面为末，入乳香末拌和。每服半钱，或一二三钱。用陈米饭饮调服，空心食前，日夜五七服。

香莲圆《茅先生》

治小儿一切泻痢。

木香湿纸炮　甘草炙　橡斗子去皮　五味子　莲房　诃子皮各等分

上细末。每服半钱或一二钱。用陈米饮调服，空心食前。

黄连圆《婴孺方》

治小儿泄痢。

黄连　茯苓　黄芩　赤石脂各一两　枳壳麸炒，一分　人参一两一分　甘草炙，二分

上末，蜜丸麻子大，或绿豆大。用乳汁或米饮，量儿大小，加减与之，二岁，十丸、七丸。

香连圆《张涣家传》

治小儿冷热不调，作泄泻，腹痛作痢。

木香　黄连　诃子皮　阿胶炒焦，各等分

上细末，饭为丸，如麻子大。每服二三十圆，陈米饮吞服，空心食前。忌生冷、油腻、面。

茯苓圆《孔氏家传》

治小儿久新泻利，不问冷热，分利水道。

白茯苓一两一分　黄连二两二分　阿胶炒焦，一两三分

上末，以粟米饭和，丸如绿豆大，粟米饮服二三十丸，日三五服。

妙应散《王氏手集》

治肠虚受风，身体壮热，洞泄下痢，谷食不化，冷热相搏，腹痛，下痢五色，脱肛后重，烦渴羸瘦，全不思食。

黑附子炮　甘草炙　黄连各三分　白石脂　白术　陈皮　干姜各二分　赤石脂　龙骨各一两　木贼烧灰　荆芥烧灰，各三两

上细末。每服一二钱，或半钱，米饮调服。

固肠圆《王氏手集》

温胃进食，止泄泻。

肉豆蔻炮　缩砂仁　丁香　龙骨　诃子皮炙　赤石脂

上等分，细末。用白面糊丸，如绿豆大。每服一、二十丸，饭饮服，日夜三五服。

比圣圆《王氏手集》

治小儿脏冷，滑泄不止，肠鸣腹痛。

枣三十五个，去核，黄丹匀分在枣肉内，烧烟绝用　诃子皮　草豆蔻面炮，各二分　肉豆蔻一个　木香三分

上末。醋面为丸，如大麻子大。每服二三十丸，米饮服，日夜五服三服，空心食前。

二色圆《赵氏家传》

治泄泻兼治气癖积块。

黑圆子　巴豆七粒，和皮　杏仁十四粒，和皮，二物烧存性，灯上镕蜡同为膏

红圆子　巴豆去心皮，七粒，研出油　辰砂一钱，研二物，同研匀，灯上镕蜡为膏

上二色圆各令蜡与药等分，用旋圆如绿豆大。每服红、黑各一圆。泄泻，以新汲水服；赤痢，以甘

草汤服；白痢，以干姜汤服；赤白痢，则各合煎服。

私谓：黑圆、红圆，谓之二色。巴豆、杏仁烧存性，与蜡烛燃之。火下之镕蜡，加巴豆、杏仁灰等分，合为膏。又巴豆七粒、辰砂一钱，与烛火镕蜡等分，合为膏。共黑圆三物等分合和之，红圆三物等分合和，而后黑、红二色等分，和圆与服之。黑圆子者，在《可用方》第六卷浮肿中。黑牵牛子半生半炒，细末，以醋米糊丸，如梧桐子大。名黑圆子。

银白散《吉氏家传》

治小儿脾胃气弱泄泻，不思饮食。

人参　茯苓　甘草炙　藿香叶　白扁豆炒　白术面炮，炒

上等分，末。每服半钱或一二钱，紫苏汤或饭汤服。在《局方》小儿方中。

桑叶汤长沙医者相澫传

治小儿泄泻虚滑，频数不止。

人参　白茯苓　藿香叶　干葛各等分，焙

上细末。每服半钱或一钱，浓煎桑叶汤调服。甚者不过三服，大人亦可服。

豆蔻散长沙医者丁时发传

治小儿、大人泄泻。

上用肉豆蔻一二个，去心。入硫黄一块在肉豆蔻内，却将豆蔻心末，头上盖硫黄。再用面饼子裹豆蔻，更用湿纸慢火内烧熟，去面。豆蔻、硫黄同细末。每服半钱或一二钱，米饮调服，不拘时候。

豆蔻散长沙医者郑愈传

治小儿、大人湿毒，冷热不调，泄泻，乳食不化。

肉豆蔻三个　草果五个　艾叶五钱重　藿香三钱重

上细末。每服一二钱，米饮调服。

已上通治一切泄泻。

【**钱氏白术散**《局方》

治小儿脾胃久虚，呕吐泄泻，频并不止，津液枯竭，烦渴多燥，但欲饮水，乳食不进，羸困少力，因而失治，变成风痫，不问阴阳虚实，并宜服之。

人参　白术不见火　木香不见火　白茯苓　藿香叶　甘草炙，各一两　干葛二两

上粗末。每服一二钱，水一小盏，煎半盏，去滓温服，不拘时。更量儿大小加减。

《幼幼新书》第廿八云：惊风或泄泻等，诸病烦渴者，皆津液内耗也，不问阴阳，宜煎服钱氏白术散，使满意取足饮之，弥多弥好云云。

《养生必用方》名之曰人参散，谓如渴，饮水不止，煎下代水与之，多服益佳。生津液，止烦渴。】

【二】积泻【积泻】

《茅先生》曰：面带青黄，眼微黄，口渴，肚膨呕逆，遍身潮热，通下臭秽。此候多因食物过度，伤着脾胃。

当归散《吉氏家传》

治积痢。

当归　龙骨　甘草炙　石榴皮　黄蘗皮各一两　诃子皮八个

上细末。每服半钱一钱、二三钱。米饮服，或以饭丸服尤良。

《婴孺方》治小儿实不尽下，或①黄或青。

大黄二分　细辛一两一分　甘草二分　黄芩三分

上细末。每服一二钱，水一小盏，煎半盏服，日二三服，夜一二服。

---

① 或：原脱，据《幼幼新书》卷第二十八补。

【三①】惊泻【惊泻】

《茅先生》曰：小儿有中惊泻候，面青色，眼微青，身微热，下泻青红水，或如草汁。

四色圆《吉氏家传》

治小儿惊泻青粪。

硫黄　赤石脂　蓝叶干焙，各一两

上研匀，水煮面糊为圆，如绿豆大。每服五圆，或七、八圆、十圆、十五圆。米饮服，空心食前。

【四】伤泻【伤泻】

《茅先生》曰：肚胀腹硬，身微热，呕逆，为食物所伤，或噎不消也。乳食所伤，故曰伤泻。

大黄汤《千金》

治小少下痢，苦热不食，伤饱不乳。

大黄　甘草炙　麦门冬各二两

上㕮咀。每服二三钱，水一小盏，煎至半盏，去滓温服。

开胃圆《局方》

治小儿腑脏怯弱，内受风冷，腹胁胀满，肠鸣泄利，或青或白，乳食不化。又治脏冷，夜啼胎寒腹痛。《幼幼新书》第二十八

木香　蓬莪术　白术　人参　当归剉，炒，各二分　麝香研　白芍药各一分

上细末，以面糊为丸，如黍米大。每服十五丸，或二三十丸，温米饮服。新生儿腹痛夜啼，乳前可与服三五丸，或十、二十丸。

【五】冷泻【冷泻】

《茅先生》云：腹中虚鸣，身微冷，腹肚胀满，此因冷食所伤。今世此冷利尤多。

《婴童宝鉴》云：小儿冷泻，为脾胃虚冷，不消五谷，粪不结实，腹胀而泻，泻而气酸，乃有积也。

温脾散《颅囟经》

治孩子水泻利并脾冷，食乳不消，嗅奶频吐。

附子炮　干姜　甘草炙，各半两　白术一两

上细末。每服半钱匙，或一二钱。空心食前，以米饮与服。忌鲜鱼、毒物。

温中汤《千金》

治小儿夏月积冷，洗浴过度，及乳母亦将冷洗浴，以冷乳饮儿，壮热，忽值暴雨，凉加之，儿下如水，胃虚弱，则面青肉冷，眼陷干呕者，宜先与调其胃气，下即止。

干姜炮　厚朴姜汁制，各一分　甘草炙　当归　桂心去粗，各三分　茯苓　人参　白术炮　桔梗各二分

上㕮咀。每服三钱，水一小盏，煎至半盏。去滓温服，随儿大小加减，大人五六钱，煎服。《千金》则此一剂，以水二盏，煎取一盏。新生六十日至百日儿，服二合半。私计之。

《子母秘录》治小儿水泻形羸，不胜大汤药。

上用白石脂半两，研如粉，和白粥，空肚与食。

椒红散《谭氏》

治小儿水泻及年五十以患泻者。

上用山椒二十两，醋二斗二十盏也，煮尽醋已，以慢火焙干为末，瓷器贮之。每服一二钱，以米饮服。随岁大小加减，大人五六钱，以温酒米饮服之。

---

① 三：原无，据文例补。以下序码亦据文例类推。

川椒丹张涣

治小儿夏伤湿冷，入于肠胃，泄泻不止。

山椒五两，除闭口者、双目者及子，择净，略炒香熟为度　肉豆蔻二两二分，炮

上细末。用粳米饭和圆，如黍米大。每服十粒，或二三十粒，米饮与服。大人丸梧子大，可服五六十丸。

助胃丹张涣

治泄注不止，手足逆冷。

附子三枚，每枚重五钱，炮去皮脐　硫磺　干姜　肉豆蔻　肉桂　白术炮，各三两三分

上细末。用水面糊为丸，如粟米大，或绿豆大。每服二三十丸或五十丸。随岁大小加减，大人大丸，空心食前。

【六】热泻【热泻】

《茅先生》曰：小儿有中热泻候，浑身微热，上渴，蓦地泻下如水。此候本因儿子当风日，或被日晒，五脏受热毒，忽饮冷水过多所致也。

《婴孺方》治三岁儿热实不胀满，泻下不止。

麦门冬去心，一两　大黄二分一铢　甘草一分二铢，炙　当归　柴胡　人参　黄芩各二分

上㕮咀。每服二钱，水一小盏，煎至半盏。去滓，分作二三服与服之。

《刘氏家传》治小儿热泻不止。

木香　黄连各等分

上末。用陈米饮和丸绿豆大。每服三五丸或十丸，以陈米饮与服。

凉脾散《孔氏家传》

治小儿脾热，泻如黄涎，又似枣花。

香白芷　甘草炙，各一两

上细末。每服二钱，水一小盏，煎至半盏，分作二三服与服之。二三岁儿为一服，日夜数服。

私云：五苓散、胃苓散平胃、五苓治热泻。又钱氏白术散尤良。

【七】洞泄【洞泻】

《巢氏病源论》云：小儿洞泄下利者，春伤于风，夏为洞泄，洞泄不止，为注下也。凡注下不止者，多变惊痫。所以然者，本挟风邪，因利脏虚，风邪乘之故也。亦双眼痛，生障，下焦癖冷，热结上焦，热熏于肝故也。

《千金方》治少小洞注下痢。

上用蒺藜子二升，炒末。每服二三钱，小儿半钱、一钱，以米饮服。

又方

上炒苍米末，以粥饮服之。

又方

上用酸石榴三颗全颗，烧灰为末。每服半钱或一二钱，米饮服，日夜三五服。

厚朴散张涣

治洞泄注下。

厚朴姜汁炙　诃子皮　肉豆蔻各二两　白术　干姜各一两

上细末。每服一二钱，水一小盏，生姜一二片，粟米少许，煎至半盏，去滓温服。

龙骨圆《万全方》

治小儿冷热不调，时有洞泄，下利不止。

龙骨　黄连　白石脂　白矾烧枯　干姜　木香各一两

上细末。醋面糊丸，如麻子大。每服五丸，或十、二十丸，或三十、五十丸。随儿大小，以米粥饮服，日五服。

【八】水谷泻【水谷泻】

《圣惠方》云：夫小儿水谷利者，由寒温失宜，乳哺不节，或当风解脱，血气俱虚，为风冷所伤，留连在于肌肉。因其脾胃不和，大肠虚弱，风邪入于肠胃。肠胃既虚，不能制于水谷，故变为下痢也。

厚朴散《圣惠》

治小儿水谷利，羸瘦面黄，不欲饮食。

厚朴姜汁炙　龙骨　黄连去毛，各一两　丁香　当归剉，炒　木香　术　肉豆蔻炮，各二分

上细末。每一钱或二三钱，以粥饮服之，日夜五七服。或饭丸服之。

又方

治小儿水谷利。

当归剉，炒　诃子皮各一两　白术三分

上细末。炼蜜和，丸如绿豆大。每服七八丸，以米饮服。

又方

白矾烧枯，一两　诃子皮半两　酸石榴皮微炒，三分

上细末，炼蜜丸如绿豆大。每服十、二十丸，米饮服，不计时，日五服。

胃风汤《局方》

治大人、小儿水谷不化，泄泻注下，日夜无度，兼治赤白杂毒诸痢。

人参　白茯苓　川芎　桂心　当归　白芍药　白术各等分

上粗末。每服二钱，水一盏，粟米百余粒，同煎至六分。去滓热服，空心食前，日夜三五服。

肉豆蔻丹张涣

治泄泻水谷不消。

肉豆蔻　木香各一两　青皮麸炒，二分　黑牵牛子微炒，末，一分

上细末。滴水【滴者，为不令水入过也】丸如黍米大。每服十、二十丸，或三十丸，以生姜米饮汤服。大人则大丸服。

橡斗散《圣惠》

治小儿水谷利，日夜不暂止。

橡斗实微炒，二两　干柏叶切，微炒，半两

上细末。每服半钱，或二三钱匕，以乌梅煎汤服之。

私谓：加乌梅肉水浸令软，取肉合和，三味杵合，入糊少许，丸二三十丸服，尤良。大人亦可服。

【九】暴泻亦名卒利，亦名暴利

《病源论》云：小儿卒利者，由肠胃虚，暴为冷热之气所伤，而为卒利。热则色黄赤，冷则色青白，苦冷热相交，则变为赤白滞利。

《千金方》治小儿暴利方。

上用小鲫鱼一头，烧灰为末服之。又治大人泄利。每服一头灰，米饮服，三五头可服。

又方

上烧鲤鱼骨末，以米饮服之。一方云龙骨。私云：以鲤骨代用龙骨，鲤鱼变成龙，故其功全同欤。《圣惠》云：烧鲤鱼尾服之。

《千金方》治小儿暴利。

上用赤小豆末，酒和，涂足下，日三度。油和涂亦良。

干姜散《圣惠》

治小儿暴利，腹痛不食。

干姜炒　甘草炙，各二分　人参一两二分　诃子皮　厚朴各一两

上粗末。每服一二钱，水一小盏，薤白五茎，煎至半盏，去滓温服。

阿胶丹张涣

治泄利身热及暴泻。

阿胶炒焦　干姜各二两　芍药　当归焙　黄连　肉豆蔻各一两

上细末。炼蜜和丸，如黍米大。每服十、二十丸，或三五十丸。随儿岁大小，以粟米饮服之。大人梧子大。

【十】 曩泻【曩泻】

《圣惠方》曰：夫小儿曩痢者，由秋夏晨朝，多中暴冷之气，冷气折其四肢，则热不得泄，热气入腹，则变为曩痢，或作赤白，小腹胀痛，肌体壮热，其脉洪大急数。皆由冷热气相并，连滞不瘥，故为曩痢也。

私谓：曩者，昔义也。连滞而经夏秋，久积故也。秋之痢病泄泻，皆可谓之曩痢也，因凉气入腹所为也。大人、小儿皆同。夏末可慎凉气矣。

《外台》刘氏疗小儿曩痢方，甚妙也。

甘草炙　茯苓各一两二分　人参　黄连各一两　厚朴炙　生姜各二分　龙骨二两

上剉散。每服三钱，水一中盏，煎至半分。取麝香盐面，少分作小丸，内下部中，然后可服此药，服药须眠卧。又本方此七味作一剂，以水一盏，煎至三合，分作三服。药多水少者也。

厚朴散《圣惠》

治小儿曩痢，两胁虚胀腹痛，不欲饮食。

厚朴　诃子皮　当归炒　赤芍药　枳壳麸炒，各一两

上细末。每服一钱二钱，以米饮调服，日三五服，大人四五钱可服。

《吉氏家传》治曩痟泻，至一二年，泻白痢羸瘦。私号三仁圆。

肉豆蔻仁　草豆蔻仁各二分　缩砂仁四十个

上细末。用面糊为丸，如弹子大，煿干，亦依旧为细末。每服一钱，或二三钱，煎诃子汤调服。大人五六钱，服有神効。通治诸泄泻。

【十一】 痢久不止【久痢】

《巢氏病源》云：利久则变肿满，亦变䘌病，亦令呕哕，皆由利久脾胃虚故也。

七味散《千金》

治利下久不瘥，神验。

黄连二两　龙骨　赤石脂　厚朴　乌梅肉各二分　甘草炙，一分　阿胶三分，炙焦

上细末。每服半盏，或一二钱。以米饮服，日夜三五服。

香矾丹张涣

治泄泻久不瘥。

木香　白矾烧枯，各二两　诃子皮　酸石榴皮炒焦，各一两

上细末。炼蜜和丸，如黍米大。每服十丸，或二三十丸，用米饮服。

红脂丹张涣

治赤白利久不瘥。

赤石脂　干姜　肉豆蔻各二两

上细末。白面糊和丸，如黍米大。每①服十、二十、三十丸。米饮服，日夜三五服。

① 每：此下原衍一“每”字，据校本删。

《刘氏家传》治小儿脏腑久泄泻不止。

人参　白术　茯苓　甘草　陈皮　藿香叶　丁香　木香　肉豆蔻各等分

上细末。每服二钱，以藿香合糯米煮粥，以彼粥饮调服。又或以水入姜煎调服亦可。姜片如钱大，厚重一钱，重故云姜钱也。

经验木香圆张涣

治小儿诸般泻利久不止。

肉豆蔻面炮　木香　诃子皮各等分

上细末。用面糊为丸，如绿豆大。每服十丸，或二十丸，以米饮服。小儿服此药以后，利止而腹胀，一日两服或三服，渐平愈。

长沙医者郑愈治小儿脾胃不和，脏腑滑泄，久利不止。

厚朴　肉豆蔻　陈皮　丁香　木香　藿香　甘草炙　人参　茯苓　白术各等分

上细末。用炼蜜和丸皂子大。每服五丸，米饮服，或十丸、二十丸，大人五十、七十丸。

【十二】利渴不止【利渴不止】

人参散《局方》

调中和气，止呕逆，除烦渴，昏困多睡，乳食减少，及伤寒时气，胃气不顺，吐利止后，燥渴不解。

人参　白茯苓各一两　木香　甘参炙　藿香叶各一分　干葛二两

上细末。每服一二钱，水一中盏，煎七分。去滓温服，不计时候。【《必用方》加白术半两，名人参散，是七味，即钱氏白术散也。《局方》】

白术散《胡氏家传》

治小儿冷热不调，作泻痟热，发歇不定，不思饮食。

白术炮　人参　藿香叶　甘草炙　青皮去白，各三分　肉豆蔻炮，三个　丁香六十三粒

上细末。每服半钱或一二钱，粥饮调服，日夜三五服，不拘时候。

小香连圆《钱乙方》

治冷热腹痛，水谷利，滑肠。

木香　诃子皮各一两　黄连二两，炒

上细末，用饭和丸绿豆大。每服十丸、二十丸，米饮服。或至五十丸，频服，食前。大人如梧子大，每服七八十丸，或百丸。

《局方》即除诃子之外唯二味，号大香莲丸。

【十三】虫泄【虫泄】

顺胃丹张涣

治泄利虫烦腹痛①。

高良姜　干漆烧　肉桂去粗，各一两　白术炮　肉豆蔻各二分，炮

上细末，面糊和丸，如黍米大。每服十丸，二三十丸，或五十丸，粟饮服，空心食前。或绿豆大丸服。

固气圆《九籥卫生方》

疗小儿脾胃虚怯，泄泻腹痛。

上绝大肉豆蔻三枚，每个劈破，入填乳香一块，用酵面裹，慢火内煨，候面熟为度，去面不用。将肉豆蔻、乳香同为末，以曲糊和丸，如绿豆大。每服二三十丸，乳食前米饮服，日夜五七服。

---

① 痛：原脱，据《幼幼新书》卷第二十八补。

【十四】下痢羸瘦【下痢羸瘦】

龙骨汤张涣

治小儿痢久成疳，渐渐黄瘦。

龙骨　诃子皮　赤石脂各一两　酸石榴皮炒焦　木香　使君子仁各二分

上细末。每服半钱或一二钱，以点麝香汤服，日夜三五服。

【十五】痢瘥后遍身肿【痢瘥后成水肿】

下利瘥后，遍身浮肿，是气化为水肿。若气顺肿消，莫饱食，还忧滞成此疾。

塌气散《惠济论》

茴香　牵牛子末　甘草各炒　木香各三分

上细末。每服半钱或一钱，以紫苏汤服，日一二服，或夜半服。

止渴圣效散《王氏手集》

治小儿因吐利气虚，津液减少，生疳烦渴，饮水不休，面肿脚浮，腹大颈细，小便利白，全不喫食。

干葛　白芷各二两，内一两炒，一两生用　墨二两，内一两烧通[1]，一两生用　黄丹二两，内一两炒紫色，一两生用

上同细末。每服半钱，以劳水或倒流水调服。劳水、倒流有口传。

已上十五种泻利和名言荒痢在《幼幼新书》第二十八卷。此外《局方》中有参苓白术散、加味四君子汤、赤石脂散、金粟汤、大断下汤、豆附圆、肉豆蔻散、丁香豆蔻散、如神止泻圆、神效参香散、利圣散子等，随病证可撰用之。

又《圣济总录》《活人事证方》《千金方》《可用方》等中有数个药方，事繁则不具载之。临于时，可勘看于彼诸部书方中，不可泥执于此略抄矣。

【十六】滞痢赤白已下出痢病，古方名滞下【诸痢】

私云：《幼幼新书》第二十九卷有十二条，曰：一，八痢；二，一切痢；三，冷痢；四，热痢；五，冷热痢【相杂】；六，白脓痢；七，纯血痢；八，脓血痢；九，五色痢；十，休息痢；十一，虫痢；十二，脱肛痢云云。小儿痢疾，不出此内。大人痢病，或通用，或别用，可见此《万安方》第十九卷滞下门。

【十七】小儿八痢【八痢】

八痢者，有三说。

《茅先生》曰：小儿生下至十岁，痢疾分八种。一，赤痢，脏腑积热；二，白痢，脏腑积冷；三，伤积痢，其粪内一半似土色，此本因奶食伤；四，惊积痢，其粪夹青涕色，因惊客忤积至此；五，脊沥痢，时下五色不定，不喫奶【乳也】，又名五花闭口痢，此五脏积毒，孔窍不开；六，药毒痢，所下如鱼脑浆，本因患痢久而成，医人下药不对，故名药毒积痢；七，锁口痢，都不下食，常引水喫，秋后脾虚，又名调泄泻，凡治得痢又泻，治得泻又痢，此是大肠滑，脾虚热，又脏中有热毒，积而成热毒；八，风毒痢，所下痢如青草汁，又或如赤小豆汁，时时自滴沥，脾家受风热毒而成此般痢，十中无一生，恶候。

汉东《王先生家宝方》言：小儿八痢者，皆因八邪而生也。或冷热不匀，风热入脏，则成痢也。一，热痢则赤；二，冷痢则白；三，冷热相加，则杂赤白也；四，食痢则酸臭；五，惊痢则青；六，脾痢则喫食不消化；七，时行痢则有血；八，疳痢则囊泻不时。此是八痢也。

《五关贯真珠囊》云：小儿八般痢候，一，白脓痢；二，鱼脑痢；三，五色痢；四，血瘕痢；五，水泻痢；六，腹肚痢；七，瘕积痢；八，赤白痢。《茅先生》曰：诸般痢，若见大渴，都不进食，口内生疮，鼻干燥，腹肚膨胀，死候，不可治。

---

① 烧通：原文如此，疑当作“烧通赤”。

【十八】一切痢【一切痢】

《圣惠》云：夫小儿一切痢者，由痢色无定，或水谷，或脓血，或青黄，或赤白，变杂无常，相兼而下也。此皆乳哺不调，冷热交互，经久则脾胃虚弱，连滞不瘥，令肌体羸瘦。

《颅囟经》治孩子初患诸色痢，乃微有疳气。

枳壳不拘多少，去实，炒表里皆令黑

上为细散。每服半钱或一二钱。随儿大小，空心，以米饮服之。

安石榴汤

《外台》《千金》云：吾患痢三十余年，诸疗无效，唯服此方得愈也。此药疗大注痢及白滞，困笃欲死，肠已滑，医所不能疗。

干生姜生姜，干焙　阿胶各二两，以水渍胶　黄蘗一两，细切　石榴一枚，小者二枚

上四味切。以水三大盏，煮取一盏二分。去滓，入阿胶令烊，顿服。不瘥，即复作。老人、小儿亦良。老人、小儿羸困者，不能顿一服，不必顿尽，分作两三服，频频服，须臾复服。石榴须预服之。《肘后方》同，一方无黄蘗，用黄连。

驻车圆《千金》

治大冷洞泄，痢疾肠滑，下赤白如鱼脑，日夜无节度，腹痛，不可堪忍者。

黄连六两　干姜炮，二两　当归　阿胶各三两

上四味，细末之。更以大醋八合，令烊胶和之，并手丸如大豆许，干之。大人三十、五十、七十或百丸，以米饮服。小儿则五丸、十丸，日三五服。《事证》《选奇》《卫生良剂》《大全良》《局方》《简易》《可用方》等诸部书，皆以治血痢、脓血，赤白杂毒痢，用妇人四物汤浓煎服驻车圆，谓之四物驻车圆也。

孙尚药治丈夫、妇人、小儿一切痢。

木香一块，方圆一寸　黄连二分

上二味，水半盏，同煎干，去黄连，只木香薄切，焙干为末。三服：第一以橘皮汤服，第二陈米饮，第三甘草汤调服。此乃李景纯【人名】传，有一妇人，久患痢将死，梦中观音授此方，服之遂愈。大人，木香四五块。

食疗治小儿、大人痢方。

乌贼鱼骨

上炙令黄，去皮，细研成粉，一方寸匙。小儿半钱或一钱，米粥饮服。

《子母秘录》治小儿痢。

上用林檎子杵，取汁服，以意多与服必瘥。

孟诜【人名也】治小儿患秋痢方。

上与虫枣食良。

又同方

上用醂柿【醂，音林，柿汁淹藏也】涩下焦，健脾胃气，消宿血。作饼及糕，与小儿食，治秋痢。又研柿，先煮粥熟，下入研柿，更三两沸，与小儿饱食，并乳母喫亦良。

《图经》止下痢。

上用黄柿和米粉作糗饼，蒸与小儿食之，止下痢也。

私谓：秋柿切片曝干，即细末和诸药，或散或丸，可服之，大人亦可服。亦余时以醂柿可丸痢药而服。

当归散《圣惠》

治小儿一切痢不瘥，腹痛羸瘦，不欲饮食。

当归炒　阿胶炒焦　黄芩　龙骨各三分　人参二分　甘草炙，一分

上细末。每服半钱或一二钱，用熟粥饮服，日夜三五服。

《圣惠》治一切痢诸药不效，宜服之。

巴豆七粒，去皮心油　燕脂深色者，三分

上先研巴豆霜为末，次入燕脂同研令细，煮枣肉和丸，如黍米大。每服三丸，或五丸、七丸，米饮服，或一丸、二丸，量岁加减。

木香圆《庄氏家传》

治泻痢神验。

黄连二两，去毛，加大豆、吴茱萸各二两，同炒令焦黄色，去豆、茱萸不用　肉豆蔻四个　木香二分

上为末，以面糊为丸，如梧桐子大。每服十丸、二十丸，大人三十、五十丸。水泻赤痢，用米饮服之；白痢，厚朴汤服。幼儿五丸、三丸服。

如圣圆《庄氏家传》

治大人、小儿冷热泻痢腹痛，米谷不消，脓血赤白，并疗之。

干姜炮　槐花炒，各二两　黄连一两

上细末，面糊为丸，如绿豆大[1]。大人三十、五十丸，小儿七丸、八丸、二十丸，随岁加减。水泻白痢，以温水服；赤痢，赤多白少，米饮。

阿胶圆《庄氏家传》

治小儿痢赤白冷热。

阿胶　茯苓　黄连各等分

上细末，以饭为丸，曝干。空心食前米饮服，小儿十、二十丸服。

当归黄连丸《王氏手集》

治身体壮热，烦渴下痢，赤白相杂，后重腹痛，昼夜无度，小便涩少。

芍药　当归　黄连　黄蘗各等分

上细末，面糊为丸梧子大。每服十丸，或二十丸、三十丸，温米饮服，食后。小儿五丸、七丸。

长沙医者郑愈传，治小儿痢。

诃子皮六个　龙骨　乌贼鱼骨　黄丹酒醋炒，各二分

上细末。每服一二钱，米饮调服。

针头圆郑愈传

治小儿痢。

巴豆　杏仁去皮尖，各四十五粒

上用铁针灯烟上烧，不存性，研细。用黄蜡二钱，灯上镕汁，入药和丸，如粟米大。每服七丸，小儿三五丸，新汲水吞下，以快利为度。亦名杏霜圆。

私言：若秘涩苦痛，则苏感圆或感应圆、遇仙丹、三黄圆服之。令快利后，可服治痢药矣。四物驻车圆、赤石脂散、必痊散尤佳。可见此《万安方》第十九卷。

【十九】冷痢【冷痢】

木香散《圣惠》

治小儿冷痢腹痛，四肢不和，饮食全少，渐至羸瘦。《巢氏》曰：小儿冷痢者，肠胃虚冷，其色白，是为冷痢也。冷甚则痢青也。

木香　白术　干姜各二分　厚朴姜制，焙　龙骨　当归炒　诃子皮各一两

上粗末。每服一二钱，水一小盏，枣二个，煎至半盏。去滓温服，不计时。

---

① 大：原脱，据文义补。

艾叶散《圣惠》

治小儿冷痢多时不断。

艾叶炒　黄连炒　木香各半两　当归炒　诃子皮　龙骨各三分　干姜炮，一分

上细末。每服半钱，或二三钱，粥饮服，日二三服。或以米饮丸十、二十丸，或三五十丸服亦佳。

醋石榴皮《圣惠》

治小儿冷痢，百药无效。

酸石榴皮二两，炒焦　硫黄一两

上捣研为末。每服半钱或一二钱，以粥饮调服。

《圣惠》**又方**

诃子皮二两　桂心　赤石脂各一两

上细末。炼蜜和丸，如绿豆大。每服五丸，或十、二十、三五十丸。米饮服。

《圣惠》治小儿冷痢多时。

上用山椒二三两，去目及闭口者，微炒去汗，细末，炼蜜和丸，如绿豆大。每服十丸、二十丸，大人五十、七十丸。用米饮服，日夜五六服。

张涣艾汤

治白痢。

艾叶微炒　当归各二两　干姜炮　木香　诃子皮各一两

上细末。每服一二钱，水一小盏，粟米少许，煎至半盏。去滓温服，空心食前，日夜[①]三五服。

醒脾丹张涣

治便腥频数。

附子二枚，各五钱重，炮　赤石脂　干姜炮　诃子皮各二两

上以粟米饭丸如黍米大，或绿豆大。每服，小儿则小粒二三十丸；大人梧子大丸，五十丸或八十丸。以米饮服，空心食前。

养脏汤张涣

治白痢频并，兼治不食瘦困。

当归　乌梅肉炒　干姜　黄耆　白术炮　龙骨各一两

上细末。每服一二钱，水一小盏，生姜二片，粟米少许，煎至半盏。去滓温服，乳食前。

【二十】热痢【热痢】

巢元方《病源论》曰：小儿本挟虚热，而为风邪所乘，风热俱入于大肠，而痢为热，非是水谷而色黄者，为热痢也。又云：有挟客热入于经络，而血得热则流散于大肠，肠虚则泄，故成赤痢。

《小儿论》：小儿冷痢洞泄，若医人令与服热药，还作热痢、赤痢者也。

乌梅散《圣惠》

治小儿热痢，但壮热多渴而痢不止。

乌梅肉三枚，焙　黄连炒　蓝叶干，各一分　犀角　阿胶切，炒焦　甘草炙，各二分

上粗散。每服一二钱，水一小盏，煎至半盏。去滓温服，不拘时候。

《圣惠》**又方**

治小儿热痢。

上用蒲根细切，一两，以粟米一合，水一大盏，同煮米熟。去滓服，不拘时候，日夜三五服。

《婴孺方》治小儿热痢。

黄连　赤石脂　龙骨　黄蘗各一两　人参　甘草炙　牡蛎煅，各半两

---

① 日夜：原作“日衣”，据校本改。

上细末，蜜丸小豆大。一岁儿，五六丸；大人，梧子大丸，三十、五十丸。以米饮服，日夜五六服。

同方**大黄汤**

治小儿若痢热不食，饱伤不乳及百病，并伤寒热痢。【伤寒热痢】

大黄　甘草炙，各二两　麦门冬去心，焙，三两

上㕮咀。每服三钱，水一盏，煎半盏。去滓温服，日夜三四服。只丸可服。

诃子散《石壁经》有六种病

治赤痢。

诃子肉炒　肉豆蔻炮　甘草炙

上等分，末。每服生钱一钱，饭饮服。

刘【姓也】从周【人名】《痢病口诀》《事证方》《大全良方》等引之祭酒林【姓名[1]】之说，医人刘从周治痢有功，议论殊不凡，且有验，云：大凡痢疾，不问赤白，而为冷热之证。若手足和暖则为阳，只须服五苓散，用粟米饮。《选奇方》以粟饭为丸服之，名五苓圆。次服感应圆三五粒，大人服三十粒、五十粒即愈。若觉手足厥冷则为阴，当服暖药。如己寒圆、附子之类。如此治痢，无不效。此方亲曾用有效，有人夏月患痢，一日六七十行，用五苓散而服止。

【二十一】冷热痢【冷热痢】

《病源论》曰：小儿先因饮食有冷热气在肠胃之间，冷热相交而变下痢，乍黄乍白，或水或谷，是为冷热痢也。

《圣惠方》云：夫小儿赤白痢者，由乳食不节，肠胃虚弱，冷热之气入于肠间，变为痢也。然而赤白者，是热乘于血，血渗入肠内则赤也。若冷气搏于肠，津液凝滞则白也。冷热相交，赤白相杂，重者状如脓涕，而血杂之；轻者白脓上有赤脉薄血，状如鱼脑，亦谓之鱼脑痢也。

《颅囟经》治小孩子赤白痢。

阿胶　赤石脂　枳壳麸炒　龙骨　诃子皮半两　白术一分

上细末。一二岁儿，半钱或一二钱。以米饮，空心乳食前服。

诃梨勒散《圣惠》

治小儿赤白痢，腹胀疼痛，不欲饮食，四肢瘦弱。

诃子皮三分　当归炒　黄芩　龙骨　地榆炒　干姜　陈皮　白术　甘草炙，各半两

上粗末。每服一二钱，水一小盏，煎半盏。去滓服，不拘时候。

香连圆《圣惠》

治小儿赤白痢。

木香　诃子皮各半两　黄连炒，三分　肉豆蔻面炮，二枚　丁香一分

上以烧饭和丸，如黍粒大。每服十、二十丸，或三十、五十丸。以粥饮服，日五七服。

保安圆《博济方》

治男子、女子一切酒食所伤，取积滞，行冷气，治秘涩苦滞。

巴豆取霜，二分　青皮去白，炒，一分　黄连切，炒　蓬莪术　干姜各一两

上细末。入巴豆霜研匀，以米醋糊和，丸如麻子大。用辰砂为衣，小儿常用白汤服二丸，大人五丸、十丸，或二三十丸服，以快利为期。霍乱吐泻，用煨生姜汤服；气痛，用醋汤服；白痢，干姜汤服；赤痢，甘草汤服；赤白相交痢，以干姜甘草汤服。

《谭氏殊圣》治小儿水泻赤白痢。

罂粟壳蜜炙，又醋炙　肉豆蔻面炮，各三两

---

① 姓名：原文如此，疑有讹误。按，祭酒为古代学官名，是国子学或国子监的主管官员。晋武帝咸宁四年（278）设，其后历代多沿用。

上细末。每服二钱，米饮服。

豆蔻香连圆《钱乙方》

治泄泻，不拘寒热赤白，阴阳不调，腹痛肠鸣切痛，用可如圣。

黄连炒，一两二分　肉豆蔻　南木香各二分

上末，以粟饭丸如米粒大。每服十丸，或二三十丸，米饮服，日五服。

香连圆《吉氏家传》

治赤白痢。

黄连　木香　诃子皮各一两　肉豆蔻二个，炮　黄芩半两

上末，蜜丸绿豆大。每服十、二十丸，或三十丸。空心，乳食前，以醋浆汤服米泔入醋少许。又以姜蜜汤服。

茴香散《吉氏家传》

治水泻赤白痢。

茴香　陈皮　陈紫苏各二分　高良姜　甘草炙　石榴皮去白，各二两二分

上细末。每服半钱，或二钱、一钱，米饮服①。

《吉氏家传》治赤白痢。

上用杨梅烧灰，以白汤服一钱，大人服五六钱。

《朱氏家传》治小儿赤白痢，治秘涩苦痛。

杏仁去皮尖　巴豆去皮心油，各二十粒　百草霜细研　黄丹　黄蜡各二分

上末。镕蜡丸如麻子大，随年大小加减服。大人梧子大，十二丸，或二三十丸。赤痢，以艾叶汤服；白痢，甘草汤服；赤白交痢。以艾甘草合煎汤服。功全与感应圆同。

赤龙丹长沙郑愈传

治赤白冷热痢。

黄连切，炒　巴豆去壳，与黄连同炒焦，令通赤为度，同末，亦炒，可除巴豆钦　吴茱萸炒过，各二两

上细末。用醋面糊丸，如绿豆大，以黄丹为衣。每服一丸，或二三十丸。赤痢，以甘草汤服；白痢，以干姜汤服；赤白痢，以甘草干姜合煎汤服；水泻痢，陈米汤服。大人十五丸，或二三十丸，若五十丸，可服。

《圣惠方》灸法

小儿痢下赤白，秋末脱肛，每厕腹痛不可忍者，灸第十二椎下节间一处，名接骨穴。灸一壮，炷如小麦大。二三岁儿，灸三五壮，炷如大麦大。【灸治】

【二十二】白脓痢

白脓痢，《婴童宝鉴》论小儿肠寒，即下白脓，腹痛。

《颅囟经》曰：治小孩子冷毒疳痢，白脓疳靛，日加瘦弱，不喫食，腹痛。

南木香二两　黄连四两

上末，以蜜丸如梧子大。一岁儿一丸，三岁五丸、三丸，米饮服。药性热，不可多服。忌生冷。《圣惠方》收治冷热痢，二物等分合服。

《朱氏家传》治小儿白脓冷痢，脐下绞痛。

诃子皮　木香各等分

上细末，以粳米饭丸如绿豆大。米饮服五丸，或十丸、二三十丸；大人五七十丸，或百丸服之。

附子散长沙丁时发传

治小儿疳痢，多有白脓，腹内疞痛。

① 服：此下原衍一“服”字，据校本删。

附子炮，一枚，重五钱　赤石脂各二分　龙骨二分　蜜陀僧　黄丹　胡粉炒　乌贼鱼骨烧灰　赤芍药各一分

上细末。每服半钱，米饮服，日三五服，或服一二钱匕。

【二十三】纯血痢【纯血痢】

《病源论》曰：小儿痢如膏血者，此是赤痢。肠虚极，肠间脂与血俱下，故谓痢如膏血也。《圣惠》曰：夫小儿血痢者，由热毒折于血，血入大肠故也。血随气循环经络，通行脏腑，常无停滞。若为毒热所乘，遇肠虚，血渗入于肠，则成血痢也。

《外台》《广济方》疗下鲜血。

上用栀子仁烧灰，末，以水服一二钱，日日空心。

《外台》《古今录验方》疗小儿蛊毒血痢**蘘荷汤**。

蘘荷根　犀角　地榆　桔梗根各二分

上切散。每服一二钱，水一小盏，煎至半盏。去滓服，日再三服。

《圣惠方》治纯血痢。

黄芩　当归切，炒，各三分　艾叶少炒，半两

上粗末。每服一二钱，水一小盏，薤白三五寸，黑豆五十粒，煎至半盏。去滓，不拘时服，空心乳食前。

《圣惠》治小儿血痢，腹肚疞痛。

上用益母草半两，以水一中盏，煎至半盏。去滓，不计时温服。

又方

上用露蜂房烧灰，细研为散，以乳汁服。

圣效散张涣

治血痢久不瘥。

赤石脂烧赤冷　白龙骨　阿胶炙，各一两　诃子皮　木香　干姜炮　黄连　甘草炙，各半两

上细末。每服半钱或一二钱，用粟米饮调服。空心食前，大人四五钱。

《钱乙附方》治小儿热痢下血。

黄蘗去粗，四两　赤芍药三两

上细末，以米饭和丸，如麻子大。每服十丸、二十丸，或三十、五十丸。米饮服，食前。大人丸如梧子大，每服五十丸，或七十丸。

《朱氏家传》治血痢。

诃子皮　栀子炮，各等分

上焙干，细末。每服半钱或一二钱匕，米饮服。大人每服三钱、五钱匕。

【二十四】脓血相杂痢【脓血相杂痢】一名重下痢

《病源论》曰：小儿体本挟热，忽为寒所折，气血不调，大肠虚者，则冷热俱乘之，冷热相交，血滞相杂，肠虚者泄，故为赤白滞下也。又《病源论》曰：小儿重下痢者，由是赤白滞下痢而挟热多者，热结肛门，痢不时下而嗄气，又谓之重下痢也。

吴蓝散《圣惠》

治小儿脓血痢如鱼脑，赤白相杂，腹痛。

吴蓝叶焙干　升麻　赤芍药　龙骨各一两　栀子仁半两

上粗末。每服一二钱，水一小盏，入黑豆二十一粒，煎至半盏。去滓温服，不拘时。大人四五钱匕，水一大盏半，煎至一盏，内八九分，空心食前顿服①。

① 空心食前顿服：原作“顿空心食前服”，据文义乙转。

又方

治小儿脓血痢，每日三二十行，立效。

枣四个大者，日本枣小颗，以八颗可准四个　栀子四个，以五个准　干姜二分半

上同切，烧为灰，细研为散。每服一二钱，以粥饮调服，或半钱，日三服。

青橘丹张涣

治冷热相交，赤白相杂脓血。

青橘皮去白　当归焙　黄连　干姜各一两　厚朴姜制　肉豆蔻各半两

上末，以面糊和丸黍米大，或绿豆大。每服十丸、二十丸，或三十丸。米饮服，空心食前。

赤石脂圆《王氏手集》

治冷热不调，痢下脓血，频数无度，肠胃虚弱，烦渴多睡，腹痛后重，身体壮热，不思乳食。

赤石脂　干姜各等分

上细末，面糊丸绿豆大。每服十丸、二十丸，或三十丸。米饮，空心食前。大人，丸如梧子大服。

【二十五】五色痢【五色痢】

《石壁经》三十六种小儿病内，治下五色恶物，心神烦热不止方。依五脏虚弱而有五色变动痢。【治疳虫痢】

地榆　白茯苓　黄蘖炙，各二两

上细末。每服二钱，水一小盏，煎至半盏。去滓，频频可与服。

《吉氏家传》治五色痢，兼治渴不止。

茯苓　黄连　黄蘖各等分

上细末。先用黄蘖末，与浆水【米泔水也】如糊，而后良久，入和前二味为丸，如绿豆大。三岁儿则三丸、五丸，或七丸；四五岁则十丸、二十丸，米饮服。以熟水服之，杀疳虫。

至圣圆《吉氏家传》

治五色痢。

厚朴姜汁制，焙干　黄蘖涂蜜焙，再三　当归酒炙

上各等分，细末，炼蜜为丸，如梧子大。小儿小丸，以厚朴汤服。小儿十丸、二十丸，或三十丸；大人五十丸、七十丸。

【二十六】休息痢时瘥时发而经数日数月也【休息痢】

《葛氏肘后》治下痢经时不止者，此成休息。

上龙骨炙令黄焦，细末，方寸匕。日三服，夜一二服，即效。

同方

上龙骨四两，细末。水五盏，煎取二盏半，冷，分为五服，有效。

【二十七】脱肛【脱肛】

《病源论》云：小儿脱肛者，肛门脱出也。肛门，大肠之候。小儿患肛门脱出，谓之脱肛也。

《圣惠》曰：夫小儿脱肛者，皆因久痢，大肠虚冷所为也。大肠伤于寒，痢而用力，其气下冲，则肛门脱出，因谓之脱肛也。

《颅囟经》治脱肛方。

大黄二两　木贼草一分，炙　白矾烧枯，二分

上细末。每服半钱或一钱，米饮服。

《姚和众方》治小儿因痢脱肛。

上用白龙骨粉常傅之。

附子散《圣惠》

治小儿脱肛。

附子生用，去皮脐　龙骨各二两

上细末。每服一钱，傅在肛上，挼按令入，频频用，以瘥为度。

私谓：因嗄利秘涩，肠肛系筋断而有脱肛之患。服药傅药后，则每下利之时令小儿向卧，向卧令泻之。虽嗄，肛门收而不出，如此卧利而过十余日，则肛门之肠系得瘥合，而后即虽蹲利不脱出也。是即性全始以所计作人人蒙救者也。

《圣惠方》

蒲黄一两　猪脂二两

上炼猪脂，相和为膏，涂肠头即缩入之。

赤石脂散《圣惠》

治小儿因痢后躯气，下推出肛门不入。

赤石脂　伏龙肝各二两

上细末，研匀。每服以一钱傅肠头，日三五度。

《圣惠》**又方**

上用细墨末。每服半钱或一钱匕。以温酒服，日二三服。

《茅先生方》

上用破故纸二两，于瓦上炒干为末。每服半钱或一钱匕，米饮服。

《婴孺方》治小儿脱肛。

黄连　黄蘖各等分

上细末，蜜丸梧子大。每服三五丸，或十丸、二十丸。米饮服二三服。

《九籥卫生》疗小儿脱肛。

香附子　荆芥穗等分

上粗末。每用五两，水十盏，煎至七八盏，去滓淋洗。

《庄氏家传》

上用五倍子为末，以茶清为丸，如梧子大。每服七丸，或十丸、二十丸。以米饮服，空心食前。

同方

治脱肛。

上用木贼烧灰，不令烟尽，研细，入麝香少许。大便了，贴大肠头上。

同方

上用干莲蓬焙干为末。每服一二钱，以米饮调服，日二三服。

《吉氏家传》治小儿粪门开而不收。

白矾烧，一两　黄丹二分，炒

上细末，以井华水调涂粪门效。

长沙医者丁时发传，治大人、小儿久泻，脱肛不收。

连翘

上细末。先用盐水洗，次用此药末，时时干傅脱肛上，立瘥。

《千金方》灸法

小儿脱肛，灸百会穴三壮顶上旋毛中心也即入也。下利，每脱出，度度灸三壮。【灸治】

又灸尾翠骨上三壮十、二十壮。

又灸脐中，随年壮。

《万全方》灸法

治小儿脱肛泻血，灸第十二椎下节间，名接骨穴，灸一壮，如小麦大。

私言：已上依《幼幼新书》第二十八、二十九卷所抄于此一卷也。要方奇药，尚须可勘用本方，《圣济总录》《可用方》《事证方》《和剂局方》《医说》等中，不可执泥于此略抄耳。

《覆载万安方》卷第四十六

嘉历元年十一月二十三日，重所令清书。冬景不可忽之。子刻书之。
同二年四月一日，朱点了。

性全六十一岁（花押）

冬景莫倦看阅，莫倦看阅。

性全（花押）

同四月九日，墨点了。冬景深秘之秘之。

性全（花押）

朱墨之纸数六十九丁（花押）

《覆载万安方》卷第四十七

性全　集

小儿九

《养生方》云：五月一日、八月二日、九月九日、十月七日、十一月四日、十二月十三日沐浴，除恶疮。

【一】丹毒

有三十八条、四十七条，和名散气，或燃草，或云火。

《巢氏病源论》曰：小儿丹毒候，风热毒气，客在腠理，热毒搏于血气，蒸发于外，其皮上热而赤如丹之故，谓之丹也。若久不瘥，即肌肉烂伤。《圣惠方》云：若毒气入腹，则杀人也。

四十七条丹毒

一，一切丹此一篇中治方，即通诸丹也。

二，土虺丹，发两手指，作红丝，迤渐下行，至关节便杀人。

三，眼丹，眼卒然赤肿生翳，至有十数翳者是也。

四，五色丹，发而变改无常，或青黄白黑赤。

五，茱萸丹，发初从背起，遍身如细缬。

六，赤丹，丹之纯赤色者是也。

七，白丹，初发痒痛，微虚肿，如吹奶起，不痛不赤而白色者是也。

八，黑丹，初发痒痛，或熛肿，起微黑色者是也。

九，殃火丹，发两胁及腋下髂上。

十，神火丹，发两髂，不过一日便赤黑。

十一，野火丹，发赤斑，斑如梅子遍背腹。

十二，骨火丹，初发在臂，起正赤若黑。

十三，家火丹，初发着两腋下、两髂上。

十四，火丹，往往如伤寒赤着身而日渐大。

十五，丹火，其状发赤，如火之烧，须臾熛浆起者是。熛浆者，如水泡，似疱疮也。

十六，朱田火丹，先发背，起遍身，一日一夜而成疮。

十七，天灶火丹，发两髂里，尻间正赤，流阴头，赤肿血出。

十八，赤流丹，身上或一片片赤色，如燕脂染及渐引，俗谓之流。若因热而得者，色赤；因风而得者，色白，皆肿而壮热是也。

十九，赤游肿，其状皮肤赤而肿起，行游不定者是也。

二十，风火丹，初发肉黑，忽肿起。

二十一，暴火丹，其状带黑吧白。

二十二，游火丹，发两臂及背如火灸。

二十三，石火丹，发通身，自突起如细粟大，色青黑。

二十四，郁火丹，发从背起。

二十五，赤黑丹，本是毒热折于血气，血气郁蒸，色赤而复有冷气乘之，冷热互交，更相积瘀，令色赤黑。

二十六，厉火丹，发初从髂下起，背赤，能移走。

二十七，飞火丹，着两臂及背膝。

二十八，留火丹，发一日一夜便成疮，如枣大，正赤色。

二十九，蓝注候，小儿为风冷乘其血脉，血得冷则结聚成核，其皮肉色如蓝，乃经久不歇，世谓之蓝注。

三十，伊火丹，从两胁起。

三十一，神灶丹，从肚起。

三十二，尿灶丹，从踝起。

三十三，胡吹灶丹，从阴囊上走。

三十四，天火丹，从腹背遍身起。

三十五，天雷丹，从头项起。

三十六，熛火丹，从背甲起。

三十七，胡漏灶丹，从脐中起。

三十八，废灶丹，从曲臂起。

三十九，神气丹，从头背上起。

四十，土灶丹，从阴踝起。

四十一，朱黄丹，赤豆色，遍身上起。

四十二，萤火丹，从耳起。

四十三，野龟丹，从背脊起。

四十四，鬼火丹，从面上起。

已上四十四条外，更有身有赤处名曰血疽，又有赤白溜，卒腹皮青黑，都有四十七条，篇目只有三十八条也。《幼幼新书》第三十五卷有其病治方，可见彼中也。

【二】一切丹毒【一切丹】

诸丹通治方也。《病源论》大人丹毒十三条，小儿丹毒三十条云云。

《千金方》云：捣慎火草【又云景天草】，绞取汁涂之良。

又方

治小儿丹毒。

上马齿苋取汁饮之，以滓傅。《圣惠方》绞取汁涂之。

《千金》**又方**

上捣赤小豆五合半盏许也，水和，取汁饮之。或一合良。以滓涂五心手足及胸心也。

《千金》**又方**

上浓煮大豆【黑豆也】汁涂之，良瘥，亦无瘢痕。亦可服其汁。

《千金》**又方**

上用腊月【十二月】猪脂，和釜下土【伏龙肝也】傅之，干则易之。

《外台》刘氏疗小儿油丹赤肿。

上用栝楼三大两，酽醋捣药以傅之佳。

《外台》刘氏**又方**

上取荞麦面，以醋和涂之瘥。

《外台》《古今录验》

上捣蓝汁涂之。
《简要济众方》治小儿丹毒从脐中起，名胡漏灶丹也。
伏龙肝灶下经年黄土也
上以屋漏水和如糊傅之，干即数遍傅，以瘥为度。亦用新汲水调服。
《修真秘旨》治小儿丹毒。
上用蓖麻子五个，去皮研，入小麦面一匙，水调涂之，甚效。患处大，即多调涂之。
《子母秘录》治小儿丹烦。
上柳叶一二斤，水二斗，煮取四五升，去滓，搨洗赤处，日七八度。

同方

治小儿丹毒。
上用鲫鱼肉细切五合，赤小豆捣屑三合，和合，更杵如泥，和水傅之。
《姚和众方》治小儿丹毒，破作疮，黄水出。
上炒焦黑大豆，令烟绝，为细末，以油调傅之。

升麻散《圣惠》

治小儿一切丹，遍身壮热，烦渴。
升麻　大黄切，炒　黄芩各二分　朴消　麦门冬　葛根剉，各一两二分
上粗末。每服一二钱，水一小盏，煎至半盏。去滓温服，不拘时。

《圣惠》**又方**

上以蓝靛涂之，热即更涂。
《圣惠方》
上取地龙粪，以水研如泥涂之。
《圣惠》治小儿一切丹及诸毒肿。
上鼠粘草根牛蒡也洗去苗，捣绞取汁。每服半合，量儿大小，分减服之。
《圣惠》治小儿一切丹。
上用芭蕉根捣绞，取汁涂之。

《圣惠》**又方**

上取蒴藋捣绞，取汁涂之。
《婴孺方》治小儿恶毒丹赤及风疼。
上取甘草，杵末傅之。

又

取生麻油涂之。

又

以小豆粉与生麻油，和泥涂之。

又

杵蔓菁根，取汁涂之。

又方

治小儿半身皆红，渐渐长引。
牛膝　甘草等分
上切，以水五升煮之沸，去滓，和灶下黄土封之。
张锐《鸡峰方》治一切丹毒。
上栀子仁去皮为末，以水调涂之。

又

大黄、芒消等分末，白水调涂之。

《吉氏家传》治小儿丹毒瘾疹。

上天麻末。每服一钱，红酒调服。大人男子、妇人，三四钱服。

金花散《三因方》

治一切丹毒。

郁金　黄芩　甘草　山栀子　大黄　黄连　糯米各等分

上细末，蜜、冷水和调，以鹅毛涂患处上。

私言：此药大有神效，常用试之，无不效，皆悉愈。

《三因方》云：丹毒之但自腹内生出四肢者，则易愈；自四肢生入腹者，则难治云云。亦可服三黄圆、五香煎加大黄尤良。

《病源论》大人丹毒十三条、小儿丹毒三十条。

【三】土虺丹

《养生必用方》出此证，言发两手指，作红丝迤渐下行，至关节便杀人。即有药方，药杵难得，在《幼幼新书》第三十五，略之。又土虺丹，则《病源论》无此名证。

【四】眼丹

《集验方》小儿眼卒然赤肿生翳，至有十数翳者，名眼丹。方迟救之，必损目云云。《病源论》无此名证。《集验方》有咒法，无药治，亦略之。

【五】五色丹

《病源论》云：五色丹发而变改无常，或青黄白黑赤。此由风毒之热，有盛【实热】有衰【虚冷】，或冷或热，故发为五色丹也。

《千金方》治小儿五色丹方。

上捣蒴藋叶傅之。冬春无叶，用根亦佳。

《圣惠方》治小儿五色丹遍身**枣根汤**。

枣树根二十两　丹参十五两　菊花七两二分

上细剉和匀。每用八两，以水二十盏，煎取十二盏。去滓，看冷热无风处洗浴，极效。

《圣惠》**又方**

苎根叶一斤，细剉　赤小豆三合，以一大盏为一升，而其三合也

上以水五升，煎至三升，去滓，看冷温，于无风处洗浴之。

《孔氏家传》治小儿五色丹方。

上用小柴胡汤如法煎，可饮清净汁，以滓傅丹毒上，良效。

私言：一切丹毒，皆可服小柴胡汤，利结则须加大黄炮。

【六】伊火丹

《病源论》云：丹发于髂骨，青黑色，谓之伊火丹也。

【七】熛火丹

《病源论》云：丹发于臂背谷道者，谓之熛火丹也。

《婴孺方》治丹入腹及下至卵者不治者。

麻黄炒　升麻各一两　硝石二两

上细末，以井华水服方寸匕，日三服。又一方入大黄一分。

【八】茱萸丹

茱萸丹者，《病源论》云：丹发初从背起，遍身如细缬【纈缬】，谓之茱萸火丹，一宿成疮。

《千金方》治小儿茱萸丹。

上用赤小豆作末，以粉傅之。

【九】赤丹

《病源论》曰：此谓丹之纯赤色者，则是热毒搏血气所为也。

《圣惠方》云：夫小儿赤丹者，由风毒之重，故使赤也。初发疹起，大如连钱，小者如麻豆，肉上生粟，色如鸡冠，故谓之赤丹，亦名茱萸丹也。

《兵部手集》治赤丹。

上以荞麦面醋和，傅之瘥。

同方

上研粟米傅之。

《婴孺方》

上车前子为末涂之。

升麻膏张涣

治赤丹初发，肉色如朱，色如鸡冠，又名茱萸丹。

升麻　白敛　漏芦代用栀子　芒消各二两　连翘　栀子仁各二两

上细剉，以猪脂一斤入铛中，用慢火煎诸药，令赤色，去滓放冷。每用少许，频涂丹处上。

【十】白丹

《病源论》曰：丹初是热毒挟风热搏于血，积蒸发赤也。热轻而挟风多者，则其色微白也。

《圣惠》云：白丹者，由挟风冷之气，故使色白也。初发痒痛，微虚肿，如吹疹起，不痛不赤而白色也。

《圣惠方》治小儿白丹。

上用川大黄末，以马齿苋汁调涂。

又方

上以梁上尘，醋和涂之。

又方

上取鹿角烧灰细研，以猪脂和，傅涂之。

【十一】黑丹

《圣惠》云：夫小儿黑丹者，由风毒伤于肌肉，故令色黑也。初发痛痒，或熛肿起，微黑色也。

升麻汤《圣惠》

治小儿黑丹。

升麻　漏芦代用栀子　芒消各二两　黄芩三两　栀子仁一两　蒴藋半两

上细剉和匀。每用三五两，水五七盏，煎至三四升，去滓微温。以软帛旋蘸搨病上，以消为度。《张涣》名祛毒散，无蒴藋而只有五种。

【十二】天雷丹

《颅囟经》：天雷丹从头项起。

上伏龙肝，猪脂和傅之。

【十三】天火丹

《病源论》云：丹发，遍身体斑，赤如火之烧，故论之天火丹也。

《圣惠方》治小儿天火丹发，遍身赤如绛色。

油麻五合　生鲫鱼半斤

上捣如泥，傅在丹上，燥复涂之。

又方

上捣荏子汁涂之。

【十四】殃火丹

《病源论》曰：丹发两胁及腋下、髂上，谓之殃火丹也。

《千金方》治小儿殃火丹，每着两胁及腋下者。

上伏龙肝和油傅之，干则易。若入腹及阴，以慎火草取汁，服之傅之。

拔毒散张涣

治丹发生于两胁腋下。

朴消一两　栀子仁半两

上细末，以好醋调涂丹处，次用**山栀子膏**。

山栀子仁四两　生鲫鱼半斤

上同捣如泥。每用少许，以醋化涂丹处。

【十五】神气丹

《颅囟经》云：从头背上起。无药方。

【十六】神火丹

《病源论》曰：丹发两髂，不过一日便赤黑，谓之神火丹也。

《圣惠方》治神火丹。

上景天花【慎火草也】捣绞取汁，先微揩丹上，后涂之，以瘥为度。

《婴孺方》云：先刺丹上令血出，涂刺上。

又方

捣鲫鱼如泥，涂丹上，数涂为良。

又方

栀子仁末，用醋和涂之。

【十七】神灶丹

《颅囟经》云：从肚起，谓之神灶丹。

上用土蜂窠、杏仁、胡粉末，生油调涂之。

【十八】鬼火丹

《病源论》曰：丹发两臂，赤起如李子。

《婴孺方》

上用苦桃皮取汁浴之。

【十九】野火丹

《病源论》曰：丹发赤斑，斑如梅子遍背腹，谓之野火丹也。

《千金方》生麻油涂之。
《圣惠方》白僵蚕、慎火草捣涂之。

【二十】骨火丹

《病源论》曰：丹发初在臂起，正赤若黑，谓之骨火丹也。
上捣大小蒜，厚封之。着足踝者，是又大黄末，以猪脂和涂之。

【廿一】家火丹

《病源论》曰：丹初发，着两腋下、两髂上，谓之①家火丹也。
《婴孺方》治家火丹攻喉入腹，大便结。
朴消　凝水石各二两
上研细，入铜器中熬令干，取方寸匕，以温水涂。未瘥加之，再三服。

【廿二】火丹

《病源论》曰：火丹之状，往往如伤寒，赤着身而日渐大者，谓之火丹。世常此丹多也。
又云：赤如火之烧，须臾熛浆起是也。
《婴孺方》云：火丹者，往来如伤寒。又赤如日出时，故亦名曰丹。
《千金方》治小儿②火丹，赤如朱，走皮中。
上墨豆末，以醋研，和傅之。
《千金》**又方**
捣荏子傅之。
仙人水鉴方
治火丹疮。
荞麦面　黄连各等分
上同细研，入油盐和匀傅之。
《广利方》治小儿火丹，热如火，绕脐即损。
上马齿苋杵傅之，日再三。
《婴孺方》治小儿火丹，走皮中赤者。
上栀子末，以醋和涂之。
又方
鲤鱼肉研涂之。又以片肉付之。

【廿三】萤火丹

《病源论》曰：丹发如灼，在胁下正赤。初从额起而长上痛，是萤火丹也。《颅囟经》乃曰从耳起。
《颅囟经》治萤火丹。
上用慎火草捣汁，和酒涂之。《圣惠方》以醋调涂之。
《圣惠方》治小儿萤火丹。
赤小豆一合　朴消二分　寒水石一分
上细末。每服半钱或一钱。以冷水调服，日三服。
《圣惠》**又方**

---

① 谓之：原作“论之”，据校本改。
② 小儿：原作“小治”，据校本改。

伏龙肝一合　生油二合

上研和如泥，时时涂之，以瘥为度。若痛上阴，不可治，即杀人。

【廿四】朱田火丹

《病源论》曰：丹先发背，起遍身，一日一夜而成疮，谓之朱田火丹也。

《颅囟经》治朱田火丹，如赤小豆色，遍身上起。

上用慎火草捣汁，和酒调涂之。

《圣惠》治小儿朱田火丹。

上以蓝靛涂之。

【廿五】胡吹灶丹

《颅囟经》云：从阴囊上起，无治。

【廿六】胡漏灶丹[①]

《颅囟经》云：从脐中起。

上伏龙肝末，以屋漏水调涂之。

【廿七】土灶丹

《颅囟经》云：从阴或踝起。

【廿八】天灶火丹

《病源论》曰：丹发两髂里，尻间正赤，流阴头，赤肿血出，谓之天灶火丹也。

《千金》曰：小儿生未满百日，犯行路灶君。若热流下，令阴头赤肿血出。

上伏龙肝捣末，和水涂之，日再三。

《千金方》

鲫鱼肉　赤小豆

上和捣，水和傅之良。

《圣惠方》

细辛一两　糯米一合　景天草三两

上捣和如泥，涂丹上即瘥。

又方

车前子末，以水调涂之。

【廿九】废灶火丹

《巢氏病源论》曰：丹发，从足趺起正赤者，谓之废灶火丹。初起足趺正赤。

《婴孺》治废灶丹初起，足趺正赤。

上桑根煮汁洗，即五七遍。

莽草散张涣

治丹发从足趺起，正匀赤长引。

莽草　寒水石　朴消各等分

上细末。每用以新汲水调涂其上，频频涂之。

---

① 丹：原脱，据前后文例补。

【三十】尿灶火丹

《病源论》曰：丹从膝上两股起，及脐间，走入阴头，谓之尿灶火丹也。

《千金方》治小儿尿灶丹，初从两股起，及脐间，走入阴头，皆赤色者。

上桑木皮切，浓煎，频可便浴。白皮亦佳。

又方

烧李根为灰，以田中水和傅之。

二根汤张涣

治尿灶火丹。

桑白皮　李根各十两

上细剉，以水浓煎，去滓，于无风处浴之。

【三十一】野龟丹

《颅囟经》云：从背脊起。无方。

大孕丹无病证并方。

尔朱丹无病证并方。

【三十二】赤流丹

《圣惠方》云：夫小儿身上，或一片片赤色，如燕脂染及热渐引。此名丹毒，俗谓之流。若因热而得者，色赤；或因风而得者，色白。皆肿而壮热也。以小刀破之，可出血。毒未入腹者，可疗也。

《图经》治小儿游瘤丹毒方。

上以冷水调剪刀草，化如糊，以鸡羽涂刷肿赤处，肿赤便消退，其效殊佳。

升麻散《圣惠》

治小儿心热，身上赤流，色如燕脂，皮肤壮热。

升麻　朴消　大黄炒　玄参各半两　犀角　黄芩　栀子仁　甘草炙　木通各一分

上粗末。每服一二钱，水一盏，煎至半盏。去滓温服，不计时候。

《圣惠》治小儿赤流，半身色红，渐渐展引不止方。

牛膝五两，去苗　甘草生用，二两二分

上细末。每用二两，水一大盏，煎至半盏。去滓，调伏龙肝涂之有效。

《圣惠》**又方**

上荞麦面以醋调涂之，不过三两度瘥。

《圣惠》**又方**

上取红蓝花末，以醋调涂之。

《圣惠》**又方**

上栝楼根末，以醋和调涂之，干即易涂。

《圣惠》**又方**

上糯米以水研如粥涂之，干即易。

消毒散张涣

治诸丹赤流初发甚者。【通治诸丹】

升麻　黄芩各一两　麦门冬去心　大黄剉，炒　朴消各二分

上粗末。每服一二钱，水一中盏，煎至半盏。去滓温服，不计时候。

木通散张涣

治身体赤流，片片赤色如燕脂染毒气渐引者。

木通二两　升麻　大黄切，微炒　朴消各一两　甘草炙　栀子仁各二分

上粗末。每服一二钱，水一盏，煎至半盏。去滓温服，不拘时候。

【三十三】赤游肿

赤游肿，《病源论》曰：小儿赤游肿者，有肌肉虚者，为风毒热气所乘，热毒搏于血气，则皮肤赤而肿起，其风随气行游不定，故名赤游肿也。

《子母秘录》治小儿赤游行于身上下，至心即死方。

上以芒消入汤中，取浓汁涂拭丹。

又方

蒴藋浓煎，取汁洗。

又方

捣生景天草傅丹疮上。

又方

捣芭蕉根汁煎涂之。

又方

杵菘菜傅丹上。

《兵部手集》治小儿游丹赤肿。

上荞麦面，醋和涂之良。

犀角散《圣惠》

治小儿赤游，皮肤作片赤肿，此是风热所致。

犀角　黄芩　黄耆　升麻　栀子仁　防风　朴消　大黄各二分

上细末。每服半钱或一钱匕，以竹叶汤服，日二三服。

《圣惠方》又治赤游肿。

栝楼根二两　伏龙肝半两

上细研，以醋调涂之，干即再三易。

防己散张涣

治风热邪毒搏[1]【搏】于血气，则皮肤赤而肿起，游走不定，乃名赤游肿。

防己一两　朴消　犀角　黄芩　黄耆　升麻各二分

上细末。每服半钱或一钱，煎竹叶汤调服。

《刘氏家传》治走马胎赤肿，走入心腹则不救。

生槐叶一握　生栝楼果去皮，合槐叶研烂　赤小豆末，各等分

上和匀，涂赤处立效。此药有神验。

《庄氏家传》治小儿游丹赤肿。

上栝楼果三两，以酽醋捣泥傅之，再三傅易之。

【三十四】身有赤处

《病源论》曰：小儿身有赤处者，因汗为风邪热毒所伤，与血气相搏，热气蒸发于外，其肉色赤而壮热是也。亦名血疸。

《吉氏家传》治小儿腿上并座处血疸方。

此疾但有赤色如燕脂，渐引阔如钱大，或手掌大，皮肤光紧，此名血疸[2]【疸缺】。此因心热，心主血，

---

① 搏：原作“捣”，据底本眉批改。

② 疸：原作“疽”，据底本眉批改。

血得热即凝聚不散，宜用此药。

上石灰炒令极热，即以沃水，澄清三五度傅之。

《千金》治小儿半身皆红赤渐渐长引者方。

牛膝　甘草炙，各等分

上㕮咀，合得五升【盏也】。以水八升【盏也】，煮三沸，去滓，和伏龙肝末傅之。

丹参散《圣惠》

治小儿身上有赤，引于颊上，或口旁眼下，赤如燕脂，向上皮即皴剥，渐渐引多，此是心热血凝所为。其治方，宜以小刀子锋头镰，破令血出，后宜服此药。

丹参　黄芩　枳壳麸炒　葛根　犀角各二分　麻黄去根节，一两

上粗末。每服一二钱，水一小盏，入竹叶十片、竹茹半分，煎至半盏。去滓温服，不拘时。

《圣惠》**又方**

芭蕉根捣取汁涂之。

《圣惠》**又方**

芒消，以水研涂之。

【三十五】小儿腹皮卒青黑

卒腹青黑者，《病源论》曰：小儿因汗，腠理则开，而为风冷所乘，冷搏于血，随肌肉虚处停之，则血气沉涩，不能荣其皮肤，而风冷客于腹皮，故青黑也。

《婴童宝鉴》云：小儿血凝，为初生下时，肌未成肉，以新绵及厚衣衣之，血被热而不结，变为肌肉，故凝也。其候身上青黯，哭而无声，不乳是也。

《千金》治小儿卒腹皮青黑方。

上以酒和胡粉傅上。若不急治，须臾便死也。

《圣惠方》治小儿卒腹皮青黑，不能喘息，宜急用此方。

上苦参一两，细末，以醋汤调服，或半钱，或一钱。

《千金》灸法

治小儿卒腹皮青黑，不急治，须臾即死。灸脐上下左右，去脐五分，并鸠尾骨下一寸，凡五处，各三壮。【灸法】

已上《幼幼新书》第三十五卷有诸方，依繁多不能悉载之，广可见彼卷中。此诸丹毒治方，可通于大人。大人治方，在于此《万安方》第二十三卷。虽然，不如此卷委曲矣。

《覆载万安方》卷第四十七

嘉历元年十一月廿四日，于灯下所清书也。

性全（花押）六十一岁

同二年四月十日，朱点了。

性全（花押）

同年同月同日，墨点了。

性全（花押）

朱墨之纸数三十六丁（花押）

《覆载万安方》卷第四十八

性全　集

小儿十　杂病上

【一】吐逆

《病源论》曰：依饮冷乳，又因当风冷，成吐逆疾。可见《幼幼新书》第二十七卷。

人参散《圣惠》

治小儿呕吐不止，心神烦闷，恶闻食气。

人参　丁香　菖蒲各二分

上细末。每服一钱或二钱。水一中盏，姜二片，煎至半盏。去滓温服，渐渐与服。

葛根汤同

治小儿呕吐烦渴。

葛根　人参　桑白皮　白术　陈皮各半两　半夏一分

上粗末。每服一二钱，水一小盏，姜二片，枣一个，煎至半盏，去滓温服。

丁香圆同方

治小儿饮乳后吐不止。

丁香一分　藿香二分　人参三分

上细末，炼蜜丸如绿豆大。每服三丸，以粥饮研化服。

《颅囟经》

丁香一分　藿香一分　人参二分

治孩儿霍乱吐泻，面色青，冷汗，或四肢冷。

《局方》三味细末，号丁香散。以乳汁服，尤有效，兼治霍乱吐泻，又可与苏合香圆。

匀气散《张涣方》

宽中，止呕吐。

白术三分　人参　丁香　木香　甘草炙　盐　厚朴姜汁炒，各半两

上一处，皆切，合。以慢火炒令香熟，细末。每服半钱或一钱，沸汤点服。

香朴汤张涣

调冷热，治呕吐。

丁香　麦门冬去心，各二两　厚朴姜汁炒　人参各一两

上细末。每服一钱，水一小盏，姜二片，枣二个，煎至半盏，温服。大人四钱匕服。

香葛汤张涣

治呕吐后渴甚，津液燥少。

藿香叶　白茯苓　甘草炙，各半两　丁香　干葛根　人参各一两

上细末。次入麝香一钱，细研拌匀。每服半钱或一钱，大人三四钱，以姜汤温服。

玉露散《婴童宝鉴》

治小儿吐不泻，腹中疼痛。

上以寒水石烧为末。每服一钱，以姜汤服下。

人参散同

治小儿吐逆。

人参三分　丁香一分　藿香　甘草炙，各二分

上细末，和匀。每服一二钱，饭饮服。

人参散《石壁经》

治小儿吐乳不止。

人参二分　藿香　丁香各一分

上末。每服半钱，水半盏，乳香一小块研，同煎至二分，温服。

异攻散《刘氏家传》

治小儿胃气不和，脏腑泄泻，不思乳食，或哯【吐也】奶呕逆。

藿香　白术炮　人参　白茯苓　陈皮炒　木香　肉豆蔻面炮，各一两　甘草炙，二分

上末。每服一钱，以饭饮紫苏汤服。

【灸治】

《圣惠方》小儿呕吐奶【乳也】汁，灸中庭一穴一壮，在膻中下一寸陷中。艾炷如小麦大。

《婴童宝鉴》灸法

吐食，灸上管、中管各三壮，或五壮、七壮。

《葛氏肘后》小儿哯哺吐下。哯，呼典反，吐也。

甘草　人参　当归　干姜各一两

上末，以水一大盏，煮取半盏，分为三服。入麝香少许益良。哯哺吐下，如霍乱状。此方出《小品方》。又《本草》云：小儿呕逆，与哯乳不同，宜细详之。哯乳，则乳饱后哯出者是也。

《婴孺方》治小儿吐哯，膈上有冷。

细辛　橘皮各一分　大黄　甘草各三分　干姜二分

上剉散。以水一盏半，煮取八分，温分为三服，一日三五服，服尽。

消乳丹张涣

婴儿饮乳过多，胸膈不快，或多吐哯，大便奶瓣①不消，宜服之。

木香　丁香　青皮　肉豆蔻各半两　牵牛子末炒，一分

上细末。滴水和丸，如粟米大。每服三五粒，入口以乳汁可令服。

玉真散《婴童宝鉴》

治小儿哯乳。

白术二分　半夏七个　山椒一分，去目，炒出汗

细末。每服半钱或一钱，入口以乳汁可饮。

【二】哕逆哕，于日反，逆气也。又火外反，鸟鸣也。

《病源论》曰：小儿哕，由哺乳冷，冷气入胃，与胃气相逆，冷折胃气，不通则哕。

人参散《圣惠》

治小儿哕逆不止，心神烦乱。

人参　白术　白茯苓各三分　甘草炙　藿香各半两

上粗末。每服一二钱，水一小盏，煎至半盏。去滓热服。

草豆蔻《圣惠》

治小儿哕，不纳乳食。

① 奶瓣：原作“奶辨”，据《幼幼新书》卷第二十七改。

草豆蔻三个，去皮　甘草一分，炙　人参半两

上粗末。每服一二钱，水一中盏，煎至半盏。去滓温服。

人参散《圣惠》

治小儿哕，乳母服方。

人参三分　陈皮一两

上粗末。每服三四钱，水一盏，生姜三片，煎至六分，去滓热服。至夜三四服，乳母服讫即乳儿，甚效。

一方

治一切哕逆。

丁香二分　柿蒂一两

上同剉，炒至黄赤，分作二服。水一盏，煎至六分，去滓热服。

【三】霍乱吐利

《千金翼[①]方》问曰：病有霍乱者，何也？答曰：呕吐而利，此为霍乱也。

张涣曰：谨按小儿霍乱，与大人无异，如救火拯溺，宜速疗之。大人霍乱，在于此《万安方》第十一卷。

《千金》治小儿霍乱吐痢。

人参一两　厚朴　甘草炙，各半两　白术炮，一两二分

上㕮咀。每服一二钱，水一小盏，姜二片，煎半盏。去滓，温与服。乳母忌生冷物。

《外台》《广济》【方名】疗老小冷热不调，霍乱吐利，宿食不消，**理中圆**。

人参　白术　甘草炙　高良姜各二两　干姜　桂心各一两二分

上末，以炼蜜和丸梧子大。老小以意加减，日二三服。大人三十丸、五十丸、七八十丸，以粟米饮服。忌生冷、油腻、生葱、海藻【神马草也】、菘菜、桃李、雀肉等物。

《圣惠方》治小儿霍乱吐利。

干桑叶　藿香各一两

上细末。半钱或一钱，大人三五钱，以米粥饮服。

又方

治霍乱有神效。

肉豆蔻炮　甘草炙　藿香各三分

上粗末。每服一二钱，水一小盏，煎至半盏。去滓温服，不拘时。

又方

人参二分　丁香一分

上切散。水一盏半，煎一盏温服。

《刘氏家传》治小儿霍乱吐泻。

草豆蔻　槟榔　甘草炙

上细末，以姜汤服半钱或一钱，空心。

丁香散《吉氏家传》

治霍乱吐泻。

丁香一钱重　藿香二分　枇杷叶去毛，焙，七片

上细末。每服半盏【钱】，以饭饮服。或一钱服。

《幼幼新书》第二十七云：霍乱篇曰：或霍乱吐而不利，或霍乱利而不吐，或只霍乱而不吐利。

《千金》治孩子霍乱，已用立验方。

---

① 千金翼：原作“千金翟”，据文义改。

人参一两　木瓜一个　仓米一掬

上粗末，以水三盏，煎取一盏半，分作三五服，立效。

丁香散《圣惠》

治小儿霍乱，不欲乳食。

丁香一分　人参半两

上粗末。每服一二钱，水一中盏，煎至半盏。去滓温服，不拘时候。

肉豆蔻散《圣惠》

治小儿霍乱不正。

肉豆蔻二分　藿香一两

上粗末。每服一二钱，水一中盏，煎至半盏，去滓温服。

香参膏《惠眼观证》

治霍乱泻止吐未住。

人参一指[①]　丁香十四粒　藿香一钱重　糯米七十粒，与丁香同炒，令米黄熟

上同细末，用枣肉和为膏。每服一指头大，用盐姜汤服。

丁香散《吉氏家传》

治霍乱吐不食奶。

丁香二十粒　母丁香一个，亦名鸡舌　藿香一钱重　半夏五个，洗

上都为末，以姜汁浸三宿，焙干，再为末。每服半钱或一钱，藿香汤服。

人参散长沙医者郑愈传

治霍乱候，呕逆不止，心胸虚热。

人参　陈皮　桔梗　甘草炙　白芷各二两

上细末。每服一二钱，水一中盏，竹叶二片，煎至二分服。或入芦根或荻根煎服亦得。

《庄氏家传》治小儿吐泻。

丁香　白术等分

上细末，以糊为丸，粟米大或绿豆大。每服十丸、十五丸，或二三十丸，米饮服。

大白术散《王氏手集》

治脾胃气虚，呕吐泄泻，外热里寒，手足逆冷，昏困嗜卧，面色青白，下利清【水也】谷，不思乳食。

甘草二两，炙　干姜一两半　附子一个，生用，去皮，破作八片

上细末。每服二钱，水一中盏，生姜三片，煎至六分。去滓，分二温服。

藿香散《吉氏家传》

治吐泻。

藿香一两　丁香一分　木香　缩砂各二分

上细末。每服半钱或一二钱。水一中盏，煎至半盏，温服。或加陈皮、草果、甘草、人参尤妙。

人参散长沙医者丁时发传

治小儿虚热及吐泻，烦渴不止，及疏转后，可服之。

人参　茯苓　桔梗　干葛各半两　犀角　甘草炙，各一分

上细末。每服一二钱，水一中盏，入灯心二三茎，煎至半盏服。烦渴，入新竹叶一二片煎服。

高良姜散《圣惠》

治小儿霍乱，心腹痛，不正。

高良姜　人参　赤芍药　甘草炙　陈皮各半两

上粗末。每服一二钱，水一中盏，煎至半盏，去滓温服。

---

① 指：此下原衍一“一”字，据校本删。

大人参圆《庄氏家传》

和脾胃，止呕吐，治泄泻青黄，止腹痛多啼，进乳食。

丁香　木香　白术各二分　藿香叶一两二分　人参二两

上细末，炼蜜丸鸡头大。每服一丸，粟米饮化服。

正气人参膏《赵氏家传》

治小儿脾胃气虚，中寒腹痛，泄利呕逆，不入乳食，夜啼多哭，睡中饶惊，吐利蛔虫，虚烦闷乱。常服止烦渴，调脾胃，进饮食。

人参　干木瓜　甘草炙，各二分　陈皮　罂粟米炒　干姜炮　茯苓各一分

上末，炼蜜和为膏。每服皂子大，以米饮化服。

已上不问冷热，通治霍乱吐泻也。

【四】冷吐【冷吐】

温脾散张涣

散寒湿，治呕吐。

厚朴姜汁炙，一两　丁香　白术　干姜各半两　肉桂一分

上细末。每服一钱，煎人参汤调服。

流星散《九籥卫生》

疗小儿胃气虚冷，痰吐呕逆。

半夏十四个，大者，生用　胡椒四十九粒

上粗末。每服半钱或一钱。水一中盏，入生麻油七滴，煎至四分，去滓温服。

肉豆蔻圆长沙医者相漹传

治小儿胃冷，呕吐不止，诸药不效者。

肉豆蔻面炮，十两一分　丁香一分

上细末，用面糊丸芥子大。每服五丸、十丸，或二三十丸。以浓煎藿香柿蒂汤炒，等分服便止。若大人，多合和，或大丸梧子大，五十、七十丸服。若烦渴，则前煎汤为熟水服之。

【五】热吐

麦门冬散《圣惠》

治小儿呕吐不止，心神烦闷。

麦门冬去心，焙　竹茹　甘草炙　人参　茅根洗，切　陈皮各一两

上粗末。每服二三钱，水一盏，生姜二片，煎至半盏，去滓热服。

麦门冬散《圣惠》

治小儿呕吐，心胸烦热。

麦门冬　厚朴　人参各二两

上粗末。每服一二钱，水一中盏，姜二片，枣一个，粟米五十粒，同煎至四分，去滓温服。

芦根汤《圣惠》

治小儿呕吐，心烦热渴。

生芦根剉，二两　粟米一合

上以水二大盏，煎至一盏。去滓，入米作粥，入生姜汁、蜜各少许食之。两三度合服，以呕吐热渴定为期。

清胃散《孔氏家传》

治疗小儿胃热吐。

上用生姜薄切，以生面拌匀，晒极干，略焙为细末。每服一二钱，用紫苏汤服。

【六】挟惊吐

睡惊圆《王氏手集》

治热化涎，镇心神，治惊悸吐逆。

半夏姜制，末　乳香　犀角末，各一两

上细末。用生姜自然汁，煮面为丸绿豆大。每服七粒，或十粒、十五，或二十粒，用薄荷煎熟水，夜卧服。

【七】毒气吐

《病源论》曰：小儿春夏服汤药，其肠不胜药势，遂吐下不止。药气熏脏腑，乃烦懊顿乏者，谓此为中毒，毒气吐下。

藿香汤《千金》

治毒气吐下腹胀，逆害乳哺①。

藿香一两　生姜三两　竹茹　甘草炙，各二分

上㕮咀。每服二三钱，水一盏，煎至四分。去滓服，日三。若热气甚，则加升麻半两。

已上《幼幼新书》第二十九卷抄之讫。又大人吐泻，在此《万安方》第十一卷，亦可通用于小儿。

【八】吐血

已下《幼幼新书》第三十卷。大人吐血，在此《万安方》第三十卷。

茜根散《圣惠》

治小儿吐血，心燥烦闷。

茜根一两　犀角　升麻　大黄剉，炒　黄芩　甘草炙，各二分

上粗末。每服一二钱。以水一中盏，黑豆三十粒，竹茹三铢，煎至六分。去滓，温冷任意服。

升麻汤《婴孺》

治小儿热病，鼻衄唾血。

升麻二两　竹青皮　羚羊角各一两一分　生干地黄一两三分　甘草一两　芍药一两二分

上粗剉。每服二三钱，水一盏半，煎至半盏，去滓服。

《鸡峰方》治吐血衄血。

上新绵烧灰研细，以米饮服一钱。

青金散《王氏手集》

治肺嗽喘息有音及热搏上焦，血溢妄行，咳唾血出，咽嗌疼痛，烦渴呕吐，寒热休歇，减食羸瘦。

白及末　青黛研，各一两

上同研匀。每服半钱或一钱，糯米饭服。

解脱圆《王氏手集》

治外搏风邪，内挟痰饮，寒热往来，烦渴颊赤，心忪减食，热在上焦，咳嗽有血。

防风　地骨皮各二两

上炼砂糖为丸，如梧子大。每服一二丸，或五七丸。食后煎紫苏汤服。

【九】鼻衄【衄】

《茅先生》治小儿鼻血出。

山栀子仁一两，半生半炒　槐花陈者佳，二分

---

① 乳哺：原作“乳啼”，据《备急千金要方》卷五改。

上细末。用熟水半钱或一钱服。《圣惠方》同，但槐花炒，栀子不炒。

张锐《鸡峰方》治衄血。

上常用石榴花末，吹入鼻中，或生疏绢裹指入鼻孔中。

同方

上用龙骨末，吹入鼻中。诸方以蒲黄、乱发灰，以糯米、泔水服之，立有效。

【十】大便血

羚羊角散《圣惠》

治小儿大便出血，体热黄瘦，不欲饮食。

羚羊角　黄耆　升麻　黄芩　甘草炙　地榆各一两　生干地黄

上粗末。每服一二钱，水一中盏，入苦竹茹半分【三铢】，煎至六分，去滓服。

《圣惠》**又方**

上用鹿角烧灰，细研。以米饮调服半钱或一钱，日三服。

《茅先生》治小儿大便下血。

枳壳麸炒　荆芥穗　甘草炙，各等分

上细末。每服一二钱，用陈米饭饮调服。

槐黄圆《孔氏家传》

治小儿便鲜血。

黄耆一两　当归　槐花　白术　人参　芍药各三分

上末。米饮服一二钱，小儿半钱。

大腹散《朱氏家传》

小儿热气攻大肠，其病泻血，脏腑疼痛，渐如茶色，难治。此病是伤寒出汗不尽，或因疮子出不足，令热气行于大肠，所以泻血。如治，先解汗，后下气攻。

郁金一两　干姜二分　大腹皮一两二分

上末。每服一钱，陈米饮服。

【十一】小便出血

《病源论》曰：小儿心脏有热乘于血，血渗于小肠，故尿血也。

姚和众治小儿尿血。

上用甘草五分，以水一中盏，煎至四分。去滓，分作二服，或作三服，亦作一服。

同方

煎升麻服之。

阿胶散《圣惠》

治小儿尿血，水道中涩痛。

阿胶一两，炒　黄芩　栀子仁　甘草炙　车前子各一两

上细末。每服，用新汲水调服一钱，或二钱服。

又方

车前叶捣绞取汁，三合　砂糖二两二分

上相和匀。每服半合，频服空心。

《千金方》灸法

治尿血，灸第七椎两旁各五寸，随年壮。【灸治】

【十二】大便不通

《外台》并《千金》**紫双圆**

主小儿身热头痛，食饮不消，腹肚胀满，或小腹绞痛，大小便不利，或重下数起。小儿无异疾，唯饮食过度，不知自止，哺乳失节，或惊悸寒热，唯此圆治之。不瘥，复可再服。小儿欲下，是其蒸候，哺食减少，气息不快，夜啼不眠，是腹内不调，宜用此圆。不用他药，数用神验，千金不传方。【神方也】

巴豆去皮心，炒　蕤仁各三分　麦门冬去心，一分四铢　甘草炙，五铢　甘遂　真珠各二铢　牡蛎烧　蜡各一分二铢

上八味，以汤熟洗巴豆，研。以新布绞去油，别捣甘遂、甘草、牡蛎、麦门冬，细罗毕，捣巴豆、蕤仁，令极熟，乃内诸药散，更捣三千杵。若药燥，入少蜜足之。

生而半岁儿，如荏子一双【二丸云一双，可服二丸也】；一二岁儿，服如半麻子，作一双；三岁儿，服如麻子一枚，作一双；四岁儿，服如麻子二圆；五六岁儿，服如大麻子二圆；七八岁儿，服如小豆二圆；九岁、十岁儿，微大于小豆二圆。常以鸡鸣时【寅时也】服，至日出时不下者，饮热粥汁数合即下，圆皆双出也。下甚者，饮冷粥止之。

私言：紫霜圆、三黄圆、感应圆，可与服之。又《幼幼新书》第三十卷有多泻药等，事繁则略之，可见彼卷。

【十三】小便不通

《千金》治小儿小便不通。

车前草切　小麦各一升

上以水二升，煮取一升二合，去滓，入米煮粥服，日三五服。

芍药散《惠眼观证》

治大小便下药而不通者。【大便、小便不通】

芍药　大黄　甘草炙　当归　朴消各一两

上末。每服一大钱，水一中盏，瓦石器中煎服。未通，可至再服、三服。

犀角圆《钱乙方》

治小儿风热痰实，面赤，大小便秘涩，三焦邪热，腑脏蕴毒，疏道【利也】极稳。

犀角生末　人参　枳实　槟榔各半两　黄连一两　大黄二两，酒浸，切片，以去皮巴豆一百个，贴在大黄上，于欲熟饭上蒸三度，切，令炒焦黄，去巴豆不用

上细末，炼蜜和丸，如麻子大。每服十丸、二十丸，临卧以熟水服。未下，加丸数。亦治大人、孕妇无损。

《千金》灸法

小儿大小便不通，灸两口吻各一壮。【灸治】

【十四】小儿大便失禁【大便失禁】

大便不觉而下，谓之失禁。

《千金》治老人、小儿大便失禁，灸两脚大指去爪甲一寸三壮，及灸大指奇间各三壮。

【十五】小便数

鸡肠散张涣

治因膀胱有热，服冷药过多，小便不能禁止，或遗尿病。

鸡肠草干，一两　牡蛎粉三分　龙骨　麦门冬去心，焙　白茯苓　桑螵蛸各半两

上粗末。每服一二钱，水一中盏，生姜二片，枣二个，煎至六分。去滓服。

私云：可灸气海脐下一寸、丹田脐下三寸十壮、二十壮。

【十六】大便青【大便青】

诃梨勒圆《圣惠》

治小儿内冷，腹胁妨闷，大便青色，不欲乳食。

诃子皮一两　白茯苓　当归炒，各一分　白芍药　陈皮　厚朴　甘草炙，各二分

上末，炼蜜丸如梧子大。三岁儿，每服十丸，日三服，夜一服。

陈橘皮圆《圣惠》

治小儿内冷，大便青，不欲食，皆是胎寒从胎中寒也。

陈皮　当归切，炒　人参　白芍药　川芎各一两　甘草二分，炙

上末。炼蜜和丸，如绿豆大。每服，三岁儿七丸，或十丸、十五丸。米饭服，日三服。

木香圆《圣惠》

治小儿胎寒腹痛，大便青。

木香　蓬莪术　白术　人参　当归各一两　麝香　白芍药各二两

上末，炼蜜丸绿豆大。三岁儿，每服七丸、十丸、十五丸，或二十丸。米饮服，日三服。

《吉氏家传》治小儿惊泻青屎。【惊泻也】

上用辰砂一块小豆许，细研。入轻粉一钱匕，和匀，以荆芥穗汤调服。未瘥，再三服。

【十七】小便白【尿白】

《庄氏家传》小儿尿作白米泔状，未必皆疳，乃膈热所作，治此方。

越桃即山栀子也

上二枚，切，同灯心三十茎，水一盏，煎至六分。细细呷服，则尿清也。

金露散《吉氏家传》

治心脏极热，口疮目赤，尿如米泔。

郁金半两　甘草二两，生　滑石半钱重

上细末。每服一钱匕，以冷麦门冬熟水调服。

车前子散《石壁经》

治五淋并小便白。【五淋并小便白】

车前子　滑石

上等分，细末，研匀。以米粥饮，每服半钱或一钱，空心服。

栀子散长沙医者郑愈传

治小儿小便结热淋涩①等。

栀子七个　芍药二钱　木通三钱②

上粗末。每服二钱，水一中盏，灯心五茎，同煎至七分，去滓温服。

已上《幼幼新书》第三十卷抄之讫。五淋、五痔之证并治方，可见彼卷。亦与大人不异，故略于此也。诸淋，即在于此《万安方》第二十卷；诸痔，亦在同第二十七卷。可通用之。

【十八】小儿虫动【虫动】

《病源论》曰：小儿三虫者，是长虫、赤虫、蛲虫，是为三虫也，犹是九虫之数也。长虫，蛔虫也，长一尺，动则吐清水而心痛，贯心即死；赤虫，状如生肉，动则肠鸣；蛲虫，至细微，形如菜虫也，居

---

① 热淋涩：原作“淋疾”，据《幼幼新书》卷第三十改。

② 栀子……三钱：此 12 字原脱，据《幼幼新书》卷第三十补。

洞肠间，多则为痔，剧则为癞，因人疮处以生。诸痈、疽、癣、瘘、癌、疥、龋、虱，无所不为。此既九虫之内三者，而今则别立名，当以其三种偏发动成病，故谓之三虫也。

《千金》治小儿三虫方。

雷丸 川芎

上等分末。每服一钱匕，或二钱匕。以酒或薏苡根汤服，空心。

安虫散《钱乙方》

《博济方》名鹤虱散。

胡粉炒 槟榔 川楝子去皮核，用肉 鹤虱炒，各二两 白矾一分，于铁器内烧枯

上细末。每服半钱或一钱，温米饮调服。虫动痛时，频二服。

安虫圆《钱乙方》

治上中二焦虚，或胃寒虫动及痛，又名苦楝圆。

干漆打碎，炒烟尽，二两 雄黄二分半 巴豆霜一钱重

上细末，面糊丸黍米大。看儿大小与服，取东引石榴根汤服下。痛甚者，煎苦楝根汤服下，或芜荑汤服五七丸，至二三十丸。发时即服。

补胃膏张涣

治有虫心腹痛甚，不可忍者。

高良姜炒 肉桂去粗，各一两 肉豆蔻 干漆烧存性 乌梅肉炒干，各半两

上细末，炼蜜丸如鸡头大。每服一二粒，米饮化服，空心，乳食前。

化虫圆《局方》

治小儿疾病，多有诸虫，或因腑脏虚弱而动，或因食甘肥而动，则腹中疼痛，发作肿聚【虫聚处如肿也】，往来上下，痛无休止，亦攻心痛，呼哭合眼，仰身扑手，心神闷乱，呕哕涎沫，或吐清水，四肢羸困，面色青黄，饮食杂进，不生肌肤，或寒或热，沉沉默默，不的知病之去处，其虫不疗，则子母【虫之子母】相生，无有休息，长一尺则害人。张涣【人名】名化虫丹。彼云：小儿五六岁以上，食甘肥过多，虫动。

胡粉炒 鹤虱 槟榔 苦楝根去粗，五两 白矾一两二分

上细末，面丸如麻子大。一岁儿，服十丸，温浆水、生麻油一二点匀服。温米饮服亦得，不拘时候。其虫细小者化为水，大者自下。《张涣方》鹤虱、槟榔、苦楝根各一两，胡粉、白矾各半两。

香雷散张涣

治虫动啼叫不止。

雷丸 鹤虱 苦楝根 芜荑各一两

上细末。每服半钱或一钱，用生猪肉淡煮汁调服，不拘时候。

《赵氏家传》：医工李宾【人名】治一小儿忽患昏塞，不省人事，叫唤，身向上踊，《素问》谓之虫厥，盖胃寒则虫结聚而上抢心方。【虫厥】

麝香 木香

上末。每服一钱，以温酒服之。一服稍定，再服遂醒，更两服平愈。谓麝香安虫去秽，木香温胃故也。

槟榔散《吉氏家传》

取虫。

槟榔 使君子 胡粉

上等分，细末，以猪肉、鹿肉汁调服。每服一二钱，大人五钱匕。

《颅囟经》治孩子蛔虫咬心痛，面伏地卧，口吐清水痰涎方。

槟榔 苦楝根 鹤虱炒，各二两

上细末。空心每服一二钱，以热茶服。忌粘食。

《病源论》云：蛲虫【蛔名。宗治云】者，九虫内之一虫也。长一尺，亦有长五六寸者。或因腑脏虚弱而动，或因食甘肥而动，其动则腹中痛，发作肿聚，行来上下，痛有休止，贯伤心者则死。蚘蛔字同。

《赵氏家传》云：凡小儿因热着【厚衣也】后，吐逆不正，或燥渴不止，引水无度，入口即吐，至四五日不止。虽吐逆稍定，或发惊痫，或有用手向口探取之状。此盖蛔虫攻心所致，俗医不晓此，只以止治惊之药，治之必不验。又蛔虫三两日【月初三两日也】，向上攻心，吐逆不止，五七日皆垂头向下，故令小儿疾病无处可晓，皆蛔所作也。据此形证，当须用安蛔药。治之未验，仍服取蛔药，无不愈者。小儿或患伤寒，不能得汗，亦由此虫所攻，仲景所谓蛔厥者是也。凡有蛔者，眼多有赤脉，徐【人姓】助教【官也】方。

安虫寸金散

干漆一两半，炒烟尽，细末　雄黄半两，研

上同研匀，以新汲水及生油一二滴，调服一二钱。若未验，服取蛔虫药。

《吉氏家传》**使君子散**

取小儿蛔虫方。

上用使君子不计多少，火上炒干，为细末。每服半钱或一钱，五更空心，饭饮服。

取虫散长沙医者郑愈传

治小儿蛔虫，腹痛无时，呕逆涎沫。

使君子　石榴根皮东引者　鹤虱各二两　轻粉二分

上末。每服一钱或半钱，用肉煮汁点服。

【十九】蛲虫

细虫也。自脏腑而出，即食手足，小疮癣疥等小虫也，亦谓之瘑虫也，九虫之其一。

《圣惠方》治蛲虫。《病源论》云：蛲虫者，九虫内之一也。形甚细小，如今之瘑虫状。亦因腑脏虚弱而致发，甚者则成痔瘘瘑疥也。

上用炼了腊月猪脂，每日空心，如皂子大，以酒服之。

又方

上以槐实末，每用少许，内下部中。

又方

治小儿蛲虫，下部中痒，**大枣膏**。

蒸大枣十个，取肉　水银一分

上二种和匀，令水银星尽，捻为梃子，长一寸，以绵裹，内下部中一宿，明旦虫出有效。

胡粉散《圣惠》

治小儿蛲虫蚀下部。

胡粉　雄黄各一两

上研匀，少许傅下部中。

【二十】寸白虫

《病源论》曰：寸白者，九虫内之一虫也。长一寸，而色白形小扁。因腑脏虚弱而能发动。或云饮白酒，或云以桑木枝贯串肉炙，并食生栗所作。或食生鱼后食乳酪，亦令生之。其发动则损人精气，腰脚疼痛【弱也】。又云：此虫生长一尺，则令人死者也。

《千金》治寸白虫方。

上用东行石榴根一把，水一升，煮取三合，分二三服，日夜服之。

又方

上用桃叶捣绞汁服。

青黛散《圣惠》

治小儿寸白虫连年不除，面无颜色，体瘦少力。

青黛　鹤虱各二分　槟榔二枚　苦楝根干焙，二两

上细末。每服时先喫淡肉脯少许，后以粥饮调服一钱或二钱①，大人四五钱，日三五服。

【廿一】小儿癞病【疝气，膀胱阴癞】

芍药圆《婴孺》

治少小阴癞气疝，发作有时。

芍药　茯苓各一两三分　大黄一两一分　半夏二分半　桂心　胡椒火追出汁，不炒，二分

上末，蜜丸大豆大。每服十、二十丸，温酒服。

张锐《鸡峰方》治恶毒肿或毒，阴卵或偏着一边，疼痛挛急，牵引少腹，不可忍方。

上用茴香叶与茴根捣取汁，空心服一合许，以其滓以贴肿处。

金铃散《惠眼观证》

治小儿惊疝及五般疝气阴肿，常服下涎宽气。

青皮　蓬莪术　甘草　陈皮　茴香　京三棱　川楝子去皮核，用肉，各等分

上细末。每服半钱，或一二钱。水一盏，煎至半盏，入盐少许温服。

牡丹五等散《外台》《古今录验》

疗癞疝阴卵偏大，有气上下，胀大，行走肿大，服此良验。

牡丹皮　防风　黄蘗炙　桂心去粗，各二两　桃仁去皮尖，一两，研

上细末。每服一钱，温酒服。大人则一刀圭【一刀圭者，十分方寸匕一也云云。以方一寸板，分为十片而其一片也】或方寸匕。二十日服愈，少小癞疝最良。孩子以乳汁和与服。

妙香丹张涣

治疗疝气偏坠。

熏陆香　南木香　昆布洗去盐味，焙，各一两三分　藿香叶　牵牛子炒末，各一两一分

上细末，用枣肉丸麻子大。每服十丸，空心，以牡蛎汤服煎牡蛎粉汤。或二三十粒服，以快利为度。

【廿二】阴肿并阴疮

《千金》治小儿阴肿。

上捣芜菁取汁，涂阴肿上。《外台方》取芜菁菜叶茎根汁傅之。

大黄散《圣惠》

治小儿阴肿。

木通　羌活　大黄切，炒，各一两　桑根白皮二两　朴消三两

上粗末。每服，一二岁儿一钱。以水一小盏，煎至半盏，去滓服。

牛蒡膏《圣惠》

治小儿阴卒肿痛胀。

生牛蒡根汁二大盏，煎令如膏　赤小豆末，半两　肉桂末，一分

上相和如膏，涂阴肿处立消。

《圣惠方》治阴肿。

上取蔓菁子末，以猪脂调涂之。

又方

以苋菜根捣汁，频频涂之。

---

① 二钱：原作“一钱”，据文义改。

又同方

桃仁，炒去皮尖、双仁者，研为膏。每服一大豆，或二三大豆许。以温酒化服，日二三服。

《外台》《备急》治小儿阴疮。

《病源论》云：下焦之热作阴疮，俗云尿灰火所为。

上用猫儿骨烧作灰，傅之即瘥。

又

《千金》云：狗骨灰傅之。

《圣惠》**又方**

上取蔓菁根捣研傅之。已上《幼幼新书》第三十一也。

【廿三】肿满

《病源论》第百二十七云：小儿肿满，由将养不调，肾【水也】脾【土也】二脏俱虚也。水土相克，故令肿满，即皮薄如熟李之状。若皮肤受风，风搏而气致肿者，但肿如吹，此风气肿也。

内消圆《汉东王先生家宝方》

治小儿头面手脚虚浮。

青皮麸炒，去白　巴豆七个，去壳　木香一钱重，炮　防己一钱半重　丁香十四粒

上先青皮与巴豆同炒苍色，去巴豆不用，以其余药为末，以面糊丸麻子大。二三岁儿，每服五丸，或十丸、十五丸，以橘皮汤服。女儿则以艾叶汤服，一日三服。

郁李仁丹张涣

一切肿满皆可服。

郁李仁汤浸，泡去皮，炒　槟榔各二两　牵牛子末炒，一两

上细末，滴水和丸黍米大。每服十丸、二十丸、三十丸，以葱白汤服，不拘时候。

塌气散《惠眼观证》

大治虚肿胀满，虚烦，手足肿。

白术　木香　青皮　甘草炙　茴香各一两　巴豆三十粒

上将巴豆炒青皮，候巴豆黑色，去豆，取用橘皮，同诸药为末。每服一二钱，以米粥饮、饭饮服。

塌气散《吉氏家传》

治小儿遍身肿满。

防己　当归　芍药　紫菀　黑牵牛末　杏仁炒去皮尖，各二分　槟榔面炮，一两一分　黄耆蜜炙，一两

上末。每服一二钱，水一小盏，姜三片，枣一个，煎至半盏温服。

《庄氏集》俞穴灸法

饮水不歇，面目肿黄者，灸阳纲各一壮，在第十椎下两旁各三寸陷中。【灸治】

【廿四】水气

《婴童宝鉴》云：小儿水气，是积聚久不治，并频下而脾胃虚，积散而成水气，及通身虚肿，但如熟李，即是水也。有疳气虚肿而不亮也。

槟榔散《圣惠》

治小儿水气肿满喘促，坐卧不安。

槟榔　大黄切，炒　牵牛子微炒，末　甜葶苈焙，末，各二两

上细末。每服半钱、一钱，以温水调服。私云：蜜丸。每服五十丸、八十丸服，尤良。

木香散《圣惠》

治小儿水气，四肢浮肿，腹胁妨闷。

木香　赤茯苓各一两　牵牛子末炒，三两一分　鳖甲醋炙　大黄切，炒，各二两

上细末。每服一钱或二钱，大人五钱。以温汤服，以利为度。

《圣惠》灸水气

四肢腹尽肿，可灸水分穴。一二岁儿三、五壮；四五岁，十五壮。【灸】

已上《幼幼新书》第三十二卷抄之讫。中恶、卒死、鬼疰、蛊毒、尸注等病，可见彼三十二卷。

【廿五】赤眼

胎赤眼、翳瘴、眼暗突出、青盲、雀目。已下《幼幼新书》第三十三卷。

《外台》刘氏疗小儿赤眼。

黄连三分，末　朴消一分，烧令干

上二味浸乳汁，频频点眼中。《圣惠》云：浸乳汁半日。

《外台》《小品》疗小儿蓐内赤眼方。

上生地黄薄切，冷水浸，以点之妙。

又同方

黄蘗末，浸乳汁点之。

栀子仁散《圣惠》

治小儿眼风热涩赤痛。

栀子仁　黄芩　犀角　龙胆去芦　赤芍药　黄连　大黄少炒　甘草炙，各一两

上细末。每服一二钱匕。水一中盏，煎至半盏，去滓温服。

《圣惠》**又方**

龙脑一分　朴消一两一分

上研匀，日三五点眼中。

又方

杏仁一分　龙脑三豆大

上研匀如膏，频点之。

黄连圆《圣惠》

治小儿胎赤眦烂。

黄连一两　龙胆　防风　大黄炒　细辛各半两

上细末，炼蜜丸如绿豆大。每服五丸、七丸，或十丸、二十丸。以温汤服，日三五服。

胎赤者，《病源论》云：小儿初生之时，洗浴儿不净，使秽露津液浸渍眼睑睫眦，后遇风邪，发即目赤烂生疮，喜难瘥，瘥后还发成疹，世人谓之胎赤眼。

二金散张涣

治眼睑赤烂。

黄连　黄蘗各二分

上粗末，以乳汁浸一宿，焙干。每用少许，以新绵裹，用荆芥汤浸，放温热，时时洗眼。

【《幼幼新书》第五云：初生儿眼不开方。

《秘要指迷论》：凡儿生下才一七，目不开。此乃在母胎中受热食面毒，致令受患。用药令母服，方可瘥。

《患眼观证》**洗眼方**

黄连　秦皮　灯心　大枣等分

上用竹筒煎汤洗之，治小儿胎热眼不开。】

陈藏器治小儿眼有翳。【翳障】

上磨琥珀滴目翳障上。以水磨。

黄芩散《圣惠》

治小儿眼生翳膜，体热心烦。

黄芩　决明子　防风　大黄炒　甘草炙　升麻

上粗末。每服一二钱，水中盏，入淡竹叶七片，煎至半盏。去滓温服，日三五服。

旋覆花散同

治小儿从下生赤膜，上漫黑睛。

旋覆花　桑白皮　羚羊角　赤芍药　玄参各一两　甘草炙　黄连各二两

上粗末。每服一二钱，水一中盏，入竹叶七片，煎至半盏。去滓温服，日三五服。

私言：嚼杏仁去皮尖七粒，绢裹，浸乳汁，频频入眼中，白翳徐徐消退，每日易用新杏仁。又久须服驻景圆十、二十剂。

《圣惠》治眼睛突一二寸者。无故或卒突出，或渐渐突出。【眼睛突出】

上急以冷水灌注目上，数数易水，须臾睛当自入，平复如故。

长沙医者丁时发传，治大小儿风毒气，眼睛悬出一二分，用此药服。

川芎　白芷　荆芥穗　薄荷叶　菊花　甘草各二两

上细末，每服一二钱匕，以好茶服。

青盲，《病源论》曰：眼无障而不见物，谓之盲。只有饮水积渍于肝也。《龙木论》云：于母胎中或受惊邪之气，致令生后五七岁以来，便乃患眼，渐渐失明。【青盲】

犀角饮子《龙木论》

治青盲。

犀角　防风　黄芩　芍药各一两　羚羊角　知母各二两　人参一两二分

上细末。每服一二钱，水一中盏，煎至半盏。去滓，食后服，日二三服。

《圣惠方》治小儿青盲，茫茫不见物。

真珠二分，研如粉　白蜜一合　鲤鱼胆一枚

上相和，煎一两沸，候冷，点眼中，当泪出，药歇即效。

雀目，《病源论》曰：人有昼而精明，至瞑便不见物，谓之雀目。言如鸟雀瞑便无所见也。【雀目】

《圣惠方》治雀目。

地肤子　决明子

上等分，细末，以粟米饭和，丸如绿豆大。每服十丸、二十丸。空心，以米饮服，日夜二三服。

《圣惠》**又方**

细辛　地肤子　决明子　松脂各等分

上细末。每服一二钱匕，以竹叶汤服，食后。

瑞云散《吉氏家传》

治雀目夜盲。

真珠　决明子　土瓜根　石膏以慢火烧一宿取出，碗盖一宿，出火毒，各二两

上等分，细末。三光俱不睹，昼夜冥冥，啮喔不止，多痛如刺。以甘草汤调服，半钱或一钱，日三服，夜一服。

《圣惠》小儿省目，夜不见物，灸手大指甲后一寸内廉横纹头白肉之际各一壮，炷如小麦大。【灸】

【廿六】耳聋耳鸣、耳痛、耳中疮、聤耳、耳中息肉【耳聋】

《圣惠》治小儿风热，两耳聋鸣。

远志去心苗　甘草炙　柴胡　菖蒲根各一两　磁石三两，打破，浸水，去赤汁　麦门冬去心，二两

上细末。每服半钱或一钱，以葱白汤调服，日二三服。

《圣惠》**又方**

菖蒲末，一分　杏仁半两，去皮尖、双仁者，研如泥

上相和匀，令乳入。每用少许，绵裹，内于耳中，日一度易之。

又方

萆麻子十个，去皮　枣肉七个

上同研匀，如枣核大，绵裹，塞耳中，日一度，以新者易之。

麝香散长沙医者郑愈传

治沉耳。

麝香少许　白矾一钱，烧枯　五倍子二钱

上末，以纸撚子点入耳中。

菖乌散《婴孺方》

治小儿耳自鸣，日夜不止。【鸣耳】

菖蒲　乌头炒，各一两

上末。绵裹少许，入耳中，日二度易。

《千金翼》治耳中疼痛。【耳中痛】

附子炮去皮　菖蒲

上等分，末，绵裹，塞耳中。

又方

上香附子末，以麻油调入耳中。一时后，纸撚子拭去药与油，而再如前内之。如此昼夜两三遍，则疼痛立愈。

耳疮，《病源论》云：疮生于两耳中，时瘥时发，亦有脓汁。此是风湿搏于血气所生，世亦呼之为月蚀疮【耳中疮，号月蚀疮】也。

《千金》治耳中疮脓汁。

上马骨烧灰傅入之。

又方同

上鸡屎白烧灰，以笔管吹入耳中。

《外台》《集验》

上以鸡屎白入傅耳中疮。

《圣惠》治耳中疮。

白矾枯，一钱　麝香一字

上同研匀，少少入，掺于耳中，脓止疮瘥。

《圣惠》治小儿因筑搕损耳，耳内有疮汁出不止方。

上取胡桃肉，捣取油，用滴入耳内即止。

《子母秘录》治小儿耳后月蚀疮。《病源论》云：小儿鼻口间生疮，世谓之月蚀疮，随月生死，因以为名也。世云小儿见月初生，以手指指之，则令耳下生疮，故呼为月蚀疮也。

上黄连末，频傅之。

《圣惠方》治耳中月蚀疮。

上麦蘖末，以水和傅之良。

聤耳，《病源论》云：耳，宗脉之所聚，肾气之所通。热气上冲于耳，津液壅结，即生脓汁；亦有因沐浴，水入耳内而不倾沥令尽，水湿停积，搏于血气，蕴结成热，亦令浓汁出。皆谓之聤耳。久不瘥，即变成聋也。【聤耳】

《颅囟经》云治孩子聤耳方。

矾石半两，烧，焙　龙骨　黄丹烧，各一分　麝香少许。私言：诸方少许者，不足半钱重也。其故者一钱一铢者，皆出分剂也。

上细末，研匀。先以绵杖子探净脓汁，以药一小豆大，入傅耳中，亦别以绵塞填之，勿令见风。

私言：一日一夜，二三度易之，易时拭去先药。

《千金》治小儿聤耳方。

上硫黄末，研细。涂耳中，日夜二度。

《千金》治小儿聤耳出脓汁方。

矾石烧　乌贼骨　黄连　赤石脂各等分

上细研，以绵裹如枣核，内耳中，日二度易之。《千金翼方》用龙骨，无赤石脂。

《千金》治聤耳，耳中痛，脓血出方。

上取釜月下灰傅耳中，日三易之。每换，以篦子去之，再着，取瘥止。

《孙真人方》小儿患聙耳出脓水，成疮污衣。

上以蚯蚓粪碾末傅之，兼吹耳中，立效。

耳中有息肉，《婴孺方》治耳有恶疮，及小儿恶肉生耳中。【耳中息肉】

雄黄六分　曾青二分　黄芩一分

上末。绵裹，塞耳中，汁出良。

《千金方》治百虫蚰蜒入耳不出。

上炒胡麻捣之，以葛袋盛，倾耳枕之即出。

《千金方》治百虫入耳方。

上蜀椒一撮，以醋半盏，调吹入耳中，行二十步内即虫出。

《千金》**又方**

上桃叶火熨，卷之以塞耳，立出。

《千金翼》

韭生汁　生姜汁　麻油　米醋　桃叶汁　蓝汁

皆入耳，诸虫立①。

【廿七】鼻诸病【鼻病】

齆鼻者，《病源论》曰：肺主于气而通于鼻，而鼻不闻香臭，谓之齆鼻。

《千金翼》治鼻齆方。

通草　细辛　附子炮去皮，各一分

上细末，蜜和，绵裹，内鼻中有效。

龙脑散《圣惠》

治小儿鼻齆，不闻香臭。

龙脑半钱，研　瓜蒂十四个　赤小豆三十粒　黄连一分

上细末，入龙脑研匀。每夜临卧时，以绿豆大吹入鼻中。每用，有少许清水流出为效。

鼻塞者，《病源论》曰：风冷邪气入于脑，停滞鼻间，即气不宣和，结聚不通，故鼻塞也。

《婴孺方》治小儿鼻齆及塞不通。

杏仁　韭　葶苈子各一两

上末，和如弹子大。用摩涂足踵，干即易，尽三丸。右齆塞，摩左踵；左齆塞，摩右踵。

葱涎膏《吉氏家传》

治生三五日儿鼻塞。

葱叶十茎　皂角七条，末，去黑粗皮

上烂研，同皂角末成膏，贴在囟门上即效。

此外，鼻得冷则清涕流出，鼻得热则干无涕，及息肉生等病，略之。在《幼幼新书》第三十三卷。

---

① 立：此下疑脱一“出”字。

《覆载万安方》卷第四十八

嘉历元年十二月七日，重清书讫。

性全（花押）

同二年四月十二日，朱点了。

性全（花押）

同十三日未刻，墨点了。冬景秘之。
若遇于明代，则功不可空弃。秘之秘之。

性全（花押）六十二岁

朱墨纸数六十一丁（花押）

《覆载万安方》卷第四十九

性全　集

小儿十一　杂病下

【一[1]】口病

口疮者，心有客热，热熏上焦，故口生疮也。

《千金翼》治积年口疮不瘥**蔷薇汤**

上蔷薇根浓煎，含之久久即吐，日三五度。三日不瘥，更及五七日验，秘不传也。少少入咽亦佳。

《百一选方》野蔷薇根汤，频频含之吐之，尤有验，但不可饮云云。

《图经》云：主小儿口中热疮方。

上用故锦烧作灰，研傅口疮。

青液散《汉东王先生家宝》

治小儿鹅口、重舌及口疮。

青黛一钱　龙脑少许

上研匀，每用少许傅舌上。

《婴童宝鉴》治小儿白口疮。

黄丹一两　龙脑一字

上用蜜调傅口中。

金粉散《刘氏家传》

治小儿无故生口疮，不下乳食。只涂贴于脚心。

黄蘗　天南星

上等分，以酽醋调涂两足心。咳嗽，涂顶门。

《究原方》高良姜末，以水调涂脚心，口疮必瘥，有神验。

青黛散同前

治小儿口疮。

青黛　甘草生用　黄连　香白芷　蜜陀僧烧，别研，各一两

上为末，每用掺口内。

《张氏家传》治大人、小儿口疮。

柴胡　吴茱萸

上等分，细末。每用一钱，好醋调涂脚心，男左女右。

《庄氏家传》治口疮方。

郁金　雄黄研　甘草一半生，一半炙

上各一两，细末，同和匀，掺疮上。有涎吐之，每用少许甚妙。

---

① 一：原无，据文例补。

又蛤粉，水调涂脚心。

小儿燕口，《病源论》曰：脾胃有热，则两口吻生，其疮白色，如燕子之吻，故曰燕口疮也。【燕口】

《千金方》烧髪灰，和猪脂傅之。

胡粉散《圣惠》

治小儿燕口生疮。

胡粉一分，炒　黄连半两，末

上细研，傅疮上。

治舌肿张锐《鸡峰方》，心大热故也。【舌肿】

上百草霜研细，醋调成膏，舌上下傅之。又以小针刺舌下左右血筋出血。

舌上疮《张氏家传》

治大人、小儿口舌疮。【舌疮】

龙脑半分　寒水石半两，烧研

上掺口舌疮上。

又

蒲黄、百草霜、甘草末，研匀涂之。

【二】咽喉肿痛气息出入曰咽，饮食通处曰喉也【咽喉】

《茅先生》曰：小儿生下，中诈腮【诈腮风壅候。腮，息来反，颊腮也】风壅候，浑身【遍也】壮热，耳边连珠赤肿，喉中或结肉瘤起。有此，为诈腮风壅。此候本固积热，甚即冲上。

《千金翼》治咽痛不得息，若毒气哽咽，毒攻咽喉方。

桂心半两　杏仁一两，去皮尖，炒之

上细末，以绵裹如枣大，含咽其汁。

《外台》《千金》治小儿卒毒肿着喉头，壮热。

上煎桃皮汁频频服。

《圣惠方》

上取牛蒡根自然汁渐渐服，有验。

如圣汤《养生必用方》

治咽闭舌颊肿，咽喉有疮，咳嗽脓血。

甘草炙，二两　桔梗一两

上㕮散。每服二钱，水一盏，煎至七分。去滓温服，急切不以时，日五七服。《鸡峰方》二味等分。

喉痹，《病源论》曰：喉痹，是风毒之气客于咽喉之间，与血气相搏而结肿塞，饮粥不下，乃成脓血。若毒入心，心即烦闷懊憹，不可堪忍，如此者死。【喉痹】

《千金》治小儿喉痹肿塞。

桂心　杏仁各一两

上细研匀，每用枣大，以绵裹，含咽。

《千金》：桂心末，绵裹，着置舌下，须臾破。如圣汤频可与服。又可吹入吹散于喉中。

吹喉散

乳香　朴消

上等分和匀，以笔管吹入喉中，及时肿破有瘥，再三吹之。

又方青黛、朴消，又方寒水石、朴消，又方白矾枯、朴消，皆名吹喉散。

《千金》治喉痹。

上煎黑豆汁频服之，或好醋含之，频呷饮。

夺命散《吉氏家传》

治喉闭，同治大人。

朴消　白矾　天南星各一两

上细末。每服一钱，大人二三钱。水一中盏，煎二三分，频频与服。

《病源论》曰：咽喉痛肿，从颔下肿连颊，谓之马喉痹也。治方少异。【马喉痹】

《千金方》：凡喉痹深肿连颊，吐气数者，名马喉痹，治之方。

上以马衔一具，水二盏，煎取一盏，三服。又煎马鞭草频服之。

【三】齿病【齿病】

《千金翼》治齿痛方。

上夜向北斗，手拓地，灸指头地。咒曰：蝎虫所作断木求，风虫所作灸便休，疼痛疼痛北斗收。即瘥。

《千金翼》**又方**

上人定【亥刻】后向北斗咒曰：北斗七星，三台尚书，某甲病人名患龈，若是风龈闭门户，若是虫龈尽收取。急急如律令，再拜三夜作。

《千金翼》治牙疼。

上用苍耳子五盏，以水十盏，煮取五盏，热含之，疼则吐，吐复含，不过二剂愈。无子茎叶，皆得用之。

又云：莽草五两，切，以水一盏，煮取五盏，含漱[①]之，一日令漱尽。

《千金翼》**灸牙疼方**

上取桑东南引枝，长二尺余，大如匙柄，齐两头口中拄着痛齿上，以三姓【三姓者，别姓之人三人也】火灸之。咒曰：南方赤帝子，教我治虫齿。三姓灸桑条，条断蝎虫死。急急如律令。大有效。

又方

含沸盐汤频频漱之，尤有验。

宣露者，《外台》《肘后》治齿龈宣露出血，所以日月蚀、未平复时忌饮食。小儿亦然。【宣露】

上用蚯蚓粪水和作稠泥圆，以火烧之，令极赤，末之如粉。以腊月猪脂和傅齿龈上，日三即瘥。

玉池散《局方》

治风蚛牙疼，肿痒动摇，牙龈溃烂，宣露出血，口气等疾。

当归　藁本　地骨皮　防风　白芷　槐花焙　川芎　甘草炙　升麻　细辛各等分

上细末。每用少许揩牙，痛甚即取二三钱。水一盏半，黑豆半合，生姜三片，煎至一盏，稍温漱，候冷吐之。

《幼幼新书》第十二卷云：芭蕉自然汁一碗，煎至八分，乘热漱之。风蚛牙，肿痛立瘥。

《千金翼》治齿根肿痛。

生地黄　独活各一两

上切，以酒渍一宿，而频频含之，吐。

又方

白盐末封傅齿龈上，日三夜一。

又方

扣齿三百下，日一度，夜二度，即终身不发，至老不病齿。

《千金翼》治齿根空，肿痛困毙无聊赖。

独活四两　酒三盏

上于器中渍之，煻火煨之令暖，稍稍沸得半，去滓，热含之，不过五度。

《圣惠》治龋齿，自齿根肿，脓汁出，谓之龋齿。【龋齿】

---

① 漱：原作"嗽"，据《千金翼方》卷第十一改。下凡遇此径改，不再出注。

上以皂荚炙去黑皮，并子末，取少许着齿痛脓出处。

又方

以松脂或柏脂捏如锥，拄龋孔内，须臾龋虫、绿松脂出即瘥。

已上《幼幼新书》第三十四卷抄之讫，广可见彼卷，不可泥于此略抄。

【四】 痈疽《幼幼新书》第三十六卷【痈疽】

《圣惠方》治小儿痈肿疮疖方。

上用益母草不限多少。剉碎，捣取汁。每服半合，量儿大小，加减服之。更以滓傅痈疮上良。

《巢氏病源论》曰：六腑不和，寒气客于皮肤，寒搏于血，则结肿而成痈，其状肿上皮薄而泽是也；五脏不调则生疽，亦是寒客于皮肤，折于血气，血气疲涩不通，结聚所成，大体与痈相似。所可为异者，其上如牛领之皮而硬是也。痈则浮浅，疽则深也。至于变败脓溃，重于痈也。伤骨烂筋，遂至于死。

《养生必用》论云：凡痈疽始作，皆须以大黄等药极转利，既利之后，病人当自知之，勿以困苦为念。若曰与其腹背溃烂，脏腑集枯，脓血流漓，孔穴穿空，备诸恶而死，况有生道哉？古贤立法，率用五香、连翘、漏芦等汤。道路贫苦，恐不能及【旅中之道路及贫穷人难得于贵药珍材故也，故云不能及也。单方】，即单煮大黄、甘草，作汤以利之，须排日不废，直至脓溃，渐有生意，即服黄耆等药排脓止痛。《千金》《外台》备矣。世医不学，蔽以妄意，不达标本，皆曰疮发于表，岂可转利？死者比比，良可悲夫。孙真人云：缓急单者，大黄一物，服取快利。此要法也。

张涣谨按：小儿痈疽、毒肿、疮疖、瘰疬、结核、瘿气、诸瘘、疳疮等，皆与大人无异。《经》云：五脏不和，则为疽；六腑不和，则为痈；毒肿者，挟风。又肿即寸者，为疖；邪热上冲于头面，则生疮；结于皮肤间，则成瘰疬；气结于颈下，则成瘿；病久不瘥，则成瘘，甚则成疳。根本是一也。

《圣惠》**一方**

上以地菘烂捣傅之，干即易之。

又

马齿苋捣烂傅之。

又

地龙粪，以新汲水调涂之。

又方

以鸡肠草烂捣傅之。

又方

以景天叶烂捣傅之。

连翘散张涣

治痈疖等。

连翘一两　沉香　黄耆各半两　白敛　朴消　大黄炮　甘草各一分

上粗末。每服一二钱，水一盏，入麝香一钱匕，煎至半盏。去滓温服。

犀角散《圣惠》

治小儿疽毒肿硬，壮热大渴。

犀角三分　麦门冬一两　木香　葛根　升麻　黄耆　甘草炙　黄芩各半两

上粗末。每服一二钱，水一中盏，煎至半盏。去滓，放温服。

自余傅药，同于痈肿。大人疗治，在此《万安方》第二十二卷。

【五】 附骨疽【附骨疽】

《千金方》云：凡附骨疽者，以其无破《外台》以“破”字作“故”字附骨成脓，故名附骨疽。喜着大节解中，丈夫、产妇，喜着胜中，小儿亦着脊背。大人急着者，先觉痛，不得动摇，按之应骨痛。《经》曰：

便觉皮肉渐急，洪肿如肥状是也。小儿才手近便大啼呼，即使肢节有痛候也。

《千金翼》治骨疽百方治不瘥方。

上可于疮上以次灸之，三日三夜，无不愈。以次者，自一边次第可灸肿痛处也。

《外台》《千金》凡骨疽者，久疮不瘥，瘥而复发，骨从孔中出，名为骨疽。治之方：

上以猪胆和楸叶捣涂封之。

《外台》《千金》治痈疽及骨疽方。

上龙骨末，涂封疮四面，厚二寸。

《外台》《备急》疗疽疮骨出方。

黄连　牡蛎各二两，烧

上末，和匀。先以盐汤洗以粉之。文仲【人名】同。

【六】毒肿【毒肿】

《病源论》曰：毒肿，是风热湿气搏于皮肤，使血气涩而不行，蕴积成毒，其肿赤而热是也。

《圣惠方》曰：毒肿之候，与风肿不殊，时令人壮热，其邪毒盛者，则入于腹，令人赤色恶寒，心烦闷而呕逆，气急腹满。有如此状，宜速疗之。不尔，即杀人也。

《千金》治小儿手足即身体肿方。

上以小便温暖渍之良。

又同方

上以巴豆五十粒，去心皮，以水三盏，煮取一盏，以绵内汤中，拭肿上，随手消。亦治瘾疹等。

《千金翼》禁一切肿方。

上凡一切肿才觉，阴咒曰：上有大山，下有大海，内有大鱼，主食痈疽。四岳使者，于我所须，痈疽小鬼，随手消除。急急如律令。七遍。

《千金翼》**又方**

上捣苍耳傅之。冬用子。

又方

上取大醋和朴消末傅之。

漏芦汤《圣惠》

治小儿壅热在脏，皮肤毒肿，或生疮疖，心神烦躁，大小便秘。

漏芦无则代用栀子　白敛　黄芩　麻黄去根节　知母炒　升麻　犀角　赤芍药　芒消　甘草炙，各二分

上粗末。每服一二钱，水一中盏，煎至半盏。去滓，放温服。

《圣惠方》治小儿一切毒肿。

朴消　川大黄各二两

上细末。每用冷水调涂于肿处，干即更涂，以毒肿消散为度。

《刘氏家传》治丹毒痈肿方。

上用蓝捣烂，以汁涂，仍用蓝傅之良。如无生蓝，只用染青黛傅之。

【七】疖

《病源论》曰：肿结长一寸至二寸，名之为疖。亦如痈热痛，久则脓溃，捻脓血尽便瘥。凡痈疖，捻脓血不尽而疮口便合，其恶汁在里，虽瘥，终能更发，变成漏也。

《圣惠方》治疗疖肿热痛。

上以葛蔓烧灰细研，封涂之。

同方

治小儿疖无头者方。

上取鼠粘叶烂捣傅之。

同方

治小儿软疖立效。

石灰　干姜生用，各一两

上细研，以生油和捏作碗子，罨在疖上立瘥。

【八】恶核似瘰疬也

《病源论》：恶核者，是风热毒气与血搏结成核，生颈边，又遇风寒所折，遂不消不溃，名为恶核者也。

玄参圆《圣惠》

治小儿胸间积气，毒风不散，连项生恶核，烦热不已。

玄参　防己　羌活　木香　栀子仁　赤芍药　牛蒡子炒　升麻各半两　连翘三分　大黄一两，炒

上细末，炼蜜丸绿豆大。每服五丸，或十丸、二十丸，米饮服。

【九】恶疮【恶疮】

《病源》曰：人身体生疮，其疮则痛痒肿焮。久不瘥，故名恶疮也。

《葛氏肘后方》治恶疮。

上取蛇床子、黄连各二两，末粉疮上。疮若燥者，猪脂和涂瘥。

又方

煮柳叶皮洗之，亦入少盐尤良。疗面上恶疮。

同又方

治小儿身中恶疮。

上以煮笋汁洗疮，笋壳作末傅效。

同方

又黄连、胡粉、水银末，以猪脂和傅之。

《圣惠方》

楸叶干者，二两　干漆炒令烟尽，二分

上细末，以大麻油调涂，日三用之。

《婴孺方》

胡粉五两　黄连　黄蘖各三两

上细末傅之，日三度。

【十】瘘疮

《病源论》曰：寒热邪气，客于经络，使血气否【否】涩。初生作细瘰疬，或梅李核大，或如箭簳，或圆或长者，至五六分，不过一寸，或两三相连，时发寒热，仍脓血不止，谓之瘘也。皆是五脏六腑之气不和，致血气不足，而受寒热邪气。然瘘者有鼠瘘、蝼蛄瘘、蚯蚓瘘、蛹螬瘘等，今以一方疗之。

《千金》治小儿瘘疮方。

上取冢中【所名也，出石灰所也】石灰傅之，厚着良。

《千金方》

上烧桑根灰傅之。又乌羊角烧灰，与桑根相和傅之，尤良。

《千金翼》治瘘方。

上取鲤鱼肠切作五段，火上暖之。先洗瘘疮，拭干，以肠贴之，冷即易之。从旦至夜，觉痒，开看虫出即瘥。

私谓：灸瘘疮上脓烂时，可作此治。

《圣惠方》治瘘疮。

上楸叶干细末，以生麻油调涂之。

【十一】瘰疬【瘰疬】

《病源论》曰：身生热疮，必生瘰疬。其状作结核在皮肉间，三两个相连累也。是风邪搏于血气，燃结所生也。

《婴童宝鉴》：小儿瘰疬，是肝之积热攻冲胸项，筋血结聚，留停不去，作肿块于头项及腋下也。

犀角散《圣惠》

治小儿瘰疬，焮肿疼痛，身体壮热，大肠壅滞【利结也】，小便赤涩，心神烦躁，少得睡卧。

犀角　牛蒡子炒　连翘　丁香各半两　木通　玄参各三分　麝香一分，研　沉香　朴消各一两

上粗末。每服一钱二钱，水一中盏，煎至半盏。去滓温服，食后，日三服。

薄荷圆《圣惠》

治瘰疬结成颗块，疼痛穿溃，脓水不绝，不计远年日近，皆瘥。

薄荷阴干，一束，如碗大　皂荚十梃，长一寸、二寸，不蛀者，去黑，蜜涂焙焦

上捣研，以酒十盏浸，经三宿取出曝干，更浸三宿。如此以同酒浸，取酒尽为度，焙干细末，以饭圆如梧子大。每服大人二三十丸，小儿五丸、十丸。食前，以黄耆汤服之。

《茅先生》治小儿瘰疬，风壅冷瘘，已破者，用药放入方。

石灰二两，用好醋二盏煮干，如饧人　杏仁一两，研如粉　腻粉半两

上拌合，滴水为圆，如绿豆大。放在窟内，以纸贴之，其药自熔，其肉自生。一个瘘窟，只放入一丸药。

《王氏手集》治新旧瘰疬方。

皂角不蚛，去皮，蜜炙黄　威灵仙　仙灵脾用叶，去枝【无仙灵脾则代用秦艽，无威灵仙则代用栀子仁】

上等分，细末，炼蜜丸如绿豆大。每服二三十丸，温米饮服，空心，食前临卧，日三服。忌猪肉、油腻、热面、茶。病瘥，饮食复旧。仙灵脾，无则代用秦艽。《外台方》说。

已上《幼幼新书》第三十六卷讫。

【十二】诸疮又名一切疮

以下《幼幼新书》三十七卷。

汉东王先生曰：皆因脏腑不调而风邪失守，或生瘾疹，或食热毒物，则化为脓也。在脏为积热，在腑为疮疥。或作惊疮，或作风疮发遍身，其形甚小，世呼为疥。或作热毒，疮发处不定，节滞其血，故作疮。或作虫窠疮，常发脑后，作其窠，窠内有虫如虮子。盖腹中蛲虫随气化为疮，或作片子，如癣相似。惊疮发在四肢手足腕，时亦难瘥，或作头疮。多因胎热，或有雁过疮，是肺热是也。

《婴童宝鉴》治疗小儿、大人疮疥。

黄丹一两　胡粉一钱匕

上研匀。嚼杏仁取汁，调拌傅之。

《可用方》云：妇人四物汤治大人、小儿、男子、女人之小疮疥癣，久服。

私谓：服四物汤而傅羊蹄膏，无不瘥也。

【十三】热疮

黄芩散《圣惠》

治小儿热疮生于身体，风邪侵皮肤，风热相搏，留于皮肤则生疮。初做瘭浆，黄汁出，风多则痒，热多则痛，血气乘之，则多脓血，故名热疮也。

黄芩三分　石膏　柴胡　大黄剉，炒　升麻各一两　甘草炙　玄参各二分

上粗末。每服一二钱，水一中盏，煎至半盏。去滓温服。

枳壳散《圣惠》

治小儿身上生热疮，心燥，皮肤焮疼。

枳壳麸炒　甘草炙　黄连各半两

上细末，每服以蜜水调服半钱或一钱。

《婴孺方》

上以苏枋木末，研细傅之。亦猪脂和调涂之。

又方

取煮笋汁，洗疮疖风热痒。

《庄氏家传》治小儿头面身上生赤肥疮，并或如鱼子等，梳破后清水出。

上桑白皮烧灰如炭火，干掺之，自效。

《千金》治小儿患瘾疹入腹，体肿强而舌干方。亦治疥疮。

上以芜菁子末。每服方寸匕，以酒服，日三服。小儿半钱或一钱。

又方

以车前子末傅之。

《圣惠》**又方**

上取羊蹄根捣末，猪脂和涂之。

又方

上用硫黄细研，以醋调和涂之。

【十四】癣疮

《病源论》曰：小儿癣病，由风邪与血气相搏于皮肤之间不散，变生瘾疹，疹上如粟粒大，作形郭，或邪或圆，浸淫长大，痒痛，搔之有汁，名之为癣。小儿面上癣皮如甲错起，干燥，谓之乳癣。言儿饮乳，乳汁渍污儿面变生之，仍以乳汁洗之便瘥也。

《千金》治小儿湿癣。

上以枸杞根捣作末，和腊月猪脂和傅之。

《千金》**又方**

上以桃青皮为末，和醋傅之，日三。

《圣惠方》

羊蹄根　干笋烧灰，各二两，日干者

上细末，以麻油调涂之。

《庄氏家传》治小儿癣及大人恶疮。

石灰　黄丹

上等分，炒紫色，为末，干傅之妙。

【十五】㿉疮有虫之方也【㿉疮】

《病源论》曰：风湿搏于血气所作，多着手足节腕间，匝匝然，搔之痒痛，浸淫生长，呼为之㿉，以其疮有细虫。

《圣惠》治小儿㿉疮及疥癣。

上用苦参三两细末，以蜜和涂之。

又方

羊蹄草根烂捣，蜜和涂，或醋和傅。

又方

桃叶捣烂，以醋涂之。

此外有褥疮、熛疮、尿灰疮、醋疮、鱼脐疮、王灼疮、火灼疮、黄肥疮、浸淫疮，事广而作害轻，故今不抄载之，可见《幼幼新书》第三十七卷。

【十六】头疮《幼幼新书》第三十八卷

《病源论》曰：小儿头疮者，热气上冲于头面，复有风湿乘之，湿热相搏，折血气而变生疮也。

《婴童宝鉴》曰：小儿头疮，是六阳受热而为之。诸阳之脉，会在于头，故热乘于阳，不流而为之也。

《千金翼》治小儿头疮。

胡粉一两　黄连二两

上末，研。先洗疮去痂，拭干傅之即愈。发即如前再傅，亦治阴疮。

《千金》

上烧鹿角末，水和涂之立瘥。久者不过一二夕。

又方

上以蔷薇烧灰，以水服方寸匕。

《圣惠方》

上乌梅肉烧灰研，生油和涂之。

又方

上菖蒲末，生油和涂之。

【十七】白秃疮

《病源论》曰：白秃之候，头上白点斑剥，初似癣而上有白皮屑，久则生痂，又成疮，遂至遍头洗甜，除其痂，头皮疮孔如筯头大，里有脓汁出，不痛而有微痒时，其里有虫，甚细微难见。九虫论亦云：是蛲虫动作而成此疮，乃至自小及长大不瘥，则头发秃落，故谓之白秃疮。

皂角散《圣惠》

治小儿白秃疮及瘥而复生。

皂角二三梃，烧灰　白及三铢　黄芩　辰砂　麝香各二铢，研　黄丹炒　槟榔　干姜烧灰，各三分

上细末，研匀，以浓醋脚【一切浆水汁泥脚云脚也】调和涂之。甚者，不过三上即瘥。

《圣惠方》治小儿头疮，白秃疮，痛痒不瘥。

桃花三月三日取未开者阴干　赤桑根各三两，桑根赤皮也

上细末，以腊月猪脂和如膏，每用时先以桑柴灰汁洗秃疮，拭干涂之即瘥。

又方

上梁上尘五两，细研。每用时，先以皂角汤温温净洗秃疮，干傅之。

又方

上以葵根烧灰，细研傅之。

又方

上以熊脂五两镕令消，涂之。

赤秃疮者，其白屑赤也，又髪落迹赤。【赤秃】

《千金方》以桑灰汁洗，涂椹【桑实云椹也】汁，日中曝头睡，虫出瘥。

又方

烧牛角灰，和猪脂涂之。

《子母秘录》疗小儿鬼舐赤秃。

上以狸屎烧灰，和腊月猪脂涂之。

【十八】痱子亦云痱疮

《圣惠》云：夫盛夏之月，小儿肤腠开，易伤风热，风热搏于皮肤，则生痱疮，其状如汤之泼。轻者匝匝如粟粒，重者热浸渍成疮，因以为名，世呼为痱子。痱，沸也。

赤石脂散《圣惠》

治小儿痱子，磨破成疮疼痛。此药宜止痛生肌。

赤石脂　黄蘗末　腊茶末，各半两　白面二两　龙脑一分

上同细研，以绵揾药扑于疮，以瘥为度。《张焕方》无赤石脂，只四味合和。

葛粉散《圣惠》

治小儿夏月沸疮热疮。

葛粉三两　甘草生用　石灰各一两

上细研，以绵傅之，以瘥为度。

【十九】白癜、白驳、疬疡

《千金翼》治白癜、白驳浸淫疬疡，着头及胸前。

上硫黄末，以醋浸，磨如泥。又以大附子截一头，使平入硫磺泥，于瓯底重磨硫黄泥使熟。夜卧，先以布拭病上令热，乃以药傅之。重者三度瘥。

又方

硫黄　水银　矾石　灶墨百草霜也

上等分细研，以葱涕和泥，临卧涂傅之。

又方

上以桂心末，和唾傅驳上，日三度。

【二十】漆疮【漆疮】

《病源论》曰：人无问男女大小，有禀性不耐漆者，见漆及新漆器，着漆毒，令头面身体肿起，瘾疹赤色，生疮痒痛是也。

《千金》治漆疮。

上以生柳叶三斤，以水一斗五升【十五盏】，细切而煮得七升【盏】，适寒温洗之，日三。《肘后方》云：老柳皮尤妙。

又方

上以磨石下滓泥涂之，取瘥止，大有验。

又方

上以莲叶干一斤，以水二十杯，煮取十杯，洗漆疮上，日二三度。

又方

上以贯众末，油和涂之。

又方

猪脂涂之。

《圣惠方》

上以浓煎蔓菁汤洗之。

又方

上以糯米嚼涂之。

张锐《鸡峰方》治漆疮。

上煎蓬莪术末，煎洗之。

又方

上桂心末，油调涂之。

【二十一】汤火烧

《图经》治汤烂火烧。

上以侧柏叶入臼中湿捣如泥，傅之涂之，以软帛系定三两日，敛而无瘢。

《圣惠方》

上以栀子仁水浸，取汁涂之。

《养生必用方》

上以水调白面涂之。

张锐《鸡峰方》云：上以荞麦面炒焦，冷水和涂之，入油少许尤妙。

《聚宝方》治火烧疮。

上干牛粪烧灰细研，生油调涂之，仍无瘢痕。已上《幼幼新书》第三十八卷抄之讫。

此外有漏头疮、蠼螋尿疮、自悬疮、代指疮、手足皴裂、脚瘃疮、冻疮、赤疵疮、金疮、中风中水疮，事繁而非急病，即略之，不载于此，可见《幼幼新书》第三十八卷。

【廿二】恶刺已下《幼幼新书》第三十九卷

竹木刺入皮肉中不出，谓之恶刺也。

《千金》治恶刺痛。

上苦瓠开口，内小儿尿煮两三沸，浸淋刺痛处。

《千金》治久刺不出方。

上王不留行末，以酒服方寸匕，或半钱一钱，即出，兼末贴之。

又方

用牛膝根茎生者并捣，以傅之即出。疮虽已合，犹出也。

《简要济众方》主小儿误为诸骨及鱼骨刺入肉不出①。

上以水煮白梅肉，烂研，后调象牙末，厚傅骨刺处自软。

张锐《鸡峰方》治鱼骨鲠【鱼鸟骨及一切沙石、竹木立于喉内不出，谓之鲠，又梗②】。

上取饴糖如弹子大，含化之。

又云：用象牙为细末。每服一二钱，以蜜水调服。

《聚宝方》治恶刺入肉不出。

上以肉桂去粗皮为末，镕黄蜡为圆。看疮大小，任之磨内，以湿纸三五重盖，以火熁，候药圆镕入肉，其刺即出也。

私传云：以檀皮切，以酒煎饮之，大醉而卧睡，即其刺及骨铁箭等，不觉出也。日本国作弓梓木也。

【二十三】骨鲠鱼骨在喉中不拔出，谓之鲠。

《千金方》服橘皮汤即下。

又方

服砂糖水即下。

又方

上含化饴糖圆即出，频久易含服。

---

① 出：此下原有错叶，据校本调顺。

② 梗：原作“硬”，据文义改。

《百一选方》

上服羊胫炭，以米饮服方寸匕，即时消下。竹木鱼鸟骨等，在喉中不出，服之皆出下，百不失一，神妙也。羊胫炭者，坚木炭圆长而掷地有声者也，似羊胫，故名之也。

治鲠《百一选》。

缩砂仁　甘草等分

上粗末，如一切鲠，以绵裹少许含之，旋呕津，久之随涎出。

治骨鲠同方。

滁州蒋教授名南金，顷岁因食鲤鱼玉蝉羹[①]，为肋骨所鲠。凡治鲠药如象牙屑之属，用之皆不效。或者令服此药，连进三剂，至夜一咯而出。戏云管仲之力也。

贯众不以多少，煎浓汁一盏半，分三服并进。自此贯众一名管仲【管仲名之起】。

又方

厌胜法，屡验同方。

以所食鱼骨蜜置患人顶上，勿令知，良久即下。它[②]鱼骨亦可。

咒骨鲠屡验同方。

以净器盛水一盏捧之，面东默然云：

谨请太上东流顺水，急急如南方大帝律令敕。一气念七遍，即吹一口气入水中，如此七吹。以水饮患人，立下。有一族姓[③]，用此咒水，可以食针并竹刺。

治骨鲠厌胜法。

以鲠时所食筋急倒转，依旧如常食鱼，即鲠自下。勿令人知。

治误吞铁石[④]、骨刺等不下危急者同方。

王不留行　黄蘗去粗皮

上等分，细末。以面糊丸，如弹子大。以麻线穿贯之，挂当风处。每用一丸，冷水化开灌下，立效。

【二十四】食土

《经验方》治小儿喫泥土。

上胡粉用砂糖和，圆如麻子大。每服三五圆，以米饮服，良久泻出泥土瘥。

【廿五】遗尿小便下出，云遗尿也。

《病源论》曰：此由膀胱有冷，不能约于水故也。小便者，水液之余也。膀胱为津液之腑，既有冷气衰弱，不能约水，故作遗尿也。

《千金方》治小儿遗尿。

瞿麦　龙胆　皂荚　桂心　石韦各半两　鸡肠草干　人参各一两　车前子一两一铢

上末，蜜圆，每服小豆大五丸、十丸。食后米饮服，日三五服。

又同方

上烧鸡肠草末之，以米饮服方寸匕，日二三服。一说云面北斗服。

《千金方》灸法

遗尿，灸脐下一寸半，随年数壮。【灸法】

---

① 羹：原作“義”，据《是斋百一选方》卷之十改。

② 它：原作“佗”，据《是斋百一选方》卷之十改。

③ 族姓：原作“旋姓”，据《是斋百一选方》卷之十改。

④ 铁石：原作“铁名”，据校本改。

【廿六】尿床睡里尿也

《千金方》灸法

垂两手髀上，指头尽处有陷处灸七壮。又灸丹田穴。

私言：可与八味圆、黄耆圆等。

【廿七】狐臭并漏液

私言：狐臭、漏液，俱是天生液汗气臭者，虽有五香、七香圆等良药，而一旦得香，亦以复臭。若非时染着，或由污衣臭汗而得之，则须作治疗，亦虽不治而臭气自退。但可见《千金方》《三因方》《幼幼新书》第三十九卷等也。今略之耳。

【廿八】头多生虱

《病源论》曰：蛲虫多所变化，亦变为虱。而小儿头栉沐不时，则虱生滋长，偏多啮头，遂至生疮，疮处虱聚也，谓之虱窠。然人体性自有偏多虱者。

《婴孺方》治小儿头中虱。

水银一大豆大，油一枣大

上于掌中以唾和研，涂头令遍，以帛裹半日，虱皆除。

《王氏手集》治小儿头并身多有虱者。

上以百部烂嚼，涂头及身，其虱自死落地。又百部焙干为末，以水调涂亦良。

【廿九】攧扑损瘀瘀血败结也

补损当归散《局方》

《千金方》名当归散。疗坠马落车被打，伤腕折臂，呼叫不绝。服此药，呼吸之间，不复大痛；服三日，筋骨即当相连。神效。

泽兰炒，二分　附子炮去皮，一两　当归　山椒炒去汗　甘草炙　桂心去粗，各一两二分　川芎三两

上细末。每服一二钱，大人三四钱。温酒调服，日三服。忌海藻【神马草也】、菘菜、生葱、猪肉、冷水。《千金》云：服之十日愈。

蒲黄散《千金翼》

主被打，腹中有瘀血。

蒲黄一盏　当归　桂心去粗，各二两

上细末。温酒服方寸匕，日三服，夜一服。

蒲黄散《圣惠》

治小儿落床堕地，若有瘀血，腹中痛。大人可通服。

蒲黄　大黄切，炒　当归炒　琥珀私言：日本薰陆亦良　生干地黄　赤芍药各半两　桂心一分

上粗末，每服一钱或二钱。水一中盏，煎至半盏。去滓温服，不拘时，大人每服四五钱匕。

犀角散《圣惠》

治小儿落床，体热疼痛。

犀角　赤芍药　川芎　当归切，炒　甘草炙，各二分　大黄切，炒，一两

上粗末。每服一二钱，水一中盏，煎至半盏。去滓温服，不拘时。

茯神汤《圣惠》

治小儿落床，体热惊悸。

茯神半两　龙胆　人参　黄芩　犀角　麦门冬去心，焙　甘草炙，各一两

上粗末。每服一二钱，水一中盏，煎至半盏。去滓温服，不拘时。

《婴孺方》治小儿堕地，有瘀血在腹中，天阴则翕翕然寒热，不肯乳哺，但呼啼。

蒲黄　大黄　甘草各十铢　麦门冬焙，五铢　黄连十二铢

上以水二盏，煮一盏，分为三服。忌生冷、菘菜、冷水。

蒲黄汤张涣

治打扑或落床堕地至损，吐气羸瘦萎黄，或时刺痛，游走不定。痛处处不定也。

蒲黄　生干地黄　当归焙，各一两　赤芍药　琥珀　桂心各半两

上细末。每服一二钱，水一中盏，煎至半盏。去滓温服。

【三十】灭诸疮疵斑痕

《千金方》灭斑痕。

鹰屎白二两　白僵蚕一两半

上末，以白蜜和傅上，日三度。慎五辛、生菜。

《谭氏殊圣方》疗豆疮瘢痕面黡。

上以蜜陀僧末，水调之，夜涂，明旦洗去，平复矣。已上《幼幼新书》第三十九卷讫。

【三十一】小儿慎忌

《婴童宝鉴》云：凡小儿，可谨慎。

不可多食粟，令肾气弱而行迟。

不可食黍米饭，立无力。

不可食蕨，亦立无力。

不可食鸡肉，腹中有虫。

不可食芡，令不能行。

不可食胡瓜黄瓜也，肠中生虫。

不可食荞麦，令发落。

不可食茑茈，令脐下痛。

【三十二】前代方书《幼幼新书》中所载

《黄帝内经素问》

黄帝与岐伯【黄帝臣也】、鬼臾区【同臣也】辈问难之书。

《颅囟经》

世传为黄帝之书，至周穆王时，师巫得之崆峒洞，今不可考。

《石壁经》

世传为黄帝之书，疑未必然，得之湘阴士人朱中立不倚【人名也】。

《金匮要略》

后汉张机作。机，字仲景。前此其书未出，至国朝翰林学士王洙在馆阁日，于蠹简中得之。

《华佗九候》

后汉华佗撰。佗，字元化，沛国谯人。

《葛氏肘后》

晋·葛洪，字稚川，丹阳句容人。今书三卷。按《晋使本传》云《肘后备急方》四卷。

《龙木论》

此论莫究其所从出，世言龙木王菩萨之书。龙树菩萨欤。

《玉诀》、三十六种、四十八候

《玉诀》，太元真人撰；三十六种、四十八候，皆托以神仙所传，不知其果为何人，得之长沙诸医。

【三十三[1]】近世方书

《圣惠方》

国朝【大宋】仁宗太宗皇帝太平兴国中编。

《圣济经》

国朝徽宗皇帝御制。

《太医局方》《和剂方》也

朝奉郎尚书库部郎中陈师文等编。

《证类本草》

唐慎微纂。传其书者，失其邑里族氏。

《良方》今号《苏沈良方》。沈，姓也。

眉山苏子瞻【东坡】、梦溪【存中】沈【姓】存中【名】所论方书。

《活人书》

奉议郎致仕朱肱，字翼中撰。

《养生必用》

初虞世绍圣【年号】中编。

《婴童宝鉴》

太湖钓叟栖真子撰。

《茅先生方》

少室山无梦茅先生方。

《博济方》

太原王衮撰。

《灵苑方》

本方不载所作人姓名。

《汉东王先生》

本方不载名字。

《万全方》号《神巧万全方》

刘元宾撰，元宾字子仪，号通真子，主邵州邵阳县薄。

《钱乙方》

太医丞钱乙【名】之书。乙，字仲阳，汶上人。

《保生信效》

阎孝忠编。孝忠，字资钦，许上人。

《伤寒证治》

信阳太守王寔【音属】编。

《张涣》

张涣编。总方四百二十道，长沙小儿医丘松年，又得遗方数十首，分载诸门。

《全生集》

宋道方撰。道方，字义叔，拱州人。

《谭氏殊圣》

洪农谭永德撰。永德，沛国下邳人。

---

① 三十三：原无，据文例补。

《旅舍备急方》《疮疹论》

二书皆隐士董汲撰。汲，字及之，东平人。

《丁左藏方》

西京左藏库使丁信臣。

《九籥卫生》

宗室右监门卫大将军、忠州防御使士纡编。

《刘洙疮疹诀》

彭城刘洙撰。洙，字道源。

《鸡峰备急》

蜀医张锐编。字子刚。

《杨大邺方》

翰林待诏杨大邺方，得之今湖北范运使家藏。

《惠眼观证》

宜黄戴师悯术翰林医学梁逢尧撰，得之前宗正丞蔡卫子周家藏。

《婴孺方》

此方得之湖南抚干向澹泊海云，相传出于秘阁，凡一十卷。近《崇文总目》求道书，有两《婴孺方》，卷目皆同，亦不载所作之人。

《脉法要略》《膏肓灸法》《庄氏家传》

三书皆前知药州庄公手集，得之其子监潭州都作院念祖泉伯。

《夙髓经》《飞仙论》《宝童方》《联珠论》《保信论》《惠济歌》《吉氏家传》

七书皆得之前岳州平江令吉撝之谦伯家藏。上六书并不载所作之人，内《吉氏家传》乃谦伯手集之方。

《聚宝方》

不载所作之人，得之长沙医工郑愈。

《五关贯真珠囊》

不载所作之人，得之长沙医工毛彬士大夫家藏。

《张氏家传》

知抚州张徽猷家藏方。

《孔氏家传》

孔参议家藏，号东家方。

《陈防御家传》

湖南陈路钤家藏方。

《吴氏家传》

湖南运干吴衮鲁山家藏方。

《赵氏家传》

江西运干赵栩李羽家藏方。

睢阳《王氏家传》

前潭州签判王昇伯阳家藏方。

《董氏家传》

前潭州醴陵县董瑛坚老家藏方。

《陶氏家传》

知谭州善化县陶定安世家藏方。

《朱氏家传》

谭州司理参军朱如山李高家藏方。

《班防御方》

京师医官。

《胡氏家传》

长沙士人胡晰然明家藏方。

《朱氏家传》

朱丕倚家藏方。

《安师所传方》

建安僧惠安所传方。

相濡、易忠信、李刚中、丁时发、王兊、丁安中、刘之才、丘松年、毛彬、郑愈、萧景仁所传方

十一家，皆长沙医工或医者之子所传方。

《刘氏家传》

旦先公太中所传并平日手抄之方。

愚言：已上以《幼幼新书》四十卷所抄之也。《幼幼新书》者，湖南师潮阳刘公字方明所编也。石才孺后序曰：阳刘公编集古今医书中小儿方剂之说为一书，总四十卷目，曰《幼幼新书》。既成三十八卷，而疾不起。漕使四明楼公实继其政，乃因前之美，不可不成，肆命亟讫其事，因合后二卷为一，复纂历代所述求子方论为一卷，冠其篇首，阅月而书成。噫，可谓尽矣。除第一卷求子门、第四十卷药叙十五门等，而小儿病门疗门，都有五百三十一门。今《万安方》所抄载，二三十分之一二者也。此外《圣惠》《千金》《活幼句义》《全婴集》《圣济总录》等大方，自外《三因》《局方》《杨氏家藏》《活人事证》《选奇》《指迷》《叶氏录验》《严氏》等诸小方，皆有小儿一篇，当须广览普勘，令天下婴儿而悉践寿域，其功不敢唐捐焉。

《覆载万安方》卷第四十九

嘉历二年四月十四日，朱点了。

性全（花押）

同年四月廿一日，墨点了。凡《万安方》一部五十卷，拾采简要，卓约神术，子孙深秘如至宝。

性全（花押）六十二岁

朱墨之纸数六十一丁（花押）

《覆载万安方》卷第五十

性全　述

五运六气

《三因方》第五云：夫五运六气，乃天地阴阳运行升降之常道也。五运流行，有太过、不及之异；六气升降，则有逆从胜复之差。凡不合于德化政令者，则为变眚，皆能病人。故《经》云：六经波荡，五气倾移，太过不及，专胜兼并，所谓治化，人应之也。或遇变眚，聿兴灾沴，因郁发以乱其真常，不德而致折复，随人脏气虚实而为病者，谓之时气。与夫感冒中伤，天行疫沴，颖然不同。前哲知夫天地有余、不足、违戾之气，还以天地所生德味而平治之。经验昭然，人鲜留意，恐成湮没，故叙而纪之。

五运者，木、火、土、金、水，五行运转之气也。

六气者，初、二、三、四、五、终，六节次序之气也。

《素问》第七十篇五常政大论曰：

木曰敷和敷布和气，物以生荣；火曰升明火气高明；土曰备化广被化气，损于群品；金曰审平金气清，审平而定；水曰静顺水体清静，顺于物也。已上五运平气也。

木曰委和阳和[①]之气，委屈而少用也；火曰伏明明曜之气，屈伏不申；土曰卑坚土虽卑少，犹监万物之生化也；金曰从革从顺革易，革成万物；水曰涸流水少，故流注干涸。已上五运不及也。

木曰发生宣成生气，万物以荣；火曰赫曦成明也；土曰敦阜敦厚也，阜高也，土余故高而厚；金曰坚成气爽风劲，坚成庶物；水曰流衍衍，津衍也，溢也。已上五运太过。

六气者，厥阴木也，风也；少阴君火也；少阳相火也；太阴土也，湿也；阳明金也，燥也；太阳水也，寒也。谓之天之六气也。

自大寒节至春分，六十日八十七刻半一气所主；自春分节至小满节，八十七刻半一气所主；自大暑节至秋分节，八十七刻半一气所主；自秋分节至小雪节，八十七刻半一气所主；自小雪节气至大寒节，八十七刻半一气所主。见于《素问·六微旨大论》中。

五运时气民病证治

诸壬年发生之纪，岁木太过，风气流行，脾土受邪。民病飧泄，食减体重，烦冤肠鸣，胁支满，甚则忽忽善怒，眩冒癫疾。为金所复，则反胁痛而吐，甚则冲阳绝者死。《素问·五常政大论》云：木曰发生。春，万物发生，木主春。冲阳绝者，脉也，在足甲，亦云太冲，又云趺阳脉也。

苓术汤

治脾胃感风，飧泄注下水痢，谓之飧泄注下，肠鸣腹满，四肢重滞，忽忽善怒，眩冒颠晕，或左胁偏疼。

白茯苓　厚朴姜汁制，炒　白术　青皮　干姜　半夏　草果去皮　甘草炙，各三两

上剉散。每服四钱，水一盏半，姜三片，枣二个，煎七分。去滓，食前服。

诸戊年赫曦之纪，岁火太过，炎暑流行，肺金【肺也】受邪。民病疟，少气咳喘，血溢泄泻，嗌燥耳聋，中热，肩背热，甚胸中痛，胁支满，背髀并两臂痛，身热骨痛，而为浸淫。为水复，则反谵妄狂越，

① 阳和：原作“阳知”，据校本改。

咳喘息鸣，血溢泄泻不已，甚则太渊绝者死。《素问》云：火赫曦，盛明之义也。太渊者，穴脉名也，在手掌后陷中横纹头陷中。《难经》曰：掌后鱼际下脉，会太渊脉。《明堂经》云太泉。是则避唐祖名改之者也。

麦门冬汤

治肺经受热，上气咳喘咯血，痰壅嗌干，耳聋泄泻，胸胁满，痛连肩背，两臂膊疼，息高。

麦门冬　香白芷　半夏　竹叶　甘草　钟乳粉　桑白皮　紫菀取茸　人参各五两

上剉散。每服四钱，水一盏，姜二片，枣一个，煎七分。去滓，食前服。

诸甲年堆阜之纪[1]，岁土太过，雨湿流行，肾水受邪。民病腹痛清厥，意不乐[2]，体重烦冤，甚则肌肉痿，足痿不收，行善瘛。尺世反，又胡计反。瘛，疭也，又作瘈。脚下痛，中满食减，四肢不举。为盛行所克，则反腹胀溏泄肠鸣，甚则太溪绝者死。《素问》云：土曰堆阜，亦曰敦阜。太溪者，在足内踝后冲中大脉动也。

附子山茱萸汤

治肾经受湿，腹痛寒厥，足痿不收，腰椎[3]痛，行步艰难，甚则中满，食不下，或肠鸣溏泄。

附子炮　山茱萸各五两　干木瓜　乌梅肉各一两　半夏　肉豆蔻各一两二分　丁香　藿香各二分

上剉散。每服四钱，水一盏半，姜七片，枣二个，煎七分。去滓，食前温服。

诸庚年坚成之纪，岁金太过，燥气流行，肝木受邪。民病小腹痛，目赤眦痒，耳无闻，体重烦冤，胸痛引背，胁满引小腹，甚则喘咳逆气，背肩、尻阴、股膝、髀腨、胻足痛。为火所复则暴痛，胠胁[4]不可反侧，咳逆甚而血溢，太冲绝者死。《素问》云：金曰坚成也。太冲者，土也。在足大指本节后二寸或一寸半陷中。凡诊男子太冲脉，可决病死生。《资生经》《明堂经》云：在足大指间本节后二寸，动脉应手。

牛膝木瓜汤

治肝虚，遇岁气燥更胜，胁连小腹拘急疼痛，耳聋目赤，咳逆，肩背连尻阴、髀腨胻皆痛，悉主之。

牛膝酒浸　木瓜各二两　芍药　杜仲　枸杞　黄松节赤茯苓中心木也　菟丝子　天麻各一两二分　甘草炙，一两

上剉散。每服四钱，水一盏半，生姜三片，枣二个，煎七分。去滓，食前温服。

诸丙午漫衍之纪，岁水太过，寒气流行，邪害心火。民病身热，烦心躁悸，阴厥，上下中寒，谵妄[5]心痛，甚则腹大胫肿，喘咳，寝汗憎风。为土所复，则反腹满，肠鸣溏泄，食不化【水利也】，渴而妄冒，甚则神门绝者死。《素问》云：水云漫衍，亦云流衍。衍，溢也。神门者，一名兑冲，在掌后兑骨端陷中，小脉动也。

川连茯苓汤

治心虚为寒冷所中，身热心躁，手足反寒，心腹肿病，喘咳自汗，甚则大肠便血。

黄连　茯苓各二两　麦门冬　车前子炒　通草　远志去心，姜汁制炒，各一两　半夏　黄芩　甘草炙，各二分

上剉散。每服四钱，水一盏半，姜七片，枣二个，煎七分。去滓，食前服。

诸丁年委和之纪，岁木不及，燥乃盛行。民病中清，胠胁小腹痛，肠鸣溏泄。为火所复，则反寒热，疮疡痤疿，瘫肿，咳而鼽[6]。《素问》曰木曰委和也。

苁蓉牛膝汤

治肝虚为燥热所伤，胠胁并小腹痛，肠鸣溏泄，或发热，遍体疮疡，咳嗽肢满，鼻鼽。

肉苁蓉酒浸　牛膝酒浸　干木瓜　白芍药　熟地黄　当归　甘草炙，各三两

上剉散。每服四钱，水一盏半，姜三片，乌梅一个，煎七分。去滓，食前服。

筋萎脚弱，鹿角屑同煎。

诸癸年伏明之纪，岁火不及，寒乃盛行。民病胸痛，胁支满，膺背肩髀[7]两臂内痛，郁冒朦昧，心痛暴瘖不语也，甚则屈不能伸，髋髀如别。为土所复，则反骛溏，食饮不下，寒中肠鸣，泄注腹痛，暴挛痿

---

① 纪：原作“绝”，据校本改。
② 乐：此下原有错叶，据校本调顺。
③ 腰椎：原作“腰睢”，据文义改。下凡遇此径改，不再出注。
④ 胠胁：原作“肚胁”，据文义改。下凡遇此径改，不再出注。
⑤ 谵妄：原作“谵安”，据文义改。
⑥ 鼽：原作“覠”，据文义改。下凡遇此径改，不再出注。鼽，音 qiú，指鼻塞不通或鼻流清涕的证候。
⑦ 髀：原作“脾”，据前后文义改。

痹，足不能任身。《素问》云火曰伏明也。

黄耆茯神汤

治心虚挟寒，心胸中痛，两胁连肩背肢满，噎塞，郁冒朦昧，髋髀挛痛，不能屈伸，或下利溏泄，饮食不进，腹痛，手足痿痹，不能任身。

黄耆　茯神　远志去心，姜汁制，炒　紫河车　酸枣肉炒，各三两，仁尤佳

上剉散。每服四钱，水一盏半，姜三片，枣二个，煎七分。去滓，食前服。

诸己年卑监之纪，岁土不及，风气盛行。民病飧泄霍乱，体重腹痛，筋骨摇[①]，并肌肉瞤酸，善怒。为金所复，则反胸胁暴痛，下引小腹，善太息。气客于脾，食少失味。《素问》云土曰卑坚。

白术厚朴汤

治脾虚风冷所伤，心腹胀满疼痛，四肢筋骨重弱，肌肉瞤动酸㿉音西先，又酸㿉疼痛，又作㾕。善怒霍乱吐泻，或胸胁暴痛，下引小腹，善太息，食少失味。

白术　厚朴　半夏　桂心　藿香　青皮各三两　干姜　甘草炙，各半两

上剉散。每服四钱，水一盏半，姜三片，枣二个，煎七分。去滓，食前服。

诸乙年从革之纪，岁金不及，炎火盛行。民病肩背瞀重，鼽嚏，血便注下。为水所复，则反头脑户痛，延及囟顶，发热口疮，心痛。《素问》云金曰从革也。

紫菀汤

治肺虚感热，咳嗽喘满，自汗衄血，肩背瞀重，血便注下，或脑户连囟顶痛，发热口疮心痛。

紫菀茸苗叶也　白芷　人参　甘草　黄耆　地骨皮　杏仁　桑白皮炙，各三两

上剉散。每服四钱，水一盏半，姜三片，枣二个，煎七分。去滓，食前服。

诸辛年涸流之纪，岁水不及，湿乃盛行。民病腹满身重，濡泄寒疡，腰腘腨股膝痛，不便烦冤，足痿清厥[②]，脚下痛，甚则跗[③]肿。肾气不行，为木所复，则反面色时变，筋骨并辟，肉瞤瘛，目视䀮䀮，肌肉胗发，气并膈中，痛于心腹。《素问》云水曰涸流也。

五味子汤

治肾虚坐卧湿地，腰膝重着疼痛，腹胀满，濡泄无度，行步艰难，足痿清厥，甚则浮肿，面色不常，或筋骨并辟，目视䀮䀮，膈中咽痛。

五味子　附子　巴戟去心　鹿茸醋浸焙　山茱萸　熟地黄　杜仲各三两

上剉散。每服四钱，水一盏半，姜七片，盐少许，煎七分。去滓，食前服。

凡六壬、六戊、六甲、六庚、六丙，岁乃木、火、土、金、水太过，五运先天；六丁、六癸、六己、六乙、六辛，岁乃木、火、土、金、水不及，为五运后天。民病所感，治之各以五味所胜调和，以平为期。阴阳道，则甲、乙、丙、丁、戊、己、庚、辛、壬、癸，如次第木、火、土、金、水也。今医家《素问》十干、五行，则壬、戊、甲、庚、丙，乃如次木、火、土、金、水也；丁、癸、己、乙、辛，乃亦如次木、火、土、金、水也。阴阳家以五行本位配之，医家乃以五行运气而配之，故大殊也。

六气叙论

夫阴阳升降，在天在泉，上下有位，左右有纪，地理之应，标本不同，气应异象，逆顺变生，太过不及，悉能病人。世谓之时气者，皆天气运动之所为也。司天在泉，以图示之，如指诸掌。

五运甲己以土为运，乙庚以金为运，丙辛以水为运，丁壬以木为运，戊癸以火为运。

六气少阴君火，少阳相火，太阴湿土，阳明燥金，太阳寒水，厥阴风木。

口传云：以辰戌加司天，逐年逆转。逆转者，自三至二也。

壬戊甲庚丙，为阳年太过，先天。

---

① 摇：原作“繇”，据文义改。

② 厥：原作“蕨”，据文义改。下凡遇此径改，不再出注。

③ 跗：原作“肘”，据文义改。

丁癸己乙辛，为阴年不及，后天。

诸子岁，诸午岁，运气全同。

少阴君火司天，阳明燥金在泉，中央见太宫，土运气化，运行先天甲丙戊庚壬矣，此岁则云先天也；乙丁己辛癸矣，此岁则云后天也。

初之气【自先年大寒节始之，十二月中】，始于癸亥岁【己岁】十二月中气大寒日寅初刻，而终于是年二月中气春分日子时刻，凡六十日八十七刻半，主位太阳水加厥阴木。民病关节禁固，腰椎痛，中外疮疡。《素问》云赤斑疮也。以苦补之，以咸泻之，以苦坚之，以辛润之。开发腠理，致津液，通气也。食丹谷以全真气，食稷以辟虚邪。虽有寒邪，不能为害。

二之气[①]【自春分二月中，小满四月中节】，自春分日子正，至小满日戌正，凡六十日八十七刻半，主位厥阴木加少阴君火。至此阳气布，风乃行，春气以正，万物应荣，然寒气时至，民乃和。其病淋，目瞑目赤，气郁于上而热。宜以辛补之，以酸泻之，以甘缓之。食丹谷以全真气，食稻以辟虚邪。虽有风邪，不能为害[②]。

三之气【自二月中节，大暑六月中节也】，自小满日亥初刻，至大暑日酉初刻，凡六十日有奇，主位天政之所布，时令至此，大火行，庶类蕃鲜，寒气时至。民病气厥心痛，寒热更作，咳喘目赤。宜以咸补之，以甘泻之，以酸收之。食丹谷以全真气，食豆以辟虚邪。虽有热邪，不能为害。

四之气【自大暑六月中，至[③]秋分八月中】，自大暑日酉正，至秋分日未正，凡六十日有奇，主位太阴湿土加太阴湿土，溽暑至，大雨时行，寒热互作。民病寒热嗌干，黄疸鼽衄，饮发。宜以甘补之，以苦泻之，以甘缓之。食白谷以全真气，食麻以辟虚邪。虽有湿邪，不能为害。

五之气【小雪，十月中】，自秋分日申初刻，至小雪日午初刻，六十日有奇，主位至阳乃化，物乃生荣，民乃康。其病温，宜以咸补之，以甘泻之，以咸软之。食白谷以全真气，食豆以辟虚邪。虽有火邪，不能为害。

终之气【大寒，十二月中】，自小雪日午正，至大寒日辰正，六十日有奇，主位阳明金加太阳水。民病上肿咳喘，甚则血溢，下连少腹而作寒中。宜以酸补之，以辛泻之，以苦泄之。食白谷以全真气，食黍以辟虚邪。虽有燥邪，不能为害。

正阳汤《三因》

治子午之岁，少阴君火司天，阳明燥金在泉。病者关节禁固，腰痛，气郁热，小便淋，目赤心痛，寒热更作，咳嗽喘急，鼻鼽，嗌咽吐饮，发黄疸，喘甚则连少腹而作寒中，悉主之。

白薇　玄参　川芎　桑白皮炙　当归　芍药　旋覆花　甘草　生姜各半两

上为剉散。每服四钱，水一盏半，煎七分。去滓，食□服。自大寒至春分，加杏仁、升麻各半两；自春分至小满，加茯苓、车前子各半两；自小满至大暑，加杏仁、麻仁各一分；自大暑至秋分，加荆芥、茵陈蒿各一分；自秋分至小雪，依正方；自小雪至大寒，加紫苏子半两。

诸丑岁，诸未岁，气运全同。

太阴湿土司天，太阳寒水在泉。气化运行后天先天、后天见上注，中央见于少商金运，岁运不及。

初之气，始于甲子年【庚子年】大寒日已初，终乙丑年春分日卯初，凡六十日八十七刻半，主位厥阴风木加厥阴风木。民病血溢，筋络拘强，关节不利，身重筋痿。宜以辛补之，以酸泻之，以甘缓之。食[④]黅谷以全真气，食稻以保其精。虽有风化，莫能为邪。

二之气，自春分日卯正，至小满日丑正，凡六十日有奇，主位少阴君火加少阴君火。民病温疠盛行，远近咸苦[⑤]，湿蒸相薄，雨时降。法当以咸补之，以甘泻之，以酸收。食黅谷以全其真，食豆以保其精。

---

① 二之气：原作“三之气”，据前后文例改。
② 为害：原作“为寒”，据校本改。
③ 至：原作“自”，据文义改。
④ 食：原脱，据文例补。
⑤ 苦：原作“若”，据文义改。

虽有火化，莫能为邪。

三之气，自小满日寅初，至大暑日子初，凡六十日有奇，主位太阴湿土加少阳相火。民病身重跗肿，胸腹满。宜以甘补之，以苦泻之，以甘缓之。食黅谷以全其真，食麻仁以保其精。虽有湿邪，莫能为害。

四之气，自大暑日子正，至秋分日戌正，凡六十日有奇，主位少阳相火加太阴湿土。民病腠理热，血暴溢，疟，心腹䐜胀，甚则浮肿。宜以咸补之，以甘泻之。食玄谷以全其真，食豆以保其精。虽有火邪，莫能为害。

五之气，自秋分日亥初，至小雪日酉初，凡六十日有奇，主位阳明燥金加阳明燥金。民病皮肤寒气及体。宜以酸补之，以辛泻之，以苦泄之。食玄谷以全其真，食黍以保其精。虽有司气之凉，莫能为邪。

终之气，自小雪日酉正，至大寒日未正，凡六十日有奇，主位太阳寒水加太阳寒水。民病关节禁固，腰椎痛，寒湿为疾也。治法宜以苦补之，以咸泻之，以苦坚之，以辛润之，食玄谷以全其真，食稷以保[①]其精。虽有寒化，莫能为邪。

备化汤

治丑未之岁，太阴湿土司天，太阳寒水在泉。病者关节不利，筋脉拘急，身重痿弱，或瘟疠盛行，远近盛苦，或胸腹满闷，甚则浮肿，寒疟血溢，腰椎痛。

干木瓜　茯神去木，各一两　牛膝酒浸　附子炮，各三分　干地黄[②]　覆盆子各半两　甘草一分　生姜三分

上为剉散。每服四钱，水一盏半，煎七分。去滓，食前服。自大寒至春分，依正方；自春分至小满，去附子，加天麻、防风各半两；自小满至大暑，加泽泻三分；自大暑直至大寒，并依正方。

诸寅岁，诸申岁，气运全同。

少阳相火司天，厥阴风木在泉，中央见太羽水运，岁水太过，气化运行先天。

初之气，自乙丑年【未年】大寒日申初，至是岁春分日午初刻，凡六十日八十七刻半，主位少阴君火加厥阴风木。民病温气拂于上，气血溢，目赤咳逆，头痛血崩，胁满，肤腠中疮。《素问》云：运气之疮，皆赤斑疱疮也。其治法宜以咸补之，以甘泻之，以酸收之。

二之气，自春分日午正中，至小满日辰正中，凡六十日有奇，主位太阴湿土加少阴君火。民病热郁，咳呕吐，胸臆不利，头痛身热，昏聩脓疮痈肿疱疮。治法宜以甘补之，以苦泻之，以甘缓之。

三之气，自小满日巳初刻，至大暑日卯初刻，凡六十日有奇，主位少阳相火加少阳相火。民病热中聋瞑，血溢脓疮，咳呕鼽衄，渴嚏欠，喉痹目赤，善暴死。治法宜以咸补之，以甘泻之。

四之气，自大暑日卯正中，至秋分日丑正中，凡六十日有奇，主位阳明燥金加太阴湿土。民病满身重。宜以酸补之，以辛泻之，以苦泄之。

五之气，自秋分日寅初，至小雪日子[③]初，凡六十日有奇，主位太阳寒水加阳明燥金。民避寒邪，君子周密。治法宜苦补之，以咸泻之，以苦坚之，以辛润之[④]。

终之气，自小雪日子正中，至大寒日戌正中，凡六十日有奇，主位厥阴风木加太阳寒水。民病开闭不禁，心痛，阳气不藏而咳。治法宜咸寒平其上，辛温治其内，宜酸渗之泄之、渍之发之。

升明汤

治寅申之岁，少阳相火司天，厥阴风木在泉。病者气郁热血溢，目赤咳逆，头痛胁满，呕吐，胸臆不利，聋瞑渴，身重心痛，阳气不藏，疮疡赤斑疮也烦躁。

紫檀香代用白檀　车前子炒　青皮　半夏　酸枣仁　蔷薇[⑤]　生姜　甘草炙，各半两

上剉散。每服四钱，水一盏半，煎七分。去滓，食前服。自大寒至春分，加白薇、玄参各半两；自春分至小满，加丁香一钱；自小满至大暑，加漏芦、升麻、赤芍药各半两；自大暑至秋分，加茯苓半两。

---

① 保：原脱，据文例补。
② 干地黄：原作“干地藏”，据校本改。
③ 子：此下原有错叶，据校本调顺。
④ 之：原无，据《圣济总录》卷第二补。
⑤ 蔷薇：原作“蔷蘼”，据《三因极一病证方论》卷之五“升阳汤”改。

自秋分至小雪，依正方；自小雪至大寒，加五味子半两。

诸卯岁，诸酉岁，运气全同。

阳明燥金司天，少阴君火在泉，中央见少角木运，岁运不及，气化运行后天。

初之气，自丙寅岁【申岁】大寒日亥初刻，终于是年春分日酉初，凡六十日八十七刻半，主位太阴湿土加厥阴风木，此下克上。民病中热胀，面目浮肿，善眠，鼽衄嚏欠，呕吐，小便黄赤，甚则淋。

二之气，自春分日酉正中，至小满日未正中，凡六十日有奇，主位少阳相火加少阴君火，此臣居君位。民病疠大至，民善暴死。是岁天气岁运皆平，疠疾自微。

三之气，自小满日申初刻，至大暑日午初刻，凡六十日有奇，主位明燥金加少阳相火。燥热交合，民病寒热。

四之气，自大暑日午正中，至秋分日辰正中，凡六十日有奇，主位太阳寒水加太阴湿土，此下土克上水。民病暴扑振栗，谵妄少气，咽干引饮，心痛，痈肿疮疡赤斑疱疮，寒疟骨痿，便血。

五之气，自秋分日巳初刻，至小雪日卯初刻，凡六十日有奇，厥阴风木加阳明燥金。民气和，自无疾病。

终之气，自小雪日卯正中，至大寒日丑正中，凡六十日有奇，主位少阴君火加太阳寒水，此下克上。民病温。治法宜咸寒抑火，以辛甘以助金，汗之清之散之，安其运气。

审平汤

治卯酉之岁，阳明司天，少阴在泉。病者中热，面浮鼻鼽，小便赤黄，甚则淋，或疠气行，善暴扑，振栗谵妄，寒疟痈肿，便血。

远志　紫檀香　天门冬　山茱萸　白术　白芍药　甘草炙　生姜各半两

上剉散。每服四钱，水一盏半，煎七分。去滓，食前服。自大寒至春分，加白茯苓、半夏、紫苏、生姜各半两；自春分至小满，加玄参、白薇各半两；自小满至大暑，去远志、山茱萸、白术，加丹参、泽泻各半两；自大暑至秋分，去远志、白术，加酸枣、车前子各半两；自秋分直至大寒，并依正方。

诸辰岁，诸戌岁，运气全同。

太阳寒水司天，太阴湿土在泉，中央见大征火运，岁火太过，气化运行先天。

初之①气，自丁卯年【酉年】大寒日寅初刻，至是岁春分日子初刻，凡六十日八十七刻半，主位少阳相火加厥阴风木。民病瘟，身热头疼呕吐，肌腠疮疡。《素问》云亦斑疮也。

二之气，自春分日子正中，至小满日戌正中，凡六十日有奇，主位阳明燥金加少阴君火。民病气郁中满。

三之气，自小满日亥初，至大暑日酉初，凡六十日有奇，太阳寒水加少阳相火。民病寒，反热中，痈疽注下，心热瞀闷，不治者死。

四之气，自大暑日酉正中，至秋分日未正中，六十日有奇，主位厥阴风木加太阴湿土，风湿交争。民病大热少气，肌肉痿，足痿，注下赤白。

五之气，自秋分日申初刻，至小雪日午初，凡六十日有奇，主位少阴君火加阳明燥金。民气乃舒。

终之气，自小雪日午正中，至大寒日辰正中，凡六十日有奇，主位太阴湿土加太阳寒水。民乃惨凄，孕妇夭死。治法用甘温以平水，用酸苦以补火。

静顺汤

治辰戌岁太阳司天，太阴在泉。病身热头痛，呕吐气郁，中满瞀闷，少气足痿，注下赤白，肌腠疮疡赤斑疱疮也，发为痈疽。

白茯苓　木瓜各二两　附子炮　牛膝酒浸，各三两　防风　诃子皮　甘草炙　干姜各半两

上剉散。每服四大钱，水一盏半，煎七分。去滓，食前服。其年自大寒至春分，宜去附子，加枸杞半两；自小满至大暑，去附子、木瓜、干姜，加人参、枸杞、地榆、香白芷、生姜各三分；自大暑至秋

① 初之：此前原衍“初之”2字，据校本删。

分，依正方加石榴皮半两；自秋分至小雪，依正方；自小雪至大寒，去牛膝，加当归、芍药、阿胶炒，各三分。

诸巳岁，诸亥岁，运气全同。

厥阴风木司天，少阳相火在泉，中央见少宫土运，岁土不及，气化运行后天。

初之气，自戊辰年【戊年】大寒日巳初刻，至是年春分日卯初，凡六十日八十七刻半，主位阳明燥金加厥阴风木。民病寒于右胁下。

二之气，自春分卯正中，至小满日丑正中，凡六十日有奇，主位太阳寒水加少阴君火。民病热中。

三之气，自小满日寅初，至大暑日子初，凡六十日有奇，主位厥阴风木加太阴湿土【少阳相火】。民病泣出，耳鸣掉眩。

四之气，自大暑日子正中，至秋分日戌正中，凡六十日有奇，主位少阴君火加太阴湿土。民病黄疸跗肿。

五之气，自秋分日亥初，至小雪日酉初，凡六十日有奇，主位太阴湿土加阳明燥金，燥湿相胜，寒气及体。

终之气，自小雪日酉正中，至大寒日未正中，凡六十日有奇，主位少阳相火加太阳寒水，此下水克上火。民病瘟疠。治法宜用辛凉平其上，咸寒调其下。畏火之气，无妄犯之。

敷和汤

治巳亥之岁，厥阴风木司天，少阳相火在泉。病者中热，而反右胁下寒，耳鸣泪出，掉眩。燥湿相搏，民病黄疸浮肿，时作瘟疠。

半夏　枣子　五味子　枳实麸炒　茯苓　诃子皮　干姜　橘皮　甘草炙，各半两

上剉散。每服四钱，水一盏半，煎七分。去滓，食前服。自大寒至春分，加鼠粘子一分；自春分至小满，加麦门冬去心、山药各一分；自小满至大暑，加紫菀一分；自大暑至秋分，加泽泻、山栀子仁各一分；自秋分直至大寒，并依正方。

六气凡例

凡六气数，起于上而终于下。岁半之前，自大寒后，天气主之；岁半之后，自大暑后，地气主之。上下交互，气交生之。

上五运六气略例如斯。《圣济总录》第一上中下，第二上中下六卷，自甲子至癸丑六十年。作图而明之。又《医学全书》十卷，第一卷则出“医家及第”，云：第一登科则明堂针灸，第二科则诊脉，第三科则运气也。是则《素问》《太素》之妙规，黄帝、伯翁之神术矣。今依《三因方》略说而抄之，《易简》而甚详记之云云。

《覆载万安方》卷第五十

朱墨之纸数三拾四丁

《覆载万安方》卷第五十一

性全　集

一切诸痛门

【一】头痛

《圣惠》论云：诸阳之脉，皆上行于头面。若人气血俱虚，风邪伤于阳经，入于脑中，则令头痛。又有手三阳之脉，受风寒伏留而不去者，名厥头痛。厥者，逆也。言其脉厥逆而不顺行，逆壅而冲于头也。又有入连在脑痛，甚手足冷者，名真头痛。由风寒之气循风府而入于脑，故云入连在脑则痛不可忍，其真头痛不可疗也。余是风热痰厥头痛。

《千金》论曰：髓虚者，脑痛不安；髓实者，勇悍。凡髓虚实之应，主于肝胆。若其脏腑有病，从髓生热则应脏，寒则应腑。

愚谓《可用方》作者森立夫也：头为诸阳脉之会，又督脉上行至巅，又脑为髓之海，如是则头为人根本之所。若头痛证，有轻有重，有至危者存焉。唯伤风头痛、伤寒头痛①、中暑温热温病等头痛，皆以发热别之。其厥头痛、真头痛、痰头痛、肾虚头痛，轻重治法不同，于后逐证论之。

又论：真头痛者，真气伤绝所致，亦真假之别名也。《经》曰：真头痛者，旦发夕死，夕发旦死。盖脑为髓海，髓者肾精之所主。精竭则髓枯，髓枯则脑虚而作痛，故为死候。

治真头痛，髓竭脑虚，旋晕作疼，异于常痛。

六甲飞雄丹

雄黄调炼不容易，在于《可用方》第十二。

《本事方》**黑锡圆**

治功全同飞雄丹。

黑锡　硫黄各三两，私意三十钱重。谓如硫黄与黑锡，各用三两，则以黑铅约八两，铫内镕化，去滓直净，尽倾净地上。再于铫内镕，以皮纸五重，撮四角如箱模样，倾黑铅在内，揉取细者，于绢上罗过。太热即损绢，须连纸放地上，令稍温，纸焦易之。下者居上，以粗铅再镕、再揉、再罗，取细者尽为度。称重三两，即以好硫黄三两研细，拌铅炒令匀。于铫内用铁匙不住搅，须文武火不紧不慢，俟相乳入，倾在净砖上　舶上茴香炒　附子炮去皮脐　胡芦巴微炒　破故纸炒香　川楝子去核，微炒　肉豆蔻面炮，各一两　巴戟去心　木香　沉香各半两

上将沙子研细，余药末研匀入碾，自朝至暮，以黑光色为度。用酒糊圆，如梧子大，阴干，布袋内挨令光莹。

如丈夫元脏虚冷，真阳不固，三焦不和，上热下冷，夜梦鬼交，觉来盗汗，面无精光，肌体燥涩，耳内虚鸣，腰背疼痛，心气虚乏，精神不宁，饮食无味，日渐瘦悴，膀胱久冷，夜多小便；妇人月事愆期，血海久冷，恶露不止，赤白带下，及阴毒伤寒，面青舌卷，阴缩难言，四肢厥冷，不省人事，急用枣汤吞一二百圆，即便回阳，命无不活。但是一切冷疾，盐酒、盐汤，空心吞下三四十圆。妇人艾醋汤下。此药大能调治荣卫，升降阴阳，安和五脏，洒陈六腑，补损益虚，回阳返阴，功验神圣。

---

① 痛：原脱，据文义补。

《可用方》十二卷治真头痛，每服六七十丸，盐汤下，食前。以十钱重为一两也。

私云：大都诸方黑锡丹，皆有阳起石，但《本事方》无之，尤宜服之。

治气虚头痛。

大附子一个，剜去心，入全蝎二个在内。以取下附子末，同钟乳粉一分，面少许，水和裹炮，都研为末，以焦黄为度。葱茶调下一钱或半钱。

私云：凡真头痛，须服补肾药。

【二】厥头痛

愚谓愚者，森立夫：厥者，逆也。其气脉厥逆而不顺，而又风寒搏之。盖足三阳之脉，皆上至头额。太阳主气，少阳多气，阳明多气。气若不顺，风寒易入，故三经感病，先见于头。

乌香散《可用方》

治阳虚上攻，头项俱痛，不可忍者。

草乌头去皮尖，切，盐少炒黄　新茶芽　细辛三味各等分

上㕮咀。每服二三钱重，生姜七片，水一盏半，煎至八分。入麝香末少许，又一沸。温服不拘时。

治头痛不止方同。

川乌头一枚，切　生姜一分

上水一盏，煎至五分。入蜜半合，相和服之。

玉真圆《本事》

治肾气不足，气逆上行，头痛不可忍，谓之肾厥。其脉举之则弦，按之石坚。

硫黄二两　石膏硬者，不煅研　半夏汤洗，各一两　消石一分，研

上为细末，研匀。生姜汁糊圆，如梧子大，阴干。每服三十圆，姜汤或米饮下。更灸关元穴百壮良。方中硫黄圆亦佳。关元穴，在脐下三寸。

头痛硫黄圆《翰良方》第七

硫黄二两，研细　消石一两

上水圆指头大，空心腊茶嚼下。

予中表兄病头风二十余年，每发，头痛如破，数日不食，百方不能疗。医田滋见之，曰：老母病此数十年，得一药遂愈。就求之，得十圆，日服一枚。十余日，滋复来，云：头痛，平日食何物即发？答云：最苦饮酒食鱼。滋取鱼酒，令恣食。云：服此药十枚，岂复有头痛耶？如其言食之，竟不发，自此遂瘥。予与滋相识数岁，临别以此方见遗。陈州怀医①有此药圆，如梧子大。每服十五圆。暑暍懵冒者，冰冷水服，下咽即豁然清爽；伤冷，即以沸艾汤下。

胡芦巴散《良方》

治气攻头痛。

胡芦巴微炒　三棱剉，醋浸一宿，炒干，各二两　干姜二分

上为末。每服三四钱，温生姜汤或酒调服。凡气攻头痛，一服即瘥。万法不愈，头痛如破者，服之即愈。尤利妇人。姻家有病疟，瘥后头痛，号呼十余日，百方不效，用一服如失，去小小头痛更捷。

【三】风头痛

愚谓《可用方》：风头痛者，足厥阴肝经生风，其腑足少阳胆经，自目外眦起，入额角上巅。二经表里相应，风气攻注，故两太阳及头痛，或风气上攻一边，谓之偏风头痛。

治风毒攻注头目不可忍方。

黑豆一合　附子一枚，末　生姜一两，同豆炒熟为度

---

① 怀医：原作“坏医”，据《苏沈良方》卷第七改。

上酒一大盏，煎姜、豆至七分，去滓，为二服。每服调附子末一钱，不拘时候。

香芎饼子《可用》

治诸风头痛，憎寒拘急，脑昏掉眩，旋晕欲倒，肢体疼痛，鼻塞声重，呵欠多嚏。又治目昏冷泪，赤脉努肉，及面黑皯疵，头痒多白屑。

天麻一两　吴白芷二两　芎藭五两

上细末，炼蜜丸。每一两，分作三十饼子。每服一饼，茶清嚼服，不拘时。

治风头痛方同。

川乌头一两

为末，醋调如膏，涂顶上、额角、太阳、风府之上，须臾痛止。

治风头痛每天欲阴先发方。

桂心一两

末之，以酒调膏，傅顶上并额角。

治偏头疼神效同。

草乌头不拘多少，生，去皮脐

为细末。用韭菜自然汁和丸绿豆大。每服三五丸，日午夜卧，茶清服下。忌热物。少时恐麻人，渐加至五七丸。

又方同

桂心末　麝香末，各二字　生姜汁二合

上先生姜汁二合，瓷器中盛，晒干取末，同研令匀细。每用少许搐鼻中，黄水出即瘥。

又方同

草麻子一两

烂研，绞取汁，于头偏痛处涂之。

【四】痰头痛

愚谓《可用方》：痰厥痛者，痰生于胃。胃者，足阳明之经，其经夹鼻络目，过额颅。盖胃气不宣行则痰生，故痛起于头额及眉间，且重且痛。

天南星丸同

治风痰头目旋晕，肢节拘急。

天南星　细辛　附子　防风　半夏　白附子　旋覆花　芎藭各半两　天麻一两

上细末，蜜丸桐子大。每服三十、五十丸，荆芥汤服，不拘时。

消饮丸《可用》

治痰厥头痛，气不升降。

半夏四两　前胡一两　旋覆花二两　干姜　陈皮各二两半

上细末，面糊圆①桐子大。每服三十圆，姜汤服。或五十圆，食后。

附子散同

治痰厥头痛，胸满短气，呕吐白沫，饮食不消。

附子　前胡　半夏　枳壳　人参　槟榔　芎藭各半两　石膏一两

上㕮咀。每服四钱，水一盏，生姜三片，煎至七分。不拘时，温服。

羚羊角散同，《本事》。

治一切头旋，本因体虚，风邪乘于阳经，上注于头面，遂入于脑，亦因痰水在于胸膈之上，犯大寒，使阳气不行，痰水结聚，上冲于头目，令头旋晕。

① 圆：原作“元”，据文义改。下凡遇此径改，不再出注。

羚羊角　茯神去木，各一两　芎藭　防风　半夏　白芷不见火　甘草炙，各半两　枳壳去白，麸炒　附子炮，各三分

上粗末。每服四钱，水一盏半，生姜三片，慢火煎至七分。去滓温服，不拘时候。

黑龙圆《本事》

治一切中风头疼。

天南星　川乌头各半斤，黑豆同蒸三次　石膏半斤　麻黄去节　干薄荷各四两　藁本去芦　白芷不见火，各二两　京墨一两半

上为细末，炼蜜杵圆，如弹子大。每服一圆，薄荷茶汤嚼下，或二三丸。

私云：诸头痛疾，虽在于此《万安方》第四卷，而今于诸痛门，尚出载于奇方神药等，与第四卷相并照，可救患人矣。

【五】心痛

《外台秘要》云：凡厥心痛，与背相引，喜瘈疭，如物从后触其心，身伛偻者，肾心痛也；厥心痛，腹胀满，心痛尤甚者，胃心痛也；厥心痛，如锥针刺其心，心痛甚者，脾心痛也；厥心痛，色苍苍如灰状，不得太息者，肝心痛也；厥心痛，卧若常居，心间痛，动作痛益甚，色不变，肺心痛也。真心痛，手足清至节，心痛甚，旦发夕死，夕发旦死。心腹中痛，发作肿①聚，行来上下，痛有休止，腹中热，喜涎出，是蛔虫咬也。并出《甲乙经》第一卷。

愚谓森立夫称愚：真心痛方，书少有治法。宜急用暖剂【温药也】，以助心火，使气得壮，或者有可生之理。如岁丹急投二三十粒，或伏火朱砂五七十粒，其次四神丹及震灵丹皆可。此外乌头、附子、乳香、没药亦可。若蛔心痛，方见于虫门，今重不录。

《古今录验方》：真心痛，手足清至节，心痛甚者，旦发夕死，夕发旦死。疗心痛及已死方：高其枕，柱其膝，欲令腹皮蹙柔，灸其脐上三寸胃管。有顷，其人患痛短气，欲令人举手者，小举手问痛【灸也】瘥，缓者止。

张文仲灸真心痛法，灸两足大指头各十四壮，使火俱下，是大敦穴。

乌头丸《可用方》

《肘后》疗患心痛，不能饮食，头中疼重。

乌头　山椒各一两二分　桂心去粗　干姜各一两

上末之，蜜丸如大豆大。每服五七丸，温酒服，或以高良姜煎汤服。亦稍增加，可服二三丸。

三倍汤《可用》

治心痛立效。

丁香半两　石菖蒲一两半　胡椒一两

上为末。每服一大钱，醋汤调服。人行五里，未止再服。

立效散

治心痛。《可用》

姜黄　青橘皮去白

上等分，细末，用淡醋调服。

一捻金散《可用》

治久新心气痛，呕清痰。

胡椒一两二铢半　肉桂去粗，一两　良姜　干姜各二分

上细末。每服二钱，温酒调下，米饮亦得，无时候。加服三四钱。

桂心散《可用》

治心悬急，懊憹痛，气闷，筑筑引两乳间，或如锥刺。

---

① 肿：原作“丛”，据《外台秘要》卷第七改。

桂心　吴茱萸　赤芍药　当归　木香　槟榔各二两

上等分,㕮咀。每服三钱，水一中盏，煎至六分。无时，稍热服。

川椒散《可用》

治久心痛，冷气积聚，四肢不和，唇口青，时时恶寒。

川椒　当归　附子　川乌头　枳壳　干姜　桂心　吴茱萸　甘草各三两

上修制讫，各等分,㕮咀。每服三钱，水一盏，枣三个，煎至六分。食前温服，日夜三五服。

下气槟榔散《可用》

治心头结硬冷痛。

槟榔十枚　生姜　木香各三两　橘皮　枳壳　甘草　大黄各二两

上㕮咀。每服四五钱，水一盏，煎至六分。去滓温服，日夜二服。出《广济方》

良姜散《可用》

治心气卒痛不可忍。

高良姜二两　巴豆一两，去壳

上同炒令黄色，去巴豆不用，研良姜为细末。每服二三钱，熟水调下，酒亦得。

私云：心痛、心脾痛，是巨阙、鸠尾下刺痛也。胸痹痛者，两乳间上下左右、膺胸痛疼是也。

【六】胸痹痛

《千金》论曰：胸痹之病，令人心中坚满，痞急痛，肌中苦痹，绞急如刺，不得俯仰，其胸前皮皆痛，手不得犯，胸中愊愊[①]而满，短气，咳嗽引痛，咽寒不利，习习如痒，喉中干燥，时呕吐烦闷，白汗出，或彻引背痛。不治之，数日杀人。

青橘皮丸《可用》

治心气虚损，邪冷所乘，胸膈痞塞痹，饮食不得。

青皮　桂心　诃子皮各一两　吴茱萸　细辛　枳壳　萝蔔子各两分　赤茯苓　当归　白术　木香　蓬术　槟榔各三分

上细末，炼蜜和杵三二百下，丸桐子大。每服温酒服三十丸，或五十丸，日三五服。

通气汤《可用》

治胃痛短气噎塞。

半夏八两　生姜六两　橘皮三两　吴茱萸四十枚

上㕮咀。水八升，煮取三升，分三服。一方用桂二两，无橘皮。

【七】心脾痛

《外台》云：《病源》心痛而不能饮食者，积冷在内，客于脾而乘心络故也。脾主消水谷，冷气客之，则脾气冷弱，不胜于水谷。心为火，脾为土，是母子也，火生土故也，俱为邪所乘，故痛复不能饮食也。又脾之大络，与心相连，今饮冷当风之人，寒邪中此二络，则心之下、脾之上作痛，隐隐不止，或如锥刺，故谓之心脾痛。

治心脾痛方。

槟榔　良姜各等分

上为末。每服三四钱，米饮服。

治心脾疼不可忍方。

高良姜炒　香附子去皮毛炒，各等分

上细末。每服二钱，入盐，米饮调服，或三五钱。须各炒则效。

---

① 愊愊：原作“幅幅”，据《备急千金要方》卷七改。愊，音 bì，烦闷郁结。《后汉书·冯衍列传》载：“心愊意而纷纭。”

又方

当归　高良姜各等分

上为末。每服五钱，水一盏，煎六分，频服。

挝脾汤

干姜　良姜　官桂　陈皮　青皮　草果　缩砂仁　白术各一两　甘草二两

上研细末。入盐沸汤，点服一二钱、三四钱匙，食前。

木香丸《可用》

治虚劳脾胃气冷，不思饮食，或气满刺痛。【虚劳心痛】

木香半两　诃子皮一两　肉豆蔻　麝香各一分

上细末，煮枣肉和丸绿豆大。每服二三十丸，食前温酒服。

【八】心腹痛

《病源论》曰：心腹痛者，由脏腑虚弱，风寒客其间故也。邪气发作，与正气相击，上冲于心则心痛，下攻于腹则腹痛，上下相攻，故心腹绞痛，气不得息。诊其脉，左手寸口人迎手少阴经也沉者，为阴。阴虚者，病苦心腹痛，其脉细小者生，大坚疾者死。心腹痛，脉沉细者生，脉浮大而疾者死。

诃黎勒丸《可用》

治心腹相引痛，大肠不调，水谷难化，少思饮食，四肢羸瘦。

诃子皮　白术　陈皮　神曲　干姜　草豆蔻各二两　当归　槟榔　桂心　附子炮，各一两二分　甘草二分　木香一两

上细末。炼蜜和捣三二百下，丸桐子大。每服三十、五十丸，热酒服，无时候。

治心腹相引胀满痛方私号吴茱萸汤。

吴茱萸　附子　干姜各二两　细辛　人参各一两

上细末，炼蜜丸桐子大。每服十五丸，或二三十丸。热酒服，无时候。

内灸丸《可用》

治久积冷气攻心，腹胀痛，或时吐逆下利，不思饮食。

荜拨　诃子肉　附子　桂心　白茯苓　肉豆蔻　缩砂仁　人参　木香　胡椒各二两　当归二两一分　干姜二两

上细末。炼蜜和捣三二百杵，丸桐子大。每服二三十丸，或五十丸。生姜醋汤，服无时候，日二三服。

私谓：欲快利，加牵牛末二三两。

鸡舌香散同

治心腹卒痛。

丁香二百粒　甘草一两　良姜二两　白芍药四两

上细末。每服二三钱，陈米饮调服。食前，日二三服。

沉香散同

治虚劳心腹痛，小腹胀闷。【虚劳心腹痛】

沉香三两　槟榔　附子　肉桂　陈皮　茴香子各二两　当归　丁香各一两

上细末。每服二三钱，食前温酒服。

高良姜汤同

治冷气不和，心腹疠痛，或时呕逆，不纳饮食。

良姜　桂心　白豆蔻各二两　芎藭　丁香　当归各一两

上㕮咀。每服三四钱，水一盏，煎至六分，无时温服。

五辛宽膈汤同

调顺三焦，升降滞气。治久寒积冷，心腹刺痛，胁肋胀满，呕[①]吐恶心，噫醋吞酸，困倦减食。

丁香　檀香　胡椒　陈皮各半两　缩砂　桔梗各二两　干姜三两半　甘草四两

上细末。每服二钱，入盐一捻，沸汤点服不拘时。

治心腹痛，胀满短气欲绝方。《可用》

吴茱萸　生姜各一两一分　豉一合二两也

上酒二大盏，煎至一盏二分。稍热，分二服，无时。

【九】腹痛

《病源》曰：腹痛者，由腑脏虚，寒客于腹胃募原【背曰俞，前曰募，左右胁曰原也】之间，结聚不散，正气与邪气相击故痛也。腹痛而肠鸣，谓之寒中。是阳气不足，阴气有余者也。其寸口脉沉紧，则腹痛；尺脉紧，脐下痛也。凡腹急痛，此里有病。其脉当沉而细，而反浮大散者，当愈其人；不即愈者，必当死。以是病与脉相交故也。

备急圆《千金》《局方》《外台》《可用》

治腹中膨亭，胸中痞，大便秘结，肠间切痛。

大黄末　干姜末　巴豆去油如常，各三两

上等分，炼蜜和捣数百下，丸桐子大。每服一丸，米饮下。加至三五粒，以快利为度。

红豆蔻丸《可用》

治腹痛体冷，呕沫，不欲饮食。

红豆蔻良姜子也　荜拨　桂心　白术　当归　人参各二分　附子炮，一两　白豆蔻　陈皮　川椒各三分

上细末。炼蜜和捣二三百杵，丸桐子大。不拘时，生姜汤下三十丸，或五七十丸。

桂心散同

治腹痛不止。

桂心三两　蓬莪术一两二分

上细末。每服二三钱，热酒服无时。

青橘皮散同

治腹痛不可忍，汗出不能饮食。

青皮　附子　桂心　良姜　当归各一两　蓬莪术三分

上细末。每一二钱，热酒服无时。

大丁香煮散同

治脾经受冷，胃脘停寒，胸膈痞满，腹胁刺痛，痰逆恶心，恶寒咳嗽，中满，脏腑虚鸣，饮食减少，四肢逆冷。《局方》丁香煮散加胡椒，有十味也。治连年疟病，在《事证方》《究原方》。

丁香　附子　干姜　良姜　红豆蔻　益智仁　青皮　陈皮　甘草各二两

上㕮咀。每服五钱，水一盏半，姜七片，盐一捻，煎至一盏。去滓温服，空心食前。

赐方五香散同【帝敕方也，故云赐】

治积寒攻冲，腹胁疼痛。

木香　沉香　乳香滴　藿香叶　吴茱萸　麝香各一两

上除麝、乳香外，四味[②]为㕮咀。水五升，煮取二升，入二香煎，再沸，分三分服。

私意：四味㕮咀，作四帖。每服一帖，水一盏半，煎至一盏。去滓，入二香各一分，再煎沸，服之不拘时。

---

① 呕：此下原衍一“呕”字，据文义删。

② 味：此下原衍一“外”字，据校本删。

【十】胸胁痛

《病源论》云：胸胁痛者，由胆与肝及肾之支脉虚，风寒气所乘故也。胆肝肾之支脉，皆贯行胸胁，邪气乘于胸胁。若伤其经脉，邪气与正气交击，故令胸胁相引而急痛也。其寸口脉弦而滑，弦则为痛，滑则为实，弦滑相搏，即胸胁抢急痛也。

桃仁丸《可用》

治胸胁气连心疼痛，不可忍。

桃仁　当归　赤芍药　诃子皮　桂心　蓬术各一两　青皮　槟榔各二两

上细末。炼蜜和捣，丸桐子大。每服三十、五十丸，姜汤下无时。

桂心散同

治寒气伤于胸膈，引腹胁疼痛拘急。

桂心一两　诃子皮肉一两半　附子　白术　枳壳　桔梗　木香　赤芍药　槟榔　当归各三分

上㕮咀。每服三钱，水一盏，姜三片，煎六分。不拘时温服。

半夏散同

治胸胁气不利，腹胀急痛。

半夏一两　桂心　槟榔

上㕮咀。每服三钱，水一中盏，姜三片，煎至六分。去滓温服，不拘时。

【十一】胁痛

森立夫曰：愚谓胁之上，谓之胁肋；胁之下，谓之胠胁。肋属肝胆，胠属肝肾。在上痛，因伤肝气，在下痛连肾气。伤肝则散怒缓气，连肾兼补药为善。

桂枝散同

治因惊伤肝胁，骨里疼痛不已。

枳壳小者，四两　桂枝二两，卷桂也

上末。每服二三钱，姜枣汤调下。

枳实散同

治男女两胁疼痛。

枳实二两　白芍药　雀脑芎小芎藭也　人参各二两

上末。每服三钱，姜枣汤，食前，日二三服，温酒服亦佳。

贾平章病胁痛，服《局方》三建汤，未验。梦一僧来治之，翌日果有僧献方，服之即效方

山茱萸　茴香　玄胡索各等分

上研为末。抄二三钱匕，入盐少许，温酒调下，食前。

私云：《局方》气篇顺气木香散、隔气散、沉香降气汤、九气汤、透膈汤、红圆子等，皆主胁肋刺痛，并宜服之。

【十二】小腹痛附痃气。脐下谓之小腹。

森立夫曰：愚谓少腹痛者，腹之下近于阴作痛也。其痛有二说，是处为下部膀胱小肠之处，冲任二脉所起之地。若人禀赋厚实，肾脏无损，则阳气温和，寒冷不能侵之；如人性弱气薄，寒邪易于伤中，则腹引阴而痛，谓之肓肠气，即世所谓小肠气也。若小腹左右有一条之形，柱胀作痛，谓之痃。其痃直柱上下，则名竖痃；横于小腹之下，则名横痃。

三增茴香圆《可用方》第十三

在此《万安方》第二十六卷，是唐仲举方云云。

森立夫云：此药温导阳气，渐退阴邪，补虚消疝，暖养肾经，能使复元，应小肠气、疝寒之疾。久

新病不过三料。

星斗丸一名夺命丹

治远年日近小肠疝气，偏坠搐疼，脐下撮痛，以致闷乱及外肾肿硬，日渐滋长，阴间湿痒，抓之成疮，悉能主之。

在此《万安方》第二十六卷。

治小肠气，一服立愈。

黑牵牛末　青皮　良姜各一两一分　茴香各一两一分　玄胡索二两一分

上细末。生姜自然汁煮稀面糊，丸桐子大，辰砂为衣。每服三十、五十、七八十丸。烧绵灰，浸酒下，无时。

蘹香子散《可用》

治盲肠气，小腹连阴疼痛。

蘹香子　苦楝根　槟榔各二两　木香　青皮各一两

上细末。每服三钱，水一盏，生姜三片，煎至八分。服无时。

茴香丸同

治膀胱经寒湿成疝年深，及一切小肠虚冷之疾。

茴香一斤　生姜二斤，细碎，拌茴香，淹一宿取出，日中干，炒　盐六两，雪白食盐

上先二药焙末，次入盐和匀，酒糊丸桐子大。每服五十、七十丸，或百丸。空心，晚食前，温酒盐汤任下。

桃仁散《可用》

治痃气急痛，不能饮食。

桃仁　当归　川乌头　木香各二两　吴茱萸二分

上细末，软饭为丸桐子大。每服十二丸，或三五十丸，橘皮汤服无时。

私云：若秘结，加牵牛子末二三两。又一方，作㕮咀煎服。

【十三】疝气痛

《病源论》曰：诸疝者，由阴气积于内，复为寒气所加，故使荣卫不调，血气虚弱，故风冷入其腹内而成疝也。疝者，痛也。或小便痛，不得大小便；或手足逆冷，绕脐痛，白汗出；或冷气逆上，抢心腹令心痛；或里急而腹痛。此诸候非一，故云诸疝也。脉弦紧者，疝也。又云：七疝者，厥疝、癥疝、寒疝、气疝、盘疝、胕疝、狼疝。心痛足冷，饮食吐逆不下，名曰厥疝；腹中气作满，心下尽痛，气结如辟，名曰癥疝；因寒饮食，即胁下腹中尽痛，名寒疝；腹中乍痛乍满，名曰气疝；腹中痛，在脐旁，名曰盘疝；腹中痛，在脐下有积聚，名曰胕疝；小肠与阴相引而大便难，名曰狼疝。皆由气血虚弱，饮食寒温不调之所致也。

草豆蔻丸《可用》

治七疝四肢寒冷，脐下㽲痛，不欲食。

草豆蔻　厚朴　附子　茴香　白术　桂心　干姜　青皮　芎藭　木香　川乌头　吴茱萸等分

上细末，炼蜜丸桐子大。每服三十丸、五十丸，温酒服，食前。

文仲《小品①》**七疝丸**《可用》

主暴心腹厥逆，不得气息，痛达背膂，名曰尸疝；心下坚痛，不可手近，名曰石疝；脐下坚痛，得寒饮食则剧，名曰寒疝；胁下坚痛大如手，而痛时出；若不痛不见，名曰盘疝；脐下结痛，女子月事不时，名曰血疝；小腹胀满，引膀胱急痛，名曰脉疝。悉主之。

椒二两　桔梗　芍药　干姜　厚朴　细辛　附子各一两　乌头二分

---

① 小品：原作“小器”，据校本改。

上细末，蜜丸。每服五丸、十丸，或二三十丸。温酒服，如大豆大。

椒附散同

治寒疝心腹如刺，不下饮食，白汗出，气欲绝。

川椒　干姜各一两　附子　槟榔　白术　青皮各二两

上㕮咀。每服三钱，水一中盏，姜三片，枣三枚，煎六分。稍热，服无时。

治寒疝心痛，四肢逆冷，全不欲食。

良姜　当归　桂心各等分

上细末。不计时，热酒调下二三钱服，日夜数服。

桂心汤同

治寒疝气来往，冲心腹痛。《集验方》

桂心四两　生姜三两　吴茱萸二两

上切。以酒一大升，煎水三合，分温三服，如人行六七里一服。

牡丹丸同

治心疝心腹痛。

牡丹皮　桂心　川乌头　木香　吴茱萸　槟榔各等分

上细末，炼蜜丸绿豆大。每服十丸、二十、三十丸。温酒服，日夜五服。

【十四】阴肿痛

《病源论》云：疝者，痛也。众筋会于阴器，邪客于厥阴、少阴之经，与冷气相搏，则阴痛肿而挛缩。

森立夫云：愚谓阴器为肾之外候，肝之宗筋系焉。寒气侵袭，则伤肝肾之经，致阴卵肿胀而作疼痛。有偏肿，有俱肿，有俱肿而不痛，有痛而不肿者，皆是经络虚而寒气侵之所致。

治阴痛不可忍方。

苦楝子三两　附子　硇砂以酒熬成膏，各一两

上细末，以硇砂膏和丸绿豆大。每服五丸、七丸，或十、二十丸，温酒服。

又方同

吴茱萸二两　槟榔　茴香各一两

上细末，醋煮面糊丸桐子大。不拘时，每服十丸，或二三十丸，温酒服。

治虚劳阴肿冷疼同。

取椒新好者，炒热之，布于绵令厚，以裹肿处。须热气大通即效，日再易之。

【十五】骨间痛肉痛附

《病源》云：肝主筋而藏血，肾主骨而主髓，虚劳损血耗髓，故伤筋骨。

森立夫云：愚谓骨属肾，藉髓血以相养。若髓虚，则骨燥而痛；若寒气因虚而入深，亦令痛。

《千金》疗骨髓中疼方同。

芍药一斤　生地黄五斤　虎骨四斤

上切，酒渍三宿，暴干，复入酒，酒尽为度，干焙细末。每服方寸匕，酒服。

治骨实苦酸疼烦热方同。

葛根汁　生地黄汁　赤蜜各一升　麦门冬汁五合

上相和，微火煎之三四沸，分三服。

薏苡仁散《可用》

治湿伤肾，肾不养肝，肝自生风，湿流注四肢筋骨，或入左肩颙，肌肉疼痛，渐入左中指。

薏苡仁二两二分　当归　小川芎　干姜　甘草　桂心　川芎　防风　茵芋无则用天麻若骨碎补　人参　羌活

白术　麻黄　独活各一两一分

上细末。每服三四钱，空心，温酒服，日三服，临卧更服。

前胡建中汤《可用》

主大劳虚劣，寒热呕逆，下焦虚热，小便赤痛，客热上熏，头痛目赤，骨肉痛及口干。

前胡三两　芍药　当归　茯苓　桂心各四两　生姜　人参　半夏　黄耆各六两　甘草一两　白饴六两

上㕮咀，水一斗二升，煮取四升，入白饴，分为四服。

私意：㕮咀，每服五钱重，水二盏，煎至一盏，去滓。后入饴一匙，再三煎沸服，日夜三四服。

【十六】手臂痛四肢痛附

森立夫云：愚谓手臂痛有三说：一曰心血虚，少阴经脉流行，涩而不畅，则手足酸疼无力是也；一曰太阴脉之经、阳明大肠经，自胸中出腋循臂，若痰饮气结，二经之气不宣，则手臂疼痛，或着一边，或臂间有一点痛是也；一曰经络流转，气道运行之间，腠理开时，忽为风吹，及失盖覆，为冷气搏之，则手臂疼痛而重，或麻木是也。此外更有闪肭【闪】疼痛，于骨解间不利，曾动作举重伤之也。

茯苓丸《可用》

治臂痛不能举时，复转移一臂，由中脘伏痰，脾气滞而不行，其脉沉细。

茯苓二两　半夏四两　枳实一两　朴消二分

上细末，生姜汁煮面糊丸桐子大。每三十、五十丸，生姜汤服，食后。

五痹汤同

治风痰饮攻作，臂膊疼痛。

姜黄四两　白术三两　甘草生　羌活生，各二两

上㕮咀。每服五大钱，水二盏，生姜十片，煎七分。去滓温服，日二三服。

十味剉散同

治臂痛连筋及骨，举动艰难。此药亦补心益血，养筋生力。

当归　黄耆各二两　白术　芎藭　防风各一两二分　肉桂一两　白芍药二两　附子三两　白茯苓　熟干地黄酒浸，熬，各七钱半。私云：皆是十钱为一两

上㕮咀。每服四钱，水一盏，生姜七片，枣二个，煎七分。通口服，食后临睡，日三服。须温覆厚衣避寒。

黄耆散同

治风劳脏腑气虚，体瘦无力，不思饮食，四肢疼痛。

黄芪　续断　茯神　防风各二两　枳壳　沉香　五味子　人参　附子各一两二分　羌活　芎藭　桂心　当归　甘草各一两

上㕮咀。每服三钱，水一中盏，生姜三片，煎至六分，食前温服。

黄耆汤同

治里虚手足烦疼，羸瘦困乏，两胁里急，不欲饮食。

黄芪　麦门冬各二两　白术　陈皮　白茯苓　白芍药　人参　桂心　当归　牛膝各一两二分

上㕮咀。每服四钱，水一中盏，生姜三片，枣二枚，煎六分，温服无时。

【十七】肩背痛身疼附

森立夫云：愚谓肩背痛者，属二经。手太阳小肠经，上肩颙，绕肩解；足太阳膀胱经，循肩髆，挟脊背。二经之气相通，若逆而不顺，或外感寒邪，或劳伤，以致二经之虚，皆足使痛。其酸痛为虚，重痛为寒，刺痛为气逆也。

苍术　麻黄　枳壳　枳梗　陈皮各二两　芍药　白芷　川芎　当归　甘草　肉桂　半夏　茯苓各一两　干姜　厚朴各二分

上粗末。每服三钱，水一盏半，姜三片，煎八分，稍热服。或加麝香少许，临熟入。

沉香散同

治风劳气攻，四肢拘急，背膊常疼，肌体痿弱，不欲饮食。

沉香　石斛　黄芪　桂心　白茯苓　白术　天门冬　白芍药　当归　羌活　附子　防风　陈皮各二两　甘草一两　熟干地黄四两

上㕮咀。每服三四钱，水一中盏，姜三片，煎至六分，无时温服。

真武汤同

治肩项酸疼，两肩欲脱，背痛痛不能伸，短气，惙惙虚弱。

白术　白茯苓　白芍药各三两　附子三枚

上㕮咀。每服三四钱①，水一盏半，生姜五片，枣二枚，煎六分服。若自汗，大便泻利者，可加干姜半两，名固阳汤。

《古今录验》**九江太守独活散**

疗风眩厥逆，身体疼痛，百节不随，目眩心乱，发作无常。

独活一两　白术三两　防风二两　细辛　人参　干姜各一两　天雄炮去皮尖　桂心各一分　栝楼一两二分

上细末。每旦以清酒服半方寸匙，日再服。忌桃李、雀肉、猪肉、冷水②、生葱、茶。

人参散同

治虚劳羸瘦，身体疼痛，不欲饮食。

人参　赤茯苓　柴胡　鳖甲　陈皮　赤芍药　芎藭　白术　地骨皮各一两二分　木香　枳壳　甘草各一两

上㕮咀。每服四钱，水一中盏，生姜三片，煎至六分。不拘时，温服。忌苋菜。

黄芪散同

治虚劳少力，身体疼痛，不欲饮食。

黄芪　柴胡　白术　熟地黄各二两　陈皮　当归各一两二分　桂心　甘草　赤芍药各一两

上㕮咀。每服四钱，水一中盏，姜三片，枣三枚，煎至六分，食前温服。

【十八】腰痛

《病源论》曰：肾主腰脚，而三阴三阳十二经、奇经八脉，皆贯于肾，络于腰脊。或劳损于肾，则动伤经络。又为风冷所侵，血气击搏，故腰痛也。阳病者，不能俯；阴病者，不能仰；阴阳俱受邪气者，故令腰痛而不能俯仰也。

《千金》论曰：腰痛有五：一曰少阴，少阴肾也，十月万物阳气皆衰，是以腰痛；二曰痹腰，风寒着腰，是以腰痛；三曰肾虚，役用【女事房劳也】伤肾，是以腰痛；四曰臂腰，坠堕伤腰，是以腰痛；五曰取寒眠地，地气所伤，是以腰痛，痛不止，牵引腰脊痛。

牛膝散《可用》

治五种腰痛，下焦风冷，腰脚无力。

牛膝　山茱萸各四两　桂心二两一分

上细末。每服三钱，食前，温酒服。

杜仲酒同

治五种腰痛。

防风四两　杜仲　川萆薢　五加皮　续断　石斛　川乌头各三两　羌活　天雄炮去皮　山椒　桂心　芎藭　地骨皮　秦艽　桔梗　细辛各二两　栝蒌根　干姜各一两二分　甘草一两

① 钱：原脱，据文义补。
② 冷水：原作“苓水”，据校本改。

上细剉，生绢袋盛，用好酒二斗浸，密封，经五宿后开。食前，暖一盏饮。

萆薢酒《可用方》

治五种腰痛，连脚膝筋脉拘急酸疼。

萆薢　牛膝各六两　杜仲　狗脊　羌活　桂心　桑寄生各四两　附子二两

上细剉，用生绢袋盛，酒二斗浸，密封，七日后开。食前，暖一中盏服。

附子散同

治腰痛强直，不能俯仰，及筋脉拘急。

附子　当归各三两　防风四两　延胡索　杜仲　羌活各二两　桂心一两　牛膝一两二分

上㕮咀。每服四钱，水一中盏，生姜三片，煎至六分。食前温服。

威灵仙散同

治久患腰疼痛不瘥。

威灵仙　牵牛子各二两　陈皮　羌活　厚朴各一两　吴茱萸二分

上细末。每服三钱，食前温酒服，得微利即效。

《小品方》肾虚腰痛。

牡丹二两　萆薢　白术　桂心各三两

上细末，酒调方寸服。

《集验方》疗卒腰痛**杜仲酒**

杜仲　丹参各八两　川芎五两　桂心四两　细辛二两

上切，酒一斗，浸五宿，随多少饮之。

趁痛丸《可用》

治臂腰痛，不能转侧，气滞脉沉。

附子五两，切块　牵牛末一两

上二味同炒，令牵牛焦黄色，去牵牛，以附子为末，滴醋【滴醋】和丸桐子大。每服三十粒或五十粒，盐汤服。

附子散同

治臂腰肿痛，转侧不得。

附子二两　羌活二分

上细末。分为二服，空腹，用冷茶调服。良久，觉腰中暖为效。

《外台方》云：肾主腰脚，肾经虚则受风寒，内有积水，风水相搏，浸淫于肾，肾气内着，不能相通，故令腰痛。其病之状，身重腰冷，腹重如带五千钱，状如坐水中，形状如水，不渴，小便自利，饮食如故。久久变为水病，肾湿故也。

肾着汤《千金》《外台》

治肾腰疼痛。

甘草二两　干姜三两　茯苓　白术各四两

上㕮咀。水五升，煮取三升，分三服，腰中即温。《古今录验》名甘草汤。

《三因方》**肾著汤**

治肾虚伤湿，停着为病，身重腰冷，如水洗状，不渴，小便自利，食饮如故，腰以下冷痛，重如带五钱千。

干姜炮　茯苓各四两　甘草炙　白术各二两

上剉散。每服四大钱，水一盏半，煎七分，空腹冷服。治体虚自汗，甚效。一方茯苓、白术各四两，干姜、甘草各二两云云。

【**木瓜牛膝圆**《究原》二

治风寒湿痹攻注腰痛，或注破生疮，遍身麻木，行步艰辛，肝肾风虚，上攻下注，干湿脚气，脚重脚弱，不能久立，五肿疼，风水浮肿等疾，常服调益气血，坚筋骨，祛诸风，定痛散湿。

杜仲二两　全蝎二分　续断　牛膝　防风　白术　兔丝子　狗脊　附子炮，各一两　干木瓜二两

上末。以盐一两半，好酒二盏泡，煮薄面糊为丸，如桐子大。每服五十、七十丸，木瓜酒、荆芥酒空心服。酒看药末多少用。

百灵散《究原方》七

治丈夫、妇人腰痛不可忍。

玄胡索炒　当归　肉桂

上等分，细末。每服三四钱，温酒或盐汤调下，食前。】

立安圆《三因方》

治五种腰痛。常服补肾，强腰脚，治脚气。

破故纸生　续断　木瓜　牛膝酒浸　杜仲去粗皮，剉，姜汁制，炒断丝，各二两二分　萆薢五两

上为细末，炼蜜丸如梧子大。每服五十丸、六十、七十丸，盐汤或盐酒，任日夜三四服。

肾着散《可用》

治一切腰脚疾。

桂心　杜仲各三两　白术　茯苓各四两　甘草　泽泻　牛膝　干姜各二两

上㕮咀。每服三方寸匙，酒一升，煮五六沸顿服。

白术散《可用》

治腰痛阴阴然，以热物着痛处即少宽。此由久处卑湿，复为风邪所伤，于足太阳之经血气相搏击也。

白术四两　芍药六两　官桂三两　附子一两

上细末，每三四钱，温酒调下。

桂心散同

治肾着腰痛，腿膝不利。

桂心　杜仲各三两　白术　赤茯苓各二两　甘草　泽泻　牛膝　干姜各二两

上㕮咀。每服四钱，水一盏，煎六分。食前温服。

牛膝散同

治肾着腰痛及膀胱有积滞冷气，水液不下，腰膝不利。

牛膝一两二分　槟榔四两　桂心　牡丹皮各一两

上㕮咀。每服四钱，水一盏，煎六分。次入酒二合，更煎两沸，食前服。

又方

萆薢　附子　桂心　泽泻各三两　牡丹皮　木香各二两

上细末。每服三四钱匕，温酒调服，食前。

独活寄生汤

治腰脊痛。腰脊痛者，皆由肾气虚弱，卧冷湿地，当风所得，不时速治，喜流入脚膝，为偏枯冷痹，缓弱疼重，或脚痛挛，脚重痹。

独活三两　杜仲　牛膝　细辛　秦艽　茯苓　桂心　防风　芎藭　人参　甘草　当归　芍药　熟干地黄各二两　寄生二两

上㕮咀。水三斗，煮取三升，分三服，温身勿冷。《古今录验方》无寄生，用续断。若喜虚下利者，除干地黄。又服汤讫，取蒴藋火燎，厚铺席上及热眠上，冷复燎之。冬月取根，春取茎，夏秋取叶熬，卧之。余薄熨不及此也。诸处风湿，亦用此法。新产之后，患腹痛不得转动，及腰脚挛痛，不得屈伸，痹弱者，宜用此方，除风消血也。《肘后方》有附子一枚大者，无寄生、人参、甘草、当归。

私曰：㕮咀。每服五钱，水一盏半，煎至一盏。去滓温服，日三服，夜一服。

巴戟丸《可用》

治风冷腰膝疼痛，行步不得。

巴戟　羌活　桂心　五加皮　干姜　附子各三两　杜仲　牛膝各六两

上细末。炼蜜和杵三二百下，丸如桐子大。食前，温酒服三十、五十丸。

牵牛丸同

治冷气流注，腰疼不能俯仰。

玄胡索　破故纸各四两　黑牵牛末，六两

上细末。煨大蒜碾烂，搜丸如桐子大。每服三十丸，葱须，盐泡汤服下，食前。

《千金论》曰《可用方》十三：腰痛有五：一曰少阴肾也，十月万物阳气皆衰，是以腰痛；二曰痹腰，风寒着腰，是以腰痛；三曰肾虚，役用【女事房劳也】伤肾，是以腰痛；四曰臂腰，坠堕伤腰，是以腰痛；五曰取寒眠地，地气所伤，是以腰痛，痛不止，牵引腰脊痛。

青娥圆《局》

治肾气弱，风冷乘之，或血气相搏，腰脚如折，起坐艰难，俯仰不利，转侧不能，或因劳役【房劳】过度，伤于肾经，或处卑湿，地气伤腰，或坠堕伤损，或风寒客搏，或气滞不散，皆令腰痛，或腰间似有物重坠，起坐艰辛者，悉能治之。

胡桃肉三十个，不可去膜。私云：日本胡桃则太小，用九十个、百个准三十个　破故纸酒浸，炒，八两　蒜熬，研成膏，四两　杜仲姜汁炒，十六两

上末，蒜膏为丸梧子大。每服五十丸，空心温酒服。妇人，淡醋汤下。无效，可加服七十丸、百丸，日夜三四服。常服壮筋骨，活血，服乌髭鬓，益颜色。

《简易方》十一卷云：魏将使青娥圆是也，彼进青娥圆序曰：舶上破故纸，番人呼为补骨脂，亦名婆固脂也。温精髓，补劳伤。夜卧自泄【精泄也】，腹冷洞泄【泄泻利】，脚软腰疼，饮食少味，行步无力。能补五脏，去百病，益肌肤，壮筋骨，活血驻颜，乌髭黑发。予【魏将使】年过八十，出官南海，忽忽不乐，况越俗卑湿，寒燥不常，痛伤内外，阳道痿绝，钟乳、硫黄，一二十方皆不效。有舟人李蒲诃来，授予此方。服之七日，力强气壮，阳道微动，半月以来，意充力足，目明心悦。神功不可具述，故录以传。元和十三年二月十日，岭南节度使郑佃序。彼云：破故纸八两，胡桃肉四两，研烂如泥。

上以炼蜜圆梧子大。每三十丸，温酒盐汤任下。空心临卧，渐加至五七十丸。或研如泥和蜜，瓷器内盛。以熟水或酒调服，便以饭【食】压药为妙。一方加杜仲四两，切，麸炒，治肾虚腰疼，秘精益阳，老者服之还童，少年服之行步如飞。

青娥圆《局》

治证全同前。

杜仲去粗，剉，麸炒黄色，去麸，乘热略杵碎，又用酒洒匀，再炒　补骨脂石器内同胡麻炒熟，各六两　胡桃肉日本九十个，研如泥

上细研，以酒面糊为丸梧子大。每服三五十丸，温酒或盐汤服，空心食前。

《杨仁斋直指方》云：治肾虚腰痛，用调气散，食前服青娥圆。又中风腰痛，用小续命汤加桃仁炒去皮尖同煎，可服青娥圆。【用调气散服青娥圆。中风腰疼，用小续命汤服之。】

补髓青娥圆《魏氏家藏方》

治腰疼。

破故纸酒浸一宿，同胡麻炒令香，去胡麻　菟丝子酒炒，末，各四两　韭子炒　胡桃肉各五两

上先将前三味，同细末炼蜜，与胡桃肉同搜和丸梧子大。每服三五十丸，空心食前，盐汤、温酒服。

神仙青娥圆《魏氏》

治一切腰痛。胡应诚传

肉苁蓉无则代五味子　牛膝　萆薢各二两　山椒去目　山茱萸　茴香各一两

先此六味，用好酒浸，春夏三日，秋冬六日，漉出焙干。

川楝子破作四片，以麸炒，三两　破故纸麸炒，四两　胡芦巴麸炒　白茯苓各二两　附子一个，七钱重者，炮去皮

上细末。用前浸药酒者，煮面糊为丸梧子大。每服三五十丸，或七十丸，空心，盐汤下。常服延年

不老乌髭。

治口齿，活血驻颜，大壮筋骨，补虚损，并治一切虚劳，如干湿脚[①]气，以木瓜酒下。

妇人诸疾血气，煎艾醋汤，下一切小肠气，膀胱疝气并主之。

私谓：青娥圆，通治五种腰痛之良方也。男子腰痛，用十全饮服之；或膀胱疝气，用番葱散服之；妇人腰痛，用四物汤服之；又男子脚气腰痛，用苏子降气汤服之。并有神验。

独活散同

治冷滞风气攻刺，腰胯疼痛。

独活　附子各二两　牛膝四两　芎藭　桂心　赤芍药　当归各一两二分　桃仁一两

上㕮咀。每服四钱，水一中盏，生姜三片，煎至六分。食前温服。

石斛浸酒同

治风湿腰痛，开利关节，坚筋骨，令强健光泽。

石斛　杜仲　丹参　生干地黄各半斤　牛膝一斤

上细剉，用绢袋盛，好酒三斗，瓷盛密封，渍七日。食前，温一小盏服。

牛膝酒《三因方》

唐筠州刺史王绍颜《传信方》云：顷年，予在姑苏，得腰痛不可忍。医以肾伤风毒攻刺，此方即制一剂，服之便减五分，步履渐轻。

牛膝　川芎　羌活　地骨皮　五加皮　薏苡仁各二两　甘草　生干地黄廿两　海桐皮四两

上为剉散。帛裹，入无灰酒二斗浸，冬二七日，夏月分旋浸三五宿。每服一杯，日三四杯，令酒气不绝佳。一法入杜仲二两，炒丝断入。

杜仲酒《三因》

治风冷伤肾，腰痛不能屈伸，并补肾虚。

杜仲一斤，切，姜汁制，炒去丝断

上用无灰酒三升，浸十日。每服二三合，日四五服。一方末，温酒服一二钱，空心。私云：三五剂服，良。

鹿角圆《三因》

治肾虚伤冷，冷气入肾，其痛如掣。

鹿角屑五两，醋炙　附子炮，五两　桂心二两二分

上末，酒糊圆如梧子大。每服二十丸、三十丸，盐酒服，空心食前。

安肾圆《三因》

治肾虚腰痛，阳事不举，膝骨痛，耳鸣口干，面色黧黑，耳轮焦枯。

补骨脂炒　葫芦芭炒　川楝子炒　续断炒，各六两　桃仁麸炒，去皮尖　杏仁同上　山药炒　茯苓各四两

上为细末，蜜丸梧子大。每服五十丸，或七八十丸。盐汤，空心，食前服。

青娥圆《局方》《三因》

治肾虚腰痛，阳事不举，腰腿重痛，并治风湿脚气，常服壮筋补虚，填精益髓。

杜仲一斤，炒　生姜十两，切炒　破故纸一斤，炒

上为末。用胡桃肉一百二十个，汤浸去皮，研成膏，入少熟蜜，圆如梧子大。每服五十圆，盐酒、盐汤任下，食前服。

神应圆《三因》

治肾经不足，风冷乘之，前腰痛如折，或引背膂，俯仰不利，转侧亦难，或役用过度，劳伤于肾，或寝卧冷湿，地气伤腰，或坠堕伤损，并宜服之。【伤损】

威灵仙四两　桂心　当归各二两

---

① 脚：此下原衍一“脚”字，据校本删。

上末。以酒煮糊圆，如梧子大。每服五十、七十丸，煎茴香汤，或炒茴香酒服，食前。妇人煎桂心汤服。有孕妇人，不得服。一方添破故纸、桃仁、地肤子等分。

熟大黄汤《三因》

治坠堕闪肭，腰痛不能屈伸。

大黄切，如豆大　生姜各一两一分

上同炒令焦黄，以水一大盏浸一宿，五更去滓顿服。天明所下如鸡肝者，即恶物出。

桃仁酒《三因》

治肾虚风劳所伤，毒肿掣痛，牵引小腹连腰痛。

桃仁麸炒，去皮尖，不计多少

上一味，研细。每服四五钱匕，热酒调服，即汗出愈。

渗湿汤《局方》

治寒湿处或因雨所袭，或因汗出，衣衾冷湿，久久得之，腰下重疼，两脚疼痛，腿膝或肿或不肿，小便利，反不渴，悉能主之。在《局方》伤寒篇。

苍术　白术　甘草炙，各二两　茯苓　干姜各四两　橘红　丁香各二分

上㕮咀。每服四钱，水盏半，枣三个，姜七片，煎七分。食前温服。

【十九】腰脚痛

森立夫云：愚谓足少阴肾之经也，主于腰脚而荣于骨足；厥阴肝之经也，内藏于血而主于筋。若二脏俱虚，为风邪所乘，搏于经络，流于筋骨，故令腰脚疼痛挛急，不得屈伸及腿膝冷麻也。

牛膝丸《可用》

治腰脚疼痛挛急，不得屈伸及腿膝冷麻。

牛膝三两　石斛　狗脊　桂心　川椒　附子　干姜各一两二分

上细末。炼蜜捣三二百下，丸桐子大。每服三十丸、五十丸。食前温酒，日夜三四服。私：欲快利，则加牵牛子末三四两。

杜仲丸同

治虚劳损，腰脚疼痛少力。

杜仲　牛膝各三两　桂心　熟干地黄　白茯苓　枳壳　羌活各二两　菟丝子二两　远志去心，一两二分

上细末。炼蜜和杵三二百下，丸桐子大。每服三十、五十、七八十丸。温酒服，食前空心。

山茱萸散同

治虚劳，下焦寒冷，腰脚疼痛无力。

山茱萸　桂心各二两　牛膝四两

上细末。每服三四钱，温酒调下，空心食前。

威灵仙散同

治腰脚疼痛，经年不瘥。

威灵仙三两，若无则合甘草、栀子代用之　牵牛子末　槟榔　木香各二两　陈皮一两　吴茱萸一两二分

上细末。每三钱，或四五钱匕，温酒服之。泻下恶物，日中夜半弥佳。

补骨脂散同

治寒湿气滞，脚膝肿满，腰腿疼痛，行步艰难。

破故纸四两　黑牵牛头末二两

上细末，和匀。每服三四钱，橘皮汤服。以快利为度，昼夜服之。

治腰脚冷痛不可忍方同，私名附桂汤。

附子一枚，炮，末。私云：重七钱重　桂心末　补骨脂末，各一分

上水一大盏，煎至半盏，和渣，空心服。服后垂所患脚良久，以候药力。

私云：如此合和，一服，或隔日，或隔二三日。常服令药气行流。

养肾散同

神效。

苍术一两，十钱重　全蝎二分，五钱重　天麻　草乌头生用，各三钱重。凡可用唐物，不可用和物　黑附子炮，二钱重

上细末，拌匀。肾气膀胱疝癞，用豆淋酒调服一二大钱，能除腰脚痛①，筋骨疼痛，其效如神。药气所致，疼痛麻痹，少时随药散除疾气，顿愈。如是骨髓中疼痛，胡桃酒服下。

治腰脚冷痹风，肢节疼痛，可思饮食方，私号牛膝汤。

牛膝二两　白茯苓　川乌头　附子各一两　桂心　防风　人参　羌活各三分　当归　白术　芎藭各半两　甘草一分

上㕮咀。每服三四钱，水一中盏，生姜三斤，枣三枚，煎六分。去滓，温服无时，四五剂可服。

治腰脚冷痹缓弱，行举不行方同。

萆薢四两　杜仲二两　桂心一两二分

上细末。食前，温酒服三四钱。私号萆薢散。

独活散同

治肾气虚衰，腰脚冷痹，风麻不仁。

独活　熟干地黄各一两二分　附子　杜仲　侧子四钱已下重也②　牛膝　桂心各二两　当归　细辛　防风　白茯苓　白芍药各一两

上㕮咀。每服三四钱，水一盏半，姜五片，煎至一盏。去滓，食前温服。

牛膝浸酒同

治腰脚疼痛，不任行李。

牛膝　萆薢　虎胫骨各六两　羌活五两　附子　当归　防风　桂心各四两

上细剉。用生绢袋盛，酒二斗，于瓷瓶中浸，密封七日。食前一小盏温暖服，日夜二三服。

蛇床子浸浴同

治腰脚酸痛，筋脉挛急。【淋浴方】

蛇床子　细辛　牛膝　桂心　吴茱萸　白蒺藜　厚朴　香附子　麻黄　芎藭　川椒各三两　白附子　白僵蚕　天麻各一两二分

上粗末。每使醋浆水【米泔水经三五宿】二斗，药五十钱重，煎十余沸后，看冷温，盆中坐浴，浸疼处。

治腰脚拘挛方。【浴浸方】

皂荚一斤，长一尺者，无虫蛀者，打碎，生用　椒八两

上粗末。水五斗，煎至四斗。看冷暖于盆中坐浸至脐以来，冷即添暖，或再三煎暖。如汤少，更依此方，分两处作。每日浸之，经三日止。每浸后，以衣覆出汗，切避风冷。

【二十】腰膝脚痛膝冷附

森立夫云：愚谓此三者，皆隶于下部足三阴之经循行注流之处。若下部虚弱，风寒湿三气入之则作痛也。

活血应痛圆《可用方》

治风湿客于肾经，血脉凝滞，腰腿重疼，不能转侧，皮肤不仁，遍身麻木。上攻头面虚肿，耳内常鸣；下注脚膝，重痛少力，行步艰难。亦治项背拘挛，不得舒畅。常服活血脉，壮筋骨，使气脉宣流。

苍术六两　香附子七两二分　威灵仙　草乌头一两二分　陈皮五两二分　狗脊四两

上为末，用酒糊丸桐子大。每服十五粒至二十粒，或三十、五十丸。温酒服，或熟水服，不拘时久

① 脚痛：原作“痛脚”，据校本乙转。

② 也：此下原衍“附子”2字，据校本删。

服。忌桃李、雀鸽、诸血物。《局方》有没药一两二分。

狗脊丸同

轻身，利脚膝。

狗脊　萆薢　菟丝子各五两

上细末，炼蜜和丸桐子大。空心及晚食前三十丸，或五十、七十丸，以牛膝浸酒二七日，取此酒服下。凡服经年之后，行及奔马，久立不倦。【治毒气流入，脚膝行立不得。】

海桐皮　五加皮　独活　防风　枳壳　杜仲各二两，或本一两云云　牛膝　薏苡仁各一大两　生地黄切，大五合

上细剉，用绵裹。以无灰酒二斗，春夏浸七日，秋冬浸二七日。每日空腹时温一大盏，日可三四度服之。常令酒气醺醺不绝，重者不过两剂即瘥。忌生冷蒜等。如盛热时恐坏，且浸一两。江南多有此疾，号为软脚。博陵崔公信，居吴兴凡半岁，百药不效。医人朱仲邕处此方服之。公信云：其疾状如蛇数条奔走，自足而出。后传之皆效。

鹭鸶藤散同

淋渫腿疼痛。【淋渫法】

鹭鸶藤忍冬草也　苏枋木各等分

上㕮咀，入定粉少许。每用一两，水□碗，煎数沸，乘热先熏，候通手洗淋。但是脚膝有患，须用此方淋渫，其功比圣。定粉者，胡粉也。

又方【淋渫】

蔓荆子　荆芥　防风　蛇床子　晋矾石　地骨皮各十二两

上水二斗，药十两，豌豆一升，赤皮葱十茎，连须，煎豌豆熟为度。卧时淋渫后，以衣盖之。凡脚膝有患，未须便用药贴，恐逼入毒气，藏伏脏腑，或先微利，后服疏通风气药，令驱逐风毒，自疮口出。经旬，方用此方淋渫。

附子丸同

治虚劳膝冷。

附子半斤，逐日以新汲水浸，日一度换水，浸取七日，去黑皮，薄切，暴干为末　石斛　肉苁蓉　补骨脂各四两

上为细末。炼蜜和杵千下，丸桐子大。食前，温酒下三十、五十丸。

黄耆浸酒同

治虚劳膝冷。

黄耆　桂心　白茯苓　石楠叶　山茱萸　附子各二两二分　萆薢　防风　杜仲各三两三分　牛膝　石斛　肉苁蓉各五两

上细剉，生娟袋盛。用酒二斗，瓷瓶中渍三日后，食前暖一盏服。

虎骨酒《杨氏家藏》《外台》《可用方》等

治诸风五痹，手足无力，步履艰难，腿膝缓弱，骨节疼痛。久服补肝经，养水脏，畅气血，通行荣卫，补虚排邪，大益真气。

虎胫骨　附子　川乌头各三两三分　当归　川芎　羌活　赤芍药　独活　杜仲　萆薢　白术　防风　肉苁蓉　牛膝　狗脊　黄耆　肉桂　白茯苓　白蒺藜　人参　天麻　续断各二两二分

上剉如麻豆大，以生绢袋子盛。用无灰酒二斗浸，密封瓶口，夏三、春五、秋七、冬十日。每服一盏，汤荡温，空心，食前临卧饮。饮尽酒，其滓焙干，捣为细末。每服二大钱，热酒服①。

治腰膝不随，两脚挛肿方《可用方》第二、《千金方》第七。

【淋洗方】

蜀椒四升

---

① 热酒服：此下原有错叶，据校本调顺。

以水四斗，煮取二斗五升。瓮盛，下着火暖之。悬板为桥，去汤三寸许，以脚踏板柱坐，以绵絮实塞，勿令泄气。若瘦，则出入以粉摩之。食久，更入瓮。常令瓮下火不绝，勿使汤冷。如此消息，不过七日得伸展，并肿亦消。

五斤丸《可用方》第十

治精血不足，腰脚缓弱，行步艰难，腿膝无力，寒湿脚气等疾，并皆治之。恒服活血驻颜，轻身健体。

大木瓜　牛膝　肉苁蓉　天麻各一斤　虎骨　没药　川乌头　山药各四两

上将木瓜润蒸，研作糊，和众药末。若不就，更用丸浸牛膝酒打糊，入臼内捣一二千下，丸桐子大。每服三十丸、五十丸、六七十丸。温酒盐汤任下，食前。

槟榔丸《可用》十

治脚气攻冲，腿肿痛。

槟榔　赤芍药　白术　当归　陈皮　乌药　青皮各三两　甘草一两半

上细末，面糊丸桐子大。每服七十丸、八九十丸。温熟水下，空心食前。

治脚气初觉淋蘸方。【淋蘸方】

薏苡根　枳壳根各九两　吴茱萸三两　蒴藋根十五两

上细剉，分为三分。其一分，水三斗，煮取五六升，去柤。入盐半合，同水一碗，看冷热，淋时蹋一新瓦，勿令汤过脚面。旋次淋之，汤尽为度。淋蘸了，以生姜汁熟摩脚心。

又方同

桑白皮二斤　柳枝三斤　枳壳树皮一斤

上剉。用水三斗，药半斤，煎二斗。去柤，看冷暖，于避风处淋蘸。

又方同

苍耳子　赤小豆各一斤　盐二两

上以水三斗，同煮豆烂为度，去柤。看冷暖避风处淋蘸。

治脚气初发，从足起至胫膝骨肿疼。

取萆麻叶切，捣蒸，薄裹之，日二三易即消矣。萆麻子似牛蜱虫，故名萆麻。若冬月无萆麻，取蒴藋根捣碎，和酒糟三分，根一分，合蒸热，及热封裹肿上，日二上即消。亦治不仁顽痹。

十全饮《圣济录》

治诸虚百损，脚气，腰背倦痛，脚膝酸痛。

人参　当归　黄耆　川芎　熟地黄　白茯苓　桂心　白芍药　白术　甘草各等分

上㕮咀。每服三四钱重，水一盏半，生姜三片，枣三个，煎至七分。去滓温服，日二三服。

舒筋散《三因》等

治血脉凝滞，筋络拘挛，肢节疼痛，行步艰难。此药活血化气第一品药也。

玄胡索　当归　官桂去粗，各三两

上细末。每服三钱，或四五钱。温酒服，食前空心，夜卧服。一方加陈皮葛丞相传。又加杜仲、破故纸、牛膝各三两，治腰膝疼痛，尤有神效。

乌豆汤渫脚方《总录》

治脚气，上气抬肩，喘冲心痛。【淋渫方】

黑大豆三升

上以水五斗，入大豆黑三升，煮取二斗五升，分二入二桶，左右足浸洗淋渫，从膝向下冷，即亦煮温。淋渫百遍以来，连日而必平愈。淋渫之间，可服木香丸。

木香丸方

南木香　白芍药　枳实去白，麸炒　槟榔　桂心去粗，各二两　大黄炒，八两

上细末，以炼蜜丸如梧子大。每服三十、五十丸，温酒服。以大便通利为度，日二三服，或每夜八

十丸服。不饮酒者，以紫苏汤服。

蒴藋熏蒸方《圣济总录》

治脚气筋挛不能行，及干痛不肿，日渐枯瘁，或肿满缓弱。【熏法】

上取蒴藋三五斤，和根叶剉，长二三寸。穿地作一坑，面阔一尺以来，以柴截置于坑中，烧令微赤，出灰火净。以蒴藋布坑四方，侧布一行，正面一行。次以故毡盖坑口，候蒴藋萎，更着新者一二斤，坑边铺荐席坐。以杉木板置于坑地，以脚踏板上熏之。以绵覆脚遣周遍，勿令气出。如射久热甚，开歇片时，还内脚于坑中。其四边或有热处，即随热处着蒴藋布之。如病人困即止，安稳暖卧，以绵衣盖，勿令露风。饱食以补之，三五日一熏，重者不过三五熏即瘥。

豉椒汤洗方《圣济录》

治脚气缓弱疼痛或肿满。

黑豆三升　山椒一升，生用　生姜切片，二斤

上以水一斗五升，煮一沸，贮在一小瓮子中。着二小木横下，脚踏木上，汤不得过三里穴。以故衣塞瓮口，勿令通气。瓮下微着糠火烧瓮，使汤常热。如瓮中大热，歇令片时。浸脚了，急将绵衣盖两脚令暖，勿令触冷见风。临卧浸之佳。

薏苡仁圆《本事方》四

治腰脚走注疼痛，此是脚气。

薏苡仁　茵芋洗，切，焙，酒浸一宿，再焙　白芍药　牛膝酒浸一宿，焙　川芎　丹参去芦　防风　独活焙，各一两一分　熟地黄酒焙　侧子一枚，炮去皮脐，小附子也　桂心　橘红各二两二分

上细末，炼蜜圆如梧子大。每服三四十丸，酒下，食前，日三服，木瓜汤下亦得。

今人谓之脚气者，《黄帝》所谓缓风湿痹也。《千金》云：顽弱名缓风，疼痛为湿痹。大抵此疾，不可以三五服便效，须久服得力。唐张文仲云：风有一百二十四种，气有八十种。唯脚气、头风、上气，尝须服药不绝。自余则随其发动，临时消息。但有风气之人，春末夏初及秋暮，得通泄则不困剧。所谓通泄者，如麻黄、牵牛、郁李仁之类是已，不必苦驶利药也。

鹿茸圆同

治肾虚腰痛。

鹿茸不拘多少，切作片子，醋炙黄

末，酒糊圆如梧子大。每服三十或五十、七十丸，空心，食前盐汤服。

药棋子同方

治腿腰痛气滞。

牵牛不拘多少

用新瓦入火煿得通赤，便以牵牛顿在瓦上，自然一半生，一半熟，不得拨动。取末一两【十钱重】，入细研硫黄一分【二钱半】同研匀，分三分。每用白面一匙，水和，捍开，切作棋子。五更初【寅初】，以水一盏煮熟，连汤温送下。住即已，未住隔日再作。予尝有此疾，每发，止一服痛止。

《病源》曰：腿腰痛者，或堕伤腰，是以痛。

思仙续断圆《本事》《三因》

治肝肾风虚气弱，脚膝不可践地，腰脊疼痛，风毒流注下经，行止艰难，小便余沥。此药补五脏内伤，调中益精凉血，坚强筋骨，益智轻身耐老。

思仙木杜仲也，炒，五两　五加皮　薏苡仁　羌活　川续断焙　牛膝酒浸一宿，焙，各三两　萆薢　生干地黄五两

上细末。好酒三升，化白盐三两，用木瓜半斤，去皮子，以盐酒煮木瓜成膏，和杵，圆如桐子大。每服五十圆，空心食前，温酒盐汤下。膏子少，益以酒糊。

治丈夫腰脚冷痛不随，不能行。《千金方》十九卷

上醇酒三斗，水三斗，合着瓷中，温渍脚至膝，三日止。冷则瓷下常着灰火，勿令冷。手足烦者，

小便三升，盆中温渍手足。

腰背痛导引法《千金》十九

正东坐，收手抱心，一人于前据蹑其两膝，一人后捧其头，徐牵令偃卧，头到地，三起三卧，止便瘥。

针灸法《千金方》

腰痛不得俯仰者，令患人正立，以竹柱地，度至脐断竹，乃以度度背脊，灸竹上头处，随年壮。灸讫藏竹，勿令人得知。

又腰痛，灸脚跟上横纹中白肉际十壮良。又灸足外踝下巨阳穴七壮。又灸外踝上骨约中。已上《千金方》第十九卷

私谓：腰痛，或屈难伸，膝疼，曲筋急等者，大抵自肾劳脚气起，仍补肾劳。治脚气之法，或顺或逆，不须容易。此一卷，得其旨趣所集也。诸痛中，金疮并折跌打堕、汤火伤之痛，则在此方第二十四卷。

《覆载万安方》卷第五十一

《覆载万安方》卷第五十二

性全　集

泻药门类泻宣诸疾

感应圆《局方》

治虚中积冷，气弱有伤，停积胃脘，不能传化，或因气伤冷，因饥饱食，醉酒过多，心下坚满，两胁胀满，心腹疼痛，霍乱吐泻，大便频并，后重迟涩，久利赤白，脓血相杂，米谷不消，愈而复发；又治中酒呕吐，痰逆恶心，喜睡头旋，胃膈痞闷，四肢倦息，不欲饮食；又治妊娠伤冷，新产有伤，若久有积寒，喫热药不效者；又治久病形羸，荏苒岁月，渐致虚弱，面黄肌瘦，饮食或进或退，大便或秘或泄，不拘久新积冷，并悉治之。大病不过三服，便见痊愈。此药温，无毒，并不燥热，不损胃气，亦不吐泻，止是磨化积聚，消逐温冷，疗饮食所伤，快三焦滞气。

旋丸如绿豆大。每服三五粒，量虚实加减，温水吞下，不拘时候。常服进饮食，消酒毒，令人不中酒。又治小儿脾胃虚弱，累有伤滞，粪白醋臭，下痢水谷。每服五粒，黍米大，干姜汤下，不拘时候。前项疾证，连绵月日，用热药及取转并不成效者，不拘老幼，虔心服饵，立有神效。

百草霜用村庄家锅底上刮者细研，称二两　杏仁肥者，去双仁者，百四十个，去皮尖，汤浸一宿，别研　南木香二两半　丁香一两半　干姜炮，一两　肉豆蔻二十个　巴豆霜七十个，去壳、心、膜、油，成霜粉

上除巴豆粉、百草霜、杏仁三味外，余四味捣为细末，与前三味同拌，研令细。用好蜡匮和，先将蜡六两镕化作汁，以重绵滤去滓。以好酒一升，于银、石器内煮蜡，镕数沸倾出，候酒冷，其蜡自浮，取蜡称用。凡春夏修合，用清油一两，于铫内熬，令末散香熟；次下酒煮蜡四两，同化作汁，就锅内乘热拌和前项药末。秋冬修合，用清油一两半同煎煮，合热汁，和匮药末成剂，分作小铤子，以油单纸裹，旋圆服饵。此高殿前家方也。

《本草序例》云：凡方云巴豆若干枚者，粒有大小，当先去心皮乃称之，以一分准十六枚云云。今此云七十个者，六十四粒即一两，六粒即一株许欤。仍用巴豆霜一两四钱重，强可准七十粒欤。杏仁如巴豆大百四十个者，百二十八粒即二两余，十二个一分弱，用二两一分弱，准百四十个欤。不然，则虽服数百丸，无快利验。

《易简方》云：上用现成圆子半两【《良剂方》引《易简方》曰：每用铤子半两，入巴豆二十枚】，增入巴豆十枚，去壳不去油，烂研成膏。用乌梅三个蒸过，去肉。三件一处，研令极匀，圆如绿豆大。每服十圆，姜汤咽下。本方巴豆去油取霜，盖取其稳当，然未必能疗疾。若通医用，必不去油，盖此药自是驱逐肠胃间饮积之剂，非稍假毒性，安能有荡涤之功。如《局方》感应圆，今人见饮食不化，中脘痞满，专多服之，以为宽中快膈。此大不然。宽快之药，自当用消化谷食之剂，如缩砂、豆蔻、橘皮、麦蘖、麦芽、三棱、蓬术之类是也，与转利食积之药不同。今人往往见巴豆不去油，多不敢服，况内顾有慊者，尤不肯用。然而巴豆治挥霍垂死之病，药至疾愈，其效如神，真卫生伐病之妙剂。【人】参、【白】术虽号为食善，确能为害。每见尊贵之人服药，只求平稳，而于有瞑眩之功者，不敢辄服。医虽知其当用，亦深虑其相信之不笃。稍有变证，或恐归咎于己，姑以参、术等药迎合其意；倘有不虞，亦得以藉口，而不知养病丧身，莫不同此。且巴豆之性，佐以温暖之剂，止能去宛莝【根本也】，不动脏气，有饮则行，无饮不利。若病人体虽不甚壮实，既有饮气积气之患，与夫邪气入腹，大便必秘。若非挨动，病何由去？犹豫不决，

则病势攻扰，愈见羸乏。莫若于病始萌之时，对证用之。流利之后，或大腑不调，或泄泻不止，或愈见绞痛，则以家菖蒲煎汤解之，自然平治，却于㕮咀方中选药调理。

治心腹疞痛不可忍。每服十圆，姜汤咽下。未通，加数服之，以利为期。服药之后，痛或愈甚。既已流利，痛或未除，便谓前药之讹，殊不知乃阴阳扰乱，脏腑未平耳，徐当自定。若遽更医，却承前药之力，寻即获愈，遂收功于后，而归咎于前，如此者众。

治心腹痛甚而大便秘者，至于厥逆，或面青口噤，或六脉沉伏者，痛使之然，非虚脱也。当先以苏合香圆灌之，次投此药利之，其效尤速。治恶心呕吐，全不纳食，而大便秘者，多用由饮停胃脘，膈节不通，宜用此药，微微利动，方服温脾之剂，却于二陈汤方中求之。

治赤白痢疾，脐腹疞痛，先以此药微利，次方断下，可于断下汤方中求之。兼治男子痃癖疝气，膀胱奔豚，肾气脚气，攻刺入腹。亦用此药微微利之，却服降气汤之类。酒积食积，痰饮为患，妇人血气，并宜服之。凡服此药作效者，不宜遽补，当以来复丹、半硫圆之类，间以汤剂调理，使大便不致再秘，则诸苦悉除矣。【《三因方》中加荜澄茄、京三棱，名曰太一神明再造方。又《局方》中有卢氏异方感应圆方，事繁，略于此。】

《续易简方》《大全良方》《卫生良剂方》等中，治诸痢秘涩瘀热，苏合香圆与感应圆同和匀，再丸如梧子大。每服十丸、二十丸，服以快利痛休而为期，名曰苏感圆矣。

金露圆依林巢先生方，天宝七年内王元览进。《局方》

治腹内积聚癥块，久患大如杯，及黄瘦宿水，朝暮咳嗽，积年冷气，时复腹下盘痛绞结，冲心及两胁，彻背连心，痛气不息，气绕脐下，状如虫咬不可忍。又治十种水气，反胃吐食呕逆，饮食多噎，五般痔瘘，脚气[①]走疰风，有似虫行，手足烦热，夜卧不安，睡语无度。又治小儿惊疳，妇人五邪，梦与鬼交，沉重不思饮食，昏昏如梦，不晓人事，欲死惧多，或歌或哭不定，月候不调，心中如狂，身体羸瘦，莫辨其状。但服此药，万无失一，是病皆疗，更不细述。

生干地黄焙　贝母去心　紫菀洗去苗，剉，焙　干姜炮　桂心不见火　人参去芦，切，焙　柴胡去芦　防风去芦　枳壳去穰，麸炒　蜀椒去目，炒出汗　桔梗去芦，切，焙　吴茱萸汤洗七遍　甘草炙　川芎　菖蒲米泔浸一宿　白茯苓　厚朴姜汁制　鳖甲米醋炙黄　甘松洗，各一两　草乌头炮　黄连去毛，各二两　巴豆去心、膜，用醋煮三十沸，焙干，取一两，不去油，煮时须亲自数三十沸，便倾出焙干。若沸过，则药无力。一方用甘遂。

上为细末。以面糊圆，如梧子大。每服五圆，小儿两圆。心中患痰，姜汤下；心痛酸，石榴皮汤下；口疮，蜜汤下；头痛，石膏汤葱茶下；一切脾气，橘皮汤下；水泻、气泻，煮陈皮饮下；赤痢，甘草汤下；白痢，干姜汤下；赤白痢，甘草干姜汤；胸膈噎闷，通草汤下；妇人血气，当归酒下，如不饮酒，当归煎汤下亦得；疝气、岚气、小肠气及下坠，附子汤下。常服及应急，诸般疾患，只米饮、茶、酒、熟水任下。伤冷腹痛，酒食所伤，酒疸黄疸，结气痞塞，鹤膝，并用盐汤、盐酒下。

丁香脾积圆《局方》

治丈夫、妇人、小儿诸般食伤积聚，胸膈胀满，心腹膨胀，噫气吞酸，宿食不化，脾疼翻胃，妇人血气刺痛，并宜服之。

丁香　木香　皂荚三梃大，烧存性　青皮去白，一两　蓬莪术三两　京三棱二两　高良姜已上同用米醋一升，于瓷瓶内煮干，莪术、三棱、良姜，并乘热切，同焙，二两　巴豆去壳，半两

私谓：巴豆成霜二两，猛稳相兼。

上入百草霜三匙，同碾为细末。面糊为圆，如麻仁大。每服五丸、七丸，至十五、二十丸止。食伤，随物下；脾积气，陈橘皮汤下；口吐酸水，淡姜汤下；翻吐，藿香甘草汤下；丈夫小肠气，炒茴香酒下；妇人血气刺痛，淡醋汤下；呕逆，菖蒲汤下；小儿疳气，使君子汤下，更量虚实加减。若欲宣转，可加圆数。五更初，冷茶清下。利三五行后，以白粥补之。孕妇不可服。

卢氏异方感应圆《局方》新增

与《和剂方》大不同。但用，修制须如法，分两最要匀停，止是暖化，不可偏胜。此药积𢑥不动脏

① 脚气：原作“腴气”，据校本改。

腑，其功用妙处，在用蜡之多，切不可减。常服健脾进食，永无寒热泻利之疾。盖消磨积殢，以渐自然无疾。遇酒食醉饱，尤宜多服，神效不可述。

黄蜡十两　巴豆百粒，去皮，研为粉，用纸数重裹槌，油透再易纸，油尽白霜为妙　乳香别研，三钱　杏仁七十枚，由巴豆法出油　丁香怀干　木香湿纸裹煨　干姜炮　肉豆蔻面裹煨　荜澄茄末　槟榔　青皮去穰，炒　百草霜细　姜黄各一两

上除巴豆粉、百草霜、杏仁、乳香外，余并为细末，却同前四味拌和研匀。先将上项黄蜡十两，于银、石器内溶化作汁，用重绵滤去滓。以无灰好酒一升，于银、石器内煮蜡溶，数滚取起，候冷，其蜡自浮于酒上，去酒不用。春夏修合，用清麻油一两，秋冬用油一两半，于大银、石器内熬令香熟。次下酒煮蜡，同化作汁。乘热拌和前项药末，十分均匀了，候稍凝，分作剂子，用罐子盛之，半月后方可服。如服，旋圆如萝蔔子大，任意服之，二三十丸，加至五十丸无碍。此药以蜡多，虽难圆，然圆了愈细，其功愈博。临睡须常服之。若欲治病，不拘时候。

私云：巴豆百粒者，以十六粒准一分，即巴豆霜一两二分余也；杏仁即去油，以一两一铢准七十粒欤。

青木香圆《局方》

宽中利膈，行滞气，消食饮。治胸膈噎塞，腹胁胀满疼痛，心下坚痞，肠中水声，呕哕痰逆，不思食。

补骨脂炒香　荜澄茄　槟榔酸粟米饭裹，湿纸包，火中煨令纸焦，去饭，各四十两【减各十两】　木香二十两【减五两】　黑牵牛二百四十两，炒香，别捣末，百二十两【减分三十两】

上为细末。入牵牛末，令匀，渐入[①]清水，和令得所，圆如绿豆大。每服二十圆，茶汤、熟水任下，食后服。每酒食后，可服五圆或七圆，小儿一岁服一圆。怀妊妇人不服之。

温白圆《局方》

治心腹积聚，久癥癖块，大如杯碗，黄疸宿食，朝起呕吐，支满上气，时时腹胀，心下坚结，上来抢心，旁攻两胁。十种水病，八种痞塞，翻胃吐逆，饮食噎塞，五种淋疾，九种心痛，积年食不消化，或疟疾连年不瘥。及疗一切诸风，身体顽痹，不知痛痒，或半身不遂，或眉发堕落。及疗七十二种风、三十六种遁尸【传尸也】疰忤及癫痫，或妇人诸疾，断续不生，带下淋沥【月水赤白，月水不休】，五邪失心，愁忧思虑，意思不乐，饮食无味，月水不调，及腹中一切诸疾，有似怀孕，连年累月，羸瘦困弊，或歌或哭，如鬼所使，但服此药，无不除愈。

川乌头炮去皮，二两二分　柴胡　桔梗　吴茱萸洗七次，焙，炒　菖蒲　紫菀　黄连　干姜炮　肉桂去粗　茯苓　山椒炒出汗，去目及闭口　人参　厚朴姜汁制　皂荚去黑及子，炙　巴豆霜各二分

上细末。入巴豆霜和匀，炼蜜为圆，如梧子大。每服三丸，生姜汤下。食后或临卧服，渐加至五七丸。

《婴孺方》温白圆有三名：一名乌头圆，一名紫菀圆，治百病。

《究原方》云：温白丸治禀受怯弱，脾胃易伤，因此积聚，中脘胀满，心腹坚硬疠痛，攻冲牵引，小便如蛊之状。

《局方》北亭圆、温白丸，二药合和，每服三十丸，紫苏盐汤服。

私云：北亭即硇砂一名也。北亭圆，在《和剂局方》第五痼冷篇中。

九痛圆《局方》

治九种心痛：一，虫心痛；二，疰心痛；三，风心痛；四，悸心痛；五，食心痛；六，饮心痛；七，冷心痛；八，热心痛；九，去来心痛。又治连年积冷，流注心胸痛，并疗冷冲上气，落马坠车瘀血等疾。

狼毒炙香，一两　附子炮去皮，三两　干姜炮　巴豆霜　人参　吴茱萸汤洗，炙，各一两

上六味，为细末。炼蜜为圆，如梧子大。每服一圆，空腹，温酒下。卒中恶心，腹胀痛，口不能言

---

① 渐入：原作“浙入”，据校本改。

者，服二丸立瘥。

张茂之《究原方》云：治心脾痛不可忍，调《局方》九气汤，服下《局方》九痛圆，一服而止。妇人血刺痛气胀，尤宜服。九气汤方在《局方》气篇。

神保圆《局方》

治心膈痛，柿蒂灯心汤下；腹痛，柿蒂煨姜煎汤下；血痛，炒姜醋汤下；肺气甚者，白矾、蛤粉各三分，黄丹一分，同研为散，煎桑白皮、糯米饮调下三钱；气小喘止，用桑白皮、糯米饮下；肾气【疝气也】胁下痛，炒茴香酒下；大便不通，蜜汤调槟榔末一钱下；气噎，木香汤下；宿食不消，茶酒浆饮【米泔汤也】任下。诸气，惟膀胱气胁下痛最难治，独此药辄能去之。有人病项筋痛，诸医皆以为风治之。数月不瘥，乃流入背膂。久之又注右胁，挛痛甚苦，乃合服之，一投而瘥。后尝再发，又一投瘥。

木香　胡椒各一分　干蝎七个，全者　巴豆霜以十个为霜粉。私云：今巴豆廿个

上为细末。入巴豆霜令匀，以汤释蒸饼，圆如麻子大，辰砂为衣。每服三五粒，汤次如前。

连翘圆《局方》

治男子、妇人脾胃不和，气滞积聚，心腹胀满，干呕醋心，饮食不下，胸膈噎塞，胁肋疼痛，酒积面黄，四肢虚肿，行步不能，但是脾胃诸疾，并宜服之。

连翘洗　陈皮各七两二分　三棱炮，七两三分　肉豆蔻一两　青皮　蓬莪术炮　肉桂去粗　好墨煅研，各五两　槟榔二两二分　牵牛子末，六两三分三铢

上细末，面糊为圆，如梧子大。每服三十圆，生姜汤下。久患赤白痢及大肠风秘，脾毒泻血，黄连煎汤下；妇人诸疾，姜醋汤下，不拘时。孕妇莫服。

椒附圆《局方》

补虚壮气，温和五脏。治下经【肾也】不足，内挟积冷，脐腹弦急，痛引腰背，四肢倦怠，面色黧黑，唇口干燥，目暗耳鸣，心忪短气，夜多异梦，昼少精神，时有盗汗，小便滑数，遗沥白浊，脚膝缓弱，举动乏力，心腹胀满，不进饮食，并宜服之。

附子炮　山椒去目，炒出汗　槟榔各一两　陈皮去白　牵牛炒末　五味子　石菖蒲　干姜炮，各二两

上剉碎，以好米醋于瓷器内，用文武火煮令干，焙为细末。醋煮面糊为圆，如梧子大。每服三十圆，盐酒或盐汤，空心食前吞下。妇人血海冷，当归酒下；泄泻，饭饮下；冷痢，姜汤下；赤痢，甘草汤下。极暖下元【肾也】，治肾气亏乏，及疗腰疼。私云：欲快利，可加牵牛末二三两。

消毒麻仁圆《局方》

治诸般风气上壅，久积热毒，痰涎结实，胸膈不利，头旋目运，或因酒面炙煿，毒食所伤，停留心肺，浸渍肠胃，蕴蓄不散，久则内郁血热，肠风五痔，外则发疮疡痈瘠，赤斑游肿，浑身燥闷，面①上瘡赤，口干舌裂，咽喉涩痛，消中引饮，或伤寒时变，口鼻出血烦躁者【伤寒】；及风毒下疰，疮肿疼痛，脚气冲心闷乱【脚气冲心】，一切风热毒气，皆主之。

杏仁生，去皮尖，二两　大黄生，五两　山栀子仁十两

上三味，炼蜜为丸。每服三十丸，至五七十丸。夜卧，温汤吞下。利下赤毒胶涎为效，服时随意加减。此药甚稳善，不损脏腑，常服搜风顺气解毒。治小儿惊热，以蜜汤化下三五圆【以蜜汤服泻药】，极效。

三黄圆《外台》并《王氏单方》等诸方

治丈夫、妇人三焦积热，上焦有热攻冲，眼目赤肿，头项肿痛，口舌生疮；中焦有热，心膈烦躁，不美饮食；下焦有热，小便赤涩，大便秘结，五脏俱热，即生痈疖疮痛，及治五般痔疾，粪门肿痛，或下鲜血。

四时加减法巴郡太守所进

春　黄芩四两　大黄三两　黄连四两

夏　黄芩六两　大黄一两　黄连一两

① 面：原作“而”，据校本改。

秋　黄芩六两　大黄二两　黄连三两

冬　黄芩三两　大黄五两　黄连二两

上蜜丸如大豆大。每服三十丸，或五十、七十，或百丸。熟水服之一月，诸病愈。久服走逐奔马，常试其验。小儿积热，亦宜服之。【《全婴集》六云：治诸热，以饭丸三味。若鼻衄，以浓盐水服，立效。大小便血，以荆芥汤服下。】

私谓：欲快利，即加牵牛子炒末三四两，尤有神效。

《圣济总录》引《病源论》曰：大便不通者，大肠者传导之官，变化出焉，由荣卫津液有以滋利也。若邪热相搏，津液枯燥，致糟粕内结而不得行，故肠胃痞塞而大便不通，令人腰痛腹满，不能饮食，《经》所谓"热结下焦则便难"。然又有病【伤寒中风，本也】后气血不足，内亡津液，或年高气涩，冷热相搏者，亦致大便难治，宜详之。

私云：此《万安方》第二十一卷有大便不通一篇，老人、虚人、风人及伤寒前后，大便秘涩不通等证，亦载于稳便并驮利及入下部涂手心之药术，当与此卷相照而用之。

脾约麻仁圆《局方》

治肠胃燥涩，津液耗少，大便坚硬，或秘不通，脐腹胀满，腰背拘急，及有风人大便结燥。又治小便利数，大便因硬而不渴者，谓之脾约，此药主之。

厚朴姜汁制　芍药　枳壳枳实同麸炒，各二两　大黄蒸焙，四两　杏仁炒去皮尖，研　麻仁别研，各一两一分

上末。用蜜和圆，如梧子大。每服二十丸，临卧温水下。以大便通利为度，未利再三服，或加丸数。

《伤寒论》及《活人书》《一览方》中，用治伤寒前后结利秘涩。

初虞世《养生必用方》云**脾约丸**

治老人津液少，大便秘，及有风人，大便燥方。仲景治小便多，大便秘，其脾为约。

大黄二两，酒洗，焙　厚朴　枳壳麸炒　白芍药各半两　麻子仁一两二分，微炒，别研　杏仁麸炒，去皮尖，别研，三分

上末。炼蜜和杵千下，丸如梧子大。每服三十丸，温水下。未知，五十丸。

安康郡君苦风秘，予【初虞世】为处**枳诃二仁丸**方。《养生必用方》

杏仁去皮尖，麸炒黄　麻子仁别研　枳壳麸炒　诃子皮各一两

上二物为细末，同二仁杵，炼蜜和杵千下，丸如桐子大。温水下三十、五十丸。未知，稍增。

蜜兑法初虞世《古今录验方》【《可用方》及《事证》《选奇》等方号霹雳煎】

路公在北门，日盛夏间，苦大腹不调。公随行医官李琓，本衢州市户。公不独终始涵容之，又教以医事。公病泄利，琮以言动摇之，又求速效，即以赤石脂、龙骨、干姜等药馈公。公服之，不大便者累日，其势甚苦。予【初虞世】方自共城来见公，未坐定，语及此事，公又不喜服大黄药。予告曰：此燥粪在直肠，药所不及，诸以蜜兑道之，公为然。时七月中，苦热。予撝汗为公作蜜兑。是夕三用药，结粪四五十枚，大如胡桃，色黑如橡栗。公二三日间，饮食已如故。世有一种虚人，不可服利药，今载其法。【利病瘥后秘结，即用蜜兑法。】

好蜜四五两，银、石器中慢火熬，不住手以匙搅，候可丸，见风硬，即以蛤粉涂手，捏作人指状，长三寸许，坐厕上内之，以手掩定，候大便即放手。未快利，再三作。

予历观古人用通药，率用降气等药。盖肺气不下降，则大肠不能传送，以杏仁、枳壳、诃子等药是也。又老人、虚人、风人津液少，大便秘，《经》云涩者滑之，故用胡麻、杏仁、麻子仁、阿胶之类是也。今人学不师古，妄意斟酌，每至大便秘燥，即以驶音史药荡涤之，既走津液气血，大便随手愈更秘涩，兼生他病。予昔在鲁山日，有一譨少，自称太医。曹镇有寄居王世安少府，本京师人，得病风淫末疾，为此生以驶药累累利之，后为肺痿脓血，卒至大便不通而死。古人服药，尤所慎重，不若今人之轻生，故特举此，以戒后人。驶药，巴豆、轻粉属是也。

流气饮《局方》【目病泻药】

治肝经不足，内受风热上攻，眼目昏暗，视物不明，常见黑花，当风多泪，怕日羞明，推眵赤肿，隐涩难开，或生障翳，倒睫拳毛，眼眩赤烂，及妇人血风眼，及时行暴赤肿眼，眼胞紫黑，应作眼病【时

行之时赤肿眼】，并宜服之。

大黄炮 川芎 菊花去枝 牛蒡子炒 细辛 防风 山栀去皮 白蒺藜炒去刺 黄芩 甘草炙 玄参 蔓荆子去白 荆芥穗 木贼去根节，各一两 苍术泔浸一宿，炒，二两 草决明一两二分

上细末。每服二钱半重，临卧用冷酒调下。若牙儿【乳儿也】有患，只令乳母服之。

私云：倍加大黄，以快利为良。

洗肝散《局方》

治风毒上攻，暴作赤目，肿疾难开，隐涩眵泪，昏暗羞明，或生翳膜，并皆治之。【泻目毒病】

当归 薄荷去梗 羌活 防风 山栀子 甘草炙 大黄煨 川芎各二两

上为末。每服二三钱，冷水或熟水调服。食后，日晚服见效。

私云：倍加大黄，宜快利。

解毒雄黄丸《局方》

解毒。治缠喉风及急喉痹，卒然倒扑，失音不语，或牙关紧急，不省人事。【泻喉痹】

郁金 雄黄研飞，各二分 巴豆霜一分

上为末。醋煮面糊为圆，如绿豆大。用热茶清下七圆，吐出顽涎，立便苏省，未吐再服。如至死者，心头犹热，灌药不下，即以刀尺、铁匙斡开口灌之，药下喉咙，无有不活。吐泻些小，无妨。及治上膈壅热，痰涎不利，咽喉肿痛，赤眼痈肿，一切毒热，并宜服之。如小儿患喉咙赤肿，及惊热痰涎壅塞①，服二圆或三圆，量儿大小加减。

备急圆《局方》

疗心腹诸卒暴百病，中恶客忤，心腹胀满，卒痛如刀所刺，急气口噤。

干姜炮，一两 巴豆霜 大黄各二两

上为末。炼蜜为丸，如梧子大。每服三丸，温水下，不拘时。

《外台方》云：仲景三物备急圆，司空裴秀为散用，老小量之。为散不及圆也。若中恶客忤，心腹胀满，卒痛如锥刀刺痛，气急口噤，停尸卒死者，暖水若酒服之。或不下，捧头起，灌令下咽，须臾瘥。如未，更与三丸，以腹中雷鸣，转即吐下便愈。若已噤，亦须折齿灌之令入，尤妙神验。忌芦笋、猪肉、冷水、肥腻。《幼幼新书》第三十九。

三白散《局方》

治膀胱蕴热，风湿相乘，阴囊肿胀，大小便不利。【泻膀胱阴囊肿痛、大小便不通。】

白牵牛末，二两 桑白皮炒 白术 木通 陈皮去白，各二分

上细末。每服二钱，姜汤调下，未觉再进。常服导利留滞，不损脏气。

犀角圆《局方》

治风盛虚痰实，头目昏重，肢节拘急，痰涎壅滞，肠胃燥涩，大小便难。除三焦邪热，疏一切风气。【泻中风脚气】

黄连 犀角各五两 人参十两 大黄四十两 黑牵牛微炒头末，三十两

上与牵牛粉和为细末，炼蜜为圆，如梧子大。每服二十丸，或三十丸，五十、七十、百丸，临卧温水下。

皂角圆《局方》

治风气攻疰，头面肿痒，遍身拘急，痰涎壅滞，胸膈烦闷，头痛目眩，鼻塞口干，皮肤瘙痒，腰脚重痛，大便风秘，小便赤涩，及咳嗽喘满，痰唾稠浊，语涩涎多，手足麻痹，暗风痫病，偏正头疼，夹脑风，妇人血风攻疰，遍身疼痛，心忪烦躁，瘾疹瘙痒，并宜服之。【泻脚气中风腰脚痛头风等诸病】

皂角百八十钱重，槌碎，以水三盏，揉取汁，与蜜一斤，同熬成膏。蜜一斤者，百六十钱重 薄荷叶干 槐角焙，各五两 青皮去白 半夏洗 威灵仙 白矾烧枯 甘菊花各一两 牵牛末二两。各以十钱重为一两

---

① 壅塞：原作“壅寒”，据校本改。

上为末。用皂角膏搜和为圆，如梧子大。每服二十圆，生姜汤下。痰实咳嗽，蛤粉、韭汁下；手足麻痹，用生姜薄荷汤下；语涩痰盛，用荆芥汤下；偏正头疼，夹脑风，薄荷汤下。

青木香丸初虞世《保生信效方》下

治胸膈痞滞，气不快，腰背胁下闷痛，呕酸水，饮食噫生熟，气胀，腹暴泻，及治老人面肿脚肿，水气已成未愈，皆可服方。【此方在《局方》，前虽载之，分两差殊，故重载于此。】

黑牵牛拣，二十五两，慢火炒至匀热，手不可握，又良久得也，取下火。若是老人、虚人，即炒至香熟爆烢，杵如[①]面，取细末十两。私谓：微炒取末十两　破故纸炒得香，二两　槟榔一两　木香半两　毕澄茄半两。孙家合亦不用，盖用之虚热而气臭

上三物，同为细末。与牵牛末杵匀，水和，丸如绿豆大。每服十丸至十五丸，茶或米饮任下，食后临卧。大段不快，即不以时病，大即煎陈橘紫苏汤下。孕妇不可常服。

初虞世曰：夫饮食之于人，得之则生，不得则死，常人之情，务快口腹，而莫知撙节，既伤之后，又投以巴豆、银粉等药，是食物既伤之前，毒药又攻之于后，使胃气安得和畅而条达也。予家苦禁巴豆、腻粉等药，每有不快，上自老人，下及童稚，一等服青木香丸，男女气血，亦胜他人，盖不为毒药伤之也。今载方于上。

六物麝香丸《合药秘方》

治小儿、大人腹胀气块。

麝香二分　沉香一两　丁香一两　仙沼子一两　干姜二分　大黄二分

上各各别捣为细散，以蜜丸如小豆。食前，每服五丸、七丸，用米饮服之。七岁已前儿，三丸；八岁以后，五丸服。

私云：加巴豆霜少许，尤有验。日本医者秘此方。

《千金要方》第十二卷有大麝香圆、小麝香圆，又有仙人玉壶圆、耆婆万病圆、大理气圆等泻药。

三台圆《千金要方》

治五脏寒热，积聚胪胀，肠鸣而噫，食不生肌肤，甚者呕逆。若伤寒寒疟已愈，令不复发。食后服五丸，饮【痰饮】多者十丸。常服令人大小便调和，长肌肉方。

大黄熬　前胡各二两　消石　葶苈　杏仁各一升。《本草》以五两准一升　厚朴　附子炮　细辛　半夏各一两　茯苓半两

上末。蜜和，捣五千杵，丸如梧子大。每服五丸，稍加至十丸，以知为度。

私谓：可服五十丸、七八十丸。

神明度命圆《千金》

治久患腹内积聚，大小便不通，气上抢心，腹中胀满，逆害饮食方。

大黄　芍药各四两

上细末，蜜丸如梧子大。每服四丸，日三。不知，可加至六七丸，以知为度。

私语：可服五十丸，乃至百丸。

消石大圆《千金》第十一

治十二癥瘕及妇人带下，绝产无子略之。可见本方。

土瓜圆《千金》

治诸脏寒气积聚，烦满热饮，食中蛊毒，或食生物，及水中虫卵生，入腹而成虫蛇[②]，若为鱼鳖，留饮宿食。妇人产瘕带下百病，阴阳不通利，大小便不节，绝伤堕落，寒热交结，唇口焦黑，身体消瘦，嗜卧少食，多魇，产乳胞中余疾，股里热，少腹中急结，痛引阴中方。

土瓜根　桔梗各五两，末　大黄一斤，于米中蒸，干　杏仁十两

上四味为末，蜜丸如梧子大。每服三丸，空腹，日三服。不知加之，以知为度。

---

① 如：此下原衍“杵如”2字，系重出，据校本删。

② 虫蛇：原作“虫地”，据校本改。

私谓：可服五七十服，快利为良。

犀角搜风丸《御药院方》

治风下痰，解结顺气。

牵牛头末四两　干生姜二分　车前子一两　白茯苓一两　生犀角一两二分　青皮去白，三两　陈皮二两　枳实去白，麸炒，二两　木通一两　木香二分

上细末。面糊为丸，如梧子大。每服三十丸，至五十、七十丸，食后生姜汤下。

木香三棱丸《御药院方》

治胸膈痞闷，心腹胀满，胁肋疼痛，宽中顺气，化痰消食。

木香一两　京三棱二两，炮　蓬莪术二两，炮　大麦蘖炒，四两　神曲炒，二两　白术四两　黑牵牛微炒，头末，六两

上细末。生姜汁煮面糊和，丸如梧子大。每服三十、五十丸，食后，生姜汤下。

杜翰林枳实丸《御药院方》

疏导老人及虚家风气痰实，腹肋有妨，诸饮癖积。

枳实麸炒，去白　赤茯苓　人参　槟榔各一两　白术半两　黑牵牛末，八两

上为细末，稀面糊为丸，如梧子大。每服食后，以陈皮汤下十五丸，至二十丸，三十、五十丸，渐加。如要不动时，临卧熟水下五丸至十丸。一方别加木香半两。

分气丸《御药院方》

治胸膈气痞，痰实不化，宜服之。

木香　青皮去白　陈皮去白　白豆蔻仁　缩砂仁　京三棱　蓬莪术　荜澄茄　萝蔔子　枳实麸炒，各一两　黑牵牛炒末，二两

上为细末。面糊为丸，如梧子大。每服五十丸，生姜汤送下，食后。

私谓：加牵牛末五六两，令快利则顿消痃癖积聚、妇人血块败血，小儿侧癖气虫。治疝气膀胱，加茴香二三两。

导滞丸《御药院方》

治心腹痞满，胁肋刺痛，呕吐痰水，不思饮食。常服和中顺气，消谷嗜食，逐饮渗湿。

牵牛微炒，末，四两　槟榔半两　青皮去白，一两　木香二两半重　胡椒半两　三棱一两半　丁皮一两，已上皆以十钱重为一两

上细末。入牵牛头末，令和匀，薄面糊为丸，如小豆大。每服三十丸，至五十、七十丸，食后，生姜汤下。

三和丸《御药院》

治三焦不和，气不升降，心胸痞闷，胁肋疼痛，因伤冷物传化。

枳实麸炒　槟榔　半夏各二两　木香　青皮去白　陈皮　赤茯苓　丁皮　萝蔔子炒　白术各一两二分　京三棱四两　蓬莪术三两　白豆蔻仁　沉香　桂心去粗　藿香各一两　牵牛微炒，头末，八两

上细末。酒面糊为丸，如梧子大。每服三十丸至五十丸，食后生姜汤下。日夜三服，夜半可服七八十丸。治痃癖积聚，消血瘕气块，亦不损真气。治虚劳气疾，有神验。

调中丸《御药院》

治脾胃不和，内挟湿燠【热也】，烦躁发渴，不思饮食，头目昏眩，小便不清，胸膈满闷，胁肋䐜胀。【治五淋】

赤茯苓　白术　陈皮去白　桔梗　猪苓去皮　泽泻　黄芩　大黄　桂心各一两　枳壳去白，麸炒　葛根　木通各一两二分　半夏　滑石各二两　牵牛生末，六两

上细末。水煮，薄面糊为丸，如梧子大。每服三五十丸，不拘时候，温水送下。

枳壳丸《御药院》

治中焦气涩，胸膈痞闷，食饮迟化，四肢困倦，呕哕恶心。常服升降滞气，消化宿食，祛痰逐饮，进美饮食。

每服五十丸，温生姜汤送下，食后临卧。

京三棱　蓬莪术各八两　白术　青皮　陈皮　白茯苓各三两三分　槟榔　木香　枳壳麸炒　半夏各二两二分　牵牛末七两二分

上细末。水面糊为丸，如梧子大。

气宝丸《御药院》

治一切滞气，腹中积聚，心胸痞满，胀闷喘急，及风邪久滞，痰涎咳嗽，酒食有伤，脾胃滞气，膀胱寒气，攻注体背，腰脊痛重，不可俯仰。大行顺一切滞气，为气药之宝，因名气宝。

茴香一两，纸焙，末　木香一分　陈皮　大槟榔各一两，已上四味同细末　牵牛子四两，用吴茱萸二两，慢火同牵牛子炒吴茱萸焦，只牵牛末，二两

上和匀，炼蜜和剂为丸，如梧子大。每服十丸至十五丸，米饮或木香汤下。有痰，即用槟榔末半钱，水半盏，煎数沸，放温下药。欲微疏利，加至三十丸，至四五十丸。看虚实，腹稍空服之。

鸡舌香丸《御药院》

治伤冷腹胀，痞闷疼痛，呕逆痰水。

牵牛末炒，四两　京三棱一两半　丁皮　槟榔　木香各一两　青皮二两　胡椒二分

上细末。水煮面糊为丸，如梧子大。每服三十丸，食后生姜汤下。

木香三棱丸《御药院》

治宿食不消，心腹痞闷，噫气吞酸，破痰癖，消积块，顺气进食。

木香一两一分，不见火　丁香二分三铢，不见火　京三棱酒浸一宿　蓬莪术酒浸一宿　枳壳去皮　青皮去白　川楝子剉　茴香各一两　巴豆三十个，同六味炒，令诸药黄色，不用巴豆

上细末。醋煮面糊为丸，如绿豆大。辰砂一两，末，为衣。每服十五丸，乃至二三十丸，生姜汤下。私加牵牛炒末三两，大良。

槟榔枳壳丸《御药院》

宽中利膈，行滞气，消饮食。治胸膈噎塞，腹胁胀满，心下痞痛，大小便不利，及一切气滞不匀。

槟榔　木香各四钱重　丁皮　厚朴制　青皮　陈皮　当归　玄胡索　枳壳麸炒，去白　京三棱　蓬莪术　雷丸各五钱重　萝蔔子十钱重，炒　牵牛末二十钱重

上细末。醋面糊和丸，如梧子大。每服五六十丸，食后生姜汤下。或七八十丸，以快利为良。

宽中丸《御药院》

治气不升降，痰涎郁塞，饮食不化。

槟榔面裹炮　木香　半夏姜制，各五两　陈皮　青皮去白，各一分一两　京三棱二两　牵牛微炒，取头末，五两

上细末。水煮面糊为丸，如梧子大。每服五十丸，或七八十丸。食后生姜汤下，夜卧再服，以快利为良。

调中丸《御药院》

剖判清浊，升降水土，流湿润燥，消饮除痰。

赤茯苓　白术　桔梗　泽泻　陈皮　干葛各十钱重　滑石　枳壳麸炒　半夏制，各十五钱重　猪苓　黄芩　木通各五钱重　牵牛头末十五钱重　干生姜三钱重

上细末。白面糊和，丸如梧子大。每服五十丸，生姜汤下。食后服，日夜二三服。

荜澄茄丸

宽中顺气，消积滞，化痰饮及水谷不化。疗心腹满闷，大便闭涩。

京三棱二两　陈皮一两半　蓬莪术三两　枳实生，一两　槟榔一两　牵牛末五两

上细末。水面糊，丸如梧子大。每服五十、七十丸，煎淡生姜汤送下，食后看人虚实加减。

顺气枳壳丸《御药院》

宣通一切凝滞，消化宿食，清利头目，消磨积聚痃癖等疾，形身瘦弱，不禁宣泻，并宜服之。

枳壳去白，麸炒，三两　益智仁　玄胡索　雷丸　白豆蔻仁　木香　当归切，别炒　白术　半夏姜制，各二两

缩砂仁四两　青皮去白，一两　牵牛末十两　京三棱炮　蓬莪术炮，各四两

上细末。用生姜一斤，自然汁同水打面糊为丸，如梧子大。每服三十丸，至四五十丸。诸饮皆下，不拘时候。如觉内伤，每服可用七八十丸，至一百丸，有益无损。男子、妇人、老幼，皆得服之。有孕妇人，不可服。亦久服令人肥壮，美进饮食，并治腿脚沉重，不任攻击者，服一月之后，觉身轻为验。

宽中理气丸《御药院》

顺理诸气，宽利胸膈，调和脾胃，消化痞滞，除心腹胀满，腹胁刺痛，呕哕痰水，噫闻食臭，全不思食，常服顺气宽膈，消留饮停痰，导引诸气，升降阴阳，美进饮食。

木香半两　青皮去白，一两半　陈皮一两　槟榔半两，炮　白豆蔻仁　萝蔔子　荜澄茄　干姜炮　葫芦巴　丁皮各半两　牵牛炒焦黑，取末，一两　厚朴制，一两

上细末。白面糊为丸，如绿豆大。每服二十丸，生姜汤下，食后，乃至七八十丸。

藿香和中丸《御药院》

治痰食不消，胸膈痞闷，头目昏重，呕吐酸水，或心腹满痛，怠堕嗜卧，痃癖气块。

藿香叶一两　丁香二分　人参一两二分　白术二两　白茯苓　半夏曲各二两　陈皮一两　巴豆去皮，二两，与陈皮同炒，令巴豆焦黑，后拣去巴豆不用

上细末。面糊为丸，如绿豆大。每服三四十丸，食后生姜汤下。加至五七十丸，以微利为良。

木香消谷丸《御药院》

治脾胃俱虚，不能消化水谷，胸膈痞闷，腹胁时胀，连年累月，食减嗜卧，口苦无味，虚羸少气。又治胸中有寒，饮食不下，反胃翻心，霍乱呕吐，及病后新虚，不胜谷气，或因病气衰，食不复常，并宜服之。

青皮　陈皮各四两　桂心去粗，二两　干姜炮，二两　牵牛八两，内四两生粉，四两炒粉　木香二分

上细末。水煮面糊为丸，如绿豆大。每服十五丸，加至三十、五十丸。米饮下，日进二三服，不拘时候。

厚朴丸《御药院》

宽中利膈，行导滞气，消化饮食。治胸膈噎塞，腹胁胀满，心下坚痞，肠中水声，呕哕痰逆，不思饮食。

厚朴姜制　百草霜各二两　干姜炮　京三棱炮　蓬莪术炮　半夏制　槟榔各一两　甘松半两　陈皮　青皮各五两　黑牵牛炒末，九两　黑附子一个，炮去皮脐

上细末。面糊为丸，如豌豆大。每服二十丸，生姜汤下，食后，或七十丸。

万病散一名无忧散。《灵苑方》《御药院方》《幼幼新书》第三十九卷

此药凡病皆治，若诸风疾，生疮肿疥癣，宣转三五行自愈。脏腑积冷壅滞，结为风劳，膀胱宿冷，脏腑衰败，面色萎黄，腹内有癥瘕气块，并常有痟虫蛔虫，攻心腹俱痛，忽中伤寒脑痛，状似山岚时气瘟疫之疾，并须急服此药，宣转三五行瘥。或中风口㖞，不限时节，下药不问丈夫、女人，语多謇滞，睡后口中涎出，但十日一服，不过三服永瘥。久患腰膝疼痛，拜跪艰难，久坐不得，喫食无味，但服一两服便见功效。小儿痟痢脱肛者，量见大小，与半服已下，宣转三五行自瘥。丈夫、女人久泄气痢，状似休息者，但服一服，搜出冷脓一二升，当日见效。此药不问[①]春夏秋冬、老少冷热疾患，悉皆治之。便任别服诸药，无不效者。服药后，并不似喫宣转药，并不困倦，不妨出入行步。服药后一两日，便觉身轻目明，腰下如减十斤重物，顿思饮食，倍于常时，盖缘搜出脏腑中积滞虫脓故也。无孕妇人，久患血劳，萎黄无力者，亦可依方服食，功效不可俱载。如有孕妇人，或遇废晦，即不可服。若疾未除，将息三两日后，再服取效。

黄耆　木通　桑白皮　陈皮　白术各二两二分　木香　胡椒各一两一分，已上黄耆散　牵牛子十三两，微炒，取头末，六两一分，别作一帖

---

① 问：原作“间”，据校本改。

上每服用黄耆散二钱，牵牛子末二钱，搅合令匀。候天色晴明五更初【寅一刻】，以生姜一块拍碎，水一盏煎汤。先用汤小半盏调药顿服，后更以残生姜汤送下，至平明【己午】时快宣三两行。若有虫脓，下多不妨，应脏腑百病，诸风冷滞，悉皆出尽。宜转后一日内，且喫白粥补。《本事方》同。

《御药院方》名万病无忧散，黄耆至胡椒各一两，牵牛子以半斤微炒，别取末四两。

上抄黄耆等七味十钱匙，别抄牵牛头末十钱匙，同和匀。每服五钱，用生姜汤大半盏调药。服讫，更用生姜汤半大盏饮送下，空心，五更时服之。如觉疏利，下青绿水湿或稠粘之物，是其验也。如不欲作散服，只滴水和丸，如梧桐子大。服五十丸，或七八十丸、百丸，温生姜汤送下，不拘时候。亦名无忧丸。此药消积快气，散饮逐湿，化血块气滞。

私谓：治脚气肿满，大腹水肿，妇人血癥血瘕，败血虚肿，男子疝气，膀胱气癫、偏癫，小儿痃癖痟虫，并有神验，可谓神秘良方。

豆蔻木香丸《御药院》

宣通一切滞气，消化宿食痰饮，清利头目，消磨积蕴痃癖等疾，形体瘦弱，不禁宣泻，并宜服。

枳壳去白，麸炒，三两二分　益智　玄胡索　雷丸　京三棱炮　蓬莪术炮，各五两　白豆蔻一两一分　缩砂仁一两三分三铢　青皮二两二分　当归一两三分三铢　木香　胡椒各一两一分　白术　陈皮各二两二分　牵牛微炒，末，六两　半夏二两二分

上细末。生姜自然汁打面糊为丸，如梧子大。每服三四十丸，食后生姜汤下，诸痰饮皆下。如觉内伤，可服七八十丸，有益无损，令人肥壮。老幼都得服之，一月已后，但觉身轻为验。

茯苓丸《御药院》

治中焦气涩，胸膈痞闷，饮食迟化，四肢困倦，呕逆恶心。常服升降阴阳，消化滞气，祛痰逐饮，美进饮食，消却痃癖积聚。

京三棱六两二分　蓬莪术六两二分　青皮　陈皮　白术各三两　槟榔二两二分　木香一两二分　枳壳二两，去白　白茯苓一两　半夏姜制，一两二分　牵牛末四两

上细末。生姜汁打面糊为丸，如梧子大。每服五十丸、八十丸，或百丸。生姜汤下，不拘时，日夜三五服。

大枳壳丸《御药院》

治一切酒食所伤，胸膈痞闷，胁肋胀满，心腹疼痛，饮食不消，痰逆呕吐，噫醋吞酸，饮食迟化，并宜服之。

枳壳　茯苓　白术　厚朴姜制　半夏姜制　人参　木香　青皮　陈皮　京三棱　蓬莪术　槟榔　神曲炒　麦糵炒，各一两　干生姜二分　牵牛炒末　大黄各二两

上细末。生姜汁打面糊为丸，如梧子大。每服一百丸，食后生姜汤下，日夜三服。欲快利，加牵牛末四两。

百钟丸《御药院》

调顺三焦，理诸痞气，去胀满积聚，酒癖癥瘕。又治积聚腹满。

青皮　陈皮　神曲炒　京三棱　蓬莪术　麦糵炒　萝蔔子炒，各二两　枳壳麸炒，四两，又枳实　雷丸　益智仁各一两　牵牛炒末，三两

上细末。水面糊为丸，如梧子大。每服五十丸，食后生姜汤、陈皮汤下，加可服七八十丸、百丸。

五膈丸《御药院》

治留饮停积不消，胸膈痞气，去腹中尘垢。

大黄二两　牵牛末五两　木香二两　陈皮二两

上细末。炼蜜为丸，如梧子大。每服四五十丸，冷水下，或以紫苏汤下。

消痰丸《御药院》

治风胜痰实，喘满咳嗽，风气上攻。贞元元年闰九月四日，文童利气丸改消痰丸。

黑牵牛半生半炒，为末，四两　槐角子　青皮各半两　半夏制了，一两　皂角蜜炙黄，二两

上细末。生姜汁面糊和丸，如小豆大。每服十五丸，二十丸，三十、五十丸。食后姜汤下，日夜三服。

祛风丸《御药院》

清膈化痰，降气消谷，宣通积滞，调顺三焦。

车前子炒　赤茯苓　木香　槟榔各一两　枳壳　青皮　陈皮　半夏各二两　干生姜半两　大黄三两　牵牛生末，四两　皂角烧存性，一两

上细末。面糊为丸，如梧子大。每服五十丸至七十丸，食后生姜汤下。

涤痰丸《御药院》

治三焦气涩，痰饮不利，胸膈痞满，咳唾稠浊，面目热赤，肢体倦怠，不思饮食。常服升降滞气，清膈化痰。

木香　槟榔　青皮　陈皮　京三棱　枳壳　大黄炮　半夏各一两　牵牛微炒，末，三两

上细末。白面糊为丸，如梧子大。每服五十丸，食后生姜汤下，日夜三服。

利膈丸《御药院》

治风胜痰实，喘满咳嗽，风气上攻。

牵牛末生，四两　半夏二两　皂角去黑，蜜炙，二两　青皮　槐角炒　木香各一两

上细末。生姜汁面糊和丸，如梧子大。每服五十丸，食后生姜汤下。

半夏利膈丸《御药院》

治风上攻，痰实喘满咳嗽。崇庆元年八月初六日改作槟榔利膈丸。

黑牵牛半生半炒，末，四两　皂角蜜炙，二两　槐角子半两　半夏制了，一两　青皮一两　槟榔一两，面炮

上细末。生姜自然汁打面糊为丸，如梧子大。每服三十丸，生姜汤下，食后。如要疏风痰，加至五十丸。

消痰咳嗽丸《御药院》

消痰快气，除咳嗽，利咽膈。

白术　牵牛炒末　槟榔　白芷　厚朴制，各二两　半夏五两　陈皮四两　干生姜一两半　人参　木香　青皮各一两　赤茯苓　枳壳去白，麸炒，各三两

上细末。面糊为丸，如梧子大。每服五十、七十丸，食后生姜汤下。如欲快利，加牵牛末三五两。

通津丸《御药院》

治一切肿满，风湿脚气，变成肿气，宣导小便，爱饮水者，常服妙，日日见效。【泻脚气水气】

赤茯苓　木通　大腹子　木香　破故纸炒　荜澄茄　苦葶苈纸炒，各一两　白牵牛半生半炒，末，五两

上细末。水面糊为丸，如梧子大。每服五十、七十丸，渐加至九十丸、百丸。陈皮灯心汤下，食后或食远亦得服。

流气丸《御药院》

治五积六聚，癥瘕癖块留饮。已上此疾，皆系寒气客搏于肠胃之间，久而停留不去，变成诸疾。此药能消导滞气，通和阴阳，消磨旧饮，虽年高气弱，皆可服之。

木香　茴香炒　菖蒲根　青皮　蓬莪术　橘红　槟榔　萝蔔子　补骨脂炒　荜澄茄　缩砂仁　神曲炒　麦蘖炒　枳壳去白，各二两二分　牵牛微炒，末，三两三分

上细末。面糊和丸，如梧子大，服五十丸。食后，先细嚼白豆蔻仁一二枚，以白汤送下。若欲快利，增加牵牛末。兼治水肿脚气胀满，补气除患也。

利膈散《御药院》

治咽喉诸疾，肿痛生疮。【治咽喉肿痛】

黑牵牛炒，末　甘草炒，各四两　防风一两　牛蒡子炒，八两

上各以慢火炒令熟，与防风同为细末。每服二三钱，沸汤一大盏，点药澄清，温服不拘时候。

中都惠民司无名儿药《御药院》

治咽喉闭，疙疸堵塞不通气，水米难下至危者。

牵牛半生半炒，末，四十钱重　鼠粘子十钱重　防风七钱半重　甘草生用　枳壳去白，麸炒，各五钱重

上细末。每服五钱，沸汤点服，不拘时候。

增明丸《御药院》

治一切眼目昏暗，翳膜遮睛，或眼见黑花，热泪时出，视物不明，并皆治之。【泻治诸目疾】

当归　芍药　川芎　熟干地黄　木香　连翘　甘草　槟榔各二两二分　山栀子　薄荷叶干焙　黄芩各一两一分　大黄五两　芒消一两三分三铢　牵牛头末三两三分

上细末。面糊为丸，如梧子大。每服三四十丸，茶清服，或荆芥汤下，诸饮亦得。日进二三服，不拘时候。经月余觉功效，或可服七八十丸。

万和散《百一选方》《良剂方》

气药。文签判方，名止①。

茴香炒　萝蔔子生　官桂去粗　蓬莪术煨，切，各一两　香白芷一两二分　陈皮一两一分　大麦蘖一分　京三棱三两二分　干姜三分，炮　甘草一两三分，炙　白术　桔梗　牵牛末炒，各二分　或欲快利，加牵牛三两

上细末。每服一二钱，水一小盏，煎至六分，和滓稍热服。或入枣二个煎如汤，点服亦得。妇人血气，入当归少许；亦心痛，炒茴香，酒调下；亦中酒毒，以热酒调下。又小儿久泻不止，及泻后伤动胃气，不思饮食，瘦悴，并以一钱，枣一个，水半盏，煎四分热服。又治男子、妇人一切气刺、气闷、气胀、食伤，及中毒积滞，两胁脐下四肢攻注，宿有气疾，心腹痞塞呕吐，不思饮食，伤风烦闷，鼻出清水，夜多盗汗，渐成瘦弱，肠滑②，水泻不止等疾。

增爱丸《百一方》

治男子、妇人干湿脚气。赵甥作院善灿传于信州兵官。【治脚气】

玄胡索一两　威灵仙一两，去节　破故纸二两，半生半炒　牵牛半生半炒，末，二两　大蒜五个，每片破，入巴豆，去壳一枚，以湿纸裹煨，灰火中煨熟后，去纸、巴豆不用　木瓜一个，切下盖作孔，入艾叶，却以盖盖了，以麻线扎定，于炊饭中蒸熟后研烂

上末，而先将木瓜、大蒜研烂，后入药末和匀为丸，如梧子大。每服三十一丸，用茶吞下，空心服。忌动气物。

愈家遇仙丹

治十疰、三尸、九虫、十种水肿、二十一种骨蒸、诸传尸、百二十种中风、五十六种虚劳、七癥、八瘕、八痞、九种心痛、五淋、五痔，痃癖积聚，气痛气块，伤寒伤风，温疫时行，疟病霍乱，癫痫狂病，疝气膀胱，四种秃病，五噎三喘，咳嗽痰饮，诸丁肿痈疮，毒肿恶疮，疥癣癞病，瘰疬瘿瘘，头痛目眩，一切气疾。此药四时服之，不损真气，不问阴阳寒热，并可服之。及治妇人月水不调，带下崩血，血风血块。亦治小儿疳疾癖气，继病变蒸，丹毒发热，奚毒瘦弱，惊痫鬼祟等诸疾。但孕妇不可服此药，不可类余药，莫不病而治之，功效不可具述。

川大黄三两三分，半生半炮　甘草一分一字　牵牛子半生半炒，头末，六两　槟榔一两一分　大腹子二两二分　大腹皮二两二分　管仲一两一分　雷丸二分二字　鹤虱一两一分　南木香一分一字

上为细末。以井华水为丸，如梧桐子大，以矾红为衣。每服五钱重，或六钱重。欲服此药之日，不作晚食③。初夜服茶一点讫，亦用热汤调茶一盏；至五更初【寅一刻】，以彼茶清服一帖；及晓天，快利三五行。诸病事取下之，有种种形类：或如乱发细尘，或如马尾蛇虫，或如乌鱼烂肠，或状如虾鳖，或如蜈蚣守宫，或如蚯蚓蝼蛄，或赤白，或青黑，种种杂色交下，可土中埋之，勿令人见之。小儿及气弱之人，可服二三钱重。

私云：此药参州实相院导生比丘，在唐九年，只为习传于医术也。仍黑锡丹、养生丹、灵砂丹等诸

---

① 文签判方，名止：（万和散）是一个姓文、名止的签判官所传的医方。签判，原作“佥判”，据宋·王璆《是斋百一选方》卷之四改。按，签判为宋代官名，是掌管文案事务的官员。

② 肠滑：原作“胀滑”，据《是斋百一选方》卷之四改。

③ 晚食：原作“脱食”，据校本改。

方及脉道针灸口诀，并此遇仙丹相传之。自导生比丘一圆禅师尾州长安寺长老，以法眷之好传受之。从一圆禅师以兄弟之昵实照相传之，自实照亦性全传受之。此方于宋朝只俞家秘之，不令余家而传矣。禁防不轻，于本朝，即导生禅师一流传来，以至予掌握。子孙可秘之，可秘之。

消胀丸《可用方》

快气宽中，除腹胀，消宿食。【泻除胀满】

木香　槟榔　牵牛末微炒，末　萝蔔子炒，各等分

上研细末，滴水丸如桐子大。每服三十、五十、七八十丸，煎生姜、萝蔔子汤，食后服。日夜二三服，以快利为良。犹欲驶利，倍加牵牛末。

干漆丸《可用方》

治腹内诸气胀满，胁下坚硬，四肢羸瘦，面色萎黄，不欲食，及治痃癖积聚，妇人血癥血瘕，一切水肿胀满。

干漆烧尽烟　陈皮各三两　木香　当归少炒　干姜各一两二分　巴豆霜三分

上细末，炼蜜丸绿豆大。每服五丸、七丸，或十丸、十五丸、二三十丸。食前生姜陈皮汤下，以快利为良。夜半服，至晨以粥补尤良。

木香丸《可用方》

治腹胀小便不利，绕脐不坚，腹硬不痛，谓之鼓气。【水肿胀满中之一证也】

木香　槟榔　陈皮　商陆　木通各五两

上细末，水面糊丸桐子大。每服五十丸，或六七十丸，米饮下，日夜三四服。虽非快利药，泻调滞气也。

沉香丸《可用方》

治久虚积冷，脾肾气上攻，腹瘴胀，不思饮食，四肢无力。【治水肿胀满】

沉香　木香　诃子皮　高良姜　附子　荜澄茄　桂心　厚朴　白术　当归　肉豆蔻各二两二分　青皮　槟榔各五两

上细末。炼蜜和捣三五百杵，丸如桐子大。每服五十、七八十丸，生姜汤服，食前，日夜三四服。

私云：虽非大泻剂，泻滞气胀气，故载于此。每夜或隔夜服快利药，则常时以此药调养肠胃，可得十全之利。是以《可用方》第六卷水肿篇中出此数方，尤有其理，勿恐附子、肉豆蔻。

大橘皮丸《可用方》

治中寒气痞，饮食不消，气塞利结。

陈皮　生姜不去皮，切，焙，各一斤　丁香　人参　甘草各四两　神曲　麦蘖各二两

上细末。炼蜜丸，每一两十钱重作十丸。每服一二丸，煎生姜橘皮汤嚼下，空心。常服之养气，亦时时可服快利药矣。

诃梨勒丸《可用方》

治脏腑虚胀，腹满肠鸣，时有切痛，喫食减少。时时服快利药，常可服此药也。

诃子皮　神曲炒　陈皮各二两二分　干姜　木香　桂心各一两一分　槟榔　附子各一两三分二铢　厚朴三两三分

上细末。炼蜜和杵三二百下，丸桐子大。每服三十、五十丸，生姜橘皮汤服，不拘时。水肿、脚气、胀满，人养气良药也。

唐苏恭下气消胀方《可用方》

槟榔七枚　生姜三两　橘皮二两①　杏仁三十个

上粗捣。水七盏，煎至三盏，分作三服，不拘时。常服散胀气。

当归散《可用方》

治心腹气滞，卒胀满，不下食。

当归　赤茯苓　桔梗　青皮　高良姜　槟榔各二十两

---

① 二两：此下原有错叶，据校本调顺。

上粗末。每服五两，水一盏，煎至六分。去滓温服，不拘时候。

桃仁散《可用方》

治风劳，脾肾风冷胀，骨节烦痛，食少无力。

桃仁 鳖甲 白术 附子 诃子皮各三两 川芎 丁香 桂心 荜澄茄 当归 枳壳各二两一分

上粗末。每服四五钱，水一盏，生姜二片，煎至六分。去滓热服，食前，日夜三四服。忌苋菜。

高良姜散《可用方》

治脾虚肠鸣，腹胀切痛，食少无力。

良姜 丁香各二两 人参 桂心各三两 草豆蔻 陈皮 诃子皮各四两 厚朴六两 甘草一两

上粗末。每服四五钱，水一盏，枣三个，煎六分。去滓热服，不拘时，日夜三五服。

大沉香汤《可用方》

治脾血气虚，滞气不散，四肢浮肿，中满腹急，可思饮食。【胀满】

丁香 檀香 沉香 白豆蔻 木香 青皮炒 三棱各一两 人参 白茯苓 甘草 蓬莪术各一两二分 白术 乌药各二两 香附子三两

上细末。每服四钱，水一大盏，紫苏五叶，生姜五片，枣三个，煎至六分。空心热服，日夜三五服。

益智散《可用方》

治脾胃虚滞，心腹胀满，四肢烦疼，少思饮食。

益智仁 陈皮各三两 沉香 赤茯苓 白术 槟榔 紫苏子各三两一分 甘草炙，三分 枳壳去白，炒 木香各一两二分

上㕮咀。每服四五钱，水一盏半，煎至八分热服，食前。日三服，夜一服。

私谓：已上《可用方》水肿胀满中药也，皆是润肠胃、除滞气时时用大泻药，令快利而后常服调气润肠剂，则便利易通，可得安和，故载斯数方于此中。可见《可用方》第六卷。凡脚气水肿，须大泻，不可大补，所以用快利之剂，兼应服平补之药。

半夏散《可用方》第六

治腹胁虚胀，两胁妨闷，喘促，不思食。

半夏 桂心 人参 白术各二两 赤茯苓 陈皮 大腹皮 枳壳各四两 桔梗二两一分

上粗末。每服五钱，水一盏，生姜三片，煎六分。去滓温服，不拘时。

桃仁散《可用方》

治心腹鼓胀喘促，不欲饮食。

桃仁去皮，炒 桑白皮 赤茯苓 槟榔 陈皮 紫苏叶各五两

上粗散。每服四五钱重，水一盏，生姜五片，煎六分。去滓服，不拘时。

黑圆子《可用方》

治通身洪肿喘急，行步不快，大小便秘滞，饮食不进。

黑牵牛子不拘多少，半生半炒

上取头末，用醋米糊为丸桐子大。每服三十丸，或五十、七十，或百丸，以茶咽下。

木香分气汤《可用方》

治四肢浮肿，腹胁急，小便臭浊，神思不爽，气多奔喘。

木香 赤茯苓各二两二分 猪苓二两 泽泻 半夏曲 紫苏 枳壳 槟榔各一两一分

上剉散。每服一两，水一盏半，灯心二十茎长者，同煎至八分，入麝香半字搅调，食前服。

茯苓汤《可用方》

治脾胃气虚，手足浮肿，小便秘涩，气急喘满。

赤茯苓 泽泻 香附子 橘红 大腹子 干生姜 桑白皮各等分

上㕮咀。每服五钱重，水一盏半，煎七分。温服不拘时，日夜三四服。

牵牛子圆又名行气丸，《医学全书》。

治风热气结，搜风顺气。【泻瘰疬、中风、血利、五淋。】

牵牛半生半炒，头末，三两　青皮　陈皮　木通　甘草生用　桑白皮生用　芍药焙，各二两　栝楼根二两，焙末

上细末，炼蜜丸梧子大。每服看人虚实，或二十丸，三十、五十丸，七八十，百丸服之。

瘰疬，临卧以好茶下；产后血竭腹痛，以酒煎苏方木服；血气，以酒煎芍药服；五淋病，以榆白皮汤服；瘫缓中风，以豆淋酒服；肠风下血，以槐花煎汤服；冷风秘结，以葱白姜茶服。此药消食行气，常进生姜汤服。私：此方在此《万安方》第十三卷气部中。

尊贵食药《良剂方》

治小儿食积疳积，肌肉消瘦，好食泥土，或饮食多伤，面色萎黄，胸膈痞满，腹胁胀疼，身热多卧，呕吐酸水，脐腹㽲疼，脏腑不调，并宜服之。此药有积则泻，无积则不泻，亦不动真气。若泄泻，服之立止。又治丈夫、妇人膈气积气，久患心疼，冷涎翻胃，呕吐恶心，常服消饮食，散滞气，极有神效。【治小儿疳】

木香　丁香各一两一分　陈皮　蓬莪术　京三棱　缩砂仁　干姜　干漆炒焦　巴豆米同炒，不用巴豆　青皮各二两二分　麦蘖五两

上先用巴豆二两二分，去壳，同陈米一升，炒令紫色，去巴豆不用。每料炒米四两，同为细末。滴水为丸，如黍米大。每服二三十丸，生姜汤下，不拘时候。大人如梧子大，每服五十丸，或七十丸服。

肉豆蔻圆《究原方》

治食痼腹胀如鼓，作痛不食。【治水肿胀满】

肉豆蔻煨　槟榔面炮，各二两二分　轻粉一钱重　牵牛末二两二分

上细末。神曲炒三两为末，煮糊为丸绿豆大。每服二三十丸，或五十丸，以连翘煎汤，服下不计时。温酒橘皮汤亦得。

小理中圆《良剂方》

治三脘气弱，中焦积寒，脾虚不磨【消】，饮食迟化，喫物频伤，胸膈痞满，胁肋刺痛，呕吐哕逆，噫醋恶心，心腹胀满肠鸣，心腹疼痛，噎塞膈气，翻胃吐食，饮食减少。此药无利性，不损气，脾胃偏虚寒者，最宜服之。《局方》

青皮　三棱　官桂　草豆蔻煨　干姜炮　陈皮各四两　缩砂仁　红豆蔻良姜子也　蓬莪术各二两　良姜炒　牵牛末炒，各六两　阿魏醋化去砂，一分三铢

上细末。水煮米糊为丸，桐子大。每服三十、五十丸，或八九十丸。用生姜橘皮汤下，或温汤亦得，不拘时候。小儿可服十丸、二十丸。

连翘圆《良剂方》《局方》

治男子、妇人脾胃不和，气滞积聚，心腹胀满，干呕醋心，饮食不下，胸膈噎塞，胁肋疼痛，酒积面黄，四肢虚肿，行步不能，但是脾胃诸疾，并宜服之。【赤白利、血利】

连翘　陈皮各三两　牵牛末五两　三棱三两二分　蓬莪术　青皮　京墨　官桂二两　肉豆蔻二分　槟榔一两

上末，面糊丸桐子大。每服三十丸、五十丸、七八十丸，生姜汤下。久患赤白利及大肠风秘，脾毒泻血，煎黄连汤下。妇人诸疾，月事不调，带下恶漏，姜醋汤吞下，不拘时候。孕妇人不可服。

青金圆《究原》

治心肺壅热，咳嗽多痰气急，小便赤，大便秘。

雄黄透明，研，水飞　青黛　滑石各一两一分　巴豆霜一分

上细末。水调，飞罗面为圆，如桐子大。每服五丸，至十丸、二十丸。桑白皮煎汤下，食后临卧。治小儿急惊壮热，涎盛咳嗽，颊赤，咽膈不利，呀呷有声。丸为小丸，量岁大小，依前汤使服。

枳壳圆《究原》一

治三焦约，调顺三焦，消滞气，利胸膈，治风气大小便秘《素问·五气论》，小腹痛，不得大小便，邪气客入，入约而不行，故谷气不得通也。

枳壳去白，麸炒，二两　黑牵牛半生半炒，末，三两

上末，炼蜜丸桐子大。每服三十丸、五十丸，生姜汤下，不拘时。以快利为良，可增服八九十丸。

千金散《究原》二

治腰痛，腿膝肿满，行步艰辛。【下腰膝痛】

破故纸炒，二两二分　牵牛末四两　泽泻蒸，炒，二两二分

上细末。每服四五钱，橘皮煎汤服，不拘时候。

紫圆《葛氏肘后方》

治小儿变蒸诸热病。【下小儿热病，又大人通用。】

代赭石　赤石脂各一两　巴豆四十枚　杏仁五十枚

上代赭、赤石脂先捣，细研。巴豆四十个，去壳心皮，熬。杏仁五十枚，去皮，令碎研如脂。合三物捣三十杵，自相着。若硬，加少蜜更捣，密器中盛。生三十日①儿，服如麻子大一丸，与少乳汁令下，良久复与少乳，勿令乳汁多。宜至日中，当下热。热若不尽除，明旦更与一二丸。百日儿，如小豆大。如此量儿大小，加减丸数、丸大小。此圆无不治，三二十日，与一服殊佳。如真代赭不可求，用左顾牡蛎代之。

《千金要》《千金翼方》以紫圆治小儿变蒸发热不解，并挟伤寒温壮，汗后热不歇，及腹中有痰癖，哺乳不进，乳则吐哯，食痫，先寒后热。

又《千金翼》曰：小儿气盛有病，但下之，必无所损。若不时下，则将成病，固难治矣。

《全婴集》号紫圆子，《三因方》《和剂方》紫霜圆。

性全私名曰丹圆子。紫与死字音通，世忌死故。巴豆、杏仁，粒有大小，和汉亦不同。

《本草》云去壳、心、膜，以一分准十六粒。仍性全谓代赭赤石各一两末、巴豆霜二分、杏仁三分，以蜜丸如麻子大。初生三十日外儿，可与一丸；一岁至二三岁，可与二三丸、六七丸。亦不令人虚也。

此方即《元和【唐年号】纪用经》云育婴七宝，紫阳道士保子七圣方也。其七宝并七圣方者，紫阳道士传七个秘方，谓四味饮、黑散、紫圆、至圣散、五加皮、蜀脂饮、麝香圆。此七方，谓之育婴七宝，紫阳道士谓之保子七圣至宝方。专为一书者，此方是也。

《颅囟经》治小儿五疳，兼腹肚虚胀，疳气烦闷，或时燥渴。

紫霜圆

大黄　黄连　代赭各二分　辰砂　麝香各一分　杏仁去皮尖，别研　肉豆蔻　巴豆霜各一两

上细研，以蜜丸如赤小豆大。每服，空心米饮服一二丸。五岁、十岁儿，只可服五丸、七丸，临时加减。忌冷水、油腻、炙煿。已上在《万安方》第四十卷并四十五卷疳病。

又《究原方》第二卷云：有一室女【未嫁曰室女，已嫁曰妇人】患痫病，诸医皆作风治，数年不愈。一日求医，仆【张茂之】诊其脉，脾脉沉，胃脉弦急。脾脉沉，则食痫分晓。以《局方》紫霜圆，用辰砂为衣，用皂角子煎汤。每服四五十圆，日三两服。旬日遂下痰积，如鱼脑之状，病更不作。

私谓：小儿既伤寒温病服之，大人并妇人热病时气，利不通，可服之，泻去温热，不损真气，其功尤胜于大小柴胡汤、大小承气汤。性全常将此丸子救大病人。又大腹水肿，痃癖积聚，血瘕气块，脚气腹胀并服之，连泻，无不取效。癫痫疟病，赤斑丹毒诸疳，皆可服之。脾胃脉，在右手关上。轻按诊之，为胃腑脉；重按诊之，为脾脏脉。余脏余腑如此。

消饮圆《究原》二

除饮痰，利湿气。【下痰饮】

黑牵牛头末

上用皂角煎膏为圆，如桐子大。每服三四丸，或七八十丸，生姜汤送下，食后服。服已，嚼吞白豆蔻一两颗，不损口味。

沉香丸《圣济录》

治上气，胸满腹胀，精神倦怠。

---

① 日：原脱，据《备急千金要方》卷五补。

沉香　丁香　木香各一两　巴豆霜炒焦，三铢　杏仁一分，去皮，烧研

上研，以糯米粥和丸，如梧子大。每服三丸、五丸，或十、二十丸。生姜汤，夜半一服。不利，加丸数。

铁脚圆《究原》七

治大小便不通。

皂角不蛀者，去黑皮并子弦，二三十梃

上细末。酒糊或生蜜为丸，桐子大。每服五十丸，或八十丸、百丸。灯心汤或米饮下，不计时候。常服除滞气，不患痰喘、恶疮、诸肿。

《巢氏病源论》曰：大便不通者，是三焦不和，五脏冷热不调，肠胃津液竭燥，故令糟粕痞结，壅塞不通。

《可用方》作者森立夫云秘有三说：一肠胃热燥不通，一气滞风秘不通，一老人津液少，肠涩不通。热则寒之，气则疏之，涩则润之。

治肠胃不和，常令大便坚难方。《可用方》

大黄微炒　枳实　大麻仁别捣　赤芍药　厚朴各五两

上捣为末。入麻子仁令匀，炼蜜和捣三二百杵，丸如桐子大，空心姜汤下，三十丸，五十、七十丸。晚食前再服，以利为期。羸强，临时加减。常服生津液，润肠胃，令秘涩之难。

治大便卒不通气闷绝方。

川大黄　朴消各一两

上细末。每服以温蜜水调下二钱。未通，加服三四钱。

润肠丸《可用方》

治大肠虚秘，老人风秘。【《魏氏家藏方》中有润肠圆，载于此《万安方》第五十六卷中。】

杏仁　橘皮各等分

上各研细，炼蜜和捣，丸桐子大。每服三十丸，陈皮汤下，空心食前，日夜三四服。未润利，则可加至百丸。

私谓：杏仁令人醉毒，须用桃仁，又加胡桃肉、麻仁最佳。润肠圆方，老人虚损，脚气之人，常可服。诸方不载之，秘之秘之。

治大肠秘，经十日以上者，用诸药不瘥方。

肥枣一枚，去核，抄轻粉半钱，入在枣内，以麻缕缚缠。用水一盏，煮熟取出，细嚼，热汤吞下。【此药方又在《魏氏家藏方》，号**霹雳煎**，治大便久闭不通，不治能闭杀人云云。又云：即以所煎汤送下才服，服早即便仍前再作。一服立待通利，如黑弹子大。】

私谓[1]：日本枣小，可用两三颗。轻粉，今水银白粉也，泻药中尤猛利也。

木香丸《可用方》

治一切气攻刺，腹胁胀满，大便不利。

木香　枳壳各二两　川大黄　牵牛子末，四两　诃子皮五两

上细末。炼蜜和捣三二百杵，丸桐子大。食前，生姜汤下三十丸。或欲快利，即夜半可服百丸。

麻仁丸《可用方》

治大便秘涩。

麻仁二两二分　杏仁二分二铢　枳实　白芍药各一两一分　牵牛末四两三分三铢

上细末，滴水丸桐子大。每服五十丸，温水下，食前。若欲快利，夜半可服百余丸。

槟榔丸《可用方》

治脚气，足膝肿痛，大便秘涩。

---

① 私谓：原作“秘谓”，据校本改。

川芎　槟榔各等分

上细末。蜜丸桐子大，姜汤下三十丸，食后。私云：五十、七十丸，日夜四五服。《经》曰徐徐快利。

又有前后外格、内格秘【内格、外格、关格】，《病源论》云：关格者，大小便不通。大便不通，谓之内关；小便不通，谓之外格；二便不通，为关格。由阴阳气不和，荣卫不通故也。阴气太盛，阳气不得荣之，曰内关；阳气太盛，阴气不得荣之，曰外格；阴阳俱盛，不得相荣，曰关格。关格则阴阳气痞，结于腹内，胀满气不行，大小肠关格而大小便不通。

治大小便关格不通经三五日方。

无蛀皂角，烧灰细研，粥饮调下三四钱，立通。《可用方》

【《魏氏家藏方》云：

皂角剉细，焙干，为细末　生葱白细切

研熟，葱和皂角末，圆如毬子大，捏在脐心中，以手或片白系定一饭久，未通再换。如脏腑大秘，经日不通者，不过三次。】

白术散《可用方》

治大小便难，腹胁胀满气急。

陈皮一两　白术　牵牛子末　木通　大黄　槟榔　朴消各二两

上细末。每服四钱，水一盏，煎六分，空心温服。如人行十里，再服，以快利为度。或夜半五六钱，煎服。又以生姜煎汤，调下五六钱匕。

蠲毒乳香丸《可用方》

治寒湿脚气，足下隐痛，行步艰难，筋骨疼痛，常使经络疏通，脚气不发。【治湿脚气】

乳香　肉桂　茴香　川楝子去核　青皮　陈皮　黑牵牛末，各三两　草乌头去皮尖，切片，盐炒黄，去盐　槟榔　木香各一两二分

上细末。用无灰酒煮面糊为丸，桐子大。每服三十丸、五十丸、七十丸，温酒、盐汤任下，食前。前干脚，可服增爱丸，载于前。

治湿脚气浮肿，气渐上入腹，烦满急胀，面如土色，大小肠不通，气欲绝者。【泻湿脚气】

大腹皮　槟榔各四两　诃子皮二两　黑牵牛末，四两

上细末。每服三四钱，童子小便一盏，姜五片，葱白二七寸茎，煎三沸。去滓调服，以利三五行，效无时。

桃花散《可用方》

疗脚气及腰肾膀胱宿水及痰饮。【泻下脚气，腰痛，膀胱痰水。】

收取桃花【红桃花也，此说尤可秘，有神妙效验】阴干，量一大升盏也。虚满，不必按捺。捣罗，温清酒和。一服令尽，利为度，空腹服。须臾当转，可六七行，宿食不消化等物皆泻尽。若觉虚饥，进少软饭及糜粥无妨。极安稳，不似转药。虚人废朝谒，但觉腰脚轻快，使人勇跃，食味倍佳。先肿者，一宿顿消，如囊中贮物倾去。又无毒，易将息。唯忌胡荽【菜名】、猪肉，三日内腹虚。大都将息【调理也】慎生冷、酸滑、五辛、酒面、粘食、肥腻。四五日外，诸食复常。

小犀角圆《局方》八

治肠痈、乳痈、发背，一切毒肿，服之化为水。【泻痈疮、内痈、乳痈、毒肿。】

巴豆霜一分一铢　大黄蒸干，一两一分　犀角三两　黄连　栀子去皮　干蓼蓝　升麻　黄芩　防风　人参　当归　黄耆　甘草炙，各一两

上细末。入巴豆霜和匀，炼蜜杵，丸如梧桐子大。每服三丸、五丸、七八丸、十二十丸，温汤下。利三两行，喫冷粥止之；不利，加至三四十丸。初服取快利后，渐减丸数，取微溏泄为度，老少以意加减。肿消及和润①乃止，利下黄水，觉肿处微微色变，即是消候。一切肿毒皆内消，神验不可论。忌热

① 和润：原作“和涧”，据《太平惠民和剂局方》卷之八改。

面、蒜、猪肉、芦笋、鱼、海藻、菘菜、生冷、粘食。

复元通气散《局方》及《良剂方》

治男子、妇人寒湿气痛，或因醉当风，坐卧湿地，因饮冷过多，寒湿之气客搏经络，血脉凝滞，手足冷麻，筋寒骨痛，百节酸疼，上攻下疰，腿脚生疮，腰脚顽痹，筋脉挛急，膝苦缓纵，脚下瘾痛，行步艰难，不能踏地，或因房室过多，大便不利，小便赤涩，或因恚怒，耳内气闭疼痛，或胸膈内气滞，流转不藏，因而气血闭塞，遍身疮疥赤肿，或肾痈便痈，或肾偏僻，小肠气，肾余气，奔豚气，脚气，并遍身走疰疼痛，或腰疼气刺，或因打扑闪肭，凝滞气血，臂膊疼痛，及治妇人吹奶，药到立散。如肚痈初发，药到便散。若结作脓血，服药随时便破，脓血即随大便出。如痔病初发，药到立散。如诸般痈肿，疮疖初发，日夜可用津唾时时润之。每日服药三五服，三日内消，复旧如初。常服复原养正，诸病不生，通行一切滞气。

川山甲剉，蛤粉同炒，去粉　茴香　玄胡索去皮　白牵牛末　甘草炙　陈皮各二两　南木香一两二分

上细末。每服二钱重，用温酒调服。如病在腰下，空心服之；如病在腰上，食后服之。服药毕，随时喫酒三两盏。如不能饮酒者，用木香浓煎汤调服亦得。一方用穿山甲二两，木香、陈皮、甘草、天花粉各一两。天花粉，即栝楼粉也。

《究原方》复元通气散，治疮疖痈疽方作，焮赤初发，疼痛及脓已溃未溃。又治小肠气，肾痈便毒，腰疼气刺，腿膝生疮，妇人吹奶，以南木香汤调下。【下小肠并腰痛】

又《良剂方续集》云：治中风瘫痪[1]，口眼喎斜，用复元通气散与十全内补散等分和匀。每服二三钱，温酒调下不拘时。【治中风瘫痪，口眼喎斜。】

散滞圆《良剂后集》

治腰疼。【下腰疼】

黑牵牛微炒不动，末，五两　大蒜十个，面裹炮，熟研为膏

上二味，和匀为圆，如绿豆大，辰砂为衣。每服三十、五十丸，温酒下，一服便安。欲快利，可服七八十丸。

神应散《良剂方续集》

治瘰疬。【下瘰疬】

黑牵牛炒香熟，末　白僵蚕去嘴，炒黄　荆芥穗各五两　斑猫去头、足、翅，二钱半重，用糯米一合半，炒米黄，去米

上细末，和匀。每服一字，或二三字，用温酒或茶清调服，日进三服。早食后、午点心前、临睡各一服。服此药之前日，临睡，用米汤调服滑石末一钱重，次日不须服。如疮口不合，先用甘草煎汤洗了，用纱帛随疮摊油灰傅贴【油灰，膏药欤。贴药，今此神应散也】，药应自干，不须揭换。

神应栝楼散《大全良方》引李嗣立方

治妇人乳疽奶【乳房也】劳。

栝楼一个，去皮，薄焙，研为末，如急用，只烂研，用仁子多者，有力用　生粉草好甘草也，半两（五钱重）　当归五钱重，酒浸，焙　乳香一钱重，别研　没药通明者佳，二钱半重，别研

上用无灰酒三升【三大盏也】，同于银、石器中，慢火熬取一升【一盏也】清汁，分作三服，食后良久服。如有奶劳，便服此药，可杜绝病根。如【病之】毒气已成，能化脓为水；黄毒未成，即于大小便中通利。病甚，再三合服，以疾退为妙期。妇人乳痈方甚多，独此一方，神效无比，万不失一。

癸亥年，仆【陈良甫】处五羊【处名】赵【姓】经略【字】厅判【官名】阃【姓】夫人【妻】，年七十一岁，隔一二年，左乳房上有一块，如鹅卵大，今忽然作楚，召余议药。仆【良甫】云：据孙真人云，妇人年五十岁已上，乳房不宜见痈，见则不可[2]疗矣。幸而未破，恐是气瘤，谩以五香连翘汤大黄煎服，服后稍减则已【已，复也】。过六七年后，每遇再有肿胀时，再合服，必消减矣。加牵手子末少许服，则自大小便中下痰。

① 瘫痪：原作“痈痪”，据底本眉批改。
② 可：原作“则”，据《妇人大全良方》卷之十五改。

妇人大便不通者，则由五脏不调，冷热之气结于肠胃，则津液燥竭，大肠壅涩，故大便不通也。仲景云：妇人经水过多，则亡津液，亦大便难也。【妇人利结，依月水过下而津液枯竭故也。】

《局方》四物汤加青皮煎服。私云：加枳壳、牵牛末，又良。

三合散　麻仁圆《大全良方》

牵牛子散《大全良方》

治妇人大便不通。

木香半两　郁李仁微炒　青皮　木通　枳壳去白，麸炒　桂心各一两　牵牛子末半炒半生，三两

上细末。每服三钱，如煎茶一沸，搅起放温，空心服。有实热证则可服，虚冷则不可服。

牵牛圆《大全良方》

治妇人大便不通，心腹虚胀。《博济方》有大黄、槟榔，名气针圆。

黑牵牛末四两，生　青皮二两　木香一两

上细末，炼蜜丸如梧子大。每服三十丸、五十丸，或百丸，空心，温水服。

初虞世治妊娠大便秘涩方。【治妊者大便不通】

枳壳三两　防风二两　甘草炙，一两

上细末。每服三五钱，空心，沸汤点服，日三服，夜一服。

又治虚羸大便秘方。《大全良方》治妊妇秘

枳壳麸炒　阿胶炒，各五两

上细末。炼蜜杵三千下，丸如梧子大，别研滑石末为衣。每服二三十丸，或服五十丸、七十丸。半日来，未通再服，以通利为度。

又方

治妊妇秘结。

车前子三两　大黄一两二分，炒

上细末。每服三五钱，蜜汤服，空心。

真珠散《养生必用》

治膀胱蕴热，风湿相乘，外肾肿胀，小水【便也】不利等。【下膀胱外肾肿胀】

白牵牛微炒，末，二两　白术半两　陈皮半两　木通半两　桑白皮半两

上焙干为末。每服三五钱，煎生姜汤调服，食前空心，日午临卧服。初服，旦日进一服，未觉验再服。此药不损气，只是导利留滞，胜服凉药，累曾用得效。

利惊丸《养生必用》

治小儿急惊发搐，涎潮肌热，目上口中气热。俟其发定，当以此药疏导惊涎积热。【下小儿惊、潮热等诸疾。】

轻粉　青黛各一钱　天竺黄二钱　黑牵牛生，末，一两

上末，蜜丸鸡头大。一岁儿一丸，温薄荷汤，临卧化服。更量儿大小、虚实加减。大人即可五丸、七丸、十丸，至二三十丸，可快利。

磨积圆《必用方》

消食，消化积滞。

丁香九个　缩砂仁十二个　巴豆三粒，去皮心油　乌梅肉三四个，焙

上细末。面糊丸黍米大以上三五丸，已下二三丸，食后温水下。

牵牛子丸《圣济录》

治下焦结热，肠胃燥涩，大小便不利。

黑牵牛微炒，令小暖取出，取上末，三两　青皮　陈皮　桑白皮　芍药各一两　栝楼根一两　木通一两

上细末。炼蜜杵三五百千下，如梧子大。每服十五丸，至三五十丸。茶酒任下，空心，食前，日三服。又半夜服百粒，令快利弥佳。

蒸下部方《圣济录》

治大小便不通，腹胁坚胀。

莲叶 葱 皂荚各二十两 生姜十两

上剉粗，以浆水【米泔】三五斗，煮十余沸，并滓分两度入小口瓷缸中。坐缸口上，熏蒸下部，冷则易之。未通利，即倾入药桶中，添热汤坐蘸下部即通。

顺气木香丸《圣济》

治大肠秘涩，疏风调气。

木香 槟榔生剉 羌活 桂去粗 陈皮各二两 大黄煨，二两 牵牛子以一斤取末八两

上细末，炼蜜丸如梧子大。每服二三十丸，或五十丸，以生姜紫苏汤下，加至七八十丸、百丸。

牵牛散《圣济》

治大便秘涩。

牵牛半生半炒，末，五两 槟榔生，末，三两

上细末。每服三五钱，生姜汤调下。未利良久，以热茶投，疏利为度。

承气泻胃厚朴汤《圣济》

治胃实腹胀，水谷不消，溺黄体热，鼻塞衄血，口㖞唇紧，关格不通【大小便秘曰关格不通】，大便苦难。

厚朴姜制炙，三分 大黄炒，二两 枳壳麸炒 甘草炙，各半两

上粗末。每服五钱，水一盏半，煎至一盏。去滓，空心温服，取利为度。

麻仁丸《圣济》

治大便秘难。

大麻仁别研，作膏 大黄各三两 厚朴姜汁炙，二两 枳壳麸炒，一两半

上细末。与麻仁膏炼蜜，和杵令匀，丸如梧子大。每服三十丸，或五十、七十丸。空心食前，温水下，日夜三四服，以快利为度。

治大病后重亡津液，及老人津液不足，大便秘涩，平胃煮散加青橘皮方。【伤寒以下大病】

厚朴姜汁炙 陈皮各五两 苍术米泔浸焙，八两 甘草炙，三两

上细末。每服四五钱，水一盏半，加青橘皮末一二钱，生姜三片，枣三五个打破，煎至一盏。去滓温服，日夜三五服。

半夏丸《圣济》

治大便不通，疏风转气下痰。

半夏洗七次，麸炒，二两 牵牛子半生半炒，末，八两 青皮 木通各一两

上细末。炼蜜捣熟，丸如梧子大。每服五十丸，或七十丸。卧时生姜汤下，以快利为良。

粉糖丸《圣济》

治大肠壅结，大便不通。

胡粉一两 砂糖如弹丸大，八块

上同研令匀，丸如梧子大。每服五丸或十丸，临卧温水下。

蒴藋根汁《圣济》

治下部闭塞，大便不通。

蒴藋根嫩新者，一二把，烂捣

上一味，以水三盏，更同研，生布绞取汁，分三服，食前饮之，强人分二服。

摩脐方《圣济》

治大便不通，腹胀。

杏仁汤浸，去皮尖、双仁，三十粒，生用 葱白十茎，去须叶，细切 盐三分

上三物，同研如膏。每用如弹丸大，涂手心，摩脐上三百转，须臾即利。如利不止，以冷水洗手即定。

【掌中握泻药】

宣积，手心握药便通。《选奇》《全书》

巴豆　干姜　韭子　良姜　硫黄　甘遂　白槟榔各等分

上末。研饭为丸，如弹子大。用时，早朝使椒汤洗手了，麻油涂手掌口，握药一粒，移时便泻。欲得止泻，即以冷水洗手。

麻仁大黄丸《圣济》

治大便不通。

大麻仁研，二两　大黄剉炒，五两

上细末，炼蜜丸如梧子大。每服二十丸，或五十丸，食后熟水下。

威灵仙丸《圣济》

治大肠风热，结涩不通，脚气，妇人血积。

威灵仙酒浸一日夜，焙干，称　大黄剉炒　牵牛子半生，炒末，各二两　独活　川芎　槟榔　木通切炒，各一两

上细末。炼蜜和丸，如梧子大。每服二十丸，或三十、五十丸。空心，熟水下，日夜二三服。

治大便久不通方。

上取枣去核，入胡粉，更以枣裹，煨熟研匀，丸如梧子大。每服五丸或十丸，淡姜汤下。以利为期，再三服。

木香丸《圣济》五十四

治三焦病，腹胀气满，小便利。

木香二两　荜澄茄四两　牵牛子炒末，十四两　槟榔四两，粟米饭中裹，重以纸裹湿，而于灰火内煨熟，令湿纸焦取出，去饭　补骨脂炒香，四两

上细末。入牵牛末令匀，用清水和杵，丸如绿豆大。每服三十丸、五十丸，茶汤或熟水下。小儿可服三丸、五丸、七丸。妊妇不可服。

枳壳丸《圣济》

调顺三焦，平匀气脉，消痰滞，利胸膈，祛风，利大小便，快肠胃。

枳壳去白，麸炒，二两　牵牛末半生半炒，净粉，一两二分　陈皮半两　槟榔半两　木香一分

上细末，和匀，炼蜜和丸，如梧子大。每服二十丸，至三十丸。食后，生姜汤服。欲快利，加增丸数至百丸。

疏风散《圣济》

治三焦气约，大小便不通。

牵牛子微炒，末　大黄　陈皮各二两　槟榔一两

上细末。每服三四钱匕，生姜煎水，入蜜少许调下，食后良久再服。

大黄丸《圣济》五十卷

治大肠秘热，心胸烦躁，头痛便难，腹胁胀满，口舌干燥。【热结】

大黄炮，剉，二两　桔梗　枳壳麸炒　芎藭　羌活　木香　柴胡　独活各一两　牵牛末四两

上细末。用熟煮萝菔汁入药末，同于木臼内捣令得所，丸如梧子大。每服五十丸，或七八十丸。食后临卧，熟汤服。加牵牛子末四五两，尤快利。

木香三棱丸《圣济》

治积聚不消，心腹胀满，醋心呕逆，不思饮食。【下积聚胀满】

木香　京三棱煨　槟榔各一两　乌梅肉焙，四两　缩砂仁二两　青皮三两　巴豆霜二分

上末，研匀。用醋煮面糊，丸如麻子大，辰砂末为衣。每服十丸，或二十丸。小人及气弱老人四五丸、两三丸，温橘皮汤下，食后服。

木香干漆丸《圣济》

治积聚心腹胀满，利胸膈，散滞气，消宿食。

木香　槟榔　补骨脂各一两　干漆烧出烟，一两二分　肉豆蔻　京三棱　青皮　陈皮　桂去粗，各二两　牵牛末四两

上细末。酒面糊丸，如梧子大。每服二十丸，或三十、五十丸，生姜汤下，早晚食后，日三服。欲快利，夜半亦可服九十丸、百丸。

木香丸《圣济》

治积聚宿食不化，留滞成块，心腹疼痛，脾倦多困，日渐黄瘦。

木香一两二分　蓬莪术　京三棱二味煨，各二两　巴豆霜二分　辰砂一两二分，研

上细末。入巴豆霜、辰砂同研匀，醋煮面糊，丸如绿豆大。每服三丸、五丸，至十丸、二十丸。生姜橘皮汤下，食后临卧服。

桂香匀气丸《圣济》

治胸膈痞闷，消积滞，化宿食，破痰饮。

桂心去粗　丁香皮　缩砂仁　益智炒　陈皮　青皮　槟榔　木香　蓬莪茂各三两　乌梅肉焙，三两　巴豆霜二两

上诸药，细末。入巴豆霜和匀，煮面糊丸如麻子大。每服七丸、十丸，或二十丸，茶酒任下，食后，或重夜半服，常令快利。

如圣丸《圣济》

治积聚癖块，一切所伤，喫食减少，日渐黄瘦。

巴豆霜一两　丁香三分　乌梅肉焙，一两半　干漆烧尽烟，一两　滑石一钱重

上细末，和匀。用粳米饭烂丸，如粟米大。每服三丸，至五丸、十丸、二十丸。随所伤物下，更量虚实加减。

大通散《圣济》

治痃癖积聚，腹胀气逆，烦满呕逆。

沉香　木香　白术　陈皮　桑白皮　木通各二分三铢　胡椒一分一铢　牵牛末三两三分

上细研。每服前七味末二钱匕，入牵牛末二钱匕。五更初【寅初】，以沸汤点腊茶调热服。却卧不住，以热茶及热粥投之，取利为效。少壮人，多用牵牛末，少用药末；老弱，多用药末，少用牵牛末。

鳖甲丸《圣济》

治积年癖气及气块上攻心腹。

鳖甲炙　京三棱各二两二分　干姜　青皮各一两一分　巴豆霜二钱半重

上以醋研巴豆霜为膏，入药末和匀，丸如绿豆大。每服三丸至五丸，生姜汤下，空心食前。

温白丸《圣济》

治癖气块聚，心胸痛，食不消。又治妇人带下，淋沥羸瘦，困怠无力。

乌头炮　紫菀　吴茱萸洗，焙　菖蒲　柴胡　厚朴姜制　桔梗炒　皂荚蜜炙　赤茯苓　干姜　黄连　山椒去目，炒出汗　人参　巴豆霜各二两【加甘草十五味，常□也。又十八味尤宜也】

上十四味，巴豆外细末。入巴豆霜研匀，白蜜和，再杵千下，丸如梧子大。每服三丸、五丸，渐加七丸、十丸。十五日后，下恶脓血如鸡肝。

木香丸《圣济》七十一

治冷积滞气，心胸痞闷，冷气上攻，脏腑疼痛。

木香　桂心去粗　京三棱煨　蓬莪术煨　胡椒炒　青皮各三两　槟榔　诃子皮　大黄剉炒，各一两半　牵牛末二两半

上细末。醋煮面糊，丸如绿豆大。每服十丸、二十丸，或三十、五十丸。食后，生姜汤下，日夜二三服。

平气丸《圣济》

治脾积痞气，腹胁膨胀，心胸痛闷，不思饮食。

槟榔二两　乌梅肉四两，一半去核，一半和核　京三棱炮，二两　青皮四两　缩砂二两　巴豆霜四钱重　胡椒二两

上末。巴豆霜同和匀，白面糊和，丸如绿豆大。每服五丸、十丸，生姜汤下，食后服。欲快利，夜半可服十五丸，小儿可服一丸、半丸。

七气汤《圣济》

治奔豚，气自小腹上至心下若豚状，腰腹疼痛，或冲心满闷。【治奔豚冲心】

桂去粗　赤茯苓　高良姜炒　诃子皮各三两　大腹子和皮，二两　吴茱萸洗，炒，一两二分　牵牛子末炒，二两

上粗末。每服四五钱，水一盏半，煎至一盏。去滓温服，微利二三行为良。欲快利，可六七钱煎服。

石榴枝汤《圣济》

治九虫动作，腹中刺痛，口吐清水，面色黑黄，及虫心痛者。【下虫毒】

石榴枝东引者良，切，炒，三两　木香　陈皮　吴茱萸汤洗，各一两半　大黄煨　芍药各二两　薏苡根二两半

上㕮咀，如麻豆大。每服五七钱，水一盏半，煎一盏。去滓温服，空心。

当归汤《圣济》

治蛔虫心痛，中如锥刺，时吐白虫。

当归切，焙，二两　桔梗切，炒，三两　陈皮　桂去粗　人参各一两　赤芍药一两二分　鹤虱炒，一两　槟榔炮，二分　朴消一两二分，研

上朴消外，先粗末，次入朴消拌匀。每服五七钱，水二盏，煎至一盏。去滓，空心，后半时辰，再服三服。

当归散《圣济》

治蛔虫痛发作，冷气先从两肋连胸背撮痛，欲变吐逆。

当归切，焙　鹤虱炒，各二两　陈皮　人参各一两半　槟榔三两　枳壳麸炒　芍药各一两半　桂去粗，一两一分

上细末。每服三四钱匕，空心，煎枣汤调下，至晚再服。私加牵牛末二三两尤良。

雷丸散《圣济》

治九种心痛，虫痛为先。

雷丸炮，一两　贯众一两半　狼牙一两　当归一两半　槟榔炮，一两　桂去粗，一两半　鹤虱炒，一两　陈皮炒，一两

上细末。每服四五钱匕，空心，煎粟米饮调服，晚食前再服。加牵牛末二三两尤良。私。

鹤虱散《圣济》

治痏蛔、寸白、蛔虫等发作，心腹疠痛。

鹤虱微炒，三分　槟榔炮，一两二分　楝根皮东南引者，以石灰一握，水两碗，浸两宿取出，洗净，暴干，二两半　陈皮炒，半两　大麦糵炒，一两半　牵牛半生半炒，末，三两　糯米一合二两也

上罗为末。每服三四钱匕，空腹，煎粟米饮调服。如未转泻，即更服，时时煎姜蜜汤热投之。私：丸服又良。

【**大效紫菀丸**泻药也。新度之秘药，下诸病云云。使，依病替之云云。

紫菀　人参各一两　巴豆二两九，霜云　肉苁蓉　吴茱萸　菖蒲根一寸九节为宜　干姜　白槟榔子　当归　防风　茯神　桔梗　车前子　川椒　乌头去皮　皂角去皮子　白术　汉防己　柴胡　姜黄　麦门冬　甘草　黄连　厚朴　干地黄　茯苓　大黄各一两半　肉豆蔻一两

上细末。炼蜜和丸。在口传。】

《覆载万安方》卷第五十二

朱墨之纸数百十八丁（花押）

《覆载万安方》卷第五十三

性全　集

诸血门自九窍血漏出

【一[1]】鼻衄

《巢氏病源论》曰：《经》云：脾移热于肝，则为惊衄。脾，土也；肝，木也。木本克土，今脾热为土翻盛，逆往乘木，是木之弱不能制土，故受脾之移热也。肝之神为魂，藏血。虚热则神魂不定，故惊也。凡血与气，内荣脏腑，外循经络，相应随而行于身，周而复始。血性得冷则凝涩，得热则流散。气者，肺之所主也。肺开窍于鼻，热乘于血，则气亦热也。气血俱热，随气发出，于鼻为衄也。又曰：诊人衄，其脉小滑者生，大躁者死。鼻衄脉沉细者生，浮大而牢【紧也】者死。

《养生方》云：思虑则伤心，心伤则吐血、衄血也。

《可用方》森立夫[2]云：愚谓心主血，肝藏血，肺主气而开窍于鼻，血随气行，周流灌溉于一身之间，气顺血顺，气逆血逆。血性得冷则凝涩，得热则沸溢妄行。若心肺二经有伤，血欲流动，必因肺气逆上而出于鼻，而为衄也。

治鼻出血不止方。《可用方》

干地黄　栀子　甘草各三两或五两

上细末。每服方寸匙，温酒服，日三五服，夜二三服。若鼻疼者，加豉一合一合者，私云以一盏为一升之一合也。鼻有风热者，以葱涕和丸桐子大，服五七丸，或二三十丸。风热者，有赤疹等也。

伏龙肝散《可用方》

治五脏结热，鼻衄，心胸烦闷。

伏龙肝　当归　赤芍药　黄芩各一两　生干地黄六两　犀角屑　刺蓟各二两

上细末。每服五钱，水一大盏，竹茹青一块如鸡卵子，煎五分，温服。

茜根散《可用方》

治鼻衄终日不止，心神烦闷。

茜草根　黄芩　侧柏嫩叶曰侧也　阿胶　甘草生用，各三两

上㕮咀。每服四五钱，水一盏，生地黄半两同煎，温服，食后，日四五服。

子芩散《可用》

治鼻衄不止。

子芩三两，黄芩也　蒲黄　青竹茹各二两一分　伏龙肝一两二分

上细散。每服五钱，水一盏，煎六分，入藕汁一合，搅匀服，日夜数服。

又方

乱发灰一两　伏龙肝二两

---

① 一：原无，据文例补。

② 森立夫：原作“立森夫”，据文义乙转。

上细研令匀，以新汲水调下三钱。

治鼻中血出不止，心闷欲绝方。《可用》

刺蓟汁二合　藕汁一合　生姜汁半合

上调和匀，徐徐饮之，滓仍塞鼻中。

又鼻衄累医不止方。

粟壳烧灰，五两

上细末。每服四五钱，粥饮调下。

加味理中汤《可用》

治饮酒过多及啖煿物动血，发为鼻衄。

人参　白术　甘草　干姜　干葛　川芎各二两

上㕮咀。每服四五钱，水一盏，煎七分，入少盐，搅匀温服。

乱发灰散《可用》

治衄血不止，令人目眩心烦。

乱发灰　干姜各三分　桂心一两二分

上细散。每服三四钱，温浆水【米泔水也】调下，先食浆水粥，后服药。

阿胶散《可用》

治衄血久不止。

阿胶　龙骨各二两　乱发灰三两　桂心　当归　细辛　蒲黄各一两

上细末。每服三四钱，粥饮调下。

又方

乌贼鱼骨

上末，少少吹入鼻中即止。若未止，再三吹入。

《可用方》云：方曰大衄者，因鼻而口耳皆出血，故曰大衄【大衄，鼻口耳皆血出，谓之大衄】。

阿胶散《可用》

治大衄，口耳皆出血不止。

阿胶一两二分　蒲黄三两

上细末。每服三五钱，水一盏，入生地黄汁二合，煎六分，温服无时。

又方

治大衄。

盐五钱重，炒

研末，分二服，用冷水调下。未止，再三服。

又方

治大衄立止。

胡粉

炒令光黑，以醋调一二钱服。

阿胶散《可用》

治大衄未止，计数升【血多也】，不知人事。

阿胶　桂心　细辛　白龙骨　当归　乱发灰　蒲黄各一两

上细末，用生地黄汁调下二三钱。

《活人事证方后集》十五云：阳盛则阴病，阴盛则阳病。吐衄便溺【大便小便】，乃阳气侵阴，阴气被伤，血失常道。

白术散《事证方》

治吐血咯血，行荣卫，顺气止血，进食退热。惟忌食热面、煎煿、海物、猪鸡，一切发风之物。酒不宜饮，食不宜饱，常令饥饱得所，自然胸膈空利，气血流顺也。

苏少连【人名】病此，极可畏，百药不效。偶姜【姓】孚【字】言【名】通判【官】传此方，服之遂愈。后以济人，累验。韬光传

白术五两二分 人参 白茯苓 黄耆各二两二分 山药 百合一两二分二铢 甘草炙，一两一分 前胡 柴胡各二分二铢

上细末。每服四钱，水一盏，姜三片，枣三个，煎六分。去枣、姜温服，日夜四五服。

止衄散[①]《事证》

治气郁发衄无比神方。

黄耆三两 赤茯苓 白芍药 当归 生干地黄 阿胶炙，各一两二分

上细末。每服三四钱，以黄耆煎汤服。未知，再三频频服。

张茂之《究原方》十一云：有人血妄行，又鼻衄，令服《局方》必胜散，用藕蘸喫遂止。《大全良方》十三卷，治妊娠衄血、吐血，用之有效。

必胜散《局方》八

治男子、妇人血妄流溢，吐血、衄血、呕血、咯血。

熟干地黄 小蓟并根用 人参 蒲黄微炒 当归 川芎 乌梅各二两二分

上粗散。每服五钱，水一盏半，煎至七分。去滓温服，不拘时候。

治鼻衄不止或吐血。《究原》十一

萝蔔擂汁，入盐服一盏，立效。

治吐血衄血。《良剂方》

上茅花浓煎汤，频服。

薄荷煎圆《局方》《良剂方》

消风热，化痰涎，利咽膈，清头目。治遍身麻痹，百节酸疼，头昏目眩，鼻塞脑痛，语言声重，项背拘急，皮肤瘙痒，或生瘾疹。及治肺热喉腥，脾热口甜，胆热口苦。又治鼻衄唾血，大小便出血，及脱着伤风并沐浴后，并可服之。【鼻衄唾血】

薄荷叶去土，百六十钱重 防风 川芎各三十钱重 桔梗五十钱重 缩砂仁五钱重 甘草炙，四十钱重

上细末。炼蜜为丸，每一两作三十丸十钱为两。每服一丸，细嚼，茶酒任下。

《究原方》治因服热药，或饮酒过多，粪门如患痔热病，用水调涂之。

《千金方》治心气不定，吐血衄血。

泻心汤《良剂方》

《本事方》名三黄散。【《本事方》云：鞠运若茂之尝苦衄疾。予授此方，令服后愈。三黄散。】细末，以新汲水服之。

黄连 黄芩各二两 大黄四两

上㕮咀。每服五钱重，水一盏半，煎七分，温服无时。服三黄圆亦佳。

酒蒸黄连圆《良剂方》曰诸家方

治三焦虚热，胸膈烦躁，舌肿语涩，唇焦鼻衄，赤眼口疮，咽喉肿痛，痰涎不利，五心烦热，小便黄赤。【鼻衄】。又疗心经伏热，面赤咽干，烦躁恍惚，小便淋沥，有时漩血。【淋病】。及疗伤寒后余毒，或时潮热，口苦舌干，心胸烦闷，小便赤浊。【伤寒后潮热】。及疗夏月伏暑伤热，潮躁闷冒，神气不清，日晡发热，阴阳不和，水谷不分，暴泻黄水，或下利脓血。【脓血利】。又疗酒毒发渴，心肺炎热，咽干舌涩，引饮无度。又疗酒积下痢，或粪便血，里急后重，并皆治之。常服退一切虚热，解暑积，散酒毒，利膈化痰，通利小便。

黄连三五斤，去毛，细剉

上不拘多少，用好酒浸头，过二寸许，浸两日，以重汤内蒸一日，取出焙干，研为细末。用水煮糊

① 止衄散：此3字原漫漶，据校本补出。

为丸，如桐子大。每服十丸，至三十丸、五十丸，用麦门冬熟水下。烦渴，以新汲水下；鼻衄，用荆芥煎熟水下；小便淋沥，煎瞿麦穗、灯心汤下；小便漩血，煎白茅汤下；伤寒后余热不解，煎人参、竹叶汤下。

龙脑鸡苏圆《局方》

除烦解劳，消谷下气，散胸中郁热，主肺热咳嗽，治鼻衄吐血，【妇人】血崩下血，血淋热淋，劳淋气淋，止消渴，除惊悸，凉上膈，解酒毒。又治胃热口臭，肺热喉腥，脾热口甜，胆热口苦。常服聪耳明目，开心益智。【鼻衄、吐血、诸淋】

鸡苏叶干，十六两，准百六十钱重也，龙脑薄荷是也　生干地黄十钱重　人参　柴胡剉，同木通以沸汤半升浸一二日，绞取汁用之　阿胶炒　木通剉，同柴胡浸　蒲黄少炒，各二十钱重　麦门冬去心，四十钱重　甘草炙，十五钱重　黄耆十钱重

上细末。将蜜二斤，先炼一二沸，然后下生干地黄末，不住手搅，时时入绞下木通、柴胡汁，慢慢熬为膏，勿令焦，然后将其余药末同和杵为丸，如豌豆大。每服三二十丸，至五七十丸。嚼破，以熟水吞下，不嚼吞下亦得。虚劳烦热，消渴惊悸，煎人参汤下；咳嗽唾血，鼻衄吐血【鼻衄吐血】，以麦门冬去心煎汤下，并食后临卧服之；若【妇人】崩中漏下，下血诸淋疾，并空心食前服；治淋，皆用车前子煎汤下，极妙。忌酒、炙煿物毒《良剂方》引《局方》。若酒毒便血，用辰砂为衣，温酒下，熟水亦得。

《百一选方》六云：治鼻衄孙盈仲祖方，苏韬光曾用有效。

四物汤加侧柏叶煎服。

又曰：灸发际一穴鼻直上五七壮，麦粒大炷艾。

又曰：赤芍药末，冷水调服。

又

五倍子末，新绵烧灰，等分，米饮调下三四钱。

又

石榴花片塞鼻中，血止。

又

蒲黄二钱，用新汲水调服，老人不用之。

又曰：治衄血。褚日新传

以真阿胶透明一片，如指大，贴眉心立止。

又方

好麻油纸捻纴鼻中，顷之打嚏即愈。韬光云：此方甚奇。其母邻人①一夕常衄盈盆，百药不效，用此遂愈。

茜梅圆《本事方》

治衄血无时。

茜草根　艾叶干，各二两二分　乌梅肉焙干，一两一分

上细末。炼蜜丸梧子大，乌梅汤服。

山栀子散《本事方》

山栀子不拘多少，烧存性，末之，搐鼻中立愈。

蔡子渥传云：同官无锡监酒赵无疵，其兄衄血甚，已死入殓【殓，力验反，殡殓也，棺具也】，血尚未止。偶一道人过门，其家哭，询问其由。道人云：是曾服丹或烧炼药。予有药，用之即活。囊间出此药半钱匕，吹入鼻中立止，良久得活，并传此方。

治鼻衄过多，昏冒欲死。《梅师方》《本事方》

用香墨②浓研入鼻中。私谓：用醋磨。

---

① 邻人：原作“令人”，据《是斋百一选方》卷之六第七门改。

② 香墨：原作“香黑”，据校本改。

柔脾汤《信效方》

治虚劳吐血、衄血、下血，白汗出。【虚劳吐血鼻衄】

甘草炙　白芍药　黄耆各二两　熟干地黄六两

上细末。每服四五钱，水酒各一盏，合煎至一盏。以上去滓，取六分清汁温服，食前，日二三服，夜一二服。

《妇人大全良方》第七妇人鼻衄论曰：血气调和，则无流散涩滞之患；劳伤损动，则成塞涩散迭之疾；热气逆流，入溢于鼻者，则成鼻衄也。但有产后见衄者，不可治。陈良甫【《大全良方》作者】评曰：凡鼻衄，虽多因热而得此疾，亦有因怒气而得之者。曾赵恭人鼻衄不止，诸治不瘥，召予治之。先用苏合香丸四粒，次用五苓散，浓煎白茅花汤调服即止，次用芎归汤《局方》调理。又有一富室男子，鼻血不止，六脉洪数，《究原》云服丹药太过，遂用黄连、黄芩、大黄为末，水煎服愈，调服亦可。

刺苏散《大全良方》

治妇人鼻衄血流不止。

刺苏干，二两　桑耳桑木生也　乱发灰　艾叶炒，各一两　生地黄二两　蒲黄一两二分

上为细末。每服二三钱，粥饮服无时。

伏龙肝散《大全良》

治男子、妇人五脏结热，吐血衄血，并皆治之。

伏龙肝　生干地黄各一斤　竹茹一升　芍药　当归　黄芩　川芎　桂心　甘草各二两

上㕮咀。水一斗三升，煮竹茹，减三升，内药，煮取三升，分为三服。《千金方》无桂心。

又方

取釜底墨细研，入鼻中百草霜也。

又方

取乱发灰，以管吹入鼻中止。

又

吹龙骨末，有神效。

《大全良方》陈良甫云：予尝治一女人，年十九岁，月经不行，遂妄行而呕血，诸药无效。察其形容，人肥，脉不大不小。仆投以四生丸，即安。又尝治一男子，因饱低头负重吐血，诸药无效，亦投四生丸及青饼子即安，更不发。仆观初虞世治吐血，不喜用竹茹、生地黄、藕汁，然亦不可狎泥此说。如阳乘于阴，血得热则流散，经水沸溢，宜服凉茶以解之。大黄、犀角、生地黄、生艾、藕汁，岂能无效？如阴乘于阳，所谓天寒地冻，水凝成冰，宜服温药以暖之，干姜、肉桂，岂能无功？学者更宜思之。

四生丸《大全良方》

疗吐血。凡吐血衄血，阳乘于阴，血热妄行，宜服此药。

生荷叶　生艾叶　生柏叶　生地黄

上等分，烂研，丸如鸡子大。每服一丸，水三盏，煎至一盏。去滓温服，无时候。

陈日华云：先公绍兴初游福清灵石寺，主僧留饮食。将竟，侍者赴堂，斋罢来侍立，见桌子上不稳，急罄折拗之，举首即呕血，盖食饱拗破肺也。明年再到寺，因问：去年呕血者无恙否？其主僧答云：得四生圆服之，遂愈。自得此方，屡救人有效。

疗热甚呕血者，以犀角地黄汤、《局方》小三黄丸，以白茅根煎浓汤吞之妙。《大全良方》

犀角地黄丸《大全良方》

治内有瘀血，鼻衄吐血，面黄，大便黑。

芍药三分　生地黄八两　牡丹皮去心，一两　犀角屑一两。若无者，代用升麻

上㕮咀。每服五钱，水煎服。有热如狂者，加黄芩二两。

青饼子《大全良》

治咯血鼻衄。吐血多，曰咯血、呕血也。

青黛　杏仁去皮尖，各三两。《华佗方》以牡蛎炒，去牡蛎不用

上一处，同研成膏，溶黄蜡和作三十饼子。每服一饼子，用干柿半个夹定，以湿纸裹，煨令香，同嚼，以粥饮服下，无时候。

必胜散《局方》前已载此

《大全良方》十三卷曰：论云：夫妊娠吐血者，皆由脏腑所伤。为忧思惊怒，皆伤脏腑，气逆吐血。吐血而心闷胸满，未欲止，心闷甚者死。妊娠病此，多堕胎也。《局方》必胜散有效。

又云：治妊娠鼻衄，以白茅花浓煎汁服。亦第七卷吐血方中选用。私云：第七卷方前载之讫。

《大全良方》第二十二卷云：产后气消血散，荣卫不理，散乱入于诸经，却还不得，故令口鼻黑起及变鼻衄【产后鼻衄不可治】。此缘产后虚热，变生此病。其疾不可治，名胃绝肺败。此证不可治，故不出方云云。

《经验方》云：产后遇有此疾，急取绯线一条，并产妇顶心发两条，紧系中指节上即止。无药可疗，是亦厌攘之一端也。

《海上方》治产后鼻衄、中风，以荆芥穗为末，以童子小便调服二三钱匕。

性全私谓：大衄不可治。得若小小吐衄，治之皆得愈，不可拱手待死。

初虞世《信效方》云：予【虞世】在汝州时，因出验尸，有保正【官】赵温者，不诣尸所【尸所者，尸宰也，坟场也】。问之，即云：衄血已数斗，昏困欲绝。予使人扶掖以来，鼻中血如簷滴溜。平时所记治衄数方，旋合药治之，血势猛，皆冲出。予谓：治血者，莫如地黄。试遣人四散寻生地黄，得十余斤，不暇取汁，因生喫，渐及二三斤许。又以其滓塞鼻，须臾血定。又癸未年，予姨病吐血，有医者教取生地黄自然汁煮服之，日服数升，三日而愈。有一婢病经血半年不通，见釜中余汁【地黄之】，以为弃去可惜，因辄饮数杯，寻即通利。乃知地黄之治血，其功如此。地黄勿用水洗，用新布拭净，捣裂汁。【姨之婢惜釜中之地黄汁，从饮之即经血不通之疾减，月水立通利。】

【二】吐血呕血、咯血、唾血

《可用方》云：《千金》论曰：廪丘云吐血有三种，有内衄，有肺疽，有伤胃。内衄者，出血如鼻衄，但不从鼻孔出，是近从心肺间津液出，还流入胃中，或如豆羹汁，或如衃血，凝停胃中，因即满闷便吐，或去数斗，至于一石者，得之于劳倦、饮食过度所为。肺疽者，或饮酒后毒满便吐，吐后有血，或一合、半升、一升者。伤胃者，饮食饱后，胃中冷则不能消化，不能消化便烦闷，强呕吐，所食物与气共上冲蹴，因伤裂胃，口吐血色鲜正赤，腹绞痛，白汗出，其脉紧而数者，为难治。

《病源论》曰：久吐血不瘥，面色黄黑，无复血气，或发寒热，或恶寒，难治。

《可用方》森立夫云：愚谓肺居膈上，与心脏则近。心主于血，肺主于气，气血相随，循环表里。若脏腑久积热毒，则胸膈壅滞，血与气逆行，上淫于肺，肺壅不利，故令吐血。又有体虚劳损，酒食过度，愁忧思虑，恚怒气逆，伤于心肺者，亦皆吐血不止。

甘草散《可用方》

治卒吐血不止。

甘草生　白术　干姜　阿胶　黄芩各三两　伏龙肝二两

上㕮咀。每服三四钱，水一盏，煎六分，温服无时。

生干地黄散《可用》

治卒吐血，皆因心肺暴热，毒入胃，致吐血不止。

生干地黄　阿胶　甘草生，各三两　黄芩　柏叶　犀角屑　刺蓟干，各二两

上㕮咀。每服三五钱，水一盏，入青竹茹一鸡子大，煎六分，温服无时。

治卒吐血不止方。

黄连末三两

上铫内先镕黄蜡一两二分，内黄连末搅匀，稍凝，分作十八丸。每服六丸，以糯米粥化服，日服尽①。

犀角地黄汤《可用方》

治伤寒及温病应发汗而不发汗，内蓄血者。又鼻衄吐血不尽，内余瘀血，面黑，大便黑，消瘀血。【兼治伤寒温病衄血吐血】

犀角一两　牡丹皮二两　赤芍药三两　生干地黄八两

上㕮咀，水九升【大盏也】，煮取三升【盏】，分三服。喜忘如狂者，加大黄二两、黄芩三两。脉大来迟，腹不满，自言满者，为无热，但依方，不须加。缺犀角，以升麻代之。

治五脏热结，吐血衄血方。《可用》

伏龙肝如鸡子一枚　竹茹一升　赤芍药　当归　黄芩　川芎　甘草各二两　生地黄一个

上㕮咀，水一斗三升十三盏也，下药，取三升，分三服。《千金方》有桂心。

治虚热吐血方。

生地黄汁半盏　大黄末一方寸匕

上温一沸，内大黄末搅匀，空腹。

治吐血方。

生藕汁二合　刺蓟汁一合

上合和匀，入生蜜一匙调和，细细呷之。

治吐血及鼻衄方。

乌贼鱼骨细末，二三钱，以清粥饮下无时。

蒲黄散《可用》

治虚劳肺热吐血。

黄芪　刺蓟　生干地黄各一两　蒲黄一两二分　甘草二分　当归　人参　白芍药　阿胶　麦门冬各二两

上细末。每服三四钱，粥饮调无时。

地黄金粉散《可用》

治虚劳心肺热，吐血。

生地黄汁，半斤　飞罗面四两，面粉也

上以地黄汁调成面粉，作稀糊状，于漆盆内候干，取下捣末。每服三四钱、五六钱，以粥饮调下。

治吐血下血，其证皆因内损，或因酒色太过，劳损于内，或心肺脉热，血气妄行，其血如涌泉，口鼻俱出，须臾不救方。《可用方》

侧柏叶日干　人参焙，各三两

上细末。入飞罗面二两，以新汲水调如稀糊啜之，不过二三服瘥。每药末三钱，面粉三钱，合服。

茜根散《可用》

治虚劳少力，吐血心闷，头旋目晕。

茜根　羚羊角　柏叶　刺蓟　阿胶　白芍药　白术　黄耆　当归　黄芩各二两　生干地黄　伏龙肝各四两　甘草　乱发灰各一两

上㕮咀。每服四五钱，水一盏，竹茹一分，煎六分，温服无时。

补肺汤《可用》

治虚劳吐血失声。

阿胶　伏龙肝各二两　黄芩　当归各一两二分　干姜　白芍药　白芷　桂心各一两　甘草二分

上㕮咀。每服三五钱，水一盏，煎六分，温服不拘时。

伏龙肝散《可用》

治吐血，心胸气逆疼痛。

---

① 尽：原作“书”，据《太平圣惠方》卷第三十七改。

伏龙肝　生干地黄各四两　甘草二两　细辛　川芎　桂心　当归　赤芍药　白芷各一两

上㕮咀。每服五钱，水一大盏，入竹茹一块，煎五分温服。

艾叶散《可用》

治吐血内崩，上气，面如土色。大血自口流出，谓之内崩。【内崩】

艾叶　阿胶　柏叶各五两

上㕮咀。每服五七钱，水一盏半，煎一盏温服，食后。

红蓝花散《可用》

治肺壅热，吐血不止。

红蓝花二两　犀角　茅根　麦门冬各一两二分　伏龙肝一斤，以水十盏，浸取清汁为煎水

上四味㕮咀。每服四五钱，以伏龙肝水一盏，入竹茹一分，煎六分，温服无时。

森立夫曰：愚谓口鼻之中俱出血者，由劳热而成。血者，本属于心经，脉行不暂停滞，一关不利，百病俱生，或忧恚所因，或卒惊所致。此皆食饱过度，饮酒过伤，壅积于心胸，热毒熏蒸于肝肺，脏腑既蕴邪热，则血流散上行，故令吐血而兼鼻衄。

黑圣散《可用》

治大吐血，及伤酒食饱，低头掬损，吐血至多，并血妄行，口鼻俱出，声未失者，服之无不效。

百草霜不计多少

细罗。吐血，糯米饮调下二三钱瘥。鼻搐，一字入鼻。如皮肉破处【疵也】及灸疮出血，诸药不效，掺半字许立止。

四味理中汤《可用》

治饮酒过多，胃口伤满，清浊不分，致生呕逆，呕至血出，遇酒食多则发。【呕血】

人参　白术　干姜　甘草各等分

上末，炼蜜丸如弹子大。每服一二丸，盐一捻，水一盏，煎七分，服无时。

竹姜汤《可用方》

治血随吐呕出，胸中痞闷，呕毕则目睛疼而气急。此由怒气伤肝，盖肝怒则气逆，逆盛则呕血，气上而不下，且血随气行，气逆则血逆，肝入乘胃，胃为肝气所并则呕，故血随呕出。

青皮　甘草　川芎　黄芪　当归各一两二分　芍药　白术　人参　桂心去粗，各二两二分

上㕮咀。每服五钱，水二盏，姜五片，竹叶五片，煎一盏。温服，三五服。

森立夫云：愚谓有唾血者，咳唾中有红线，或纯唾鲜血。肾液为唾，心主于血。损伤之人，忧思以损心，过用以损肾，二脏气不足，加之肺又不安，故咳唾有血也。又心肺壅热，咳唾痰中有血者。又有肺损咯血者，大率热则易治，损则难愈，宜察之。

天门冬丸《可用》

治吐咯血，润肺安血，止咳唾。

天门冬三两　甘草　杏仁　贝母　白茯苓　阿胶炒，各一两二分

上细末，炼蜜丸弹子大。含化一丸，津咽，日夜十丸，或可吞化二三丸。

黄芪散《可用》

治因嗽咯血成劳，眼睛疼，四肢倦，脚无力。

黄耆　麦门冬　熟干地黄　桔梗　白芍药各三两

上㕮咀。每服四五钱，水一盏半，姜三片，煎七分温服，日夜四五服。

白扁豆散《可用》

治久嗽咯血成肺痿[①]，痰多，吐白涎，胸膈满闷不食。

白扁豆饭上蒸　生姜各一两二分　枇杷叶　半夏　人参　白术各三分　白茅根三两一分

---

① 痿：原脱，据校本补。

上㕮咀。水三升，煎一升，入槟榔末三钱和匀。分三服，无时。

紫菀丸《可用》

治吐血、咯血、咳血。

紫菀　茜根各等分

上细末，炼蜜和丸弹子大。每服一二丸，含化服，不拘时。

平肺散《可用》

治肺伤唾血。

人参　黄芪　五味子　桑白皮　款冬花　甘草　杏仁去皮尖，各三两

上粗散。每服四五钱，水一盏半，煎七分。温服，食后日夜四五服。

石膏散《可用》

治唾血不止，胸膈烦闷。

紫苏茎叶　麻黄　五味子　半夏各二两　石膏　杏仁各五两

上㕮咀。每服三四钱，水一盏，生姜五片，小麦五十粒，煎半盏。温服，食后日三服，夜一二服。

白术丸《可用》

凡喘嗽时血出，四肢懈堕，脉浮大而紧。此气上并于胃，脉道壅塞，血无所主而散溢，脾精不化，上不胜下，脾之络脉外绝，去胃外而归阳明之所致。

麦门冬　人参　白术　泽泻　茯苓　生干地黄　大豆黄卷焙，各二两　桑白皮六两

上细末，炼蜜丸如桐子大。每服三十、五十九，米饮服，日夜五服。

恩花散初虞世《养生必用方》

治咯吐唾血及解热。

真生蒲黄　干荷叶末各三两

上研匀，细和。每服四五钱，浓煎桑根白皮汤，放温调下，食后临卧服。此药神验。予在梁县时，有二公早因暑中，呕血不止。予各与一服，二人皆愈。

《养生必用方》初虞世作：凡吐血虚劳，肺胃久虚，胃客寒邪，所致证候【虚劳吐血】，诊其两手脉，寸口脉微而紧，关上脉缓而数微者，血不足。紧者，寒故也；缓者，肝气虚；数者，卫【气】弱。荣卫不足，邪气乃缓，正气即虚，正气引邪，则阴阳废弱。风中于卫，呼气不入，寒过于荣，吸而不出。风伤皮毛，寒伤血脉，风伤客舍于肺经，其人咳逆涎嗽，呕血不止，故血随气行，且据从初受病，是喜怒不节，则气血内伤，肺经久虚，冒客寒邪所致。经久不解，则阳气外虚，阴气内伏，邪正相干，四肢沉滞，骨肉酸疼，行动喘惙；或小腹拘急，腰背强痛，心忪虚悸，咽干唇燥，面体少色；或饮食无味，阴阳废弱，悲忧惨慽，多卧少起，渐成瘦削。若要减退向安，须是智闲少欲，神气内守，邪不能害也。仍须保养正气，滋益荣卫，平补肺经者，汤药为良，宜下药调治。绝早空心，黄耆建中汤；早食前，人参石菖蒲圆；日中，秦艽圆；晚时前，更服建中汤二服；一更，泻心调经汤；二更初，秦艽圆。

世人服药，多只日间服之，往往夜间不服，致药力不相接续，药不胜病，而冬月夜永，尤非所宜。凡调理病人，当并夜间服药。

私云：四个良药，一日一夜，六服交服。虚羸之人既如此，况壮健人乎。

黄耆建中汤《养生必用方》

治诸虚不足，神智相干，寒痰嗽逆，吐血咯血，烦倦少力。

干大枣十二枚，去核，焙干，日本枣可用五十枚　生姜二两，切，焙　黄耆一两半，蜜炙　甘草一两，炙　官桂一两半　白芍药三两　人参二分　半夏一两

上细末。每服四五钱，水二盏，生姜五片，枣一二个去核，胶饴或糯米饧少许，同煎一盏，去滓温服。作胶饴法见《必用方》。

人参石菖蒲圆

治荣卫不足，呕血咯血，神志错乱，心忪烦倦，意思不乐。

五味子一两三分二铢　石菖蒲　干姜各三分　肉苁蓉　牛膝各二两二分　生干地黄五两　泽泻　山药　人参　甘草炒　黄耆各一两一分　官桂二分三铢　当归　白茯苓　独活　天门冬各一两三分三铢　远志去心，一两一分

上细末。用蜜打面糊为圆，如桐子大。每服三十、五十丸，煎秦艽汤服。

秦艽圆

治怒气逆上，呕血不止，及一切呕血。

秦艽三两，要大者　蜂窝三两，露蜂房①㰦，焙，又土蜂巢㰦

上末。以重汤炼蜜丸，一剂分作三十丸。每服一二丸，水一盏，煎至六分，去滓温服。劳气潮热，悉治之。

泻心调经汤

治风虚湿冷，邪气入脏，呕血咯血，神思不定，言语错乱，惊松怔悸，昏眩呕吐，九窍不通，及悲伤倒错，咳唾脓血，安定神志，通利关节，补荣卫，宣导腑脏诸风邪气。

山药二两二分　当归　桂心　川芎　白芍药　白术各一两一分　神曲炒　熟干地黄焙，称　甘草炙，各一两三分三铢　人参二分三铢　麦门冬去心，二分　杏仁去皮尖，麸炒，二分三铢　桔梗　白茯苓　防风　阿胶炒，各一两一分　干姜炮，二分　白敛一分

上细末。每服三五钱，水一盏半，生姜五片，同煎至八分。去滓热服，不计时候。已上药是一宗。

性全私谓：近世医人，或畏多药交服，或忌日夜数服，如是即恐药而养病也。今虞世南方治羸弱人，用四个群药，日夜进六服，岂非神妙用心乎？思之思之。

虚劳嗽血上气等方虽可在《万安》第十四五虚劳中，以血疾故在此【虚劳吐血】。初虞世《古今录验养生必用方》云：《经》【《太素》】曰：气虚则发厥手足冷，血虚则发热手足肌肉热，必然之理也。【《太素》】又曰：饮食则阴受之，譬犹物化而为土也。阴气衰则血不荣，血不荣则肌肉薄，阴衰则阳胜，此血虚所以发热也，故瘦人多热。又阴虚者，阳必凑之，故阴虚多热也。产妇既产，多热烦躁，以新产亡血多也。医乃不知，又投以寒药，以此致死者，不可胜数。夫病有标【末也】本，医亦如之。其人阴虚，本于血不足，故标【末】发热，医投以寒药，是治标不治本也。但以温和益气养血药，其热自愈。用熟干黄、拣当归、芎藭等药。

熙宁甲寅、乙卯间，杜【姓】方叔【名】自郓被召入京师，在翰林。予【初虞世】时奉亲客都下。一日，杜谓予曰：青蒿麦煎柴胡鳖甲散，天下通行，小儿被害，不可胜纪【童男、室女、小儿不可用青蒿、柴胡、鳖甲、门冬等】。予始怪其语，年来更【历也】事渐多力，知杜之言为有本。男女自五六岁至二十上下，婚与未婚，肌肉薄者②，面体少色，一虚也；血虚则发热，肢体手足烦热，二虚也；阴虚者，阳必凑之，故发热汗出，男女眠睡有汗，三虚也。所谓虚者，气血禀受【天然也】有足、有不足，加以柔弱未定，疾病易生，非必待知男女大欲然后虚也。气体既虚，又投以柴胡、鳖甲、门冬诸冷药，不旬日间，饮食已不入，迤渐腹痛，至于大腹滑泄，虚人至此，亦已危矣。方叔于医，可谓知本。童男、室女、小儿肌瘦有汗，但用平和养气血温药，自无虞矣。用术、桂、地黄、当归、芎藭等。

《经》【《太素》】曰：微寒为嗽，寒甚为肠澼。古人立方治嗽，未有不本于温药，如干姜、桂、细辛之类。以寒气入里，非辛甘不能发散。以此准之，未有不因寒而嗽也。又曰：热在上焦，因咳为肺痿。又实则为肺痈，虚则为肺痿。此人其始或血不足，或酒色滋味太过，或因服利药，重亡津液，燥气内焚，肺金受邪，脉数发热，咳嗽脓血。病至于此，亦已危矣。古人立方，亦用温药，如建中之属。今人但见发热咳嗽，率用柴胡、鳖甲、门冬、葶苈等药，旋踵受毙而不知非，可为深戒，就使不可进以温药，亦须妙以汤丸委曲调治，无鲁莽致伤人命。今载建中汤于后，凡吐血，须煎干姜甘草，作汤与服，或四物理中汤亦可，如此无不愈者。服生地黄、竹茹、藕汁，去生便远。

建中汤

治虚劳里急，衄悸，腹中痛，梦失精，四肢酸疼，手足烦热，咽干口燥。治男女积劳虚损，或因大

① 露蜂房：原作“露蜂坊”，据文义改。

② 者：原作“着”，据文义改。

病【伤寒】后不复本大病谓伤寒等，常苦四肢沉滞，骨肉酸疼，吸吸少气，行动喘惙，或小腹拘急，腰背强痛，心中虚悸，咽干唇燥，渐致瘦削，五脏气竭，则难可复振，及治肺与大肠俱不足，虚寒之气，小腹拘急，羸瘠百病方。

黄耆切　桂去粗，称，各二两，《局方》三两云云　白芍药六两　甘草炙，二两

上粗末。每服四钱《局方》三钱，水一盏半，姜十片《局》三四片，枣三枚《局》一枚，煎至一盏。取七分清汁，入胶饴一匙再煎，放温服。日三，空心，日午晚食前。忌生冷油滑。若人腹满，去枣，加白茯苓四两；肺虚损，补气，加半夏五两；《肘后方》有人参二两，半夏浸汤，沸洗七八次；呕者，多用生姜煎。

胶饴法《养生必用方》

糯米二升，淘净　大麦糵末六两

上米一如炊饭入甑，至溜取下，倾入一盆子内。入糵末一合，并汤半碗来拌匀，再上甑至米软熟，再入盆子内。都以糵末拌匀，入一瓷罐子，可容五升来。冬月令罐子热，春夏不须入米在内。更以汤两碗来入罐子，内米上汤，可三指以来即得，布并纸三五重盖定。冬月以绵絮包，仍近火，春夏不须。次日来，尽浮在面上，即以布绞裂，取清汁，锅内煎面上有膜，即以木篦搅至稠稀得所，即以瓷器收，夏月垂井中以防酸。

私谓：俗中饴糖，皆以糯米、麦糵作之。法式虽殊，而其种材味功，不可违失，只可用寻常饴糖。若憎饴之人，不可入于建中汤内云云。虽然，虞世南作法，不可不知，故载于此。

黄耆散《必用方》

治虚中有热，咳嗽脓血，口苦咽干。《子泽方》

黄耆焙，四两　甘草炙，一两

上细末。每服四五钱，沸汤点服，曰三五服。

柔脾汤《必用方》

治虚劳吐血，衄血下血，白汗出方。【吐衄下血】

甘草炙　白芍药　黄耆各三两　熟干地黄焙，九两

上细末。每服四五钱，水酒各一盏，煎至一盏以上。去滓，取六分清汁温服，食前，日三服。

《广济方》**紫菀汤**《必用方》

治传尸殗殜，肺痈肺痿，发热咳嗽脓血方。【传尸、虚劳呕脓血】

紫菀茸取茸，洗，焙　五味子　款冬花　桂去粗　甘草炙　桑白皮炙赤，各三两　人参一两二分　麦门冬去心，焙，各五两

上粗末。每服三五钱，姜五片，水一大盏，煎七分。去滓，食前温服，日三夜二。

肺伤汤《必用方》

治咳嗽唾脓血，胁下有痛处，不能卧。

人参　桂去粗，别末，各二两　紫菀茸　阿胶炒，各一两　熟干地黄四两　桑白皮一斤，炙赤

上细末。每服四钱，水一盏半，煎至一盏，取清汁六分，入胶饴一匙，再温，动调匀服，日夜四五服，食后。

治肺虚咳嗽唾有血方。《必用》

枳壳麸炒　黄耆　桑白皮炙　甘草炙　人参各三两

上细末。每服三四钱，姜三片，水一大盏，煎六分，并滓热服，食后三服。

治虚劳嗽有血喘乏方。《必用方》

甘草炙　熟干地黄　款冬花　桂去粗，末　阿胶炒　人参　杏仁去皮尖，麸炒黄　川芎　白术各三两　白茯苓六两

上细末。每服三四钱，水一盏半，煎至六分。去滓温服，食后临卧。已上虚劳吐血神方也。

甲乙饼《可用方》

治咳血作片，兼涎内有血条，不问年久月深，但声在，一服效。

青黛一两一分　牡蛎粉四钱匕　杏仁十五粒，麸炒，去皮，研

上同研细，用黄蜡五枣大镕和，作二十片。发时用干柿一个，去核，入药在内，湿纸裹煨，约药镕方取出，去火毒。细嚼，以糯米饮服下，仰卧良久。似前青饼子方。

石膏散《可用》

治唾血不止，胸膈烦闷。

石膏碎，绵裹煎之　杏仁各三两　麻黄　五味子　紫苏茎叶　半夏各二两

上㕮咀。每服三五钱，水一盏半，姜五片，小麦五十粒，煎五分。温服，食后日三四服。

【三】舌上出血齿血、唇血

《病源论》曰：舌为心之候，而心又主于血。本脏有热及气壅溢，故血从舌上出如涌泉。

黄连散《可用》

治舌上出血。

黄连　黄蘗各三两　栀子仁三十枚

上㕮咀。酒二大盏，浸一宿。早晨分作二服，煮三五沸，放温顿服。

治舌上出血如泉方。《可用》

烧铁箸，烙孔中良。以铁火针炙血孔也。

《百一方》第八曰：《泊宅编》云：一士人无故舌上出血，仍有小穴。名医耿隅曰：此名舌衄，炒槐花傅之而愈。

《百一方》八治齿衄。自齿中血流出，曰齿衄。

以苦竹叶浓煎漱之。

又

糟茄切片，于新瓦上焨令干黑色，为末傅之。

揩齿散《可用》

治牙齿风疳，血出疼痛，牙齿浮虚。

细辛　白蒺藜　露蜂房　升麻　黄蘗皮　白矾半生半烧，各半两　槐柳枝如大筯者，长二寸，各二十一茎，烧，勿令过火

上捣为散，研匀，瓷合盛。使时先以热盐汤漱口三五度，后一如揩牙齿，用揩龈上，微觉痛即止，有津吐之。此药并治宣露诸齿病。

《圣惠方》云：龈出血者，头面有风而阳明脉虚，风挟热，乘虚入于齿龈，搏于血，故血出。

甘露饮《可用》

治胃热，卒黄疸，遍身黄色，腹满，小便赤涩，并治齿龈宣露，口疳齿痛，涎血臭气，饥不欲食。【兼治口热】

石斛　生干地黄　熟干地黄　天门冬　麦门冬　枇杷叶　枳壳　甘草　黄芩各等分

上㕮咀。每服四五钱，水一盏，煎至七分温服。

治无故口齿血出不止方。《可用方》

以竹叶浓煎汤，热含冷吐，更入盐。

地黄汤《可用》廿四

治齿龈出血。

生地黄二两　柳枝切，一合　黑豆二合

上将柳枝及黑豆炒令焦，用无灰酒二盏沃之，即下地黄，更沸五六沸，热含冷吐，以瘥为度。

治齿动龈肿出血方。《可用》

上白矾一两，烧研为末。每用半钱，傅齿根。

【四】九窍四肢指歧间出血《可用方》

《病源论》曰：凡九窍出血，喘咳而上气，其脉数，有热，不得卧者，难治。

森立夫云：荣卫太虚之人，气血不相统摄，因有恚怒失节，致气逆溢而血流散，故九窍皆出血，或四肢指[①]歧间亦出血也。

治四肢指歧间出血方。《可用》

青竹茹　蒲黄各一两二分　生干地黄三两

上㕮咀。每服二两，水一盏半，煎一盏温服，食后。久可服，日夜三五服。

治九窍、四肢、指歧间出血。此因伤损，血气空虚，喜怒失节，惊忿过度，暴气溢逆，血脉流散所致。凡九窍出血，喘咳而上气，其脉数，有热不得止者难治方。《可用》

蒲黄微炒　龙骨烧赤，各四两

上极细末。每服三四钱，糯米饮服，日夜三五服。

又方《可用》

用生地黄汁一升，生姜汁一合，相和。温服一小盏，日四五服。

南天竺饮《可用》

治血妄行，九窍皆出至多，无药得住者。

南天竺草一小把，如拇指大，即是生瞿麦　山栀子老者，五个　生姜一拇指大　枣子五个　甘草半两　灯心一把，如小指大

上都剉洗，入瓷瓶中，以水一大碗，煮取半碗，滤汁，通口服。

治耳鼻九窍皆出血，兼治血妄行。

四味理中丸，三服并一服，入乌梅一个同煎服，频服，以止为度。

治因大惊恐，九窍出血不住欲死方。

急取新汲水，勿令患人知，喷面上三次效。

治血自皮肤间溅出。《百一选方》

以煮酒瓶上纸，碎撚如杨花，用手捏在出血处，立止。

治血溅钱【姓】季毅【名】。《百一》

槐花半生半炒，为细末傅之。

私谓：治一切出血疾，皆可服**加味四物汤**。

熟地黄　川芎　白芍药　当归　蒲黄　灯心各等分

每服六七钱，水一盏半，煎至一盏。去滓温服，日夜六七服。药力充，血气自然安全。

【五[②]】汗血

《三因方》曰：心之液为汗，汗亦血也。汗多出及盗出，皆为津液走泄，阳气不固。若更汗血，是心之真精发见，血失其性，而无滋养之道。其人危病者，汗出正赤污衣，名曰血汗。皆大喜伤心，喜则气散，血随气行。妇人产蓐，多有此证方。《可用方》

葎草不拘多少

上捣汁二升，醋二合和。空腹饮一杯，或浓煮汁饮。亦治淋沥尿血及膏淋。

厚朴汤《可用方》

治妇人汗血，下焦劳冷，膀胱肾气损弱，小便自汗俱出。

厚朴如手大，长四寸

---

① 指：原脱，据本节标题补。

② 五：原无，据文例补。后文序码依次类推。

以酒五升，煮两沸，去租。取桂一尺，末，入酒和一宿，早旦顿服。《本草》云：桂一尺者，去粗皮了，重二分为正。

【六】尿血血淋【尿血】

《圣惠方》云：心主于血，与小肠合。若心脏有热，积蓄不散，流住于小肠，故小便血也。又风邪入少阴，则小便出血，尺脉微而芤，亦尿血。

森立夫云：愚谓此证必茎中【阴中】涩痛，心中恍惚，气愊愊然，心肾俱病之候。

治小便尿血，皆因膀胱有虚热所致。

柏叶微炙　黄耆　黄芩　甘草　阿胶各等分，一方无黄耆

上细末。每服三四钱，以暖生地黄汁一小盏调服，食前。《可用》

又方《可用》

大麻根五两　乱发灰研细，二两

上水三大盏，先煎麻根，取一盏半，分三服。调发灰二钱匕，食前服，日三服。

麦门冬散《可用》

治虚劳小便出血，心神烦热。

麦门冬三两　当归　黄芩　人参　白芍药各二两二分　黄耆　熟地黄　阿胶各二两　蒲黄一两

上粗末。每服四五钱，水一盏半，淡竹茹一分，煎一盏，食后温服，日三。

车前子叶散《可用》

治虚劳内伤，小便出血，下焦客热。

车前叶焙，三两　石韦　当归　白芍药　蒲黄各一两二分

上粗散。每服三五钱，水一盏半，煎六分，入竹茹一分，藕节汁半合，煎一两沸，食前温服。

黄芩散《可用》

治血淋小便疼痛不可忍。

黄芩　薄荷干焙　滑石　小蓟根　生干地黄　木通各三两

上㕮咀。每服三五钱，水一盏半，煎六分，食前温服。

治血淋心烦，水道中【茎中也】痛方。

石韦　当归　蒲黄　赤芍药各等分

上细末。每二三钱匕，暖酒调下，或五六钱匕，日夜三五服。

葵子散《可用》

治虚劳小肠不利，出血。【虚劳尿血】

木通　石韦　当归各三两　滑石　生干地黄各六两　葵子三合，私用葵根五两

上㕮咀。每服四五钱，水一盏半，煎六分，食前温服，日夜四五服。

鹿茸散《可用》

治虚劳内伤，小便出血，水道中痛。

鹿茸　熟干地黄　冬葵子各四两，又用根　蒲黄　阿胶　当归各三两

上研细末。每服三钱，暖酒调服。

熟干地黄丸《可用》

治虚劳损，小便出血，时复涩痛。

熟干地黄　黄耆　鹿茸　菟丝子　冬葵子又用根佳　车前子各三两　蒲黄　当归　赤茯苓各三两一分

上细末。炼蜜和杵三二百下，丸桐子大。每服五十丸，或七十丸。粥饮下，食前日三四服。

治元【肾】肾脏虚衰而尿血方。《可用》

鹿茸　当归　生干地黄　冬葵子各三两，又用根　蒲黄二合

上末。炼蜜和杵三二百下，丸桐子大。每服三十、五十丸，用椒盐汤下，食前，日夜三五服。

《百一选方》曰治尿后有血方。

干柿不拘多少

烧灰，用陈米饮，每服三四钱调服，盖柿性寒故也。但《百一方》一服，干柿三枚烧灰。

鸡苏散《大全良方》八

治妇人血淋。

鸡苏叶薄荷也，干　木通各二两　生干地黄　滑石各三两　刺蓟根干，一两

上粗末。每服五钱，水一盏半，竹叶二十一片，煎一盏。去滓，食前温服。

治妇人血淋及尿血涩痛。《大全》八

生干地黄三两　郁金　蒲黄各二两

上细末。每服三四钱，车前草叶煎汤调下，日三服。以快利为良。

火府丹《大全》八

治心经热，小便涩，及治五淋。加甘草㕮咀，煎，名导赤散。《本事方》

生干地黄四两　木通　黄芩各二两

上细末，炼蜜圆如梧子大。每服三十丸，以木通煎汤服。此药治淋沥，脐下满痛。

许学士云：壬戌年，一卒病渴【饮水】，日饮水一斗，不食者三月，心中烦闷，时已十月。予谓：心经有伏热，与此药数服。越二日，不觉来谢。当日三服，渴止。又三服，饮食如故。此本治淋，用以治渴，可谓通变也。

治妇人诸般淋。《大全良》八引《本事方》

苦杖根，俗呼为杜牛膝，多取净洗，碎之。一合用水五盏，煎至一盏。去滓，用麝香、乳香少许调下。

鄞县武尉耿梦得【名医耿鬲欤】，其内人【妻】【内人，妻也，《医说》载于此，传云耿梦得妻云】患砂石淋者十三年，每漩楚痛不可忍，溺器中小便下砂石，剥剥有声，百方不效。偶得此方，啜之一夕而愈，目所见也。《本草》云：牛膝治茎中痛。

性全私谓：杜者，处名，杜苑也。杜苑蒺藜，亦云杜蒺藜。杜乌药、杜茴香、杜牛膝，亦《本草》云土牛膝略木边。《大全良方》第八卷曰：《本草》云：牛膝治茎中痛云云。然日本医人以苦杖名误谓虎杖，太可笑，亦可悲哉夫。

治妇人卒伤于热，尿血。《大全良》八

陈总领云：余顷在章贡时，年二十六，忽小便后出鲜血数点，不胜惊骇，全却不疼，如是一月。若不饮酒则血少，终不能止。偶有乡兵，告以市医张康者常疗此病，遂呼之来。供一器清汁，云：此草药添少蜜，解以水。两服而愈。既厚酬之，遂询其药，名镜面草，一名螺压草，其色青翠，所在石阶缝中有之。陈总领，即日华子也。

鹿茸散《大全良》八

治妇人劳损，虚羸尿血。

鹿茸　当归　熟地黄　葵子根亦佳　蒲黄　续断等分

上细末。每服三五钱，酒调，日三服。

发灰散《大全良》八

治小便尿血，或先尿而后血，或先血而后尿，亦远近之谓也。又治饮食忍小便，或走马房劳，皆致脬【膀胱曰脬】转，脐下急痛不通。兼治肺疽，心衄内崩，吐血一两口，或舌上血出如针孔。若鼻衄，吹内立已。

乱发烧灰

上一味，用三四钱，以米醋二合，汤少许，调服。井华水调服亦得。服药讫，即炒黑豆叶，蹲其上则通。

《本草》云：能疗瘀血，通关膈，利水道，破癥瘕臃肿，狐尿刺，尸疰，杂疮。疗脬转小便不通，因脬返

转，通大小便，止咳嗽鼻衄。

生干地黄散《大全良》八

治妇人尿血不止。

生干地黄四两　柏叶　黄芩各一两　阿胶炒成珠，二两

上粗末。每服三五钱，水一盏半，姜三片，煎一盏。去滓温服，日三五服。

又方《大全良》八

羚羊角屑　龙骨　当归　蒲黄各二两　生干地黄四两

上细末。每服三四钱，粥饮调，食前服，日三五服。

当归散《大全良》八

治妇人小便出血，或时尿血。【妊妇尿血】

当归　羚羊角　赤芍药各二两　生干地黄四两　刺蓟根三两

上粗末。每服五钱，水一盏半，煎一盏。去滓温服，食前，日三五服。

《大全良方》第十五卷云：论妊娠尿血者，由劳伤经络，有热在内，热乘于血，血得热则流溢，渗入脬，故令尿血也。

《千金方》疗妊娠卒下血及子淋。《外台》同

葵子一升，研，用根同良

上以水五升，煮取二升，分温二服。

又方

生艾叶一斤，研，冬月茎叶干者亦良

上以酒五升，煮取二升，分二三服。

续断汤《大全》八

治妊娠下血及尿血。

当归　生干地黄各三两　续断一两二分　赤芍药三分

上末。每服三五钱，葱白汤调下，空心食前，日二三服。

疗妊娠尿血。《大全良》八

阿胶　熟干地黄

上等分，末。每服三五钱，粥饮服。空心食前，日三五服。

《大全良方》第二十三卷云：夫产后损血气，血气虚而挟于热，血得热则流散，渗于脬内，故血随小便出。又利小便利血。【产后尿血】

乱发灰如先调下

上洗净，烧灰，米饮调服方寸匕。一方有滑石等分。每服二三钱，生地黄汁调下。

疗产后大小便不利，下血。

车前子　黄芩　蒲黄　生干地黄　牡蛎　芍药各三两

上末。每服方寸匕，米饮服，空心食前，日三五服。

崔氏疗产后血渗入大小肠。《大全良》廿三

车前草汁一升　蜜一大合

上相和，煎一沸，分作两服。

私谓：先《大全良方》第八，陈总领所服之镜面草汁蜜和方，全相似。

【七①】大便下血肠风、脏毒

森立夫曰：愚参诸方论，大率下血有二：曰肠风，曰脏毒。肠风之证，起于胃感风寒，饮食起居，

① 七：原作“六”，据前后文例改，后文序码据此类推。

皆有忤犯，致中焦气滞不宣，血从大肠中出，其色鲜而如注，或久而不止者，是其候也。又脏毒之证，因肠胃有饮食毒，或酞酒人，久而积毒，致热气郁滞，血得热而流入大肠，故下如黑色，或秽污成块作片者，是其候也。又有脾湿毒，令气血凝滞，渗入肠间而下者，必面目深黄，小便不利，胸膈膨胀，不进饮食。又下血瘀黑，见蛊注痢门。《可用方》

内补散《可用方》十一卷

治肠风痔疾，失血过多，虚乏羸瘦，不欲饮食。

续断　熟干地黄各二两　白芍药　桂心　干姜　白茯苓　麦门冬　五味子　人参　附子炮　当归　黄耆　川芎各一两　白芷　甘草各三分

上㕮咀。每服四五钱，水一盏半，枣三五个，煎六分。温服，日二五服。

治大肠风毒下血不止方。《可用方》

五味子不以多少，半炒半生

上细末，陈米饭和丸桐子大。每服三十、五十丸，粥饮服下，食前空心。

皂荚芽茶法《可用方》

治肠风，兼去脏腑风涩下血。

嫩皂麦芽，采蒸，过火焙如造茶法，研末。每服四五钱，依点茶法喫，服无时。又入盐花服亦佳。

枳实三百丸《可用方》

治肠风久下脓血，日日数十度。

枳实　槐花生用，各三两　刺皂荚刺六两，半生半烧，存性

上细末，炼蜜丸桐子大，约可三百粒。每服三十丸，米饮、温酒任下。

私云：约可二三千粒，以瘥为度。

越桃散《可用方》

治下血及血痢。

越桃即山槐子也　槐花　枣肉干焙　干姜烧存性，各五两

上细末。每服三五钱，陈米饮下。

治脏毒泻血。《可用方》

五倍子，瓦上炒令半熟，细末。每服三四钱，浓煎地榆汤服，食前空心。

治脏毒酒痢便血不止方。《可用》

槐花半炒半生　山栀去皮，焙干，各五两

上末。每服三四钱，新汲水调服。

治酒利便血经年不瘥者。

橡斗子　槐花各五两，同炒黄　白郁二分

上末。每服三五钱，温酒下。

酒连丸《可用方》

治血痔下血，伏暑久治不效。

黄连不以多少，烧去毛，用好酒浸石瓷器中，以重汤煮，漉出暴干，又添酒煮，如此七度

上捣末，以彼余酒为丸桐子大。每服五十丸、七十丸①，或百丸。米饮下，空心食前，日夜四五服。

水调散《可用》

治酒多肠风泻血，及热泻血至多，鲜血箭如红线者【血痔】，一服立效。

拣新老山栀子不拘多少【新老者，不用未熟之栀子也】

去皮，焙干，研细，如油出成团则擘开，猛火焙干，手擦细罗为末。瓷器盛，发时以新汲水调下二

① 七十丸：原作“七七丸”，据校本改。

三钱。忌酒面、炙煎物[1]三五日。

又方《可用》

好实黄连九两

净洗日干，分为三处：三两剉作五分【半寸】截，入陈米三两，炒令紫黄色；亦三两剉作半寸【五分】截，以手搅炒，以手热为度；亦三两剉而不炒【生也】。如此讫合九两，一处以焙笼焙了，捣为细末，研匀。用粟米饮和杵数百下，丸如桐子大。每服五十粒，乃至七十粒。空心，温米饮下，一服立效。如急速不及制度，用生黄连为末，作丸服之，二服抵一服功。此方治血痢水泻，百发百中。

小黄耆丸《可用》

治手阳明【肺】之经支脉，络于齿缝而下属大肠。若风客其经，则牙齿疼痛，及大便秘滞，或时便血，久不已，则成痔疾。

绵黄耆　熟干地黄　川芎　枳壳　防风各三两

上末，炼蜜和丸桐子大。每服三十、五十丸，煎皂荚子仁汤下，空心食前。私云：利秘，用皂角枝或皂角煎服；下血泻利，即以米饮、粟饮等可用之。

白术汤《可用》

治脾有湿毒，气弱萎黄，大便下血，遇饮食不接，则致发动气愵愵然，血若不禁。

白术　川乌头炮　厚朴　干姜　枳壳　甘草各五两

上㕮咀。每服五钱，水二盏，生姜五片，枣三枚，煎八分，食前温服。

加味四君子汤《可用》

治下血，面色萎黄，心忪耳鸣，脚弱气乏，口淡【无味也】，食不知味。

人参　白茯苓　白术　甘草　黄耆　白扁豆蒸炒，等分

上细末。每服三五钱匕，沸汤点服。

私云：大人、小儿痢病卷有多加减。治下血疾，加蒲黄、缩砂肉、豆蔻尤良。

【八】结阴病

《圣济录》第九十七卷曰：论曰《内经》云结阴者，便血一升，再结二升，三结三升。【大便下血，有结阴名，又有再结，有三结】。夫邪在五脏，则阴脉不和；阴脉不和，则血留之。结阴之病，以阴气内结，不得外行，血无所禀，渗入肠间，故便血也。

地榆汤《圣济》

治结阴下血。

地榆四两　甘草三两，半生半炙

上粗末。每用五钱，水三盏，入缩砂仁二十八粒，同煎至一盏半。去滓，分二服。私至一盏一服。

阿胶芍药汤《圣济》

治便血如小豆汁。

阿胶炒　赤芍药　当归切，焙，各三两　甘草炙，一两二分

上粗散。每服五钱，水一盏半，入竹叶十五片，同煎至一盏。去滓温服，食前空心。

芍药汤《圣济》

治非时便血。

赤芍药三两　桂心去粗，一两二分　甘草一两

上细剉，如麻子大。每服五钱，水一盏半，生姜五片，饧少许，煎至一盏。去滓温服。

屋龙丸《圣济》

治大便下血，腹内痛不可忍。

---

① 炙煎物：原作“炙前物”，据校本改。

屋龙尾　伏龙肝　墨烧断烟，松烟墨也　当归切，焙，各五两　皂角子仁如豆炒，二两二分

上细末。面糊为丸，如梧子大，阴干。每服五十丸，或七八十丸。煎生姜艾叶汤下，空心食前。

立效汤《圣济》

治大便下血。

瞿麦穗三两　甘草炙，二两一分　山栀子仁微炒，一两一分

上粗散。每服五钱，水三盏，葱根连须七茎打碎，灯心三十茎，生姜十片，同煎至一盏半。去滓，温二服。或煎一盏，作一服，空心食前。

神仙必效散《圣济》

治便血无度。

阿胶焙，四两　当归切，炒　乌贼鱼骨去甲　白芍药　刘寄奴各二两

上细末。炼蜜和丸，如梧子大。空心，米饮服五十丸，或七十、九十丸，日夜三五服。

石榴散《圣济》

治结阴泻血不止。

酸石榴皮　陈皮　甘草炙　干姜炮

上等分，焙干，细末。每服三四钱匕，以陈米饮调下，日三四服，空心[①]食前。

桂芎汤《圣济》

治结阴便血至三二升者。

桂心去粗　赤芍药　芎藭　当归切，焙　黄芩各三两　甘草炙，一两半

上粗末。每服五六钱，水一盏半，入竹茹弹子大一块，同煎至一盏。去滓，空心食前，日三服，夜一二频服。

金虎丸《圣济》

治结阴便血。

黄蘗去粗，不拘多少

上细末，滴水丸如绿豆大。温水服十、二十丸。空心，亦以艾叶服五十丸、百丸。

紫参汤《圣济》

治便血。

紫参二两，用好人参　黄芩一两二分　茜根　赤芍药　阿胶炒　蒲黄各二两　鸡苏叶薄荷也　小蓟根焙，各一两二分　竹茹二两

上粗末。每服五六钱，水一盏半，入生姜一块半打碎，同煎至一盏。去滓服，不拘时，日三四服。

性全谓：以四物汤三两，水三盏，煎至一盏。可服三黄圆百丸，量人虚实加减。治一切血疾皆效。

《覆载万安方》卷第五十三

付墨之纸数七拾七丁（花押）

① 心：原脱，据文义补。

《覆载万安方》卷第五十四

性全　集

五脏六腑形并十二经脉图

正面图

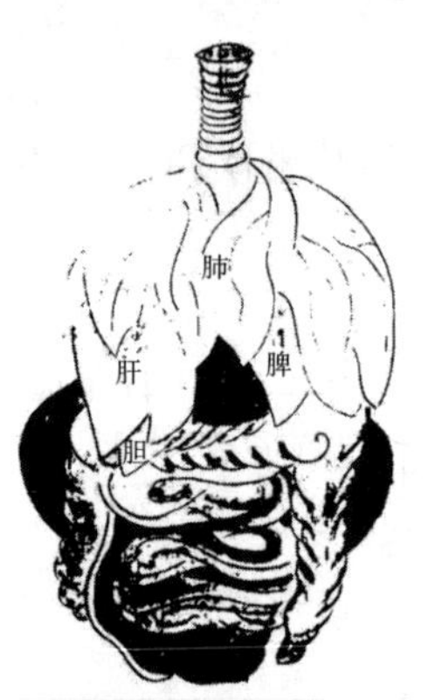

宜州推官吴简者，凡二日刑欧希范等五十六腹，五脏六腑皆详视之。喉中有窍三①，若吹三窍，各不相戾，一食一气一水。又肺脏如莲叶，八叶上覆。肺之下并有心、肝、脾，肝下有胆，脾下有胃腑，胃下有小肠，小肠下通膀胱。小肠皆通透莹洁无物，大肠之内则有滓秽。又大肠之旁有膀胱。又左有肾，右有命门。但心有大者、小者，有四方成物，有长者、曲者、直者，有有窍者、无窍者，了无相类。惟希范②之心红而大，如今之所绘焉。又肝有一重者、有二重者、有三重者。肾则一在肝之右微下，一在脾之左微上，脾则在心之左。又蒙赶病咳嗽，则肺损且黑；欧诠少得目疾，故肝有白点。

已上正向图，依此则明。又喉有三窍之事，或书谤云：水与食自一喉入，通气之窍曰咽。此咽喉惟有二窍，难言有三。此义最明欤。

① 三：原作“二”，据《顿医抄》卷第四十四改。
② 希范：此2字原缺，据《顿医抄》卷第四十四补。

前向图①

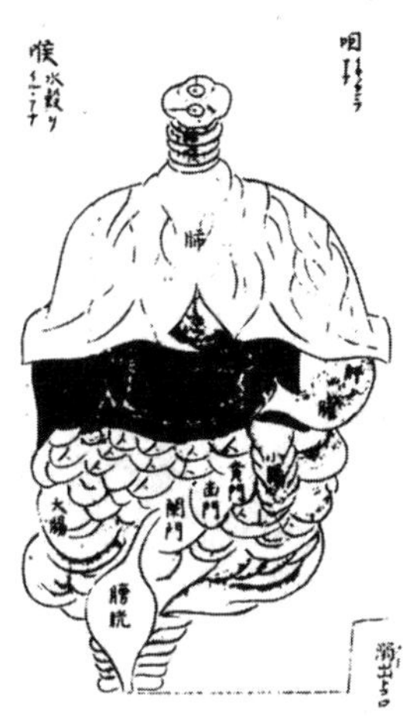

此为前向之图也。喉有二窍，前者入食之处，后者气出入之所也。阑门者，大肠、小肠之会也。自阑门以分别清浊，入于膀胱为溺。

背图

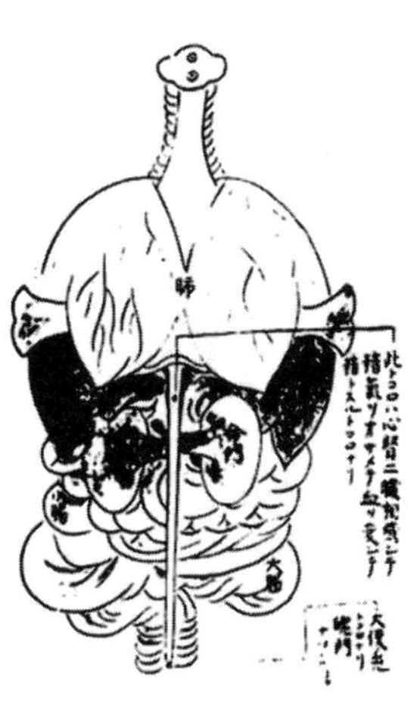

是背向之图也。肚肠者，大便传出之所，又名魄门。其系上贯于心，下通于肾，水火相感。精气者，养五脏；糟粕者，自此下成粪秽也。凡五脏属阴为里，六腑属阳为表。脏者藏也，藏者收物，故藏诸神而精神流通。腑者库府，此亦藏也。此亦自脏之藏略表也。出纳水谷，糟粕转输之库也。譬如脏之藏者，收藏金银绢帛之宝也；腑之库者，出内五谷等之库也。

① 前向图：《顿医抄》卷第四十四作“正背图”，且图形与此稍异。

右右同向图①

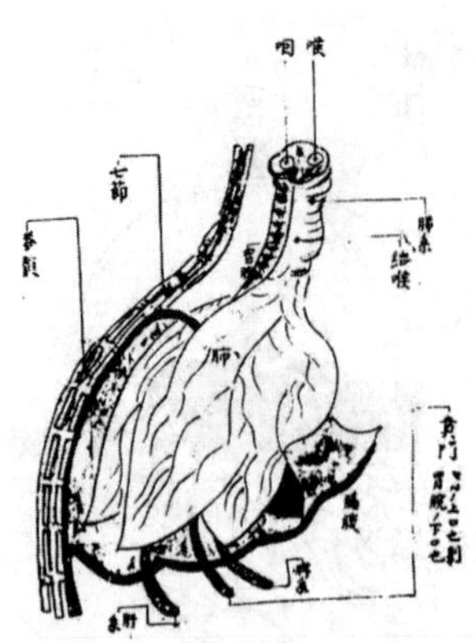

此向右侧也，绘心肺二脏。膈膜者，心肺之下，余脏之上，如纸相隔。又贲门者，胃之上口，自此贲门入胃也。胃脘之下有贲门，自贲门下口至胃腑也。

五脏系通于心，心通五脏系②

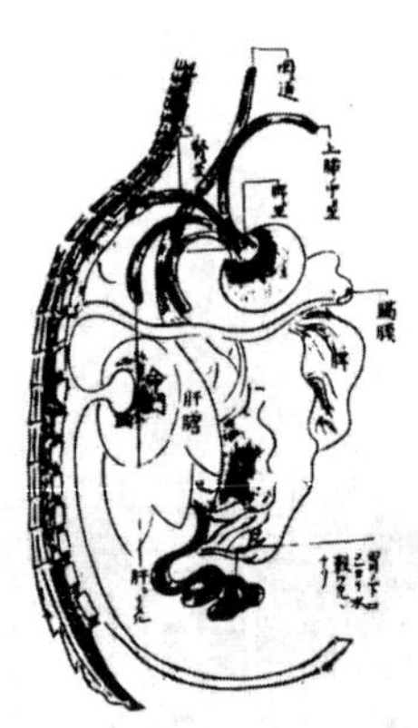

是五脏皆通于心，心又通于五脏。然自心输其血气，渗灌骨髓，故五脏有病，先干于心。心之系者，上通于肺，自肺两叶之中向后，通脊着肾，自肾而至于膀胱，与膀胱细络相连而之于溲便处也。肺之系者，上通于喉也。脾之系者，自膈之中，微近左胁，居胃之上，并胃之大络，萦于胃脘，贯心肺也。肝之系者，自膈下着右胁，折骨上附，贯膈入肺中，与膈膜相连。肾之系者，附脊骨之际下腰，其上即与心气相通不塞也。膈膜者，心肺之下，余三脏之上，中间薄相隔。此膈膜之气，上下相隔，气通不滞。五膈之病者，是五气滞时，膈膜相塞，胸苦滞气也。意气静则无忧。

① 右右同向图：《顿医抄》卷第四十四作“心肺二脏之图”。

② 五脏系通于心，心通五脏系：此图名原无，据《顿医抄》卷第四十四补。

气海膈膜[①]

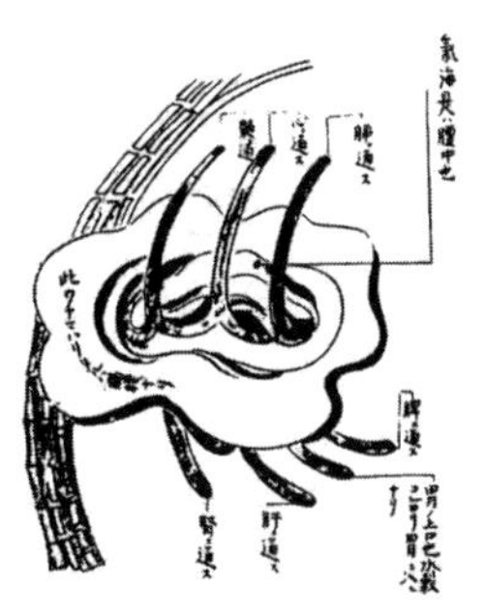

此图明五脏相通之形也。其系贯膈，连腑脏，通脊髓。所谓气海者，膻中也，在两乳之间，为气之海也。以气通阴阳，气和志达，则喜乐由生。黄帝云：膈肓之间，中有父母；膈肓之上，气海居焉。气者生之原，乃命之主，故气海为人之父。而脐之下，又有气海，名同而异处也。以膻中为气海，人不知也。常可灸此气海以调气。

脾胃包系[②]

贲门，胃上口也，水谷自兹而入胃[③]

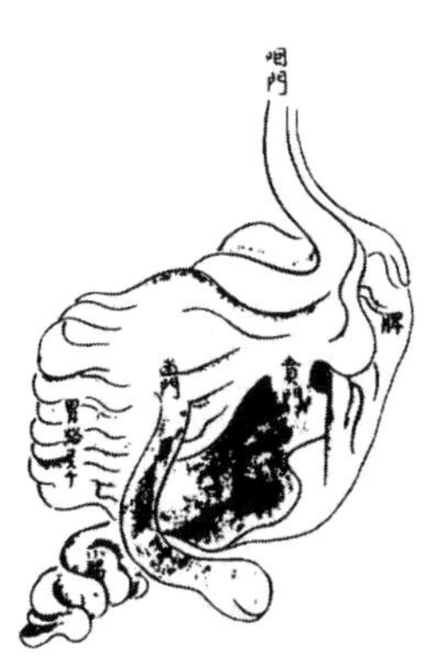

黄帝云：脾之脏，其腑胃也。脾居胃上，胃为之市，水谷所归，五味所入，如市之事，名曰市也，亦名太仓。贲门者，胃之上口，水谷自是入也；幽门者，胃之下口，水谷之滓，自此传入小肠也。咽门、胃、大肠、小肠、膀胱，此五者之窍，通于一也。咽之下，曰胃脘；胃脘之下，即胃上口也。巨阙之下，书为胃管，管与脘异也，宜别之也。

---

① 气海膈膜：此图名原无，据《顿医抄》卷第四十四补。

② 脾胃包系：原无，据《顿医抄》卷第四十四补。

③ 贲门，胃上口也，水谷自兹而入胃：此13字原无，据《顿医抄》卷第四十四补。

阑门水谷泌别①

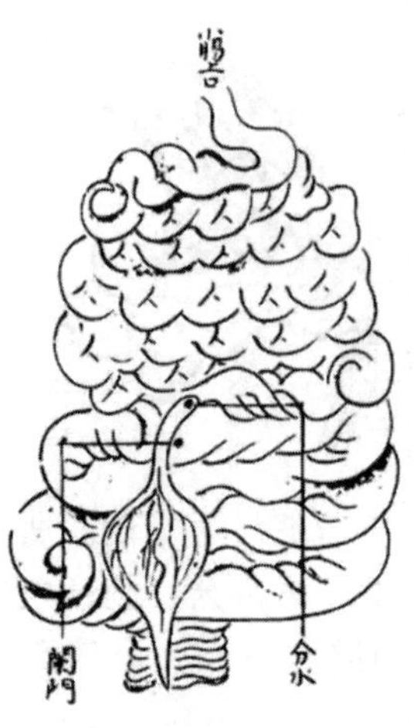

此图小肠阑门之形。扁鹊云：大肠、小肠，会为阑门。阑者，阑约之义，其水谷自此受，于阑门以分别也。其水即入于膀胱，而成小便；谷之滓秽，则沉于大肠，而成大便。水谷自胃入小肠，自小肠受入阑门，如此分也。又膀胱上口有下焦，下焦分清浊也。今之图，明小肠阑门之形。阑门又名阑膈也。

右肾为命门，主司精血，并大小膀胱之系②

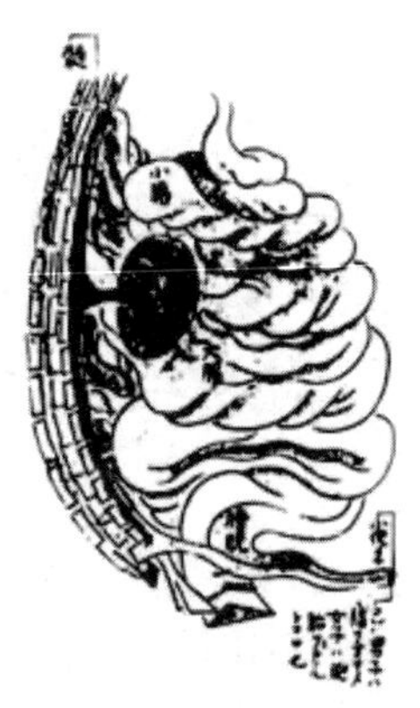

是图命门、小肠、大肠、膀胱之形。以右肾名为命门，主精血。扁鹊云：余脏各有一，肾独有二。在腰两旁，左者名肾，右者曰命门。左肾属水，右命门属火。此秘事也。火则有二，君火、相火。相火烧物，常所之火也，是纳于心脏。君火者，不灼物而焦，但温而不施其用。譬如居君之位，虽治天下，非亲为赏罚，借群臣之力，而成其政，故以命门火为相火也。男女交会，所泄之精，此阳气所成，故收于此命门，自命门出也。依之则命门者，男子则藏精，女子则系胞胎也。胞胎者，受纳其精，怀孕之所也。男子以右为命门，以左为肾；女子以左为命门，以右为肾③。又男子命门属火，当天为阳；女子命门属水，当地为阴。此肾与命门，男女有别；余之诸脏，男女无异。凡此命门，自心而出。动疲心气，则动命门；疲其精血，则弱髓脉。故欲强精血，勿疲其意④。故纵不好女、不漏精之人，亦疲心肾二脏，肾脉则弱，得病肾虚，是尽思心疲，故阳气疲弱，损命门之气，精神则衰也，是则心与命门一也。故心者君火，命门者相火，而为阳气则一故也。

【私云：心火者，天火，不动；命门者，相火也，动火也。以天之日，附于水晶，是以可知。虽然，

---

① 阑门水谷泌别：原无，据《顿医抄》卷第四十四补。

② 右肾为命门，主司精血，并大小膀胱之系：此图名原无，据《顿医抄》卷第四十四补。

③ 男子以右为命门，以左为肾；女子以左为命门，以右为肾：此22字原无，据《顿医抄》卷第四十四补。

④ 意：《顿医抄》卷第四十四作“心”，可参。

不附于湿物而附于焦物者，心者本火，故暑气附于心。】

已上内景图五脏之形也。

十二经脉图

合手之三阴三阳为六，合足之三阴三阳为六。已上合十二也，是为十二经脉。此十二经脉循回手足遍身。

手太阳者小肠腑	太阳水	水克火。根本一滴水也。水火同。君火温，火之精也，不烧物。
手少阴者心脏也	少阴火	
手阳明者大肠腑	阳明金	土生金
手太阴者肺脏也	太阴土	
手少阳者三焦腑	少阳火	木生火。云相火。又名厥阴。
手心主包络者命门	厥阴木	
足太阳者膀胱腑	太阳水	水克火。水火同。
足少阴者肾脏也	少阴火	
足阳明者胃腑也	阳明金	土生金
足太阴者脾脏	太阴土	
足少阳者胆腑	少阳火	木生火。相火也。
足厥阴者肝脏	厥阴木	

此十二经脉，日夜循行遍身也，宜辨经脉循行之处。十二之数，一纪十二月，又一日十二时也。

手太阴肺脉图

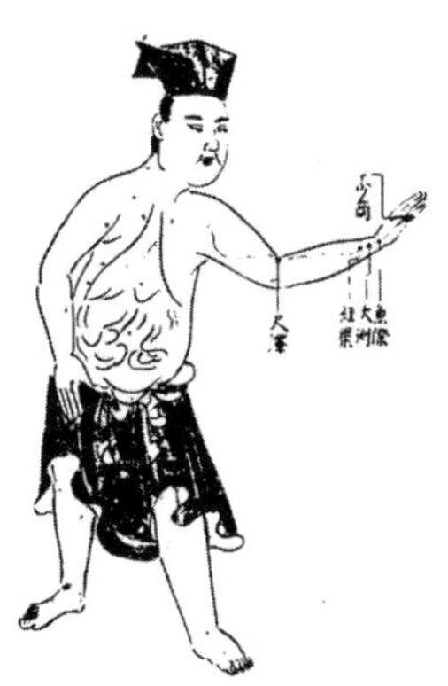

手太阴肺之脉图也。此经脉起于中焦，下络大肠，环循胃之上口至肺。从肺出腋下，循二臑下尺泽，过寸口、鱼际，出大指内廉，至爪之端。其支之细血络，从腕①中别，出次指内廉，交手阳明之络。此经脉所至处，皆属肺脏，知手太阴之经，为肺之脉。少商、鱼际、太渊、经渠、尺泽，皆自肺所出之血脉也。尺泽者，在肘横纹内大皱中脉跃动处也。灸疟病、鼻血等，细探其动处而灸之。

① 腕：原作“脘”，据《灵枢·经脉》改。

手阳明大肠脉图

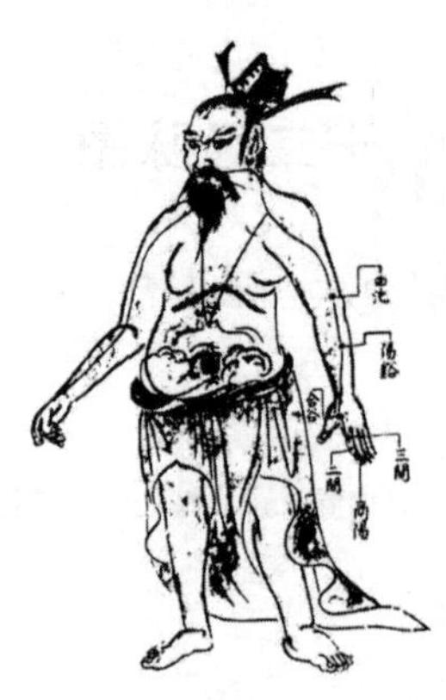

手阳明大肠脉，是大肠之腑脉，肺脏之腑也。此脉起于手大指次指之端，去爪角约韭叶之一叶。起于商阳之穴，上指之上廉，过二间、三间穴，至合谷，上曲尺，过肩井而下，入缺盆，从缺盆直上至頬。又下入齿中，还出挟口两旁，至人中，左之右，右之左，入鼻孔。又下喉络肺入腹，至大肠之腑也。此上诸穴，皆属大肠。

手少阴心脉图

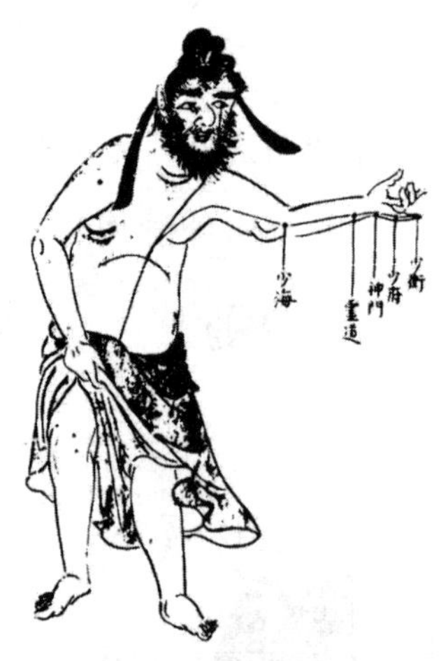

手少阴心脉之图也。是起于心中，属小肠之腑。其支者上挟咽，系目系。其本者，复从心系直上肺，至腋下，却循臑内，通其下廉，至小指内廉，小指爪下廉之下也，是云少冲。少冲、少府、神门、灵道、少海，皆心脉之所过，针灸之，皆通心脏。此脉皆通肘下廉也。

手太阳小肠脉图

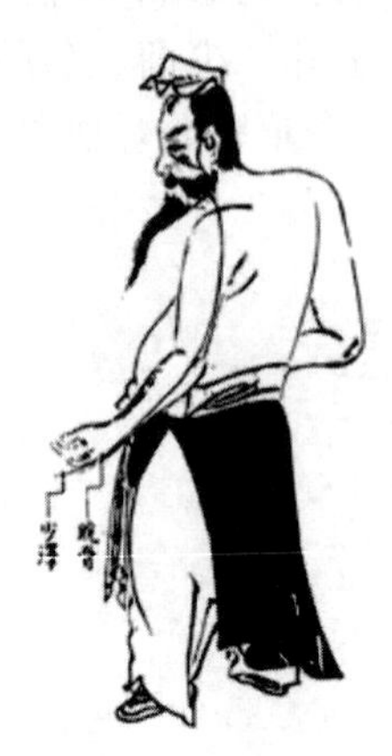

手太阳小肠之脉，是为心脏之腑脉也。起于小指之端少泽穴，循手外侧，出踝①中直上，过臂骨下廉阳谷穴，上肩上，入缺盆，下咽抵胃，属小肠。其支者，从缺盆上颈至颊，及目锐眦，却入耳中。此支者犹别为二：一则入耳；一通鼻侧，至目内眦。小肠者，心之腑也。脏之经脉，始于内而现出也；腑之经脉，始于外手足之端而至内也。十二经脉，皆如是也。

手厥阴心包络脉

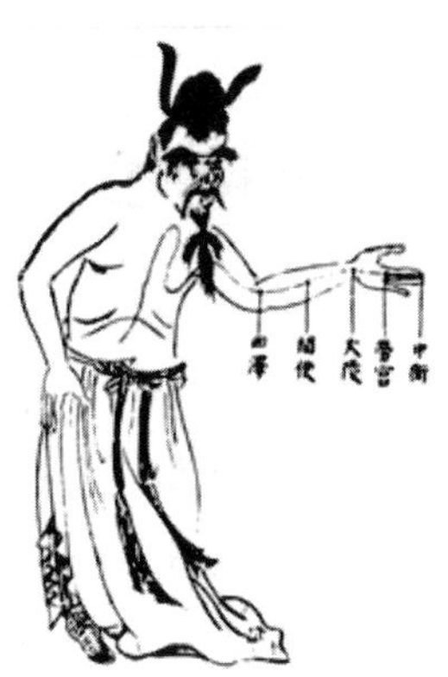

手厥阴心包络之脉，是命门之经脉也。起于胸中，出属心包。心包者，命门也。此经下膈，历络三焦。其支者，循胸出胁下，又分为二：一支入胁下；一支循臑内，通太阴、少阴之间，入肘中曲泽穴，行臂两筋之间，入掌中劳宫穴，循中指，止于其端中冲穴。其细支者，别掌中，循小指次指出其端。

手少阳三焦脉图

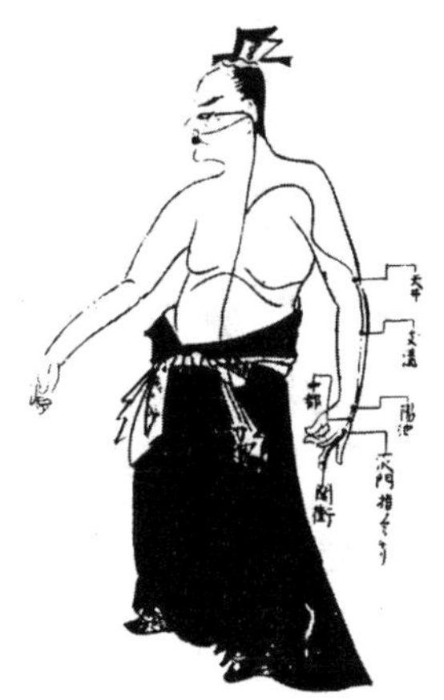

手少阳三焦之脉，是命门之腑也。起于小指次指之端，循指间液门穴，经手后阳池穴，过腕后两骨中至肩。自两腕上，自肩交出，下入缺盆，合于膻中，下络命门，自膈下属三焦。其支者，自缺盆过耳根，直上耳上角，至顺。又其支者，一入耳中；一上于颊，至目锐眦。

已上手三阴三阳六经脉如此。

次足六经脉注也。

① 踝：原文如此，疑当作“腕”。

足阳明胃脉图

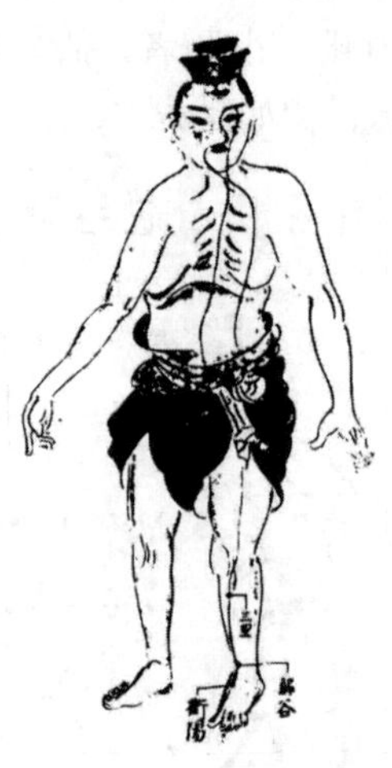

足阳明胃脉，是起于鼻，自頞[①]侧，循鼻外，上入齿中，环口两侧下唇，至小须[②]下，却循颐后下廉，下喉入缺盆，下膈属胃络脾。其直者，从缺盆下通乳内廉，下挟脐，自两旁入于气冲气冲者，脐下小腹旁开两骨之端也中；其支者，自胃腑下口，下循腹里，过气冲中，自膝膑之侧，下循骱外廉，过足跗，入足中指间；其支者，下膝三寸三里而别，以至足中指外间；其支者，自足跗上别，至大指间；又循鼻上，循发际至额颅。是则胃腑之筋遍络周身故也，当理清此脉而视之。

足太阴脾脉

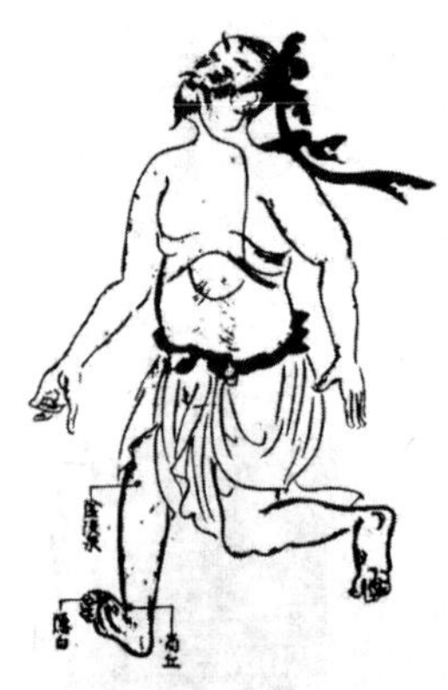

足太阴脾脉，是脾脏之脉也。起于大指之端隐白穴，循指内侧，过赤白肉际，上内踝前廉，过膝入股，属脾络胃，上膈挟咽，连于舌本，入留舌下。又自胃别，上膈至心中。足内踝前角，名商丘穴；膝内前角，名阴陵泉。

---

① 頞：原作“额”，据《灵枢·经脉》改。按，张景岳《类经图翼》卷三云：“頞，音遏，鼻梁。亦名下极，即山根也。”

② 小须：原文如此。据《灵枢·经脉》当作“承浆”。

足太阳膀胱脉图

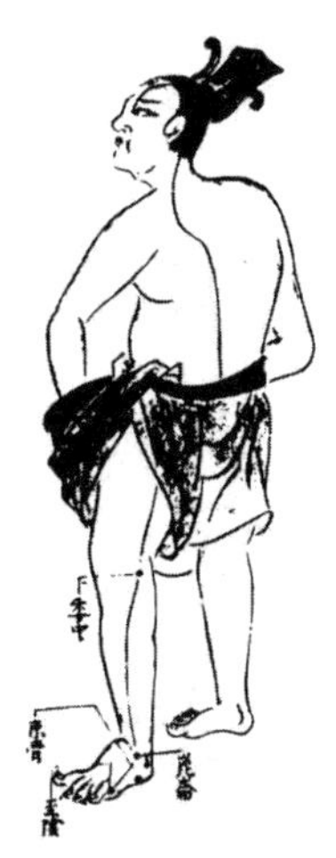

足太阳膀胱之脉，是起于目内眦，上额交巅上。其支者，从巅至耳上角；其直者，从巅入络脑，还出下项，循肩髆内，下挟脊骨，抵腰中，络肾属膀胱；其支者，从腰中下，贯臀，入腘中；其支者，从髆内左右别，下挟脊内，过腘中，下贯腨内承筋穴，过外踝之后昆仑穴，止于小指外侧。

足少阴肾脉

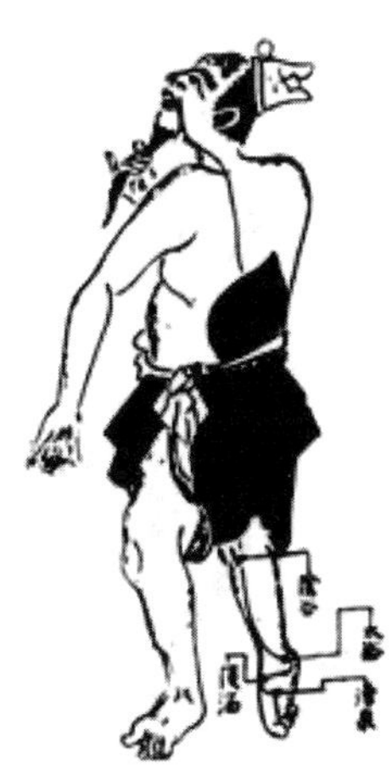

足少阴肾之脉，是起于小指之下，斜趣足涌泉穴，下出内踝前然骨穴，循内踝之后，过太溪穴，入跟中，上腨内廉，过腘内廉阴谷穴，上股之内，挟脊两旁，属肾络膀胱。其直者，从肾上贯肝，入肺中，循喉咙，挟舌本；其支者，从肺出络心，至胸中。

足少阳胆脉

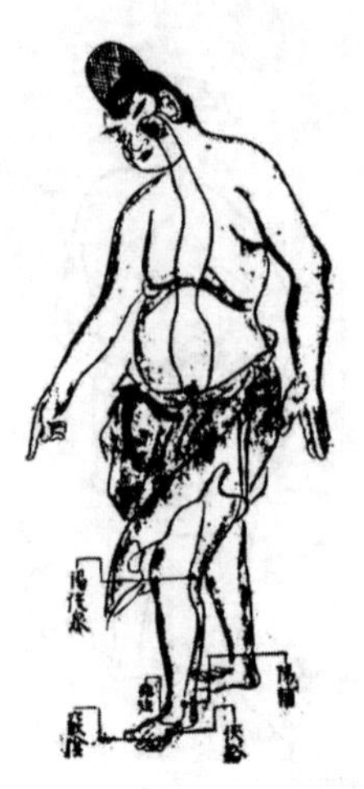

足少阳胆之脉，是起于目锐眦。其分一上抵头角；一下耳后，循颈[1]至肩上，却入缺盆中。其支者，自耳后别：一入耳中；一出耳前，至目锐眦。其支者，自目锐眦下颈，合缺盆，以下胸中，贯膈络肝属胆腑，循胁里下脐，至毛际。又其支之直者，从缺盆下腋，循胸中下脐，行小腹之侧，过膝外廉阳陵泉穴，至绝骨，出外踝之前，循足跗上，至小指次指之端。其支者，自足跗别，入大指，至大指歧骨中。如是脉与穴，正可寻易知。此外诸穴皆如此，属胆之脉。

足厥阴肝脉

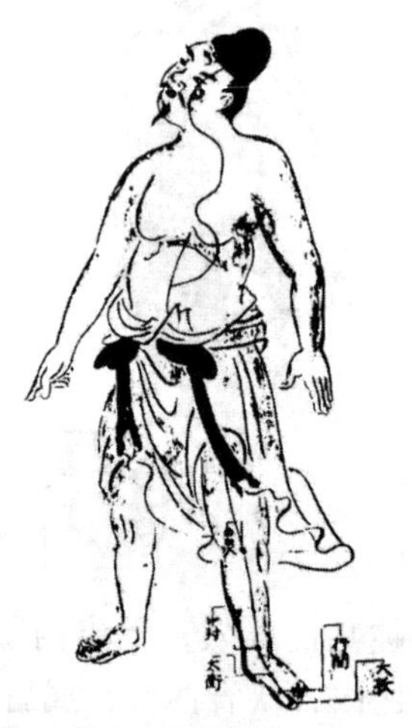

足厥阴肝之脉，是起于大指根毛之间，循足跗之太冲，循胫腨内廉，自股内入阴毛中，复循阴之根，还抵小腹，挟胃属肝，且络胆腑，上贯膈，布胁肋，循喉之后，连目系，至风府，上巅。其支者，自目系下颊里，环唇内；又其支之直者，复从肝别，贯膈至肺也。

已上明十二经脉之形讫，但少出其穴也。此外诸穴，皆不离十二经脉道，是少明其穴也。

《万安》抄卷第五十四终[2]。

五脏六腑

肺——大肠　　心——小肠　　肝——胆　　脾——胃　　肾——膀胱

① 颈：原作“头”，据《顿医抄》卷第四十四改。下文“自目锐眦下颈”之“颈”字亦据此改。

② 《万安》抄卷第五十四终：本卷此前原为日文，今据之译为汉文。

三焦腑者，有名无形，命门在右，同位于肾，余明下。

肺

重三斤三两，六叶两耳，凡八叶，与【胸】乳相当。其气通于鼻，其神者魄，有十四童子、七女子守之。相傅之官。

大肠

是肺之腑也，重二斤十二两，长一丈二尺，广六寸，当脐右回叠积，还返十二曲，贮水谷一斗二升，传泻之腑也。传导之官。

心

重十二两，中有三毛七窍，在肺之下，其气通于舌。其神者，神藏之君主也。君主之官。

小肠

是心之腑也，重二斤十四两，长二丈四尺，广二寸四分，后附脊左回叠积，还反十六曲，常留水谷二斗二升。是水谷相半，受盛之腑也。受盛之官。

肝

重四斤四两，左三叶，右四叶，凡七叶。其气通于眼，在膈膜之下，其神魂，有六童子、三玉女守之。将军之官。

胆

是肝之腑也。重三两三铢，长寸三分，在肝短叶下间，贮水精汁二合，清净之腑也。中正之官。

脾

重二斤三两，扁广三寸，长五寸，其气通于口，在胃之上，其神者意。仓廪之官。

胃

是脾之腑也。重二斤十四两，迂曲屈伸，长一尺六寸，大一尺五寸，径五寸。受水谷三斗五升，其中常留谷二斗、水一斗五升。

肾熊宗立肾脏歌曰：注曰：肾两枚共重一斤一两，相对垂胁下。

重一斤一两，有两枚，挟脊，左右与脐相当。其气通于耳，左肾壬、右肾癸也。其神者志。作强之官。

膀胱

是肾之腑也。重九两二铢，左回叠积，上下纵广九寸，受津液九升九合，两边等。州都之①官。

三焦

一名三关，有名无形，荣出中焦，卫出上焦。荣者，络脉之气道也；卫者，经脉之气道也。一云：三焦形相，厚薄大小，并同膀胱之形。私云：此一说不审。若人不知膀胱有两枚而见其一偏，谩证三焦欤。凡是肾有两，故膀胱亦有两也。

上焦

如雾者，起霏上也，其气起于胃之上口。

中焦

如沤者，在胃中如沤也，其气起胃之中口。

下焦

如渎者，如沟水决泄，其气起于胃之下口，别回肠，注于膀胱而渗入焉。故水谷者，常并居于胃中成糟粕，而俱下于大肠也。

---

① 之：原无，据前后文例补。

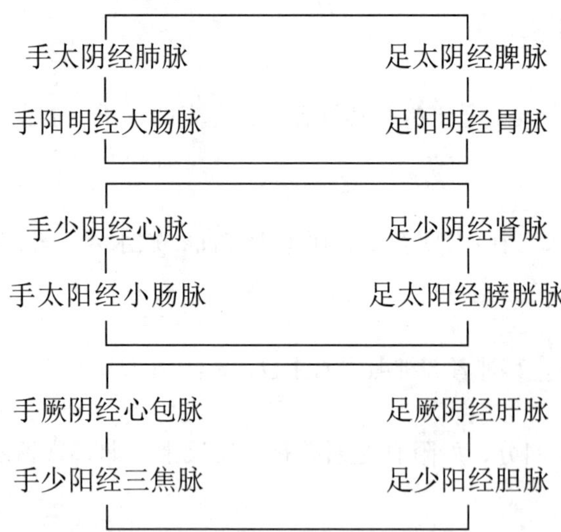

肺经

起于中焦络大肠，循胃口而上心膈，
属肺脏而出腋下，尺泽鱼际又少商。

心经

起于心中属心系，下胸膈而络小肠，
挟咽边而系目系，出腋下而至少冲。

肝经

起于丛毛上阴器，过肝胆而布胁肋，
循喉咙而入颃颡，下于目系注肺脏。

脾经

起于阴白上膝边，过股内而入小腹，
上胸膈而连舌本，属脾胃而注心中。

肾经连足内踝骨之下，近足里之窪，云然谷。

起于小指走涌泉，出然谷而循内踝，
属肾脏而络膀胱，过肝肺而注胸中。

大肠

起于商阳穴，上曲池肩井，络肺属大肠，
入缺盆生支，上入下齿中，挟口交人中。

小肠

起于少泽穴，上臂绕肩胛，入缺盆下膈，
过胃属小肠，上鼻侧至眦，循颈入耳中。

胆经

起于目锐眦，上头至耳后，入耳出耳前，
下肩入缺盆，贯膈络肝胆，下绝骨至指。

胃经

起于鼻交頞，入上齿之中，挟[①]口环唇下，
络发际至颃，出缺盆入腹，过三里下指。

膀胱

起于目内眦，上额交巅颅，至耳而入脑，

---

① 挟：原作“挍”，据文义改。下凡遇此径改。

循肩髆挟脊，络肾属膀胱，下腘至小指。

三焦

起于无名指，上肩入缺盆，布膻中散心，

下膈属三焦，其支上入耳，交脑至目眦。

咽门之[1]下胃脘也，胃脘之下贲门也。

贲门是胃之上口，水谷自是入胃腑。

胃之下口是幽门，是小肠之上之口。

小肠之腑与大肠，所相合者阑门也。

膀胱腑之上之口，亦与阑门一处也。

水粒自此相分而[2]，膀胱之腑与回肠，

各各受而作二便。贲幽阑之三门者，

是胃三管亦三口，三焦之腑曰之也。

黄帝曰：五味入于口，各有所走，各有所病。伯高曰：夫食风者，则有灵而轻举；食气者，则和静而延寿；食谷者，则有智而劳神；食草者，则愚痴而多力；食肉者，则勇猛而多嗔。

辛走气，肉胝；

苦走骨，筋急；

酸走筋，皮毛槁；

甘走肉，骨痛发落；

咸走血，脉凝。

金石草木禽兽鱼虫

三百六十五种，《神农本经》；

百八十二种，《名医别录》；

百三十三种，今附；

百九十四种，有名未用；

百十四种，唐本先附；

八十二种，新补十七种，新定；

新旧药，合一千八十二种。

五入

辛入肺，苦入心，酸入肝，甘入脾，咸入肾。

天不足西北，故西北方阴也，而人右耳目不如左明也；地不满东南，故东南方阳也，而人左手足不如右强也。

《覆载万安方》卷第五十四终

① 之：原无，据前后文例补。

② 而：原文如此，疑当作“别”。

《覆载万安方》卷第五十五

末医性全　集

杂知

【神方秘药，多载于此卷，常看记，须救人。】

【一】医师大义

《苏沈翰良方》一云：予梦溪先生沈【姓】括【名】存中【字】尝论治病有五难：辨疾、治疾、饮药、处方、别药，此五也。

今之视疾者，唯候气口六脉而已。古之人视疾，必察其声音、颜色、举动、肤理、情性、嗜好，问其所为，考其所行，已其大半，而又遍诊人迎、气口、十二动脉。疾发于五脏，则五色为之应，五声为之变，五味为之偏，十二脉为之动。求之如此其详，然而犹惧失之。此辨疾之难，一也。

今之治疾者，以一二药，书其服饵之节，授之而已。古之治疾者，先知阴阳运历【五运六气】之变故、山林川泽之窍发，而又视其人老少、肥瘠、贵贱、居养、性术、好恶、忧喜、劳逸，顺其所宜，违其所不宜。或药，或火，或刺，或砭【针也】，或风，或液，矫易其故常，捭摩其性理，搏而索之，投机顺变，间不容发。而又调其衣服，理其饮食，异其居处，因其情变，或治以天，或治以人。五运六气，冬寒夏暑，晹雨电雹，鬼灵厌蛊，甘苦寒温之节，后先胜复之用，此天理也。盛衰强弱，五脏异禀，饮食异好，循其所同，察其所偏，不以此一刑彼不一，不以一人例众人，此人事也。言不能传之于书，亦不能喻之于口，其精过于承蜩，其察甚于刻棘。目不舍色，耳不舍声，手不释脉，犹惧其差也。授药遂去，而希其十全，不其难哉。此治疾之难，二也。

古之饮药者，煮炼有节，饮啜有宜。药有可以久煮，有不可以久煮者；有宜炽火，有宜温火者。此煮炼之节也。宜温宜寒，或缓或速，或乘饮食喜怒，而饮食喜怒为用者；有违饮食喜怒，而饮食喜怒为敌者。此饮啜之宜也。而水泉有美恶，操药之人有勤惰。如此而责药之不效者，非药之罪也。此服药之难，三也。

药之单用【一药也】为易知，复用【合药】为难知。世之处方者，以一药为不足，又以众药益之。殊不知药之有相使者、相反者，有相合而性易者。方书虽有使佐畏恶之性，而古人所未言，人情所不测者，庸可尽哉？如酒于人，有[①]饮之逾石而不乱者，有濡吻则颠眩者；漆之于人，有终日抟漉而无害者，有触【中】之则疮烂者。焉知他药之于人，无似此[②]之异者？此禀赋【人之禀气也】之异也。南人食猪鱼以生，北人食猪鱼以病，此风气之异也【州气之异也】。水银得硫黄而赤如丹，得矾石白如雪。人之欲酸者，无过于醋矣，以醋为未足，又益之以枨，二酸相济，宜其甚酸而反甘。巴豆之善利也，以巴豆之利为未足，而又益之以大黄，则其利反折。蟹与柿，尝食之而无害也，二物相遇，不旋踵而呕。此色为易见，味为易知，而呕利为大变，故人人知之。至于相合而之他脏、致他疾者，庸可易知耶？如乳石之忌参、术，触者多死。至于五石散，则皆用参、术。此古人处方之妙，而世人或未谕也。此处方之难，四也。

---

① 有：原脱，据文例补。
② 此：原脱，据《苏沈良方》沈括原序补。

医诚艺【能也】也，方诚善也，用之中节也，而药或非良，其奈何哉？橘过江【江南】而为枳，麦得湿而为蛾，鸡逾岭而黑，鸜鹆逾岭而白，月亏而蚌蛤消，露【霜也】下而蚊喙拆，此形器之易知者也，性岂独不然乎？予观越人艺茶畦稻，一沟一垅之异，远不能数步，则色味顿殊，况药之所生，秦、越、燕、楚之相远，而又有山泽、膏瘠、燥湿之异禀，岂能物物尽其所宜？又《素问》说阳明在天，则花实戕气；少阳在泉，则金石失理。如此之论，采掇者固未尝恤也。抑又取之有早晚，藏之有苦良，风雨燥湿，动有槁暴。今之处药，或有恶火者，必日之而后咀，然安知采藏之家不尝烘煜哉？又不能必。此辨药之难，五也。

此五者，大概而已。其微至于言不能宣，其详至于书不能载，岂庸庸之人而可以易言医哉。予治方最久，有方之良者，辄异疏之。世之为方者，称其治效，常喜过实。《千金》《肘后》之类，尤多溢言，使人不复敢信。予所谓良方者，必目睹其验，始著于篇，间不预也。然人之疾，如向所谓五难者，方岂能必良哉。一睹其验，即谓之良，殆不异乎刻舟以求遗剑者。予所以详著其状于方尾。疾有相似者，庶几偶值云耳。篇无次叙，随得随注，随以与人。极道贵速，故不暇久伏待完也。

元丰三年十月　岸老序

【二】脉说《翰良方》，眉山苏轼子瞻撰

脉之难，古今所病也。至虚有盛【实】候，而大实有羸状，差之毫厘，疑似之间，便有死生祸福之异，此古今所病也。病不可不谒医，而医之明脉者，天下盖一二数。骐骥不时有，天下未尝徒行；和、扁不世出，病者终不徒死，亦因其长而护其短耳。士大夫多秘其所患以求诊，以验医之能否，使索病于冥漠之中，辨虚实冷热于疑似之间。医不幸而失，终不肯自谓失也，则巧饰遂非，以全其名，至于不救，则曰是固难治也。间有谨愿者，虽或因主人之言，亦复参以所见，两存而杂治，以故药不效。此世之通患而莫之悟也。吾【东坡】平生求医，盖于平时默验其工拙，至于有疾而求疗，必先尽告以所患而后求诊，使医了然知患之所在也。然后求之诊，虚实冷热，先定于中，则脉之疑似，不能惑也。故虽中医，治吾病常愈。吾求疾愈而已，岂以困医为事哉。

【三】苍耳说

药至贱而为世要用，未有如苍耳者。他药虽贱，或地有不产，惟此药不问南北夷夏、山泽斥卤、泥土砂石，但有地则产。其花叶根实皆可食，食之如菜。亦治病，无毒，生熟圆散，无适不可，多食愈善。久乃使人骨髓满，肌理如玉，长生药也。杂疗风痹瘫痪、癃疟疮痒，不可胜言，尤治瘿金疮[①]。一名鼠粘子【《本草》曰牛蒡子曰鼠粘子也，异说也】，一名羊负来。《【毛】诗》谓之卷耳，《疏》谓之枲耳，俗谓之道人头。海南无药，此药生舍下，多于茨棘，迁客之幸也。

己卯二月望日书

【四】记食芋

岷山之下，凶年以蹲鸱为粮，不复疫疠，知此物之宜人也。惠州富此物，然人食者不免瘴。吴远游曰：此非芋之罪也。芋当去皮，湿纸炮煨之，乃热噉之，则松而腻，乃能益气充饥。今惠州人皆和皮水煮，冷啖，坚顽少味，其发瘴固[②]宜。丙子除夜前两日，夜饥甚，远游煨芋两枚见啖，美甚，乃为书此帖。

【五】苍术、白术

黄州山中，苍术至多，就野人买之，一斤数钱耳，此长生药也。人以其易得，不复贵重，至以熏蚊

① 金疮：原作“全疮”，据校本改。
② 固：原作“因”，据校本旁注改。

子，此亦可以太息。舒州白术，茎叶亦皆相类，特花紫耳，然至难得，三百一两，其效止于和胃气、去游风，非神仙上药也。

【六】论流水、止水

孙思邈《千金方》人参汤言：须用流水，用止水即不验。人多疑流水、止水无别。予【东坡】尝见丞相荆公喜放生，每日就市买活鱼，纵之江中，莫不洋然。唯鳍、䱉入江水辄死，乃知鳍、䱉但可居止水，则流水与止水果不同，不可不信。又鲫鱼生流水中则背鳞白，生止水中则背鳞黑而味恶，此亦一验也。

【七】论脏腑沈括存中

古方言：云母粗服，则着人肝肺不可去。如枇杷、狗脊，毛皆不可食，食之射人肺。世俗似此之论甚多，皆谬说也。人但有咽、有喉二者而已，咽则纳饮食，喉则通气。咽则咽入胃脘，次入胃中，又次入广肠，又次入大小肠。喉则下通五脏，为出入息。五脏之含气呼吸，正如冶家鼓鞴。人之饮食药饵，但自咽入肠胃，何尝能生五脏？凡人肌骨、五脏、肠胃虽各别，其入腹之物，英精之气，皆能洞达，但滓秽即入二肠。凡人饮食及服药既入腹，为真气所蒸，英精之气味，以至金石之精者，如细研硫黄、朱砂、乳石之类。凡能飞走融结者，皆随真气，洞达肌骨，犹如天地之气，贯穿金石土木，曾无留碍。自余顽石草木，则但气味洞达耳。及其势尽，则滓秽传于大肠，润湿入小肠，此皆败物，不能变化，惟当退泄耳。凡所谓某物入肝、某物入肾之类，但气味到彼耳，凡质岂能至彼哉。此医不可不知也。

【八】论君臣药

旧说有药用一君、二臣、三佐、五使之说。又上药三百六十为君，中药三百六十为臣，下药三百六十五为佐使云云。《药性论》乃以众药之和厚者定为君，其次为臣、为佐，有毒者多为使，此谬论也。今则设若欲攻坚积，则巴豆辈岂得不为君也。

【九】论汤散圆

汤、散、圆，各有所宜。古方用汤最多，用圆、散者殊少。煮【煎】散，古方无用者，唯近世人为之。大体欲达五脏四肢者莫如汤，欲留膈胃中者莫如散，久而后散者莫如圆。又无毒者宜汤，小毒者宜散，大毒者须用圆。又欲速用汤，稍缓用散，甚缓者用圆。此大概也。近世用汤者全少，应汤者全用煮散。大率汤剂气势完壮，力与圆散倍蓰。煮散多者，一啜不过三五钱极矣。此功效力，岂敌汤势。然既力大，不宜有失，消息用之，要在良工，难可以定论拘也。

【十】论采药

古者采草药，多用二八月，此殊未当。凡用花者，取花初敷时采；用叶者，取叶初长足时采；用实者，取实成实时采。皆不可限以时月，缘土气有早晚，天时[1]有愆伏。以如平地三月花者，深山中须四月花。白乐天《游大林寺》诗云：人间四月芳菲尽，山寺桃花始盛开。盖常理也，此地势高下之不同也。如筀竹笋，有二月生者，有三四月生者，有五月方生者，谓之晚筀。稻有七月熟者，有八月九月熟者，有十月熟者，谓之晚稻。一物同一畦之间，自有早晚，此物性之不同也。岭峤微草，凌冬不凋；并汾乔木，望秋先陨。诸越则桃李冬实，朔漠则桃李夏荣，此地气之不同也。同亩之稼，则粪溉者先芽[2]；一丘之禾，则后种者晚实，此人力之不同也，岂可一切拘以定月哉？

【十一】论鸡舌香

《灵苑方》论鸡舌香，以为丁香母，盖出陈氏《拾遗》。今细考之，尚为未然。按《齐民要术》鸡舌

① 天时：原作“失时”，据沈括《梦溪笔谈》卷二十六改。

② 芽：原作“牙”，据文义改。

香，世以似丁子【钉子也】，故一名丁子香，即今丁香是也。《曰华子》云鸡舌香治口气，所以三省故事郎官含鸡舌香，欲其奏事对答气芬芳。此正谓丁香治口气，至今方书为然。又古方五香连翘汤用鸡舌香，《千金》五香连翘汤无鸡舌香，却有丁香，此最为明验。《新补本草》又出丁香一条，盖不曾深考也。今世所用鸡舌香，乳香中得之，大如山茱萸，剉开，中如柿核，略无气味，以此治疾，殊极乖谬。【此说不大[①]。鸡舌香，只用常丁香中大，谓之母丁香，名鸡舌香也。】

【十二】论淡竹

淡竹对苦竹为文，除苦竹外，悉谓之淡竹，不应别有一品谓之淡竹。后人不晓，于《本草》内别疏淡竹为一物。今南人食笋，有苦笋、淡笋两色。淡笋，淡竹也。

【十三】论赤箭

赤箭，即今天麻也。后人既误，天麻条外，别出赤箭，更为一物。又取天麻苗为之，不然。《本草》称采根阴干，安得以苗为之？草药上品，除五芝之外，赤箭为第一。此神仙补理养生上药，世人惑于天麻之说，遂止用之治风，良可惜哉。或以谓其茎如箭，既言赤箭，疑当用茎，此尤不然。至如鸢尾、牛膝之类，皆谓茎有所似，用则用根耳，何足疑哉。【此说《本草》云赤箭者天麻苗，而用苗茎大不然，如牛膝、鸢尾，只可用根，故云赤箭，云天麻，同可用根矣，唯天麻也。】

【十四】论地菘

地菘，即天名精也。世人既不识天名精，又妄【忘】认地菘为火蔹，《本草》又出鹤虱一条，都成纷乱。今按地菘即天名精也，其叶似松，又似名精名精即蔓精也，故有二名，鹤虱即其实也。世间有单服火蔹法，乃是服地菘耳，不当用火蔹。火蔹，《本草》名稀蔹，即是猪膏莓。后人不识，亦[②]复出之耳。【此意火蔹即地菘也云云，与《本草》稍殊，但东坡多破《本草》，立如此之异义也。】

【十五】论苦耽

苦耽，即《本草》酸浆也。《新集本草》又重出苦耽一条。河西[③]番界中，酸浆有盈丈者。

【十六】论龙芮

石龙芮，今有两种。水生者，叶光而末圆；陆生者，其叶毛耳末锐。入药用水生者。陆生亦谓之天灸，取少叶揉臂上，一夜作大泡，如火烧是也。世俗如此治疟疾。

【十七】论麻子

麻子，用时去壳，法取麻子，帛包之，沸汤中浸。候汤冷，乃取悬井中，勿令着水。明日日中暴干，就新瓦上轻挼，其壳悉解。簸扬取肉，粒粒皆完。

【十八】【灸四花穴后服药】

传尸骨蒸，灸四花、六花穴后，宜服：

治劳地黄圆《翰良方》

生地黄汁　青蒿汁　薄荷汁　童子小便好酒，已上各三盏，同煎成膏，入后药　柴胡去头　鳖甲醋炙　秦艽各三两　辰砂　麝香并三分

① 此说不大：原文如此，疑有讹误。

② 亦：此下原衍一“出”字，据校本删。

③ 河西：“河”字原脱，据沈括《梦溪笔谈》卷二十六补。

上五味为末，入前膏和为圆，如梧子大。每服十五圆，至二三十圆，温酒服下。切忌生冷毒物。

【十九】论赤目

四生散《翰良方》

治肾脏风。又治眼，治癣。

白附子下疰，脚生疮，用黑附子　蒺藜白　黄耆　羌活各等分

上皆生为细末。每服三钱，盐酒调下，空腹。又猪肾中包煨，服尤善。

予【沈括】为河北察访使时，病赤目四十余日，黑睛傍点赤成疮，昼夜痛楚，百疗不瘥。郎官兵革相见，问予：病目如此，曾耳中痒否？若耳中痒，即是肾家风。有四生散疗肾风，每作，二三服即瘥，闾里号为圣散子。予传其方，合服之，午时一服，临卧一服，目反大痛，至二鼓时乃能眠。及觉，目赤稍散，不复痛矣。更三四服，遂安平如常。是时，孙和甫学士帅镇阳，闻予说，大喜曰：吾知所以治目矣。向久病目，尝见吕吉甫参政云：顷病目久不瘥，因服透水丹乃瘥。如其言修合透水丹一剂，试服了，二三十服，目遂瘥。乃知透水丹亦疗肾风耳。此可记耳。

病目人更当记一事。予在河北病目时，曾治浴具。洛州守閰君①绶见访，云：目赤不可浴，浴汤驱体中热，并集头目，目必甚。又转运判官李长卿亦云然。予不信，卒浴。浴毕，目赤遂大作。行数程到巨鹿，见陈彦升学士，以病目废于家。问其病目之因，云：顷年病赤目，饮酒归，过同舍林亿，邀同太学浴。彦升旧知赤目不可浴，坚拒之不得，僶俛一浴，浴已几失明。后治之十余年，竟不瘥。此亦以为戒也。【病目忌沐浴】。又予之门人徐构，病癣久不瘥，服四生散，数日都除。【治癣】

【二十】论小柴胡汤

已有诸良方，常可记持。【以下载乎明名良药，或加减，或异说，为医人眼目而已。】

解伤寒小柴胡汤《翰良方》，沈存中

柴胡二两　黄芩　人参　甘草炙　生姜各三分，切　大枣二十枚，打破

上细剉，如麻豆大。以水五盏，煮取二盏。去滓再煎，取玖合。温服三合，日三服。此古法也。今可作粗散。每服三钱，枣三枚，姜五片，水一盏半，煎至八分，温服。气实，疾势盛者，加至四五钱不妨，并去滓。此张仲景方。【张仲景者，后汉代为长沙太守，作《伤寒论》，其中方也。】予【沈存中】以今称量，改其分剂，孙兆更名黄龙汤。近岁此药大行，患伤寒，不问阴阳表里，皆令服之。此甚误也。此药《伤寒论》虽主数十证，大要其间有五证最的当，服之必愈。

一者，身热，心中逆，或呕吐者，可服。伤寒此证最多，正当服小柴胡。若因渴饮水而呕者，不可服；身体不温热者，不可服。仍当识此。

二者，寒热往来者，可服。

三者，发潮热者，可服。

四者，心烦，胁下满，或渴或不渴，皆可服。

五者，伤寒已瘥后更发热者，可服。

此五证，但有一证，更勿疑，便可服，服之必瘥。若有三两证以上，更的当也。其余证候，须仔细详方论，及脉候相当，方可用，不可一概轻用。世人但知小柴胡②汤治伤寒，不问何证便服之，不徒无效，兼有所害，缘此药差寒故也。唯此五证，的不蹉跌，决效无疑。此伤寒中最要药也，家家有本，但恐用之不审详，今备论于此，使人了然易晓。

本方更有加减法，虽不在此五证内，用之亦屡效，今亦载于此。若胸中烦而不呕，去半夏，加人参合前成一两，栝楼根一两。若腹中痛者，去黄芩，加芍药三分。此一证最有验，常时腹痛亦疗。若胁下

---

① 閰君：原作“阎君”，据《苏沈良方》卷第二改。

② 柴胡：原作“柴故”，据校本改。

瘖革，去大枣，加牡蛎一两。若心下悸，小便不利，去黄芩，加茯苓一两。若不渴，身有微热者，去人参，加桂三分，温覆微汗愈。若咳，去人参、大枣、生姜，加五味子半两、干姜半两。

元祐二年，时行，无少长皆咳，服此皆愈。常时止壅痰实，只依本方，食后卧时服甚妙。赤白痢尤效【柴胡汤治赤白痢】，药中无如此妙。盖痢多因伏暑①，此药极解暑毒。凡伤暑之人，审是暑暍，不问是何候状，连进数服即解。

木香圆《翰良方》

治瘴及万病。

槟榔　陈皮去白，各二两　木香　大附子　人参　厚朴　官桂去无味粗皮　羌活　荆三棱　独活　干姜炮　甘草　川芎　川大黄剉，微炒　芍药各半两　牵牛子一斤，淘去浮者，揩拭干，熟捣取末，四两，除滓不用　肉豆蔻六个

上十五味为末，瓷器盛之，密封。临服，用牵牛二两、药末一两，同研令匀。炼蜜为圆，如梧子大。

心腹胀满，一切风劳、冷劳、冷气，脐下刺痛，口吐清水白沫，醋心，痃癖气块，男子肾脏风毒【阴袋病】，攻刺四体，及阳毒脚气，目昏头痛，心间呕逆，及两胁坚满不消，卧时，橘皮汤下三十圆，以利为度，每夜二十圆。

女人血痢，下血刺痛，积年血块，胃口逆，手足心烦热，不思饮食，姜汤下三十圆，取利，每夜更服二十圆。

小儿五岁已上，疳气腹胀，气喘，空心，温汤下五七圆，小者减圆数服。

凡胸腹饱闷不消，脾泄不止，临卧，温酒下，取利。

食毒，痈疽发背，岚瘴气，才觉头痛，背膊拘紧，便宜服之，快利为度。常服可以不染瘴疾。凡瘴疾，皆因脾胃实热所致，常以凉药解膈上壅热，并以此药通利弥喜。此圆本治岚瘴及温疟，大效。

李校理②敦裕尝为传，刻石于大庾岭，蒙效者不可胜数。予伯氏任③闽中，尝拥兵捕山寇。过漳浦，军人皆感疟。用此治之，应时悉愈。予在江南时，值岁发温疟，以此药济人，其效如神。皆以得快利为度。【治新久之疟】。又记，凡久疟服药讫，乃灸气海百壮，又灸中脘三十壮，尤喜。

五积散予家旧方，《博济方》亦载，小有不同。【虽载于此《万安方》第七卷，犹有助于服药尔，故又抄载于此。】

苍术二十两　桔梗十两　陈皮六两　白芷　甘草各三两　当归二两　川芎一两半　芍药　白茯苓　半夏汤洗，焙，各一两　麻黄春夏二两，秋冬三两　干姜春夏一两，立秋冬二两　枳壳麸炒，去穰，四两　肉桂春夏三两，秋冬四两　厚朴姜制，二两。枳壳以下三物别捣。

上十五味为粗末，分作六服。大锅内缓火炒，令微赤香熟即止，不可过焦。取出，以净纸藉板床上，凉令冷，入后三物和之和气。每服三钱，加姜、枣煎至六分，去滓服。伤寒，手足逆冷，虚汗不止，脉沉细，面青呕逆，加顺元散一钱，同煎热服。产妇阵疏难产，经三两日不生，胎死腹中，或产母气乏委顿，产道干涩，加顺元散，水七分，酒三分煎。相继两服，气血内和即产。胎死者，不过三服当下。其顺元散，多量产母虚实。伤寒发热，胁内寒者，加葱白二寸、豉七粒同煎。相继两三服，当以汗解。

顺元散

乌头二两　附子　天南星各一两，皆炮　木香

上予叔祖钱氏时得此方，卖于民间，故吴中至今谓之沈家五积散。大抵此散能温里外，但内外感寒，脉迟细沉伏，手足冷，毛发恂栗，伤寒里证之类，大啜三两杯，当手足温或汗乃愈。今世名医，多用此散治气，极效。和一切气，通血络，无出此药。人病脾疟，用紫金圆逐下，乃服此散数服，多愈。【治脾疟】

紫金丹

硫黄　针沙并三钱　铁粉五钱　腻粉十五钱

上四味，炒为末。粟饭如皂子大，乳香汤下一圆。气实，服一圆半至二圆。

---

① 伏暑：原作“服暑”，据《苏沈良方》卷第二改。

② 校理：原作“效理”，据《苏沈良方》卷第二改。按，校理为唐宋时官名，执掌校勘整理宫廷藏书。

③ 任：原作“伍”，据《苏沈良方》卷第二改。

七枣散

治脾寒疟疾。《翰良方》【治疟疾神方】

川乌头，大者一个，炮，良久，移一处再炮。凡七处，炮满去皮脐，为细末，都作一服。用大枣七个，生姜十片，葱白七寸，水一碗，同煎至一盏。疾发前先食枣，次温服，只一服瘥。

元祐二年，两浙疟疾盛作。常州李使君，举家病疟甚久，万端医禁皆不效。常时至效，万服亦不止。过客传此方，一家服之，皆一服瘥。又长兴[①]贾耘老传一方，与此一同。只乌头不炮，却用沸汤泡。一盏热汤泡，以物盖之候温，温更泡，满十四遍，去皮切，焙干。依上法作一服。耘老云：施此药三十年，治千余人，皆一服瘥。

金液丹出《博济方》【非常金液丹，故出之。】

硫黄十两，精莹者，研碎，入罐子，及八分为度，无太满　石龙芮两握，又名狗蹄草，一名鉴草，稻田中生，一茎四花，如田字，亦名水田草，独茎生　黄土一掬，同捣为泥，只用益母草并泥捣亦可

上固济药罐子，均厚半寸【五分】。置平地，以瓦覆罐口，四面炭五斤拥定。以熟火一斤，自上燃之，候药罐九分赤，口缝有碧焰，急退火。以润灰三斗覆至冷，剖罐取药。削去沉底滓浊，准前再煅，通五煅为足，药如熟鸡卵气急用可三煅止取，并罐埋润地一夜，又以水煮半日取药。柳木槌研，顿滴水，候扬之无滓，更研令干。每药一两，用蒸饼一两，汤释，同捣圆之，暴干。

金液丹旧方，主病甚多，大体最治气羸。凡久疾虚困，久吐利不瘥，老人脏秘，伤寒脉微阴厥之类，皆气羸所致[②]，服此多瘥。大人数十圆至百圆，小儿以意裁度多少，皆粥饮下。羸甚者，化灌之。小儿久吐痢垂困，药乳皆不入，委顿待尽者，并与数十圆，往往自死得生，少与即无益。予亲见小儿吐痢极，已气绝，弃之在地，知其不救，试谩与服之，复活者数人。已上《翰良方》第三。

《本事方》同，又《百一方》有易炼法，可见彼。

木香圆[③]《翰良方》苏东坡

治脏腑冷极，及久冷伤惫，口疮，下泄，谷米不化，饮食无味，肌肉瘦顇，心多嗔恚，妇人产后虚冷下泄，及一切水泻冷利。【久虚痼冷，不食泄利，男女通治。】

木香　破故纸各一两　高良姜　缩砂仁　厚朴姜汁，炙，各三分　赤芍药　陈皮　肉桂去粗　白术各半两　胡椒　吴茱萸汤洗，去黑汁，干，各一分　肉豆蔻四个　槟榔一个

上为散，只浆水【米泔】煮猪肝为圆，如梧子大。每服五十圆，粥饮下，甚效。若暴泻利，只是一服，唯热痢不治。予家极宝此药，大可惊异，非余药可比。

小建中汤

治腹中切痛[④]。《翰良方》【治虚劳及一切心腹中切痛】

桂去粗　生姜切，各三分　甘草炙，一两　大枣十二枚，打破　白芍药一两二分　胶饴二两，并皆细剉

上以水二升，煮取九合，去滓，内饴，更上火微煮，令饴化。温服三合，日三服。

尝有人患心腹切痛不可忍，累用良医治之，皆不效。灸十余处，亦不瘥。士人陈承[⑤]善医，投一药遂定。问之，乃小建中汤也。此药偏治腹中虚寒，补血，尤止腹痛。常人见其药性温平，未必信之。古人补虚，止用此体面药，不须附子、硫黄。承用此药，治腹痛如神。然腹痛按之便痛，重按却不甚痛，此止是气痛。重按愈痛而坚者，当自有积也。气痛不可下，下之愈痛。此虚寒证也，此药尤相当。

按：《外台方》：虚劳腹中痛，梦失精，四肢酸痛，手足烦热，咽干口燥，妇人少腹痛，宜服。张仲景《伤寒论》：阳脉涩，阴脉弦，法当腹中急痛，先与此。不瘥者，小柴胡汤主之。此二药皆主腹痛，予已于小柴胡汤叙之。若作散，即每服五钱匙，生姜五片，枣三个大者小者六七，饴一栗大。若疾势盛，须

---

① 长兴：此下原有错叶，据校本调顺。
② 所致：原作“所正”，据《苏沈良方》卷第二改。
③ 木香圆：原作“木香散”，据底本此处的旁注改。
④ 痛：原脱，据校本补。
⑤ 陈承：原作“陈丞”，据《苏沈良方》卷第四改。

作汤剂，散服恐力不胜病。

进食散《翰良方》

与《局方》少异大同。

青橘皮去穰　陈橘皮各一分　草豆蔻三个，去皮　甘草一分，炙　诃子煨，去核，五个　高良姜切片，炒，一分　川乌头三个，炮去皮脐　肉桂去粗外皮，一分

上每服一钱，水一中盏，生姜二片，煎七分，食空时服此。

卢州李潜方，治脾胃虚冷，不思食，及久病人脾虚，全不食者，只一二服，便顿能食。潜，名医也。予【东坡】目见在真州治贾使君女子，已五十余日，病脾多呕，都不进食，久医，绝无验。潜投此药一服，遂食蒸饼半枚，明日百味皆思。潜云：此药进食，极神速。予疑此药太热。潜云：不然。用之三十年，无不效者。【有传】

治腹中气块方。《翰良方》

大黄　荜拨各生，等分

上蜜圆梧子大，麝香水下二三十圆，空心服[①]，日三。

贵州守李承议得瘴岚，夫妇儿女数人相继而死。有二子归岭北，皆病腹中有块如瓜，瘦苦欲死。陈应之与此方，服及三十服，气块皆消。应之云：此寒热相杂，所当以寒热二物攻之。【治气块】

火角法《翰良方》第五

治久冷痰咳嗽，及多年劳嗽，服药无效者。【熏咳嗽之法，又在《千金方》，与此说大殊，虚劳咳嗽冷痰尤妙也。】

雄黄通明不夹石者，一两　雌黄不夹石者，半两。二味同研极细　蜡三两

上先镕蜡令汁，下药末搅匀，候凝刮下。用纸三五段，每段阔五寸，长一尺，镕药蜡涂其一面，令厚。以竹箭卷成筒子【以箭竿卷药涂纸也】，令有药在里，干令相着，乃拔去箭。临卧，熨斗内盛火，燃筒子一头，令有烟，乃就筒子长引气吸取烟，陈米饮送下，又吸，每三吸为一节。当大咳，咯出冷涎，即以衣覆卧，良久汗出。若病三五年者，二三吸即瘥。十年已上，瘦甚[②]，咳声不绝，胸中常有冷痰，服药寒温补泻俱无效者，日一为之，不过五七日良愈。

先君户部病痰嗽，胸中常如冰雪，三年而伯父继感嗽，又六年，羸瘵殆困，百方治之皆莫愈，用此二三为之，皆瘥。

治积年肺气**九宝散**《翰良方》

【治多年喘咳】。

大腹并皮　肉桂　甘草炙　紫苏干　杏仁去皮尖　桑白皮各三两　麻黄去根　陈橘皮　薄荷叶干，各二两

上捣为粗末。每服十钱匕，用水一大盏，童子小便半盏，乌梅二三个，姜钱五片，同煎至一中盏。滤去滓温服，食后临卧服。

两浙【处名】张大夫病喘二十年，每至秋冬辄剧，不可坐卧[③]，百方不瘥。然得临平【处名】僧法本方，服之遂瘥。法本，凡病喘三十年，服此药半年，乃绝根本，永不复发。凡服此药，须久乃效。

灸咳逆法《翰良方》

予【东坡】族中有病霍乱，吐痢垂困，忽咳逆，半日之间，遂致危殆[④]。有一客云：有灸咳逆法，凡伤寒及久疾得咳逆【伤寒咳】，皆为恶候，投药皆不效者，灸之必愈。予遂令灸之，火至肌，咳逆已定。元丰中，予为鄜延经略使，有幕官【大将军】张平序，病伤寒已困。一日，官属会饮，通判延州陈中裕忽言：张平序已属纩[⑤]，求往见之。予问：何遽至此？云：咳逆甚，气已不属。予忽记灸法，试令灸之。未食顷，中裕复来，喜笑曰：一灸遂瘥。

---

① 服：原作“腹”，据校本改。

② 瘦甚：《苏沈良方》卷第五作“嗽甚”。

③ 坐卧：原作“剉卧”，据校本改。

④ 危殆：原作“粗殆”，据校本改。

⑤ 属纩：古代汉族丧礼仪式之一。即病人临终前以丝絮（纩）置其口鼻，以试气息有无。

其法：乳下一指许，正与乳相直骨间陷中。妇人即屈乳头度之，乳头齐处是穴。艾炷如小豆许，灸三壮。男灸左，女灸右，只一处。火到肌即瘥，不瘥则多不救[①]矣。

羌活散《灵苑方》

止咳逆。

羌活　附子炮　茴香微炒，各半两　木香　干姜炮，各枣许大

上每服二三钱，水一盏，盐一捻，同煎二十沸。带热服，一服止。

治肺喘。

蒲颓叶，微似棠叶，尤柔厚。背白似熟羊皮，经冬不凋。花正如丁香，蒂极细，如丝倒悬之，风吹则摇摇然。冬末生花，至春乃敷实。一如山茱萸，味酸可啖，与麦齐熟，其木甚大。吴人名半含，江南名曰棠，京师名曰纸钱毬，襄汉名黄婆奶。

上一物为末。每服二钱，水煎，或温水调服，发时服。有人患喘三十年者，服之皆愈。疾甚者，服后胸上生小瘾疹痒者，其疾即瘥。一方用人参等分。

《本草》在山茱萸篇。陈藏器云：胡颓子，熟赤，醋涩，小儿食之当果子，止水痢。生乎林间，树高丈余，叶阴白，冬不凋，冬花春熟，人呼为木半，即核有八棱云云。

半夏汤《翰良方》

急下涎。

半夏大者，七枚，炮，四破之　皂角去黑粗皮，一寸半　甘草一寸　生姜二指大

上同以水一碗，煮取半碗，顿服。

沈【姓】兴宗【名】待制【官】，常病痰喘不能卧，人扶而坐数日矣。客有见之者曰：我曾如此，得药一服瘥。我以千缗【以千钱为一缗】酬之[②]，谓之千缗汤，可试为之。兴宗得汤，一啜而愈。

龙胆圆《翰良》

解暴热，化痰凉膈，清头目。

草龙胆　白矾烧沸定，各四两　天南星　半夏各二两二分，水浸，切作片，用浆水、雪水各半[③]，同煮三五沸，焙干，取各二两

上为末，面糊为圆梧子大。每服三十丸，腊茶清服下，食后临卧服。面糊须极稀，如浓浆【浆，米泔也】可也。应痰壅膈热，头目昏重，服之顿清。岭南瘴毒，才觉意思昏闷，速服便解。咽喉肿痛，口舌生疮，凡上热涎诸证，悉可服。小儿尤良。

治眼齿。《翰良方》

前日，与欧阳叔弼、晁无咎、张文潜同在戒坛，余病目昏，所以热水洗之。文[④]潜曰：目忌点洗。目有病当存之，齿有病当劳之，不可同也。治目当如治民，治齿当如治军。治民当如曹参【曹参者[⑤]】之治齐，治军当如商鞅之治秦。颇有理，故追录之。

治内障眼。《翰良》

《本草》云：熟干地黄、麦门冬、车前子相得，治久患内障眼有效，屡试之，信然。

其法：细捣罗，蜜圆如梧子大。每服三十丸至五十丸，温酒、熟水任下。然三药皆润，难捣，旋焙旋捣和合，异常甘香，真奇药也。私云：《局方》驻景圆尤有效，皆此理也。

治气攻头痛**葫芦巴散**。《翰良方》

【气攻头痛】。

---

① 救：原作“灸”，据《苏沈良方》卷第五改。

② 酬之：此下原有错叶，据校本调顺。

③ 各半：原作“中半”，据《苏沈良方》卷第五改。

④ 文：此下原有错叶，据校本调顺。

⑤ 曹参者：原文如此，疑有脱文。按，曹参，字敬伯，西汉开国功臣，跟随刘邦在沛县起兵反秦，身经百战，屡建战功。刘邦称帝后，赐爵平阳侯，汉惠帝时官至丞相。曹参曾为齐王刘肥之相，辅佐刘肥治理齐国，颇有建树。

胡芦巴微炒　荆三棱剉，醋浸[①]一宿，炒干，各一两　干姜炮，一分

上为细末。每服二三钱，温生姜汤或酒调下。凡气攻头痛，一服即瘥。万法不愈，头痛如破者，服之即愈。尤利妇人。姻家有病疟瘥后头痛，号呼十余日，百方不效，用一服如失。去小小头痛更捷。

偏头痛方《翰良》

裕陵传王荆公偏头痛方，云是禁中秘方。用生芦菔汁一蚬壳，仰卧注鼻中，左患痛注右，右患痛注左，或两鼻皆注亦可。数十年患，皆一注而愈。公【王荆公】与仆【东坡】言，已愈数人。

治头痛**硫黄圆**沈存中

硫黄二两，研细　消石一两，研细

上水圆指头大，空心，腊茶嚼下。

予中表兄病头风二十余年，每发，头痛如破，数日不食，百方不能疗。医田滋【名】见之曰：老母病此数十年，得一药遂愈。就求之，得十圆，日服一枚。十余日，滋【名】复来，云：头痛平，日食何物即发？答云：最苦饮酒食鱼。滋取鱼酒令恣食，云：服此药十枚，岂复有头痛耶？如其言食之，竟不发，自此遂瘥。予与滋相识数岁，临别以此方见遗。陈州怀医有此药圆，如梧桐子大，每服十五圆。暑暍懵冒者，冰冷水服，下咽即豁然清爽。伤冷，即以沸艾汤下。

葫芦巴散[②]《翰良》

治气攻头痛。

葫芦巴微炒　荆三棱剉，醋淬一宿，炒干，各一两

上为末。每服二钱，温生姜汤或酒调下。凡气攻头痛，一服即瘥。万法不愈，头痛如破者，服之即愈，尤利妇人。姻家有病疟瘥后头痛，号呼十余日，百方不效，用一服如失。去小小头痛更捷。

绿云散《翰良》

治口疮。【治口疮】

黄蘗末，五钱重　螺子黛二钱重，青黛也

上同研如碧玉色。临卧，置舌根下一字，咽津无妨，迟明瘥。凡口疮不可失睡，一夜失睡，口疮顿增。

灸牙疼法

随左右所患，肩尖微近后骨缝中，小举臂取之，当骨解陷中，灸五壮。予目睹灸数人，皆愈。灸毕，项大痛，良久乃定，永不发。予亲病齿痛，百方治之皆不验，用此法遂愈。【灸牙齿疼痛】

治小肠气，下元闭塞不通《翰良》。【治小肠疝气并里外臁疮】

川楝子十钱重，和皮破为四片　巴豆十钱重，并壳打破

上同和匀，入铫内炒令紫色取出，去巴豆。川楝子，净刷为末。每服一二钱，先炒茴香，称一钱重，用酒一盏冲，更煎三五沸。去滓，调川楝子末，连进二三服，得下泄立瘥。此方同治远年里外臁疮方，于建安军人吴美【名】得之。

治远年里外臁疮不瘥者。《翰良》【治里外臁疮】

槟榔一两一分　干猪粪同烧存性　龙骨一分二钱半重也　水银粉少许，轻粉也

上三物为细末，入轻粉研匀。先以盐汤洗疮，熟绢裛[③]干。以生油调药如膏，贴疮，日一易，三五易定瘥。忌无鳞鱼、鲊、面。凡胫内外疮，世谓之里外臁疮，最难得药。此方并前小肠气，本建安一军人吴美，犯伪印坐死，司理参军王炳之，怜其晓事，常加存恤。其人临刑泣念曰：生平有两方，治疾如神，常卖以自给，可惜死而不传。遂以献炳之，屡用有验。予就炳之求，值其远官，数年方得之。

治阴疮痒痛水出久不瘥。出《灵苑方》《翰良》【治阴疮】

---

① 醋浸：原作“醋裹”，据《苏沈良方》卷第七改。

② 葫芦巴散：此方与前葫芦巴散重出，文字略有差异。

③ 裛：音 yì，缠绕。班固《西都赋》：“裛以藻绣，络以纶连。”

腊茶　五倍子等分，取末　腻粉少许，胡粉也

上拌匀，浆水【米泔水也】、葱椒汤洗后，频傅之。

又方

铜钱百枚　乌梅七枚　盐二钱匕

上水三碗，煎至二碗，热洗。此二方相须用之，无不即验。

治癣方。

久患用之即瘥。《翰良》【治癣】

决明子

上为末，加少水银粉【轻粉也】同为散。先以物擦破癣，上以散傅之，立瘥。

治甲疽，胬肉①裹甲，脓血疼痛不瘥《翰良》。【甲疽】

胆矾烧，矾石也

上先剔去肉中甲，傅药疮上。纵有胬肉，傅即干落。

治妇人妊娠伤寒**白术散**。《翰良》【治妊娠伤寒神方】

白术　黄芩等分，新瓦上同炒香

上为散。每服三钱，水一中盏，生姜三片，大枣二个打破，同煎至七分，温服。但觉头痛发热，便可服，三五服即瘥。但四肢厥冷阴证者，不可服。

此方本常州一士人卖此药，医工皆论斤售去行医，用之如神，无人得其方。予自得此，治疾无有不效者，仍安胎益母子。

黑神散《局方》

治妇人产后恶露不尽，胞衣不下，攻冲心胸，痞满或脐腹坚胀撮疼②，及血晕神昏，眼黑口噤，产后瘀血诸疾，并皆治之。【治产后诸疾】

黑豆半升，《翰良方》二两　熟地黄　蒲黄纸炒　当归　官桂《良方》肉桂　芍药　甘草炙　干姜炮，各四两，《良方》各一两

上细末。每服二钱，酒半盏，童子小便半盏，同煎调服云云。《翰良方》号肉桂散出《灵苑方》。治产后众疾，血气崩运，肿满发狂，泻痢寒热等，惟泻而吐者难瘥。每服温酒调下二钱，日三服。疾甚者，三服瘥。无疾，日二服，七日止。已上《翰良方》

《卫生良剂方》云：亲验方治赤眼。酒调服，加杏仁尤佳。

《百一选方》治肠风下血，煎此调消风散见《局方》中风卷，并《良剂方》上卷服。

《究原方》大治难产横逆，生产因时疾【伤寒尔】胎死腹中。胎死身即冷，口角涎沫出，或胎衣不下，并乳香煎汤调下；产后口干心闷，胸膈不快，发渴，人参煎汤调下；血晕如风之状，见神见鬼，入麝香少许，百沸汤调下；产后腹痛泻痢，增肉豆蔻面裹煨末一钱，米饮调服；产后身疼，或憎寒发热，黄耆煎汤调下；产后小便出血，大便秘，灯心橘皮煎汤调下；产后血崩，谓恶露未尽，腹痛，兼大圣散，酒调下大圣散见《局方》妇人卷；产后心腹胀，呕逆，南木香煎汤调下，或吐出恶物而痊；治经候【月水】欲行，发搐，不省人事，此因经行【月水】伏惊【惊悸】致此，煎灯心麦门冬汤，入辰砂少许调服；若腹痛，加大圣散。

增益八味圆《魏氏家藏方》【加味八味圆，可入肾脾卷中】

滋养男子肝肾，益心血，利足膝，充实肌肤，悦泽颜色，甚有功效，真男子卫生之良药。此药专养肝心肾三经之血。如男子血旺【旺，王也，得时之貌也】，则筋脉骨肉温润，手足轻健，瞻视光明。若专事丹药，则消烁精气，伐下【肾】僭上【心】，盖肾恶燥也。用泽泻者，盖引诸药以归肾，又使通流而不积，如流水不腐，户枢不蠹。【《养生书》云：人常举动四肢则安，犹如流水不腐，户枢不蠹，户枢常动，流水常流故也】人多以泽泻

---

① 胬肉：原作“弩肉”，据文义改。下凡遇此径改，不再出注。

② 坚胀撮疼：原作“坚痛撮”，据《太平惠民和剂局方》卷之九改。

病之，万无是理也。长沙钟学谕潮传。

熟干地黄酒浸，九蒸，曝干，称　五味子黑润味酸者，焙　鹿茸烧去毛，劈作片，慢火上醋炙微黄色，各四两　干山药大块者，酒浸一夕　山茱萸去核　大附子一两以上者，慢火炮去皮脐　牛膝长一尺煮大佳，酒浸一夕，焙，各二两　白茯苓去皮　牡丹皮去骨　泽泻酒浸一夕，各一两半　肉桂一两，去粗皮，不见火

上为细末。用真鹿角胶半斤，剉细，以石器内法酒熔化，搜和药末。如硬，入好炼蜜少许成剂，入臼中杵三五百下，圆如梧桐子大。每服五十圆，空心，温酒、盐汤下。

加减十全汤同方

调荣卫，壮力退热，收虚汗，美饮食，悦颜色，诸虚百损，皆可服之。【加减十全汤，大补汤也。虚劳寒热往来，尤效。】

川芎　川当归酒浸，去芦　白芍药　熟干地黄酒浸　半夏汤泡七次，焙　秦艽去芦　人参去芦　白术炒　石斛酒浸　甘草炙　鹿角胶切，麸炒成珠　白茯苓去皮　黄耆蜜炒，各一两　肉桂去粗皮，不见火　柴胡去芦，各二两

上㕮咀。每服三大钱，水一盏半，生姜五片，枣子三枚，入饧一块，煎七分。去滓热服，不拘时候。

黄耆散同

补男子、妇人诸虚百损，应病后羸乏，微发寒热，精竭力弱，血气劳伤，痰多呕逆，不思饮食，骨节酸痛，嗽喘气急，面色浮黄者，并皆补之。【胜于黄芪建中汤云云】

人参去芦　黄耆洗，搥破，蜜水炙香，箭簳者佳　半夏汤泡七返，薄切，旋入　白茯苓去皮　当归去芦，酒浸，炙　麦蘖炒　白术炒，各三两　白芍药四两　甘草炙　肉桂去粗皮，不见火　神曲炒，各一两

上㕮咀。每服三钱，生姜五片，枣子三五个，水一盏半，煎一盏。去滓，食前温服。此药有神妙之功，大胜黄芪建中汤。

附子大建中汤同

治自汗。【治自汗】

附子炮去皮脐，二两　黄耆蜜炙　白术炒　甘草炙　当归　熟干地黄　木香　肉桂去粗　白芍药各四两

上为粗末。每服五钱，水一盏半，生姜五片，枣子三个，煎至七分。去滓，食前温服。

耆附汤同

治盗汗。【治盗汗】

附子四两，炮去皮　黄耆二两，盐水或蜜淹炙

上为粗末。每服三钱，水一盏半，姜五片，枣三个，煎至七分。去滓，食前服。

治虚汗盗汗同。

上雪白茯苓为细末，煎乌梅艾叶汤，调下二三钱，服之神效。

治盗汗同。

人参二两　黄耆蜜炙　当归各四两

上细末。每服四五钱，水一盏，入大黑豆三五十粒，葱白三五茎，煎七分服，不拘时候。

三白圆同方

又名素丹。治小便遗精，白浊滑数及盗汗。【治盗汗，小便白浊】

龙骨煅，别研　牡蛎粉各二两　鹿角霜四两

上为细末。滴水为圆，如梧子大，以滑石为衣。每服十、二十圆，盐汤吞下，空心服。

缩泉圆同

治丈夫小便频。【治内消】

乌药　川椒去目并合口者，出汗　吴茱萸九蒸九曝　益智炒

上等分，为细末。酒煮面糊，圆如梧子大。每服五六十圆，临卧，盐汤下。

双白圆同

秘精，清小便。朱叔通传

雪白茯苓去皮　鹿角霜

上等分，为细末。酒煮面糊，圆如梧子大。每服三五圆，空心，盐汤下。

龙骨圆同

治白浊。《究原》：白浊，一名土淫。脾肾虚故土克水，故成白浊，是土淫。【土淫，白浊一名也。】

糯米饭晒干，四两　赤石脂炒，令焦　龙骨煅，别研　白茯苓去皮，各二两

上为细末。醋煮面糊圆，焙干。每服五十圆，空心，盐汤送下，食前服。

火轮圆《究原方》六，《事证方》《选奇方》等同。

治小肠肾气，并脏腑泄泻，脾胃怯弱，不进饮食。【治脾肾虚冷，泄泻水利】

附子炮　干姜炮　肉豆蔻面裹煨，各三两

上等分，细末。薄面糊丸，如桐子大。每服五十圆，米饮服，不计时。

性全谓：肾脾虚损，人常患肠鸣泄泻，服之无不愈者也。治一切冷利，万不失一，深秘之，犹未容易称名字，自号三圣圆。

【《事证方》并《究原方》**火轮圆**

治肾脾虚损冷泄。

附子炮　干姜　肉豆蔻面煨，各三两

上等分，细末，薄面糊丸梧子大。每服五十丸，米饮服，不拘时。可见此《万安方》第十九卷。】

加味火轮圆《魏氏家藏方》

大暖脏气，固养元阳，进美饮食。

肉豆蔻面炮　附子炮去皮脐　干姜炮　良姜切，油炒　天雄炮去脐皮　诃子紧小者，煨，去核　荜拔各等分

上为细末。陈米粉煮糊为圆，如梧子大。每服七十圆，空心服下。

建脾圆同

治丈夫、妇人脾胃虚冷，呕逆恶心，脐腹撮痛，冷痃翻胃，恶闻食气，停寒积饮，饮食不化，脏寒泄泻等疾。【治脾胃虚冷，不食泄泻。《万安方》第十三卷同，可照用之。】

厚朴姜汁制　半夏姜汁制　白术切，炒，各十钱重　肉桂去粗　橘红　胡椒　姜黄　神曲炒　白茯苓　丁皮　荜澄茄　木香各五钱重　益智仁　人参去芦，各七钱半　硫黄金液丹代之　干姜煨，各七钱半　附子九钱重者一只，炮去皮脐　丁香二钱　肉豆蔻面煨，三钱

上细末。姜汁打糊【米糊】为圆，如梧子大。每服六十圆，空心，姜汤下。

补脾圆同

补实脾脏，兼治大便冷滑。

赤石脂煅　干姜炮　肉豆蔻面煨　厚朴姜汁制，焙　白术各二两二分　诃子煨，去核　麦糵炒　神曲炒　荜拔各一两一分

上为细末。醋米糊为圆，如梧桐子大。每服三十圆，食前，熟水下。

又方同

滋养胃气，辟雾露寒湿，进美饮食。中酒，一圆即醒。

肉豆蔻面煨　白豆蔻　草豆蔻　红豆　缩砂仁　益智子　白附子炮　南木香　沉香各二两　人参　白茯苓　肉桂去粗皮　橘红　干姜炮　甘草炙　白术各三两，炒

上为细末。炼蜜为圆，如弹子大，辰砂为衣。每服一二圆，食前，姜汤嚼下。

益胃圆同

治脾胃气俱虚，中脘停痰，呕哕不止。

缩砂仁　干姜炮　陈皮　厚朴姜制　丁香各二两　白术四两，切，炒　肉豆蔻煨，一两半　半夏二两半，汤泡七次

上为细末。好面糊为圆，如梧子大。每服五六十圆，至百圆。空心，姜汤或橘皮汤下。

人参大温中圆同

治三焦不顺，脾胃冷，心腹疠痛，呕逆恶心，两胁刺痛，胸膈满闷，腹胀鸣肠，泄泻频并，并宜服饵。

高良姜炒 肉桂去粗 紫苏子 人参 陈皮 白术各五两，切，炒 干姜炮，二两二分

上为细末。炼蜜为圆，每两作八圆。每服二三圆，食前，生姜汤嚼下。

苏橘大圆同

治夏月多食生冷，湿气在内。【夏月食生冷之人可服之】

紫苏叶 陈皮 生干姜 人参各三两 白茯苓 缩砂各二两 甘草一两，炒

上为细末。炼蜜为圆，如弹子大。每服二三圆，温汤嚼下，早晨服。一方加白豆仁一两。

枣肉圆同

治脾胃受寒，或肠鸣泄泻，腹胁虚胀，或胸膈不快，饮食不美，兼治肾泄。肾泄者，五更溏泄是也。【肾泄】

破故纸四两，炒 木香一两，生用，不见火 肉豆蔻二两，面裹煨，焙

上为细末。灯心煮枣，去皮核，和圆如梧子大。每服五六十圆，煎人参生姜汤下。食半，空服，或午食前，盐酒、盐汤下亦得。

《本事方》二神圆，在此《万安方》第十三卷中，除木香，以二味也。与此卷可照用之。

谷神圆同

专理脾胃，快气进食，消痰磨积。

乌梅肉 青皮去白，若虚人减半 诃子肉去核 陈皮 木香湿纸煨香，各二两 神曲炒 麦蘖 干姜

上为细末。白面糊为圆，如梧子大。每服四五十圆，空心，生姜汤下。

沉香养脾汤同

治脾胃久虚，肌体羸弱，心腹胀闷，饮食迟化，口苦咽干，喜饮汤水，黄瘦自汗，潮热多惊。

肉豆蔻面煨 厚朴姜制 甘草炙 沉香各一两 人参 黄耆蜜炙，二两 诃子皮 橘皮 木香炮，各三分 白术三两，炒 白茯苓一两半

上剉散。每服二三钱，水一盏，生姜二三片，枣子三个，煎至半盏，食前温服。

草果养脾汤同

健脾化痰，开胃进食，久服无疟痢疾。【化痰进食及防疟痢】

草果仁 茯苓 缩砂各二两 桔梗一两 甘草炙，六两 生姜二十四两，用白面四两同拌和，淹一宿，炒黄

上为细末。每服三四钱，沸汤点下。

丁香快脾汤同

和脾胃，散寒痰，除积滞，进饮食，及疗酒后呕吐。

缩砂 草果 神曲炒 甘草炙 麦蘖炒 陈皮各三两 生姜一斤 丁香一两

上为细末。每服四钱，水一盏半，枣子三枚，煎至七分。去滓热服，或沸汤点服亦得，不拘时候。

正气散同

治脾肾虚弱，气不归元，腹急胀满雷鸣，有时泄泻，不①思饮食。

苍术五两 陈皮四两 香附子 益智 茴香炒 甘草炙，各一两② 麦蘖炒 茯苓 厚朴姜汁制，炒 草果 诃子皮 乌药 丁皮 干姜炮 蓬莪术炮 三棱炮 青皮 良姜油炒 人参各二两

上为细末。每服三四钱，水一盏半，生姜三五片，枣三枚，盐少许，煎七分，食前服。

厚肠圆同

治肠胃虚寒，不能克消水谷，大腑飧泄。

人参 白术 厚朴姜制 丁香 荜拨 红豆蔻 诃子肉煨 附子炮 肉豆蔻 神曲炒 缩砂 麦蘖炒 白豆蔻 良姜炒，各二两 槟榔 胡椒 荜澄茄 白芍药 陈皮 甘草炙 干姜炮，各四两 肉桂去粗，五两 白茯苓 当归各一两

上为细末，稀饧搜和。称四两，分作十、二十粒。每服两粒或三四粒，细嚼，白汤送下，不拘时候。

---

① 不：原作“可”，据《魏氏家藏方》卷六改。

② 两：原脱，据《魏氏家藏方》卷六补。

木香圆同

治脏腑冷湿之气流于脾经，注【泄也】下不已，经年未效，米谷不化，饮食无味，肌肉瘦瘁，心多嗔恚。【治经年水利不食】

木香不见火　破故纸炒，各二两　高良姜炒　缩砂仁　厚朴姜制，各一两二分　赤石脂　陈皮　肉桂去粗　白术炒，各一两　胡椒　吴茱萸汤洗，各二两　槟榔二枚　肉豆蔻八两，面煨

上细末，陈米糊圆如梧子大。每服五十圆至百圆，米饮服下，空心，食前，日夜三五服。

补中圆同

治赤白痢。【治赤白痢】

白芷二两　罂粟壳去蒂穰，一两半，半生半炒　当归　枳壳去穰，麸炒，各一两　陈皮半两　橡斗大者七枚，小者则十枚

上为细末。炼蜜为圆，如弹子大。每服一二丸，水一盏。白痢，入石榴皮一片；赤痢，入乌梅一枚，煎至七分，食前服；若赤白痢，入乌梅、石榴皮，同煎服。

《覆载万安方》卷第五十五

朱墨之纸数六拾四丁（花押）

《覆载万安方》卷第五十六

末医性全　集

诸丹石炼药法

秋石方《翰良方》第六，沈存中

凡世之炼秋石者，但得火炼一法而已。此药须兼用阴阳二石，方为至药。今具二法于后。

凡火炼秋石者，阳中之阴，故得火而凝，入水则释然消散，归于无体①。盖质去但有味在，此离中之虚也。【☲离卦中虚象也，火也】。水炼秋石，阴中之阳，故得水而凝，遇暴润，千岁不变。味去而质留，此坎中之实。【☵坎卦中实象也，火也】。二物【水火】皆出于心肾二脏，而流于小肠。水火二脏，腾蛇玄武正气，外假天地之水火，凝而为体，服之还补太阳、相火二脏。上为养命之本。具方如后。

阴炼法

小便三五石，夏月虽腐败亦堪用。分置大盆中，以新水一半以上相和，旋转搅数百匝，放令澄清，辟去清者，留浊脚。又以新水同搅，水多为妙。又澄去清者，直候无臭气，澄下秋石如粉即止。暴干刮下，如腻粉光白，粲然可爱，都无臭气味为度。再研，以乳男子乳和如膏，烈日中暴干，如此九度。须拣好日色乃和，盖假太阳真气也。第九度即圆之，如梧子大，暴干。每服三十圆，温酒下。

阳炼法

小便不计多少，大约两桶为一担。先以清水挼好皂角浓汁，以布绞去滓。每小便一担桶，入皂角汁一盏，用竹篦急搅，令转百十遭乃止。候小便澄清，白浊者皆碇底，乃徐徐辟去清者不用，只取浊脚，并作一满桶。又用竹篦子搅百余匝，更候澄清，又辟去清者不用。十数担，不过取得浓脚一二斗。其小便须是先以布滤过，勿令有滓。取得浓汁，入净锅中熬干，刮下捣碎，再入锅，以清汤煮令化，乃于筲箕内布筋纸两重，倾入纸筲箕内，丁淋下清汁，再入锅熬干，又用汤煮化，再依前法丁淋。如熬干，色未洁白，更准前丁淋，直候色如霜雪即止。乃入固济沙合内，歇口火煅成汁，倾出。如药未②成埚，更煅③一两遍，候莹白玉色即止。细研，入沙合内固济，顶火四两，养七昼夜久养火尤善再研。每服二钱，空心，温酒下。或用枣肉为圆，如梧子大。每服三十圆亦得，空心服阳炼，日午服阴炼，各一服。

广南有一道人，惟与人炼秋石为业，谓之还元丹。先大夫曾得瘦疾且嗽，凡九年，万方不效，服此而愈。郎侍郎简师南海，其室病久，夜梦神人告知曰：有沈殿中携一道人，能合丹，可愈汝疾，宜求服之。空中掷下数十粒，曰：此道人丹也。及旦，卧席上得药十余粒，正如梦中所见。及先大夫到番禺，郎首问此丹。先大夫乃出丹示之，与梦中所得不殊。其妻服之遂愈。又予族子常病颠眩腹鼓，久之渐加喘满，凡三年，垂困，亦服此而愈。皆只是火炼者。时予守宣城，亦大病逾年。族子急以书劝予服此丹，

---

① 无体：原作“无休”，据《苏沈良方》卷第一改。

② 未：原作“玉”，据《苏沈良方》卷第一改。

③ 煅：原作“断”，据《苏沈良方》卷第一改。

云实再生人也。予方合炼，适有一道人，又传阴炼法，云须得二法相兼。其药能洞人骨体，无所不至，极秘其术，久之方许传。依法服之，又验。此药不但治疾，可以常服，有功无毒。予始得之甚艰难，意在救济人，理不当秘。火炼秋石，世人皆能之。煎炼时，须大作炉鼎，煎炼数日，臭达四邻。此法极省力，只一小锅便可炼，体如金石，永不暴润，与常法功力不侔。久疾人只数服便效。予始得之，极为神妙。已上《苏沈翰良方》第六

秋石说赤松子，仙人名也。《既效方》上卷，王执中叔权撰。

秋石者，天地之秀气，万物之精华。人食五味，不知被五味所苦，真元耗散于外，不能返本还源，遂因大上发乘法，使人修炼，将有余而补不足，令人长命。犹竹器损补以竹，金器损补以金。且时人不能清净，对景生心，荒迷色欲，有犯天地之禁忌，抛摆父母之元阳，只顾一时之欢乐，不知精神不足，百骸枯竭，神气分离，四大崩摧，可不痛乎？

诗云：修得男儿七宝身，休贪色欲败精神。

精神便是长生药，保惜之时是命根。

淮南王

秋石，真金之宝石饵。坚固之丹，照澈其体，表里无瑕，味咸而体润，性温而无毒。人能服饵，使真元内固，外邪不侵。此药入心养性，入肺养魄，入肝养魂，入肾养精，入脾养志。安和五脏六腑，化九种劳虫，灭三尸五鬼，返老还童之功，养神续命之效。

诗云：清净无为性湛然，金华开放色新鲜。

淮南达此真消息，白日飞升上九天。

西王母

秋石者，水火既济之法【火☲水☵，坎下离上，是既济卦也，阴水在下，阳火在上】，坎离交汇之机，炼为白雪之真，作助丹阳之宝。善能轻身健骨，发济精神，救临危困厄之患，有起死固骸之功。

诗云：形山采取永铅煎，炼就金华不用铅。

服饵功成颜似玉，形神归庙做神仙。

陈真君

秋石者，白金之体，坎离精华，炼案九转之功，结成若梅花不异。修和火器，以火烹之。炼成而精光耀日，服饵而命必延长。

诗云：坎离精气结成砂，片片如同白雪牙。

金鼎炼来经九转，乘鸾跨凤赴烟霞。

用兵而善者，以其无赫赫之功；为吏而循者，以其无赫赫之比，固不可责其赫赫之效也。然而入心养性，入肺养魄，入肝养魂，入肾养精，入脾养智。强骨髓，壮气血，安和脏腑，发精神，悦颜色，进饮食，补虚冷，益下元，化九种劳虫，灭三尸五鬼，返老还童，回骸起死，则非他药所可同日而语。

夫参【五参】、术【白术】、芝【五芝】、桂【桂心】，元行冲[1]所谓富家储积以自资，狄仁杰亦谓不可一日无者。芝虽不可得而服，而术多服则燥肾，参【人参】多服则失之凉，桂多服则失之燥，况如金石药者，而可久服？或若久服而无毒，惟此药为然。予多病，尝制而服之。虽不见其速效，久之精神爽快，腰脚轻健，风气渐消，沉疴【久病也】脱去，则其效也。此返本还源药也，但不可恃此纵欲尔。故曰：精神便是长生药，保情之时是命根。盖笃论云：凡烧秋石干，直候锅内烟尽方不臭，既冷取出，研细，用纸七八重安箕中，置秋石末在内，热汤淋取清汁，入锅内煎干，沙盆煎尤佳，只沙盆易破尔。若依沈方，用汤

---

① 元行冲（653—729）：名澹，以字行，洛阳人，为北魏皇族后裔。博学多识，尤善音律及训诂，著有《魏典》《群书四录》等。

煮成汁，入箕内淋亦得。

补虚秋石丸[1]

秋石五两，是水之精　鹿角霜四两，是血之精　茯苓四两，是木之精　干山药二两，是土之精

上为末。鹿角胶四两，为丸。每服三十丸至四十丸。空心食前，米饮、盐汤、温酒任下。廖用之、吕隆礼服效。一说加菟丝子金精四[2]尤佳。

秋石圆《魏氏家藏方》

补心血，养精气。

秋石四两，别研　白茯苓二两　鹿茸燎去毛，醋炙　附子炮去皮脐　人参去芦，各一两

上为细末。镕蜡为圆，如梧桐子大。每服三十圆，空心，温酒下。

又方

补心血固精同。

秋石别研　白茯苓各二两　人参去芦　鹿角胶剉，蚌粉炒　山药炮黄色　白龙骨各一两，别研

上为细末。煮枣肉为圆，如梧桐子大。每服三十圆，空心，米饮下。

服秋石法同上

人参一两，去芦　秋石别研　白茯苓去皮　干山药各二两

上将秋石研级细，三味捣为末，拌和枣肉为圆，如梧桐子大。每服三十圆，空心，盐汤或盐酒下。阳气虚极，入苁蓉半两，酒煮如胶，为圆。每料更入远志半两去心，用通心气尤佳。

《医说》第九云：秋石不可久服，服秋石久而成渴疾。盖咸能走血，血走令人渴，不能制水妄行。《琐碎录》

《杨仁斋直指方》十六卷云：秋石圆，治浊气干清精，散而成膏淋，黄赤白黯，如肥膏油蜜之状。

白茯苓一两　桑螵蛸蜜炙　鹿角胶捣碎，炒黄焦，末之　秋石各半两

上末研，和糕糊圆梧子大。每服五十圆，人参煎汤下。

养正丹一名交养丹

却邪辅正，助阳接真。治元气虚亏，阴邪交荡，正气乖常，上盛下虚，气不升降，呼吸不足，头旋气短，心神怯弱，梦寐惊悸，遍体盗汗，腹痛腰疼，或虚烦狂言，口干上喘，翻胃吐食，霍乱转筋，咳逆不定。又治中风涎潮，不省人事，阳气欲脱，四肢厥冷。如伤寒阴盛自汗，唇青脉沉，最宜服之。及妇人产后，血气身热，月候不调，带下腹痛，悉能治疗。常服济心火，强肾水，进食饮，功效不可具述。《局方》

黑锡去滓，净称　水银　辰砂细研　硫黄细研，各一两

上各一两，先用黑盏一只，火上镕黑铅成汁。次下水银，以柳枝子搅匀。次下辰砂，搅令不见星子。少时，方入硫黄末，急搅成汁，和匀。如有焰，以醋洒之。候冷取出，研如粉极细，用糯米粉煮糊为圆，如绿豆大。每服二十粒，加至三十粒，盐汤下。此药升降阴阳，既济心肾，空心食前，枣汤送下。出宝林真人谷伯阳《伤寒论》中。

《究原方》治气虚中风，或小便不禁，手足厥逆，加天雄，煎姜附汤下此。更灸脐心【神阙也】或丹田、气海一二百壮。治咳嗽喘满，头晕多痰，腰背拘急，煎小青龙汤下。

《易简方》【小字小本】降气汤下云：此药【指降气汤】专治脚气上攻，中满气急，更有下元虚冷，并尊年【老人】气虚之人，素有上壅之患，服补药者不得，用之立效。大便秘者，仍用此药【降气汤】下黑锡丹、养正丹。【脚气入腹冲心，可服养正丹、黑锡丹、来复丹等。】

《易简方》养正丹下云：每服五十圆。此药用硫黄、黑锡，本有利性，或例作丹药，用以补虚。治泄泻之类，大不得其宜。若卒中之患，痰涎壅盛，用此镇坠，使大便溏利，病复随去，于三生饮中选药，为之汤使。若脚气之患，入腹冲心，或见呕逆之证，无法可疗，《千金》以大黄利之。大黄性寒，病既深

---

① 秋石丸：原作“秋食丸”，据本方主药秋石改。

② 四：此下疑有脱文。

入，必难导达，是速其呕吐也。不若用此【养正丹】，或黑锡丹、来复丹之类，煎降气汤咽下。更须多服，以大便流利为度。脚气无补法，此【养正、黑锡】有利性，即非补药，服之无疑。痃癖疝气，膀胱奔豚之气入腹者，亦宜用此【养正、黑锡】。若尊年之人，大腑寒秘者，尤宜服之。黑锡丹、来复丹亦此之类，用此亦效。

又同方芎辛汤下云：芎辛汤，治一切头疼。但发热者，不当服。其余痰厥、饮厥等证，偏正头疼不可忍者，只以此药【芎辛】并如圣饼服之，不拘病退，但多服，自能作效。仍服养正丹、黑锡丹，并用此药【芎辛】调钟乳粉间服。诸证头疼，紧捷之法，无以逾此。

又同方渗湿汤下云：脚气入腹，大便闭，不任冷药者，亦宜用降气汤咽养正丹，以温利之，详见养正丹方中。

《简易方》云：此丹本有利性，治泄泻大非所宜。年尊人寒秘，却宜服之。大字《易简方》降气汤方下云：今人患脚气者，多因气实而死，终无药服，致虚而殂，故脚气人不得大补，亦不可大泻，切不得畏虚预止汤药。

又云：降气汤专治脚气上攻，中满喘急，下元【肾】虚冷，服补药不瘥者，用之立效，以黑锡、养正丹佐之。

《杨仁斋直指方》云：治病如弈棋【弈棋，围棋也】，当先救急。急者何？救其重而略其轻也。假如病人发热经日，服通利之剂，泄泻不止，呕吐大作，粥药不入而热犹未已。治法略去发热一节，且以定呕进食为先。人参、生姜，入些炙甘草煎汤，调苏和香圆，咽下养生丹，斟酌圆数与之。进剂以还，呕吐自定，饮食渐进，泄泻亦自不作。是元气既正，纵有微热，特假热耳。人参、川芎、柴胡、甘草调理之。

《直指方》又云：五丹圆治虚极而壅，气不归元，衄血，喘嗽痰作。来复丹、黑锡丹、震灵丹、金液丹各一帖、养正丹一帖。上件别别研细，秫米糊圆桐子大。每服三十圆，空心，生理中汤【不见火】加木香送下，或沸汤调苏合香圆下。【五丹圆】

《直指方》又云：养正丹治妇人血气，带下腹痛，助阳接真，升降阴阳。

黑锡丹丹阳慈济大师受神仙桑君方，《良剂方》号桑君黑锡丹。

治脾元【肾】久冷，上实下虚，胸中痰饮，或上攻头目彻痛，目瞪昏眩；及奔豚气，上冲胸腹，连两胁膨胀，刺痛不可忍，气欲绝者；及阴阳气上下不升降，饮食不进，面黄羸瘦，肢体浮肿，五种水气，脚气上攻；及牙龈肿痛，满口生疮，齿欲落者。兼治脾寒心痛，冷汗不止，或暴中风，痰潮上膈，言语艰涩，神昏气乱，喉中痰响，状似瘫缓，曾用风药，吊吐不出者。宜用此药百粒，煎姜黄汤灌之，压[①]下风涎，即时苏【甦、蘇两字同字也】省，风涎自利。或触冒寒邪，霍乱吐泻，手足逆冷，唇口青黑；及男子阳事痿怯，脚膝酸软，行步乏力，脐腹虚鸣，大便久滑；及妇人血海久冷，白带自下，岁久无子，血气攻注头面四肢，并宜服之。兼疗膈胃烦壅，痰饮虚喘，百药不愈者。常服克化饮食，养精神，生阳逐阴【冷】，消磨冷滞，除湿破癖，不动真气，使五脏安宁，六腑调畅，百病不侵。《局方》

黑锡四两，炒镕，用香匙拨去滓，后用硫黄半两同炒过，取出研为细末，净研二两　硫黄透明，不夹石者，打碎，二两，与前净黑锡入铫内，结砂子　金铃子蒸熟，去皮核　沉香　木香　附子炮去皮脐　葫芦巴酒浸，炒　阳起石酒煮一日，焙，研细　破故纸酒浸，炒　肉桂只需用半两　茴香炒　肉豆蔻面裹煨，各一两

上如法，结黑锡、硫黄砂子，地上出火毒，研令极细。余药并捣罗为细末，都一处和，再入研。自朝至暮，以黑光色为度。酒糊为圆，如梧子大，阴干，入布袋内擦令光莹。每服三四十粒，空心，姜盐汤或枣汤下，妇人艾醋汤下。

《究原方》治气虚发喘，数日不倒头睡，用砂糖少许，以大腹皮弹子大搅糖内，却浸汤一盏下百圆，一服得睡。

治头晕，耳作蝉声，煎四柱散下百粒。

治中风，若摇头直视，心肾脱绝。盖诸阳独留，诸阴悉尽，故直视摇头，真脏【肾也】病也，鲜有再

---

① 压：原作“厌”，据《太平惠民和剂局方》卷之五改。

生。防风、生姜煎汤，调调气散，下此一二百粒，仍入盐，煎附子、川姜【干姜也】、天麻等分服。

秘传治呕吐翻胃，饮食不进，再乳细【以乳钵研细也】，烂煮枣肉，圆如绿豆大，用丁香、木香、沉香煎汤下。

《圣惠方》三十八卷云：谨案古方法，皆五十已上始服乳石，殊谓不然。今验所见，年少服者，得力尤速，兼无病患。何以言之？年少筋力满盛，饮食饱饫，弥益精明壮健，终无发动之理；年岁迟暮，气候衰弱，食饮失宜，此石气胜人，无不发动。历观得失，莫过于此。夫人年少，纵不喫食饮，血气自强；年老力微，纵食肉精细，犹不可健。以此言之，是明古法疏矣。

黑锡圆此丹阳慈济真方，《本事方》。

黑铅　硫黄各三两

谓如硫黄与黑铅各用三两，即以黑铅约八两，铫内镕化，去滓苴净，尽倾净地上。再于铫内镕，以皮纸五重，撮四角如箱模样，倾黑铅在内，揉取细者，于绢上罗过。太热即损绢，须连纸放地上，令稍温。纸焦易之，下者居上。将粗铅再镕、再揉、再罗，取细者尽为度。称重三两，即以好硫黄三两研细，拌铅，炒令匀，于铫内用铁匙不住搅，须文武火不紧不慢，候相乳入，倾在净砖上。

茴香炒香　附子　葫芦巴微炒　破故纸炒香　川楝子去核，微炒　肉豆蔻各一两，面炮　巴戟去心　木香　沉香各半两

上将沙子研细，余药末研匀入碾，自朝至暮，以黑光色为度。酒糊圆如梧子大，阴干，布袋内挨令光莹。如丈夫元脏虚冷，真阳不固，三焦不和，上热下冷，夜梦鬼交，觉来盗汗，面无光精，肌体燥涩，耳内虚鸣，腰背疼痛，心气虚乏，精神不宁，饮食无味，日渐瘦悴，膀胱久冷，夜多小便；妇人月事愆期，血海久冷，恶露不止，赤白带下；及阴毒伤寒，面青舌卷，阴缩难言，四肢厥冷，不省人事。急用枣汤吞一二百圆，即便回阳，命无不活。但是一切冷疾，盐酒、盐汤空心吞下三四十圆，妇人艾醋汤下。此药大能调治荣卫，升降阴阳，安和五脏，洒陈六腑，补损益虚，回阳返阴，功验神圣。

震灵丹一名紫金丹

此丹不犯金石飞走有性之药，不僭不燥，夺造化冲和之功。大治男子真元衰惫，五劳七伤，脐腹疼痛，肢体酸疼，上盛下虚，头目晕眩，心神恍惚，血气衰微；及中风瘫缓，手足不遂，筋骨拘挛，腰膝沉重，容枯肌瘦，目暗耳聋，口苦舌干，饮食无味，心肾不足【虚也】，精滑梦遗，膀胱疝坠，小肠淋沥，夜多盗汗，久泻久痢，呕吐不食，八风五痹，一切沉寒痼冷，服之如神；及治妇人血气不足，崩漏虚损，带下久冷，胎脏无子，服之无不愈者。

禹余粮火煅醋淬，不计遍次，手揉得碎为度　紫石英　赤石脂　丁头代赭石如禹余粮样炮制

已上四味，并作小块，入钳锅内，盐泥固济，候干。用炭一十斤，煅通红，火尽为度，入地坑埋，出火毒二宿。

乳香别研细　没药去砂石，研　五灵脂去砂，研，各二两　辰砂一两，水研飞

上件前后共八味，并为细末，以糯米粉煮糊为圆，如小鸡头子大，晒干，以布袋盛，揉出光。每服一粒，空心，温酒下，冷水亦得。常服镇心神，驻颜色，温脾肾，理腰膝，除尸疰蛊毒，辟鬼魅邪疠，久服轻身，渐入仙道。忌猪羊肉血，恐减药力。妇人醋汤下，孕妇不可服。极有神效，不可尽述。《局方》

《究原方》治忪悦健忘，睡卧不安，益心进食，补虚去冷，最验。震灵丹不以多少，重研细，用灯心、麝香少许，煮枣去核皮，研细，搜圆如梧桐子大。每服三十圆，食前空心，枣汤或人参汤下。

《易简方》治妇人崩中下血，米饮调香附子末下；赤白带下，炒艾醋汤下；男子遗精白浊，米饮调茯苓末下；自汗盗汗，黄芪煎汤下；大便溏泄，浓米饮下；吐泻兼作者，缩砂、附子煎汤下；老人血痢，白梅茶下；阴证伤寒，发热自利，干姜、附子煎汤下；沉寒痼冷，温酒咽下；肠风便血，清米饮调百草霜下；休息痢疾，乌梅汤下。若男子应有走失，或泄泻之后常服者，用枣汤；妇人应是虚损，或失血之后，常服则用醋汤，其间汤使，大概如此。或有服饵不便者，当斟酌易之。此药极固秘元气，无飞走之性，服之不致僭燥，但是微渴并肥伟【大也】人，不宜用此。常服恐涩滞气血，为壅节之患。若用以治病，极有功效，则不拘此说。《局方》云紫府元君南岳魏夫人方，出《道藏》。

来复丹铁瓮城八角杜先生方，一名正一丹。

此药配类二气，均调阴阳，夺天地冲和之气，乃水火既济之方，可冷可热，可缓可急。善治荣卫不交养，心肾不升降，上实下虚，气闭痰厥，心腹冷痛，脏腑虚滑，不问男女老幼，危急之证，但有胃气，无不获安，补损扶虚，救阴助阳，为效殊胜。

硝石一两，同硫黄并细末，入定楪内，以微火慢炒，用柳篦子不住手搅，令①阴阳气相入，不可火太过，恐伤药力，再研极细，名二气丹② 太阴玄精石研飞 硫黄用透明不夹砂石者，各一两 五灵脂用水澄去砂石，日干 青皮去白 陈皮去白，各二两

上用五灵脂、二橘皮为细末，次入玄精石末及前二气末，拌匀，以好滴醋打糊为圆，如豌豆大。每服三十粒，空心，粥饮吞下。甚者五十粒，小儿三五粒，新生婴儿一粒。小儿慢惊风及吐利不止，变成虚风搐搦者，非风也，胃气欲绝故也。用五粒研碎，米饮送下。老人伏暑迷闷，紫苏汤下；妇人产后血逆，上抢闷绝，并恶露不止，及赤白带下，并用醋汤下。常服和阴阳，益精神，散腰肾阴湿，止腹胁冷疼，立见神效。应诸疾不辨阴阳证者，并宜服之，灵异不可具纪。

《鸡峰方》云：一名正一丹。升降阴阳，补助正气之紧药，攻不可攻之痞气，破不可破之阴气，回不能回之阳气，生不能生之胃气。此药复阳止汗，破痞退阴，生脉健胃，大治水火不交，阴阳隔绝，压难解之烦热，救欲脱之真气。大虚中满，暑湿伏留，服凉药则利，服温药则壅。寒热往来，烦渴呕吐，四肢浮肿，小便如淋，大便溏泄，胸膈喘急，咳不得眠，飧泄清谷，真气暴虚，脐腹疞痛，上攻心腹胁肠，久痢，里急后重，滑泄不常，寒疝入腹，引阴而痛，五【五脏】损虚劳，咳逆唾血，喘鸣肩息，食黄【谷黄疸】肌瘦，停饮痃癖，肠鸣带下，衄血蛊注，失血亡阳，崩【崩中】漏【漏下】脱血，产乳血渴，狂躁喜水，呕逆，饮食不下【不消也】，蓐【产席曰蓐也】中百病，并皆治之。中暍【产后一七日一暍也】发热，引饮过度，霍乱转筋，宿冷残疾淹延，或体热状若尸疰，并皆主治。阴证伤寒，手足厥逆，自汗自利，呕逆面青，一身尽痛，痛引小腹，或经下因作痞气，咽痛息高，噫逆，气不宣和，或阳中伏阴，或阴隔于阳，渴不饮水，证候不一，脉息交错，阴阳不分者，服之即安。又主心痛、厥痛立效。小儿吐利，胃弱生风，或因转泻，变成阴痫惊搐，证候危恶者，研细，蝎梢汤调服必愈。有起死活人之功，无僭上躁下之性，善能升降阴阳，驱逐贼邪，安顺中焦，温养脾元，至灵至妙。服之者，须至心清净，无损药力，其验如神。每服五十圆，甚者百圆，艾汤下，温酒亦得。中暑，新汲水下，早辰申时又一服。急病不计时候，日夜进五七服。四时加减如后。

春分二月中，阴降中，阳升中，阳进阴退也，宜用此法：

硫黄二两半，研三日 硝石一两二钱，研一日 玄精石一两半，研极细，三味衮合研均，火熬镕，急下火，研极细 五灵脂五两，捣细末，再研 陈皮一两半，去白 青皮一两，去白

立夏四月节，阴退尽，阳独治，可依春分法，增硝石三分之一，以佐真阴。

夏至五月中，阳升极，阴降极，一阴始生，宜用此法：

硫黄三两 硝石一两半 玄精石一两半 五灵脂五两半 青皮 陈皮各一两半

立秋七月节，阳始降，阴始升，阳气未盛，可依夏至法，损硫黄三分之一，以全其阴。

秋分八月中，阳降中，阴升中，阴进阳退也，宜用此法：

硫黄二两半 硝石一两 玄精石一两半，三味依前法，半生半熟用 五灵脂五两 陈皮 青皮各一两

立冬十月节，阳退尽，阴独治，可依秋分法，损硝石三分之一，以佐真阳。

冬至十一月中，阳降极，阴升极，一阳始动，宜用此法：

硫黄二两 硝石一两半 玄精石一两半，三味依前法研，不熬 五灵脂四两 陈皮二两 青皮一两

立春正月节，阳始升，阴始降，阳气未盛，可依冬至法，损硝石三分之一，以全其阳。

上件药，将后三味为细末，与三件衮，研均，水浸，蒸饼为圆，如梧桐子大。水【肾】运太过，火【心】不及，加炼过辰砂一两，助心；火【心】太过，金【肺】不及，增白石英一两，助肺；土【脾】太过，

---

① 令：此前原衍一“令”字，据校本删。
② 二气丹：原作“二气末”，据校本改。

水【肾】不及，增飞炼磁石、附子各一两，助肾；木【肝】太过，土【脾】不及，增干姜、附子各一两，助脾。依前方。

《究原方》治气虚阳脱，体冷无脉，气息欲绝，不省人事，及伤寒阴证，百药不效。葱以索缠，切去根及叶，唯存白，长二寸，大如饼餤。先以火熁一面令热，随热熨脐中，数易渐省，手足有汗，仍服此药即痊。

治气弱腹痛，下痢赤白频并，饮食不进，煎小柴胡汤下。

金液丹

固真气，暖丹田，坚筋骨，壮阳道，除久寒痼冷，补劳伤虚损。治男子腰肾久冷，心腹积聚，胁下冷癖，腹中诸虫，失精遗溺，形羸力劣，脚膝疼弱，冷风顽痹，上气衄血，咳逆寒热，霍乱转筋，虚滑下痢。又治痔瘘，湿䘌生疮，下血不止，及妇人血结寒热，阴蚀疽痔。《局方》

硫黄十两，先飞，炼去砂石，称，碾为细末，用好瓷合子盛，以水和赤石脂封口，以盐泥固济，晒干。于地内先埋一小罐子，盛水令满。安合子在上，用泥固济讫，慢火养七日七夜，候足，加顶火一煅，候冷取出，为细末

上用汤浸，蒸饼为圆，如梧桐子大。每服三十圆，多至百圆，米饮下，空心服之。又治伤寒阴证，身冷脉微，手足厥逆，或吐或利，或自汗不止，或小便不澄。不拘圆数，宜并服之，得身热脉出为度。

【《简易方》出九丹，黎居士《简易方》云：金液丹，诸丹之祖，众阳之宗，独体硫黄，养炼以火，纯一无杂，至刚象乾，壮阳铄阴，秘真固本，用冠其首，无右等伦以水银。】

又范忠宣公方《百一方》

透明硫黄四两　**猪肪脂**半斤

上先将硫黄碎为小块，以沙石铫子炼肪脂成汁，去却筋膜后，下硫黄在内，急以柳枝子搅，才候消，不可炼过，却便下火。先用汤一盏，以新绵罩其上，将所熬硫黄并脂倾在绵上，硫黄沉，脂浮，候冷，拨去脂。将凝住硫黄以皂角汤洗十余遍，候不粘腻，以柳木槌研三五日，细如粉。水浸，蒸饼为丸，如梧子大。每服三五十丸，米饮下。

陈莹中录此方，云：颍川范忠宣公家法也。忠宣无问老幼，有病无病，旦旦服之，如嗜茶饭。以硫黄为脂所制，不留脏腑间，壮气养真，莫甚于此，真仙法也。

又《百一方》治小儿惊风，用青州白圆子【《百一方》名青金丹】等分，再研细，面糊圆如黍米大，量儿大小，服二十圆至三十圆，米饮汤下，钱氏用薄荷汤下。

《婴孩妙诀》治夏月伤暑，饮水过多，停冷于脾，至秋成疟，用此同青州白圆子各三十粒，腊茶清下。小儿研为末，热多用腊茶清调下，寒多用米饮调下。

又治吐后生惊，用此药同青州白圆子各一钱，五灵脂、青皮末各一钱，汤浸蒸饼，糊圆如黍米大，米汤量儿大小加减送下。

《鸡峰方》治气虚久冷，大便不通，名妙应圆。与半硫圆等分，每服五七十圆，空心，米饮下。

又方

硫黄四两，艾灰一斤，同研如粉，入合实填，盐泥固济一指厚，候干，以醋灰塚【醋灰塚，灰以醋润湿而如塚】蒙盖，厚三寸，用炭一秤或十斤、七斤，发顶【灰塚顶也】火，煅通赤。鸡子香去火，以土奄一宿，杀研时微用醋云。不尔，火发。研讫入马尾罗子内，作水池实之，煎汤，旋旋滴淋汁。先用一盛油来者瓶固身，以三脚上放了，旋旋淋汁，缓缓煎欲干时，以生姜塞口，渐渐进火令干，煅瓶通赤，良久退火冷打，取出炻【炻】之，或亦火烧通赤，去油气炻。

又方

硫黄不以多少，研为细末，以菠菱汁调令极稀，置在砂合子中，却以菜滓固济合子并盖，不须糊缝。安三五斤火上，候硫黄有少碧焰子，即再浇菜汁，以伏为度。

又《苏沈翰良方》**金液丹**出《博济方①》

---

① 博济方：原作“百济方”，据《苏沈良方》卷第二改。

硫黄十两，精莹者，研碎，入罐子，及八分为度，无太满　石龙芮两握，又云狗蹄草，一名水鉴草，两握，稻田中生，一茎四花，如田字，亦名水田草，独茎生　黄土一掬同捣为泥，只用益母草，并泥捣亦可

上固济药罐子，均厚半寸【五分】，置平地，以瓦覆罐口，四面炭五斤拥定，以熟火一斤，自上燃之。候药罐九分赤，口缝有碧焰，急退火，以润灰三斗覆至冷，剖罐取药，削去沉底滓浊。准前再煅，通五煅为足，药如熟鸡卵气急用可三煅止，取并罐埋润地一夜。又以水煮半日，取药，柳木槌研，顿滴水，候扬之无滓，更研令干。每药一两，用蒸饼一两，汤释，同捣圆之，暴干。

金液丹，旧方主病甚多，大体最治气羸。凡久疾虚困，久吐利不瘥，老人脏秘【结也】，伤寒脉微阴厥之类，皆气羸所正，服此多瘥。大人数十圆至百粒，小儿以意裁度多少，皆粥饮下。羸甚者，化灌之。小儿久吐痢垂困，药乳皆不入，委顿待尽者，并与数十圆，往往自死得生，少与即无益。予亲见小儿吐痢极，已气绝，弃之在地，知其不救，试谩与服之，复活者数人。

《易简方》云：若小儿吐泻发热，多作慢脾惊风，当杂以金液丹，等分为末，米饮调下。才觉稍定，间以温药治之，用之甚验。

又《易简方》【钱氏】白术散下云：若已虚损，若因虚发热，必作慢脾风。急用金液丹，杂以青州白圆子，等分为末，米饮调服，多服乃效。若胃气已生，则旋减金液，却以异功散等药徐徐调之四味四君子汤，加橘红等分，名异功散①。

二气丹《局方》

助阳消阴，正气温中。治内虚里寒，冷气攻击，心胁脐腹胀满刺痛，泄利无度，呕吐不止，自汗时出，小便不禁，阳气渐微，手足厥冷，及伤寒阴证，霍乱转筋，久下冷利，少气羸困，一切虚寒痼冷，并宜服之。

硫黄细研　肉桂去粗皮，为末，各十钱重　干姜炮为末　辰砂研为衣，各八钱重　附子炮去皮脐，为末，廿钱重

上并匀研细，用面糊为圆，如梧子大。每服三十圆，煎艾盐汤放冷下，空心食前服。

性全谓：硫黄不用火炼。丸数加服五十粒、七八十粒。内消饮水，遍身虚冷，服此大有效验。予友寂惠久服之，得八旬余算，予常合此丹馈与矣。

伏火二气丹《局方》

治真元虚损，精髓耗伤，肾气不足，面黑耳焦，下虚上盛，头目晕眩，心腹刺痛，翻胃吐逆，虚劳盗汗，水气喘满，全不入食。妇人血气久冷，崩中漏下，癥瘕块癖。此药夺阴阳造化之功，济心肾交养之妙，大补诸虚。

硫黄四两，四十钱重也　黑锡　水银　丁香不见火　干姜各半两，五钱重也

上先镕黑锡，后下水银，结砂子，与硫黄一处，再研成黑灰色。次入余药研匀，用生姜自然汁煮糊为圆，如梧桐子大。每服十粒至十五粒，浓煎生姜汤下，空心食前。

胜灸丹《魏氏家藏方》

助阳接阴，治男子小便白浊，妇人崩漏带下，经水不调，脐腹疠痛，可思饮食。常服暖子脏，除痼冷。

硫黄别研　肉桂去粗，不见火　干姜各二两半　黑附子一两重者，炮去皮脐　辰砂别研　阳起石各半两，火煅

上为细末，醋酒打面糊，圆如梧子大。每服三十圆至五十圆，空心，米饮下。

法炼灵砂丹《易简方》

灵砂者，非常丹也。禀阴阳气，聚日月精，水火既济，脱谷炼成，上益津液，中通荣卫，下却强阴，固精补髓，保寿身轻。男子、妇人、童男、室女，真元虚惫，脏腑亏损，寒热往来，骨蒸盗汗，心神不宁，恍惚时惊，咳嗽喘满，呕吐寒涎，食减少，小便滑数，时有白浊，形容羸瘦，中风痰厥，久病脾泄，诸虚百损，服之奇效。

好硫黄三两　水银九两

---

① 异功散：此下原有错叶，据校本调顺。

上择天医黄道火日【天医黄道火日】午时，先研硫黄为末，用人家常使铁铫盛，以麸炭火慢慢镕成汁，却离火，渐渐以水银入铫内，使铁匙抄二品同一处。凡三次，慢慢炼成青黑砂，候冷干燥取出，研为细末，然后入好甘锅内。次用中建盏一只，曾经火煅者妙，安顿甘锅上，使铁线十字，两路缚令牢固去，却用醋调赤石脂末，密固济盏缝。又单用醋调赤石脂膏涂甘锅口缝，日中晒干。候盏缝干，再以赤石脂膏，竹篦子挑涂数次。又择天医黄道火日午时，先用麸炭一斤，端正填在炉内，却安甘锅定了，于建盏内盛水九分，如干①旋旋添水，煅至未时，用炭一斤，顿甘锅侧约一寸；申时添炭火二斤，在甘锅侧约二寸；至亥时添炭一斤，在甘锅侧约三寸；至子时炉下退火，盏内去汤，添井水九分；至寅时取出灵砂，研为末。

上用糯米末为饼，圆如小麻子大，小者如粟米。圆毕，顿在纸灰盘【纸灰盘，以灰中铺纸也】【灰中铺纸，中如盘也】内，二日取出，用布袋打或碗盏盖合，打令光色。每服五圆至十圆，加至二十、三十圆，人参枣汤送下。常服，温酒、盐汤任下。

服饵法

诸虚不足，气不升降，膀胱疝气淋沥，遗精白浊，炒茴香、青盐入酒煎，候温下。元气伤惫，羸弱无力，不思饮食，温酒、盐汤下。虚劳喘嗽不安，罂粟、乌梅、姜汤下，以物压。热劳口干，无时发热，瘦弱不食，贝母、柴胡汤下。冷劳虚颤，手足弱萎，姜、附、麝香酒下。盗汗阴汗，小便频数白浊，牡蛎煅多、生硫黄少、盐共三味，细研，冷停②酒下。童男、室女，一切劳气，泄漏精血，日见枯羸，色黄厌食，怯弱危困，人参柴胡多半夏少汤下。妇室老童，一切虚证，皆可服，但随证轻重、年齿大小加减。男女中邪，麝香酒或井花水化下，外以七粒，桃枝七寸，入绛袋，悬于患人心前辟之。男女邪气所侵，痎疟不已，桃柳汤下。寒热疟疾，草果姜汤下。中满腹胀，体痛腰疼，莪术汤下。脾胃大虚，气不升降，呕逆翻胃，腹痛甚者，丁香二粒、胡椒五粒、甘草半寸同嚼，以热汤下十圆。脾胃大虚，津液耗竭，不思饮食，人参汤、米饮任下。心腹冷胀绞刺，上下腹痛，茴香汤下。冷气攻疰，引痛肚疼，木香汤下。心痛，干姜、良姜汤下。男女心烦不宁，心绪不正，妄见如祟状，沉香、灯心汤下。梦泄，白茯苓末汤下。冷泻，干姜汤、米饮任下。赤痢，甘草汤下。白痢，干姜汤下。赤白痢，甘草、干姜汤下。腰虚肠滑泄利，缩砂、粟壳、陈皮、生姜、陈米、干枣汤下。如病重不食者，亦用前药煎服送下，可痊愈，后食能起死回生。肠风泻血，槐花、柏叶汤下。男女一切风疾，身体酸疼，松节【松节者，茯神心木也，以酒煎用之】酒下。瘫痪，手足不举，人参、附子汤下。中风不语，木香、附子汤下。遍身疼痛，走注风，嚼生葱酒下。中风痰厥，霍乱转筋，翻胃呕逆，丁香汤下。男女腰腿痛，木瓜盐酒盐汤任下。腰脚痛，木瓜、胡桃汤下。干湿脚气，疼痛不能行，木瓜酒下。木肾【木肾者，肾囊病也】偏坠，吊气③疼肿，炒茴香及三棱、枣子煎汤下。气滞腰疼，生姜、陈皮汤下。妇人血气疞刺，延胡索、五灵脂、酒醋各半盏，煎汤下。血蛊、血崩、血刺，一切血疾，当归芍药汤下。产后中风，角弓反张，不省人事，荆芥煎酒先服，候省，再以此酒下丹。产后热入血室，神昏语乱若祟，生地黄酒下。小儿惊风，金银薄荷汤下。小儿慢惊，人参、附子汤下。小儿脾胃虚弱，神昏欲脱，危困者，沉香、丁香、附子汤下。小儿冷热虫疼，肚大青筋，厌乳瘦弱，使君子、枣汤下。小儿虚热时潮，手足抽掣，临睡惊惕，金银薄荷汤下。

一法：用硫黄二两，结砂，水银八两，法及甘锅盏制度，并依前法，止用汤炉一个，生炭火二斤，自午未时煅至申时，出火，候来日早开为末，煮半夏饼圆。此炼法乃二【二两】八【八两】灵砂也。服饵可依常法，非比前灵砂者，水火之候，子【水】午【火】法也。奇效两端，神验各异。

《本事方》理霍乱吐泻不止及转筋，诸药不效者，一粒治一人。用生硫黄一两【一两者，十钱重也】研、水银八钱重二味，铫子内炒，柳木篦子不住搅，停更以柳枝蘸冷醋频频洒，候如铁色，结成青金块方成。刮下，再研如粉，留小半为散。以粽子尖三枚，醋约半盏，研稀稠得所成膏，和圆如鸡头子大，辰砂为衣。

① 如干：原作“若干”，据《普济方》卷二百一十九改。
② 冷停：原作“令停”，据《医方类聚》卷一百四十九引《简易方》改。
③ 吊气：原作“予气”，据《普济方》卷二百一十九改。

每服一圆，丁香汤磨化下。如服散子，丁香汤调下一钱。伤寒阴阳乘伏，用龙脑冷水磨下，日二三服，名青金丹。一方用药与青金丹同理，一切吐逆，不问虚实冷热，霍乱翻胃，名**的奇丹**。

钱氏理小儿虚实冷热，霍乱吐逆，用硫黄不夹石者，半两，细研，水银一分，同研如黑煤色，不见星为度。每一字半钱，生姜水调下，不以时，量大小加减。此末浮之难调，仍先滴少水，以指缓缓研之，稍稍增汤调开服。兼治大人、小儿一切吐逆，诸药不效者，名**二气散**。

《卫生方》理小儿因惊，饮食失节，致阴阳不和，脏腑生病，中满气急，噎塞不通，饮食下咽，即成呕吐，用生硫黄、水银等分同研，不见水银为度，蒸枣肉为圆，如粟米大。每一岁儿服七圆，温米饮下，名**交泰丹**。

《明理论》膈气反胃，诸药难瘥，朝食暮吐，食已辄出，其效神速。用硫黄半两【半两者，五钱重】、水银、黑锡合三钱[①]，同于铫内用柳木搥研，微上火，细研为灰，取后入丁香末二钱、桂末一钱、生姜末三钱，同研停。每三钱，黄米粥饮调下，一服效，甚则再服，名**桂香散**。

《覆载万安方》卷第五十六

① 合三钱：原文如此，疑当作“各三钱”。

《覆载万安方》卷第五十七

诸针灸穴[1]

头部诸穴

以《资生经》为本，以《铜人明堂》增之

神庭一穴

在鼻直入发际五分。灸二七壮，止七七壮。岐伯【岐伯，黄帝之臣也】云：凡欲疗风，勿令灸多。缘风性轻，多即伤。惟宜灸七壮，止三七壮。禁针，针即发狂。忌生冷、鸡、猪、酒、面动风等物。《明堂》云：举火之时，忌热食，不宜热衣。《铜人》云：疗癫疾风痛，戴目，上不识人，头目眩，鼻出清涕不止，目泪出，惊悸，不得安寝。

上星

在鼻直上入发际一寸陷中。《明堂》云：容豆是。以细三棱【细者，小针也；三棱者，针形三□也】针之，即宣泄诸阳热气，无令上冲头目。可灸七壮，不宜多。若频灸，即拔气上，令目不明。忌同前法。《甲乙经》热穴论注：并刺三分。《铜人》云：治头风，面虚肿，鼻塞，不闻香臭，目眩，痰疟振寒，热病汗不出，目睛痛，不能远视。

囟会

在上星后一寸陷中。可灸二七壮，至七七壮。初灸即不痛，病去即痛，痛即罢灸。针入二分，留三呼，得气即泻。若八岁以下【八岁以前也】，不得针，缘囟门未合，刺之不幸令人夭【死也】。忌同前。《素问注》云：刺四分。《铜人》云：治头风，面虚肿，鼻塞，不闻香臭，目眩，痰疟惊痫，戴目，上不识人。若是鼻塞，灸至四日渐退【病退也】，七日顿愈。头风生白屑，多睡，针之弥佳。针讫，以末盐、生麻油相和，揩发根下，头风即永除。

执中云：予少刻苦，年逾壮【三十曰壮】则脑冷，或饮酒过多，则脑疼如破。后因[2]灸此穴，非特脑不复冷，它日酒醉，脑亦不疼矣。凡脑冷者，宜灸此。

前顶

在囟会后一寸五分骨陷中。甄权《针经》云：是一寸。今依《素问》寸半为定。针一分，灸三壮，止七七壮。忌同前。《铜》云：疗头风目眩，面赤肿，小儿惊痫、风痫、癫痴【小儿曰痫，大人曰癫也】，发即无时，鼻多清涕，顶肿痛。

百会

一名三阳五会。在前顶后一寸五分，顶中央旋毛中，可容豆。灸七壮，止七七。凡灸头顶，不得过七壮，缘头顶皮薄，灸不宜多。针二分，得气即泻。《铜》云：治小儿脱肛【小儿脱肛，灸百会】久不瘥，风痫中风，角弓反张，或多哭，言语不择【错乱也】，发即无时，盛即吐沫，心烦惊悸，健忘，痃疟，耳鸣耳聋，鼻塞，不闻香臭。

---

① 诸针灸穴：原无，据文例补。

② 因：原作“困”，据王执中《针灸资生经》第一改。

旧传云：唐秦鸣鹤【医师名】针高宗头风。武后曰：岂有至尊头上出血之理？已而刺之，微出血，头疼立止。后亟取金帛赐之。是知此穴能治头风矣。《明堂经》治中风，言语謇涩，半身不遂。凡灸七处，亦先于百会。北人始生子，则灸此穴，盖防它日惊风也。执中云：予旧患心气，偶睹《阴阳书》有云：人身有四穴最急，应四百四病，皆能治之。百会盖其一也，因灸此穴而心气愈。后阅《灸经》，此穴果主心烦惊悸，健忘，无心力。自是间或灸之，百病皆主，不特治此数疾而已。一名天满。执中云：神聪四穴，在百会四面各相去一寸。治头风目眩，狂乱风痫。左主如花，右主如果。针三分。《明堂》有此四穴，而《铜人》无之。此穴治头风目眩，狂乱风痫，亦所不可废者。

五处

在上星两旁一寸五分。灸三壮。《明》云：五壮止。《铜》云：治目不明，头风目眩，瘈疭，目戴上不识人。针三分，留七呼。

风池

在脑后左右发际陷中。《铜》云：治洒淅寒热，温病汗不出，目眩，苦头痛，痎疟，颈项痛，不得回顾，目泪出，欠气多，鼻鼽衄，目内眦赤痛，气发耳塞，目不明，腰伛偻【伛偻者，《资生经》肺俞下谓之龟背也】引项，筋无力，不收。针七分，留七呼，灸七壮。

率谷

在耳上入发际一寸五分陷者宛宛中。灸三壮，针三分。《明》云：嚼而取之。《铜》云：治膈胃寒痰，伤酒风发脑，两角弦痛，不能饮食，烦满，呕吐不止。

肩手臂部

肩井

一名髆井。在肩上陷缺盆上，大骨前一寸五分，以三指按取之，当中指下陷中。《甲乙经》云：只可针五分，此髆井【肩井也】脉，足阳明之会，乃连入五脏气。若刺深，则令人闷倒不识人，即速须针三里下气，先补不泻，须臾平复如故。凡针肩井，皆以三里下其气，大良，灸七壮。《明》云：针四分，先补而后泻，特不宜灸。针不得深，深即令人闷。若妇人胎落后微损，手足弱者，针肩井立瘥。灸乃胜针，日灸七壮，止一百。若针肩井，必三里下气。如不灸三里，即拔气上。《铜》云：治五劳七伤，颈项不得回顾，背髆闷，两手不得向头，或因扑伤，腰髋疼，脚气上攻。

臂臑

在肩髃下一夫【四指曰一夫也】，两筋两骨间陷宛中，平手取之，不得拏手令急，其穴即闭。宜灸不宜针，日七壮至百壮。《铜》云：治寒热，颈项痀急，瘰疬，肩背痛不得举。

曲池

在肘外辅骨屈肘曲中，以手拱胸取之。针七分得气，先泻后补之。灸良，可三壮。《明》云：在肘外辅骨曲肘横纹头陷中。日灸七壮至二百，且停十余日，更下火至二百罢。《铜》云：治肘中痛，偏风，半身不遂，刺风瘾疹，喉痹不能言，胸中烦满，筋缓，捉物不得，挽弓不开，屈伸难，风臂肘细而无力，伤寒余热不尽，皮肤干燥。针七分得气，先泻后补之。灸亦大良，可灸三壮。

三里

在曲池下三寸《明》云二寸，按之肉起，兑肉之端。灸三壮，针二分。《明》云：一名手三里，在曲池下二寸。执中云：三里有二，有手三里，有足三里，此手三里也。故《明堂》云：一名手三里是也。《铜人》云：三里，在曲池下三寸。《明堂》乃云二寸，而手阳明穴亦云二寸，恐《铜人》本误“二”字作“三”字也私云：二寸可为正。《铜》云：治手臂不仁，肘挛不伸，齿痛，颊颔肿，瘰疬。可灸三壮，针三分。

上廉

在三里下一寸。针五分，灸五壮。

《铜》云：治脑风头痛，小便难，黄赤，肠鸣，气走疰痛。

下廉

在辅骨下，去上廉一寸。针五分，留二呼。灸三壮。《铜》云：治头风，臂肘痛，溺黄。

脚足部外腿、股【内】、腿【外】

风市

在膝外两筋间，立舒下两手，着腿当中指头陷中。疗冷痹，脚胫麻，腿膝酸痛，腰重，起坐难。执中云：予冬月当风市处多冷痹，急擦热手温之，略止。日或两三痹，偶谬刺以温针【火针】遂愈，信乎能治冷痹也。亦屡灸此，不特治冷痹，亦治风之要穴。《铜人》乃不载①，岂名或不同，将其本不全耶?

膝眼四穴

在膝头骨下两旁陷中。主膝冷疼不已。针五分，留三呼，泻五吸。禁灸。有人膝肿甚，人为灸此穴，遂致不救【损伤了】，盖犯其所禁也。《铜人》无此四穴，《明堂》有之，故附入于此。

犊鼻

在膝膑下大筋中。治膝中痛不仁，难跪起。膝膑肿溃者不可治，不溃者可疗。若犊鼻坚硬，勿便攻，先以洗熨，即微刺之愈。《明》云：针三分，灸三壮。

按《素问》刺禁云：刺膝膑出液为跛。犊鼻在膝膑下骭，用针者不可轻也。

三里

在膝下三寸，䯒外廉两筋间，当举足取之。

秦承祖云：诸病皆治，食气水气，蛊毒痃癖，四肢肿满，膝䯒酸痛，目不明。华佗云：疗五劳羸瘦，七伤虚乏，胸中瘀血，乳痈。《外台》《明堂》云：人年三十已上【以前也】，若不灸三里，令气上冲目，所以三里下气也。《明堂》同。灸三壮，针五分。《明》云：针八分，留十呼，泻七吸，日灸七壮，止百壮。《素问注》云：刺一寸，在膝下三寸，䯒骨外廉两筋肉分间。指云：深则足趺阳脉不见。集云：按之太冲脉不动。执中云：手有三里，此亦曰三里，盖足三里也。《铜人》云：在膝下三寸。《明堂》《素问注》皆同。人多不能求其穴，每以大拇指次指圈其膝盖，以中指住处为穴，或以最小指住处为穴，皆不得真穴所在也。予按《明堂》有膝眼四穴，盖在膝头骨下两旁陷中也。又按《铜人》等经有犊鼻穴，盖在膝膑下䯒侠罅【空处也】大筋中也。又按《铜人》有膝关二穴，盖在犊鼻下二寸陷中也。《新校正素问注》巨虚上廉云：三里在犊鼻下三寸，则是犊鼻之下三寸，方是三里，不可便从膝头下去三寸为三里穴也。若如今人之取穴，恐失之太高矣。《千金》云：灸至五百壮，少一二百壮。

《小品》【《小品方》十二卷也，又有《大品方》】云：四肢但去风邪，不宜多灸，七壮至七七壮止，不得过随年数。故《铜人》于三里穴，止云灸三壮，针五分而已。《明堂上经》乃云日灸七壮，止百壮，亦未为多也。至《千金方》则云多至五百壮，少至二三百壮，何其多耶？要之日灸七壮，或艾炷甚小，可至二七壮，数日灸至七七壮止。灸疮既干，则又报【二三通灸云报也】灸之以合平。"若要安，丹田、三里不曾干"之说可也。必如《千金》之壮数，恐犯《小品》之所戒也。

执中云：予旧有脚气疾，遇春则足稍肿，夏中尤甚，至冬肿渐消。偶夏间依《素问注》所说穴之所在，温针微刺之，翌日肿消，其神效有如此者。谬刺且尔，况于灸乎？有此疾者，不可不知。此不止治足肿，诸疾皆治之。

《千金》于诸穴皆分主之，独于膏肓、三里、涌泉穴特云治杂病【膏肓、三里、涌泉三穴，通治诸病，出《千金方》】，是三穴者，无所不治也。但《明堂》云：若灸废人行动尔，既欲愈疾，虽不行动数日，未为害也。

上廉

一曰②上巨虚。在三里下三寸，当举足取之。灸三壮，针三分。甄权云：治脏气不足，偏风腰腿，手足不仁，灸随年为壮。《明》云：巨虚上廉，在三里下三寸，两筋两骨罅陷宛宛中。针八分，得气即泻。灸大良，日七壮。《素问注》云在三里下三寸，又云在膝犊鼻下䯒外廉六寸。

条口

在廉上一寸，举足取之。针五分。《明》云：在上廉下一寸。

---

① 载：原作"戴"，据校本改。

② 曰：原作"且"，据校本改。

下廉

一名下巨虚。在上廉下三寸，当举足取穴。针八分，灸三壮。《明》云：上廉下三寸，两筋两骨陷宛宛中，蹲地坐取之。针六分，得气即泻。《甲乙》云：主小肠气不足，面无颜色，偏风热风，冷痹①不遂，风湿痹【脚气名】。灸亦良，日七七壮。

阳辅【绝骨也】

在足外踝上四寸，辅骨前，绝骨端。治腰溶溶如坐水中，膝下肤肿筋挛，诸节尽痛，痛无常处，腋下肿痿，马刀【喉肿名也】喉痹，膝骭酸，风痹【风痹者，脚气名也】不仁。可灸二壮，针五分，留七呼。

足脚部内股

漏谷

一名太阴络。在内踝上六寸骨下陷中。治痃癖冷气，心腹胀满，食饮不为，肌肤湿痹【脚气名也】，不能以立。针三分。《明堂》云：灸三壮。

三阴交

在内踝上三寸骨中陷中。治痃癖，腹中寒，膝股内痛，气逆，小便不利，脾病身重，四肢不举，腹胀肠鸣，溏泄【水利也】，食不化【消】，女子漏下【残血也】不止，可灸三壮。针三分，灸三壮。

昔有宋太子，性善医术，出苑，逢一怀娠妇人。太子诊曰：是一女也。令徐文伯【明医】亦诊之，此一男一女也。太子性急，欲剖视之。臣谓针之泻足三阴交，补手阳明合谷。应针而落，果如文伯之言。故妊娠之不可刺也。

商丘

在足内踝下微前陷中。灸三壮，针三分。治腹胀，肠中鸣，不便【大便结也】，脾虚令人不乐，身寒，善太息，心悲气逆，痔疾，骨疽蚀，绝子，魇梦。

复溜

在足内踝上二寸，筋骨间陷中。气淋㿉疝，阴急，股引腨内廉骨痛。又泄利赤白，女子漏血不止。可灸五壮，针四分，留五呼。又治腰脊内引痛，不得俯仰起坐，目𥆧𥆧，善怒多言，舌干，涎自出，足痿不收履，骭寒不自温，腹中雷鸣，腹胀如鼓，四肢肿，十水病，溺青赤黄白黑，血痔，泄【泄也，水痢】后肿，五淋，小便如散火【热也】，骨寒热，汗注不止。

太溪【脉□□在也】

在足内踝后跟骨上动脉陷中。治久疟咳逆，心痛如锥刺其心，手足寒至节。喘息者死。呕吐，口中如胶，善噫，寒疝，热病汗不出，默默【蒙蒙也】嗜卧，溺【小便也】黄消瘅，大便难，咽肿唾血。今附②：痃癖，寒热咳嗽，不嗜食，腹胁痛，瘦脊，手足厥冷。可灸三壮，针三分。

涌泉

一名地冲。在足心陷中，屈足卷指宛宛中。治腰痛，大便难【结也】，心中结热，风胗风痫，心痛，不嗜食，妇人无子，咳嗽身热，喉痹，胸胁满，目眩，男子如蛊【毒胀也】，女子如妊娠，五指端尽疼痛，足不得践地。可灸三壮，针五分，无令出血。

淳于意云：汉北齐王阿母患足下热，喘满。谓曰热厥也，刺之足心立愈。

足脚部腘中

委中

在腘【足ノコムラ曰腘也】中央曲瞅内两筋两骨中宛宛是也。《素问注》云：在足膝后屈处，腘中央约纹

---

① 冷痹：原作"次痹"，据王执中《针灸资生经》第一改。

② 今附：指王惟一《铜人腧穴针灸图经》所附的内容。

中，背面取之。治腰挟脊沉沉然①，遗溺，腰重不能举体，风痹【脚气名也】枢【枢者，节也】痛，可出血，痼【久也】疹皆愈。

合阳

在膝约中央横纹下二寸《千金》云三寸。治腰脊强，引腹痛，阴腹切痛筋疾重②，履步难，寒疝阴偏痛，女子崩中【大血下曰崩中】。针六分，灸五壮。

承筋

一名腨肠，一名直肠。在腨腹中央陷中。治寒痹转筋，肢肿，大便难，脚腨酸痛，引少腹痛，鼻鼽衄，腰背拘急，霍乱。灸三壮，禁针。

膺部

缺盆二穴

一名天盖。在肩下横骨陷中。治寒热瘰疬，缺盆中肿，外溃则生，胸中热满，腹大水气，缺盆中痛，汗出，喉痹咳嗽。灸三壮，针三分，不宜刺太深，使人逆息。

天突一穴

在结喉下一寸宛宛中。针五分，留三呼，得气即泻。灸亦得，五壮，但灸不及针。治咳嗽上气，胸中气噎，喉中状如水鸡【《本草》云：水鸡，蛙也】声，肺壅咯唾脓血，气咽干，舌上急，喉中生疮，不得下食。其下针直横下，不得低手，即五脏之气伤，人短寿。忌辛、酸等物。

璇玑一穴

在天突下一寸陷中，仰头取之。治胸皮满痛，喉痹咽肿，水浆不下。灸五壮，针三分。

华盖

在璇玑下一寸陷中，仰头取之。胸胁支满，痛引胸中，【治】咳逆上气，喘不能言。灸五壮，针三分。

玉堂

在华盖下三寸二分陷中。一名玉英。治胸满不得喘息，胸膺骨疼，呕吐寒痰，上气顶心。灸三壮，针三分。

膻中

一名元儿。在玉堂下一寸六分，直两乳间陷中，仰卧取之。灸七七壮。禁针，不幸令人夭【死也】。治肺气咳嗽，上喘唾脓，不得下食，胸中如塞。今附：疗隔气，呕吐涎沫，妇人乳汁少。忌猪、鱼、酒、面物等。

《灵兰秘典》云：膻中者，臣使之官，喜乐出焉。说者曰：膻中为气之海，然心主为君，以敷宣教令；膻中主气，以气布阴阳，气和志适，则喜乐由生，分布阴阳，故官为臣使也。然则膻中者，乃十二脏【六脏六腑，故曰十二也】之一，臣使之官，为气之海，分布阴阳，非其他穴比者。或患气噎膈气，肺气上喘，不得下食，胸中如塞等疾，宜灸此。

腧府

在璇玑傍各二寸陷中，仰而取之。治咳逆上喘，呕吐胸满，不得饮食。灸五壮，针三分。

彧中

在腧府下一寸六分陷中，仰而取之《明》云仰卧取之。针四分，灸五壮。治胸胁支满，咳逆喘，不能食饮。

腹部中行十五穴内

鸠尾

一名尾翳，一名髑骭。在臆前蔽骨下五分。不可灸，令人毕世少力。此穴大难针，大好手【上手也】

① 沉沉然：原作“沉沉伏”，据《铜人腧穴针灸图经》卷五改。

② 阴腹切痛筋疾重：原文如此，《铜人腧穴针灸图经》卷五作“阴股热，膝胻酸重”，可参。

方可下针。不然取气多，令人夭【死也】。

巨阙

心之募也。在鸠尾下一寸。鸠尾拒者少，令强一寸，中人有鸠尾拒之。治心中烦满，热病，胸中痰饮，腹胀暴痛，恍惚不知人，息贲，时唾血，蛔虫心痛，蛊毒霍乱，发狂不识人，惊悸少气。针六分，留七呼，得气即泻。灸亦佳，七壮至七七壮止。忌猪、鱼、生冷、酒、热、面物等。

上脘一作管

在巨阙下一寸，当一寸五分，去蔽骨三寸。治心中热烦，贲豚【肾积】气胀不能食，霍乱吐利，身热汗不出，三焦多涎，心风惊悸，心痛不可忍，伏梁【肝积】气状如覆杯。针八分，先补后泻之，神验。如风痫热病，宜先泻后补，其疾立愈。灸亦良，日可灸二七壮至一百壮，未愈更倍之。忌如常法。《千金》一名胃管。

中脘

一名大会，胃之募也。在上脘下一寸。治心下胀满，伤饱食不化，霍乱出泄【大便泄也】不自知，心痛，温疟，伤寒，饮水过多，腹胀气喘，因读书得贲豚气上攻，伏梁，心下状如覆杯，寒癖结气。针八分，留七呼，泻五吸，疾出针。灸亦良，可灸二七壮，百一壮止。忌猪、鱼、生冷、酒、面等物。

按《气穴论》注云：中脘居心蔽骨与脐之中上下各四寸【上下各四寸者，大概之词也。从蔽骨至脐中心有八寸故也。脐上口与蔽骨之中间相去七寸五分也】。刺入一寸二分，与《铜人》稍异，宜从《铜人》为稳。其曰胃之募，盖饮食蓄积于此也。

执中云：予尝苦脾疼，尝灸此穴，觉冷气从两胁下而上，至灸处即散，此灸之功也。自后频灸之，亦每教人灸此。凡脾疼不可忍，饮食全不进者，皆宜灸。

建里

在中脘下一寸。针五分，留十呼，灸五壮。治心下痛，不欲食，呕逆上气，腹胀身肿。

下脘

在建里下一寸。治腹痛，六腑之气寒，谷【榖】不转，不嗜食，小便赤，腹坚硬，癖块，脐上厥气动，日渐羸瘦。针八分，留三呼，泻五吸。灸亦良，可灸七七壮，至二百壮乃止。

水分

在下脘下一寸，脐上三寸。治腹坚如鼓，水肿肠鸣，胃虚胀，不嗜食，绕脐痛，冲胸不得息。针八分，留三呼，泻五吸。若水病，灸之大良，可灸七壮，至百壮止。禁不可针，水尽即毙。

《明堂》云：水分穴者，若水病，灸大良，日灸七壮，止四百。

神阙

一名气舍①。当脐中是也。治泄利【水利也】不止，小儿乳利不绝，腹大，绕脐痛，水肿鼓胀，肠中鸣，状如流水声，久冷伤惫【劳也】。可灸百壮，禁不可针。忌如常法。

执中云：旧传有人年老而颜如童子者，盖每岁以鼠粪灸脐中一壮故也。予尝久患溏利，一夕灸三七壮，则次日不之厕。连数夕灸，则数日不之厕。又予年逾壮【三十曰壮】，觉左手足无力，偶灸此而愈。后见同官说，中风人多灸此，或百壮，或三百壮皆愈。而《经》不言主中风，何也？

《素问注》：禁刺【针】，刺之使人脐中疡溃，矢出者，【死】不可治。灸三壮。《千金》等经，不言灸脐中，只云禁针。《铜人》云：宜灸百壮。近世名医遇人中风不省，急灸脐中，皆效。徐倅卒中不省，得桃源薄为灸脐中，百壮始苏，更数月乃不起。郑纠云：有一亲卒中风，医者为灸五百壮而苏，后年余八十。向使徐倅灸至三五百壮，安知其不永年耶？论神阙穴多灸极是。

阴交

一名横户。《素问》云：在脐下一寸。疠痛寒疝，引少腹痛，腰膝拘挛，腹满，女子月事【月水】不绝，带下，产后恶露不止，绕脐冷痛。针八分，得气即泻，可灸一百壮止。

---

① 气舍：原作“气合”，据校本改。

气海

一名脖胦①，一名下肓。在脐下一寸五分。治脐下冷气上冲，心下气结成块，状如覆杯，小便赤涩。妇人月事不调，带下崩中，因产恶露不止，脐疞痛。针八分，得气即泻，泻后宜补之，可灸百壮。今附：气海者，是男子生气之海也。治脏气虚惫，真气不足，一切气疾久不瘥，皆灸之。忌如常法。

执中云：此经【《资生经》者，执中集也】以气海为生气之海，《难经疏》以为元气之海，则气海者，盖人之元气所在也。故柳公度【柳公度】曰：吾养生无它术，但不使元气佐喜怒，使气海常温尔。今人既不能不以元气佐喜怒矣，若能时灸气海使温，亦其次也。予旧多病，常苦气短，医者教灸气海，气遂不促。自是每岁须一二次灸之，则以气怯故也。

人身有四海：气海、血海、照海、髓海是也，而气海为第一。气海者，元气之海也。人以元气为本，元气不伤，虽疾不害。一伤元气，无疾而死矣。宜频灸此穴，以壮元阳。若必待疾作而后灸，恐失之晚也。脏气虚惫，真气不足，一切气疾，久不瘥者，宜灸气海。

石门

一名利机，一名精露。在脐下二寸。灸二七壮，止百壮。妇人不可针，针之终身绝子【无儿也】。

《甲乙经》云：一名丹田，一名命门。针八分，留三呼，得气即泻。《千金》云：灸绝孕，刺五分。三焦之募也。治腹胀坚硬支满，妇人因产恶露不止，遂结成块，崩中漏下。灸二七壮，至一百壮止。

执中云：脐下二寸，名石门。《明堂》载《甲乙经》云：一名丹田。《千金》《素问注》亦谓丹田在脐下二寸。世医因是遂以石门为丹田，误矣。丹田乃在脐下三寸，《难经疏》论之详而有据，当以《难经疏》为正。

关元

在脐下三寸，小肠之募也。针八分，留三呼，泻五吸，灸百壮，止三百壮。

《明堂》云：若怀胎必不针。若针落胎，胎多不出，而针外昆仑立出。灸不及针，日一二十壮。岐伯云：但是积冷虚乏，皆宜灸。

执中云：关元，乃丹田也。诸经不言，惟《难经疏》云：丹田，在脐下三寸，方圆四寸，着脊梁两肾间中央赤是也。左青右白，上黄下黑。三寸法三光，四寸法四时，五色法五行。两肾间名大海，而贮其血气，亦名大中极。言取人之身上下四向最为中也。老医与人灸，皆从此说。多者千余壮，少亦三二百，不知全活者几何人。然亦宜频灸，故曰：若要安，丹田、三里不曾干。

腑脏虚乏，下元【肾脏也】冷惫【劳也】等疾，宜灸丹田。人有常言七七【四十九岁】之数，是旁太岁压本命；六十有一，是太岁压本命。人值此年，多有不能免者，是固然矣，然传不云吉人吉其凶者乎。尝观《素问》以六八之数【年也】为精竭之年，是当节其欲矣。《千金》载《素女论》：六十者，闭精勿泄，是欲当绝矣。宜节不知节，宜绝不能绝，坐此而丧生，盖自取之，岂岁之罪哉。人无罪岁，则虽有孽【灾也】，犹可违矣。所谓吉其凶者如此，虽不灸丹田可也。丹田，可灸七七壮，或三五百壮。

中极

一名玉泉，一名气原。在关元下一寸。针八分，留十呼，得气即泻。灸百壮，止三百壮。《明堂》云：主妇人断绪【无子也】，针即有子。灸不及针。阳气虚惫，失精绝子，宜灸中极。

曲骨

在横骨之上毛际陷中。治少腹胀满，小便淋涩不通，瘄【瘄、癞同字也】疝少腹痛，妇人赤白带下恶合②【恶合者，恶交通也】。可灸七壮，至七七壮。《明堂》云：横骨上，中极下一寸。《千金》云：脐下五寸。

会阴

一名屏翳。两阴间。灸三壮。治小便难，窍中【阴中也】热，皮疼痛，谷道搔痒，久痔相通【大小二道通为一门者，死也】者死，阴中诸病，前后相引痛，不得大小便，女子经【月水也】不通，男子阴端寒，冲心很

---

① 脖胦：原作“脖腴”，据《铜人腧穴针灸图经》卷四改。

② 恶合：原文如此。《圣济总录》卷第一百九十二“针灸门”作“恶露”，可参。

假，可灸三壮。

腹第二行左右凡廿二穴内

幽门二穴

挟巨阙两傍各五分。治胸中引痛，心下怕闷，逆气里急，支满，不嗜食，数咳健忘，泄利脓血，少腹胀满，呕沫吐涎，意唾，女子心痛，逆气善吐，食不下。可灸五壮，针五分。

《明堂》云：巨阙旁一寸五分陷中。《千金》云：夹巨阙各一寸。执中云：《铜人》误。

背腧

在脐旁各五分。灸五壮，针一寸。治大腹寒疝，大便干燥，腹中切痛。

四满

在丹田旁各一寸五分。治脐下积聚疝瘕，肠澼①切痛，振寒，大腹石水，妇人恶血疞痛。

气穴

在四满下一寸。一名胞门，一名子户。治月事不调，泄利不止，贲炁【气字也】上下引腰脊。灸五壮，针三分。

腹第三行左右凡廿四穴内

不容

在幽门两傍各一寸五分。《明堂》云：在上管两旁各一寸。《素问注》云：在四肋端。治腹满痃癖，不嗜食，腹虚鸣，呕吐，胸背相引痛，喘咳口干，痰癖，胁下痛，重肋，疝瘕。针五分，灸五壮。

承满

在不容下一寸。《千金》云：夹巨阙两旁各二寸五分。治肠鸣腹胀，上喘气逆，食饮不下，肩息唾血。灸五壮，针二分。

天枢

一名长溪，一名谷门。去肓腧一寸五分，夹脐旁二寸。疗夹脐切痛，时上冲心，烦满，呕吐霍乱，寒疟泄利【水利也】，食不化，女子月事不时，血结成块，肠鸣腹痛，不嗜食。灸百壮，针五分，留七呼。《千金》云：魂魄之舍，不可针。

腹第四行左右廿四穴内

期门二穴

在不容傍一寸五分，直两乳第二肋端。治胸中烦热，贲豚【肾积也】上下，目青而呕，霍乱泄利，腹坚硬大，喘不得卧，胁下积气，女子产余疾，食饮不下，胸胁支满，心中切痛，善噫。若伤寒过经不解，当针期门，使经不传。针四分，灸五壮。肝之募也。

日月

在期门下五分。胆之募也。治太息善悲②，小腹热，欲走，多唾，言语不正，四肢不收。灸五壮，针七分。

侧胁左右凡一十三穴内

章门二穴脾之募

一名长平，一名胁髎。在胁骨下短胁【肋也】，在脐上二寸，两旁九寸。治肠鸣盈盈然，食不化，胁痛不得卧，烦热口干，不嗜食，胸胁支满，喘息心痛，腰不得转侧，伤饱【饱食】，身黄羸瘦，贲豚，腹肿脊

① 肠澼：原作"脾澼"，据《圣济总录》卷第一百九十一改。
② 善悲：原作"羡悲"，据《铜人腧穴针灸图经》卷四改。

强，四肢懈堕，善恐少气，厥逆，肩臂不举。灸百壮，针六分。又疗膀胱气，癖疝瘕气，膀胱气痛，状如雷声，积聚气。《明堂》：岐伯灸膀胱气，攻冲两胁，时脐下鸣，阴卵入腹，灸脐下六寸，两旁各寸六分，三七壮。

京门肾之募也

一名气腧，一名气府。在监骨腰中季胁本挟脊。治腰痛不得俯仰，寒热䐜胀，引背不得息，水道【小便】不利，溺黄，少腹急肿，肠鸣洞泄【水利】，髀枢引痛。灸三壮，针三分，留七呼。

背腧部中行十三穴内

大椎一穴

一作顀。在第一椎上陷者宛宛中。针五分，留三呼，泻五吸，灸以年为数。

《明堂》云：日灸七壮至七七壮。《甲乙》云：大椎下至尾骶骨二十一椎，长三尺【大椎下至腰，长三尺之间，有二十一椎也】，折量取俞穴。治五劳七伤，温疟痎疟，气疰，背髆痾急，颈项强，不得回顾，风劳食气。

执中云：既曰大椎，又曰在第一椎上陷中，必[1]是二穴，非二穴则不言在第一椎上矣。此大椎、第一椎所以异也。但《铜人》云大椎在第一椎上陷中，诸经皆同，惟《明堂下经》云在第一椎下。陶道穴既在第一椎下，不应大椎亦在第一椎下，必是《下经》误写“上”字作“下”字也。考之《下经》，亦言陶道穴在大椎节下，与《铜人》合，足见其误写“上”字作“下”字无疑矣。《铜人》云：凡度周身孔穴远近分寸，以男左女右，取中指内纹为一寸。《素问》云同身寸是也。又多用绳度量孔穴，绳多出缩，取穴不准。今以簿竹片点量分寸，疗病准的。

陶道

在大椎节下间而取之。灸五壮，针五分。治头重目瞑，洒淅寒热，脊强，汗不出。灸之。

身柱

在第三椎节下间。针五分，灸七七壮。治癫疾瘈疭，怒欲杀人，身热狂走，谵言见鬼[2]【出】。针五分，灸七七壮。

神道

在五椎节下间，俯而取之。灸七七壮，止百壮。小儿风痫瘈疭，可灸七壮。

灵台

在六椎节下间，俯而取之。疗病法出《素问》。

至阳

在七椎节下间，俯而取之。针五分，灸三壮。《明堂》云七壮。治寒热解散，淫乐胫酸，四肢重痛，少气难言。

筋缩

在九椎节下间，俯而取之。针五分，灸三壮。《明堂》云五壮。治惊痫狂走，癫疾，脊急强，目转上垂。

脊中

一名神宗。在十一椎节下间，俯而取之。禁灸。若灸，令人腰背伛偻【若谬灸十一椎节下中央，作伛偻病。伛偻者，龟胸、龟背也】。针五分，得气即泻。治风痫癫邪【小儿曰痫，大人曰癫也】，温病，积聚下利，小儿痔，脱肛。

悬枢

在第十三椎下间，伏而取之。针三分，灸三壮。治积气上下行【气行走也】，水谷不化，下利，腰脊强，

① 必：此下原衍“是二”2字，据校本删。
② 见鬼：“见”字原脱，据《铜人腧穴针灸图经》卷四补。

不得屈伸，腹中留积。

命门

在十四椎节下间，伏而取之。治头痛不可忍，身热如火，汗不出，瘈疭里急，腰腹相引痛。针五分，灸三壮。

腰腧

一名背解，一名腰柱，一名腰户。在二十一椎节下间宛宛中。以挺腹地舒身，两手相重支额，纵四体然后乃取得其穴。治腰髋疼，腰脊强，不得回转，温疟痎疟。针八分，留三呼，泻五吸。灸七壮，至七七壮。慎房劳、举重强力。《甲乙经》云：针二寸，留七呼，灸七七壮。

背腧部第二行凡四十四穴内

大杼二穴

在项后第一椎下，两傍相去各一寸五分陷中。疗疟，颈项强，不可俯仰，头痛振寒，瘈疭，气实胁满，伤寒汗不出，脊强喉痹，烦满风劳气【治风劳、中风、虚劳相交也】，咳嗽，胸中郁郁，身热目眩。针五分，灸七壮。《明堂》云：禁灸。执中云：要非大急，不必灸。

风门

一名热府。在二椎下两旁相去各一寸五分。针五分，留七呼。今附：若频刺，泄诸阳热气，背永不发痈疽【频灸，风门泄热气，永不发痈疽于背】。灸五壮。治伤寒颈项强，目瞑，多嚏鼻鼽，出清涕，风劳，呕逆上气，胸背痛，喘气，卧不安。【治风劳】

肺腧

在三椎下两傍相去各一寸五分。治上气呕吐，支满，不嗜食，汗不出，腰背强痛，寒热喘满，虚烦口干，传尸，骨蒸劳[①]，肺痿咳嗽。针三分，留七呼，得气即泻，出《甲乙经》。甄权《针经》云：在第二椎下两傍，以搭手左取右，右取左，当中指末是穴。治胸中气满，背偻如龟【此灸治龟背疾云云。小儿龟胸、龟背疾，在此《万安方》第四十卷】，腰强，头目眩，令人失颜色。针五分，留七呼，灸百壮。

心腧

在五椎下两傍相去各一寸五分。治心中风，狂走发痫，语悲泣[②]，心胸闷乱烦满，汗不出，结积寒热，呕吐，不下食，咳唾血。针三分，留七呼，得气即泻。不可灸。

《明堂》云：灸五壮。执中云：《铜人》云：心俞不可灸，可针。世医因此遂谓心俞禁灸，但可针尔。殊不知刺中心【忌针也】，一日死，乃《素问》之所戒，岂可妄针耶？《千金》言：风心，急灸心俞百壮，服续命汤。又当权其缓急可也，岂可泥不可灸之说而坐受毙【死也】耶？

《难经疏》言：为心脏腑之主，法不受病，病则神去气尽，故手足为之清手足节冷，名真心痛，旦发夕死。手足温者，名厥心痛，可急治也。故《千金》言：心中风者，急灸心俞百壮。但心俞虽可针，若刺中【忌针也】心，一日必死，又岂易针耶？必欲无此患，平居当养其心，使之和平，忧愁思虑，不使伤其神，乃策之上。必不免此，亦当服镇心丹等药补助，乃其次也。

膈腧

在七椎下两傍相去各一寸五分。治咳而呕逆，膈胃寒痰，食饮不下，胸满支【四肢】肿，两胁痛，腹胀，胃脘暴痛，热病，汗不出，喉痹，腹中积癖，默默嗜卧，四肢怠堕不欲动，身常湿，不能食，食则心痛，周痹身皆痛。针三分，留七呼，灸三壮。

肝腧

在九椎下两傍相去各一寸五分。治咳引两胁急痛，不得息，转侧难擨[③]，胁下与脊相引，引而反折，

① 骨蒸劳：原作“骨承劳”，据《圣济总录》卷第一百九十一改。
② 语悲泣：原作“认悲泣”，据《圣济总录》卷第一百九十一改。
③ 擨：原作“厥”，据《圣济总录》卷第一百九十一改。

目上视，目眩，循眉头痛，惊狂，衄衂，起则目䀮䀮，目生白翳，咳引胸中痛，寒疝，少腹痛，唾血短气。针三分，留六呼，灸三壮。《千金》云：肝中风者，可灸肝俞百壮。

胆腧

在十椎下两旁各一寸五分，正坐取之。灸三壮，针五分。《明下经》云：灸五壮。《素问》云：刺中胆【忌针也】，一日半死。治心腹胀满，呕则食无所出，口苦舌干，咽中痛，食不下，目黄，胸胁不能转侧[①]，头痛振寒，汗不出，腋下肿。针五分，灸三壮。

脾腧

在十一椎下两旁各一寸五分。针三分，留七呼，灸三壮。《明》云五壮。《素》云：刺中脾【忌针也】，十日死。治腹胀，引胸背痛，食饮倍多，身渐羸瘦，黄疸善欠，胁下满，泄利体重，四肢不收，痃癖积聚，腹痛，不嗜食，痎疟寒热。

胃腧

在十二椎下两旁各一寸五分。针三分，留七呼，灸随年为壮。《明下经》云七壮。治胃中寒，腹胀，不嗜食，羸瘦，肠鸣腹痛，胸胁支满，脊痛筋挛。

执中云：人之言曰血气未动者，瘠甚而不害。血气既竭者，虽肥而死矣，则身之羸瘦，若未足为人之害者。殊不知人之羸瘦，必其饮食不进者也。饮食不进，则无以生荣卫，荣卫无以生，则气血因之以衰，终于必亡而已。故《难经疏》云：人仰胃气为生，是人资胃气以生矣。《五脏论》云：脾不磨，食不消，是脾不壮，食无自而消矣。既资胃气以生，又资脾以消食，其可使脾胃一日不壮哉。必欲脾胃之壮，当灸脾胃俞等穴可也。

三焦腧

在十三椎下两旁各一寸五分。针五分，留七呼，灸三壮。治肠鸣腹胀，水谷不化，腹中痛，欲泄注，目眩头痛，吐逆，饮食不下，肩背拘急，腰脊强，不得俯仰。

肾腧

在十四椎下两旁各一寸五分，与脐平。针三分，留七呼，灸以年为壮。《明下经》云五壮。刺肾【忌针也】，六日死。治虚劳羸瘦，耳聋肾虚，水脏久冷，心[②]腹䐜胀，两胁满，引少腹急痛，目视䀮䀮，少气瘀血，小便浊出精，阴中疼，五劳七伤虚惫【劳也】，脚膝拘急，足寒如[③]冰，头重，身热振栗，腰中四肢淫泺，洞泄【利下也】，食不化，身肿如水。【水肿】

《难经疏》云：夹脊骨有二肾，在左为肾，在右为命门。言命门者，性命之根本也，其穴与脐平。凡灸肾俞者，在平处立，以杖子约量至脐，又以此杖子当背脊骨上量之，知是与脐平处也。然后用去各寸半取其穴，则是肾俞穴也。更以手按其陷中，而后灸之，则不失穴所在矣。凡灸以随年为壮。灸固有功，亦在人滋养之如何尔。人当爱护丹田，吾既于《既效方》论之详矣【执中作《资生经》并《既效方》故也】，而妻妾之俄害，盖未之及也。

《君子偕老》之序曰：夫人淫乱，失事君子之道，故陈人君之德、服饰之盛，宜与君子偕老也。宜偕老而不至偕老，夫人之罪多矣。故诗人以是刺之，意可见也。至于士夫志得意满，不期骄而骄至，侍妾数十人，少亦三五辈，淫言亵语不绝于耳，不能自克而淫纵其欲者多矣。为内子者，恬不之怪，人有问之者，则曰自母言之，则为贤母；自我言之，未免为妒妇人也。人或以此多之，其夫亦以为贤而不妒，孰知其不妒，乃所以为祸之欤？虽然，二南之化，至于无妒忌而止。今而言此，岂求异于[④]诗人耶？是不然。古人十日一御《荀子》，彼其不妒者，盖使媵妾得备十日一御之数尔。不妒则同，所以妒则异。吾故表而出之[⑤]，以为夫妇之戒，固非求异于诗人也。

---

① 转侧：原作“转便”，据《圣济总录》卷第一百九十一改。
② 心：此下原衍一“心”字，据《圣济总录》卷第一百九十一删。
③ 如：原脱，据《圣济总录》卷第一百九十一补。
④ 于：原脱，据《针灸资生经》第三补。
⑤ 之：此下原衍一“之”字，据《针灸资生经》第三删。

大肠腧

在十六椎下两旁相去各一寸五分。针三分，留六呼，灸三壮。治腰痛，肠鸣腹胀，绕脐切痛，大小便不利，洞泄，食不化，脊强不得俯仰。慎猪、鱼、酒、面、生冷物等。

小肠腧

在十八椎下两旁相去各一寸五分。针三分，留六呼，灸三壮。治小便赤涩淋沥，少腹疞痛，脚肿短气，不嗜食，大便脓血出，五痔疼痛，妇人带下。

膀胱腧

在十九椎下两旁相去各一寸五分。针三分，留六呼，灸三壮。治风劳【中风与虚劳相兼，曰风劳也。中风之篇曰风劳，虚劳之篇曰劳风】，腰脊痛，泄利腹痛，小便赤涩遗溺【小便不觉而下曰遗溺】，阴生疮，少气，足胻寒，拘急，不得屈伸，女子瘕聚，脚膝无力。

背腧第三行凡三十六穴内

魄户

在三椎下两旁相去各三寸，正坐取之。治背髆痛，咳逆上气，呕吐烦满，虚劳肺痿，五尸走注，项强[①]不得回顾。针五分，得气即泻，又宜久留针。灸亦得，日可灸七壮，至百壮止。忌猪、鱼、酒、面、生冷物等。

膏肓腧

在别卷。膏肓、四花、骑竹马穴三个秘灸，别有一卷。

神堂

在五椎下两旁相去各三寸，正坐取之。治肩痛，胸腹满，洒淅寒热，背脊强急。灸五壮，针三分。

譩譆

在六椎下两旁相去各三寸，正坐取之。以手痛按之，病者言譩譆。针六分，留三呼，泻五吸。灸二七壮，止百壮。忌苋菜、白酒。治腋拘挛，暴脉，急引胁痛，热病汗不出，温疟，肩背痛，目眩鼻衄，呕逆腹胀，肩髆内廉痛，不得俯仰。

膈关二穴

在七椎下两旁各三寸陷中，正坐取之。灸五壮。

《覆载万安方》卷第五十七

正和二年，抄之了。

性全（花押）

① 项强：原作“顶强”，据《圣济总录》卷第一百九十一改。

《覆载万安方》卷第五十八[①]

性全　集[②]

天福又云五福

寅巳、申亥、寅巳、申亥、寅巳、申亥，诸事用大吉。

五德

亥寅、巳申、亥寅、巳申、亥寅、巳申，诸事移徙吉。

岁实

辰、巳、午、未、申、酉、戌、亥、子、丑、寅、卯，种莳百事吉。

天间万事

丁己亥，甲子午，乙丑未，丙丑申，丁卯酉、酉辰、丁巳、甲子、乙未、丙丑、丁亥、甲午、乙未、丙申、丁酉，丁卯酉，丙辰戊，造作、起土、婚吉。

天赦

戊寅、戊寅、甲午、甲午、戊申、戊申、甲子、甲子，作家立柱，万事吉。

致福

午卯、巳丑、壬乙、巳未、酉辰，不论四季，神吉。毛天福日，戌午、戌庚、子戌，吉也。

四穷又云四恶

甲子、乙亥，春为八龙；丙子、丁亥，夏为七鸟；庚子、辛亥，秋为九虎；壬子、癸亥，冬为六蛇。诸事忌之。

死气附方

午未、未申、申酉、酉戌、戌亥、亥子、子丑、丑寅、寅卯、卯辰、辰巳、巳午。

五墓

自四季节分辛丑、乙未、壬辰、丙戌、戊辰是也。

九炊

辰丑、戌未、卯子、酉午、寅亥、申巳，万事不用之。

天晨

午午午、未未未、酉酉酉、戌戌戌，万事凶。

廿四气

丑未、寅申、卯酉、辰戌、巳亥、子午、丑未、寅申、卯酉、辰戌、巳亥、子午。

岁空

辰、丑、戌、未、寅、子、酉、午、卯、亥、申、巳，万事大凶。

灭门

巳子、未寅、酉辰、亥午、丑申、卯戌，万事大凶。

天纲四怅天下灭亡，诸密用之。

丑卯、申酉、丑卯、申酉、丑卯、申酉，为愿师坛，亡一切凶。

---

① 《覆载万安方》卷第五十八：原作“五十八卷”，据文例改。

② 性全集：原无，据文例补。

往亡[1]

七日、十四日、廿一日，八日、十六日、廿四日，九日、十八日、廿七日，十日、廿[2]日、卅日，诸事凶。

五盗煞辰同

丑寅、卯辰、巳午、未申、酉戌、亥子，百事凶。

下食

未戌、辰丑、午子、申酉、巳亥、丑卯，洗头百事凶。

甘露

日、月、火、水、木、金、土，日曜云密；轸、毕、尾、柳、鬼、房，星，云布丽星合。金刚峰日、月、火、水、木、金、土，尾、女、壁、昴、井、张、亢。三宝吉日、曜、鬼宿，又吉。

愿亡

丑卯、申申、丑卯、酉酉、未卯、酉申，佛事凶。

天目天赤同

巳巳巳、申申申、亥亥亥、寅寅寅，同。

蛇目蛇赤同

丑丑丑、辰辰辰、未未未、戌戌戌，同。

魔王斋食

寅未、寅申、辰酉、辰戌、巳亥、子午，同。

佛不礼

丑辰、寅申、亥子、辰戌、巳亥、午子，同凶。

佛灭

己癸、己丁、未丁、亥丁、酉甲、子戌、申甲、甲戌、甲庚、寅丙、庚戌、辛酉、甲申、乙丑、己巳，同。

佛不礼

丑辰、寅申、辰酉、戌巳、未子、卯子、丑辰、寅申、卯子、辰戌、巳亥、午子，同。

佛不仕

卯辰未、巳寅辰、巳未、子丑寅、未未申酉、未酉、子子巳亥、巳午酉、子午亥，同。

魔王

午未辰、酉午、辰戌、亥巳、亥子、丑未、酉申、丑戌、寅卯、酉卯、戌酉、辰戌、子巳、寅子、午丑、卯辰、酉未，同。

罗刹

日、月、火、水、木、金、土，胃、鬼、翼、参，以上恶日也。

太祸

亥午、丑申、卯戌、巳子、未寅、酉辰，万事恶。

狼藉

子卯、午午、子卯、酉酉、卯卯、午酉，同灭门。

帝尺忏悔许给日、归忌日同之。

丑寅、子丑、寅子、丑寅、子丑、寅子，不礼三宝，忌远行。

大利

酉申、未午、巳辰、卯寅、丑子、亥戌，神祭万吉。

---

① 往亡：原作“往巳”，据校本改。

② 廿：此下原衍一“四”字，据文义删。

前

巳未、酉亥、丑卯、巳未、酉亥、丑卯，同，神事大吉。

瑗

午申、戌子、寅辰、午申、戌子、寅辰，同。

衡

酉亥、巳卯、巳未、酉亥、丑卯、巳未酉，同。

阴

亥丑、卯巳、未酉、亥丑、卯巳、未酉，同。

阳

子寅、辰午、申戌、子寅、辰午、申戌，同。

政

丑卯、巳未、酉亥、丑卯、巳未、酉亥，同。

煞帝

辰辰辰、未未未、戌戌戌、丑丑丑。

监

寅辰、午申、戌子、寅辰、午申、戌子，神事忌。

重

卯巳、未酉、亥丑、卯巳、未酉、亥丑，同。善事吉、恶事凶。

害

辰午、申戌、子寅、辰午、申戌、子寅，同。

遥

未酉、亥丑、卯巳、未酉、亥丑、卯巳，同。

结

申戌、子寅、辰午、申戌、子寅、辰午，同。

栗

戌子、寅辰、午申、戌子、寅辰、午申，同。

佘

甲乙、丙丁、甲乙、丙丁、甲乙、丙丁，神事凶。

天鼓

戊己、戊己、戊己、戊己、戊己、戊己，同。

天愿

丙戌、丁亥、庚子、辛亥、壬寅、癸卯、丙辰、丁巳、甲申、乙未、戊申、己酉，三吉，愿成。

九苦

巳酉、丑申、午辰、卯未、亥寅、戌午，百事凶。

大恶星

春戊午、丙戌、癸丑、甲寅、庚子；

夏壬子、丁丑、辛卯、己卯；

秋戊辰、庚辰、戊申、己酉；

冬庚申、辛未、丁酉，□未，壬戌。

八鬼入

己巳、丁丑己巳、丁丑、己巳、丁丑，甲辰、壬辰甲辰、壬辰、甲辰、壬辰，己亥、壬辰己亥、壬辰、己亥、壬辰，甲寅、壬戌甲寅、壬戌、甲寅、壬戌。

五贫天火同，形狱门。

子卯、午酉、子卯、午酉、子卯、午酉，忌造作，吉事□灸。

天五贫

乙亥乙亥、乙亥，丁亥丁亥、丁亥，辛亥辛亥、辛亥，癸亥癸亥、癸亥，忌诸事。

四节五贫

春戊辰、甲戌、己巳、乙酉，夏丙子、丁丑、辛酉、亥庚申，秋甲寅、辰申、乙卯巳，冬甲午、乙未、丙辰、丁巳、戊子。

道虚

七、十四、廿一，八、十六、廿四，九、十八、廿七，十、廿、卅，大六六道，虚者每月也。

十死一生

酉巳、丑酉、巳丑、酉巳、丑酉、巳丑，忌远行。

归忌

丑寅子。同帝尺忏悔日。

四激

戌戌戌、丑丑丑、辰辰辰、未未未。

百鬼夜行

子子、午午、巳巳、戌戌、未未、辰辰。

百鬼食

亥亥亥、戌戌戌、未未未、辰辰辰。

八魁

子酉、寅申、亥戌、酉巳、巳亥、卯戌，临官拜贺忌之。

白伯

未申、酉戌、亥子、丑寅、卯辰、巳午。

六绝厌对同之

辰卯、寅丑、午戌、亥酉、申未、午巳。

四绝不□□、八风同之

亥子、丑寅、卯辰、巳午、未申、酉戌。

远已

七、十四、廿一、九、四、廿八、十六、廿四、八、七、九、十、十八、廿七、十、廿、卅七十、廿八、廿九日，出行凶。

八风

卯午、酉子、卯午、酉子、卯午、酉子，造作凶。

岁下食

丁丑、庚寅、丁卯、壬辰、己巳、丙午、丁未、庚申、丁酉、丙戌、辛亥、丙子，恶日也。

无翘

亥戌、酉申、未午、巳辰、卯寅、丑子。

血忌

丑未、寅申、卯酉、辰戌、巳亥、子午，忌远行、疗病。

反交

子丑朔六日、寅卯朔五日、辰巳朔四日、午未朔三日、申酉朔二日、戌亥朔当日。

天基

卯子、酉午、寅亥、申巳、丑戌、未辰。

阴煞

寅子、戌申、午辰、寅子、戌申、子辰。

天仓

寅丑、子亥、戌酉、申未、午巳、辰卯。

天烛

巳辰、卯寅、丑子、亥戌、酉申、未午，忌造作。

地火

巳午、未申、酉戌、亥子、丑寅、卯辰，同。

复五复

申甲庚、酉乙辛、戌戊己、亥丙壬、子丁癸、丑戊己、寅庚甲、卯乙辛、辰戊己、巳丙壬、午丁癸、未戊己。忌恶事，同重事①。

地财

寅巳、丑申、亥子、丑寅、辰未、戌丑，忌吉事。

北做反部地同之日同

寅巳、申亥、卯午、酉子、辰未、戌丑，不造泉，不掘井。

万吉

子丑、寅卯、辰巳、午未、申酉、戌亥，书用皆吉。

五老日

巳平、午平、巳除、子危、申辰除、寅危除、寅平、酉开、亥寅平、卯平、卯危满。

五墓

戊寅戊寅、戊寅，己巳己巳、己巳，戊申戊申、戊申，乙亥乙亥、乙亥，忌移。

厌

戌酉、申未、午巳、辰卯、寅丑、子亥，远行、初参、嫁娶忌。

天纲四怅时，随日可避之

甲午未时、乙辰巳、丙寅卯、丁子午、戊申酉、己午未、庚辰巳、辛寅卯、壬子午、癸申酉。

月煞

丑戌、未辰、丑戌、未辰、丑戌、未辰。

立命时

甲乙寅卯、巳午，丙丁巳午、丑未、辰戌，戊己丑未、辰戌、申酉，庚辛申酉、亥子，壬癸亥子、寅卯，神事万事吉。

得病必死

戌酉、申未、午巳、辰卯、寅丑、子亥。

土起吉

戌亥、子丑、寅卯、辰巳、午未、申酉，起土作事吉。

取吉方附恶方

午申凶吉、丑申吉、酉申、丑寅、戌未、申辰、辰子、午辰、卯午、酉戌、辰酉。

☲

游年午，绝命乾，祸害辰，生气卯，养者坤；

天医酉，福德巽，鬼吏子，五鬼乾，游魂坤。

☷

游年坤，绝命子，祸害卯，生气艮，养者午；

天医巽，福德酉，鬼吏卯，五鬼巽，游魂午。

☱

游年酉，绝命卯，祸害子，生气乾，养者艮；

天医午，福德坤，鬼吏午，五鬼子，游魂午。

---

① 同重事：此下原有错叶，据文义调顺。

☰

游年乾，绝命午，祸害巽，生气酉，养者坤；
天医卯，福德艮，鬼吏巽，五鬼巽，游魂巽。

☵

游年子，绝命坤，祸害酉，生气巽，养者乾；
天医艮，福德卯，鬼吏坤，五鬼酉，游魂乾。

☶

游年艮，绝命巽，祸害午，生气坤，养者酉；
天医子，福德乾，鬼吏午，五鬼同，游魂卯。

☳

游年卯，绝命酉，祸害坤，生气午，养者子；
天医乾，福德子，鬼吏乾，五鬼坤，游魂艮。

☴

游年巽，绝命艮，祸害乾，生气子，养者午；
天医坤，福德午，鬼吏酉，五鬼乾，游魂酉。

一二子午、卯酉，三四五丑未、辰戌，六七寅申、巳亥，八九十子午、卯酉，上；
一二丑未、辰戌，三四五寅申、巳亥，六七子午、卯酉，八九廿丑未、辰戌，中；
一二寅申、巳亥，三四五子午、卯酉，六七丑未、辰戌，八九卅寅申、巳亥，下。

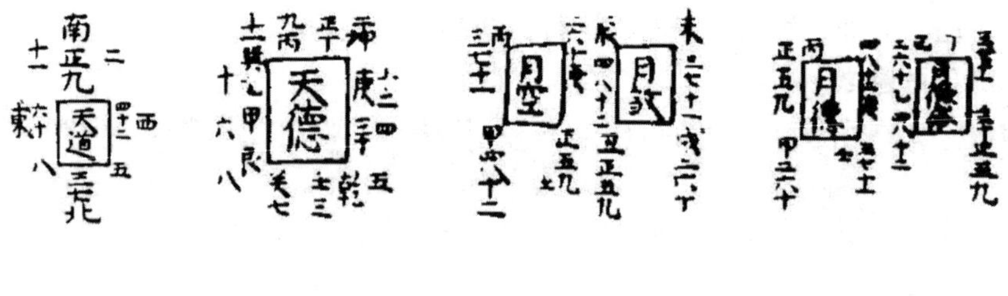

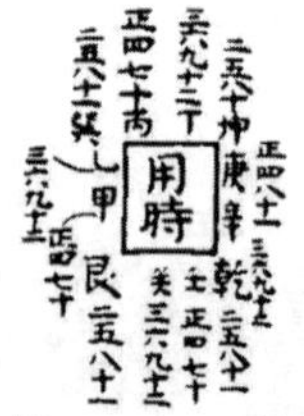

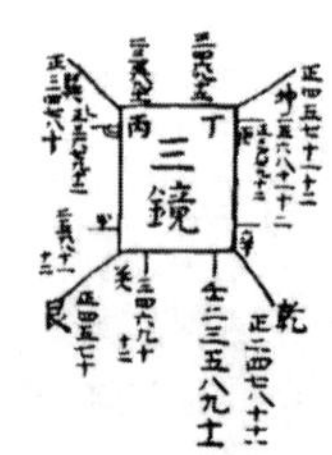

正月室宿，二月奎宿，三月胃宿，四月毕宿，五月参宿，六月鬼宿，七月张宿，八月角宿，九月亢宿，十月心宿，十一月斗宿，十二月虚宿。

避人神法①

历

六十日甲子，号日神。【甲子年生人，纳音金，姓也，自余仿之。一生不灸日，以纳音知之。】
甲子纳音金　头正中、目，治眼吉日之一。黄帝死日，医家吉日之一。
丙子纳音水　右耳、目、心。医家吉日之一。
戊子纳音火　右髀、胁、目，医家吉日之一。秋不可合服药，凶。
庚子纳音土　左膝下五寸、肾、目。

① 避人神法：此下原有“五十八”3 字，据文例删。

五不生日之一也。五不生日者，乙丑、丁卯、己巳、癸未、庚戌、乙酉、戊申、庚寅、丙辰、戊午、丁亥、庚子是也。扁鹊遇此日不治病，凶也。又有旬忌日，与五不生日大同小异。又己巳、庚戌、丁亥、壬辰，不可针灸、服药，大凶也。

壬子纳音木　右踌【踌，船软反，胫肠也。又蹦也】下五寸、手。医家吉日之一。

乙丑纳音金　头上左太阳、眉、耳、颈。医家吉日之一，五不生日之一。

丁丑纳音水　右颊、胁、耳。医家吉日之一，治眼吉日之一。

己丑纳音火　右膝、腹、耳。夏不可合药而服，凶。医家吉日之一。

辛丑纳音土　踝上三寸、耳、肺。医家吉日之一。

癸丑纳音木　右足踝上、足、耳。医家吉日之一。

丙寅纳音火　颈上左角、心、口。治眼吉日之一。三年死日之一。甲寅、乙卯、丙寅、庚辰、辛巳是也，重禁也。

戊寅纳音土　右颊、胁、口。四绝日之一。戊申、戊寅、癸亥、癸巳是也，凶日也。

庚寅纳音木　右膝下三寸、口、肾。五不生日之一，治眼吉日之一。

壬寅纳音金　左足中指本节。

甲寅纳音水　臂中、颈、口、膺。三年死日之一。

丁卯纳音火　左耳、胸、鼻。五不生日之一。

己卯纳音土　右肩、腹、鼻。医家吉日之一。冬不可合服药。

辛卯纳音木　右踝上三寸、肺、鼻。师旷【黄帝之臣也】死日。一说云辛未。

癸卯纳音金　左足心、足、鼻。医家吉日之一。

乙卯纳音水　直两乳间、眉、颈、鼻。三年死日之一。

戊辰纳音木　左曲颊、胁、腰。四绝日之一，秋不可合服药。

庚辰纳音金　右肩下三寸、腰、肾。三年死日之一。

壬辰纳音水　右足中指本节、手、腰。《蝦蟆经》云：服药吉日。《林历》云：忌服药、针灸。

甲辰纳音火　踝上、颈、腰。《蝦蟆经》云：服药吉日。《林历》云：甲辰、壬辰忌服药、灸、针、合药，病死不瘥。此是天地四时阴阳分离日也，讳避之。

丙辰纳音土　心、鸠尾下、腰。五不生日之一。

己巳纳音木　左颊、腹、口、舌。五不生日之一也。春不可合服药，凶也。《百忌历》云：乙岁己巳日，不可合服药。

辛巳纳音金　右肘下三寸、肺、口、舌。三年死日，天医死日、巫医【列子师也】死日。五月辛巳日，不可针灸、服药，大凶也。治眼吉日之一。《百忌历》云：丁岁辛巳日，不可合服药，凶也。

癸巳纳音水　右足心、足、口、舌。四绝日之一也。《百忌历》云：己岁癸巳日，不可合服药。

乙巳纳音火　右踌下三寸、眉、口、舌、颈。医家吉日之一，治眼吉日之一。《百忌历》云：辛岁乙巳日，不可合服药。

丁巳纳音土　胃管、胸、口、舌。

庚午纳音土　左肩、肾、心。医家吉日之一。

壬午纳音木　右肘下五寸，又云三寸、手心。医家吉日之一。

甲午纳音金　左乳、头、心。医家吉日之一。

丙午纳音水　左足中心。医家吉日之一。

戊午纳音火　胃管、左胁、心。五不生日之一。春不可合服药，凶。

辛未纳音土　左肩下三寸、足、脚。一说扁鹊死日，又云师旷死日。

癸未纳音木　右手、合谷【合谷】、足。扁鹊死日，一说云辛未。五不生日之一。

乙未纳音金　左肘、眉、颈、足。

丁未纳音水　右股、阴中一云左、胸、足。

己未纳音火　胃管、右股、足。夏冬不可合服药，凶。

壬申纳音金　左肘下三寸、手、眉。五离日之一也。

五离日者，甲申、乙酉人民离，戊申、己酉天地离，壬申、癸酉鬼神离，丙申、丁酉江河离，庚申、辛酉禽兽离，谓之五离日，凶也。

甲申纳音水　右乳、颈、眉。五离日之一也。

丙申纳音火　左季肋、心、眉、肘。五离日之一。

戊申纳音土　胁、眉、阴中。五离日，五不生日之随一也。夏秋不合服药，凶也。

庚申纳音木　右气冲、眉、肾。五离日之一也。

癸酉纳音金　左手、合谷、背、足。五离日之一也。

乙酉纳音火　右肘里、眉、背、颈。五离日、五不生日之随一也。夏不可合服药，凶也。

丁酉纳音火　左髀上、胸、背。五离日之一。

己酉纳音土　右股、阴中、背、腹。五离日之一。

辛酉纳音木　左气冲、背、肺。五离日之一。冬不可合服药。

甲戌纳音火　头上、右太阳、颈。医家吉日之一。

丙戌纳音土　右季肋、颈、心、肘。医家吉日之一。

戊戌纳音木　左髀、胁、颈。

庚戌纳音金　右脚中、肺、肾、颈。五不生日之一。

壬戌纳音水　左股、阴中、太阴、手颈。医家吉日之一。

乙亥纳音火　头上、右太阳、眉、颈。医家吉日之一。《百忌历》云：丙岁乙亥日，不可合服药，凶也。

丁亥纳音土　右髀上、头、胸。五不生日之一。神农死日。夏不可合服药，凶。《百忌历》云：戊岁丁亥日，不可合服药。

己亥纳音木　左膝、颈、腹。医家吉日之一。冬不可合服药。《百忌历》云：庚岁己亥日，不可合服药。

辛亥纳音金　右踝、头、服①、肺、右踌肠。《百忌历》云：壬岁辛亥日，不可合服药。

癸亥纳音水　右股、阴中、太阴、足、头。四绝日之一也四绝日如前举。《百忌历》云：甲岁癸亥日，不可合服药，凶也。

上甲子六十日，神所在如斯。忌之。

三十日日神【日神】

一日　足大指，厥阴分，刺之发跗踵。

二日　外踝，少阳分，刺之筋胫缓。

三日　股、腹、肩、踝，少阴分，刺之少腹痛。

四日　腰太阳分、肠，灸之腰偻无力。

五日　口齿、肩、股、背，足厥阴分，灸之舌强。

六日　足小指太冲【太冲者，绝骨也】，又少阳，又手，刺之咽喉不利。

七日　踝上、口中、腰，少阴分，灸刺腰筋急。

八日　手腕中踝，手太阴分，刺灸腕不收。

九日　尻尾足趺，厥阴分，灸刺之②，多结痃。

十日　腰、目、肩、股、脊，太阳分，刺灸之，腰上无力。

十一日　鼻柱，阳明分，灸之刺之，齿肿血出。

十二日　发际，少阳分，刺之令声不出。

---

① 服：原文如此，疑当作“眼”。

② 之：原作“生”，据前后文例改。

十三日　牙齿，少阴分，灸刺之气寒。
十四日　胃管阳明分，刺之气胀。
十五日　遍身，刺灸之，大忌。
十六日　胸脊、肠胃，太阳分，灸刺之，逆息。
十七日　气冲【气冲者，在腰左右前】、太冲、左股，灸刺之，难息。
十八日　股、右胁、股内外，灸刺之，阴器痛。
十九日　足趺、四肢脉，灸之发肿。
二十日　踝内外、巨阙下，灸之筋挛。
廿一日　脚小指、眦、耳后，刺之不仁。
廿二日　足外踝、目下，刺之筋缓。
廿三日　足外踝及肝，刺之皮转筋。
廿四日　腹、腰、脚、胁，左手阳明，灸之咽中不利。
廿五日　手足阳明分，绝骨，刺之胃气胀。
廿六日　肩胸，灸刺之，令人喘咳。
廿七日　膝、内踝、胁、膈中、阴，灸之足浮厥逆【四肢冷】。
廿八日　脚内踝、阴中，刺之少腹急痛。
廿九日　膝胫、气冲，刺之筋痿少力。
三十日　关元、足上，又趺阴、乳，灸之泻亡，不禁不治。
上日神所在，不可针灸，大凶。

十二神所在又号事次人神

建日申时不灸足；
除日酉时不治阴、乳、尻；
满日戌时不治腹；
平日亥时不治肩背；
定日子时不治心；
执日丑时不治手；
破日寅时不治口齿；
危日卯时不治鼻；
成日辰时不治眉、咽、颈；
收日巳时不治发；
开日午时不治耳；
闭日未时不治目。

十二时人神所在【时神】

丑时不治头；
寅时不治目；
卯时不治耳、面；
辰时不治口；
巳时不治眉；
午时不治胁；
未时不治五脏；
申时不治小肠；
酉时不治背、腰；
戌时不治阴；

亥时不治蹲、遍身；

子时不治足。

月神所在每月大忌日【月神】

正丑[①]、二未、三寅、四申、五卯、六酉、七辰、八戌、九巳、十亥、十一午、十二子。

四时人神所在

春不治左胁。又戌日，一云廿日，不灸。

夏不治脐。又丑日，一云戌日，不灸。

秋不治右胁。又辰日，一云申日，不灸。

冬不治腰。又卯日，一云未日，不灸。

立春、春分、立夏、夏至、立秋、秋分、立冬、冬至各四十五日，通计三六十日也。此初一日忌之。

已上四季八节日，谓之四立、二至、二分，不可治病，大凶也。

九部年神出《百忌历》

三年死日【三年死日，此日灸刺，三年内死】重禁

甲寅　乙卯　丙寅　庚辰　辛巳

长病日四个，《略颂》曰：上六、中八、下四九。

六日　十八日　廿四日　廿九日

又说十二个长病日，每月

一日　五日　六日　七日　八日　十五日

十六日　十八日　廿三日　廿四日　廿七日　廿九日

又《圣惠方》四个，加十七日、廿三日，有六个长病日说矣。

受死日宋人陈七郎说《略颂》曰：初五、十四、二十三云云。

五日　十四日　廿三日

此日针灸即必死云云。今医家不依此说，但十二个长病日，有五日、廿三日，四个长病日有十四日，亦禁此日，有何失？

又说陈七郎说

正狗二龙三月猪，四蛇五鼠各分居。

六马七牛羊占八，十猿九虎不同居。

十一兔兮鸡十二，受死日分不乱呼。

杂忌

正、二、三、四、五、六、七、八、九、十、十一、十二。

戌、亥、子、丑、寅、卯、辰、巳、午、未、申、酉【天狱日】；

子、卯、午、酉、子、卯、午、酉、子、卯、午、酉【天季日】；

戌、酉、申、未、午、巳、辰、卯、寅、丑、子、亥【月激（厌）日】；

戌、戌、戌、丑、丑、丑、辰、辰、辰、未、未、未【月忌日】；

巳、子、辰、申、午、丑、寅、酉、未、亥、卯、戌【月刑日】；

丑、未、寅、申、卯、酉、辰、戌、巳、亥、午、子【血忌日】；

巳、辰、卯、寅、丑、子、亥、戌、酉、申、未、午【六害日】；

辰、卯、寅、丑、子、亥、戌、酉、申、未、午、巳【六绝日】。

上逐月记之，不可针灸，凶也。

---

① 丑：原作“廿日”，据校本改。

凡五离日、四绝日、血忌、年神、月神、日神、时神、长病日、四时节分、上弦、下弦、大风、大雨、反支、建日、旬忌日、三伏日、望日、晦日、月蚀日、五月辛巳日。

上不可针灸，大凶。

六绝日、天季日、五不生日、四激日、月建日、月煞、反支、朔、自刑、破、除日、未日、未时、六戊日。【服药忌日】

上初服药忌日，凶。

五不生日者

乙丑、丁卯、己巳、癸未、庚戌、乙酉、戊申、庚寅、丙辰、戊午、丁亥、庚子。

旬忌日者

乙丑、丁卯、己巳、癸未、乙酉【丁亥】、庚辰【壬辰】、甲午、庚子、戊申、庚戌、甲寅【丙辰】、戊午。

月煞方

正、五、九月，东北；二、六、十月，北西；

三、七、十一月，西南；四、八、十二月，南东。

上向此方，不可服药治病，凶。

反支日者

朔日子丑，则六日反支；

朔日寅卯，则五日反支；

朔日辰巳，则四日反支；

朔日午未，则三日反支；

朔日申酉，则二日反支；

朔日戌亥，则一日反支。

上日不可服药、针灸，大凶。【大忌服药、针灸。】

四激日者

春戌、夏丑、秋辰、冬未。【忌服药】

上四激、破、除、未日时，不可服药，凶。

五离日者

甲申、乙酉人民离；

壬申、癸酉鬼神离；

戊申、己酉天地离；

丙申、丁酉河江离；

庚申、辛酉禽兽离。

上日不可针灸，凶。

自刑日者

如寅年生人，忌寅日；卯年生人，忌卯日。他准之生年支日也。【岁日也，生年也。】

五寅、六戊、辛未日。

上日不可合服药，凶。

己巳、庚戌、丁亥、壬辰

上日不可针灸、服药，凶。

男忌月

酉年忌正月；丑、申年忌三月；

未年忌四月；辰年，忌五月；

卯、戌年忌六月；巳年忌七月；

午年忌八月；子年忌十月；

寅年、亥年忌十二月。

女忌月

卯年忌正月；辰年忌二月；

寅、申年忌三月；巳、丑年忌四月；

酉年忌五月；午年忌七月；

未、戌、亥年忌八月；子年忌九月。

《玉匮针经》曰：

年立寅，神在心；年立卯，神在胸；

年立辰，神在头；年立巳，神在目；

年立午，神在眉；年立未，神在股；

年立申，神在胸；年立酉，神在心；

年立戌，神在肩；年立亥，神在头；

年立子，神在目；年立丑，神在股。

医家吉日【吉日，二十个日也】出《太清经》《药辨诀》《百忌历》《湛余经》等针灸吉日。

甲子、庚午、甲戌、乙亥、丙子、

丁丑、己卯、壬午、丙戌、戊子、

甲午、己亥、辛丑、癸卯、乙巳、

丙午、壬子、癸丑、丁巳、壬戌。

服药吉日【服药吉日，二十三个日】

乙丑、壬申、癸酉、乙亥、丙子、

丁丑、壬午、甲申、丙戌、己丑、

壬辰、癸巳、甲午、丙申、丁酉、

戊戌、己亥、庚子、辛酉、戊申、

己酉、癸丑、辛酉。

合药吉日

戊辰、己巳、庚午、壬申、乙亥、

戊寅、甲申、丙戌、辛卯、乙未、

丁未、辛亥、己未，皆可用破除平日。

问病日

甲子、己巳、辛未、甲戌、丙午、

戊寅、乙酉、丙戌、庚寅、壬辰、

丁酉、甲辰、丙午、辛亥、癸丑、庚申。

《蝦蟆经》避十干法并避十二支法

甲不治头；乙不治眉，一云颈；丙不治心，一云肩；

丁不治胸，一云目；戊不治胁，一云腹；己不治腹，一云肠；

庚不治肾俞，一云腰膝；辛不治肺俞，一云腹膝股；

壬不治手，一云胫；

癸不治足。

子日神在目；丑日在耳；寅口，一云咽；卯鼻；

辰腰；巳舌，一云口；午心；未足；

申眉，一云肩颈；酉背，一云胫；戌颈；亥头，一云腹。

上干支日神所在，不可灸刺。

服药吉时【吉】

甲乙日：鸡鸣、日入、维时【戌亥间谓之维时，又说丑寅间也】、晡时；

丙丁日：晡时、日入、人定、夜半；
戊己日：人定、夜半、暍中、平旦、日出；
庚辛日：晡时、日入、人定、夜半；
壬癸日：鸡鸣、维时。

服药恶日【时死日】【恶】

甲乙日寅时；丙丁日辰时；戊己日午时；
庚辛日申时；壬癸日酉时。

治男吉日

甲、丙、戊、庚、壬。

治女吉日

乙、丁、己、辛、癸。

服药、针灸，宜向生气方，不可向死气方。【生气、死气方。咒重舌法，切用生气方柳枝云云。】
正月生气在子，死气在午；二月生气在丑，死气在未；
三月生气在寅，死气在申；四月生气在卯，死气在酉；
五月生气在辰，死气在戌；六月生气在巳，死气在亥；
七月生气在午，死气在子；八月生气在未，死气在丑；
九月生气在申，死气在寅；十月生气在酉，死气在卯；
十一月生气在戌，死气在辰；十二月生气在亥，死气在巳。

疗病吉日傍通

正、二、三、四、五、六、七、八、九、十、十一、十二；
卯、寅、丑、子、亥、戌、酉、申、未、午、巳、辰。

一生不用日大忌针灸

木姓人未日；火姓人戌日；土姓人辰日；
金姓人丑日；水姓人辰日。
上知五姓，可见六十甲子下纳音，以朱而付之毕。

日出、日中时一云日入时

上件时不可服药疗，大凶。

《圣济方》云：凡灸皆取正午【正中】时佳。若旦起空腹，灸即伤人气，又令人血虚。若日晚食后，灸即病气难去。若治卒病风气【中风也】，即不在此例。

《黄帝内经灵枢》《甲乙》《铜人》等经云：若遇暴卒之疾，仍须急速救疗，洞达名工，亦不拘于此法。即如禁穴，诸医未愈，《明堂》中亦许灸一壮至三壮。

灸例法

《小品方》云：陈延之【人名】曰：夫病以汤药救其内，以针灸管其外。夫针术须师乃行，其灸则解经者随手行，但依图详文则可灸。野间【田舍】无图，不解文者，逐病所在便灸之，皆良法也。但避其面目、四肢显露处，以创瘢为害耳。【此理尤良】

《资生经》云：逐痛处灸之，谓之阿是穴。阿是，人名欤。

病者见寄时颂曰：长龙鬼神三反。

一人见寄时颂曰：天门天地三反。【见病人时颂文】

治眼禁日

甲子、丙寅、乙巳、丁丑、庚寅、辛巳；
正月戌、二月巳、三月午、四月午[①]、四月未、五月寅、六月卯、七月辰、八月亥、九月子、十月

① 四月午：原文如此，与下文“四月”重出，疑为衍文。

丑、十一月申、十二月酉。

痈肿针灸不避年神事

《博济安众方》云：夫患一切痈肿，针灸并不得避忌年神等，只如人神在某处【人神所在也】，不得针灸。此亦妄言也。况身与神同体，身既有病，神亦何安？【不避人神事】

病者手足洗日沐浴亦用之【病后洗手、沐浴】

子、午、辰、戌、卯日，大吉命长【吉】。

丑、寅、巳、申日，大恶也【恶】。酉日反发，甚凶，又重复，又九坎日禁之。

初生小儿沐浴吉日《千金方》等

寅、卯、酉，大吉日；

壬午、丁未、癸巳，大凶日。

小儿出生以后，三日、五日或七日，洗浴于儿也。《幼幼新书》

小儿初剃发良日

寅、丑，吉日也《外台方》；

丁、未日，大凶同方。

《集验方》京畿【人名[①]】初剃小儿发，不择日；生后百日满，剃之。

小儿初哺良日

《外台》、崔氏以平定成日大吉，其哺不得令咸。

又寅、丑、辰、巳、酉日良。

又男戊己日不得哺，女丙丁日不哺。

婴儿哺初

壬寅、壬辰、己酉日，吉。

《明堂》序云：令取男左女右，手中指第一节内，度两横纹相去为一寸【灸点寸法】。自依此寸法与人着灸疗病已来，其病多得获愈。此法有准，今以为定。余法异说皆略之。凡点灸时，须得身体平直，四肢无令拳缩，坐点无令俯仰，立点无令倾侧。

灸时孔穴不正，无益于事，徒烧好肉，虚忍痛楚之苦。有病先灸于上，后灸于下，先灸于少，后灸于多，皆宜审之。

凡下火点灸，欲令艾炷根下赤烨广三分【灸炷分寸】。若不三分，孔穴不中，不合得经络。缘荣卫经脉气血通流，各有所主，灸穴不中，即火气不能远达至病，未[②]能愈疾矣。

古来用火灸病，忌八般木火，切宜避之。八木者，松、柏、竹、榆、桑、枣、枳、橘。松木火难瘥增病，柏木火伤神多汗，竹木火伤筋目暗，榆木火伤骨失志，桑木火伤肉肉枯，枣木火内伤吐血，枳木火伤气脉，橘木火伤荣卫经络。

凡点灸时，若遇阴雾大起，风雪忽降，猛雨炎暑，雷电虹蜺，暂时且停，待晴明即再下火灸。灸时不得伤饱【饱食】、大饥、饮酒、食生硬物，兼忌思虑、愁忧、恚怒、呼骂、吁嗟、叹息。一切不祥忌之，大吉。

针灸避忌太一日游《铜人经》大忌。【太一神九宫日游，日本此说未辨知，尤可深秘。】

《经》曰：太一日游，以冬至之日，始居于叶蛰之宫。从其宫数所在，日徙一处，至九日复反于一。常如是无已，周而复始，此乃太一日游之法也，其旨甚明，别无所隐。奈[③]行针之士，无有知者。纵有知者，秘而不传，致使圣人之法罕行于世，良可叹哉。仆【王惟一】虽非医流，平昔尝留心于医书之间，备知其详，知而不述，岂仁乎？辄以短见，遂将逐节太一所直之日，编次成图。其图始自八节得王之日，

① 人名：原文如此，误。按，京畿非人名，指国都及其附近地区。

② 未：原脱，据校本补。

③ 奈：原作“祭”，据《新刊补注铜人腧穴针灸图经》卷三改。

从其宫至所在之处，首一终九，日徙一宫，至九日复反于一，周而复始。如是次而行之，计每宫各得五日，九之则一节之日悉备。今一一条次，备细开具于逐宫之内，使观者临图即见逐节太一所直之日在何宫内，乃知人身体所忌之处，庶得行针之士知避之，俾人无忤犯太一之凶，此仆之本意也。仆诚非沽名者，以年齿衰朽，恐身殁之后，圣人之法湮没于世，因编此图，发明厥旨，命工镌石，传其不朽，贵得真法，与时偕行焉。览者勿以自炫见诮。

九宫

上天宫膺、喉、首头；阴洛宫左手；

玄委宫右手；仓门宫左胁；

仓果宫右胁；天留宫左足；

新洛宫右足；招摇宫六腑、五脏、膈下；

叶蛰宫腰尾、下窍。

八节四立、二至、二分，谓之八节。

冬至、立春、春分、立夏、夏至、立秋、秋分、立冬。

自冬至至立春四十五日【从此始，每年人人自冬至第一日之始也。】

一日，神在腰尾、下窍；二日，神在右手；

三日，神在左胁；四日，神在左手；

五日，神在脏腑、膈下；六日，神在右足；

七日，神在右胁；八日，神在左足；

九日，神在膺、喉、首头；十日，神在腰尾、下窍；

十一日，神在右手；十二日，神在左胁；

十三日，神在左手；十四日，神在脏腑、膈下；

十五日，神在右足；十六日，神在右胁；

十七日，神在左足；十八日，神在膺、喉、首头；

十九日，神在腰尾、下窍；二十日，神在右手；

廿一日，神在左胁；廿二日，神在左手；

廿三日，神在脏腑、膈下；廿四日，神在右足；

廿五日，神在右胁；廿六日，神在左足；

廿七日，神在膺、喉、首头；廿八日，神在腰尾、下窍；

廿九日，神在右手；三十日，神在左胁；

卅一日，神在左手；卅二日，神在脏腑、膈下；

卅三日，神在右足；卅四日，神在右胁；

卅五日，神在左足；卅六日，神在膺、喉、首头；

卅七日，神在腰尾、下窍；卅八日，神在右手；

卅九日，神在左胁；四十日；神在左手；

四十一日，神在脏腑、膈下；四十二日，神在右足；

四十三日，神在右胁；四十四日，神在左足；

四十五日，神在膺、喉、首头。

自立春至春分四十五日

一日，神在左足；二日，神在膺、喉、首头；

三日，神在腰尾、下窍；四日，神在右手；

五日，神在左胁；六日，神在左手；

七日，神在脏腑、膈下；八日，神在右足；

九日，神在右胁；十日，神在左足；

十一日，神在膺、喉、首头；十二日，神在腰尾、下窍；
十三日，神在右手；十四日，神在左胁；
十五日，神在左手；十六日，神在脏腑、膈下；
十七日，神在右足；十八日，神在右胁；
十九日，神在左足；二十日，神在膺、喉、首头；
廿一日，神在腰尾、下窍；廿二日，神在右手；
廿三日，神在左胁；廿四日，神在左手；
廿五日，神在脏腑、膈下；廿六日，神在右足；
廿七日，神在右胁；廿八日，神在左足；
廿九日，神在膺、喉、首头；三十日，神在腰尾、下窍；
卅一日，神在右手；卅二日，神在左胁；
卅三日，神在左手；卅四日，神在脏腑、膈下；
卅五日，神在右足；卅六日，神在右胁；
卅七日，神在左足；卅八日，神在膺、喉、首头；
卅九日，神在腰尾、下窍；四十日，神在右手；
四十一日，神在左胁；四十二日，神在左手；
四十三日，神在脏腑、膈下；四十四日，神在右足；
四十五日，神在右胁。

自春分至立夏四十五日

一日，神在左胁；二日，神在左手；
三日，神在脏腑、膈下；四日，神在右足；
五日，神在右胁；六日，神在左足；
七日，神在膺、喉、首头；八日，神在腰尾、下窍；
九日，神在右手；十日，神在左胁；
十一日，神在左手；十二日，神在脏腑、膈下；
十三日，神在右足；十四日，神在右胁；
十五日，神在左足；十六日，神在膺、喉、首头；
十七日，神在腰尾、下窍；十八日，神在右手；
十九日，神在左胁；二十日，神在左手；
廿一日，神在脏腑、膈下；廿二日，神在右足；
廿三日，神在右胁；廿四日，神在左足；
廿五日，神在膺、喉、首头；廿六日，神在腰尾、膈下①；
廿七日，神在右足；廿八日，神在左胁；
廿九日，神在左手；三十日，神在脏腑、膈下；
卅一日，神在右足；卅二日，神在右胁；
卅三日，神在左足；卅四日，神在膺、喉、首头；
卅五日，神在腰尾、下窍；卅六日，神在右手；
卅七日，神在左胁；卅八日，神在左手；
卅九日，神在脏腑、膈下②；四十日，神在右足；
四十一日，神在右胁；四十二日，神在左足；

---

① 膈下：原作“下膈”，据前后文例乙转。下凡遇此误径改，不再出注。
② 膈下：原作“下窍”，据前后文例改。

四十三日，神在膺、喉、首头；四十四日，神在腰尾、下窍；
四十五日，神在右手。

自立夏至夏至四十五日

一日，神在左手；二日，神在脏腑、膈下；
三日，神在右足；四日，神在右胁；
五日，神在左足；六日，神在膺、喉、首头；
七日，神在腰尾、下窍；八日，神在右手；
九日，神在左胁；十日，神在左手；
十一日，神在脏腑、膈下；十二日，神在右足；
十三日，神在右胁；十四日，神在左足；
十五日，神在膺、喉、首头；十六日，神在腰尾、下窍；
十七日，神在右手；十八日，神在左胁；
十九日，神在左手；二十日，神在脏腑、膈下；
廿一日，神在右足；廿二日，神在右胁；
廿三日，神在左足；廿四日，神在膺、喉、首头；
廿五日，神在腰尾、下窍；廿六日，神在右手；
廿七日，神在左胁；廿八日，神在左手；
廿九日，神在脏腑、膈下；三十日，神在右足；
卅一日，神在右胁；卅二日，神在左足；
卅三日，神在膺、喉、首头；卅四日，神在腰尾、下窍；
卅五日，神在右手；卅六日，神在左胁；
卅七日，神在左手；卅八日，神在脏腑、膈下；
卅九日，神在右足；四十日，神在右胁；
四十一日，神在左足；四十二日，神在膺、喉、首头；
四十三日，神在腰尾、下窍；四十四日，神在右手；
四十五日，神在左胁。

自夏至至立秋四十五日

一日，神在膺、喉、首头；二日，神在腰尾、下窍；
三日，神在右手；四日，神在左胁；
五日，神在左手；六日，神在脏腑、膈下；
七日，神在右手；八日，神在右胁；
九日，神在左手；十日，神在膺、喉、首头；
十一日，神在腰尾、下窍；十二日，神在右手；
十三日，神在左胁；十四日，神在左手；
十五日，神在脏腑、膈下；十六日，神在右手；
十七日，神在右胁；十八日，神在左手；
十九日，神在膺、喉、首头；二十日，神在腰尾、下窍；
廿一日，神在右手；廿二日，神在左胁；
廿三日，神在左手；廿四日，神在脏腑、膈下；
廿五日，神在右足；廿六日，神在右胁；
廿七日，神在左足、下窍；廿八日，神在膺、喉、首头；
廿九日，神在腰尾、下窍；三十日，神在右手；
卅一日，神在左胁；卅二日，神在左手；

卅三日，神在脏腑、膈下；卅四日，神在右足；
卅五日，神在右胁；卅六日，神在左足；
卅七日，神在膺、喉、首头；卅八日，神在腰尾、下窍；
卅九日，神在右手；四十日，神在左胁；
四十一日，神在左手；四十二日，神在脏腑、膈下；
四十三日，神在右足；四十四日，神在右胁；
四十五日，神在左足。

自立秋至秋分四十五日

一日，神在右手；二日，神在左胁；
三日，神在左手；四日，神在脏腑、膈下；
五日，神在右足；六日，神在右胁；
七日，神在左足；八日，神在膺、喉、首头；
九日，神在腰尾、下窍；十日，神在右手；
十一日，神在左胁；十二日，神在左手；
十三日，神在脏腑、膈下；十四日，神在右足；
十五日，神在右胁；十六日，神在左足；
十七日，神在膺、喉、首头；十八日，神在腰尾、下窍；
十九日，神在右手；二十日，神在左胁；
廿一日，神在左手；廿二日，神在脏腑、膈下；
廿三日，神在右足；廿四日，神在右胁；
廿五日，神在左足；廿六日，神在膺、喉、首头；
廿七日，神在腰尾、下窍；廿八日，神在右手；
廿九日，神在左胁；三十日，神在左手；
卅一日，神在脏腑、膈下；卅二日，神在右足；
卅三日，神在右胁；卅四日，神在左足；
卅五日，神在膺、喉、首头；卅六日，神在左胁；
卅七日，神在右手；卅八日，神在左胁；
卅九日，神在左手；四十日，神在脏腑、膈下；
四十一日，神在右足；四十二日，神在右胁；
四十三日，神在左足；四十四日，神在膺、喉、首头；
四十五日，神在腰尾、下窍。

自秋分至立冬四十五日

一日，神在右胁；二日，神在左足；
三日，神在膺、喉、首头；四日，神在腰尾、下窍；
五日，神在右手；六日，神在左胁；
七日，神在左手；八日，神在脏腑、膈下；
九日，神在右足；十日，神在右胁；
十一日，神在左足；十二日，神在膺、喉、首头；
十三日，神在腰尾、下窍；十四日，神在右手；
十五日，神在左胁；十六日，神在左手；
十七日，神在脏腑、膈下；十八日，神在右足；
十九日，神在右胁；二十日，神在左足；
廿一日，神在膺、喉、首头；廿二日，神在腰尾、下窍；

廿三日，神在右手；廿四日，神在左胁；
廿五日，神在左手；廿六日，神在脏腑、膈下；
廿七日，神在右足；廿八日，神在右胁；
廿九日，神在左足；三十日，神在膺、喉、首头；
卅一日，神在腰尾、下窍；卅二日，神在右手；
卅三日，神在左胁；卅四日，神在左手；
卅五日，神在脏腑、膈下；卅六日，神在右足；
卅七日，神在右胁；卅八日，神在左足；
卅九日，神在膺、喉、首头；四十日，神在腰尾、下窍；
四十一日，神在右手；四十二日，神在左胁；
四十三日，神在左手；四十四日，神在脏腑、膈下；
四十五日，神在右足。

自立冬至冬至四十五日

一日，神在右足；二日，神在右胁；
三日，神在左足；四日，神在膺、喉、首头；
五日，神在腰尾、下窍；六日，神在右手；
七日，神在左胁；八日，神在左手；
九日，神在脏腑、膈下；十日，神在右足；
十一日，神在右胁；十二日，神在左足；
十三日，神在膺、喉、首头；十四日，神在腰尾、下窍；
十五日，神在右手；十六日，神在左胁；
十七日，神在左手；十八日，神在脏腑、膈下；
十九日，神在右足；二十日，神在右胁；
廿一日，神在左足；廿二日，神在膺、喉、首头；
廿三日，神在腰尾、下窍；廿四日，神在右手；
廿五日，神在左胁；廿六日，神在左手；
廿七日，神在脏腑、膈下；廿八日，神在右足；
廿九日，神在右胁；三十日，神在左足；
卅一日，神在膺、喉、首头；卅二日，神在腰尾、下窍；
卅三日，神在右手；卅四日，神在左胁；
卅五日，神在左手；卅六日，神在脏腑、膈下；
卅七日，神在右足；卅八日，神在右胁；
卅九日，神在左足；四十日，神在膺、喉、首头；
四十一日，神在腰尾、下窍；四十二日，神在右手；
四十三日，神在左胁；四十四日，神在左手；
四十五日，神在脏腑、膈下，又复反于冬至。

《铜人经》云：凡此九宫者，善候八正所在之处，所主左右上下，身体有疾病疮肿欲治，无以其所直之日灸刺之，是谓大忌日。

性全察得彼九宫图旨，而为易知之，如此解达矣。维一即谓重禁大忌，何不避之？而日本从上古至今，未有识得此图忌者。愚三十余年耽玩于诸医书，故深看察此说，哀世未辨知善说，为后昆未达者记拙解而已。

神功圆

少泻之。

大黄三两　杏仁半两　麻子仁三两　枳壳一两，微炒①　南天竺叶②　盐

或说云：每日以午时为良辰，用诸事无惮云云。

对金饮子

治诸疾无不愈者。常服固元阳，益气健脾进食，和胃祛痰，自然荣卫调畅，寒暑不侵。此药疗四时伤寒，极有功效③。

厚朴　苍术　甘草各二两　陈皮八两

煎，空心服之。

大定心汤

治心虚中风，惊悸恍惚多忘，或梦寐惊魇，志少不足。

人参　白茯苓　茯神去木　远志　龙骨　干姜　当归　甘草　白术　芍药　桂　紫花　防风　赤石脂各二两

上㕮咀。每服五钱匕，水二盏，入枣三个打破核，煎至一盏。去滓温服，日三夜二。

陈良甫作《大全良方》第七云曾赵④。

《覆载万安方》卷第五十八

朱墨之纸数四十七丁（花押）

---

① 炒：此下原衍"《覆载万安方》第五十八"9字，据文义删。

② 南天竺叶：原作"南天笠叶"，据文义改。

③ 治诸疾无不愈者……极有功效：此43字原脱，据《太平惠民和剂局方》卷之二补。

④ 曾赵：原文如此，疑有脱文。

《覆载万安方》卷第[①]五十九

暗医性全　集

药名类聚上附制度、味性

【天象】

辰砂　甘，微寒，无毒。丹砂之一名，出辰州，名辰砂。《十便良方》云：须光明映彻、色理鲜净者为佳。不然，令人身体干燥，发热口干。《药性论》曰：君，有大毒。《日华子》曰：凉，微毒。恶磁石，畏咸水。《局方》云：研细，水飞。《十便》云：先研细，□水飞过，灰坑内铺纸渗干，始入药。**辰锦砂**一名也。

云母　甘，平，无毒。出江州。《本草》云：五色并具而多黑者，名云母。《药性论》曰：君，白者有小毒。畏鲍甲，忌羊血。《图经》曰：二月采之，以白泽者为贵。**云珠**色赤、**云华**五色具、**云英**青、**云液**白、**云砂**青黄、**云胆**如铁者，已上云母之一名。

夏石　甘，温，无毒。《药性论》曰：大毒。恶牡丹、玄石、牡蒙，畏紫石，忌羊血。石钟乳之一名也，出道州。

夕冷　甘，寒，大寒，无毒。滑石之一名也。

空青　甘，酸，寒，大寒，无毒。《药性论》曰：君，畏菟丝子。

古镜　辛，无毒。煮取汁服之，文字弥古者佳尔。

冬结石　酸，温，大热，有毒。硫黄之一名也。

寒水石　辛，甘，寒，大寒，无毒。凝水石之一名。《药性论》曰：能压丹石之毒，解巴豆毒。畏地榆。

阳起石　咸，微温，无毒。云母根也。《药性论》曰：平。恶泽泻、菌桂、石葵、雷丸、蛇蜕皮，畏菟丝子，忌羊血。《十便》云：要色白，肌理莹明，如狼牙者佳。**云胆**一名也，黑色者也。

故茅屋上尘　无毒。主老嗽。

古文钱　平。《衍义》曰：古文钱，古铜焦赤，有毒。

冬灰　辛，微温。此即今浣衣黄灰尔。烧诸蒿藜，积聚炼作之，性亦烈，又荻灰尤烈。欲销黑痣疣赘，取此三种灰和水蒸，以点之即去。不可广用，烂人皮肉。《衍义》曰：诸灰一烘而成，惟冬灰则经三四月方彻炉。灰既晓夕烧灼，其力得不全燥烈乎？而又体益重。今一热而成者体轻，盖火力劣，故不及冬灰耳。

秋露水　甘，平，无毒。在百草头者，愈百疾，止消渴。

【植物草部】

日精　苦，甘，平，无毒。菊花之一名也。キク花，异名也。**阴成**一名也。

天门冬　苦，甘，平，大寒，无毒。垣衣、地黄为之使，畏曾青。二月、三月、七月、八月采根，曝干。《日华子》曰：贝母为使。杨损之云：服天门冬，误[②]食鲤中毒，浮萍解之。《药性论》曰：君也。スマロ草ノ根也。

天名精　甘，寒，无毒。《药性论》曰：使也，五月采之。**天门精**、**天蔓菁**并一名也。

云实　辛，苦，温，无毒。十月采，曝干。**云英**、**天豆**并一名也。

天荠　苦，平，无毒。飞廉之一名也。正月采根，七月、八月采花，阴干。恶麻黄。又名漏芦。

---

① 《覆载万安方》卷第：此7字原无，据文例补。

② 误：原作“设”，据《证类本草》卷第六改。

天瓜 苦，寒，无毒。栝楼之一名也。入土深者良，生卤地者有毒。二月、八月采根，曝干。枸杞为之使，恶干姜，畏牛膝、干漆，反乌头。孙思邈作粉法：深掘大根，厚削皮至白处，寸切之，水浸，一日一易水，经五日取出，烂研，以绢袋盛之，澄滤，令极细如粉。栝楼实九月、十月取穰，以干葛粉拌，焙干。

商草 辛，苦，平，微寒，无毒。贝[①]母之一名也。

宿芩 辛，平，大寒，无毒。黄芩之一名也。

天豆 苦，平，无毒。石龙芮之一[②]名也。

春草 苦，咸，平，大寒，无毒。《药性论》曰：臣。恶黄耆、大黄、大戟、干姜、干漆、山茱萸、大枣。白薇之一名也。

天麻 辛，平，无毒。根皮名龙皮，其肉名天麻，五月采根，曝干。《十便》云：先以湿纸裹炮，取出切片，以酒浸一宿，焙干使。

昔邪 酸，无毒。古墙北阴青苔衣也，其生石上者，名昔邪。三月三日采，阴干。垣衣之一名也。**天韭**一名也。

故鱼网 主骨鲠。乌骨立喉，谓之骨鲠。

天雄 辛，甘，温，大温，有大毒。《十便》云：先炮裂，去皮脐，焙干使。《药性论》曰：君。忌豆汁。大热，有大毒，干姜制用之。八月中旬采用之，似附子细而长，此为乌头。乌头、天雄、附子三种，本并出建平，故谓之三建。

天仙子 苦，甘，寒，有毒。莨菪子之一名也。

夜合 苦，涩，微温，无毒。何首乌之一名也。

商陆 辛，酸，平，有毒。八月、九月采根，曝干，又五月五日采。《药性论》曰：味甘，有毒。使，忌犬肉。【山牛蒡也】。**夜呼**一名也。

天南星 苦，辛，有毒。二月、八月采之。大者，四边皆有子，采时尽削去之。《日华子》曰：平。《十便》曰：要里白而无斑点者佳。先以唐灰中炮□，焙干使。

天臼 辛，温，有毒。鬼臼之一名也。

云南根 苦，寒，无毒。马兜铃之根也，是土青木香也，日本之青木香是也。藤谓之天仙藤，见《事林广记》。

故麻鞋底 水煮汁服之，解紫石英毒。又主霍乱吐利。

夏枯草 苦，辛，寒，无毒。四月采之，土瓜为之使。**夕句**一名也。

昨叶荷草 酸，平，无毒。瓦松之一名也。【百年草欤】

天精 苦，寒。枸杞之一名也。

天竹黄 甘，平，无毒。禹锡云：此是南海边竹内尘沙结成者也。《衍义》云：自是竹内所生，如黄土着竹成也。

天竺桂 辛，温，无毒。似桂皮薄。

故甑蔽 无毒。《书》云：故甑蔽，止咸，未试。

故木砧 无毒。脚下及鞋履底之土也。

春草 辛，苦，温，有毒。莽草之一名也。

雷丸 苦，咸，寒，微寒，有小毒。荔实、厚朴为之使，恶葛根。《药性论》曰：雷丸，君。恶蓄根。芫花为使。味苦，赤者杀人。雷公云：凡使，用甘草水浸[③]一宿了，铜刀刮上黑皮，破作四五片。又用甘草汤浸一宿后[④]蒸，从巳至未，出，日干。却以酒拌，如前从巳至未蒸，日干[⑤]用。禹锡云：按范子[⑥]云：雷矢出汉中，色白者善。吴氏云：雷丸，神农：苦。黄帝、岐伯、桐君：甘，有毒。扁鹊：甘，无毒。李氏：大寒。《别录》云：久服阴痿，事反。**雷矢**、**雷实**并一名也。

霹雳木 甘，温，无毒。柽，温，无毒。赤柽木之一名也。

雨师 禹锡云：按《尔雅疏》云：柽，一名河柳。郭云：今河傍赤茎小杨。

天灵盖 咸，平，无毒。

天鼠屎 辛，寒，无毒。伏翼屎也。《十便》云：先微炒过，使。**夜明砂**一名也。**阳乌鹳** **阳乌**、**阳鸦**并一名也。

---

① 贝：原脱，据校本补。
② 一：原脱，据校本补。
③ 水浸：原漫漶，据《证类本草》卷第十四补出。
④ 后：原漫漶，据《证类本草》卷第十四补出。
⑤ 蒸，日干：原漫漶，据《证类本草》卷第十四补出。
⑥ 范子：原作“花子”，据《证类本草》卷第十四改。

时鱼 平，鲫大者也。

露蜂房 苦，咸，平，有毒。七月七日采，阴干。恶干姜、母参、黄芩、芍药、牡蛎。又云：十一月、十二月采者佳。

天蝼 咸，寒，无毒。蝼蛄之一名也。

夜光 辛，微温，无毒。萤火之一名也。七月七日采，阴干。

故锦灰

阴蘽 酸，咸，平，无毒。覆盆苗茎之一名也。イチコノ莖也。

冬葵子 甘，寒，无毒。

雹葖 辛，甘，温，无毒。莱菔之一名也。大根，一名也。**温菘**一名也。

冻葱 辛，温，无毒。葱实之一名也。**漠葱**一名也。

天葵 落葵之一名也。

【地仪】

土砂 甘，微寒，无毒。丹砂之一名也。

磷石 甘，平，无毒。云母之一名也。**地涿**一名也，杂色强肥者，名地涿。

石胆 酸，寒，无毒。矾石之一名也。本来绿色者，曰石胆。

石胆 酸，辛，寒，有毒。矾石之类也。《本草》再出，仍重载之。

石脑 甘，平，无毒。太一禹余粮之一名也。

石中黄子 甘，无毒。余粮壳中未成余粮黄浊水之名也。

石黄 精明者为雄黄，外黑者为熏黄，又雄黄之一名也。

石钟乳 甘，温，无毒。采无时。蛇床①为之使，恶牡丹、玄石、牡蒙，畏紫石英、蘘草。

石栏杆 辛，平，无毒。大海底，高尺余，如树有眼，茎上有孔，如物点之。渔人以网罾②得之，初从水出，微红，后渐青。

石髓 甘，温，无毒。

石硫黄 酸，温，大热，有毒。《药性论》曰：君，有大毒，八月、九月采之。**昆仑黄**色如鹅子。**石亭脂**赤色者也。**石留黄**、**土硫黄**并一名也。

水银 辛，寒，有毒。畏磁石。《药性论》曰：君，有大毒。出于丹砂，是朱砂中液也。

石膏 辛，甘，微寒，大寒，无毒。鸡子为之使。恶莽草、马目毒公。

硫黄屑 辛，平，有毒。金屑之一名也。**土中屑**、**砂子屑**、**土碌**、**砂子金**、**水中屑**并一名也。

水银粉

磁石 辛，酸，无毒。一斤磁石，四面只吸铁一斤者，此名延年砂；四面只吸得铁八两者，号曰续采石③；四面只吸得五两已来，号曰磁石。【有上中下品】

石生 咸，微温，无毒。阳起石之一名也。

石蟹 咸，寒，无毒。蟹化成石也。

土石 辛，苦，寒，无毒。长石之一名也。

石脑 甘，温，无毒。钟乳之类，形如曾青。**石饴**一名也。

石花 甘，温，无毒。

石盐 咸，甘，平，无毒。

石床 甘，温，无毒。

社坛四角土

土蜂窠上细土 土蜂者，在地土中作窠者是也。

石灰 辛，温。**石锻**一名也。

---

① 蛇床：原漫漶，据校本补出。
② 网罾：原漫漶，据校本补出。
③ 续采石：原作“续末石”，据《证类本草》卷第四改。

泽乳 辛，甘，大热。矾石之一名也。
石燕
井底沙 至冷。
井华水 甘，温，无毒。平旦第一汲者也。
地浆 寒。陶隐居云：掘地作坎，以水沃其中，搅令浊，俄顷取之，以解中诸毒。
泉水 甘，平，无毒。
石珠 辛，平，无毒。青琅玕之一名也。
石髓铅 辛，平，无毒。自然铜之一名也。
礞石
井泉石 大寒，无毒。
石脑 握雪[①]矾石之一名也。
梁上尘 云乌龙尾。
土阴孽 似钟乳。
石蚕 状如蚕，其实石也。
石脑油
水花 **水沫**一名也。
屋漏水
已上玉石部。
土精 甘，微寒，温，无毒。
地门冬 苦，甘，平，大寒，无毒。天门冬之一名也。**淫羊食**[②]一名也。
地髓 甘，苦，寒，无毒。生干地黄之一名也。
山蓟 苦，甘，温，无毒。术之一名也。**山姜**、**山连**、**山精**并一名也。
地薰 苦，平，微寒，无毒。柴胡之一名也，君也。**山菜**一名也。
屋菼 甘，微寒，无毒。薏苡仁之一名也。
泽泻 甘，咸，寒，无毒。君也。**水泻**一名也。
山芋 甘，温，平，无毒。薯蓣之一名也，齐越名之山芋。**土藷**一名也，郑越名之土藷。
地节 甘，平，无毒。女萎之一名也。
房慈 辛，甘，苦，寒，无毒。防葵之一名也。
石斛[③] 甘，平，无毒。**林兰**、**杜兰**、**石遂**并一名也。
陵游 苦，寒，大寒，无毒。龙胆之一名也。
地杨梅 辛，平，无毒。四月、五月有子，似杨梅，苗如蓑草。
京芎 辛，温，无毒。芎藭之一名也，臣也。
石防风 甘，辛，温，无毒。防风之一名也。二月、十月采之，曝干。
野兰 苦，寒，大寒，无毒。漏芦之一名也。
石鲮 苦，温，微温，无毒。络石之一名也。**石磋**一名也。
蔷薇 酸，温，微寒，无毒。营实之一名也。**墙麻**、**山棘**并一名也。
地菘 甘，寒，无毒。天名精之一名也。
地血 苦，寒，无毒。茜根之一名也。
山姜 甘，温，无毒。旋花之一名也。**地葵**、**地麦**并一名也。
杜若 辛，微温，无毒。**杜蘅**、**杜莲**并一名也。

---

① 握雪：原作“掘雪”，据《证类本草》卷第四改。
② 淫羊食：原作“溪羊食”，据《证类本草》卷第六改。
③ 石斛：原作“石解”，据校本改。

沙参 苦，微寒，无毒。恶防己及藜芦。

石龙蒭 苦，微寒，微温，无毒。

禁宫花 苦，甘。王不留行之一名也。

地不容 苦，大寒，无毒。

水香 辛，平，无毒。兰草之一名也。

石蕈 甘，平，无毒。

海根 苦，小温，无毒。

地葵 实，苦，甘，温；叶，辛，微寒，有小毒。苍耳之一名也。**道人头**一名也。

地楼 苦，寒，无毒。栝楼之一名也。**泽姑**一名也。

水槐 苦，寒，无毒。苦参之一名也。**地槐**、**岑茎**、**陵郎**并一名也。

石竹 苦，辛，寒，无毒。瞿麦之一名也。**杜母草**一名也。

山丹 甘，平，无毒。百合之一名也。红花者，名山丹。

野蓼 苦，寒，无毒。知母之一名也。**地参**、**水参**、**水浚**、**水须**并一名也。

泽芬 辛，温，无毒。白芷之一名也。

石龙芮 苦，平，无毒。**地椹**、**石能**、**水茎**并一名也。

地菅① 甘，寒，无毒。茅根之一名也。**地筋**一名也。

泽败 苦，咸，平，微寒②，无毒。败酱之一名也。

地新 辛，苦，温，微温，微寒，无毒。藁本之一名也。

石韦 苦，甘，平，无毒。二月采之，阴干，不闻小人③声者良。**石韀**、**石皮**并一名也。

杜蘅 辛，温，无毒。**土卤**一名也。

土瓜草 甘，平，温，无毒。菝葜之一名也。

石香葇 辛，香，温，无毒。**石苏**一名也。

冰台 苦，微温，无毒。艾叶之一名也。

水萍 辛，酸，寒，无毒。大者曰蘋。**水花**、**水白**、**水苏**并一名也。

土瓜 苦，寒，无毒。王瓜之一名也。

地榆 苦，甘，酸，微寒，无毒。

海藻 苦，咸，寒，无毒。**神马草**④一名也。

泽兰 苦，甘，微温，无毒。**水香**一名也。

水斗 辛，甘，温，无毒。款冬花之一名也。

京三棱 苦，平，无毒。《十便》云：先以醋煮，剉，焙，或热灰火中炮熟使。

波固脂 辛，大温，无毒。破故纸之一名也。《十便》云：或以酒浸一宿，焙干，或只以盐同炒香，去盐使。

波杀 甘。蓬莪茂之味甘，号波杀。

地钱草 苦，寒，无毒。

水经 咸，微寒，无毒。荭草之一名也，如马蓼生水傍。

海带 北海藻，更粗，柔韧而长。

垣衣 酸，无毒。**屋游**、**垣嬴**并一名也。

石发 甘，大温，无毒。陟厘之一名也。

海孙 苦，平，无毒。王孙之一名也。

土马騣 垣衣大苔之类也，在屋则谓之屋游、瓦苔，在垣墙则谓之垣衣、土騣，在地则谓之地衣，在井则谓之井苔，在水中石上

---

① 地菅：原作“地管”，据校本改。
② 寒：原无，据校本补。
③ 小人：原作“水人”，据校本改。
④ 神马草：此下原衍“海藻”2字，据文义删。

则谓之陟厘。

地笋 温，无毒。泽兰根也。

地文 辛，平，生微寒，熟温，有毒。半夏之一名也。【半夏也】。**水玉**一名也。

房图 辛，苦，微温，有小毒。桔梗之一名也。

山葱 辛，苦，寒，微有毒。藜芦之一名也。

陵藁 苦，甘，寒，大寒，有毒。甘遂之一名也。

昆仑 苦，甘，平，微寒，无毒。白敛之一名也。

昆仑草 苦，微寒，无毒。青葙子之一名也。

泽漆 苦，辛，微寒，无毒。大戟苗也。

野葛 辛，温，有毒。钩吻之一名也。

井口边草

野苗 苦涩，微温，无毒。何首乌之一名也。**地精**、**山奴**、**山哥**、**山伯**、**山翁**、**山精**并一名也。

野丈人[①] 苦，温，无毒，有毒。白头翁之一名也。

土青木香 苦，寒，无毒。云南根之一名也。

陵翘 苦，微寒，无毒。鼠尾草之一名也。

石菴蕳 苦，温，无毒。骨碎补之一名也。

山豆根 甘，寒，无毒。

陆英 苦，寒，无毒。似芹及接骨木，故芹名水英，此名陆英，接骨木名木英。此三英花叶并相似，此即蒴藋也。

海金沙 木叶上尘。

山慈菇 根有小毒。一说云如《简易方》者酸浆之类也。

地锦草 辛，无毒。

地菘 咸。

石苔 甘，寒，无毒。石衣也。**石发**一名也。

石长生 咸，苦，微寒，有毒。

屋游 甘，寒。屋上青苔也。

水蓼 辛。

地椒 辛，温，有小毒。叶似蓼，茎赤。

地骨 苦，寒。枸杞之一名也。**地辅**、**地仙苗**并一名也。

江珠 甘，平，无毒。茯苓之一名也。

地节 辛，温，无毒，有毒。

房木 辛，温，无毒。辛夷之一名也。

杜仲 辛，甘，平，温，无毒。二月、五月、六月采[②]皮，恶蛇蜕皮[③]、玄参。《药性论》曰：味苦。《十便》云：先去粗皮令尽，以生姜汁涂之，炙香，令无丝使。或先去皮，剉碎，以姜汁拌炒，令丝绝使。

林兰 苦，寒，无毒。《述异记》云：木兰舟在浔阳江中，木兰之一名也。**杜兰**一名也。

山槟榔 槟榔之味甘者也。

杜牛膝 牛膝也。杜，所名也。《本草》并《大全良方》：一名苦杖。

石檀 苦，微寒，大寒，无毒。秦皮之一名也。**岑皮**一名也。

山茱萸 酸，平，微温，无毒。诸方书去核取肉云云。《十便》云：沈存中有和核使之说，甚善。见《笔谈》。

陵苕 酸，微寒，无毒。紫葳之一名也。

地乌桃 甘，苦，平，无毒。猪苓之一名也。

---

① 野丈人：原作“野大人”，据《证类本草》卷第十一改。

② 采：原脱，据《证类本草》卷第十二补。

③ 蛇蜕皮：原作“蛇脱皮”，据《证类本草》卷第十二改。

海桐皮 苦，平，无毒。

杜芫 辛，苦，温，微温，有小毒。

石南 辛，苦，平，有毒。今市人多以瓦韦为石韦，以石韦为石南①。

山石榴 苦，大寒，无毒。

河柳 无毒。赤柽木之一名也。

水杨叶 苦，平，无毒。相似杨柳，生水岸。

石荆 似荆而小，生水傍，作灰汁沐头，生发。**水荆**一名也。

地清 寒。人屎之一名也。

海獭 咸，无毒。

土拨鼠 甘，平，无毒。

水狗 甘，有毒。獭肝之一名也。

野猪黄 辛，甘，平，无毒。

宫脂 麋脂之一名也。

野驼脂 无毒。

山啄木 平，无毒。啄木鸟之一名也。黑者头上有红毛，生山中，谓之山啄木。

石肝 辛，寒，无毒。夜明砂之一名也。

杜鹃 郭公也。

石密 甘，平，微温，无毒。**石脂**、**崖蜜**并一名也。

土蜂子 甘，平，微寒，无毒。蜂子之异类也。

石决明 咸，平，无毒。

海蛤 苦，咸，平，无毒。鹰食后粪中出，有文彩者为文蛤，无文彩者为海蛤。**海蚧**一名也。

海豚鱼 无毒。

水龟 无毒。

海螵蛸 乌贼鱼骨之一名也，载《全婴集》云。

海鳗 甘，有毒。鳗鲡鱼之一名也。

原蚕蛾

陵蠡 咸，寒，无毒。蛞蝓之一名也，蜗牛也。**土蜗**一名也。

石龙子 咸，寒，有小毒。见人不动，名龙子。**山龙子**、**石蜴**并一名也。

地鳖 咸，寒，有毒。**土鳖**一名也。

沙鱼

石姜 咸，寒，有毒。负盘虫之一名也。此虫味辛，仍名石姜。

石桂鱼 甘，平，无毒。昔仙人刘凭常食石桂鱼。此鱼尤有桂名，恐是此也。**水豚**一名也。

河豚 甘，温，无毒。

石首鱼 甘，无毒。头中有石如棋子。

海马

石亭脂 冷，无毒。蚌之一名也。

土龙 咸，寒，大寒，无毒。《十便》云：先②。**地龙子**一名也。

土蜂 辛，平，无毒。

水蛭 咸，苦，平，微寒，有毒。又云蜞。《外科指要方》：痈疽饲蛭，谓之蜞针也。**石蛭**一名也，生山中者曰石蛭。**泥蛭**一名也。

---

① 为石南：原作“可在石韦下”，据《图经衍义本草》卷之二十五改。

② 先：原文如此，疑有脱文。

田中螺 大寒。
石蚕 咸，寒，有毒。**沙虱**一名也。
水鸡 甘，寒，无毒。蛙[①]之一名也，似蝦蟇而背青绿也。**土鸭**一名也。
流螺 咸，平，无毒。甲香之一名也。
地胆 辛，寒，有毒。
海螺 又辛螺。
海月 辛，平，无毒。
水芝丹 甘，平，寒，无毒。藕实之一名也。
水菱枣 甘，平，无毒。大枣之一名也。
水陆丹 甘，平，无毒。鸡头实之一名也。
陵藁 酸，咸，平，无毒。覆盆苗也。
水萍 苦，甘，微寒，无毒。乌芋之一名也。
石蜜 甘，寒，无毒。
土芝 辛，平，有毒。芋之一名也。
昆仑蔗 甘，平，无毒。甘蔗之一名也。
沙糖 甘，寒，无毒。甘蔗之汁也。
野李 苦，平，无毒。李核仁之一名也。**水李**、**房陵李**并一名也。
林檎 酸，甘，温，鸟禽常居此木，故云林檎。
海松子 甘，小温，无毒。云南松子，似巴豆。
波斯枣 甘，温，无毒。无漏子之一名也。
水芝 甘，微寒，无毒。冬花仁之一名也。
石胡荽 寒，无毒。鹅不食草之一名也。
洛神珠 苦，寒，有小毒。苦耽之一名也。
野苣 苦，平。苦苣之一名也。
楼葱 辛，温，无毒。
水苏 辛，苦，温，无毒。**山鱼苏**、**野苏**并一名也。
水苏 辛，微温，无毒。
石香菜 辛，微温。香薷之一名也。
水蕲 甘，平，无毒。**水英**一名也。

【植物】

梅柏砂 甘，微寒，无毒。辰砂之一名也。**芙蓉砂**一名也。
芦石 甘，温，无毒。石钟乳之一名也。**竹乳**一名也，生篁竹。
柳絮矾 酸，寒，无毒。矾石之一名也。
芒消 苦，辛，寒，大寒，无毒。烧之成消石也。**朴消**一名也。消石、朴消、马牙消，皆此类也。
杨梅青 甘，酸，寒，大寒，无毒。空青之一名也。
菩萨石 平，无毒。普贤菩萨圆光，因以为名也。
桃花石 甘，温，无毒。似赤石脂。
花乳石
蓬砂 苦，辛，暖，无毒[②]。

---

① 蛙：原作“龟”，据《证类本草》卷第二十二改。
② 无毒：原作“无寒”，据校本改。

梅雨水

菟竹 甘，平。黄精之一名也。**萎蕤**一名也。

菖蒲 辛，温，无毒。**兰荪**一名也。

菊花 苦，甘，平，无毒。正月采根，三月采叶，五月采茎，九月采花，十一月采实，皆阴干。木枸杞、桑根白皮为之使。**节华**一名也。

蕗草 甘草之一名也。

苄 生干地黄之一名也。**芑**一名也。

菟丝子 辛，甘，平，无毒。《医学指南》曰[①]。**菟芦、菟缕、蓎蒙、菟藇**并一名也。

柴胡 苦，平，微寒，无毒。君也。**茹草叶、芸蒿**并一名也。

麦门冬 甘，平，微寒，无毒。君也。二月、三月、八月、十月采，阴干。地黄、车前为之使。恶款冬、苦瓠，畏苦参、青蘘。

芣苢 甘，咸，寒，无毒。君也。车前之一名也。

木香 辛，温，无毒。《大全良方》云：采如朽骨，气味辛辣甚者为上。近时川人采云南[②]根以乱真，其性大寒，利大小便。《本草》谓之青木香。《证类[③]》谓之独行根，又云土青木香，不堪入药。凡方书云用青木香者，皆当用南木香。南木香中青白者是也。可见《万安方》。

薏苡仁 甘，微寒，无毒。孟诜云：性平。**薏珠子**一名也。

芒芋 甘，咸，寒，无毒。泽泻之一名也。

薯蓣 甘，温，平，无毒。二月、八月采根，曝干。紫芝为之使，恶甘遂。《药性论》曰：臣也。《十便》曰：剉，微焙使。

茺蔚子 辛，甘，微温，微寒，无毒。

梨盖 辛，甘，苦，寒，无毒。防葵之一名也。

萎绕 苦，温，无毒。君也。**棘菀**一名也。

麦斛 甘，平，无毒。石斛之一名也。**木斛**一名也。

菴蕳子 苦，微寒，微温，无毒。

菥蓂子 辛，微温，无毒。陶隐居云：是大荠子也。凡荠百二种，大而扁谓之菥蓂，细而圆谓之葶苈。**蔑菥**一名也。

蓍实 苦，咸，平，无毒。用茎为筮[④]，以问鬼神，知吉凶，故圣人赞之，謂之神物。褚先生云：蓍耆生满百茎者，其下必有神龟守之。

蘩游胡 甘，平，无毒。白蒿之一名也。

木芝 甘，温。紫芝之一名也。

芎藭 辛，温，无毒。臣也。《十便》云：要肉白无油，味辛甘者佳。

蒺藜子 苦，辛，温，微寒，无毒。**茨**一名也。

芰草 甘，微温，无毒。黄耆之一名也。《日华子》曰：药中补。又曰：白水者，凉，无毒。**木耆**，一名也。《本草》序曰：生白水者，性冷。陇西者，性温也，依虚劳冷热用之云云。太以难知如何。

草苁蓉 肉苁蓉之类也。列当也。功同肉苁蓉也。又韭，一名草苁蓉也。**花苁蓉**一类也。

蒲黄 甘，平，无毒。蒲槌、蒲棒，生花之种。**菁茅**一类也。

槐 苦，辛，微温，无毒。续断之一名也。

蓝实 苦，寒，无毒。

蘼芜 辛，温，无毒。芎藭之苗也。**薇芜、茳蓠**并一名也。

蔷蘼 酸，温，微寒，无毒。营实之一名也，即蔷薇之子也。

麦句姜 甘，寒，无毒。地菘之一名也。

茜根 苦，寒，无毒。可以染绛。**茅蒐、蒨**并一名也。

---

① 曰：此下疑有脱文。

② 云南：原作“南云”，据校本乙转。

③ 证类：原作“订类”，据校本改。

④ 筮：原作“茎”，据校本改。

枣棘 苦，辛，甘，平，无毒。蛇床子之一名也。**墙蘼**甘，平，无毒。
蘪芜 甘，平，无毒。**芭苽**一名也。
茵陈蒿 苦，平，微寒，无毒。
草续断 苦，微寒，微温，无毒。**草毒**一名也。
木禾 苦，平，无毒。飞廉之一名也。
兰草 辛，平，无毒。
薇衔 苦，平，微寒，无毒。
葈耳 实，苦，甘，温；叶，苦，辛，微寒，有小毒。**葹**、**苓耳**、**苍耳**并一名也。
葛根 甘，平，无毒。
葛粉 甘，大寒，无毒。
栝楼 苦，寒，无毒。
菟槐 苦，寒，无毒。苦参之一名也。
麻黄 苦，温，微温，无毒。
木通 苦，甘，平，无毒。通草之一名也。
芍药 苦，酸，平，微寒，有小毒。
荔实 甘，平，温，无毒。马蔺子也。
蘥麦 苦，辛，寒，无毒。瞿麦之一名也。
韭逢 苦，寒，无毒。知母之一名也。**蕁**一名也。
药实 辛，苦，平，微寒，无毒。**茵**一名也。
芳草 辛，温，无毒。白芷之一名也。**蘼**、**莞**、**苻蓠**、**蒿麻**并一名也。
茅根 甘，寒，无毒。**兰根**、**茅针**并一名也。
藐广 苦，寒，无毒。紫草之一名也。**茈莀**一名也。
萆薢 苦，甘，平，无毒。二月、八月采根，曝干。薏苡为之使。畏葵根、大黄、柴胡、牡蛎。
薇草 苦，咸，辛，大寒，无毒。
藁本① 辛，苦，温，微温，微寒，无毒。
菝葜 甘，平温，无毒。二月、八月采根，曝干。
蔓楚 辛，温。女萎之一名也。
艾叶 苦，微温，无毒。三月三日，又五月五日采，曝干。
藫 苦，咸，寒，无毒。海藻之一名也。**藒**一名也。
蘹香子 辛，子无毒。《十便》云：先炒过使，或以酒浸一宿，浪干，炒过使。**茴香**一名也，北人呼为土茴香。
菟奚 辛，甘，温，无毒。
姜黄 辛，甘，大寒，无毒。《本草》云：海南生者，即名蓬莪；江南生者，即名姜黄。
萼 京三棱之一名也。
荜拨 辛，大温，无毒。其根名荜拨没，又名荜勃没。
蒟酱 辛，温，无毒。《蜀都赋》曰：蒟酱缘木生，其子如桑椹。
蕙草 甘，平，无毒。零陵香之一名也。
蓬莪茂 苦，辛，温，无毒。《十便》云：先以醋煮干，片剉，焙使，或热灰中炮熟使。**蓬莪**黑色、**莍黄**黄色，并一名也。
荠苨 甘，寒。似人参。
苽蒌 辛，温，无毒。白药之一名也。
荭草 咸，微寒，无毒。如马蓼，生水傍。**蘢**一名也。

① 藁本：原作"蒿本"，据文义改。

莎草 甘，微寒，无毒。香附子之一名也。【香附子】。**蒿**一名也。

荜澄茄 辛，温，无毒。生佛誓国。《广志》云：出诸海，嫩胡椒。青时就树采摘造之，有柄粗而蒂圆[1]是也。

茅香花 苦，温，无毒。非白茅花。

萝摩子 甘，辛，温，无毒。**芄兰**一名也。

艾蒳香 甘，温，无毒。《香谱》云：松木上青衣也。

茆 辛，温，无毒。女菀之一名也。

蔓延 苦，平，无毒。王孙之一名也。

菟葵 甘，寒，无毒。**莃**一名也。

莨 辛，大热，有小毒。侧子之一名也。

葶苈 辛，苦，寒，大寒，无毒。恶僵蚕、石龙芮。**蕇蒿**一名也。

桔梗 辛，苦，微温，有小毒。于槐砧上细剉。《十便》云：先去芦头，剉，焙使。二月采根，曝干。臣也。**梗草**、**荠苨**并一名也。畏白及、龙眼、龙胆。

莨菪子 苦，甘，寒，有毒。

草蒿 苦，寒，无毒。青蒿之一名也。

葍盗庚 咸，甘，温，微冷，有小毒。旋覆花之一名也。

藜芦 辛，苦，寒，微有毒。**葱苒**、**葱荬**、**葱葵**、**蕙葵**并一名也。

草姜 苦，平，微温，有毒。射干之一名也。

菟核 苦，甘，平，微寒[2]，无毒。白敛之一名也。

草决明 苦，微寒，无毒。青葙子之一名也。目药也。**草蒿**、**萋蒿**、**草藁**并一名也。

茵芋 苦，温，微温，有毒。**莞草**一名也。

药藻 苦，微寒，有毒。贯众【管仲也】之一名也。**草鸱头**一名也。

荛花 苦，辛，温，有大毒。

雚菌 咸，甘，平，微温，有小毒。**雚芦**一名也。

藒车香 辛，温。

桃柳藤 苦，涩，微温，无毒。何首乌之一名也。

葛根 辛，酸，平，有毒。商陆之一名也。

草金零 苦，寒，有毒。牵牛子之一名也。

蓖麻子 甘，辛，平，有小毒。

菰根 大寒。**茭草**、**菰蒋草**并一名也。

萹蓄 苦，平，无毒。**萹竹**一名也。

苎根 寒。

芭蕉 大寒。

芦根 甘，寒。

茅瓜子 辛，温，有毒。仙茅之一名也。

蒴藋 酸，温，有毒。**堇草**、**芨**并一名也。

莪蒿 辛，平，有毒。角蒿之一名也。**萝蒿**一名也。

兰华 苦，平，无毒。

蕳茹 辛，酸，寒，微寒，有小毒。

葫芦巴

木贼[3] 甘，微苦，无毒。

---

① 圆：原作“丸”，据《证类本草》卷第九改。

② 寒：原脱，据《证类本草》卷第十补。

③ 木贼：原作“木赋”，据校本改。

蒟蒻 辛，寒，有毒。又名蒟蒻头。

萱草 根凉，无毒。

葎草 甘，苦，寒，无毒。**葛葎蔓、葛勒蔓**并一名也。

蘥 甘，平，无毒。雀麦之一名也。

荩草 苦，平，无毒。**绿草**一名也。

蒲公草 甘，平，无毒。**蒲公英**一名也。

茴实 苦，平，无毒。**补骨脂、婆固脂、破故纸**一名也。

草苁蓉 甘，温，无毒。列当之一名也。**粟当**一名也。

莸草 甘，大寒，无毒。水草也。**莸蔓、茜证、莸**并一名也。

草三棱根 甘，平，温，无毒。

草禹余粮 涩。

桂 甘，辛，大热，有小毒。有三种：菌桂、牡桂、木桂。今桂者，木桂是也。《药性论》曰：桂心，君也。**菌桂**一名也。桂枝取其枝上皮，辛，温，无毒。《十便》曰：凡桂，先去粗皮，令取心中有味处，剉，不见火使。

松脂 苦，甘，温，无毒。**松膏、松肪**并一名也。

松实 苦，温，无毒。

松叶 苦，温。

松节 温。茯神中木也。

松根

槐实 苦，酸，咸，寒，无毒。

槐花 苦，平，无毒。

枸杞 苦，寒。《本草》云：冬采根，春夏采叶，秋采茎实，阴干。《十便》云：子焙干使，根去骨取皮使。《药性论》曰：臣也。**杞根、枸忌、枸檵**并一名也。

柏实 甘，平，无毒。其叶名侧柏。**柏叶、柏白皮、柏子仁**并一树也。《药性论》曰：君也。

茯苓 甘，平，无毒。**茯菟**一名也。《淮南子》注曰：茯苓，千年松脂也。旧说曰琥珀，是千年①茯苓所化也。

茯神 平。《药性论》曰：茯苓，臣；茯神，君也。

榆皮 甘，平，无毒。

蘗木 苦，寒，无毒。黄蘗也。**檀桓**一名也。

楮实 甘，寒，无毒。作纸也，又云七夕。

槐胶

蔓荆 苦，辛，微寒，平，温，无毒。

木笔花 辛，温，无毒。辛夷之一名也。

桑上寄生 苦，甘，平，无毒。以铜刀剉，三月三日采茎叶，阴干。《药性论》曰：臣也。**茑**一名也。

木绵 辛，甘，平，温，无毒。杜仲之一名也。

枫香脂 辛，苦，平，无毒。乱松脂乳香。

木兰 苦，寒，无毒。《述异记》云：木兰舟在浔阳江中。

蕤核 甘，温，微寒，无毒。

苏合香 甘，温，无毒。烧之，灰白者好。

檀 热，无毒。

藿香 微温。

木蜜 甘，平，无毒。树生南方，枝叶俱可啖②，亦煎食如饴。今之人呼白石木蜜，子名枳椇，味甘，功用如蜜。

---

① 千年：原作“年年”，据校本改。

② 啖：原作“敢”，据校本改。

桑根白皮 甘，寒，无毒。于槐砧上用铜刀剉，采无时。不可用出土上者，用东行根益佳。恶铁及铅，焙干使。**木白皮**一名也。**桑耳、桑菌、桑茸**一名也。木麦，又名叶黄，又名叶巨。

竹叶 苦，平，大寒，无毒。**篁竹叶**一名也。

藙 辛，温，大热，有小毒。吴茱萸之一名也。

槟榔 辛，温，无毒。槟力小，榔力大，今医家不复细分。**槟**尖长而紫纹者也；**榔**丸而矮者也；**蒳子**最小者也。并一名也。

栀子 苦，寒，大寒，无毒。**木丹**一名也。

艾子 辛，苦，大热，无毒。食茱萸之一名也。

芜荑 辛，平，无毒。**蔽蘠、榆荚**并一名也。

枳壳 苦，酸，微寒，无毒。《十便》云：枳实、枳壳，先去穰，以麸炒，令麸焦药香为度，剉使。陈者最佳。

枳实 苦，酸，微寒，无毒。七、八月采者为实，九月、十月采者为壳。陈久者为胜。【枳壳、枳实一物也，依采时分名殊也。】

茗苦樣 甘，苦，微寒，无毒。呼早采者为樣，呼晚采者为茗。**荈**一名也。

梣木 苦，微寒，大寒，无毒。秦皮之一名也。

茇华 酸，微寒，无毒。紫葳之一名也。

枫木苓 甘，苦，平，无毒。猪苓之一名也。**苓根**一名也。

菴摩勒 苦，甘，寒，无毒。佛书中谓菴摩勒者是也。

棘刺花 苦，平，无毒。**菥蓂**一名也。

松萝 苦，甘，平，无毒。

竹膏 甘，平，无毒。天竹黄之一名也。

棘针 辛，寒，无毒。白棘之一名也。**棘刺**一名也。

桑花 暖，无毒。

椋子木 甘，咸，平，无毒。

椆木 辛，温，无毒。

栎木皮 苦，平，无毒。

梫木 苦，平，无毒。

蔰藙 辛，温，大热，有毒。蜀椒之一名也。

柳华 苦，寒，无毒。释氏谓柳为尼俱律陀木。**柳絮叶**。

楝实 苦，寒，有小毒。川楝子也。

椿木 苦，有毒。

樗木 北人呼樗为椿，江东人呼为鬼目，又呼虎目。

莽草 辛，苦，温，有毒。**葞、芮草**并一名也。

槲若[①] 甘，苦，平，无毒。

桐叶 苦，寒，无毒。

苏方木 甘，咸，平，无毒。

桄榔子 苦，平，无毒。

榉树皮 大寒。**榉柳**一名也。

橡实 苦，微温，无毒。栎木子也。**杼斗**一名也。

椑 苦，寒，无毒。鼠木之一名也。

椰子皮 苦，平，无毒。

杉材[②] 微温，无毒。

木鳖子 甘，温，无毒。

---

① 槲若：原作“槲苦”，据校本改。
② 杉材：原作“杉枋”，据校本改。

蒴藋 甘，苦，平，无毒。接骨木之一名也。**木蒴藋**一名也。

棕榈 平，无毒。

芫花 辛，苦，温，微温，无毒。

枳椇 甘，平，无毒。消酒味也。**木蜜**一名也。

柘木 甘，温，无毒。

木槿 平，无毒。

木天蓼 辛，温，有小毒。マタタヒノ苗葉也。

杨栌 辛，苦，寒，微寒，无毒。溲疏之一名也。

荚蒾 甘，苦，平，无毒。

枫柳皮 辛，大热，有毒。

桦木皮 苦，平，无毒。

榼藤子 涩，甘，平，无毒。

扶移木皮 苦，平，有小毒。棠棣移也。

药实根 辛，温，无毒。

栾华 苦，寒，无毒。

蔓椒 苦，温，无毒。

柽乳 无毒。赤柽木之一名也。

椿菜

杨栌木 苦，寒，有毒。

档子 辛辣如椒。

柞木皮 苦，平，无毒。

柯树皮 辛，平，有小毒。南人作大船也。**木奴**一名也。

木梨芦

桑螵蛸 咸，甘，平，无毒。生桑枝上螳螂子也。

樗鸡 苦，平，有小毒。

木虻 苦，平，有毒。啗牛马之血也。

葛上亭长 辛，微温，无毒。春称芫青，夏号红娘子，秋曰葛上亭长，冬名斑猫，其实一种也。

草蛭 咸，苦，平，微寒，有毒。水蛭之一名也，生草中者也。

棘刚子 甘，平，无毒。雀瓮也。

芫青 辛，微温，有毒。

藕实 甘，平，寒，无毒。八月采。《本草》云：按《尔雅》及陆机疏谓荷为芙蓉渠，江东呼荷。其茎茄，其叶蕸，“茄”“蕸”二者，音或作“葭”。其本蔤，茎下白蒻在泥中者。其华未发为菡萏，已发为芙蓉，其实蓬上谓房也，其根藕叶中蒂，谓之荷鼻。莲子，八月、九月取坚黑者干。**莲、荷、莲药**子也。**芙蕖**莲总名也。

草豆蔻 辛，温，无毒。

橘柚 辛，温，无毒。《吕氏春秋》曰：果之美，有云梦之柚。旧说曰：小者为橘，大者为柚。**橘皮**《十便》云：先去穰核，以汤浸洗，去白，焙干使。

栗 咸，温，无毒。**扶**皮名也。

葡萄 甘，平，无毒。

芡 甘，平，无毒。鸡头实之一名也。**蔿茷**茎嫩名也。

蓬蘽 酸，咸，平，无毒。覆盆之苗也。【イチコノ葉也】。

樱桃 甘。

芰实 甘，平，无毒。**菱**一名也。

橙子皮

梅实 酸，平，无毒。

木瓜实 酸，温，无毒。《十便[①]》云：先去穰并硬子，剉，焙使。**楙**一名也。《尔雅》。

柿 甘，寒，无毒。

凫茨 苦，甘，微寒，无毒。**芍**《尔雅》、**槎牙**并一名也。**茨菰**一名也。

枇杷 苦，平，无毒。《十便》云：枇杷叶先拭毛，姜汁涂，炙黄使。**卢橘**一名。《医说》。

荔枝子 甘，平，无毒。

樲枣 甘，温，无毒。酸枣之一名也。**樀白枣**一名也。

芋 辛，平，有毒。

荻蔗 甘，平，无毒。甘蔗之一名也。

椑柿 甘，寒，无毒。

桃核仁 苦，甘，平，无毒。《十便》云：先以汤浸，退去皮并尖及双仁者，慢火炒令黄赤使。**桃奴**，一名也。

杏核仁 甘，苦，温，冷。《十便》云：同桃仁法。

梨 甘，微酸，寒。

李核仁 苦，平，无毒。郁李仁之一名也。**麦李**一名也。

杨梅 酸，温，无毒。

橄榄 酸，甘，温，无毒。

榅桲 酸，甘，微温，无毒。似栌子而小。

榛子 甘，平，无毒。

藤梨 酸，甘，寒，无毒。弥猴桃之一名也。**木子**一名也。

柰 苦，寒。

菴罗果 甘，温。梨之类也。

麻蕡 辛，平，有毒。**麻勃**、**苎麻**、**麻母**并一名也。

粟米 陶隐居云：粱米皆是粟类也。**粢**、**糗**并一名也。

秫米 糯粟也。陶隐居云：嚼以涂漆。唐本注云：今大都呼粟糯为秫米。

粳米

黍米 **秬黍**、**秠**一名也，并丹黍米之一名也。

蘗米 谷蘗也。

麦奴 甘，微寒，无毒。以作曲。小麦之一名也。【黑麦也】。**䴵子**一名也。

荞麦 甘，平，寒，无毒。叶作茹食之，下气，利耳目，多食即微泄【利快下也】。

扁豆 甘，微，温。白扁豆也。

绿豆 甘，寒，无毒。

穬麦 甘，微寒，无毒。马之所食也。

华池左味[②] 酸，温，无毒。醋也，俗呼为苦酒。丹家[③]加余物，谓为华池左味。

稻米 苦。《图经》曰：稻米有秔，与粳同。稻有糯稻，旧不载所出州土，今有水田处，皆能种之。秔、糯既通为稻，而《本经》以秔为粳米，糯为稻米。《字林》云：糯，粘稻也；秔，稻不粘者也。陈藏器云：糯米，性微寒。《日华子》云：糯米，凉，无毒。孟诜云：糯米，寒，使人多睡，发风动气，不可多食。萧炳云：糯，壅诸经络气，使四肢不收，发风昏云云。

稷米 甘，无毒。**穄米**一名也。

米囊 甘，平，无毒。罂子粟之一名也。日本称白芥子者是也，又云米皮也。

---

① 十便：原作“十地”，据校本改。按，十便即《十便良方》，又名《备全古今十便良方》《新编近时十便良方》。南宋郭坦（履道）撰于庆元元年（1195）。原书四十卷，现仅残存二十七卷。

② 华池左味：“味”字原脱，据《证类本草》补。下文亦据该书补“味”字。按，《证类本草》卷第二十六“醋”下载：“以有苦味，俗呼为苦酒。丹家又加余物，谓为华池左味。”

③ 家：原脱，据《证类本草》卷第二十六补。

麦苗 辛，寒，无毒。即芒粃也。

芜菁 苦，温，无毒。芜菁即蔓菁也。

芦菔 苦，温，无毒。下莱菔是也。**萝菖**俗呼之、**薹子**萝菖子也。

瓜蒂

苋实 甘，寒，无毒。十一月采之。

菘 甘，温，无毒。

荼苦 苦，寒，无毒。苦菜之名也。

莀葵 甘，寒，无毒。蜀葵之一名也。

荠 甘，温，无毒。实名菥蓂子也。

芥 辛，温，无毒。

莱菔 辛，甘，温，无毒。大下气，消谷，去痰癖，肥健人。生捣汁服，主消渴，试有大效，俗呼为温菘。世皆言草木中惟此下气速而已。**葖芦葩**【大根之一名也】、**芦菔**、**葖**、**萝蔔**并一名也。

荏子 辛，温，无毒。**蕉**一名也。

苜蓿 苦，平，无毒。

蕨 甘，寒，滑。去暴热，利水道，令人睡。弱阳小儿食，脚弱不行，四皓食之而寿，夷齐食蕨①而夭，固非良物。《搜神记》曰：郗鉴镇丹徒，二月出猎。有甲士折一枝食之，觉心中淡淡成疾。后吐一小蛇，悬屋前，渐干成蕨，遂明此物不可生食之。

蓼实 辛，温，无毒。

葱实 辛，温，无毒。**茖**、**葱针**初生名，并一名也。

韭 辛，微酸，温，无毒。

桂荏 《尔雅》，紫苏之一名也。

芥葅 辛，微温，无毒。水苏之一名也。**芥苴**、**荠苎**并一名也。

姜芥 辛，温，无毒。荆芥也。**荆芥**一名也。

蘘荷 微温。

薄荷 辛，苦，温，无毒。

綦菜 甘，苦，大寒。

瓠瓤 苦，寒，有毒。苦瓠之一名也。

葫 辛，温，有毒。大蒜也。

蒜 辛，温，有小毒。**蒚**【音角】一名也。

茄子 甘，寒。

茭 甘，辛，温，无毒。马芹子之一名也。

芸苔 辛，温，无毒。《日华子》曰：凉也。

菠薐 冷，微毒。菜名。

蓴 甘，寒，无毒。又襄荷，一名也。

蘩蒌 酸，平，无毒。五月五日日中采，干用之。**菣蒌**一名也。

堇 甘，寒，无毒。

蕺 辛，微温。**菹菜**一名也。

莙荙 平，微毒。【菜名也】

【动物】

马牙砂 甘，微寒，无毒。辰砂之一名也。

马齿矾 酸，寒，无毒。矾石之一名，色青白也。**鸡屎矾**一名也，黄黑也，不入药。

---

① 蕨：原作“荠”。据《证类本草》卷第二十七改。

禹余粮 甘，寒，平，无毒。
禹哀 甘，平，无毒，太一余粮之一名也。
鱼目青 甘，酸，咸，平，无毒。以形似鱼目故名也。
雄黄 苦，甘，平，寒，大温，有毒。
雌黄 辛，甘，平，大寒，有毒。
雄黄金 辛，平，有毒。金屑之一名也。**雄黄金**一名也。
羊起石 咸，微温，无毒。阳起石之一名也。
蜜陀僧 咸，辛，平，有毒。
马衔 无毒。马勒口铁也。
蚁穴中出土
鹏砂 苦，辛，暖，无毒。蓬砂之一名也。
蛇黄 岭南蛇腹中得之，蛇冬蛰时所含土，到春吐之而去。【蛇含石也】
鼠毒 特生礜石之一名也。
乌古瓦
鸡格 甘，平，无毒。黄精之一名也。**鹿竹**、**马箭**并一名也。
蜜甘 甘，平。**蜜草**一名也。
牛膝 苦，酸，平，无毒。君也。《十便》云：要粗肥长茎者佳，久停润而饶脂者尤佳。
羊韭 甘，平，微寒，无毒。君也。麦门冬之一名也，秦谓之羊韭。**马韭**楚名之、**羊蓍**越名之、**禹葭**、**禹余粮**并一名。
蝦蟇衣 甘，咸，寒，无毒。车前子之一名也。**蛇蝦草**、**生遗**、**马舄**并一名也。
蜜香 辛，温，无毒。木香之一名也。
鹄泻 甘，咸，寒，无毒。泽泻之一名也。
马薰 甘，平，无毒。萎蕤之一名也。
雀髀 甘，平，无毒。石斛之一名也。
马辛 辛，微温，无毒。菥蓂子之一名也。**狗荠**一名也。
豹足 辛，甘，温，平，微寒，无毒。卷柏之一名也。
龙胆 苦，寒，大寒，无毒。
羊不喫草 苦，平。
雀脑芎 辛，温，无毒。芎藭之一名也。**马衔芎**一名也。
豺羽 苦，辛，温，微寒，无毒。蒺藜子之一名也。
龙豆 苦，辛，微温，无毒。续断之一名也。
鹿骊根 苦，咸，寒，大寒，无毒。漏芦之一名也。
马蓝 苦，寒，无毒。蓝实之一名也。
牛棘 酸，温，微寒，无毒。蔷薇之一名也。**牛勒**一名也。
蝦蟇蓝 甘，寒，无毒。天名精之一名也。**豕首**、**彘颅**、**蟾蜍兰**、**豨首**、**豨莶**、**鹿活草**一①名也。
牛蔓 苦，寒，无毒。茜根之一名也。
蛇床子 苦，辛，甘，平，无毒。**蛇粟**、**蛇米**、**虺床**并一名也。
虎须 苦，微寒，无毒。沙参之一名也。
龙须 苦，微寒，微温，无毒。石龙蒭之一名也。**龙珠**、**龙华**并一名也。
羊石子草 辛，苦，温，无毒。云实之一名也。**马豆**一名也。
鹿衔草 苦，平，微寒，无毒。薇衔之一名也。
羊负来

① 一：原脱，据校本补。

鸡齐根 甘，平，无毒。葛根之一名也。**鹿藿**一名也。

虎麻 苦，寒，无毒。苦参之一名也。

马尾当归 甘，辛，温，大温，无毒。**蚕头当归**大叶者，名马尾当归；细叶者，名蚕头当归。

龙沙 苦，温，微温，无毒。麻黄之一名也。

猴葍 辛，甘，平，无毒。通草之一名也。**畜葍**一名也。

犁食 苦，酸，平，微寒，有小毒。芍药之一名也。

蠡实 甘，平，温，无毒。马蔺子也。

燕麦 苦，辛，寒，无毒。瞿麦之一名也。

鹿肠 苦，咸，微寒，无毒。玄参之一名也。

蚳母 苦，寒，无毒。知母之一名也。**蝭母**、**鹿列**并一名也。

狗青 苦，甘，平，微温，无毒。狗脊之一名也。**狗脊**本名也。

羊须草 苦，辛，温，无毒。紫菀之一名也。

鹿肠 苦，咸，平，微寒，无毒。败酱之一名也。**鹿首**、**马草**并一名也。

牡蒙 苦，辛，寒，微寒，无毒。紫参之一名也。**马行**一名也。

鼠粘子 辛，微温，无毒。恶实之一名，牛蒡子也。**牛菜**根名也。

马尾海藻 咸，寒，无毒。昆布之一名也。

龙枣 苦，甘，微温，无毒。泽兰之一名也。**虎兰**、**虎蒲**并一名也。

龙皮 辛，平，无毒。天麻之根皮也。

虎须 辛，甘，温，无毒。款冬花之一名也。**蜂斗**一名也。

牡丹 辛，苦，寒，微寒，无毒。**鹿韭**、**儿姑**并一名也。

象胆 苦，寒，无毒。芦荟之一名也。生波斯国，似黑锡，又似白象胆，故曰象胆。

鸿藹 咸，微寒，无毒。如马蓼生水傍，荭草之一名也。**马蓼**一名也。

雀头香 甘，微寒，无毒。香附子之一名也。

雀瓢 甘，辛，温，无毒。萝摩子[①]之一名也。

马先蒿 甘，平，无毒。**马屎蒿**、**虎麻**、**马新蒿**、**马矢蒿**并一名也。

乌韭 咸，无毒。垣衣之一名也。**鼠韭**一名也。

乌葵 甘，冷，无毒。即荇菜也。**龟蓴**、**猪蓴**并一名也。

羊泉 苦，微寒，无毒。蜀羊泉之一名也。**羊饴**一名也。

鳢肠 甘，酸，平，无毒。即莲子草也。

马兰 辛，平，无毒。北人呼其花为紫菊。

蚕网草 辛，平，无毒。

乌头 辛，甘，温，大热，有大毒。冬月采为附子，春采为乌头。**乌喙**辛，微温，有大毒。猎月以傅箭射禽。又乌头之一名也，三寸已上为乌头。《衍义》云：乌头、乌喙、附子、天雄、侧子，凡五等皆一物也，止以大小长短似象而名之。

虎掌 苦，温，微寒，有小毒。

鸢尾 苦，平，有毒。似射干而阔短，一钵草也。**乌园**一名也。

鹿葱 辛，苦，寒，微有毒。

乌扇 苦，平，微温，有毒。射干之一名也。**乌蒲**、**乌翣**、**乌次**并一名也。

蛇含[②] 苦，微寒，无毒。**蛇衔**、**蛇含草**并一名也。

鸡屎草 辛，平，微温，有毒。蜀漆之一名也，常山之苗也。**鸭屎草**一名也。

雄鸡骨 苦，辛，寒，微寒，有毒。蜀漆之根也，常山之一名也。

---

① 萝摩子：原作“萝麻子”，据校本改。又《证类本草》卷第九载：“萝摩子……陆机云：一名芄兰，幽州谓之雀瓢。”

② 蛇含：原作“蛇合”，据校本改。

虎卷 苦，微寒，有毒。贯众之一名也，一名管仲。**凤尾草根**一名也。

狼牙 苦，酸，寒，有毒。**狼齿**、**狼子**并一名也。

羊踯躅 辛，温，有大毒。羊误食其则踯躅而死，故以为名。

狼把草

鹳菌 咸，甘，平，微温，有小毒。藋菌之一名也。

蛇芮草

螺黡草

马尾 辛，酸，平，有毒。商陆之一名也。《广雅》。

羊蹄 苦，寒，无毒。

狼毒 辛，平，有大毒。

豨莶 苦，寒，有小毒。

马鞭草

马目毒公 辛，温，微有毒。鬼臼之一名也。

马兜铃[①] 苦，寒，无毒。

鼠尾草 苦，微寒，无毒。

雀瓢 辛，平，有毒。女青之一名，蛇衔根也。

羊桃 苦，寒，有毒。**羊肠**一名也。

鹤虱 苦，平，有小毒。**鹄虱**一名也。

鸠酸草 酸，寒，无毒。酢浆草之一名也。

燕面 苦，辛，寒，无毒。夏枯草之一名也。

鹿葱 凉，无毒。萱草之一名也。

鹿蹄草 根有小毒。山慈菇之一名也。

马勃 辛，平，无毒。**马庀**、**马窻勃**、**马庀菌**并一名也。

蛇莓 大寒。

雀麦 甘，平，无毒。**燕麦**一名也。

乌韭 甘，寒，无毒。石苔之一名也。

虎膏 辛，苦，平，无毒。**猪膏莓**、**狗膏**并一名也。

鹿藿 苦，平，无毒。葛根之苗也。**鹿豆**子名也。

乌蔹莓 酸，苦，寒，无毒。

牛扁草 苦，微寒，无毒。

燕蓐草 无毒。此燕窠中草也。

鸭跖草 苦，大寒，无毒。叶如竹，高一二尺，花深碧，有角如鸟嘴。北人呼为鸡舌草，亦名鼻斫草[②]；吴人呼为跖，一名碧竹子，花好为色。《兼名苑》云鸭颈花也，花似鸭颈毛犾。《本草》第十九。**鸡舌草**一名也。

狼跋子 有毒。

蛇罔 酸，平，无毒。五毒草之一名也。

鼠曲 甘，平，无毒。**鼠耳草**一名也。

狗舌草 苦，寒，有小毒。

鸡窠中草

鸡冠子 凉，无毒。

鸡爪 甘，平，温，无毒。草三棱根之一名也。

---

① 马兜铃：原作“马兜零”，据校本改。

② 鼻斫草：原作“鼻研草”，据宋·寇宗奭《本草衍义》卷第十九改。

鹿药 甘，寒，无毒。

牡桂 辛，温，无毒。桂有三种：菌桂、杜桂、木桂也。

羊乳 苦，寒。枸杞之一名也。摘叶有白汁似乳故也。

牡荆实 苦，温，无毒。

豺节 辛，苦，温，微寒，无毒。五加皮①之一名也。

鸡骨香 微温。沉香之一名也。**马蹄香**、**蜜香**并一名也。

鸡舌香 微温。【大丁子】

牛奶藤 甘，温，无毒。

猪槟榔 槟榔味涩核大者也。

骐驎竭 血竭之一名也。

龙脑香 辛，苦，微寒。一云：温中无毒。

鸡足 酸，平，微温，无毒。山茱萸之一名也。**鼠矢**一名也。

猪苓 甘，苦，平，无毒。似猪粪，故以名之，铜刀刬之。**猳猪屎**、**豕橐**并一名也。

乌药 辛，温，无毒。

龙眼 甘，平，无毒。益智之一名也，又荔枝之一名也。

蜜蒙花 甘，平，微寒，无毒。

马朐 苦，平，无毒。

雀梅 酸，平，无毒。郁李仁之一名。

乌饭 苦，平，无毒。南烛枝叶之一名也，又云南天竹也。**乌草**、**牛筋**并一名也。

鼠李 苦，微寒，无毒。**牛李**、**鼠梓**、**乌巢子**、**乌槎树**并一名也。

乌臼木 苦，微温，有毒。

牡荆 辛，苦，寒，微寒，无毒。溲疏之一名也。

羊梂 苦，寒，无毒。赤木瓜之一名也。**鼠查**一名也。

象豆 涩，甘，平，无毒。榼藤子之一名也。

豕椒 苦，温，无毒。蔓椒之一名也。**猪椒**、**彘椒**、**狗椒**、**豨椒**并一名也。

鹿骊 木藜芦之一名也。

虎子桐 有毒。罂子桐子之一名也。

龙骨 辛，平，微寒，无毒。

麝香 辛，温，无毒。

牛黄 苦，平，有小毒。此有四种：喝迫而得者，名生黄。其杀死而在角中得者，名角中黄。心中剥得者，名心黄，初在心中如浆水，取得便投水中，沾水乃硬，如碎蒺藜或皂荚子是也。肝胆中得者，名肝黄。大抵皆不喝迫得者最胜。《十便》云：生取死取，皆出于牛，而生得者，如鸡子黄大，其垒可抑轻气，而香气者佳。此物多伪，人多试之。以揩甲上，透甲黄者为真，研使。

熊脂 甘，微寒，微温，无毒。

象牙 无毒。

鹿角胶 甘，平，温，无毒。

羊乳 温。

牛乳 微寒。

乌毡

鹿茸 《十便》云：以皮脱而轻酥者佳，亦有硬骨而酥者，不可不辨。

牛角鰓 苦，无毒。

羖羊角 咸，苦，温，微寒，无毒。

---

① 五加皮：原作“五茄皮”，据《证类本草》卷第十二改。

牡狗阴茎 咸，平，无毒。**狗精**一名也。
羚羊角 咸，苦，寒，微寒，无毒。**羱羊**《尔雅》。
犀角 苦，酸，咸，寒，微寒，无毒。
虎骨
兔头骨 平，无毒。
狸骨 甘，温，无毒。有虎狸，有猫狸、香狸、牛尾狸。
麞骨 微温。
豹肉 酸，平，无毒。
豚卵 甘，温，无毒。**豚颠**一名也。
狐阴茎 甘，有毒。
獭肝 甘，有毒。取鱼祭天者也。
鼹鼠 咸，无毒。**鼢鼠**。
鼺鼠
鹿 甘，平，无毒。麞类也。
麋脂 大鹿也，日本无之。
驴屎
牝驴屎
猯肉胞膏 甘，平，无毒。
豺皮 热。
猕猴 酸，平，无毒。
乌雄鸡 微温。
鸡子
鹜肪 甘，无毒。
鷓鸪 甘，温，无毒。
雀卵 酸，温，无毒。
雄雀屎 两头尖，雀屎是也。雌雀屎，一方平也。
蝙蝠 咸，平，无毒。
雉 酸，微寒，无毒。有小毒，不宜常食。九月以后，十一月以前食之，即有补，他月则发五痔及诸疮疥。
孔雀屎 微寒。
乌鸦 平，无毒。
雄鹊 甘，寒，无毒。
鸬鹚 鹈也。
雁肪 甘，平，无毒。**鹜肪**一名也。
燕屎 辛，平，有毒。
鼠法 辛，寒，无毒。天鼠屎、夜明砂之一名也。
鹰屎
鸱头 咸，平，无毒。**鸢**一名也。
鸂鶒 甘，平，无毒。
鸲鹆肉 甘，平，无毒。
鹳骨 甘，无毒。
鹑 补五脏。
鹘嘲 咸，平，无毒。《东京赋》云：鹘嘲春鸣。或呼为骨鹘。
鹈鸪嘴 咸，平，无毒。

鸳鸯 咸，平，有小毒。

鱼狗 咸，平，无毒。水上取鱼，故曰鱼狗。《尔雅》云小鸟青，《尔雅集注》云鴗。

蜂子 甘，平，微寒，无毒。**蜚零**一名也。

蜜蜡 甘，微温，无毒。

牡蛎 咸，平，微寒，无毒。**蛎蛤**、**牡蛤**、**蠔**并一名也。

龟甲 咸，平，甘，有毒。

螳螂 **蚚蛝**，一名也。**蚀肬**桑螵蛸之一名也。

蠡鱼 甘，寒，无毒。**鲖鱼**、**鳢鲖**并一名也。

鮧鱼 甘，无毒。背青黑，无鳞多涎。**鲶鱼**一名也。

鳣鱼 甘，大温，无毒。茯苓根化作之，又人发所化，细长而似蛇而无鳞。

鲫鱼 作鲙，主久赤白痢。**鲋鱼**一名也。

鲤鱼 苦，寒，无毒。大小三十六鳞。此有三种：兖州人谓赤鲤为玄驹[①]，谓白鲤为白骥，谓黄鲤为黄雉，诸鱼中为最佳，琴高乘之。

鲍鱼 辛，臭，温，无毒。**鲃鱼**、**鳙鱼**并一名也。

鲂鱼 调胃气。

鲟鱼 甘，平，无毒。**鹿肉**一名也。

鳣鱼肝 无毒，大鲤。今明鳡鱼，体有三行甲，上龙门化为龙也。【大鲤也】

猬皮 苦，平，无毒。

蜂肠 苦，咸，平，有毒。露蜂房之[②]一名也。**蜂勒**、**牛舌蜂**小者也，并一名也。

鳖甲 咸，平，无毒。九肋者佳。

蟹 咸，寒，有毒。

蚱蝉 咸，甘，寒，无毒。

蝉花 甘，寒，无毒。

蛴螬 咸，微温，微寒，有毒。**蟦**、**蛣蝠**、**蝎**并一名也。

乌贼鱼骨 咸，微温[③]，无毒。性嗜乌，每暴水上有飞乌过，谓其已死，便啄其腹，则卷而食之，以此得名，为乌之贼害也。**乌鲗**一名也。

鳗鲡鱼 甘，有毒。【传尸虚劳之良药也】。**猧狗鱼**一名也。

鮀鱼甲 辛，微温，有毒。

蚕砂 温，无毒。蚕屎也。

蚕退 **马鸣退**一名也。近世医家多用蚕退纸。

蛞蝓 咸，寒，无毒。**蜗牛**一名也。

蜗牛 咸，寒。**蠡牛**一名也。

蜥蜴 咸，寒，有小毒。见人不动，名龙子也。石龙子，一名也。**蛇舅母**一名也。

鹿虻 苦，平，有毒。啗牛马血，木虻之一名也。

䗪虫 咸，寒，有毒。

鲛鱼 **鳆鱼**一名也。

蜚虻 苦，微寒。

蜚蠊 咸，寒，有毒。

鳜鱼 甘，平，无毒。石鲑鱼之一名也。昔仙人刘凭尝食石桂鱼，此鱼尤有桂名，恐是此也。日本鲑欤。**鳜豚**一名也。

鳊鱼 甘，温，无毒。河豚之一名也。日本云フク云云。**鲍鱼**一名也。

---

① 玄驹：原作“玄骑”，据《证类本草》卷第二十改。

② 之：原脱，据校本补。

③ 温：原脱，据《证类本草》卷第二十一补。

鲞 甘，无毒。石首鱼之一名也。
鱇鱼 甘，平，无毒。与百药无忌，似鲤身，令人肥健。
鲈鱼 平，补五脏，益筋骨，和肠胃，治水气。
甾 平，微毒。壳入香，发众香气。
鼋鼍鱼
蚱蜢
蝦蟇 辛，寒，有毒。**蟾**、**蜍**、**䶂**并一名也。
牡鼠 微温，无毒。
马刀 辛，微寒，有毒。**马蛤**一名也。
蚌 冷。
蚺蛇胆 甘，苦，寒，有小毒。
蛇蜕 **蛇符**、**龙子皮**、**龙子单衣**并一名也。
蚓蝼 咸，寒，大寒，无毒。白头蚯蚓之一名也。
蜘蛛 微寒。又名壁钱虫。**蚍**一名也。
蠮螉 辛，平，无毒。
蛇胆 斑猫之一名也。五月、六月葛叶上采取之，形芫青而苍黑色也。
蛤蚧 咸，平，有小毒。**蛤蟹**一名也。
蜈蚣 辛，温，有毒。**蝍蛆**一名也。
蚑 咸，苦，平，微寒，有毒。水蛭之一名也。**蜞**、**马蟥**并一名也。
龙尾 辛，寒，有毒。斑猫之一名也。**龙苗**、**龙蚝**并一名也。
蛤蜊 冷，无毒。
蚬 冷，无毒。
蝛蜼
蜄 冷，无毒。车螯之一名也。
蚶 温。
蛏 甘，温，无毒。
虾
蝮蛇胆 苦，微寒，有毒。**蚖蛇**一名也。
雀瓮 甘，平，无毒。蛄蟖房也。
乌蛇 无毒。
蜣螂 咸，寒，有毒。**蛣蜣**一名也。
虫粪 甘，温，无毒。五灵脂之一名也。
蝎 甘，辛，有毒。**蛜蝌**一名也。
蝼蛄 咸，寒，无毒。**蟪蛄**一名也。
鲮鲤甲 微寒。似鲤鱼，有四足，穿山甲之一名也。
鼃 甘，寒，无毒。似蝦蟇而背青绿色也。**蛉子**一名也。
蜻蛉 微寒。**蜻蜓**一名也。
鼠妇 酸，温，微寒，无毒。**蛜蝛**、**蛜蝚**、**鼠姑**并一名也。
蟫 咸，温，无毒。衣鱼之一名也。**蛃鱼**一名也。
马陵 辛，温，有毒。**马轴**一名也。
蛙 辛，寒，有毒。地胆之一名也。
萤火 辛，微温，无毒。
苗卤汁
羊矢枣 甘，平，无毒。大枣之一名也。

鸡头实 甘，平，无毒。**雁啄实**、**雁头**并一名也。
乌梅 酸，平，无毒。
乌芋 苦，甘，微寒，无毒。**燕尾草**、**羊葧脐**、**猪葧脐**并一名也。
鹿卢枣 甘，温，无毒。酸枣之一名也。**羊枣**一名也。
枭景 苦，甘，平，无毒。桃仁之一名也。
鹅梨 甘，微酸，寒。白梨也。
马肝李 苦，平，无毒。郁李子之一名也。
猕猴桃 酸，甘，寒，无毒。**猕猴梨**一名也。
狗虱 甘，平，无毒。**鸿藏**一名也。
罂子粟 甘，平，无毒。**象谷**一名也。【日本白芥子之实也】
禹余粮 甘，平，毒。师草实之一名也。**狼茅子**一名也。
马苋 甘，寒，无毒。苋实之一名也。
鹅不食草 寒，无毒。石胡荽①之一名也，日本多有之。
龙葵 苦，寒，无毒。
鱼苏 紫苏之一名也。
鸡苏 辛，微温，无毒。水苏之一名也。
鼠蓂 辛，温，无毒。又薄荷之一名也，荆芥之一名也。
龙脑薄荷 辛，苦，温，无毒。薄荷之一名也。
马齿苋
马芹子 甘，辛，温，无毒。**牛蕲**一名也。
鸡肠草 酸，平，无毒。蘩蒌之一名也。
鹿角菜 大寒，无毒，微毒。

《覆载万安方》卷第五十九
药名类聚上

付墨之纸数七十五丁（花押）
药名上五十九卷

① 石胡荽：原作“石胡菜”，据校本改。

《覆载万安方》卷第[1]六十

性全　集[2]

药名类聚下附制度味性

【人伦】

神末砂　甘，微寒，无毒。辰砂之一名也。**曹末砂**一名也。

公乳　甘，温，无毒。石钟乳之一名也。

婆石

灵陵　甘，平，温，无毒。玄黄石之一名也，代赭之类也。

神惊石　酸，温，大热。石硫黄之一名也，半白半黑者也。

老翁须　辛，平，有毒。银屑之一名也。

灵砂　甘，温，无毒。

圣石　咸，甘，平，无毒。光明盐之一名也。

戎盐　咸，寒，无毒。

仙人余粮　甘，平，无毒。黄精[3]之一名也。

女节　苦，甘，平，无毒。菊花之一名也。**女华**、**女茎**并一名也。

人参　甘，微寒，温，无毒。**人衔**、**鬼盖**、**神草**、**人微**并一名也。

独活　苦，甘，平，微温，无毒。君也。紫色而节密为羌活，黄色而作块者独活。疗风宜用独活，兼水宜羌活。**羌活**、**羌青**、**独摇草**并一名也，无风自摇故云也。

儿草　甘，温，平，无毒。薯蓣之一名也。

女萎　甘，平，无毒。萎蕤之一名也。

鬼督　辛，温。赤箭之一名也。**独摇**。

鬼目草　甘，寒，无毒。白芙之一名也。

仙人草

王连　苦，寒，微寒，无毒。黄连之一名也，生巫阳川谷。

独椹　甘，微温，无毒。《日华子》云：药中补药，呼为芋。**王孙**一名也。

鬼考　苦，辛，甘，平，无毒。蛇床子之一名也。

若芝　辛，微温，无毒。杜若之一名也。

鬼督邮　辛，温，无毒。

王不留行　苦，甘。

鬼督邮　辛，苦，平，无毒。**独摇草**一名也。

---

① 《覆载万安方》卷第：此7字原无，据文例补。
② 性全集：此3字原无，据文例补。
③ 黄精：原作“黄粮”，据校本改。

人肝藤

王翁 辛，甘，平，无毒。通草之一名也。

女雷 苦，寒，无毒。知母之一名也。**女理**、**儿草**、**儿踵草**并一名也。

仙灵脾 辛，寒，无毒。淫羊藿之一名也。【白鲜皮也】

子芩 苦，平，大寒，无毒。黄芩之一名也。

众戎 苦，辛，寒，微寒，无毒。紫参之一名也。**童肠**一名也。

鬼卿 辛，苦，温，微温，微寒。藁本之一名也。

女萎 辛，温。今太常谬为白头翁者是也。

医草 苦，微温，无毒。艾叶之一名也。

王瓜 苦，寒，无毒。

昆布 咸，寒，无毒。海中菜，皆疗瘿瘤结气。

婆归草 微温。百部之一名也。

奴会 苦，寒，无毒。芦荟之一名也。

使君子 甘，温，无毒。主小儿五疳。潘州郭使君疗小儿，多是独用此物，后来医家因号为使君子也。

女菀 辛，温，无毒。

王孙 苦，平，无毒。**长孙**一名也，齐名之。

主田 苦，甘，寒，大寒，有毒。甘遂之一名也，于槐砧上剉。

伯萍 苦，微寒，有毒。贯众之一名也。

鬼蒟蒻 苦，辛，有毒。天南星之一名也。

鬼目 苦，寒，无毒。羊蹄之一名也。

鬼臼 辛，温，微温，有毒。

仙茅 辛，温，有毒。**独茅根**、**婆罗门参**并一名也。

鬼桃 苦，寒，有毒。羊桃之一名也。

仙沼子 苦，寒，无毒。预知子之一名也。**圣知子**、**圣先子**并一名也。

独行根 苦，冷，有毒。子名马兜铃。【土青木香也】

扑公罂 甘，平，无毒。

质汗 甘，平，无毒。

仙人杖 苦，寒。枸杞之一名也。

侯桃 辛，温，无毒。辛夷之一名也。

女贞 苦，甘，平，无毒。

魃实 酸，平，微温，无毒。山茱萸。

茇葳 酸，微寒，无毒。紫葳之一名也。

鬼箭 苦，寒，无毒。卫矛之一名也。

女罗 松萝之一名也。

仙人杖 咸，无毒。枸杞之一名也。

儿草 辛，苦，温，微温，有小毒。芫花之一名，又薯蓣之一名也。

鬼目 辛，苦，平，有毒。石南之一名也。

婆罗得 辛，温，无毒。

仙人掌 射干之一名也。

独空 辛，平，有小毒。大空之一名也。

人乳汁 张仓常食人乳，故年百岁余云云。

人牙齿 平。

人屎 寒。

人溺

妇人月水

人髭

人血

人肉

人胆

灵猫阴 辛，温，无毒。其气如麝。

奴角 犀角之一名也。

仙鼠 咸，平，无毒。蝙蝠之一名也。

老鸱 咸，平，无毒。鸱头之一名也。

神屋 龟甲之一名也。

魁蛤 甘，平，无毒。老蝙蝠化为也。**魁陆**一名也。

魂常 苦，平，有毒。木虻之一名也，唒牛马血。

生进 蜮蜼之一名也。

独脚蜂

女曲 甘，微寒，无毒。小麦①之一名也，小麦曲也。

师草实 甘，平，无毒。

王母珠 苦，寒，小毒。苦耽之一名也。

【人体】

羽碮 酸，寒，无毒。矾石之一名也。**羽泽**一名也。

膋 甘，寒，大寒，无毒。滑石之一名也。**液石**一名也。

肌石 辛，甘，寒，大寒，无毒。理石之一名也。

乳花 甘，温，无毒。石花之一名也。

乳床 甘，温，无毒。石床之一名也。

肤青 辛，咸，平，无毒。

血师 苦，甘，寒，无毒。代赭之一名也。

血参 甘，微寒，温，无毒。人参之一名也。

肉苁蓉 甘，酸，咸，微温，无毒。臣也。野马精落地生也，生时似肉。

筋根花 旋花之一名也。

液牵牛 苦，辛，温，无毒。紫花之一名也。

骨美 苦，咸，平，大寒，无毒。白薇之一名也。

肉豆蔻 辛，温，无毒。

牙子 苦，酸，寒，有毒。狼牙之一名也。**骨碎补**、**骨碎布**、**毛姜**并一名也。

角蒿 辛，苦，平，有小毒。

鼻斫草 苦，大寒，无毒。鸭跖草之一名也。

角沉 微温。沉香之一名也。

① 麦：原脱，据校本补。

血竭 骐驎竭之一名也。

乳香 微温。《金娄子[①]》及《俞益期[②]笺》皆云：扶南国人言：众香共是一木，根便是栴檀[③]，节是沉水[④]，花是鸡舌，叶是藿香，胶是薰陆。详《本经》。所以与沉香等共条，盖义出于此。《梦溪笔谈》云：段成式《酉阳杂俎》记事多诞，其间叙草木异物，尤多谬妄，率记异国所出，欲无根柢。如云一木五香，根栴檀，节沉香，花鸡舌，叶藿香，胶薰陆，此尤谬。栴檀与沉香两木元异，鸡舌即今丁香耳。今药品中所用者亦非。藿香自是草叶，南方至多。薰陆即小木而大叶，海南亦有，薰陆乃其胶也，今谓乳头香。五物迥殊，元非同类。《十便》云：先顿在风射紧者，窗隙中两三时，然后入钵，急敲碎，研细使。《医学指南》云：置钵于水上，研之不粘，而易研细云云。

发髲 苦，温，小寒，无毒。《异苑》云：人发变为鳣鱼。陈藏器云：生人发挂果树上，乌鸟不敢来食其实。

血余 无病妇人发也。出《产宝方》。

头垢

膝香 辛，温，无毒。麝香之一名也。**心结香**一名也。

乳腐 微寒。

屎

膃肭脐 咸，无毒。

肉芝 咸，平，无毒。蝙蝠之一名也。

腃发 辛，寒，有毒。斑猫之一名也。

蜌 咸，寒，无毒。蝼蛄之一名也。

甲香 咸，平，无毒。

牙枣

乳树子 甘，大寒。

乳梨 甘，微酸，寒。

皮弁草 苦，寒，小毒。苦耽之一名也。

【人事】

摩婆石

磨石 无毒。砺石之一名也。

凌水石 凝水石之一名也。

伏龙肝 辛，微温。以灶有神，故号为伏龙肝。

食盐 辛，甘，大寒。

茹草叶 苦，平，微寒，无毒。柴胡之一名也。

护羌 苦，甘，平，微温，无毒。独活之一名也。

爵离 辛，甘，苦，寒，无毒。防葵之一名也。**农果**一名也。

求股 辛，甘，温，平，微寒，无毒。卷柏之一名也。**交时**一名也。

游胡 甘，平，无毒。

领石 苦，温，微寒，无毒。络石之一名也。

营实 酸，温，微寒，无毒。此即蔷薇之子也，以白花者为良。

覲 甘，寒，无毒。

茹芦 苦，寒，无毒。茜根之一名也。

会及 酸，温，无毒。五味子之一名也。

---

① 金娄子：又作“金楼子”，为南北朝时期梁元帝萧绎撰著的一部子书，是研究齐梁社会、历史的珍贵材料之一。
② 俞益期：东晋时人，生平不详，撰有《与韩康伯笺》等。其事被《水经注》《齐民要术》等书收载。
③ 栴檀：原作“旃檀”，据《证类本草》卷第十二改。本段下文遇“旃檀”亦据此改为“栴檀”。
④ 沉水：据下文，疑当作“沉香”。此段引文在《证类本草》《本草纲目》等书中有载。

思益 苦，辛，甘，平，无毒。蛇床子之一名也。

涎衣草 苦，寒，无毒。地肤子之一名也。

知母 苦，微寒，无毒。**忘取**、**识文**并一名也。

伏猪 苦，平，无毒。飞廉之一名也。**伏兔**、**飞轻**、**飞雉**并一名也。

禄白 苦，寒，无毒。苦参之一名也。

卑相① 苦，温，微温，无毒。麻黄之一名也。**卑盐**一名也。

飞乌 苦，辛，平，微温，无毒。

摩罗 甘，平，无毒。百合之一名也。

知母 苦，寒，无毒。

丧公藤 辛，温，无毒。白芷之一名也。

放杖草 辛，寒，无毒。淫羊藿之一名也。**弃杖草**一名也。

妬妇 苦，平，大寒，无毒。黄芩之一名也。

扶盖 苦，甘，平，微温，无毒。狗脊之一名也。**扶筋**一名也。

茹根 甘，寒，无毒。茅根之一名也。

耕香 辛，温，无毒。

钻冻 辛，甘，温，无毒。款冬花之一名也。

讷会 苦，寒，无毒。芦荟之一名也。

补骨脂 辛，大温，无毒。破古纸之一名也。

薰草 甘，平，无毒。零陵香之一名也。

游龙 咸，微寒，无毒。荭草之一名也。

割孤露泽 苦，平，无毒。

慈谋勒 辛，温，无毒。时罗之一名也。

陟厘 甘，大温，无毒。

接俞 甘，冷，无毒。凫葵之一名也。

织女花 辛，温，无毒。女菀之一名也。

爵床 咸，寒，无毒。

含生草 无毒。

守田 辛，平，生微寒，熟温，有毒。半夏之一名也。**示姑**一名也。

行唐 苦，寒，有毒。莨菪子之一名也。

戴椹 咸，甘，温，微冷利，有小毒。旋覆花之一名也。

射干 苦，平，微温，有毒。

凌泽 苦，甘，寒，大寒，有毒。

卑共 苦，温，微温，有毒。

交藤 苦，涩，微温，无毒。何首乌之一名也。

牵牛子 苦，寒，有毒。

威灵仙 苦，温，有毒。

蓄 苦，寒，无毒。羊蹄之一名也。

续毒 辛，平，有大毒。狼毒之一名也。

爵犀 辛，温，微温，有毒。鬼臼之一名也。

业楚 苦，寒，有毒。羊桃之一名也。**弋御**一名也。

折根 苦，平，无毒。连翘之一名也。

---

① 卑相：原作“毕相”，据《证类本草》卷第八改。下文“卑盐”亦据此改。

续随子 辛，温，有毒。**拒冬**一名也。

屈据 辛，酸，寒，微寒，有毒。蔄茹之一名也。

戴星草 辛，温，无毒。谷精草之一名也。

槈耨草 甘，平，无毒。蒲公草之一名也。

托卢 苦，寒。枸杞之一名也。

寄屑 苦，甘，平，无毒。桑上寄生之一名也。**寓木**一名也。

思仙 辛，甘，平，温，无毒。杜仲之一名也。**思仲**一名也。

凌霄 酸，微寒，无毒。紫葳之一名也。

凿孔中木

诃梨勒 苦，温，无毒。

爵李 酸，平，无毒。郁李仁之一名也。

接骨木 甘，苦，平，无毒。

钩藤① 微寒，无毒。

去水 辛，苦，温，微温，有小毒。芫花之一名也。

叛奴盐 酸，微寒，无毒。盐麸子之一名也。

凌泉 苦，平，有毒。黄环之一名也，其子名狼跋子。

溲疏 辛，苦，寒，微寒，无毒。

击迷 甘，苦，平，无毒。荚蒾之一名也。**羿先**一名也。

感藤 甘，平，无毒。

卖子木 甘，微咸，平，无毒。

肥藤 甘，温，无毒。甘露藤之一名也。

傅致胶 甘，平，微温，无毒。阿胶之一名也。

食角 苦，酸，咸，寒，微寒，无毒。犀角②之一名也。

隐鼠 咸，无毒。

飞生 鼺鼠之一名也，状如蝙蝠。

遁脂 麋脂之一名也。

啄木鸟 平，无毒。

慈鸦 酸，咸，平，无毒。

练鹊 甘，温，平，无毒。

逃河身 咸，平，无毒。

反舌 百舌鸟之一名也。

布谷 似鹞长尾。**拨谷**一名也。

伏蜻 咸，甘，寒，无毒。蚱蝉之一名也。

慈鳗 甘，有毒。鳗鲡鱼之一名也。

守宫 咸，寒，有小毒。石龙子之一名也。以朱饲之，满三斤，杀，干末，以涂女子身，有交接事便脱，不尔，如赤志，故谓守宫云云。

负盘 咸，寒，有毒。蜚蠊之一名也。

吹肚鱼 甘，温，无毒。河豚之一名也。

嘉鱼 甘，温，无毒。《吴都赋》云：嘉鱼出于丙穴。李善注云：丙日出穴。今人不然。丙者向阳穴也，阳穴多生此鱼，复何能择丙日耶？此注误矣。《抱朴子》云：鸠知夜半，燕知戊己，岂鱼不知丙日也？

去甫 辛，寒，有毒。

---

① 钩藤：原作“钓藤”，据文义改。

② 犀角：原作“犀鼠”，据《证类本草》卷第十七改。

至掌 咸，苦，平，微寒，有毒。水蛭之一名也。
盘蛩 辛，寒，有毒。斑猫之一名也。
褰鼻蛇 甘，咸，温，有毒。白花蛇之一名也。
负燔 酸，温，微寒，无毒。鼠妇之一名也。
放光 辛，微温，无毒。萤火之一名也。
飞生虫 无毒。
御枣 甘，平，无毒。大枣之一名也。
哈桃 甘。樱桃之一名也。
虑李 苦，平，无毒。李核仁之一名也。
来禽木 酸，甘，温。林檎之一名也，不可多食。
巢钩 甘，平。钩栗。
梦神 甘，平，无毒。胡麻之一名也。
选 苦，寒，无毒。苦菜之一名也。
劳祖 辛，微温，无毒。水苏之一名也。

【饮食】

豆班石 婆娑石之一名也。
卤咸
浆水 甘，酸，微温，无毒。
醴泉
糜衔 苦，平，微，无毒。薇衔之一名也。
酸益 苦，咸，平，微寒，无毒。败酱之一名也。
酸浆 酸，平，寒，无毒①。**醋浆**、**苦葴**并一名也。
酢浆草 酸，寒，无毒。**醋母草**一名也。
毒菌 地生者为菌，木生者为檽，又为蕈。
苦杞 苦，寒。枸杞之一名也。
酸枣 酸，平，无毒。
谷实 甘，寒，无毒。楮实之一名也。
辛夷 辛，温，无毒。**辛矧**一名也。
苦耽 苦，寒，小毒。**苦识**一名也。
苦苣 苦，平。
醍醐菜
苦瓠 苦，寒，无毒。
苦蕒 冷，无毒。

【杂物】

金座砂 甘，微寒，无毒。石砂之一名也。**玉座砂**、**镜面砂**、**箭镞砂**、**金星砂**并一名也。
玉屑 甘，平，无毒。
玉泉 甘，平，无毒。**玉札**②、**玉液**、**琼浆**并一名也。
棋石 酸，辛，寒，有毒。石胆，矾类也。

① 无毒：原作“无寒”，据校本改。
② 玉札：原作“玉扎”，据校本改。

食茱萸 辛，苦，大热，无毒。功用与吴茱萸同。无者代用吴茱萸。

臭橘 枳实之一名也。

盐麸子 酸，微寒，无毒。

酥 微寒。

酪 甘，酸，寒，无毒。

醍醐 甘，平，无毒。

酸石榴 甘，酸，寒，无毒。安石榴之一名也。

豉 苦，寒，无毒。黑豆作之。

曲 甘，大暖。六月作者良。

醋 温，无毒。**苦酒**一名也。

酱 咸，酸，冷。**铜勒**一名也。

扁青 甘，平，无毒。

金线矾 咸，有毒[①]。

金浆 辛，平，无毒。

铁锈 铁上衣也。

铜盆 熨也。

汞生符 水银灰也，又名汞花。

金屑 辛，平，有毒。**金母砂子金**[②]一名也。

银屑 辛，平，有毒。古者名金为黄金，银为白金，铜为赤金。

珊瑚 甘，平，无毒。从波斯国及狮子国来。

铁浆 取诸铁于器中，以水浸之。

秤锤

铁粉 咸，平，无毒。

铁华粉 咸，平，无毒。铁之精华也。

铁落 辛，甘，平，无毒。**铁液**一名也。

砺石 无毒。今磨刀石也。

车辖 无毒。

柱下土 无毒。腹痛暴卒者，末服方寸匕。

礜石 辛，甘，大热。鹊巢中者为真。

砒霜 苦，酸，有毒。

硇砂 咸，苦，辛，温，有毒。《日华子》曰：一名北庭[③]砂，又北亭。

铅丹 辛，微寒。熟作黄丹也。**铅华**一名也。

铅 甘，无毒。

铜青 平，微毒。铜器上绿色是也。

铛墨

锡铜镜鼻

金牙

金星石

铅霜 冷，无毒。

---

① 有毒：原作“有无”，据校本改。

② 金母砂子金：原作“母金砂子金”，据《证类本草》卷第四乙转。

③ 北庭：“庭”字下原衍一“亭”字，据校本删。

铜矿石

铜弩牙

车脂

釭中膏

煅灶 煅铁灶中灰也。

玉井水

篚 苦，甘，平，大寒，无毒。

玉女 苦，甘，平，无毒。菟丝子之一名也。

升麻 甘，苦，平，微寒，无毒。

车前子 甘，咸，寒，无毒。君也，喜在牛迹中生，故曰车前子。

玉延 甘，温，平，无毒。薯蓣之一名也，秦楚名玉延。

玉竹 甘，平，无毒。女萎之一名也。

金芝 甘，平。黄芝之一名也。

玉芝 辛，平。白芝之一名也。

铁葛 甘，温，无毒。叶似枸杞①，根似葛黑色也。

升推 苦，辛，温，微寒，无毒。蒺藜子之一名也，取坚实者。

绵黄耆 甘，微温，无毒。《日华子》云：药中补益②，呼为羊肉。

铜芸 甘，辛，温，无毒。防风之一名也。

玉门精 甘，寒，无毒。天名精之一名也。

金沸 甘，温，无毒。旋花之一名也。

绳毒 苦，辛，甘，平，无毒。蛇床子之一名也。

火母 景天之一名也。

剪金草 苦，甘。王不留行之一名也。

鋋 一名。芍药之一名也。

货母 苦，寒，无毒。知母之一名也。

贝母 辛，苦，平，微寒，无毒。**勒母**一名也。

石龙芮 苦，平，无毒。

金雀儿椒 苦，咸，寒，无毒。白鲜之一名也。

瓦韦 苦，甘，平，无毒。石韦之一名也，生古瓦故也。

金刚根 甘，平，温，无毒。菝葜之一名也。一说ツチ大根。

金钗股③ 甘，平，小毒。

玉豉 苦，甘，酸，微寒。

笼古 咸，微寒，无毒。荭草之一名也。

缇 甘，微寒，无毒。香附子之一名也。

前草 凉，无毒。

丝蓴 甘，冷，无毒。荇菜之一名也。

金陵草 甘，酸，平，无毒。即莲子草之一名也。

船底苔 冷，无毒。船底青苔也。

金沸草 咸，甘，温，微冷利，有小毒。**金钱花**一名也。

---

① 枸杞：原作“苟杞”，据《证类本草》卷第六改。
② 补益：原作“补药”，据《证类本草》卷第七改。
③ 金钗股：原作“金钗服”，据《证类本草》卷第八改。

漆茎 苦，辛，微寒，无毒。泽漆之一名也。

扁苻 苦，微寒，有毒。贯众之一名也。

玉支 辛，温，有大毒[①]。羊踯躅之一名也。

钩吻 辛，温，有大毒。似黄精。

灯花末

章柳根 辛，酸，平，有毒。商陆之一名也。

铫弋 羊桃之一名也。

轵 苦，平，无毒。连翘之一名也。

金星草 苦，寒，无毒。**金钏草**一名也。

金灯花 根有小毒。山慈菰之一名也。

灯心草 甘，寒，无毒。

甑带灰 江南以蒲为甑带，取久用者烧灰入药。

笼草 酸，苦，寒，无毒。乌蔹莓[②]之一名也。

弓弩弦

瓦松 酸，平，无毒。昨叶荷草之一名也。【万年草卜云物也】。

屐屧鼻绳

琥珀 甘，平，无毒。旧说云：是松脂沦入地千年化，今烧之亦作松气。

瑿 甘，平，无毒。古来相传云：松脂千年为茯苓，又千年为琥珀，又千年为瑿。

金盐 辛，苦，温，微寒，无毒。五加皮[③]之一名也。

煎香 微温。沉香之一名也。

金樱子 酸，涩，平，温，无毒。

墨 辛，无毒。松之烟也。

金铃子 苦，寒，有小毒。楝实之一名也。

车下李 酸，平，无毒。郁李仁之一名也。

钩樟根皮

罂子桐子 有大毒。

瑇瑁 寒，无毒。

车螯 紫背光厚者善。

簸箕虫 咸，寒，有毒。䗪虫之一名也。

弓皮 蛇蜕之一名也。

贝子 咸，平，有毒。**贝齿**一名也。

金线龟 龟之一名也。

衣鱼 咸，温，无毒。

壶枣 甘，温，无毒。酸枣之一名也。

金杏 甘，苦，温，冷。杏仁之一名也。

钩栗 甘，平。

舂杵头细糠

罂子粟 甘，无毒。【白芥子也】。**囊子**子名也。

罗勒 辛，温，微毒。

---

① 有大毒：原作“有大寒”，据《证类本草》卷第十改。

② 乌蔹莓：原作“乌蕨莓”，据校本改。又《证类本草》卷第十一“乌蔹莓”条下载：“臣禹锡等谨按蜀本云：或生人家篱墙间，俗呼为笼草。”

③ 五加皮：原作“五茄皮”，据《证类本草》卷第十二改。

【光彩】

白庭砂 甘，微寒，无毒。辰砂之一名也。**朱砂**一名也。

矾石 酸，寒，无毒。**白矾、绿矾、黄矾、黑矾、绛矾**已上谓之五矾。**皂矾**并一名一类也、**矾蝴蝶**作虫飞者也、**矾精**同一名也。

玄明粉 辛，甘，冷，无毒。以朴消炼成者也。

班石 甘，寒，大寒，无毒。滑石之一名也。**白滑石、绿滑石、乌滑石、黄滑石**并一类也。

黑石 酸，辛，寒，有毒。石胆之一名也。

白余粮 甘，寒，平，无毒。张华云：地多藜者，必有余粮。

白石英 甘，辛，微温，无毒。有黄石英、赤石英、青石英、黑石英。

紫石英 甘，辛，温，无毒。

赤石脂 甘，酸，辛，大温，无毒。又有白石脂、青石脂、黄石脂、黑石脂。

白石脂 白符

绿青 酸，寒，无毒。画工用之，即扁青也。

白青 甘，酸，咸，平，无毒。

黄银 作器辟恶瑞物也。

玄黄石 甘，平，温，无毒。代赭之类也。

黄食石 苦，甘，平，寒，大温，有毒。雄黄之一名也。

黄牙 酸，温，大热，有毒。石硫黄之一名也。

白锡金 辛，平，有毒。金屑之一名也。**黑铅金、朱砂金、青麸金**并一名也。

玄石 辛，咸，寒，无毒。磁石之一名也。

玄石 咸，温，无毒。**玄水石**。

白水石 辛，甘，寒，大寒，无毒。凝水石之一名也。

白石 咸，微温，无毒。阳起石之一名也。

殷孽 辛，温，无毒。石钟乳根也。

绿盐 咸，苦，辛，平，无毒。

光明盐 咸，甘，平，无毒。

青分石 辛，甘，大热。礜石之一名也。**白矾石**一名也。

白善土 苦，甘，寒，无毒。

赤铜屑

白垩 苦，辛，温，无毒。**白善**一名也。

青琅玕 辛，平，无毒。**青珠**一名也。

青礞石 礞石之一名也。

苍礜石 特生礜石之一名也。

黄石 方解石之一名也。

苍石 甘，平，有毒。

白瓷瓦屑

黄精 甘，平，无毒。天老曰：太阳之草曰黄精，太阴之草名曰钩吻。

白术 苦，甘，温，无毒。《本草》元无白术之名，近世多用。嵇康闻道人遗言：饵术、黄精，令人久寿[①]。亦无“白”字。

赤纲 辛，甘，平，无毒。菟丝子之一名也。

白蒿 甘，平，无毒。

---

① 久寿：原作“久封”，据《证类本草》卷第六改。

白英 甘，寒，无毒。**白草**一名也。

紫芝 甘，温。

赤芝 苦，平。生衡山。**丹芝**一名也。

黑芝 咸，平。五芝生五岳。**玄芝**一名也。

青芝 酸，平。

黄芝 甘，平。

白芝 辛，平。

黄连 苦，寒，微寒，无毒。

黄耆 甘，微温，无毒。《日华子》云：药中补益①，呼为羊肉。**白水耆**黄耆之生白水故也。**赤水耆**生赤水黄耆也。《本草》序曰：虚劳热，用白水黄耆；冷虚者，用陇西黄耆云云。赤水者，恐是陇西也。

明石 苦，温，微温，无毒。

丹参 苦，微寒，无毒。**赤参**一名也。

玄及 甘，温，无毒。五味子之一名也。

白连 辛，微温，无毒。**白芩**一名也。

白参 苦，微寒，无毒。沙参之一名也。**希文**一名也。

白兔藿 苦，平，无毒。**白葛**一名也。

白花藤 苦，寒，无毒。

苍耳 苦，甘，温，微寒，有小毒。

黄斤 甘，平，无毒。葛根之一名也。

白药 苦，寒，无毒。栝楼根之一名也。**黄瓜**实名也。

白茎 苦，寒，无毒。苦参之一名也。

白术 苦，酸，平，微寒，有小毒。芍药之一名也。

玄参 苦，咸，微寒，无毒。**玄台**一名也。

丹龙精 辛，苦，平，微寒，无毒。贝母之一名也。

白芷 辛，温，无毒。**白茝**一名也。

黄德祖 辛，寒，无毒。

黄芩 苦，平，大寒，无毒。**芩文**一名也。

赤节 苦，甘，平，微温，无毒。狗脊之一名也。

紫菀 苦，辛，温，无毒。**紫蒨**、**青菀**、**白菀**并一名也。

紫草 苦，寒，无毒。**紫丹**、**紫英**并一名也。

白鲜 苦，咸，寒，无毒。**白羊藓**、**白羶**。

紫参 苦，辛，寒，微寒。

赤节 苦，甘，平，无毒。萆薢之一名也。**白菝葜**一名也。

白薇 苦，咸，平，大寒，无毒。**白幕**一名也。

赤雹子 苦，寒，无毒。王瓜之一名也。

青刺蓟 甘，温。大小蓟根之一名也。

赤箭脂 辛，平，无毒。天麻之一名也。

红蓝花 辛，温，无毒。**黄蓝**一名也。

芦荟 无毒。

白前 微温，无毒。

白药 辛，温，无毒。瓜楼之一名也。

---

① 益：原脱，据《证类本草》卷第七补。

白豆蔻 辛，大温，无毒。
青黛 咸，寒，无毒。
白环藤 甘，辛，温，无毒。萝摩子之一名。
红豆蔻 辛，温，无毒。
白菀 辛，温，无毒。女菀之一名也。
白功草 苦，平，无毒。王孙之一名也。**黄孙**、**黄昏**并一名也。
赤眼老母草 咸，无毒。嚼。
白幕 辛，甘，温，大温，有大毒。天雄之一名也。
黄良 苦，寒，大寒，无毒。
白药 辛，苦，微温，有毒。桔梗之一名也。
青蒿 苦，寒，无毒。草蒿之一名也。
白敛 苦，甘，平，微寒，无毒。**白草**、**白根**并一名也。
青葙子 苦，微寒，无毒。草决明之一名也。
白及 苦，辛，平，微寒，无毒。
豬魁 甘，平，无毒。**豬独**一名也。
白昌 辛，酸，平，有毒。商陆之一名也。**赤菖**一名也。
白头翁 苦，温，无毒，有毒。
黄结 甘，寒，无毒。山豆根之一名也。
紫河车 蚤休一名云云。如《事证方》者，胞衣亦号紫河车。
白附子 甘，辛，温。
赤地利 苦，平，无毒。
紫葛 甘，苦，寒，无毒。似葡萄。
丹草 咸，苦，微寒，有毒。石长生之一名也。
碧竹 苦，大寒，无毒。鸭跖草之一名也。
赤车使者 辛，苦，温，无毒。
紫桂 甘，辛，大热，有小毒。桂之一名也。
黄芝 辛，温，无毒，有毒。干漆之一名也。
白胶香 辛，苦，平，无毒。枫香脂之一名也。
青桂香 辛。沉香之一名也。**黄沉**一名也。
白石木蜜 甘，平，无毒。木蜜之一名也。
白槟榔 大寒。槟榔之一名也。
紫鉚 骐麟竭，一名也。
白蕡 辛，平，无毒。芜荑之一名也。
赤朴 苦，温，大温，无毒。厚朴之一名也。
黄栌 苦，寒，无毒。
白胶 甘，平，温，无毒。鹿角胶之一名也。**黄明胶**一名也。
白马茎 咸，甘，平，无毒。
白鹅膏
丹雄鸡 甘，微温，微寒，无毒。
白雄鸡 酸，微温。
黑雌鸡
黄雌鸡 酸，甘，平。
青丹 雄雀屎之一名也。**白丁香**一名也。

白鹤 咸，平，无毒。

斑鹤 甘，平，无毒。**斑鸠**、**黄祸侯**并一名也。

白鸽 咸，平，无毒。鸠类。

翠奴 咸，平，无毒。鱼狗之一名也，水上取鱼故曰翠奴。《尔雅》曰：小鸟青似翠，穴土为窠。

紫葳 酸，微寒，无毒。

文蛤 苦，酸，平，无毒。五倍子之一名也。

白棘 辛，寒，无毒。

紫藤 甘，微温，小毒。

黄药根 苦，辛，无毒。**红药子**一名也。

白杨树皮 苦。

文烛 苦，平，无毒。南天烛之一名也。**黑饭草**一名也。

皂李 苦，微寒，无毒。鼠李之一名也。

紫荆子 苦，平，无毒。

黄大戟 辛，苦，温，微温，有毒。

紫真檀 咸，微寒。

黄环 苦，平，有毒。

赤瓜木 苦，寒，无毒。

赤柽木 无毒。

紫薇 苦，咸，平，无毒。海蛤之一名也。

黄鱼 平，有毒。

玄 圣祖讳，今改为元。露蜂房之一名也。

白僵蚕 咸，辛，平，无毒。

青鱼 甘，平，无毒。

紫贝 明目。

卢蟹 □胞。

白鱼 甘，平，无毒。

白颈蚯蚓 咸，寒，大寒，无毒。

斑猫 身黑而头赤，喻如人着玄衣赤帻，故名亭长。四月、五月在[①]王不留行上，即呼为王不留行虫。六月、七月在葛花上，即为葛上亭长。

斑猫 辛，寒，有毒。重。《本草》出之，故再载之。**斑菌**、**斑蚝**并一名也。

白贝 咸，平，有毒。贝子之一名也。

白花蛇 甘，咸，温，有毒。

乌蛇 无毒。在动物中出之，今重载之。

白鱼 咸，温，无毒。衣鱼之一名也。

金蛇 无毒。

熠耀 辛，微温，无毒。萤火之一名也。

赤翅蜂 有小毒。

朱桃 甘。樱桃之一名也。

白梅 酸，平，无毒。梅实曝干，藏密器中也。**乌梅**梅实熏之名也。

青芋 辛，平，有毒。芋之一名也。**紫芋**、**白芋**并一名也。

丹若 甘，酸，无毒。石榴之一名也。

---

① 在：原作“有”，据《证类本草》卷第二十二改。

青李 苦，平，无毒。李核仁之一名也。**绿李**、**赤李**、**朱仲李**、**黄李**并一名也。

青蘘 甘，平，无毒。胡麻之一名也，叶之名也。

白油麻 大寒，无毒。

赤小豆 甘，酸，平，无毒。**青粱米**、**白粱米**、**黄粱米**并一名也。

丹黍米

黄子 谷蘖之一名也。

白豆 平，无毒。

白冬瓜 甘，微寒，无毒。**白瓜**一名也。

白芥 辛，温，无毒。

白苣 苦，平。苦苣之一名也。

紫苏

白蘘荷 微温。

白苣 苦，寒。

【方角】

东壁土

旁勃 甘，平，无毒。白蒿之一名也。

旁通 苦，辛，温，寒。蒺藜之一名也。

南草 苦，辛，微温，无毒。续断之一名也。

方宾 苦，微寒，微温，无毒。石龙蒭之一名也。

中逢花 甘，平，无毒。百合之一名也。

东根 苦，寒，无毒。知母之一名也。

内虚 苦，平，大寒，无毒。黄芩之一名也。

前胡 苦，咸，平，微寒，无毒。

高良姜 大温。

丁历 辛，苦，寒，大寒，无毒。葶苈之一名也。

方溃 苦，寒，无毒。草蒿之一名也。

东方宿 苦，寒，无毒。羊蹄之一名也。

中药 甘，寒，无毒。山豆根之一名也。

西王母杖 苦，寒。枸杞之一名也。

丁香 辛，温，无毒。

旁 辛，温，无毒。

南椒 辛，温，大热，有毒。蜀椒之一名也。

南烛枝叶 苦，平，无毒。《可用方》云：南天竺【竹】。**南烛**、**南天烛**、**南烛草木**并一名也。

南藤 辛，温，无毒。**丁公藤**一名也。

南材 微温。

仲思枣 甘，寒，无毒。酸枣之一名也。北齐时有仙人仲思，此枣因以为名，是羊矢枣也。

方茎 甘，平，无毒。胡麻之一名也。**方金**一名也。

西王母菜 辛，温，微毒。罗勒之一名也。

东风菜 甘，寒，无毒。**重砂**辰砂之一名也。

【負数】

细石 辛，甘。石膏之一名也。**长石**一名也。

二气砂 甘，温，无毒。灵砂之一名也。
长石 辛，苦，寒，无毒。
大盐
百倍 苦，酸，平，无毒。牛膝之一名也。
一舌草 甘，咸，寒，无毒。车前之一名也。
修脆 甘，温，平，无毒。薯蓣之一名也。**诸署**一名也。
大札 辛，甘，微温，微寒，无毒。茺蔚子之名也。
细草 苦，温，无毒。远志之苗也，又名小草。
细辛 辛，温，无毒。**小辛**一名也。
三蔓草 辛，甘，微温，无毒。巴戟天之一名也。
大蕺 辛，微温，无毒。菥蓂子之一名也。**大荠**一名也。
万岁 辛，甘，温，平，微寒，无毒。卷柏之一名也。
无风独摇草 带之使夫妇相爱。
千里及 苦，平，小毒。
百本 甘，微温，无毒。黄耆之一名也。
百枝 甘，辛，温，无毒。防风之一名也。**百蜚**一名也。
五味子 酸，温，无毒。
千岁虆 甘，平，无毒。
貟实 辛，苦，温，无毒。云实①之一名也。
无心 苦，平，微寒，无毒。薇衔之一名也。**无顛**一名也。
余容 苦，酸，平，微寒，有小毒。芍药之一名也。
巨句麦 苦，辛，寒，无毒。瞿麦之一名也。**大菊**、**大阑**并一名也。
百合 甘，平，无毒。**重箱**一名也。
千两金 辛，寒，无毒。淫羊藿之一名也。
百枝 苦，甘，平，微温，无毒。狗脊之一名也。
微茎 辛，苦，温，微寒，无毒。藁本之一名也。
大青 苦，大寒，无毒。
百丈青 苦，寒，平，无毒。
大瓠藤水 甘，寒，无毒。
三十根 甘，平，小毒。金钗股之一名也。
大小蓟根 甘，温。
百部
长孙 苦，平，无毒。王孙之一名也。
百脉根 甘，苦，微寒，无毒。
半夏 辛，平，有毒。
大黄 苦，寒，大寒，无毒。
大室 辛，苦，大寒，无毒。**大适**一名也。
大戟 苦，甘，大寒，有小毒。于槐砧上剉。
百头 苦，微寒，有毒。贯众之一名也。
百草灰
三白草 苦，寒，有毒。牵牛子之一名也。

---

① 云实：原作“灵实”，据校本改。

九臼 辛，温，微温，有毒。鬼臼之一名也。
三廉 苦，平，无毒。连翘之一名也。
千金子 辛，温，有毒。续随子之一名也。
五毒草 酸，平，无毒。**五蕺**一名也。
大枣
五加皮[①] 辛，苦，温，微寒，无毒。
五木耳 桑上寄生之一名也，一名檽，音[②]软。
大腹槲 大腹子也，向阳曰槟榔，向阴曰大腹。
无姑 辛，平，无毒。芜荑之一名也。
大椒 辛，温，生温熟寒，有毒。秦椒之一名也。
五倍子 苦，酸，平，无毒。**百虫仓**一名也。
小金花 甘，平[③]，微寒，无毒。蜜蒙花之一名也。
无食子 苦，温，无毒。
千金藤
大就 苦，平，有毒。黄环之一名也。
巨骨 苦，辛，寒，微寒。溲疏之一名也。
小天蓼 甘，温，无毒。
小蘗 苦，大寒，无毒。山石榴之一名也。
大空 辛，苦，平，有小毒。
百劳 平，有毒。
百舌鸟
大黄蜂 甘，平，微寒，无毒。蜂子之一名也。
九孔螺 咸，平，无毒。石决明之一名也。
百穿 苦，咸，平，有毒。露蜂房之一名也。
千人踏 咸，寒，大寒，无毒。蚯蚓之一名也。
五灵脂 甘，温，无毒。虫粪之一名也。
诸乘 微寒。蜻蛉[④]之一名也。
百足 辛，温，有毒。马陆之一名也。
两头蛇
无漏子 甘，温，无毒。
巨胜 甘，平，无毒。胡麻之一名也。
大豆黄卷 豆蘗也。
小麦 甘，微寒，无毒。
大麦 咸，温，微温，无毒。
大根 辛，甘，温，无毒。莱菔之一名也。
五行草 马齿苋之一名也。

【词字】

妙硫砂 甘，微寒，无毒。辰砂之一名也。**越砂**、**平面砂**、**真珠**。

---

① 五加皮：原作“五茄皮”，据《证类本草》卷第十二改。
② 音：原缺，据《图经衍义本草》卷之二十二补。
③ 平：此下原衍一“平”字，据校本删。
④ 蜻蛉：原作“蜻蛤”，据校本及《证类本草》卷第二十二改。

虚中 甘，温，无毒。石钟乳之一名也。

滑石 甘，寒，大寒，无毒。**共石**、**脱石**、**番石**并一名也。

毕石 酸，辛，寒，有毒。石胆之一名也。**立石**一名也。

曾青 酸，小寒，无毒。

太一余粮 甘，平，无毒。太一者，道之宗源。太者，大也；一者，道也。大道之师，即禹之理化。神君，禹之师也。师常服之，故有太一之名云云。

臭黄 苦，甘，平，寒，大温，有毒。雄黄之一名也。**熏黄**一名也。

解盐

曾青金 辛，平，有毒。金屑之一名也。**生铁金**、**熟铁金**、**生铜金**、**偷石金**、**还丹金**并一名也。

生银

轻粉 水银粉之一名也。

处石 辛，咸，寒，无毒。磁石之一名也。

处石 咸，温，无毒。玄石之一名也。

凝水石 辛，甘，寒，大寒，无毒。寒水石之一名也。

孔公孽 辛，温，无毒。**通石**一名也。

生铁 微寒。

柔铁 甘，无毒。

直石 辛，苦，寒，无毒。长石之一名也。

太阴玄精 咸，温，无毒。

理石 辛，甘，寒，大寒，无毒。**立制石**一名也。

逆石 甘，温，无毒。石床之一名也。

推青 辛，咸，平，无毒。肤青之一名也。**推石**一名也。

铸钟黄土 无毒。

恶灰 辛，温。石灰之一名也。**希灰**一名也。

立制石 辛，甘，大热。礜石之一名也。**固羊石**、**太白石**并一名也。

解锡 辛，寒，无毒。锡之一名也。

代赭 苦，甘，寒，无毒。**须丸**一名也。

热汤

不灰木 大寒。

特生礜石

握雪礜石 **化公石**一名也。

淋石 无毒。患淋人于溺中出者也。

甘露水

甘露蜜

重楼 甘，平，无毒。黄精之一名也。**救穷**、**垂珠**、**及生**并一名也。

昌阳 辛，温，无毒。菖蒲之一名也。**尧韭**①一名也。

更生 苦，甘，平，无毒。菊花之一名也。**周盈**、**傅延年**并一名也。

颠勒 苦，甘，平，大寒，无毒。天门冬之一名也。**浣草**、**官松**并一名也。

甘草 甘，平，无毒。此草最为众药之主，经方少不用者，犹如香中有沉香也，去头尾尖，吐人。**美草**一名也。

生干地黄 甘，苦，寒，无毒。

周麻 甘，苦，平，微寒，无毒。升麻之一名也。

---

① 尧韭：原作“尧匪”，据校本改。

当道 甘，咸，寒，无毒。车前子之一名也。

爱韭 甘，平，微寒，无毒。麦门冬之一名也。**胜舄**一名也。

解蠡 甘，微寒，无毒。薏苡仁之一名也。**起实**、**赣**并一名也。

及泻 甘，咸，寒，无毒。君也。泽泻之一名也。

益母 辛，甘，微温，微寒，无毒。茺蔚子之一名也。**益明**、**贞蔚**、**郁贞草**并一名也。

荧 萎蕤之一名也。

防葵 辛，甘，苦，寒，无毒。**和茹**一名也。

远志 苦，温，无毒。君也。

禁生 甘，平，无毒。石解之一名也。

不凋草 辛，甘，微温，无毒。巴戟天之一名也。

离母 辛，温。赤箭之一名也。**合离草**一名也。

卷柏 辛，甘，温，平，微平，微寒，无毒。

兜木香 《汉武故事》：西王母降，上烧兜木香。

甜藤 甘，寒，无毒。

香果 辛，温，无毒。芎藭之一名也。

支连 苦，寒，微寒，无毒。黄连之一名也。

宣连 黄连之一名也。

屈人 苦，辛，温，微寒，无毒。蒺藜子之一名也。**止行**、**即梨**并一名也。

戴糁 甘，微温，无毒。黄耆之一名也。**戴椹**一名也。

防风 甘，辛，温，无毒。臣也。**屏风**、**兰根**并一名也。

香蒲 甘，平，无毒。蒲黄即此，香蒲花是也。**睢**、**醮**、**香茅**并一名也。

续断 苦，辛，微温，无毒。**属折**、**接骨**并一名也。

漏芦 苦，咸，寒，大寒，无毒。

络石 苦，温，微温，无毒。**略石**、**悬石**并一名也。

营实 酸，温，微寒，无毒。

刘烬草 甘，寒，无毒。地松之一名也。《异苑》云：青州刘烬，宋元嘉中，射獐，剖五脏，以此草塞之，蹶然而起。烬怪之，拔草便倒，如此三度。烬密录此草种之，主伤折多愈，因以名焉。既有活鹿之名，推与獐事相会。

决明子 咸，苦，甘，平，微寒，无毒。

美草 甘，温，无毒。旋花之一名也。**续筋根**一名也。

益明 苦，寒，无毒。地肤子之一名也。

戒火 苦，酸，平，无毒。景天之一名也。**救火**、**据火**、**慎火**并一名也。

苦心 苦，微寒，无毒。沙参之一名也。

徐长卿 辛，温，无毒。

悬莞 苦，微寒，微温，无毒。石龙蒭之一名也。

臭草 云实之一名也。

解毒子 苦，平，无毒。地不容之一名也。

漏芦 苦，平，无毒。飞廉之一名也。

忍冬 甘，温，无毒。

承膏 苦，平，微寒，薇衔之一名也。**承肌**一名也。

承露仙 人肝藤之一名也。**承灵仙**一名也。

干姜 辛，温，大热，无毒。

生姜 辛，微温。

常思 苦，甘，温。叶苦，辛，微寒。苍耳之一名也。**卷耳**、**常菒**并一名也。

果羸 苦，寒，无毒。栝楼之一名也。

苦参 苦，寒，无毒。**苦蘵**、**骄槐**并一名也。

当归 甘，辛，温，大温，无毒。**干归**一名也。

通草 辛，甘，平，无毒。**通脱木**①、**附支**并一名也。

解仓 芍药之一名也。

剧草 甘，平，温，无毒。蠡实之一名也。

瞿麦 苦，辛，寒，无毒。

重台 苦，咸，微寒，无毒。玄参之一名也。**正马**、**咸**、**端**、**逐马**并一名也。

强瞿 甘，平，无毒。百合之一名也。

连母 苦，寒，无毒。知母之一名也。**沈燔**、**昌支**并一名也。

空草 辛，苦，平，微寒，无毒。贝母之一名也。**苦花**、**苦菜**并一名也。

淫羊藿 辛，寒，无毒。**刚前**、**干鸡筋**并一名也。

腐肠 苦，平，大寒，无毒。黄芩之一名也。其服中皆烂故也。**空肠**、**经芩**、**枯肠草**并一名也。

强膂 苦，甘，平，微温，无毒。狗脊之一名也。

彭根 苦，平，无毒。石龙芮之一名也。

兼杜 甘，寒，无毒。茅根之一名也。

败酱 苦，咸，平，微寒，无毒。

兜纳香 甘，温，无毒。

离鬲草 辛，寒，有小毒。

恶实 辛，平。牛蒡子之一名也。

落首 苦，咸，寒，无毒。海藻之一名也。【神马草也】

防己 辛，苦，平，温，无毒。**解离**一名也。子名木防己。

防风 辛，平，无毒。天麻之一名也。不审。**定风草**一名也。

阿魏 辛，平，无毒。出西番及昆仑。阿魏木，波斯国呼为阿虞木。

款冬花 辛，甘，温，无毒。**橐吾**、**颗东**、**氐冬**并一名也。

郁金 辛，苦，寒，无毒。胡人谓之马蒁，马医多用之。

迦枸勒 辛，温，无毒。肉豆蔻之一名也。

破故纸 辛，大温。补骨脂之一名也。

零陵香 甘，平，无毒。

缩砂蜜 辛，温，无毒。主虚劳冷泻，宿食不消，赤白痢。

积雪草 苦，寒，无毒。连钱草之一名也。**连钱草**一名也。

香附子 甘，微寒，无毒。莎草之一名也。

毗陵茄子 辛，温，无毒。荜澄茄之一名也。

甘松香 甘，温，无毒。

延胡索 辛，温，无毒。

烂石草 甘，平，无毒。

香苏 咸，寒，无毒。爵床之一名也。

干苔 咸，寒，一云温。

陀得花 甘，温，无毒。胡人采得花，以酿酒，呼为三勒浆。

奚毒 辛，甘，温，大热，有大毒。**即子**一名也。

侧子 辛，大热，有大毒。

---

① 通脱木：原作“通脱水”，据《证类本草》卷第八改。

利如 辛，苦，微温，有小毒。桔梗之一名也。

横唐 苦，甘，寒，有毒。莨菪子。

苦杖根 牛膝之一名也。

旋覆花 咸，甘，温，微冷利，有小毒。**盛椹**一名也。

由跋

豊芦 辛，苦，微寒，有毒。

竟命草 苦，微寒，无毒。

常山 苦，辛，寒，微寒，有毒。蜀漆根也。**互草**一名也。

甘遂 苦，甘，寒，大寒，有毒。于槐砧上剉。**甘藁**一名也。

甘根 苦，辛，平，微寒，无毒。白及之一名也。**连及草**一名也。

功钜 苦，甘，寒，大寒，有小毒。

贯众 苦，微寒，有毒。**贯节**、**贯渠**并一名也。《事证方[1]》亦名管仲。

何首乌 苦，涩，微温，无毒。人名也，以采人为。**陈知**一名也。

当陆 辛，酸，平，有毒。商陆之一名也。**遂殇**《尔雅》一名。

能消 苦，温，无毒。以甘草、栀子代。威灵仙之一名也。

连虫陆 苦，寒，无毒。羊蹄之一名也。

续毒 辛，平，有大毒。

奈何草 苦，温，无毒，有毒。白头翁之一名也。

甘蕉根 大寒。芭蕉之一名也。

解毒 辛，温，微温，有毒。鬼臼之一名也。

葝 苦，微寒，无毒。鼠尾草之一名也。

刘寄奴 《本草》有传，宋太子名以号药。

连翘 苦，平，无毒。**异翘**、**连苕**、**折根**并一名也。

续随子 辛，温，有毒。**联步**一名也。

解毒 甘，寒，无毒。山豆根之一名也。

离娄 辛，酸，寒，微寒，有小毒。茼茹之一名也。

蚤休 苦，微寒，有毒。紫河车之一名也。**蚩休**、**重台**并一名也。

预知子 苦，寒，无毒。

乃束 苦，辛，寒，无毒。夏枯草之一名也。**郁臭**一名也。

宜男 萱草花之名也。妇佩其花，生男也，故谓之宜男。

败蒲席

苦芙 微寒。

败舡茹 平。帛布谓之败舡茹。

列当 甘，温，无毒。草苁蓉之一名也。

败芒箔 无毒。

格注草 辛，苦，温，有大毒。

合明草 甘，寒，无毒。

败天公 平。竹笠之败者也。【フル笠，以竹作之】

却暑 苦，寒。枸杞之一名也。**甜菜**、**却老**并一名也。

侧柏 甘，平，无毒。柏叶也。【弱嫩叶，谓之侧柏。】

零榆 甘，平，无毒。榆皮之一名也。

---

① 事证方：原作“事订方”，据校本改。

干漆 辛，温，无毒，有毒。

宛童 苦，甘，平，无毒。桑上寄生之一名也，以铜刀剉。

沉香 微温。

薰陆香 微温。乳香在木，谓之滴乳香；离木落在土中历年，谓之薰陆香。

降真香

落雁木 生故海山中，藤蔓而生，四面如刀削，代州雁门亦有藤萝，高丈余。雁过，皆缀其中，故曰落雁木。又云：雁衔至代州雁门，皆放落而生，以此为名。

不凋木 苦，温，无毒。

淡竹叶 苦，平，大寒，无毒。**苦竹**一名也。堇竹叶、淡竹叶、苦竹，凡竹之类，其入药者，惟此三种也云云。

臭橘 枳实之一名也。

厚朴 苦，温，大温，无毒。其树多榛，其子名逐折。**厚皮**、**烈朴**并一名也。

没药 苦，平，无毒。波斯国松脂也。

益智 甘，平，无毒。龙眼之一名也。

卫矛 苦，寒，无毒。鬼箭之一名也。

刺原 苦，平，无毒。棘刺花之一名也。

安息香 辛，苦，平，无毒。辟邪树之胶也。

毗梨勒 苦，寒，无毒。树似胡桃①，子形亦似胡桃。

郁金香 苦，温，无毒。

合欢 甘，平，无毒。夜合之一名也。**合昏**一名也。

伏牛花 苦，甘，平，无毒。**隔虎刺花**一名也。

折伤木 甘，咸，平，无毒。

每始王木 苦，平，无毒。

倒挂藤 苦，无毒。

苦楝 苦，寒，有小毒。

郁李仁 酸，平，无毒。核之仁也。**粤李**②一名也。

没石子 苦，温，无毒。无食子之一名也。

益智子 辛，温，无毒。

败叶 辛，温，微温，有小毒。芫花之一名也。**毒鱼**一名也。

空疏 辛，苦，寒，微寒，无毒。溲疏之一名也。

连木 辛，温，无毒。药实根之一名也。

甘藤 甘，平，无毒。

突厥白 苦。

甘露藤 甘，温，无毒。肥藤之一名也。

败扇 新造屋柱下四隅埋之，蚊永不入。

乱发 微温。

破棺汤 寒。人屎也。

遗香 辛，温，无毒。麝香脐之一名也。

阿胶 甘，平，微温，无毒。

底野迦 辛，苦，平，无毒。

震肉 无毒。

---

① 胡桃：原作“故桃”，据《证类本草》卷第十三改。

② 粤李：原作“奥李”，据校本改。

果然肉 咸，无毒。

伏翼 咸，平，无毒。蝙蝠之一名也。

郭公 布谷之一名也，似鹞长尾也。

真珠 寒，无毒。

昌娥 车螯之一名也。

活东 甘，平，无毒。魁蛤之一名也，老蝙蝠化为。

枯蝉 咸，甘，寒，无毒。蝉壳之一名也。

敦齐 咸，微温，微寒，有毒。蛴螬之一名也。

缆鱼 咸，微温，无毒。乌贼鱼之一名也。

阿蜗 咸，寒，无毒。蜗牛之一名也，又蛞蝓之一名也。

绿桑螺

滑虫 咸，寒，有毒。负盘之一名也。

覭鱼 甘，温，无毒。河豚之一名也。

齐蛤

若蠪 辛，寒，有毒。蝦蟇之一名也。

晏青 辛，寒，有毒。斑猫之一名也。

淡菜 温，补。

躁舍 甘，平，无毒。雀瓮之一名也。又曰天浆子。

硕鼠 咸，寒，无毒。蝼蛄之一名也。孔颖达《正义》云：硕鼠有五能、不能成技之虫也。蔡邕《劝学篇》云：硕鼠五能，不能成一技术。注云：能飞不能过屋，能缘不能穷木，能游不能度谷，能穴不能掩身，能走不能免人。

阮青 辛，寒，无毒。蛙之一名也。

即炤 辛，微温[①]，无毒。萤火之一名也。

以下鱼 辛，平，无毒。海月之一名也。

干枣 甘，平，无毒。生枣甘辛，多食令人多寒热、羸瘦者也。**美枣**、**良枣**、**御枣**并一名也。

覆盆子 酸，咸，平，无毒。蓬虆子之一名也。

藉如 苦，甘，微寒，无毒。乌羊之一名也。

边要枣 甘，温，无毒。酸枣之一名也。**酸枣**一名也。

真芋 辛，平，有毒。芋之一名也。**连芋**、**禅芋**[②]并一名也。

甘蔗 甘，平，无毒。作砂糖之草也。

安石榴 甘，酸，无毒。

郁肝子 苦，平，无毒。李核仁之一名也。

悬钩

苦酒 温，无毒。醋之一名也。【米醋之一名】

腐婢 辛，平，无毒。小豆花，山南相弘呼以为葛花是也，一说赤小豆花也。

陈廪米 咸，酸，温，无毒。久入仓陈粳米也。フルキ米，但过三四年，又不用之。

御米 甘，平，无毒。罂子粟之一名也。白芥子也。

然谷 甘，平，无毒。禹余粮之一名也。

同蒿 平。

重油 辛，油，无毒。荏子之一名也。

苦耽 苦，寒，小毒。**苦蘵**一名也。

---

① 温：原脱，据《证类本草》卷第二十二补。

② 禅芋："芋"字原缺，据校本补。又《证类本草》卷第二十三载："唐本注云：芋有六种，有青芋、紫芋、真芋、白芋、连禅芋、野芋。"

苦苣 苦，平。**褊苣**一名也。

勺苏 紫苏之一名也。

香薷 辛，微温。

臭苏 辛，微温，无毒。水苏、鸡苏之一名也。**香菜**、**香茸**、**香戎**①并一名也。

假苏 辛，温，无毒。荆芥也。

覆葅 微温。蘘荷之一名也。

新罗菝蔺 辛，苦，温，无毒。薄荷之一名也。

落苏 甘，寒。茄子也。

苦瓠 苦，寒，有毒。

落葵

雍菜 甘，平，无毒。

苦蕒 冷，无毒。

【所并姓氏名】

越砂 生广州，辰砂之一名也。**巴砂**生巴州。

胡燕窠内土

胡盐 咸，寒，无毒。戎盐之一名也。

胡王 苦，甘，平，微温，无毒。独活之一名也。

周麻 甘，苦，平，微寒，无毒。升麻之一名也。

巴戟天 辛，甘，微温，无毒。

胡藭 辛，温，无毒。芎藭之一名也。

蜀脂 甘，微温，无毒。黄耆之一名也。

刘烬草 咸，苦，甘，平，微寒。天名精之一名也。

吴风草 苦，平，微寒，无毒。薇衔之一名也。

越王余筭 咸，平，无毒。生南海水中，如竹筭子，长尺许。《异苑》曰：晋安有越王余筭，叶白者似骨，黑者似角，云是越王行海，作筭有余，弃于水中而生也。

胡葈 苍耳之一名也。

秦艽 苦，辛，平，微温，无毒。**秦瓜**一名也。

胡韭子 辛，大温，无毒。破故纸之一名也。

燕草 甘，平，无毒。零陵香之一名也。

胡黄连 苦，平，无毒。心黑外黄，似杨柳。

蜀羊泉 苦，微寒，无毒。

蜀漆 辛，平，微温，有毒。常山苗也。

胡蔓草 辛，温，有大毒。钩吻之一名也。

刘寄奴

胡孙姜 骨碎补之一名也。

吴茱萸 辛，温，大热，有小毒。一名藙。《续齐谐记②》曰：汝南桓景随费长房学。长房谓曰：九月九日，汝家有灾厄，宜令急去，家人各作绛囊，盛茱萸，以系臂上，登高饮菊花酒，此祸可消。景如言，举家登高山。夕还，见鸡犬一时暴死。长房闻之曰：此

---

① 香戎：原作“香戒”，据《证类本草》卷第二十八改。又《证类本草》同卷“香薷”下载：“香薷……孟诜云：香，温。又云香戎。陶隐居云：……俗呼香茸。”可知，香戎、香茸应该是香薷的别名，而非臭苏的别名。

② 续齐谐记：“谐”字原脱。据《证类本草》卷第十三“吴茱萸”条补。《续齐谐记》是南朝梁人吴均编撰的志怪小说集，《隋书·经籍志》有著录。

可[1]代之矣。故世人每至此日，登高饮酒，戴茱萸囊，由此耳。

越桃 苦，寒，大寒，无毒。栀子之一名也。

秦皮 苦，微寒，大寒，无毒。

秦椒 辛，温，生温熟寒，有毒。陶隐居云：即今樛树[2]，而樛子是猪椒，恐谬。在汉曰汉椒，在蜀曰蜀椒木也。

蜀枣 酸，平，微温，无毒。山茱萸之一名也。

胡桐泪 咸，苦，大寒，无毒。**胡桐律**一名也。律、泪，声讹也。胡桐木律液满入地中，与大石相着，状如黄矾、姜石。

巴豆 辛，温，生温，熟寒，有毒。出戎州。**巴椒**一名也。

蜀椒 辛，温，大热，有毒。**巴椒**一名也。

胡椒 辛，大温，无毒。一名向阴者澄茄，向阳者胡椒也。

蜀水 鸬鹚之屎也。

秦龟 苦，无毒。

胡夷鱼 甘，温，无毒。河豚之一名也。

齐蛤

胡蜊 微寒。蜻蛉之一名也。

汉帝杏 甘，苦，温。杏核仁之一名也。

赵李 苦，平，无毒。李核仁之一名也。

胡桃 甘，平，无毒。

胡麻 甘，平，无毒。

胡豆子 甘，无毒。

胡菜 辛，温，微毒。

蜀葵 甘，寒，无毒。

胡瓜叶 苦，平，小毒。

越瓜 甘，寒。

胡葱 辛，无毒。葱实之一名也。

吴菝蔄 辛，苦，温，无毒。薄荷之一名也。

秦荻梨 辛，温，无毒。

胡葱 辛，温。令人多忘。

《覆载万安方》卷第六十
药名类聚下

元德三年四月十九日加点了。

性全（花押）六十六岁

付墨之纸数七十二丁（花押）

---

① 可：原作“奇”，据文义改。

② 樛树：原作“谬树”，据校本及《证类本草》卷第十三改。

《覆载万安方》卷第①六十一

性全　集

照味镜上卷

盐

《本草》云：温，无毒。主杀鬼蛊②邪疰毒气，下部匿疮，伤寒寒热，吐胸中痰癖，止心腹卒痛，坚肌骨。多食伤肺喜咳。

陶隐居云：五味之中，惟此不可阙。有东海盐、北海盐及河东盐池、梁益盐井，交广有南海盐，西羌有山盐，胡中有树盐，而色类不同，以河东者为胜。

又《图经》云：虏中盐有九种，曰：食盐、白盐、黑盐、柔盐、赤盐、驳盐、臭盐、马齿盐、青盐是也。常食者，谓之食盐也。又有绿盐、戎盐。又阶州有出一种石盐，生山石中，不由煎炼，自然成盐也，甚莹明，彼人甚贵之，云即光明盐也。唐柳柳州纂救三死治霍乱盐汤方云：元和十一年十月，得干霍乱，不可吐，不可利，出冷汗三大斗许，气即绝。河南房障传此汤，入口即吐，绝气复通。其法：用盐一大匙，熬令黄，童子小便一升，二物温和服之，少顷吐下即愈。

又刘禹锡③《传信方》著崔中丞炼盐黑丸：盐一升，入瓷器中，以泥密封，以炭火渐渐加炭，烧令通赤，待炭尽冷，打破瓷器取盐。【治时行伤寒良方】。大黑豆豉熬焦一升，桃仁一两以麸熬令熟，巴豆霜去壳、心、膜、油，炒二两，入蜜杵熟，和丸梧子大。每服三丸、五丸或十丸，平旦寅刻服之。天行、时行、温病，以茶服之，大黑豆汤亦佳。服后多服茶，行药力；心痛，温酒服之，入口即吐；又血利，以米饮服之，变成水利即止也；鬼疟，以米饮并茶服下之；骨热，以白蜜汤服之。凡服此药后吐利，勿怪；若吐利甚，以黄连煎汤服。此药冬中合，腊月尤佳。盛收瓷合子中，以蜡纸封之，勿令泄气。清河崔能云：合得一剂，可救百人。天行时气，卒急，诸药不得，又恐过时，或在道途，或在村落，无诸药可求，但将此药一刀圭愈。小儿、女子，不可服多④。

《食疗方》云：治一切气及脚气。取盐三升，蒸，候热，分布裹，近壁以脚踏之，令脚心热。又和槐白皮蒸用，亦治脚气，夜夜作之良。又皂荚两三梃，盐一升，同烧令通赤，细研，夜夜揩齿。一月，有动者、蚛齿，并皆瘥，其齿牙牢固。

《外台方》云：治胸心痰饮，伤寒热病，瘴疟须吐者，以盐末一大匙，以水或暖汤送下，须臾则吐。吐不快，明旦更服，甚良。

《圣惠方》：治肝风虚，转筋入腹。以盐半斤，入水一斗煎煮，乘热渍洗之。又治天行后两胁胀满，小便涩。炒盐熨脐下。又方主风，身体如虫行。【浴盐汤方】：以盐一斗，水一石煎，减半澄清，温洗三五度，治一切中风。浴盐汤、潮汤，此理也。

《千金方》：治齿龈宣露。每旦捻盐内口中，以热水含，遍齿百遍，不过五日，齿即牢密。

《肘后方》：齿疼，龈间出血，极验。以盐末，每夜厚封齿龈上，有汁沥尽乃卧。其汁出时，仍叩齿

① 《覆载万安方》卷第：此7字原无，据文例补。

② 蛊：原脱，据《证类本草》卷第四补。

③ 禹锡：原作“禹错”，据校本改。

④ 多：此字原脱，据《证类本草》卷第四补。

勿住，不过十夜，疼血止，更久尤佳。长慎猪肉、油菜等。又卒得风，觉耳中恍恍者，急取盐五升，甑蒸使热，以耳枕之，冷复易。治耳卒疼痛，以蒸盐熨之。

黄帝云：食甜瓜竟，食盐成霍乱。【甜瓜、盐合食禁】。又云：大小便结闭不通，取盐和醋，傅满脐中，干即易之。又以艾炷灸盐脐上，热气达，则大小便立通也。

《广利方》：治气淋，脐下切痛。以盐和醋调服。

《范汪方》：治目中泪出，不得开，即刺痛方。以盐如大豆许，内目中，习习去盐，以冷水洗目瘥。

《产宝方》：治妊娠心腹痛不可忍。以盐一斤，烧令赤，以三指取一撮，以酒服之立瘥。自余功能，不可述尽，可见《本草》。

菊花

《本草》云：味苦，甘，平，无毒。主风，头眩肿痛，目欲脱，泪出，皮肤死肌[①]，恶风湿痹，疗腰痛，胸中烦热，安肠胃，利五脉，调四肢。久服利血气，轻身，耐老延年。有两种：白菊，甘，入药；黄菊，苦，不任药。功能并延龄驻颜等事，可见《本草》。

薯蓣

《本》曰：甘，温，平，无毒。主伤中，补虚羸，除寒热邪气，补中，益气力，长肌肉。主头面游风，头风目眩，下气，止腰痛，补虚劳羸瘦，充五脏，除热病烦躁，亦强阴。久服耳目聪明，轻身，不饥延年。又名山芋，秦州、楚州名玉延，郑州、越州名土藷音除。二月、八月采根，曝干。恶甘遂。

陶隐居云：食之以充粮。

刘禹锡等按吴氏曰：署蓣，一名诸预，齐越名山芋，一名修脆，一名儿草。

《药性论》云：署预，臣。能补五劳七伤，去冷风，止腰痛，镇神心，安魂魄，开达心孔，多记事，补心气不足。患人体虚羸，加而用之。

《异苑》云：署预【又名】，野人谓之土藷。若欲掘取，默然则获，唱名便不可得。人有植之者，随所种之器物而像之也。

《日华子》云：助五脏，强筋骨，长志安神，主泄精健忘。干者，功用同。

零余子

《本》曰：功用全同署预。

生姜

《本》云：辛，微温。主伤寒，头痛鼻塞，咳逆上气，止呕吐。久服去臭气，通神明。杀半夏、乌头、附子、天雄、南星、朴皮等毒。

陶隐居云：生姜归五脏，去痰下气，止呕吐，除风邪寒热。久服少志少智，伤心气，如此则不可多食。今人噉诸辛辣物，惟此最常。故《论语》云：不彻姜食。言可常噉，但勿过多尔。

唐本注云：姜，久服通神明，主风邪，去疾【痰也】气。生者尤佳。

《经》云：久服通神明，即可常服也。今云少志少智，伤心气，不可多食者。谬为此说，检无所据。少志少智之谬，则孟诜之说也。八九月食则伤神云。

崔元亮《集验方》载敕姜茶方，治冷利。生姜，切如麻粒大，和好茶一两碗，呷之任意便瘥。若热痢，即不去姜皮；若冷痢，即去皮，大妙也。是知皮即性冷也。

《医说》：姜茶等分，煎服尤佳。

《经验方》：善治狐臭。用生姜自然汁涂腋下，绝根本。

《孙真人食忌》云：正月之节，食五辛以辟疠气，一曰姜也。又云：八月、九月食姜，至春多眼患[②]，损寿减筋力。

《杨氏产乳方》云：胎后血上冲心。生姜五两切，以水八升，煮三升，分三服。

---

① 死肌：原作“死肥”，据校本改。

② 眼患：原作“开患”，据《证类本草》卷第八改。

唐崔魏公夜暴亡，有梁新闻之[①]，乃诊脉，曰食毒。仆曰：常好食竹鸡鹑也。竹鸡多食半夏苗，必是半夏毒。命捩生姜汁，折齿而灌之，活。

干姜，功全同生姜。

葛粉

《本》曰：甘，大寒，无毒。主压丹石，去烦热，利大小便，止渴。小儿热痞[②]，以葛根浸，捣汁饮之良。葛根，功犹胜于粉。葛根治伤寒时行温疫，小儿诸热病邪气，尤良。又中诸食物毒，服葛根汁，皆神验。

《大全良方》辨识修制药物法度篇曰：葛根，当用家葛，切片晒干用。今人多取于铺家【□□也】者，乃野葛也，有大毒，能动胎气。多见医者赎铺家见成升麻葛根汤，孕妇服之，动了胎孕。小儿药中，亦不宜用。近于人家者，可服用。

通草

《本》曰：子，味甘。利大小便，宣通，去烦热。食之令人心宽，止渴下气。江东人呼为蓄葍，江西人呼为拏子。色白，乃猴葍也。茎是木通，一名通脱木。

百合

《本》曰：甘，平，无毒。主邪气腹胀心痛，利大小便，补中益气。除浮肿胪胀，痞满，寒热，通身疼痛，及乳难【乳汁不出】喉痹，止涕泪。一名重箱，一名中逢花，一名强瞿。

《日华子》云：白百合，定心，定胆，益志，养五脏。治颠邪啼泣，狂叫惊悸，杀蛊毒气熁，乳痈发背及诸疮肿，并治产后血狂晕。

《药性论》云：百合，使。有小毒。主百邪鬼魅，涕泣不止，除心下急满痛，治脚气，极热咳逆。

吴氏云：一名重迈，一名中庭。

《圣惠方》：治伤寒腹中满痛。用百合一两，炒令黄色，为散，不计时候，粥饮服下二三钱，日夜五服。

《孙真人食忌》云：治阴证伤寒。煮百合浓汁，服一升良。

《胜金方》云：治耳聋疼痛。以干百合为末，汤调服二三钱匙，食后服。

石龙芮

《本》云：小辛，苦，无毒。主风寒湿痹，心腹邪气，利关节，止烦满，和肾胃气，补阴气不足，失精茎冷。久服轻身明目，不老，令人皮肤光泽，有子。五月五日采子，二月、八月采皮，阴干。畏吴茱萸。

《图经》云：能逐诸风，除心热燥。

苏恭云：俗名水堇，苗如附子，实如桑椹，生下湿地。

陶隐居云：五月子如葶苈而黄色，一名石能，一名彭根，一名天豆，一名鲁果能，一名地椹。

萆薢

《本》云：苦，甘，平，无毒。主腰背痛强，骨节风，寒湿周痹，恶疮不瘳，热气伤中，恚怒，阴痿失精失溺，关节老血，老人五缓。畏大黄、柴胡、牡蛎。

唐本注云：叶似署预，蔓生。

《图经》云：根黄白色，多节，三指许大，苗叶俱青，作蔓生，叶三叉，似山芋，又似绿豆叶。又似荞麦叶，三棱。治肾虚膀胱水，腰脚痹缓急，行履不稳者，治肠风痔。

牛蒡

《本》云：子名恶实，亦名鼠粘子。根主牙齿疼痛，劳疟，脚气，风毒痈疽，咳嗽伤肺，肺痈，疝瘕积血。又治诸风癥瘕冷气。平，辛，甘。

---

① 闻之：原作“开之”，据《肘后备急方》卷七改。

② 热痞：原作“热秃”，据《证类本草》卷第八改。

《食疗》云：根，作干脯而食之良。热毒肿，捣挍根及叶，取汁，封涂于肿痛处。一切痈疽疮肿，热毒无口，令服牛蒡子二三十粒，生口散脓也。疵并疮，捣绞根茎叶，频涂封之。又取牛蒡茎叶，捣取浓汁二升，无灰酒一升，盐花二两合，以慢火煎炼成稠膏，以头风脑痛一切头痛处涂封之，名摩膏。

蓟有小蓟，有大蓟，续断也。

《本》云：甘，温。养精保血。大蓟主妇人赤白带下，崩中，安胎止血。治吐血鼻衄，令人肥健。大蓟名虎蓟，小蓟名猫蓟，并叶多刺，田野甚多。大蓟根，一说是续断也。止血，有毒。

《日华子》云：小蓟无毒。治热毒风，并胸膈烦闷，开胃下食，退热补虚。俗名青刺蓟。苗高尺余，叶多刺，心中出花，头如红蓝花而青紫色，北人呼为千针草。

海藻神马草也

《本》云：苦，咸，寒，无毒。主瘿瘤气，颈下核，破散结气。治痈疽肿毒，癥瘕坚气，腹中上下鸣，下十二水肿，疗皮间积聚暴溃，留气结热①，利小便。一名落首，一名藫。七月七日采，曝干。反甘草。

陶隐居云：生海岛上，黑色如乱发而大少许，叶大都似藻。又疗石淋。

《尔雅》云：薄，海藻。注云：药草也。一名海萝。

《药性论》云：海藻，臣也，有小毒。主辟百邪鬼魅，治气疾急满，疝气偏癞，疼痛核肿，腹中雷鸣。

《毛诗·周南》云“于以采藻，于沼于沚”是也。

陶隐居云：凡海中菜，皆疗瘿瘤结气。青苔、紫苔辈亦然。

《图经》中云：治瘿瘤，有瘿酒方。用海藻一斤，绢袋盛，以清酒二升浸，春夏二日，秋冬三日。一服一二盏，日三服。酒尽更合，饮之如前。滓曝干，末，以酒服方寸匙，日三服，不过两剂皆瘥。

《肘后方》：治颔下瘰疬如梅李，服海藻酒，经数日必瘥。

昆布

《本》云：味咸，寒，无毒。主十二种水肿，瘿瘤聚结气，瘘疮。

《药性论》云：昆布，臣也，有小毒。利水道，去面肿。

陈藏器云：味甘，寒。下气。多食令人腹痛。发气，吐白沫，饮热醋消之。又云：主颓卵肿。

《新注本草》云：如瘿瘘，为末，以蜜丸弹子大，含化自消也。

《海药》云：昆布，性温，主大腹水肿，诸浮肿气，并瘿瘤气结等。

《食疗经》云：下气，久食瘦人。

《圣惠方》云：治瘿气结核，𤻪𤻪肿硬。以昆布洗去咸，捣为散。每用一二钱，绵裹，于好醋中浸，含咽。药味尽，亦新含咽。

《外台秘要方》云：治颔下卒结囊渐大，欲成瘿。以昆布、海藻等分为末，蜜丸弹子大，或如杏核大。含之，稍稍咽汁。

《千金翼》云：治五瘿。昆布切如指大，醋浸，含咽汁愈。

荜拨

《本》云：辛，大温，无毒。主温中下气，补腰脚，杀腥气，消食，除胃冷、阴疝痃癖。其根名荜拨没，主五劳七伤，阴汗核肿。生波斯国，茎叶似蒟酱。

蒟酱《文选》云蒟酱。《玉篇》云：蒟可作酱云云。

《本》云：辛，温，无毒。主下气，温中，破痰积，治霍乱。功用与荜拨大同小异也。

蒻头

《本》云：味辛，寒，有毒。主痈肿风毒。摩傅肿上，捣碎，以灰汁煮成饼，五味调和为茹食。性冷，主消渴。生戟人喉出血。根大如碗，生阴地，雨滴叶下生子，一名蒟蒻。其根傅痈肿毒，甚好。

---

① 热：此下原衍一“结”字，据《证类本草》卷第九删。

枣

《本》云：有酸枣，有大枣。酸枣其核小，大枣其核大。味酸，平，无毒。主心腹寒热，邪结气聚，四肢酸疼湿痹，烦心不得眠，脚下上痛，血转【利也】久泄【水利也】，虚汗烦渴。补中益气，坚筋骨，助阴气，令人肥健。久服安五脏，轻身延年。枣肉醒眠，核中之仁令人眠，酸枣仁治夜不眠。

陈藏器云：令人常噉之。又云：山人以当果子，但损齿。

《文选·养生论》云：在晋【州名】齿黄。晋州，则枣多故也。

辛夷

《本》云：辛，温，无毒。主五脏，身体寒热，头恼风，面皯。温中解肌，利九窍，通鼻塞涕出。治面肿引齿痛，眩冒，身兀兀，如在车船之上者。生须发，去寸白虫。久服下气，轻身明目，增年耐老。可作膏药用之。去心及外毛，射人肺，令人咳。一名辛矧【夕引反】，一名侯桃，一名房木，一名木笔。此花二月初开如笔，北人呼为木笔，其花最早，南人呼为迎春，又呼为大笔花。

竹笋

《本》曰：甘，无毒。主消渴，利水道，益气，可久食。

《蜀本草》作诸笋。篁竹、甘竹、淡竹、苦竹，诸竹笋皆为佳，于药无用。

孟诜云：竹笋，寒，主逆气，除烦热，又动气发冷癥，不可多食。越有芦笋及箭笋，新者可食，陈者不可食。其淡竹及中母笋虽美，然发背闷脚气。

茗苦樑

《本》云：甘，苦，微寒，无毒。主瘘疮，利小便，去痰热渴，令人少睡。春采之。苦樑，主下气，消宿食。作饮，加茱萸、葱、姜等良。

《尔雅》云：槚苦茶，江树小似栀子郭璞说。冬生叶，可煮作羹。今呼【早】采者为茶，晚取者为茗。一名荈，蜀人名之苦荼。

陈藏器《本草》云：茗苦樑寒。破热气，利小便，利大小肠。食之宜热，冷即聚痰。久食令人瘦，去人脂，使不睡。茗、樑、荈，今即通谓之茶也。

《茶经》云：茶者，南方佳木，自一二尺至数十尺，其山有两人合抱者，伐而掇之。叶如丁香，根如胡桃。其名一曰茶，二曰槚，三曰蔎音设，四曰茗，五曰荈。又曰：茶者，有枳壳芽、枸杞芽、枇杷芽，皆治风疾。又有皂荚芽、槐芽、柳芽，乃上春摘之，和茶作之。故今南人输官茶，往往杂以众叶，惟茅芦、竹箬之类，不可人之。自余山中草木芽叶，皆可和合，椿、柿尤奇。真茶性极冷，惟雅州蒙山出者，温而主疾。

《茶谱》曰：蒙山有五顶，顶皆有茶园，其中顶曰上清峰。昔有僧人，病冷且久。一老父教服中顶茶，其僧如说服之，一两余未尽，而冷疾瘥矣。大都饮茶，少则醒神思，过多则致疾病，故唐母景《茶饮序》云：释滞消壅，一日之利暂加，瘠气侵精，终身之累斯大是也。

《食疗》云：茗叶利大肠，去热解痰。又茶主下气，除好睡，消宿食，当日成者良【当日茶良】。蒸捣经宿，用陈故者，即动气发风。市人有用槐、柳初生嫩芽叶杂之。

《食医心镜》云：主赤白痢及热毒痢。好茶一片，炙，捣末，浓煎一二盏喫，瘥。若久患痢，亦宜服食。主气壅暨腰痛，转动不得。煎茶五合，投醋二合，顿服。

《经验方》云：治阴囊上疮。用蜡面茶为末，先以甘草煎水，洗后用贴，妙。

《岳部手集》：治心痛不可忍，十年五年者。煎湖洲茶，以头醋和服之良。自外茶得失，可看诸家茶经、茶谱、鲁童书经。

胡蘈子在山茱萸篇

陈藏器云：胡蘈子，熟赤酢涩。小儿食之当果子，止水痢。生乎林间，树高丈余，叶阴白，冬不凋，冬花春熟【最】早，诸果、茎及叶煮汁饲狗，主㾦。又有一种大相似，冬凋春实夏熟，人呼为木半夏，无别功，平，无毒。根皮煎汤，洗恶疮疥并犬马㾦疮。山茱萸虽相似，核无棱。胡蘈子，即核有八棱。

椒、**蜀椒**、**山椒**、**川椒**、**汉椒**同

《本》云：辛，温，又大热，有毒。主邪气咳逆，温中，逐骨节皮肤死肌，寒湿痹病，下气，除六腑

寒冷，伤寒，温疟，大风，汗不出，心腹留饮，宿食肠澼，下痢泄精，女子字乳余疾。散风邪瘕结，水肿黄疸，鬼疰，杀鱼虫毒。久服之，头不白，轻身增年，开腠理，通血脉，坚齿发，调关节，耐寒暑，可作膏药。多食令人乏气，口闭者杀人。一名巴椒，一名蓎藙。八月采实，阴干。畏款冬。又名陆拨，有小毒。能治冷风，顽头风，下泪，腰脚不随，虚损留结。破血，下诸石水，能治嗽，主腹内冷而痛，除齿痛。椒目，使，治十二种水气，和巴豆、菖蒲、松脂，以蜡溶为筒子，内耳中。肾气虚，耳中如风水鸣，或如打钟磬之声，卒暴聋治之，一日一度易，如神有验。

《日华子》云：汉椒汉州椒也，破留结，开胃。治天行时气温疾，产后宿血，治心腹病气，壮阳事，疗阴汗，暖腰膝，缩小便。

椒叶，热无毒。《图经》：单服椒红补下。韦宙《独行方》云：治诸疮中风。施州又有一种，云崖椒。彼土人四季采皮入药，味辛，性热，无毒。主肺气上喘，兼治咳嗽。

《食疗》云：椒，大者主上气咳嗽，久风湿痹，又患齿痛。醋煎含之。又炒，裹，温疵口痛处即佳。又主风邪，腹痛痹寒。温中，去齿痛，坚齿发，明目，止呕逆，灭瘢，生毛发，出汗下气，通神，去老益血，利五脏。治产后诸病，出乳汁。十月勿食。

《圣惠方》：治人睡有蛇入口中，挽不出。用刀破蛇尾肉，生椒二三粒裹着，须臾即出。

《外台方》：治疮肿。生椒末，面末，并伏龙肝同和，以醋合傅之。

《千金方》：膀胱阴袋肿痛冷疼，日夜闷绝不得睡。生椒炒，以布裹，乘热熨阴囊、小腹，冷即易之，热气通彻即瘥。

《肘后方》：蛇毒咬，捣椒及叶傅之。

孙真人云：十月勿食椒，若食之，损气伤心，令人多忘。

《斗门方》：治腹内虚冷。久服椒，驻颜。择生椒不拆者，除黑目，用四十粒，浸浆水，经一宿。空心，以新汲水服之。去积年虚冷，暖脏腑。久服能驻年颜，黑发明目，进美饮食，神妙。

《胜金方》：进食椒末，不论多少，以糊丸梧子大。每服十丸，或二三十丸，以茶服之。

《深师方》：治手足皴裂。椒四合，以水煮之，去滓，渍手足，拭干手足，而后涂猪脂尤佳，猪脑弥良。

姚和众云：治小儿水泻，奶痞。椒二分，去目为末，以蜜调和，傅脑上，日三度易之傅之。

谭氏云：治小儿水泻，及人年五十已上患水泻。用椒二三两，醋二升，煮醋尽，以慢火焙干为末，盛瓷合子。每服二三钱匙，以酒或米汤服之，日三五服。又方，治漆疮，以煮椒汤洗之即瘥。

《援神契》云：椒、姜服之，御瘟疫，补益五脏，聪明耳目。

郁李核中之仁，云郁李仁也。【人与仁同，实中仁也。】

《本》云：【仁】，主大腹水肿，面目四肢浮肿，利小便水道。

《图经》云：树高五六尺，叶、花及树，并似大李，惟子小如樱桃。甘酸。

木天蓼

《本》云：辛，温，有小毒。主癥结积聚，风劳虚冷。多食损寿，以其逐风气故也。实，蒟酱是也。

枳椇上字音止，下音钜。《翰良方》枳，俱里反。【枳，俱里反。】

《本》云：甘，平，无毒。主头风，小腹拘急。一名木蜜。以其木为屋，屋中酒味薄，此亦奇物。其子作房，似珊瑚，核在其端，人皆食之。多食发蛔虫。昔有南人修舍用此木，误有一片落在酒瓮中，酒化为水味。

榧实上字音匪

《本》云：甘，无毒。主五痔，去三虫，治蛊毒鬼疰。

陶隐居云：疗寸白虫。

孟诜云：平。多食一二升，佳。不发病，令人能食，消谷，助筋骨，行荣卫，明目轻身。

《食疗》云：治寸白虫，日食七颗，七日满，其虫皆化为水。

《外台秘要方》云：治寸白虫。榧子一百枚，去皮，只烧啖之，能食尽佳。不烧，啖五十枚亦得，经宿，虫消下。

熊肉

《本》云：雷公云肉平，味甘，无毒。主风痹，筋骨不仁。若腹中有积聚寒热者，食熊肉，永不除瘥。熊骨煮汤浴之，治历节风，主小儿悋忤。又胆则治五痔百疔不瘥。

鹿肉

《本》云：温补中，强五脏，益气力。

陶隐居云：野肉之中，獐鹿可食，生不膻腥，又非辰属，八卦无主，而兼能温补于人，即生死无尤，故道家【道士之家也】许听为脯，过其余肉，虽牛羊鸡犬，补益，充肌肤，于亡魂为愆责，并不啖。凡肉脯炙之不动，及水而动，及暴之不燥，并杀人。

禹锡[①]等谨案：诜云生肉主中风，口偏不正，以生椒同捣傅之。又九月已后、正月已前，堪食之也。

《食疗》云：九月后、正月前食之，则补虚羸瘦弱，利五脏，调血脉。自外皆不食，发冷病。

《孙真人食忌》云：鹿肉，解药毒。不可久食，盖食解毒草也。

《枹朴子》云：鹿寿千岁，五百岁变白。

【《本草》云】胡居士[②]云：鹿性多惊烈，多别良草，恒食九物[③]。凡饵药之人，不食鹿肉，服药必不得力。又五月勿食鹿，伤神。

羚羊

一名山羊，一名野羊，有神也。夜宿，以角挂树不着地。又角，诸药用之有良功。

肉，陈藏器《本草》云：肉主蛇咬恶疮。

孟诜云：䴕羊，北人多食之。南人食之，免为蛇虫所伤，和五味食之。又与五味子同炒，投酒中，经宿饮之，治筋骨急，主中风。

《食疗》云：伤寒热毒下血服之。又疗疝气，羚羊角大有神功。以水磨，涂一切恶疮肿物，必瘥矣。小儿痢疾，烧末，以米饮服方寸匕。又切取角尖为末，难产之时，以酒或水服方寸匕，必易产。

《子母秘录》云：治胸胁痛及腹痛热满。烧羚羊角末，以水服方寸匕。私云：今日本人食羚羊肉，谓同鹿肉，未见出处。

兔肉

《本》云：平，无毒。主补中益气。

陶隐居云：兔肉为羹，亦益人。妊妇不可食，令儿子唇缺。其肉不可合白雉肉食之，面发黄。又合獭肉食之，令人病遁尸传尸病异名也。

《药性论》云：腊月兔肉作酱食之，去小儿豌豆疮。又治渴健脾。又兔肝明目补劳，治头旋眼疼。

孟诜曰：兔肝和决明子作丸服之，明眼视。

《图经》云：肉补中益气，然性冷，多食损元气【肾也】，大都绝人血脉，损房事。

《食疗》云：兔死而张口眼合者，食之杀人。二月食兔肉，伤神。又与生姜同食，成霍乱。

《经验方》云：催生丹易产良药。兔头二个，腊月内取头中髓，于净纸上令风吹干。乳香二两，碎，入兔髓同研。来日是腊日，今日研。候夜，星宿下安桌，置桌上，于时果、香茶同一处排定。须是洁净斋戒烧香，望上帝拜告云：大道弟子某，修合救世上难生妇人药，愿降威灵，祐助此药，速令生产。祷告再拜。用纸帖同露之，香烧至来日。日未出时，以猪肉和丸，如鸡头大，用纸袋盛，袋透风悬。每用，临产之时一丸，以醋汤服之。良久未产，更用冷酒服一丸，即产生儿，手握药而出。此神仙方，经验。

猪肉

《本》云：味苦。主闭血脉，弱筋骨，虚人肌，不可久食，病人金疮者尤甚恶也。

陶隐居云：猪肉，不宜食，人有多食，皆能暴肥，此盖虚肌故也。

---

① 禹锡：原作“禹错”，据校本改。

② 胡居士：原作“壶居士”，据《备急千金要方》卷二十六改。

③ 九物：原脱，据《备急千金要方》卷二十六补。

陈藏器《本草》云：猪、兔肉，寒，主压丹石，解热，宜肥热人食之，杀药动风。猪肝，主脚气。空心，切，以姜醋进之，当微利。

《图经》云：猪肉亦甘美多膏，皆不可多食，发风气，利大肠，令人虚羸。

《食疗》云：猪肉，多食令人少子，疗人肾虚。肉发痰，若患疟之人，切忌食，必再发。

《千金翼》云：人发薄不生，先洗秃处。腊月猪脂，入生铁器，煮三二度涂之，遍生也。又云：治手足皴裂，血出疼痛。若冬月冒涉冻凌【寒也】，面目手足瘃坏及热疼痛，皆涂猪脑髓，和酒热洗涂。

《肘后方》云：黄疸有五：一黄疸，二谷疸，三酒疸，四黑疸，五女劳疸。黄汗，身体四肢微肿，胸满，不得汗，汗出如黄蘗汁。由大汗出，卒入水所致。猪脂一斤，令温热，尽服之，日三。当下，下则稍愈。

狐肉

《本》云：狐肉及肠，作臛食之，主疥疮之久不瘥，又治小儿惊痫。

《食疗》云：狐肉有小毒，温。主疮疥，补虚。若女子阴痒绝产，小儿㿗卵肿，煮炙食之。又大人见鬼，亦作羹食良。

獭肉

《本》云：甘，有小毒。疗疫气温病。獭，取鱼祭天者也。其骨末，以水治骨硬[①]，治水肿胀满。一名水狗。

《图经》云：性寒。主骨蒸热劳，血脉不行，荣卫虚满，及女子月水不通，血热，大小肠秘涩，五脏及肉皆寒，唯肝温，主传尸劳极，四肢寒疟，虚汗客热。亦主产后虚劳。凡诸畜肝，皆叶数定，唯獭肝一月一叶，乃至十二月十二叶，其中间亦有退叶。

《肘后方》云：【治】尸疰、鬼疰病者。葛氏云：此是五尸【传尸也】之一疰。又挟诸鬼邪为害，其病变动，乃有三十六种，至九十九种。大略使人寒热淋沥，沉沉默默然，不的知其所苦，而无处不恶，累年积月，渐就顿滞，以至于死后传以傍人，乃至灭门。觉如此候者，便宜急治。獭肝一具，阴干杵末，水服方寸匕，日三服。未瘥，再三。姚云：神效。治肠痔，大便常有血，烧獭肝，服方寸匕。

猯

《本》云：肉甘平，无毒。主上气，乏气咳逆，疗久水肿，胀满不瘥垂死者。作羹臛食之，下水大效。

陈藏器《本草》云：猯脂，主传尸，鬼气疰忤，以酒消脂服之。服丹石之人，食之尤佳。一名獾豚，极肥也。

孟诜云：猯，主服丹石劳热，患赤白痢人，多时不瘥者，可煮肉，经宿露中，明日空腹和酱食之，一顿即瘥。又瘦人可和五味煮食，令人长脂肉，肥白。曾服丹石，可时时服之。丹石恶发热，服猯肉尤妙。

《食疗》云：猯肉，平。骨主上气咳嗽。炙末，酒和三合服之，日二服，其嗽必瘥。

《圣惠方》云：治十种水气不瘥，垂死。用猯肉半斤切，粳米三合，水三升，葱、椒、姜、豉，作粥食之。

狐肉下，《图经》云：猯似犬而矮，尖喙黑，足褐色，与獾、貉三种而大抵相类，头足小别。

郭璞《尔雅注》云：貒，一名獾，乃是一物，然方书说其形差别也。

狢肉在猯段下

《图经》云：主元脏【肾也】虚劣，及女子虚惫。方书稀用之。私谓：与猯功用全同。

猕猴

《本》曰：味酸，平，无毒。肉主诸风，治小儿邪惊，鬼魅寒热。肉作脯，主久疟。

《抱朴子》云：猕猴，寿八百岁即变为猿，猿寿五百岁变作玃，玃寿一千岁变为蟾蜍。

---

① 骨硬：疑当作“骨鲠”。《证类本草》卷第十八“獭肝”条下载：“主鬼疰蛊毒，却鱼鲠，止久嗽，烧服之。”可参。

诸鸡　丹雄鸡

《本》云：甘，微寒，无毒。主人崩中漏下，赤白带下，补虚温中，止血。功效可见《本草》，事繁多，不抄之。

雁

《本》云：甘，平，无毒。主风挛拘急偏枯，气不通利。久服长毛发须眉，益气不饥，轻身耐老。

《诗》云：大曰鸿，小曰雁。今雁类亦有大小。

《唐本草》注云：雁，喉下有白毛。疗小儿痫，有效。夫雁为阳鸟，冬则南翔，夏则北徂，时当春夏,嗕育于北，岂谓北人不食之乎？然雁与燕相反，燕来则雁往，燕往则雁来，故《礼》【《礼记》】云：秋鸿雁来，春玄鸟至。

陶隐居云：夫雁乃住[1]江湖，夏应产伏，皆往北，恐雁门北人不食此鸟故也。

孙真人云：六月、七月勿食雁，伤神。

《外科方》并《精义方》云：痈疽疮疖、发背及诸肿，不可食雁。

雀

陈藏器《本草》云：雀肉，起阳道，食之令人有子，冬月者良。

《图经》云：雀肉，大温，食之益阳也。卵及脑头血，皆入药。雄雀屎，腊月收之，俗呼为青丹，而头尖屎为雄屎，亦名白丁香，诸药并目药入之。今人亦取雀肉，以蛇床子熬膏，和合众药，丸服，补下肾有效，谓之驿马丸。此法起于唐，世云明皇服之。雀卵壳，和天雄末、兔丝子末为丸。空心，酒下五丸。男子阴痿不起，女子带下，小便不利，尤佳。除疝瘕，决痈，续五脏气。

燕肉

陶隐居云：凡燕鸟不可食，令人入水为蛟所吞，亦不宜杀之。

雉肉

《本》云：味酸，微寒，无毒。主补中，益气力，止泄痢，除蚁瘘。

陶隐居云：雉虽非辰属【□也】，而止是离禽【离卦，南方火也】。丙午日不可食者，明王于火也。

《唐本草》注云：雉，温，主诸瘘疮。

孟诜云：野鸡，久食令人瘦。又九月至十一月食之，稍有补；他月即发五痔及诸疮疥。不与胡桃肉同食。又与菌子、木耳同食，发五痔，立下血。

《日华子》云：雉鸡，平，有微毒。有痼疾之人，不宜食。秋冬补益，春夏有毒。

《食疗》云：不与胡桃肉同食，令人发头风，兼发心痛。亦不与豉同食。又雉自死足爪不伸，食之杀之。

《食医心镜》云：雉，主消渴，饮水无度，小便多，口干渴，煮雉肉食之。又云：雉肉主脾胃气，气虚下利，日夜不止，肠滑不下食，食之。又治产后下利，腰腹痛。

白鹤

《本》云：味咸，平，无毒。鹤血，主益气力，补劳乏，去风益肺。今鹤有玄、有黄、有白、有苍，取其白者为佳。

乌鸦

《本》云：平，无毒。治瘦咳嗽，骨蒸劳，腊月【十二月】者良。日本人黄疸者食鸦肉之说，未见其书。

白鸽

《本》云：平，无毒。肉主解诸药毒。凡人马疮疥，烧灰傅之，皆瘥。白癜疡风，炒烧，以酒服及傅之。

伯劳

《本》云：郑玄《礼记注》云：鶪，博劳也，有毒。毛羽，主小儿继病。继病者，母有娠乳儿，儿有

---

① 住：原无，据《证类本草》卷第十九补。

病如疟痢，他日亦相继腹大，或瘥或发。他人相近，亦能相继，北人未识此病。怀妊者，取其鵙毛带之，又取鵙蹋枝鞭小儿，令速语。

《楚辞》云：左见兮鸣鵙。言其鸣恶也。

《白泽图》云：屋间斗不祥。

鹑又名竹鸡

《本》云：补五脏，益中续气，实筋骨，耐寒温，消结热。小豆、生姜和煮食之，止泄痢。与猪肉同食，令人生小黑子。又不可和菌子食之，令人发痔。四月以前未堪食，是蝦蟇化为鹑故也。

杨文公《谈苑》云：至道二年夏秋间，京师鬻鹑者，积于市门，皆以大车载而入，鹑才直二文。是时，雨水绝而无蛙声，人有得于水，次者半为鹑半为蛙。

《列子·天瑞篇》云：蛙变为鹑。张湛注云：事见《墨子》【书名】，斯不谬矣。又云：鼠亦为鹑，盖物之变，非一揆也。

鸳鸯

《本》云：咸，平，有小毒。肉主诸瘘疥癣病。以酒浸，炙令热，傅疮上，冷更易。食其肉，令人患大风大风者，癞病也。

《食疗方》云：其肉主瘘疮，以酒炙食之，令人美丽。

《食医心镜》云：主五痔，又主夫妇不和。作羹和，与食之，即相怜爱也。

【今和国呼以□□为鸳鸯，实误也。有大羽□□□也。《延寿类要》详也。】

鱼狗

《本》云：平，无毒。主鲠及鱼骨入肉不出痛甚者。烧令黑，为末，顿服之。煮取汁，饮亦佳。今之翠鸟也，有大小，小者名鱼狗，大者翠奴，俱能水上取鱼，故曰鱼狗。

《尔雅》云：竭，天狗。注云：小鸟青似翠，食鱼，穴土为窠。私云：此鸟亦无治痢病之说。

蚌蛤又在下　**海蛤**　**文蛤**

《本》云：平，无毒。主咳逆上气，喘，烦满胸痛，寒热，疗阴痿，一名魁蛤。

《图经》：《说文》曰千岁燕化为海蛤，魁蛤即是①伏翼所化也，故一名伏老。又诸蛤所含珠，谓之真珠，真珠尤神药也。

石决明小鲍也

药用壳甲也，肉即南人、海人啖之。

《蜀本草》注云：鳆鱼，主咳嗽，啖之明目。

《唐本草》注云：此物是鳆鱼甲，附石生，状如蛤，惟一片，无对。七孔、九孔者良，十孔者不佳。鳆鱼即王莽所食者，一边着石。甲壳小者，研去粗壳皮，以面粉和水裹炮，热灰火内熟煨，捣碎，细罗于乳钵中，再研如面粉，入药中用之。主目障翳痛青盲，久服益精轻身，又名真珠母也。又以盐水煮一伏时，磨去粗皮，捣罗，更研细用之。

《胜金方》云：治小肠五淋。石决明粉，以熟水调服二三钱也。《本草和名》有二十一异名也。

牡蛎

《本》云：肉煮食之，主虚损，妇人血气，调中，解丹毒②。于姜醋中生食之，治丹毒。酒后烦热口渴，尤良。

孟诜云：火上炙令沸，去壳食之，甚美，令人细肌美肤，好颜色。此物附石而生，磈礧相连如房，故名蛎房如阿房之房，一名蠔山，晋安人呼为蠔莆。一房内有蠔③肉一块，肉之大小，随房所生，大房如马蹄，小者如人指面。每潮来，则诸房皆开，有小虫入，合之充腹。海人取之，皆凿房，以烈火逼开之，

---

① 魁蛤即是：此4字原脱，据《证类本草》卷第二十补。

② 毒：原作“肉”，据《证类本草》卷第二十改。

③ 蠔：原作“嚎”，据文义改。下凡遇此径改，不再出注。

挑取其肉，而其壳左顾者为雄，右顾者为雌。雌，牝也；雄，牡也，故云牡蛎。或曰：以尖头为左顾，大抵以大者为贵。恶麻黄、吴茱萸、辛夷。

陶隐居云：道家【道士家也】方以左顾者是雄，故名牡蛎，右顾者则牝蛎，皆以尖头口在上，举以腹向南视之，口斜①向东则是也，向西是牡蛎也。牡者，以大为良。非牝牡雌雄义。牡丹岂有牝丹乎？

鮧鱼鮧音夷，又音题。

《本》云：味甘，无毒。主百病。

陶隐居云：此即鳀也，今人皆呼慈音，即是鲇乃兼反鱼，作臛食之，云补。及赤目、赤须、无鳃者，食之并杀人。

《图经》云：鮧鱼，一名鲇鱼，一名鳀鱼。治水浮肿，利小便也。又云有三种：口腹俱大者，名鳠音护；背青而口小者，名鲇；口小背广、腹白者，名鮠，一名河豚。三鱼并堪为臛，美而补。

陈士良曰：鮧鱼，暖也。

《食疗》云：鲇鱼【鲇，无鳞者有毒，不审也】，主诸补益。无鳞有毒，勿多食。赤目赤须者，并杀人。《本草和名》アユ云，大谬欤，和汉相远。

蠡鱼上字音礼。《本草和名》ハム。

《本草图画》则似鲈鱼，一名鲖鱼，又作鳢鱼。

鳝鱼上音善。

《图经》云：鳝鱼，补五脏，逐十二风邪。患气人常作臛食，汗出即瘥。似鳗鲡鱼而细长，亦似蛇而无鳞，有青、黄二色，生水岸泥窟②中，所在皆有之。

《本草和名》云古女，又エヒ云云。其名不叶。

鲫鱼

《本》云：主诸疮。烧，以酱汁涂之，或猪脂煎涂之。又主肠痈。服鲫鱼头灰，主小儿头疮口疮，重舌目翳。一名鲋鱼，作羹合蓴【蓴，襄荷一名也】食之，主胃弱不能食。又作鲙，主久赤白痢。

《蜀本草》云：鲫鱼，味甘温，止下痢，多食亦不宜。注云：形似鲤，色黑而体短，肚大而脊隆，所在池泽皆有之。

孟诜云：鲫鱼，平。主胃气，调中，益五脏。又鲫鱼与鲫鱼，其形颇同，味则有殊。鲫是节化，鲫是稷米化之，其鱼腹上尚有米色，宽大者鲫也，背高腹狭小者，是鲫也，其功不及鲫，调中益肝气。

《日华子》云：不宜与猪肉合食。恶疮，烧灰傅之尤良。又鲫头灰与白矾灰合，以米饮服。治赤白痢，肠风下血，五色杂痢，尤效。

陈藏器云：夏月痢疾有神效，冬月则不治也。

《集验方》云：热病瘥后目暗，食五辛必目暗。鲫鱼作臛食之，又以煮鲫气熏目。

《子母秘录》云：治小儿面上忽生疮，黄水出。鲫鱼头烧末，和酱清汁傅之。又方，小儿丹毒，鲫鱼肉细切五合，赤小豆三合，和杵如泥，和水傅上。

《杨氏产乳方》云：疗妊娠时行伤寒。鲫鱼一头，烧作灰，酒方寸匕服之，汗出瘥。《伤寒类要》亦同。又中风寒热，腹中绞痛，亦如此服之，被盖覆出汗必瘥。

鲤鱼

《本草》云：鲤鱼肉，味甘。主咳逆上气，黄疸，止渴。生者，主水肿脚气胀满，下气。性寒。

《药对》云：平。

陈士良云：无毒。骨主女人带下赤白。

陈藏器《本草》云：鲤鱼肉，主安胎。胎动，怀妊身肿，煮食之。破冷气痃癖气块、横关伏梁【腹疾】。又作鲙，以浓蒜齑食之。胆主耳聋，滴耳中。

---

① 斜：原作“邪”，据文义改。

② 泥窟：原作“泥屈”，据文义改。

孟诜云：鲤鱼，白煮【水煮也】食之，疗水肿脚满。下气，腹有宿瘕，不可食。天行病后，不可食，再发即死。【伤寒天行病后，不可食鲤，再发即死。】

《图经》云：其脊中一道，每鳞上有小黑点，从头数至尾，无大小，皆有三十六鳞。古语云：五尺之鲤与一寸之鲤，大小虽殊，而鳞之数等是也。又崔豹【人名】《古今注释》：鲤鱼有三种：兖州人谓赤鲤为赤驹，谓白鲤为白骥，谓黄鲤为黄雉。盖诸鱼中此为最佳，又能神变，故多贵之。今人食品中，以为上味。

《千金方》云：治暴痢。小鲤鱼一枚，烧为末，米饮服之。大人、小儿俱服得。

《食医心镜》云：主上气咳嗽，胸膈妨满，气喘。鲤鱼一头，切作鲙，以姜醋食之，蒜虀亦得。

《子母秘录》云：疗妊娠伤寒。鲤鱼一头，烧末，酒服方寸匕，令汗出。兼治乳无汁。

比目鱼

《本》云：平。补虚，益气力，多食稍动气，一名王余鱼。越王作鲙食之一片，堕于海云云。

鯸鮧鱼《本草和》云フク。一说鲑鱼。《本草和》云サケ。フク，是即非软。以下河豚是フク也。

《本》云：有毒，不可食之，其肝毒杀人，缘腹中无胆，头中无腮，故知害人。若中此鱼及鲈鱼毒者，便剉芦根煮汁饮，即毒气解散。

诸鱼有毒者，鱼目有睫杀人，目得开合杀人，逆腮杀人，白鬐杀人，腹中下有丹字杀人，鱼师大者杀人，二目不同杀人，连鳞者杀人。私云：是皆寻常鱼中不似自类，为异物也。元来无鳞无腮者，即非异物，如鲇鱼、鱓鱼等者，则非异物也，食无毒。

鼍鱼肉

《本草》：疗温疟，血瘕腰痛，小儿胁下坚。味甘。主伤寒中风，益气，补不足。

蟹一名蛸蛑，一名拥剑，依形小异有殊名也。

《本》云：蟹，味咸，寒，有毒。主胸中邪气，热结痛，㖞僻面肿，解结散血，愈漆疮，养筋益气。又与败漆器合烧之，致鼠。

陶隐居云：蟹类甚多，蝤蝶音谋、拥剑、彭蜎音越皆是，并不入药，惟蟹多有用。仙方以化漆为水，服之长生。以黑犬血灌之三日，烧之，诸鼠毕至。未被霜，甚有毒。《本草和名》有三十一名也。又有彭蜞，噉几死。

《尔雅》云：大有毒，杀人。

《食疗》云：蟹，足斑目赤，不可食，杀人。又八月前，每个蟹腹内有稻谷一颗，用输海神。

孙真人云：十二月勿食蟹，伤神。

《杨氏产乳方》云：妊娠人不得食蟹，令儿横生也。

《圣惠方》：中蟹毒，服生藕汁即良。

乌贼鱼

《本》云：肉味酸，平。主益气强志。恶白敛、白及、附子。

陶隐居云：此是鹝音剥乌所化作，今其口脚具存，犹相似尔。其鱼腹中有墨，今作好墨用之。腹中墨，主妇人血痛，醋摩服之。又海人云：昔秦王东游，弃筭袋于海，化为此鱼，其形一如筭袋，两带极长。

《图经》云：鹝乌所化作云云。

禹锡云：苏恭引《音义》云：无鹝字，言是鸭字，乃以《尔雅》中鸭鷗，一名鸦乌，小而多群①。又云：鹝是小鸟，似鸭短颈，腹翅紫白，背上绿色。名字既与《图经》相符，则鹝乌所化明矣。

《图经》云：此鱼性嗜乌，每曝水上有飞乌过，谓其已死，便啄其腹，则卷取而食之，以此得名，言为乌之贼害。

又陶隐居术书《灵奇奥秘术》一卷云：以乌贼鱼腹中墨书券文，经年月，其字磨消如素纸，亦浸醋见之，

① 多群：此处疑有脱文。《证类本草》卷第二十一“乌贼鱼骨”条下有“腹下白者为之”6字，可参。

彼书字宛然如故存云。

乌贼鱼骨，堪入药用，一名海漂蛸。温，无毒。主女人漏下，赤白带下，血闭，阴蚀肿痛，寒热癥瘕，无子，惊气入腹，痛环脐，阴中寒肿，令人有子。又止疮多脓汁不燥。

鳗鲡鱼

《本》云：味甘，有毒。主五痔疮瘘，杀诸虫，形似鳣，作臛食之。背有五色文，常在泥中。有海中者，名海鳗，头似蝮蛇，背有五色文，置其骨于衣箱中，断白鱼诸虫损。

《圣惠方》：治诸虫心痛，心腹闷。用鳗鲡鱼，淡【无盐味曰淡也】炙令熟，三五度食即愈。又方治蚊虻。以鳗鲡鱼干者，于室烧之，即蚊子化为水矣。又方治传尸骨蒸劳瘦，及肠风下血。以此二斤，治如食法，切作段子，入铛内以酒三盏煮，入盐醋中食之。

《稽神录》【文名】云：有人多得劳疾【传尸病】，相因染死者数人，取病者于棺中钉之，弃于水中，永绝传染之病。流之于江，金山有人异之，引岸开视之，见一女子犹活，因取置渔舍，多得鳗鲡鱼，食之病愈，遂为渔人之妻。

河豚私谓フク欤，吹肚鱼一名，吹字フク相叶。上之鯸、鮧鱼，此一类欤。

《本》云：味甘，温，无毒。主补虚，去湿气，利腰脚，去痔疾，杀虫。

《日华子》云：河豚有毒。又云：胡夷鱼，凉，有毒。毒以芦根解之，肝有大毒。又名鰗鱼、规鱼、吹肚鱼也。【和名也】【吹肚鱼尤相叶也】

陈藏器云：如鲶鱼，口尖，一名鯱鱼。

鳜鱼上字居卫反

《本》云：甘，平，无毒。主腹内恶血，益气力，令人肥健，去【人之】腹内小虫。昔仙人刘凭常食石桂鱼，今鳜鱼犹有桂名，恐是此也，生江溪间。

《日华子》云：微毒。益气，治肠风泻血，又名鳜豚、水豚。

【私云】日本五卷《食疗经》云：桂鱼，一名年鱼，其鱼子如胡颓子，赤红也云云。不与唐书本等合也。

《雷公炮炙论》序云：树得桂枯云云，是亦桂鱼欤。未作试枯树之功。

《食疗》云：平，补劳益脾，有毒。

《胜金方》云：治大人小儿骨鲠[①]【喉立鱼骨、竹木刺，谓之鲠】，煎煮服之，久新骨鲠皆出。若未吐出，食之喫酒，以吐出骨鲠为度也。

青鱼和名サハ，不叶。如《本草》者，即青鱼是大鱼也。

《海药》云：南人取头枕骨，或作酒器，或作梳篦，又似琥珀，以干代琥珀云。又作鲭字。アソイホ，义亦不叶。

石首鱼

《本》云：甘，无毒。头中有石如棋子，主下石淋，磨石服之，亦烧为灰末服。干食之，名为鲞音想，亦主卒腹胀，食不消，暴下痢。又野鸭头中有石，云是此鱼所化，生东海。

《食疗》云：作干鲞食，消宿食，主中恶。

鲻

《本》云：甘，平，无毒。主开胃，通利五脏，久食令人肥健。此鱼食泥，与百药无忌。似鲤而身圆。

獭好食鲻。《太平广记》画工章云：僧颖画鲻，置河畔，众獭来。

鲈鱼

《本》云：平。补五脏，益筋骨，和肠胃，治水气。多食宜人，作鲊犹良。又暴干，甚干美，虽有小毒，不至发病。一云：多食发痃癖及疮肿。

《食疗》云：平。安胎补中，作鲙尤佳。

---

① 鲠：原作“鞕”，下文中或作“硬”，均据文义改。

马刀

《本》云：辛，微寒，有毒。主下赤白【利】，寒热，破石淋，除五脏间热，止烦满，补中，去厥痹，利机关。一名马蛤。

李云：生江汉中，长六七寸，阔五六分。肉似蜯，多在沙泥中。壳为粉，以傅痈疮上。又止痢，肉有益于人。

蛤蜊

《本》云：冷，无毒。润五脏，止消渴，开胃，解酒毒。主老癖，能为寒热者，及妇人血块，煮食之。此物性虽冷，乃与丹石相反，服丹石之人食之，令腹结痛。

初虞世云：疗汤火伤，神妙。蛤蜊壳灰，烧研末，油调涂之。《集验方》同。

蚬

《本》云：冷，无毒。治时气，开胃，压[①]丹石药，及治丁疮，下湿气，下乳汁，糟煮服良。以汁洗丁疮，又多食发嗽，并生冷气，消肾。陈壳粉，治阴疮，止痢。蚬肉，寒，去暴热，明目，利小便，下热气，除脚气湿毒，解酒毒，治反胃痰饮失精。

蚌蛤异类，大蚌也。《和名本草》云田貝。

《本》云：冷，无毒。明目，止消渴，除烦，解热毒。补妇人虚劳下血，并痔瘘，血崩带下，压丹石药毒。

车螯　含明珠

《本》云：冷，无毒。治酒毒，除渴，消痈肿。壳灰治疮疖肿毒，以醋傅之。是大螯，一名大蛤，又名蜄。能吐气，为楼台，谓之蜃楼。佛教谓之乾闼婆城也。

蚶

《本》云：温。主心腹冷气，腰脊冷风，利五脏，健胃，令人能食。每食了，以饭压之。不尔，令人口干。又云：温中消食，起阳事。又云：无毒，益血色。壳烧，以米醋三度淬后，埋令坏，以醋膏丸，治一切血气冷气癥癖。

淡菜

《本》云：温。补五脏，理腰脚，益阳事，能消食，除腹中冷气，消痃癖气。亦可烧令汁沸出，食之。多食令头闷目闇，可微利。又云：温，无毒。补虚劳损，产后血结，腹内冷痛尤良。治[②]癥瘕腰痛，润毛发，崩中带下，烧，一顿令饱，大效。又名壳菜，萝蔔、紫苏、冬瓜同煮食，即妙。

陈藏器《本草》云：名云东海夫人，味甘，温，无毒。主虚劳羸损，因产瘦瘠，血气结积，腹冷肠鸣，下痢腰疼，带下疝瘕。久服令人发脱，南人好食。治虚劳伤惫，精血少者及吐血，妇人带下漏下，丈夫久痢，并煮食之。

虾

《本》云：无须及煮色白者，不可食。小者，生水田及沟渠中，有小毒。小儿赤白游肿，捣碎傅之。虾酢食之，毒人至死。

虾，《食疗》：动风，发疮疥云云。

海月一名以下鱼

《本》云：平，无毒。主消渴，下气，令人能食，利五脏，调中。生姜酱食之，消腹宿物，令人易饥，止小便。南海水沫所化，煮时犹变为水。似半月，故以名之。海蛤之类也。

《食疗》云：平。主消痰，辟邪鬼毒。以生椒酱调和食之良。能消食，止小便，故知补益人也。亦名以下鱼。

蓼螺

《本》云：无毒。主飞尸【传尸也】。生食，以姜醋进之弥佳。味辛辣如蓼，故名蓼螺。

---

① 压：原作“厌”，据文义改。
② 治：原缺，据《证类本草》卷第二十二补。

《覆载万安方》卷第六十一
照味镜上卷

嘉历元年十月九日子刻，于灯下令清书讫。
草本则去年正中二年秋所抄撮也。

性全六十一岁（花押）

同二年五月八日，朱点。

性全（花押）

同六月十七日，墨点了。

性全（花押）

寤寐之间可看记，尤为急务。
朱墨之纸数六十一丁（花押）

《覆载万安方》卷第[①]六十二

性全　集

照味镜卷下

藕　蔤　莲子

《本草》云：味甘，平，寒，无毒。莲子又云莲实也，主补中养神，益气力，除百病，久服轻身耐老，不饥延年。一名水芝丹，一名莲。

孟诜云：藕，生食之，主治霍乱后虚渴，烦闷不能食。其产后忌生冷物，惟藕不同，生冷为能破血故也。亦蒸煮食之，甚补五脏，实下焦。与蜜同食，令人腹脏肥，不生诸虫。

《药性论》云：藕汁亦单用，能消瘀血不散。节捣汁，主吐血不止，口鼻血出，并皆治之。又消食□□□□□□毒，莲子中心青物名□□□□□□□。

《日华子》云：藕，温，止□□□□□□□[②]。傅金疮伤折尤良。

叶名荷，细根名芊[③]也。藕治腰痛，又治哕逆。以水熟半盏，服炒莲子末二三钱，立平。

宋帝时，太[④]宫作血蜭【羹欤】，庖人削藕皮，误落血[⑤]中，遂散不凝，自此医家用主血。【藕化成芙蓉】

《本草序例》云：藕皮散血，起于庖厨云云。

《华山记》云：华山顶有池，生千叶莲华，服之羽化。私云：羽化者，服之人生羽翼飞行也。

橘　柚

《本》云：味辛，温皮也，其肉酸甘。

孔安国云：小曰橘，大曰柚，皆甘也。

唐本注云：柚皮厚，味甘，不如橘皮。柚皮入药亦应下，气或云不如橘皮。肉亦如橘，有甘有酸。

按《吕氏春秋》云：果之美者，有云梦之柚。郭璞曰：柚[⑥]似橙而大于橘。

大枣少核大枣也

《本》云：甘，平，无毒。主心腹[⑦]邪气，安中养脾，助十二经，平胃气，通九窍，补少气。【治】少津液，身中不足，大惊，四肢重，和百药，补中益气，强力，除烦闷，疗心下悬【痃也】，肠澼，久服轻身，长年不饥，神仙。一名干枣，一名美枣，一名良枣。已上干枣功能也。生枣多食，令人多寒热，羸瘦者不可食也。

酸枣核小细者也

《本》云：仲思枣，甘，温，无毒。主补虚益气，润五脏，去痰嗽冷气，久服令人肥健，好颜色，神仙不饥。形如大枣，长一二寸，正紫色，细文小核，味甘重。北齐时，有仙人仲思得此枣，因以为名。

---

① 《覆载万安方》卷第：此7字原无，据文例补。

② □□□□□□□：此处空白缺字，《证类本草》卷第二十三“藕实茎”条下，此处云：“霍乱，开胃消食，除烦止闷，口干渴疾。止怒，令人喜。破产后血闷，生研服亦不妨。”可参。

③ 芊：原缺，据文义补。《云笈七签》卷七十七载：“藕实，……其小根名芊，大根名藕，其初根名蒌。”可参。

④ 宋帝时，太：此4字原缺，据《证类本草》卷第二十三补。

⑤ 血：原作“少”，据《证类本草》卷第二十三改。

⑥ 曰柚：原缺，据《证类本草》卷第二十三补。

⑦ 毒，主心腹：此4字原缺，据《证类本草》卷第二十三补。

隋大业中，信都郡献数颗。核中仁，谓之酸枣仁，补心脏之药最也。

栗子

《本》云：味咸，温，无毒。主益气，厚肠胃，补肾气，令人耐饥。

陶隐居云：相传有人患脚气缓弱，往栗树下食数升，便能起行，此是补肾之义，然应生啖之。

《唐本草》注云：嚼生栗，涂疮上，疗火丹，疗毒肿。

孟诜云：栗子生食，治腰脚。蒸炒食之，令气壅也，患风水气，不宜食。日中曝干食之，补益下气。生栗，可于热灰中煨，令汁出，食之良。不得通热，热通即壅气。生即发气，故火煨，杀其木气食耳。又栗壳白皮浓煎服之，止泻利。

《外台方》云：主小儿疳疮，栗子嚼涂之。

《肘后方》云：丹者，恶毒之疮，五色无常。治之，煮栗皮洗之佳。

《经验后方》云：治肾虚腰脚无力，生栗袋盛，悬干。每日平明，喫十余颗。

孙真人云：栗，味咸。肾病宜食。大腹水肿，忌生栗，咸故也。

葡萄在山曰葡萄，其子大，在野则小。

《本》曰：甘，平，无毒。主筋骨湿痹，益气强志，令人肥健耐饥，忍风寒，久食轻身，不老延年。可作酒，逐水利小便。

覆盆子木名蓬蘽

《本》云：酸，咸，平，无毒。一名陆蘽，一名阴蘽。主安五脏，益精气，长阴令坚，强志，倍力有力，主益气轻身，令发不白。

陶隐居及《唐本草》注皆云：今用覆盆子补虚续绝令生儿子，强阴阳，悦泽肌肤，安和脏腑，温中益力，疗劳损风虚，补肝明目。

芰实

《本》云：甘，无毒。主安中，补五脏，不饥轻身。一名菱，性冷，恐非上品。被霜后食之，令阴不强，消丹石毒。

孟诜云：水族之中，此物最不能治病。又云：令人脏冷，损阳气，痿茎阴茎也。可少食，多食令人腹胀满者，可暖酒和姜，饮一两盏即消也。

《图经》云：芰实有二种：一种四角，一种两角。然性冷，不可多食。

橙《本草和名》云アヘタチハラ，不叶。

《本》云：皮苦，辛，温；肉无毒，味酸。治恶心，不可多食，伤[①]肝气。

梅实

《本》云：酸，平，无毒。主下气，除热烦满，安心，肢体痛，偏枯不仁，死肌，去青黑痣[②]恶，止下痢，好唾口干。

陶隐居云：伤寒烦满，乌梅热水渍，饮汁。生梅子、白梅，亦应相似。今人多用白梅和药，以点痣、蚀恶肉也。梅实，利筋脉，去痹。

萧炳【人名】云：今人多用烟熏为乌梅。又刺在肉中不出，嚼白梅封之，刺即出。又大便不通，气奔欲死，以乌梅、白梅肉汤渍须臾，挼舍核，为丸如枣大。入下部，内少时即通利。

《日华子》云：梅子，暖，止渴，伤骨，蚀脾胃，令人发热。根叶煎浓汤，治休息痢并霍乱。又茶、干姜、白梅肉，杵合为丸。每服二三十丸、六十丸，以米饮服之。止赤白诸痢、休息痢，大验也。白梅者，干梅上白盐如霜故，或云霜梅也。

《梅师方》云：治伤寒四五日，头痛壮热，胸中烦痛。用乌梅十四个，盐五合，水一升，煎取一半，服吐之。

---

① 伤：原作“借”，据《证类本草》卷第二十三改。

② 痣：原作“誌”，据校本改。下凡遇此径改，不再出注。

《鬼遗方》云：治一切疮肉出，以乌梅烧为灰末傅之，诸疮恶肉立尽，极妙。

《毛诗》云：梅暴干为腊羹，又含可以香口。梅含鸡舌，兼口气之谓也。

木瓜

《本》云：实，味酸，温，无毒。主脚气，霍乱转筋。其根、枝亦可煎用。

柿

【《本》云】：甘，寒，无毒。主通鼻耳气，肠澼不足。

《唐本草》注云：《别录》云：火柿，主杀虫毒，疗金疮火疮。熟柿解酒毒，止口干，压胃中热。

孟诜云：柿，寒。主补虚劳不足。又干柿，厚肠胃，涩胃，健脾气，消宿血。又红柿，补气，续经脉气。又柿作糕饼，与小儿食，治秋痢。

陈藏器云：日干者，温胃补脾，多食去面皯，除腹中宿血，止渴。疗肺痿，心热嗽，消痰开胃。又治吐血，润声喉，杀虫。

《图经》云：椑柿，但可生啖，性甚温，皮薄云云。

芋

《本》云：味辛，平，有毒。主宽肠胃，充肌肤，滑中。一名土芝。

《唐本草》注云：芋有六种：有青芋、紫芋、真芋、白芋、连禅芋、野芋也。其青芋细长，毒多，须灰汁煮，易水煮熟，冷食。白芋、真芋、连禅芋、紫芋，毒少，并蒸煮啖之，疗热止渴。十月后晒干收之，冬月食不发病，他时月不可食。又和鲫鱼作臛良，久食令人虚劳无力。又煮汁洗腻衣，白如玉，亦可浴去身上浮风，慎风半日。

陈藏器云：芋，食之令人肥白。小芋极滑，吞之开胃，利肠闭。产后煮食，破血。又饮其汁，止血止渴。又芋有八九种，功用相似。野芋生于溪涧，非人所种者，根叶相类耳。又云：芋叶，冷，无毒。除烦止泻，疗妊娠心烦迷闷，胎[①]动不安，煮服汁。又盐研，傅蛇虫咬并痈肿毒。

《文选》左思《三都赋》云：徇蹲鸱之沃，则以为济世阳九是也。

《图经》云：唐·韦宙《独行方》疗癖气。取生芋子一斤，压破，酒五升，渍二七日。空服一杯，服之神良。

《史记》蜀卓氏[②]云：汝山之下，沃野有蹲鸱，至死不饥。注云：蹲鸱，大芋也。

沈存中《笔谈》云：处士刘易[③]，隐居王屋山，尝于斋中见一大蜂罥[④]于蛛网，蛛缚之，为蜂所螫坠地。俄顷，蛛鼓腹欲裂，徐徐行入草，啮芋梗微破，以[⑤]疮就啮处磨之。良久，腹渐消，轻躁如故。自后人有为蜂螫者，挼芋梗傅之则愈。

乌芋

《本》云：苦，甘，微寒，无毒。主消渴痹热，温中益气。一名籍姑，一名水萍。三月三日采之，暴干。一名槎芽，一名茨菰，一名凫茨。消风毒，除胸中实热。可作粉食，明耳目，止渴，消疸黄。若先有冷气，不可食，令人腹胀气满。小儿秋食，脐下当痛。

《日华子》云：治黄疸，开胃下食。服金石药人食之良，怀孕人不可食。

《尔雅》谓之芍，治血瘕血癥。

枇杷

《唐本草》注云：实，味甘，寒，无毒。多食发痰热。

《日华子》云：枇杷子，平，无毒。治肺气，润五脏，下气，止吐逆并渴疾。一说其叶似琵琶，故名也。

---

① 胎：原缺，据《证类本草》卷第二十三补。

② 蜀卓氏：原作“蜀车氏”，据《史记》卷一百二十九改。

③ 处士刘易：原作“处生刘汤”，据《梦溪笔谈》卷二十四改。

④ 罥：原脱，据《梦溪笔谈》卷二十四补。罥，音 juàn，被缠绕。

⑤ 以：原作“似”，据校本改。

《雷公》云：枇杷叶重一两，干者三叶重一两者，是气足，堪用使。

乳柑子

《本》云：甘，大寒。主利肠胃中热毒。解丹石，止暴渴，利小便。多食令人脾冷，发涸癖，大肠滑泄。柑皮，疗咽喉痛，未经霜时尤酸，霜后甚甜，故名柑子。

《食疗》云：子寒，堪食之。其皮不任药用，多食令人肺燥，冷中，发痃癖。

陈藏器云：产后肌肤浮肿，柑皮末，酒服下。

《圣惠》云：治酒毒或醉，昏闷烦渴，要易醒方。取柑皮末二两，水一盏半，煎一盏半，入盐温服。《经验后方》名独醒散。

桃

《本》云：桃实，味酸。多食令人有热。桃仁、桃花、桃奴又云桃枭、桃胶、桃叶，皆神药也。桃之功，不可胜计。治疟，用桃仁一百个，去皮尖，于乳钵中细研成膏，不得犯水。入黄丹三钱，丸如梧子大。每服三丸，当发日，面北用温酒吞下。不饮酒者，以井花水服。五月五日午时合，忌鸡犬、妇人见。

杏

《本》云：味酸。不可多食，伤筋骨。杏仁有神灵，见于诸方中。可见《本草》。

安石榴　酸石榴

《本草》云：味甘，酸，无毒。主咽燥渴，损人肺，不可多食酸实。

孟诜云：石榴，多食损齿。

《酉阳杂记》云：石榴甜者，谓之天浆，能理乳石毒。甜石榴天浆子也、酸石榴、安石榴，一物也。壳皮，治一切赤白痢疾也。

《图经》云：有甘酢二种，甘者可食，酸者入药。

崔元亮《海上方》：疗金疮刀斧伤破血流。以石灰一升，石榴花半斤，捣末，取少许傅疵上，少时血止便瘥。□根杀腹中虫。

梨

《本》云：甘，微酸，寒。多食令人寒中。金疮、乳妇不可食。又有乳梨、鹅梨。又治泄【水利也】痢，解伤寒胃热消渴。又有青梨、茅梨、水梨、消梨、紫煤梨、赤梨、甘棠。

《食疗》云：金疮及产妇不可食，大忌。

李

《本》云：苦。除痼【久也】热，调中。

陶隐居云：梨【李】类又多，京口【所名】有麦梨【李也】，麦秀时熟，小而甜，不入药。不可与雀肉合食。又有绿李、赤李、紫李、黄李、朱李、水李，并堪食，其中仁不入药用。有野李，味苦涩，名郁李。其核仁【郁李仁】入药用之郁李仁也。治肝疗目，治水肿胀满。李树根皮，寒，主消渴，止心烦，逆奔气。

杨梅

《本》云：酸，温，无毒。主去痰，止呕哕消渴，化食。多食令人发热。

孟诜云：杨梅，和五脏，能涤肠胃，除烦愦，恶风。烧灰服，治痢病。又皮根煎汤，洗恶疮疥癞。忌生葱合食。

林檎

《本》云：酸，甘，温。不可多食，发热涩气，令人好睡，发冷痰，生疮疖，脉闭不行。

孟诜云：主止消渴。小者名梣。

《图经》云：或谓来禽木。又今俗间医人亦干之，入治伤寒药，谓之林檎散。又治小儿痢病。

胡桃

《本》云：甘，平，无毒。食之令人肥健，润肌黑发。取肉烧令黑，末，和松脂研，傅瘰疬。又和胡粉为泥，白须发拔之，以内孔中，其色皆黑也。多食利小便，能脱人眉，动风故也。去五痔。

崔元亮《海上方》：研，和末，为粥一杯。每食之，治石淋也。

榛子[①]私云柴果也。日本ノハシハミハ，其义理不当也。

《本》云：甘，平，无毒。主益气力，宽肠胃，令人饥，健行。

郑玄《礼记》注云：榛，似栗而小，令人肥白，止饥，调中开胃，甚验。

胡麻乌胡麻

《本》云：甘，平，无毒。主伤中虚羸，补五脏，益气力，长肌肉，填髓脑，坚筋骨，疗金疮[②]止痛，及伤寒温疟。大吐后，虚热羸困，亦主之。久服轻身不老，明耳目，耐饥渴，延年。以作油，微寒，利大肠。胞衣不下，主之。生油者，摩疮消肿，生秃发。一名巨胜，一名狗虱，一名方茎，一名鸿藏，叶名青蘘。

陶隐居云：入谷中，惟此为良。淳黑者，名巨胜。巨者，大也，是为大胜，本生大宛【胡国也】，故云胡麻。生嚼，涂小儿头疮及浸淫疮、恶疮，大效。又胡麻，一名方金，一名梦神。

《抱朴子》云：巨胜，一名胡麻。服饵之，不老，耐风湿。

《圣惠方》云：治五脏虚损羸瘦，益气力，坚筋骨。巨胜，蒸曝各九遍。每用二合，用汤浸布裹，按去皮，再水滤取汁，煎饮，和粳米煮粥食之。

《续齐谐记》云：汉明帝永平十五年中，剡县【所名】有刘晨、阮肇二人，入天台山采药，迷失道路。忽逢一溪，过之，遇二女，以刘、阮姓名呼之，如旧识耳。曰：郎等来何晚耶？遂邀之过家，设胡麻饭以延之。故唐诗有云：御羹和石髓，香饭进胡麻云云。

《圣惠方》有练胡麻方。

陶隐居云：胡麻炒油，不入药用。生麻油治恶疮、头秃疮，入用诸药也。

《野人闲话》云：杜天师昇遐篇云：麻油涂两足，缯帛裹之，可行日万里。宋明帝之时，官人患腰痛牵心，发则气绝。徐文伯视之曰：发瘕，以油灌之，吐物如发，引之长三尺，头已成蛇，能动摇，悬之滴尽，唯一发。

饴糖

《本》云：甘，微温。主补虚乏，止渴去血。只以糯米、小麦蘖作之者入药，建中汤多用之，健脾胃气，去滞血。

《日华子》云：益气力，消痰止嗽，并润五脏。又云胶糖，又云饧。

《食疗》云：主吐血，健脾。凝强者为良。又主打损瘀血，熬令焦，和酒服，能下恶血。又伤寒大毒嗽，于蔓菁、薤汁中煮一沸，顿服之。

《外台方》云：误吞钱，取饴糖一斤，渐渐尽食之，钱环及钗皆出。

《肘后方》云：鱼骨鲠在喉中，众方不出。饴糖丸如鸡子黄大，吞之。不出，犹大作丸服妙。

大豆

《图经》云：有黑白二种，黑者入药，白者不用。味甘，平。

《神农本草》云：涂痈疽，煮汁饮，杀鬼毒。止痛，逐水胀，除胃中热，下瘀血，散五脏结积，杀乌头毒。久服令人身重。炒为屑，味甘，主胃中热，去肿除痹，消谷，止腹胀。

注云：陈藏器《本草》云：大豆，炒令黑，烟未断，及热投酒中名豆淋酒也服之。主风痹瘫痪口噤。产后诸风，食罢服半掬，去心胸烦热，风恍惚，明目镇心，温补。久服，好颜色，变白，去风，不忘。又煮食，寒而下热气，消肿，压丹石热毒，煮汁，解诸药毒，消肿。大豆炒食极热，煮食极冷[③]。牛食之热，马食之冷，一体之中数变。

豉

《本》云：味苦，寒，无毒。主伤寒头痛，寒热，瘴气恶毒，烦躁满闷，虚劳喘急，两脚疼冷。

---

① 榛子：原作“秦子”，据《证类本草》卷第二十三改。

② 金疮：原作“金疗”，据校本改。

③ 极冷：原作“寒冷”，据《证类本草》卷第二十五改。

《食疗本草》云：陕府【所名】豉汁[①]，甚胜于常豉。以大豆为黄，蒸，每一斗加盐四升，椒四两。春三日，夏两日，冬五日，即成半熟，加生姜五两。

《食医心镜》云：豉五升，九蒸九曝。

日本口传云：黑大豆不拘多少，置甑上蒸熟，日中晒干。晒干已，又上甑中蒸之，亦晒干。如此九蒸九晒而已，随药用，谓之九豉。

大豆黄卷

《本》云：味甘，平，无毒，大豆芽也。主湿痹筋挛膝痛，五脏胃气结积，益气止毒，去黑皯，润泽皮毛。

赤小豆

《本》云：味甘，酸，平，无毒。主下水，排痈肿脓血，寒热，热[②]中，消渴，止泄利，利小便，治吐逆卒澼，下胀满。

《图经》云：昔有人患脚气，以赤小豆作袋置足下，朝夕辗转[③]践踏之，其疾遂愈。亦主丹毒。

《小品方》：以赤小豆生粉，和冷水如泥，涂于丹毒疮。涂之不已，遂手即消。涂痈疽诸肿，则可消散毒气，往往用之有神效。

《食疗本草》云：和鲤鱼烂煮食之，甚治脚气及大腹水肿，暴痢后气满不能食，煮赤小豆，一顿服食即愈。

《千金方》云：产后不能食，烦满。小豆二十七粒，烧为末，以冷水顿服尤佳。

《肘后方》云：辟温病方。取赤小豆，新布裹盛之，置井中三日取出，举家服，男十粒，女二十粒，吞之。神术也。

孙真人云：赤小豆同鱼鲊食之，成消渴病。慎之。

《产宝方》云：治难产，赤小豆生吞七枚，生。若女子吞二七枚，出生。

陶隐居云：主小儿急黄烂疮，煮小豆取汁淋洗。

酒

《本》云：味苦，甘，辛，大热，有毒。主行药势，杀百邪恶毒气。

陶隐居云：大寒凝海，惟酒不冰，明其性热，独冠群物，药家多须，以行其势。人饮之，使体弊神昏，是其有毒故也。昔三人晨行触雾，一人健，一人病，一人死。健者饮酒，病者食粥，死者空腹。此酒势辟恶，胜于作食。

陈藏器云：酒本功外杀百邪，去恶气，通血脉，厚肠胃，润皮肤，散石气，消忧拨怒，宣言畅意。

孟诜云：酒，味苦。主百邪毒，行百药。久饮之，伤神损寿。又通脉，养脾气，扶肝。

粟

《本》云：味咸，微寒，无毒。主养肾气，去胃脾中热，益气。陈者味苦，主胃热，消渴，利小便，止痢，治霍乱。

《食医心镜》云：主脾胃气弱，食不消化，呕逆反胃。汤饮【米饮】不下，粟米半升，杵如【粉】，水和丸梧子大。煮熟，点少盐，空心，和汁吞下。又方，消渴口干，粟米炊饭，食之良。

《兵部手集》云：治孩子赤丹不止，研粟米傅之。

《姚和众方》云：小孩初生七日，助谷神，以导达肠胃。研粟米煮粥饮，厚薄如乳，每日碎与粟壳[④]。

《子母秘录》云：治小儿重舌，用粟哺之。

秫

《本》云：甘，微寒。治寒热痢，利大肠[⑤]，疗漆疮，嚼粟米涂于漆疮。

---

① 豉汁：原作“头汁”。据校本改。

② 热：原脱，据《证类本草》卷第二十五补。

③ 辗转：原作“展转”，据文义改。

④ 粟：原作“栗”，据文义改。下凡遇此径改，不再出注。

⑤ 利大肠：原作“痢大肠”，据文义改。

孟诜云：秫米，其性平，能杀疮疥毒热，拥五脏气。动风，不可常食。

《日华子》云：嚼傅犬咬疵。

粳米

《本》云：味甘，苦，无毒。益气止烦，止泄利。

陶隐居云：此即人常所食米，但有赤白小小异，犹同一类也。前陈廪米亦是此种，出于廪军【所名也】，故曰陈廪米也。

《唐本草》注云：廪军地，则新米亦为陈也。

《蜀本草》注云：断下痢，和胃气，长气肉，温内。大都新熟米者动气，经再年者亦发病云云。再年者，三年米也。初年米，新熟也；三年米，久物，亦发病。

性全私案：陈廪米者，日本人皆以谓在仓廪中经年序米，大误矣。今如诸《本草》说者，廪军地名米，即虽新米如陈米，入用药尤佳。余州余地米，必须用陈米也。但虽言陈米，不可用经两三年之米，只经一年之米宜用之。今不见《蜀本草》者，用经数岁之米，大谬矣。性全亦案：【日本国】信州、甲州米，其性太弱，可相似廪军土地贡米欤。

陶隐居云：陈廪米者，此今久入仓陈赤者，汤中多用之。人以作酢，胜于新粳米也。

《本草》云：陈廪米者，酸，温，无毒。主下气，除烦渴，调胃止泄。

黍

《本》云：味甘，温，无毒。主益气补中。多热，令人烦。荆南州及江北皆种此，大于粟粒，多是秫也。今人呼秫粟为黍，非也。

孟诜云：黍米性寒，患鳖瘕病者，以新熟赤黍米淘取泔汁，生服一升，不过三两服愈。又云：谨按：性寒，有小毒。不堪久服，昏五脏，令人好睡。仙家重此，作酒最胜。余粮又烧作灰，和油涂疮止痛，不作瘢。小儿不可食与之，令食则不行步也。若与小猫犬食之，其足便踻曲不正。缓人筋骨，绝血脉。

《千金方》云：小儿鹅口，不能饮乳，以黍米泔汁傅之。又妊娠尿血，黍茎烧灰，以酒空心服之二三匙。

《经验方》：治四十年心痛不瘥，黍米泔汁温服。【治四十年心痛】

孙真人云：黍米，肺之谷也。肺病宜食，主益气。

《食医心镜》云：益气安中，补不足，宜服。不可久食，多热。

丹黍米，温气无毒。主咳逆霍乱，止泄除热，止烦渴。陶隐居云：此即赤黍米也。

小麦

《本》云：甘，微寒，无毒。主除热止渴，利小便，养肝气，止漏血唾血。以作面，温，不能消热，不止烦。

陈藏器云：面热麸冷也。

萧炳云：麦酱和鲤鱼食之，令人口疮。

又《日华子》：陈藏器云：人作面，第三磨者凉，为近麸也。面磨罗初、二度粉者，热也；第三度粉则冷也，近麸故也。可知之。小麦皮寒，肉粉热也。

《图经》云：凡大小麦，皆秋种冬长，春秀夏实，具四时中和之气，故为五谷之贵。

《食疗方》云：平。养肝气，煮饮，食之良。又云：面有毒，为磨中石末在内，但本臼①杵尤宜也。又宜作面食之，补中益气，和五脏，调经络，续气脉。

《外台秘要方》云：治白痢，寒冷不止。小麦面一味，捣筛，煮米粥，内方寸匕，面服。

《千金方》云：治黄疸。取小麦苗，杵绞取汁，服六七合。昼夜三四服，即三四日便愈。

《经验方》：治鼻衄。以冷水调面粉服之，立瘥。

孙真人云：麦则心脏之谷也，心病宜食。主除热止渴，利小便，养心气。

---

① 本臼：原文如此，疑当作“木臼”。

《刘涓子[1]鬼遗方》云：治金疮，腹肠出，不能内之。小麦五升，水九升，煮取四升，去滓，绵滤。又冷噀其背，不宜多人见，不欲傍人语，又不须令病人知。肠不即入，取病人卧席四角，令病人举摇，稍须臾即肠自入。十日中，食不饱，数食，须使少，勿使惊，即杀人。秘之。【秘传也】

大麦

《本》云：味咸，温，微寒，无毒。主消渴除热，益气调中。又云：令人多热，为五谷长。

陈士良云：大麦，补虚劣，壮血脉，益颜色，实五脏，化谷食，久食令人肥白，滑肌肤。又云：麦蘖微暖，久服消肾，不可多食。

《日华子》曰：麦蘖，温中下气，开胃，止霍乱，除烦消痰，破癥结，能催产落胎。

《圣惠方》《外台方》皆云：麦蘖堕胎。

荞麦

《本》云：甘，平，寒，无毒。实肠胃，益气力，久食动风，令人头眩。和猪肉食之，患热风，脱人眉须。虽动诸病，消丹石毒。叶作菜茹食之，下气，利耳目，多食即微泄泻。

孙真人云：荞麦，合猪、羊食，成风癞疾。

《兵部手集》又云：治小儿赤丹不止，荞麦粉，醋和，傅之即瘥。亦治诸疮。

醋

《本》云：味酸，温，无毒。消痈肿，散水气，杀邪毒。

陶隐居云：醋酒为用，无所不入，逾久逾良，亦谓之酼。以有苦味，俗呼为苦酒。又加余物，谓为华池【醋，一名华池】。

陈藏器云：酸，破血运，除癥块坚积，消食，杀恶毒，破结气、心中酸水、痰饮。多食损筋骨。然药中用之，当取二三年米醋良。

稻米糯米也。糯，乃多反，又乃过反。

陈藏器云：糯米，性微寒也。

孟诜云：糯米，寒。使人多睡，发风动气，不可多食。霍乱后吐逆不止，以清水研一碗，饮之即止。

萧炳云：糯米，壅[2]诸经络气，使四肢不收，发风昏昏。

《日华子》云：糯米，凉，无毒。补中益气，止霍乱。

《字林》云：糯，粘稻也；稉秔则不粘之米也。糯稻稌则粘而作饼米也。糯刀乱反，又奶可反。稌，音度。

《梅师方》云：治霍乱，心气热，心烦。以糯米水清研之，冷热水取米泔汁，任意服之。

孙真人云：糯米，味甘，脾脏之谷也。脾病宜食，益气止泄。

《食医心镜》云：糯米饭食之，主温中，令人多热，利大便。

《简要济众方》云：治鼻衄不止，服药不应。糯米微炒，为细末。每服二三钱，以新汲水调服，名独圣散。【独圣散治衄】

《灵苑方》云：以糯米，四十九日以水调炼，至端午日【五月五日】，阴干。治诸疔痈金疮毒肿等，有神效。其方见《本草》稻米下。

酱

《本》云：性冷。主除热，止烦满，杀百药、热渴及大毒。

陶隐居云：酱，多以豆作之，纯麦者少。今此当是豆者，亦以久久者弥妙。又有肉酱、鱼酱，皆呼为醢，不入药用。

《日华子》云：酱，无毒。杀一切鱼肉、菜蔬、蕈毒，并治蛇虫、蜂虿等毒。

《圣惠方》云：治飞蛾入耳，酱汁灌入耳中即出。又击铜器于耳傍。

《肘后方》云：汤火烧灼，未成疮，豆酱汁傅之。

---

① 刘涓子：原作“刘甄子”，据文义改。按，此下引文出自《刘涓子鬼遗方》卷二。

② 壅：原作“拥”，据文义改。下凡遇此径改，不再出注。

《杨氏产乳方》云：妊娠，不得豆酱合雀肉食之，令儿面黑。

芜菁

《本》云：味苦，温，无毒。主利五脏，轻身益气，可长食之。芜菁子主明目，北人呼芜菁名蔓菁。

陈藏器《本草》云：芜菁，主急黄、黄疸及内黄，腹结不通。捣取汁服，及吹入鼻中，出黄水及下利。

又《唐本草》注云：蔓菁子，疗黄疸，利小便。水煮二升，取浓汁服。主癥瘕积聚，少饮汁，主霍乱，心腹胀满。

《图经》云：长服，可断谷长生。蔓菁和油傅。蜘蛛咬，恐毒入肉，亦捣为末，酒服。蔓菁园中无蜘蛛，是其相畏也。绞蔓菁子为细，涂于人面黑皯。今并汾河朔间烧其根食，呼为芜根。芜菁，南北通称也。塞北种者，名九英。

《尔雅》云：须薞芜。释曰：《诗·谷风》云：采葑采菲。先儒即以须葑苁当之。孙炎云：须，一名葑苁。郭注云：薞芜，似羊蹄，叶细，味酢可食。

《礼记》注云：葑，蔓菁也，陈宋之间谓之葑。陆机[①]云：葑，芜菁，幽州人谓之芥。

《方言》云：蘴【荛】，芜菁也。陈楚谓之蘴，齐鲁谓之荛，关西谓之芜菁，赵魏之部谓之大芥。蘴、葑音同，然则葑也，须也，芜菁也，薞芜也，荛也，芥也，七者一物也。

《图经》云：南人取北蔓菁种种之，初年相类，至二三岁则变为菘。菘、莱菔，功用亦同，然力猛更出其右，断下方亦用其根，烧熟入药，尤能制面毒。

《食疗》云：蔓菁，温下气，治黄疸，利小便。根主消渴，治热毒风肿。食令人气胀满。

《圣惠方》云：治风疹入腹，身体强，舌干燥硬。用蔓菁子三两为末。每服，温酒下一钱匙。

《外台方》云：治心腹胀。蔓菁子仁一合，拣净捣熟，研。水一升，更和研，滤汁，可得一盏，顿服之。少顷，自得转利，或自吐，腹中自宽，或得汗愈。又方，黄汁黄疸，涕唾黄。取蔓菁子捣末，平旦以井花水服一匙，日再服。加至两匙，以知为度。又方，轻身益气，明目。芜菁子一升，水九升，煮令汁尽，日干。如此三度，捣末，水服方寸匕，日三服。又方，治瘭疽着手足肩背，累累如米，复热。芜菁子熟捣，帛裹傅之，勿止。

《千金方》云：治头秃，芜菁子末，酢和傅之，日三。

《经验方》云：治虚劳眼暗。采三月蔓菁花，阴干为末。以井花水，每空心调下二三钱匙。久服长生，可夜读书。可见《本草》

菘音嵩

《本》云：味甘，温，无毒。主通利肠胃，除胸中烦，解酒渴。

陶隐居云：菜中有菘，最为常食，性和利人，无余逆忤。今人多食，如似小冷，而交耐霜雪。其子可作油，傅头长发，涂刀剑，令不鏥音秀【菘子油不令刀剑销】。服药，有甘草而食菘，即令病不除。

陈藏器云：去鱼腥，动气发病。姜能制菘毒。

萧炳云：菘消食下气，治瘴气，止热气嗽。其性冷也，温热人不可食，发疮痒。

《子母秘录》：治小儿丹毒，取菘菜汁傅之，尤佳。

芥

《本》云：辛，温，无毒。气归鼻，主除肾邪气，利九窍，明耳目，安中，久食温中。

陶隐居云：似菘而有毛，味辣好。又子有紫芥子为齏，自西戎来，其色白，号白芥子，堪入药。私谓：日本今以罂粟子号曰白芥子，则非也。

《食疗》云：主逆咳下气，明目，去头面风。大叶者，煮食之动气，生食发丹石毒，不可多食。又细叶有毛者，杀人。

《圣惠方》云：妇人中风口噤，舌本缩。用芥子一升，细研，以醋三升，煎取一升，用傅颔颊下，

---

① 陆机：此下原衍一“蒙”字，据《证类本草》卷第二十七删。

立效。

《外台方》：治聋，以芥子挎研，以人乳汁调和，绵裹，塞耳中。

孙真人云：芥叶合兔肉食，成恶疮。

莱菔根

《本》云：辛，甘，温，无毒。生炮，并煮食之。大下气，消谷，去痰癖，肥健人。生汁服，主消渴，有大验。俗呼为蘿蔔。

《图经》云：名蘆蔔。

陶隐居云：温菘是也。

《尔雅》云：葖芦葩。释云：紫花菘也，俗呼温菘，似蔓菁，大根也。一名葖，俗呼雹葖，一名芦菔，今谓之蘿蔔是也。

萧炳云：蘿蔔根，消食，利关节，理颜色，炼五脏，【去】恶气，制面毒。凡人饮食过度，则生嚼咽之便消。研如泥，制面，饱食亦不发热。主吐血肺嗽。

孟诜云：蘿蔔性冷，利五气，调五脏，轻身。根，服之令人白净肌细。

《日华子》云：蘿蔔能消痰止咳，治肺痿吐血，温中，补不足，治劳瘦咳嗽。

孙真人云：久服涩荣卫，令人发早白。

《杨文公谈[①]》云：俗呼雷突，治偏正头疼。用生蘿蔔汁一蚬壳，仰用注之，左痛注左鼻孔，右痛注右鼻孔，左右俱痛俱注之，得神效。

《本草》芜菁段中云：昔有婆罗门僧，取来见食麦面者，云：此大热，何以食之？又见食中有莱菔，云：赖有此，以解其性。自此相传，食面必啖芦菔。

《医说》云：人有好食豆腐，因中其毒，医治不效。偶更医，医至中途，适见做豆腐人家夫妇相争。因问之，云：今早做豆腐，妻误将蘿蔔汤置腐锅中，令豆腐更就不成，盖腐畏蘿蔔也。医得其说，至病家，凡用汤使，率以蘿蔔煎汤，或调或咽，病者遂愈。

甜瓜

《本》云：寒，有毒。止渴，除烦热。多食令人阴下湿痒生疮，动[②]宿冷，病虚热破腹。又令人惙惙弱，脚手无力。少食利小便，通三焦间壅塞，兼主口鼻疮。

《日华子》云：无毒。叶治人无发，捣汁涂之，发即生。

孙真人云：患脚气人，勿食甜瓜，其患永不除。又五月甜瓜沉水者，杀人。又多食发黄疸病，动冷疾，令人虚羸，解药力。两蒂者，杀人。

《食医心镜》云：治热，去烦渴。取甜瓜去皮，食后喫之，煮皮作羹[③]亦佳。

白瓜子瓜，侧詃反。《本草》又音古詃反。“甲瓜之瓜”之“瓜”。

《经》云：冬瓜仁也仁者，子也。味甘，平，寒，无毒。主令人悦泽，好颜色，益气不饥，久服轻身耐老，主除烦满不乐。久服寒中，可作面脂。一名水芝，一名白瓜侧绞反子。

《广雅》云：冬瓜，一名地芝。

胡瓜黄瓜

《本》云：甘，寒，有毒。不可多食，动寒热，多疟病，积瘀热，发疰气【劳也】，令人虚热上逆，少气，发百病及疮疥，损阴血脉气，发脚气。天行【热病也】后不可食。小儿切忌，生疳虫。不可与醋同食。北人亦呼黄瓜，石勒讳，因而不改。

《千金髓》云：水病，腹胀至四肢肿。胡瓜一个，破作两片，不出子。以醋煮一半，以水煮一半，俱烂。空心顿服之，须臾下水。

---

① 杨文公谈：即宋人杨亿口述、黄鉴笔录、宋庠整理而成的笔记《杨文公谈苑》。

② 生疮，动：此3字原缺，据《证类本草》卷第二十七补。

③ 作羹：原脱，据《证类本草》卷第二十七补。

孙真人云：主蛇咬。取胡瓜傅之，数易良。

苋菜

《图经》云：苋有六种，有人苋、赤苋、白苋、紫苋、马苋、五色苋。马苋，即马齿苋也。食之动气，令人烦闷，冷中损腹。不可与鳖肉同食，生鳖瘤。又取鳖甲，如豆片大者，以苋叶封裹之，置于土坑内，以土盖之一宿，尽变成鳖儿也。

《食疗》云：五月五日采苋菜，和马齿苋为末，等分调，与妊娠服之，易产。

荏子

《本》云：叶辛，温，无毒。主咳逆下气，温中补体。

《日华子》云：荏，调气，润心肺，长肌肤，益颜色，消宿食，止上气咳嗽，去狐臭，补中，益精髓。男女阴肿，涂傅之佳。

苦苣苣，勤侣反。

《本》云：苦，平一云寒。除面目及舌下黄，强力不睡。折取茎中白汁，傅丁肿，出根。又取汁，滴痈肿上，立溃【溃肿】。碎茎叶傅蛇咬。根主赤白痢及骨蒸，并煮服之。令人种为菜，生食之，久食轻身少睡，调十二经脉，利五脏。又霍乱后胃气逆烦，生捣汁饮之，虽冷，甚益人。不可同血食一本"血"字作"蜜"字，与血同食，作痔疾。野生者，名褊苣。令人家种之，常食之，为白苣。下又有白苣段，功能全同，但产妇不可食云。

同《本草》第二十九卷云：白苣，寒。补筋骨，开胸膈，通经脉，令人齿白，聪明少睡。常食腹中冷。苦苣、白苣、莴苣，同类也。

荠

《本》云：甘，温，无毒。主利肝气，和中。

《药性论》云：荠，味甘，平。患气人食之，动冷疾。其根叶烧灰，以米饮服之，能治赤白痢，极效。【荠治赤白利】。不可与面同食，令人背闷。服丹石人，不可食荠。其实名菥蓂子也。叶、根、子共为末，入目，治诸翳膜①，又除目中疼云云。【治目瞑】

蕨

《本》云：甘，寒，滑。去暴热，利水道，令人睡，弱阳道。小儿食之，脚弱不行。四皓食之而寿，夷【白夷】、齐【叔齐】食蕨而夭，固非良物。

《搜神记》云：郗鉴镇丹徒，二月出猎，有甲士折一枝食之，觉心中淡淡成疾，后吐一小蛇，悬屋前，渐干成蕨，遂明此物不可生食之也。

《食疗》云：寒。补五脏不足，亦令人脚弱不能行，消阳事，令眼暗，鼻中塞，发落，不可食。又令患气人食之，多腹胀。薇与蕨，一说云一种也，一说云别种也。可见《本草》也。

蓼

《本》云：辛，温，无毒。主明目，温中，耐风寒，下水气，治面目浮肿，痈疡。叶辛，归舌。除大小肠邪气，利中益志。

《蜀本》:《图经》云：蓼类有七种，谓紫蓼、赤蓼、青蓼、马蓼、水蓼、香蓼、木蓼等也。

《尔雅》云：荭，一名茏鼓。

陶隐居云：蓼，干之，酿酒，主风冷。

《日华子》云：水蓼，性冷，无毒。又云：赤蓼，性暖。

孙真人云：二月勿食水蓼，食之伤肾。合鱼鲙食之，则令人阴冷疼，气欲绝。

《文选》云：习蓼虫之忘辛②。是知物莫辛于蓼也。

---

① 翳膜：原作"醫膜"，据文义改。

② 习蓼虫之忘辛：吃惯蓼的虫子，已经感受不到蓼的辛辣了。《昭明文选·七哀》载："蓼虫不知辛，去来勿与咨。"晋·左思《魏都赋》云："习蓼虫之辛，玩进退之维谷。"后有成语"蓼虫忘辛"，比喻为达目的而不辞艰辛。"忘辛"，原作"志辛"，据校本改。

葱

《本》云：辛，平，温，无毒，归目。葱白，平，可作汤，主伤寒，寒热出汗，中风，面目肿，伤寒骨肉痛，喉痹不通，安胎，明目，除肝邪气，安中，利五脏，益目精，杀百药毒。葱根须，主伤寒头痛。冬月不可多食。又患气疾者，多食发气。

《食疗》云：葱叶温也，白根平也。主伤寒壮热，又止血衄，利小便。治中风浮肿，水气胀满也。

《梅师方》：治惊，金疮出血不止。取葱，炙令热，挼取汁，傅疮上，即血止。又方，霍乱后烦躁，卧不安稳，葱白二三十茎，大枣二十枚，以水三升，煎取二升，分服。

《孙真人食忌》云：正月勿多食生葱，食之发面上游风。

《食医心镜》云：主赤白痢。以葱一握，细切，和米煮粥，空心，频食之。

《伤寒类要》云：治妇人妊娠七月，若伤寒壮热，赤斑变为黑斑，溺血。以葱一把，水三升，煮令热，服之取汗，食煮葱令尽。

《杨氏产乳方》云：疗妊娠胎动五六个月，困笃难较者。葱白一大握，水三升煮，煎取一升，去滓顿服。又方，疗胎动腰痛，抢心或下血。取葱白不限多少，浓煮汁饮之。

又《三洞要录》云：神仙销金玉浆法：葱者菜之伯，虽臭而有用，消金玉锡石也。以冬至日取葫芦，盛葱汁、根茎，埋于庭中，致夏至日发之，尽为水。以渍金、玉、银、青石各三分，自消矣。【消金银玉石之秘法】。曝令干如饴，可休粮。久服神仙，亦曰金浆也。

韭

《本》云：辛，微酸，温，无毒，归心。安五脏，除胃中热，利病人，可久食。子主梦泄精，治小便白浊。根主养发。

陶隐居云：叶煮鲫鱼鲊同食，断卒下痢，断除多有验。

陈藏器《本草》云：韭，温中下气，补虚，调和脏腑，令人能食，益阳止泄，白脓，腹中冷痛，并煮食之。又叶及根生捣，绞汁服，解药毒，疗狂狗咬人欲发者，尤佳。又诸恶虫、蛇、蝎、虿咬，以韭生汁傅封之。又服尤神效，胸痹骨痛服之。俗云：韭菜是草钟乳【韭叶号草钟乳】，言其宜人，信然也。

孟诜云：热病后十日，不可食热韭，食之即发困。又胸痹，心中急痛如锥刺，不得俯仰，白汗出，或痛彻背上，不治或至死。可取生韭或根五斤，洗捣汁，灌少许，即吐胸中恶血。

萧炳云：韭子合龙骨服，甚补中。小儿初生，与韭根汁灌之，即吐出恶水，令无病。

《日华子》云：韭，热。下气，补虚乏，和腑脏，益阳，止泄精尿血，暖腰膝，除心腹痼冷，骨中痹冷，痃癖气及腹痛等，食之肥白。人中风失音，研汁服。心痹骨痛甚，生研服。蛇犬咬并恶疮，捣傅之。亦多食昏神暗目，酒后尤忌。不可与蜜同食。

《图经》云：谨按许慎①《说文解字》云：菜名，有二种，而久者故谓之韭。"久"与"韭"字义同欤。故圃人种莳，一岁而三四割之，其根不伤，至冬壅培之，先春而复生，信乎久者也。

陈藏器云：取子，生含三十粒，空心，盐汤服，止梦中泄精及小便白浊。

《食疗》云：五月勿食韭。若值馑年，可与米同切，种之一亩，可供十口食。

《圣惠方》：治虚劳肾损，梦中泄精。用韭子二两，微炒为散。食前，酒服二三钱匙。

《外台方》云：治虚劳尿精。新韭子二升，十月霜后采；好酒八合，渍一宿；明日，令色好童子向南捣一万杵。平旦，以温酒服方寸匙，日再服，立瘥。

《千金方》：百虫入耳，捣绞韭汁灌耳中。又方，喉痹不下食，以韭一把，捣烂傅之，冷即易之。

《经验方》：治五般疮癣，以韭根炒存性，捣抹，以猪脂调傅之，三度瘥。

《食医心镜》云：治水谷痢，韭羹粥任意食之。又云：韭能充肝气。又云：正月节，食五辛以辟疠气疫病也。五辛者，蒜、葱、韭、薤、姜也。

《斗门方》云：治漆疮，用韭叶研傅之。

① 许慎：原作"许真"，据文义改。

《子母秘录》云：治小儿患黄。捣韭根汁，滴入鼻中。又方，治小儿腹胀，韭根捣汁，和猪脂服。又煎服，一日二三服。

黄帝云：霜韭冻，不可生食，动宿饮，必吐出水。五月勿食韭，损人滋味，令人乏气力。

薤

《本》云：辛，苦，温，无毒。主金疮败，轻身，不饥耐老。归骨。菜芝，全同韭条。

葫大蒜也

《本》云：辛，温，有毒。主散痈肿䘌疮，除风邪，杀毒气。独头子者佳，归五脏。久食伤人损目，五月五日采佳。

陶隐居云：今人谓葫为大蒜，谓蒜为小蒜，以其气类相似也。性最熏臭，不可食。俗人作齑，以啖鲙肉。损性伐[①]命，莫此之甚[②]。此物惟生食，不中煮。以合青鱼鲊食，令人发黄。取其条上子，种之成独子，明年则复其本也。

陈藏器云：大蒜，去水，恶瘴气，除风湿，破冷气，烂痃癖，伏邪恶，宣温补，无以加之。初食不利目，多食却明，久食令人气清，使毛发白。昔患痃癖者，尝梦人教每日食三大【颗】蒜。初时，依梦遂至瞑眩，口中吐逆，下部如火。后有人教令取数片，合皮截却两头吞之，名为内灸，依之大效。

孟诜云：蒜，久食损眼伤肝。又独头蒜一枚，和雄黄、杏仁研为丸，空腹饮下三丸，静坐少时，患鬼气者，当毛出即瘥。

《日华子》云：蒜，健脾，治肾气，止霍乱腹痛，除邪辟温，去劳瘵疟，冷风痃癖，温疫气，蛇咬，恶疮癣疥，并捣贴之，热醋浸之。蒜之经年者良。

《兵部手集方》：疗毒疮肿，号叫，卧不得，又不别者。取独头蒜两颗，细捣，以麻油和傅疮上，干即易之。顷年卢坦侍郎在东畿尉，肩上疮作，连心痛闷，用此便瘥。后李仆射患脑痈，久不瘥，卢坦与此方便愈。绛得此[③]方，传救数人，无不神效。

葛洪《肘后方》灸背肿令消法，云：取独头蒜横切，厚一分，安肿上，炷艾如梧桐子大，灸蒜上百壮，不觉消。数数灸，惟多为善，勿令大热。若觉痛，即擎起蒜，蒜焦更换。用新者，勿令损皮肉。如有体干，不须灸。洪尝苦小腹下患一大肿，灸之亦瘥。每用灸人，无不立效。又江宁府紫极宫[④]刻石记其法，云：但是发背及痈疽恶疮肿核等，皆灸之。其法与此略同。其小别者乃云：初觉皮肉间有异如是，必作疮者，切大蒜如铜钱厚片，安肿处灸之，不计壮数。其人被苦，初觉痛者，以痛定为准。初不觉痛者，灸至极痛而止。前后用此法救人，无不应者。若是疣赘之类，亦如此灸之，便成痂自脱，其效如神。乃知方书之载无空言，但患人不能意详之，故不得尽应耳。

《简要济众方》云：治鼻衄出不止，服众药不应。宜用蒜一枚，去皮，细研如泥，摊一饼子，如钱大，厚一豆许。左鼻血出，贴左足心；右鼻血出，贴右脚心；若两鼻出，即贴两脚下，立瘥。血止，急以温水洗脚心。

《子母秘录》云：治产后中风，角弓反张不语。大蒜三十瓣[⑤]，以水三升，煮取一升，拗口灌之良。又方，小儿白秃疮，凡头上团团然白色，以蒜揩白处，早朝使之。

小蒜

《本》云：辛，温，有小毒。归脾肾。主霍乱，腹中不安，消谷理胃，温中，除邪痹毒气。五月五日采之良。根名薍子。

《蜀本草》云：《图经》注云：小蒜，野生小者，一名薍子，一名蒚。苗、叶、根、子，似葫而细数倍也。三月不可食。

---

① 伐：原脱，据《证类本草》卷第二十九补。

② 莫此之甚：原作“莫甚此之”，据《证类本草》卷第二十九乙转。

③ 得此：原脱，据《证类本草》卷第二十九补。

④ 紫极宫：原作“此极宫”，据《证类本草》卷第二十九改。

⑤ 瓣：原作“辨”，据文义改。

《图经》云：小蒜在田野中，根苗皆如葫而极小细者是也。按《尔雅》云：蒚力的反，山蒜。释云：《说文》云蒜，荤【辛臭菜皆云荤也】菜也。一云菜之美者，云梦之荤，生山中者名蒚，谓大蒜为葫，小蒜为蒜，而《尔雅》《说文》所谓“蒜，荤菜”者，乃今之大蒜也。蒚，乃今之小蒜也。书传载物之别名不同如此，用药不可不审也。古方多用小蒜治霍乱，煮汁饮之。南齐褚澄，用蒜治李道念鸡瘕便瘥。江南又有一种山蒜，似大蒜臭人，以治积块及妇人血瘕，以醋摩服，多效。

《肘后方》云：治霍乱，心腹胀满，气未得吐下。小蒜一升，㕮咀，以水三升，煮取一升，顿服。又毒蛇螫人，杵小蒜饮汁，以滓傅螫疮上。

《兵部手集》云：治心痛不可忍。十年、五年者小蒜，以酽醋煮，顿服之，取饱。不可合食盐。治心痛时也。

黄帝云：不可久食，损人心力。食小蒜，啖生鱼，令人夺气。

《广韵》云：张骞使大宛，食之损目。

胡葱

《本》云：辛。温中，消谷下气，久食伤神损性，令人多忘，损目明。尤发[①]痼疾，患胡臭人不可食。其状似大蒜而小，根皮赤，稍长而锐，生蜀郡山谷。

私云：五辛者，《本草》云：蒜，葱，韭，薤，姜。《梵纲经》云：大蒜、角葱、韭葱、兰葱、兴胡云云。兴胡有众说，或蘿蔔，或姜，或䕡香云云，故知诸荤臭之菜相类，皆五辛之内，可摄之，今号忍辱草，而僧人、俗人喫之，诵咒读经，入堂礼佛。是则嗜味之辈等谬说妄言也，只惟小蒜、胡葱之类也。

白蘘荷

《本》云：微温。主中蛊及疟。

陶隐居云：今人乃呼赤者为蘘荷，白者为覆葅叶，同一种尔。中蛊者服其汁，卧其叶上，即呼蛊主姓名。

《三因方》云：中蛊毒失心者，令服败鼓皮，□问呼其主姓并名字，即答唱其姓云云。

日本无蛊者，唯有鬼祟邪神，而人家男女多染着，须用此法问其姓名，姓名若露现，其邪速退却。思之思之。

蘘荷之功可知之，人家种白蘘荷则辟蛇。

《唐本草》注云：根主诸恶疮，以汁傅之。又根心主稻麦芒入目中不出者，取根心汁注入目中，芒即出。

《蜀本[②]草》并《图经》注云[③]：荷初生，叶似甘蕉叶，根似姜，其叶冬枯。

干宝《搜神记》云：其外姊夫蒋士先得疾下血，言中蛊。家人密以蘘荷置其床下，忽大笑曰：蛊我者，张小也。乃收小小走。自此解蛊药多用之。【治邪祟之术】

《周礼·庶氏[④]》以嘉草除蛊。宗懔[⑤]以谓“嘉草即蘘荷”是也。古方亦干为末，以水服，主喉[⑥]痹。

《圣惠方》：治风冷失声，咽喉不利[⑦]。以蘘荷根二两，研绞取汁，酒一大盏，相和令匀，不计时候，温服半盏。《肘后方》同。

《外台方》云：喉中及口舌生疮烂，酒渍蘘荷根半日，含漱其汁即瘥。

《肘后方》云：治伤寒及时气，温病头痛，壮热脉盛。生蘘荷根、叶合捣绞汁，服三四升，日二三

---

① 发：原缺，据校本补。

② 蜀本：此2字原缺，据《证类本草》卷第二十八补。按，《证类本草》卷第二十八“白荷”条下载：“蜀本图经云：叶似初生甘蕉，根似姜牙，其叶冬枯。”与此处引文大同。

③ 注云：原缺，据文义补。

④ 庶氏：原作“蔗氏”，据《证类本草》卷第二十八改。按，《周礼·秋官·庶氏》载：“庶氏掌除毒蛊，以攻说襘之，嘉草攻之。”

⑤ 宗懔：原作“宗标”，据《证类本草》卷第二十八改。宗懔（约501—565），字元懔，荆州人，为南朝时期梁的官员、学者，著有《荆楚岁时记》等。

⑥ 喉：原缺，据校本补。

⑦ 利：原缺，据校本补。

□□□□。血痔下血，妇人月信不调，腰痛，服生汁，亦煎饮之，尤神效。血信不通，细末，以酒服之。

苦瓠

《本》云：苦，寒，有毒。主大水，面目四肢浮肿，下水冷，令人吐。小者石瓢也，大小非一，夏中即熟，秋末并枯。取其为器，其肉食之，通利水道，止渴消热。多食令人吐。又患脚气及虚胀[①]冷气人，不可食之。治石淋，吐蛔虫。

《惠方》云：治龋齿疼痛。用葫芦半升，水五升，煮取三升，去滓，含漱吐之。亦茎叶皆用之，不过再三而瘥。

《外台方》云：治卒患肿满。曾有人忽脚趺肿，渐上至膝，足不可践地。主大水，头面遍身大肿胀满。苦瓠白穰实，捻如大豆粒，以面裹，煮一沸，空心服七枚，至午时当出水一斗，三日水自出不止，大瘦乃瘥。三年内，慎口味也。【治水肿胀满脚肿】

《千金方》：治眼暗。取七月七日苦瓠白，绞取汁一合，以醋一升，古文钱七枚，和渍，微火煎之减半。以沫内眼眦中，神效。又苦瓠即疗黄疸，伤寒卒黄，吐血下血。

孙真人云：患脚气及虚肿者，食之永不瘥。

茄子

《本》云：甘，寒。冬冷，人不可多食，损火动气，发疮及痼【久也】疾。一名落苏其叶似紫苏故欤。

《图经》云：茄之类有数种：紫茄、黑茄，南北通有之；青水茄、白茄，惟北土多有之。治大风热痰，取大黄、老茄子，不计多少，以新瓶盛贮，埋之土中，经一年，尽化为水，取出，入苦参末，同丸如梧桐子大。食后临卧[②]时，酒服三十粒。

《食疗》云：平。主寒热，五[③]脏劳，不可多食动气，亦发痼疾，患冷人不可食。又茄根煎，淋洗诸疮瘥。又腰脚积冷，筋急拘挛疼痛，脚气中风人，取茄子根五十斤，细剉，以水五斗，煎取浓汁，去滓。更入小锅子，取一升以来，即入生粟粉，同煎成膏。入麝香、辰砂粉，丸如梧子大。日日每旦，以酒服三十丸，一月中即瘥。男女通用，糯米酒尤佳。

《胜金方》：打扑损，肌肤青肿烂。茄子，大熟通黄，切作片子，新瓦上焙干为末。欲卧，酒服二三钱匕。一夜肿消，尽无痕迹也。

《灵苑方》云：治肠风下血久不止。茄蒂烧存性，为末。每服，食前米饮服三五钱匕，神效。

蘩蒌

《本》云：味酸，平，无毒。主[④]积年恶疮不愈。五月五日，日中采干用之。

陶隐居云：此叶，人以作羹食。五月五日采，暴干，烧为末，疗杂疮有效。

唐本注云：此草即是鸡肠草也。

《大观本草》两段出之，此条剩出，宜除之为一条云云。一物两名也。

今按云：陈藏器云：蘩蒌，主破血，产妇煮食之，及下乳汁。产后腹中有血块疼痛，以酒绞取汁，温服。又曝干为末，以醋煎为丸，空腹服三十、五十丸，下恶血。

《药性论》云：蘩蒌亦可单用，治产后血块。炒熟，和童子小便服良。长服，恶血尽出。治恶疮，有神验之功。

《葛氏方》：治卒淋，用鸡肠及蘩蒌若菟丝，并可单[⑤]煮饮之[⑥]。□说者相似二物，其用大概主血，

① 胀：原缺，据《证类本草》卷第二十九补。
② 卧：原缺，据文义补。又《证类本草》卷第二十九“茄子”条下，此处作“食已及欲卧时，酒下三十粒”。
③ 主寒热，五：此4字原缺，据《证类本草》卷第二十九补。
④ 主：原缺，据《证类本草》卷第二十九补。
⑤ 单：原缺，据尚志钧《补辑肘后方·治诸淋方第三十二》补。
⑥ 饮之：原缺，据尚志钧《补辑肘后方·治诸淋方第三十二》补。

故[①]人宜食之。五月五日采，阴干用[②]。治牙齿[③]宣露病，烧灰揩齿，然[④]烧灰减力，不[⑤]若干作末有益。

《范汪》治淋，用蘩蒌[⑥]满两手，以水煮饮之，亦常可服。

说云【和语说也】：治血淋苦痛甚，捣绞生蘩蒌半盏，入槠一贝小蚬壳服之。空心，不过两旦必效。

《食疗》不用，令人长食之，恐血尽。或云：蘩蒌即藤也，人恐白软草是也。

孟诜云：鸡肠草灰，和盐傅一切疮，丹毒疮等痒痛，皆有效。又以灰傅小儿瘖疮。又治小儿赤白痢，捣绞汁，和蜜服之，有神验。入少醋服，治大人、小儿、男女赤白痢。

《覆载万安方》卷第六十二
照味镜卷下

书之讫。

性全（花押）六十一岁
性全（花押）
性全（花押）

朱墨之纸負六十二丁
此卷与一卷两所
鹿苑院殿方御判（花押）

① 大概主血，故：原缺，据《本草纲目》卷二十七所引《葛洪肘后方》补。
② 五日采，阴干用：原缺，据《证类本草》卷第二十九补。
③ 治牙齿：原缺，据《普济方》卷六十九补。
④ 揩齿，然：原缺，据《普济方》卷六十九补。
⑤ 力，不：原缺，据《普济方》卷六十九补。
⑥ 蘩蒌：原缺，据《证类本草》卷第二十九补。

丹波元简跋[①]

上《万安方》六十二卷，花园帝正和中，梶原性全所撰。博采群籍，搜抉秘僻，妙论灵剂，不皇枚举。所援诸书，今亡佚者数十家，洵本邦经方之最者也。

性全不详何许人，自言和气末孙，而跋语中间及建长圆觉寺等事，则知其居镰仓也。或以鹿苑相公押字，为任鹿苑相公。今推之年代，性全若在鹿苑时，则年当百十余岁，此恐不尔也。

盖斯书当时秘而不出，人罕觏者。性全又有《顿医抄》五十卷，竹田月海冒以此书名，是以世传为《万安方》者，率皆《顿医抄》耳。岂月海索此书而不得，渴仰之至，姑以此称彼字。阅野卜幽《东见记》。

国初以前，收在建仁寺大统庵，启迪院法印酬以白金十笏得之，此本即旧出冈本氏。辛亥夏，五家大人从秘府而借，命家第及门人誊写之，周载始完，为架索重宝矣。其第八卷、第十八卷，阙佚已久，无由补抄，殊可恨也。

宽政癸巳春正月二十有七日
丹波元简

① 丹波元简跋：此跋见于台北故宫博物院图书文献馆所藏日本天保三年（1832）钞本之末，为丹波元简所撰。今附于此，以供参考。

校　后　记

《覆载万安方》六十二卷，简称《万安方》，是日本镰仓时代（1185—1333）最具代表性的汉方医学名著，被日本医学界推崇为“本邦方书之大典”。此书由日本著名僧医梶原性全所撰，内容全面，结构完备，具有很高的临床实用价值和文献研究价值。

1．作者与成书

《万安方》各卷之首多题署“性全集”或“性全撰”；在书首的冈本寿品“献万安方序”中载：“初，臣寿品高祖宗什世居平安。家医见推，博洽书籍，藏过五车。藏中有梶原性全《万安方》，传以尊信，殊加韫匮。”据以上记载，知此书作者为梶原性全。

梶原性全（1265—1337），号净观，生于相模国（今属日本神奈川县）。其生平事迹今已无从详考，有关记载首见于延享二年（1745）冈本寿品“献万安方序”中，其云：“性全者，不知何人，相传云以医仕足利氏鹿苑公，恒悬药囊，时称名医。嘉历之间著此书。鹿苑公嘉其志，为记花押二，今见在此书中。性全博览强识，自言所见方书，凡贰百有余部，二千有余卷，亦皆汉魏唐宋经验之方及自所试效，莫不集载。”其他如富士川游《日本医学史》、藤井尚久《日本著名医略传》、中川壶山《本朝医家古籍考》等的相关记载，多本自此序。又浅田宗伯《皇国名医传》云：“（性全）自云为和气氏之族，学医于丹波氏，极其底蕴。嘉元中，据《病源候论》之目，取舍众说，抄录单方，著《顿医抄》五十卷；正和中，又辑录唐宋医方，著《万安方》六十二卷。子道全亦有医名；道全三世孙为长淳，善承业；门人中川氏传其术，著《捧心方》。《万安方》筬尾有授源三冬景语。冬景盖道全初名也。”①

梶原性全一生主要有两部著作传世，其一为日本现存最早的和文医书《顿医抄》，另一部即基本用汉文撰成的《万安方》。此外，据《万安方》卷第三十一所载，性全尚著有《升合论》一卷，但今未见收藏和著录。

在日本飞鸟、奈良时期（592—794），中国古医籍陆续传入日本，至平安、镰仓时期（794—1333），日本逐渐积累了大量的中国医学著作。在此基础上，日本医家开始整理纂集医著。嘉元二年（1304），梶原性全纂集《顿医抄》五十卷。该书主要依据中国北宋王怀隐、王祐等《太平圣惠方》（978—992）撰成，全部用日文编写。今日本国立国会图书馆藏有一部题为《万安方》的著作，但考察其内容实为《顿医抄》。在此本《顿医抄》的卷五十之末，有性全自撰识语一则，云：“为救仓促之病，聊抄草方之要，云《病源》之篇目，云疗养之旨趣，颇虽（难）近倍（俗），言广寻古贤之训，兼加今案之词，是则欲令见者易喻也而已。”② 可见，性全撰著《顿医抄》一书，主要目的是在日本普及中国医学知识。

《顿医抄》成书之后不久，性全又看到了宋徽宗赵佶敕撰的《圣济总录》（1111—1117）一书，认为该书较《太平圣惠方》内容更为丰富，于是萌生了重新编纂一部比《顿医抄》更加完备的家传医书的想法，《万安方》由此诞生。

在《万安方》全书六十二卷中，共有四十五卷之末分别记载有编撰或抄录该卷的具体时间，其中有正和二年（1313）1次、正和四年（1315）2次、正中二年（1325）1次、嘉历元年（1326）33次、嘉历二年（1327）28次、元德三年（1331）1次。可知此书创作、抄录于1313—1331年，经编撰、誊清、朱墨校点，多数卷次是在1326、1327年完成的，有些用了2年时间方告完成。据日本学者石原明在“梶

① 浅田宗伯. 皇国名医传［M］. //陈存仁. 皇汉医学丛书：第2册. 上海：世界书局，1936：56.

② 梶原性全. 万安方（顿医抄）［M］. 日本国立国会图书馆藏本. 卷末.

原性全の生涯とその著書”一文中所言：“《万安方》五十卷已经完成，但其后又加上补遗和特殊药方（泻药、丹石），并附以性全其他著作《五脏六腑形候》《药名类聚》《照味镜》，成为六十二卷。”① 故现今流传于世的《万安方》最终完成时间为1331年，且其传本多属于六十二卷本系统。

梶原性全视《万安方》为家传秘本，除其子源三冬景（道全）之外，不欲公之于世。他在《万安方》卷第五之末记：“嘉历元年六月廿五日巳刻，朱点、墨点同时加之。为冬景了。”明确说明此书是为其子冬景而作。在卷第二十二下之末叮嘱冬景云：“冬景秘之，虽兄弟不可令见之，恐散失此书故也。深藏深藏云云。”在其他卷末，亦有诸多谆谆叮咛之语，如“冬景除秘重此方而如守眼睛”“冬景留意于此书，忘念于他事尔”“冬景秘之，虽为兄弟、亲朋，不可容易披阅耳”“冬景坚可守之，不可忽之”“冬景励愚可看记之”“冬景可秘之，莫令粗学之兄弟看之，或致纷失，或成抑留，可为不孝之最，可为祸害之源”“冬景可深秘之，句句段段，为怜汝费巨多神力。不可忽，不可忽”“冬景深秘之，永代可守此方”“子孙深秘如至宝”等。因此，《万安方》在成书之后长期被秘藏于私宅而不为人知。直到300多年后，医学世家冈本氏初代冈本宗什才偶然发现《万安方》一书；至冈本氏第四代冈本寿品时，此书已“原阙二本”。据冈本寿品序：“当今国家设天官之政，尚宋局之方……夫上有好者，下必有甚焉。此书显于世，诚以圣明之所融。”侍医望月三英因力劝寿品“誊写进献”，故寿品与三英共同手抄校正，于延享二年（1745）将此本呈献江户幕府，称其为“献上本”。不知何时，梶原性全的《万安方》原本失传，后世所传均为该“献上本”的重钞本。

2. 主要内容

《万安方》是一部大型医学全书，书中广征中国汉至元初的医药文献，尤其是大量摘录了《圣济总录》的内容并仿照该书编目、分类。全书共计六十二卷，内容涉及临床各科病证治方、诸药治禁、灸疗外治、房中养生，乃至脏腑形候、内景图谱、经络脉法、医风医德等诸多方面。其中卷第八伤寒下的大部分、卷第十八积聚痃癖黄疸全部、卷第五十的五脏六腑病候形、卷第五十四的医人大纲等，业已散佚残缺。

《万安方》卷第一至二十一，共二十一卷，为内科疾病，包含中风、恶癞诸风、伤寒、中暑、诸疟、霍乱、心痛、气诸病、虚劳、骨蒸传尸、痰饮、水肿、心腹、泄泻、滞下、大小便、膀胱等门类的疾病，每门之下细列各种证候及证治方药。

卷第二十二至二十七，共六卷，皆为外科疾病，包括痈疽、疮疖、金疮、脚气、诸痔等门类病证的治法方药。

卷第二十八至三十，共三卷，属五官科疾病，分为眼目、耳鼻、舌口齿门，详述五官科众多疾病的证治方药。

卷第三十一至三十八，共八卷，论妇人病，包括妇人通论总疗、妊娠、安胎、产时推算、安产及产后诸疾等，对妇人经、带、胎、产的日常调养及疾病防治有详尽的论述。

卷第三十九至四十九，共十一卷，为小儿病类，其中卷第三十九专论新生儿的各种调护、喂养、疾病预防和诸多禁忌等；卷第四十至四十九论述小儿常见疾病，包括五官、骨骼、呼吸、胃肠、皮肤、其他杂病等各类病证180余种，收载各种治法方药，详细完备。

卷第五十，论五运六气，分为五运时气民病证治、六气叙论、六气凡例，收载16首针对五运、六气失常所致疾病的治方。在总目之中，本卷题为“五脏六腑病候形”，但在正文中仅有以上3部分内容。

卷第五十一，为一切诸痛门，收载头痛、心腹痛、胁痛、肩背痛、腰痛等近20种常见痛证的疗法与医方。

卷第五十二，为泻药门类，载180余首泻宣诸疾之方，以治疗各种适用于泻法的疾病，诸如大小便不通、心腹积聚癖块、三焦积热等体内有邪实的病证。

---

① 石原明．梶原性全の生涯とその著書［J］．// 梶原性全．覆载万安方［M］．影印内阁文库藏延享二年（1745）钞本．东京：日本科学书院，1986：1738．

卷第五十三，为诸血门类，论述鼻衄、呕血吐血、咯血、唾血、舌上出血、齿血、唇血、九窍四肢指歧间出血、汗血、尿血血淋、大便下血、肠风脏毒、结阴病的证候治疗。

卷第五十四，据书首总目，本卷题为医人大纲，当有诊脉法、诸脉象以及来源于《千金要方》的大医习业等。不过，这部分内容在存世传本的正文中阙如，所见内容分为两部分：前半以日文撰成，题为“五脏六腑形并十二经脉图”；后半用汉文撰写，内容有五脏六腑形状、重量、位置及十二经脉循行歌诀。

卷第五十五，题为“杂知”，小字注“神方秘药，多载于此卷，常看记，须救人”。内容包含医师大义，即医生治疾用药的法度；脉说、脏腑、君臣药、汤散圆、采药、赤目、小柴胡汤、灸四花穴后服药；苍耳、芋、苍术、白术、流水等10余种药材的性状鉴别等。

卷第五十六，记载各种丹石炼药的方与法，包括秋石方、阴炼法、阳炼法、秋石说、淮南王、西王母、陈真君等。

卷第五十七，论针灸，以灸为主，分为头、肩、脚、足、膺、腹、背部，载录了灸疗的取穴定位、所在经脉、主治病证、施灸方法及灸后养护等。

卷第五十八，论万通历避人神法，主要讨论日常生活及防病治病过程中的一些禁忌问题。

卷第五十九、六十，上、下二卷，为药名类聚，仿照日本辞书的编撰方式，记载了1800余种药物的名称、异名、特征、产地、鉴别等。

卷第六十一、六十二，上、下二卷，为照味镜，罗列70余种常见食物本草的性味功效等。

3. 特色与价值

《万安方》的内容大多引自中国元初以前的医籍文献，梶原性全根据当时日本的常见多发疾病，结合自己的临床经验整理汇编成书。全书内容丰富，涵盖面广，涉及临证各科、本草、针灸、丹石炼药法、五运六气、脏腑及药物等，其中以内科、妇科、儿科和药物方面的内容为最多、最全。

全书广征中国历代医学及非医学文献，引录文献种类繁多，所引内容极其丰富。书中主要引用了中国元初以前的医药书籍，远自《黄帝内经》，近到元代《风科集验名方》，几乎囊括了汉代至元初所有价值较高的中医文献精华，对源于中国的医药知识进行了较为全面的整理和研究。考察此书引录的文献内容，大凡各种类别的中医文献在《万安方》中都有引载，涉及医经、伤寒、病理、本草、医方、内科、外科、妇产科、儿科、五官科、针灸等方面。性全自称所见汉、魏、唐、宋经验之方凡二百余部，二千多卷。又据郭秀梅等学者统计，《万安方》中一共出现了331种书名。① 此外，尚有一些非医学类文献如《周礼》《吕氏春秋》《尔雅》《齐民要术》《梦溪笔谈》等，在《万安方》中也有引载。性全对引用文献的处理十分严谨，绝大多数引文均以书名或作者名的形式明确标明了出处，为后人据此追溯原始文献提供了极大的便利。

中国宋代的《圣济总录》堪称医学全书，是宋代医官征集民间及医家所献医方，结合“内府”所藏秘方，经整理汇编而成。全书二百余卷，分为66门，载方近2万首，内容包罗内、外、妇、儿、五官、针灸诸科及养生、杂治等。全书按疾病分门，每门之下又分若干病证，每种病证先论病因病机，次列方药治疗，既有理论，又有方药。“逐病分门，门各有方。据经立论，论皆有统。盖将使读之者观论以求病，因方以命药，则世无不识之病，病无妄投之药。”② 经元人校勘整理的《大德重校圣济总录》传入日本后，受到日本医家的高度重视。梶原性全即重点参考《圣济总录》来编撰《万安方》一书。在六十二卷《万安方》之中，卷第一至卷第二十七属内、外科疾病，除卷第六上、十五、十六、二十二之外，绝大部分均仿照《圣济总录》的体例编撰，涉及该书二百卷中的三十八卷。梶原性全对内、外科疾病的构架编目、所设病种、所分门类、所出病证等，大多依照《圣济总录》，但对病证的医理论述和具体治方的采撷则不仅仅限于《圣济总录》，而是从包括《圣济总录》在内的众多中国医籍中择优选要并精心编排。

---

① 郭秀梅，小曾户洋，冈田研吉.《万安方》引中国医书管窥［J］. China Med.，1998，9（3）：129.

② 宋徽宗敕撰. 大德重校圣济总录·焦养直序［M］. //樱井千介等解说. 东洋医学善本丛书：第35册. 大阪：オリエント出版社，1994：3.

有关病证的医理论述，以“论曰”引出者，多为《圣济总录》的原文；所引其他医著，则分别以书名或作者名列出。在治疗医方部分，采用了部分《圣济总录》的原方，未加任何标识，但有些治方是从该书其他门类不同病证中选来；凡引自其他著作的医方，基本都标明了来源出处。总体来说，在每一种病证之下，《万安方》载录的医方一般均少于《圣济总录》，是梶原性全参考了大量中国医籍，结合自己的医学认知和临床实践，经过综合考量之后精心遴选出的实用可行医方。

分析此书所引中国不同时期的医药文献，可以从一个侧面窥视中日医学交流的情况。例如，书中引用最多的是宋代文献，说明当时中日医学交流十分频繁。直到元初，中日两国的医学交流依然源源不绝，这从《万安方》引用了元代《风科集验名方》一书的史实可以得到印证。《风科集验名方》由金末太医赵大中原撰，经元人赵素、左斗元校补，刊行于1306年。在《万安方》总目和卷第二中两次言及该书书名和内容。在卷第二之末，性全书有“正和四年十一月二日已刻抄之”之语。日本正和四年相当于1315年，说明性全最迟在1315年就已经看到《风科集验名方》，距该书刻成仅有9年。可见，在元代，中医文献可以在成书不久就传到日本，中国最新医学知识能够迅速传播日本，并在日本医家编撰的医籍中反映出来。

从版本学的角度考察，《万安方》中引用的文献，所采用的全部都是元初以前甚至宋以前的版本。例如，《万安方》引用的《葛氏肘后方》，是东晋葛洪所撰《肘后备急方》早期的传本，其书名与日本宽平三年（891）藤原佐世《日本国见在书目录》的记载一致。① 可见，这种传本最晚在891年已经传入日本，且未经金人杨用道改编过，与中国国内通行的八卷本《肘后备急方》存在一定的差异。

值得注意的是，在《万安方》载录的众多医药文献中，有很多是中国国内已经散佚失传的医籍。如《万安方》大量引用了元代柳森（字立夫）《可用方》一书的内容，性全多次注其作者为“森立夫”，书中出现“《可用方》”175次，“《可用》”76次，“森立夫”人名26次；另有未注《可用方》书名，但以“同”“同方”表示同样来源于《可用方》者69次。以上数字相加，可以大体得知《万安方》中至少有346处涉及了《可用方》的内容，所引《可用方》佚文3万余字，分布在《万安方》六十二卷中的二十六卷。笔者将《万安方》引录的《可用方》佚文汇聚在一起后发现，该书内容非常丰富，涉及内科、外科、妇产科、儿科众多疾病的证治及相关医理阐述。但是，《可用方》一书早已亡佚，除《万安方》之外，其佚文仅在《永乐大典》可以看到，但数量寥寥无几。正如郭秀梅等言：“《永乐大典医药集》中可见几处略载其方药，且名为柳森《可用方》。”② 目前为止，《可用方》的佚文未见载于除《万安方》《永乐大典》之外的其他文献。可见，发掘和研究《万安方》中保存的亡佚文献，尤其是其他著作中罕见的医籍佚文，对于辑复部分中国失传古医籍具有重要的意义。

《万安方》以收载临床各科治疗方药为重。据笔者粗略统计，在全书所载医方中，有明确方名者3183首；另有部分医方尚无方名，仅在药物组成前以“又方”的形式出现，共有273处；除此之外，还有相当一部分医方，题为“治……（症状）方”，其下列出药物组成和炮制、煎服方法等，此类医方数量众多，一时无法完全统计出来。可见，《万安方》所收医方极为丰富。另一方面，性全收载之方剂型多样，有散剂、汤剂、丸（圆）剂、丹剂、膏剂、酒剂；既有内服，又有外用，形式多样。从各类剂型的数量来看，以散剂最为多见，汤剂次之，其他依次为丸（圆）剂、丹剂、膏剂、酒剂等。

《万安方》的选方以临床易用和疗效可靠为原则。中国唐宋金元时期出现了多种大型方书，如宋代《太平圣惠方》《圣济总录》等，收载医方达一二万之多。尽管载方数量丰富，但因其卷帙浩繁也给临床应用带来不便。《万安方》综合元代以前众多著作中的有效方药，包括时方、经方、单方、验方等，择其精华加以收录。如卷第五十二“泻药门类”下，所选医方主要来源于宋代《圣济总录》《太平惠民和剂局方》、元代《御药院方》，以及亡佚医籍《可用方》，少数选自唐代《备急千金要方》、宋代《是斋百一选方》《究原方》《信效方》（后二书已佚）。由于性全本人是当时有名的僧医并曾以医服务于最高统治者，

---

① （日）藤原佐世．日本国见在书目［M］．日本奈良县大和文华馆所藏钞本．

② 郭秀梅，小曾户洋，冈田研吉．《万安方》引中国医书管窥［J］．China Med.，1998，9（3）：132．

故其所选治方的临床效果和实用价值大多是可以肯定的。

此外，性全选录医方时，常常综合载录各家著作的论述。如卷第五十二“泻药门类”下的温白圆，来源于《太平惠民和剂局方》卷之三“治一切气”中。性全除摘录《太平惠民和剂局方》原书中温白圆的主治症状、药物组成、炮制方法、煎服方法外，还罗列《婴孺方》《究原方》，以及《太平惠民和剂局方》其他章节对此方异名、主治、服法等的论说，使读者对此方的主治和疗效有较为全面的认识，更加便于临床运用。

《万安方》对医方的编列并非机械地照搬组合，作者对疾病和证型的分类认识也具有较高的水平。本书对方剂的分类主要采用病证分类法，且分类精细，临床查阅极为方便。如卷第五十一“一切诸痛门”，将人体疼痛性疾病按照部位分为头痛、心痛、心腹痛、腹痛、胸胁痛、手臂痛、肩背痛、腰痛、腰膝脚痛等全身单一部位或多部位联合的痛证。头痛又按照病因分为厥头痛、风头痛、痰头痛等。在每一类病名之下，所录治疗方法和方药剂型多样，如“腰膝脚痛”一节，内治方药有活血应痛圆、薏苡仁圆、狗脊丸、附子丸等丸（圆）剂，鹭鸶藤散、舒筋散等散剂，黄耆浸酒、虎骨酒等酒剂；外用则有豆豉汤洗、导引法，有时还配合运用灸疗之法。

《万安方》一书载录了大量仲景经方的内容，这些经方的适应病证涉及内、外、妇、产、儿诸科疾病。本书卷第六至八专门论述伤寒；卷第三十一至三十八的妇科卷及卷第三十九至四十九的儿科卷，对妇人、小儿伤寒也有专门论述。本书中引用的经方内容多数出自《仲景伤寒论》《备急千金要方》《外台秘要》《圣济总录》《太平惠民和剂局方》《伤寒一览方》《南阳活人书》《全生指迷方》《三因极一病证方论》《易简方》《究原方》《本事方》《大全良方》《必用方》《可用方》《事证方》《魏氏家藏方》《苏沈良方》《张涣》《胡氏家传》等医籍。由此可见，其所引用的文献来源范围广泛，不仅有《备急千金要方》《圣济总录》之类的大型方书，也采辑了历代许多鲜为人知的医家的经验方书、家传医方等。其中直接标明引自张仲景《伤寒论》和《金匮要略》的经方内容很少，多数系间接转引自唐宋时期的其他医籍，说明梶原性全非常注重博采众家之长，重视学习诸家运用经方的有效经验，并亲自尝试验证其治疗效果，然后予以归纳总结并撰入书中。总之，《万安方》的经方内容秉承和汲取了仲景经方的灵魂与精华，同时综合历代医家对仲景经方的创见，从多个侧面阐发了所引经方的实用性和有效性，并在一定程度上对仲景经方有所发展。

性全对儿科疾病十分重视，从本书卷第三十九至四十九，小儿诸疾在《万安方》全书中占了较大比例，共用了十一卷的篇幅，仅次于内科病的证治。《万安方》中的儿科部分，大量参考了《备急千金要方》《外台秘要》《太平圣惠方》《幼幼新书》等书中的相关内容，其中90%以上来源于宋代刘昉的《幼幼新书》。书中将儿科疾病按病分门，门下列证，共记载了小儿惊痫、伤寒、咳喘、疳病、泄泻等近百种疾病的辨证、方药、相关治法及初生小儿养护法，几乎涵纳了儿科常见病证的内服及外治疗法，对于研究《幼幼新书》在日本的传承及影响具有重要意义。

尽管《万安方》是一部以记载方剂为主的医书，但梶原性全针对各种病证除了列举大量的治病医方外，往往还附有相应的灸疗内容，体现出性全灸药并用的思想。本书中卷第五十七是独立的针灸专篇，罗列了近百个常用针灸穴位的取穴方法，主要说明灸穴部位、灸疗方法、治疗功效、施灸禁忌及灸后处理等内容。在此卷开篇，性全说明了此卷内容的学术渊源，即：“以《资生经》为本，以《铜人》《明堂》增之。”由此可见，《黄帝明堂灸经》《铜人腧穴针灸图经》《针灸资生经》三部针灸著作对《万安方》的灸法部分产生了很大影响。除卷第五十七外，本书中还有许多灸治之法，散在于全书各卷之中。从其灸治方法来看，性全对施灸的取穴定位、直接灸、隔物灸、艾炷大小、施灸壮数、灸疗禁忌和灸后养护等论述甚详；从灸疗的适应证来看，除妇科病证有一定禁忌外，其可治疾病的范围十分广泛，且无论大人、小儿均可施灸。同时，本书中多处记载了灸药配合以增强疗效的内容。中医灸法在《万安方》中被大量转录保存，使后人能够依据此书探究日本镰仓时代灸法的具体运用情况，也可以借此窥视中国元代以前灸法的运用及发展水平。从这个意义上说，传承了中国唐、宋、元时期医学精华的《万安方》，其书中记载的灸疗理论与方法，尚有许多值得今人发掘、借鉴和利用的精华，具有重要的医学价值和实际意义。

现今所见《万安方》的卷第五十四为脏腑经脉形候，绘有“正面图”“前向图”“背图”“右右同向图”等五脏六腑图9幅，还有十二经脉循行及要穴之图12幅，共计绘图21幅。每幅图后都附有日文解说，阐述五脏六腑的藏象、功能及十二经脉的循行路径、主要病证及主治要穴等。学者黄龙祥认为：“传世本《万安方》第五十四卷系《顿医抄》第四十四卷的错入。”① 在中国北宋庆历年间（1041—1048），广南西路（今属广西）起义领袖欧希范及其部下被官兵诱杀。行刑之后，州吏吴简命医官与画工共同解剖了欧希范等人的56具遗体，尤其是对欧希范遗体的喉部、胸腹腔脏腑进行了详细观察，并由画工宋景绘成图谱，俗称《欧希范五脏图》。这是现知中国最早的人体解剖图，惜原图早已亡佚。《欧希范五脏图》被宋代杨介收入《存真环中图》中，并补充了十二经脉的循行图，但杨介之图在国内亦极为罕见，却在《万安方》中较为完整地保存下来，反映出当时的日本完全接受了中国宋代的解剖学说和经脉学说。这部分内容是研究中国解剖及经脉的珍稀文献史料。

《万安方》的最后四卷为药学内容，主要取材于《证类本草》，所依据的是《经史证类大观本草》系统的传本。在此基础上，融入了唐宋本草、方书及其他文献中的相关内容。性全针对日本人的实际需求整理药学知识，侧重于对药物的辨别，将中国医药文献对药物的描述，与日本本土所产药物相结合，总体呈现出简明扼要、方便易用的特征。本书中的药学内容主要有两大部分，其一为“药名类聚”，收载药物1835种，仿照日本古辞书《色叶字类抄》（1144—1165）的分类方法，分为人伦、人体、人事、饮食、杂物、光彩、員数和词字8类，以性能为主载录药物。其二称“照味镜”，记录了70余种食物本草的和名、性味和功用效能，主要引自中国本草和方书，且均标记有文献出处。《万安方》中的药学内容，反映了宋代本草学对日本镰仓时代药学的影响。分析本书的药学内容可知，当时的日本本草学，已经开始尝试摆脱对中国本草文献的单纯摘录模仿形式，对于本草的研究参考了方书的内容，且将中国文献与日本实际相结合，开始少量融入了自己的药学实践经验。

如前所述，《万安方》具有非常丰富的医学内容，在文献学、临床医学、药物学等方面均具有很高的学术价值。此外，尽管《万安方》的主体内容系引录中国医药文献编成，但书中也加上了少量性全自己的医学见解。为将自撰内容与引用文献加以区别，性全用“私云”（177条）、“私谓”（75条）、“私言”（19条）、“私”（11条）、“私号”（7条）、“私加”（6条）、“私曰”（4条）、“私案”（4条）、“私名”（4条）、“私意”（3条）、“私按”（1条）、“私注”（1条）、“私语”（1条）、“私同”（1条）等字词标识，总计共有314条性全自己的按语。这些按语常以小字注文的形式出现，内容多为性全对药物名称、组成、剂量、加减、服法、度量衡、灸疗取穴及施灸壮数等的个人见解，是性全在学术研究和临床实践过程中的经验总结。尽管在全书所占比例并不大，但正是由于性全加上的这些按语，显示出性全在整理、研究的基础上，对源于中国的医药知识亲试实验，并有了一定程度的发挥，部分反映出中日两国在治疗疾病和用药经验上各自的特色和差异，尤其值得今人发掘整理。

综览《万安方》全书，可以大致概括出以下11个方面的特点：第一，根据性全所处时代的治病需求，摘录临床常见、多发病证的相关文献；第二，适应病证广泛，并通过所载医方的灵活加减化裁，将适应证范围进一步扩大；第三，所载医方的药材在当时当地易取易得，舍弃了部分日本罕见的药材；第四，删繁就简，追求实用有效，略去了相关门类病证中过于繁琐的医理阐发；第五，具有明确的辨证要点，强调“方证相对”；第六，因人、因时、因地制宜，加减化裁，灵活施用；第七，部分医方的药物剂量，根据日本人的体质酌情调整，或整体药量发生变化，或方中某些药物剂量有所变化；第八，重视药物的炮制，相关医方对药物的炮制法从简单到复杂都有记载；第八，重视方剂的煎服法；第九，剂型丰富，囊括了汤、散、膏、丸、丹、酒等剂型；第十，关注到唐、宋两代度量衡的差异；第十一，注重辨别易混淆证候等。

总之，《万安方》全书内容丰富多彩，涵括了基本医学理论和临床各科疾病的防治方法与经验。全书

---

① 黄龙祥．中国针灸学术史大纲［M］．北京：华夏出版社，2001：338.

主要引录中国唐宋时期的医学著作，经过梶原性全择选精要，重新编纂而成，是研究中国唐宋医学、元初以前中日医学交流史以及日本镰仓时代汉方医学发展的珍贵文献资料。

4. 版本情况

《万安方》是14世纪日本著名僧医梶原性全的家传秘本，书成之后在300多年间一直鲜为人知。医家冈本宗什“以白银十两从建仁寺大统庵购得”时，时间已是公元1600年前后。[①] 又至日本延享二年（1745），宗什后人冈本寿品等重新抄录一部并晋献江户幕府将军，因称其为“献上本”，此本现藏于日本国立公文书馆内阁文库。其后，冈本寿品依据的原本亦散佚不存，唯其献上本至少有16种传本辗转流传并保存下来，且全部为钞本，今分藏于日本国立国会图书馆、日本国立公文书馆内阁文库、静嘉堂文库、宫内厅书陵部、东京博物馆、九州大学图书馆、京都大学图书馆、京都大学图书馆富士川文库、东京大学图书馆鹗轩文库、东北大学图书馆狩野文库、大阪府立中之岛图书馆石崎文库、杏雨书屋、乾乾斋文库、尊经阁文库、无穷会神习文库、彰考馆[②]以及台北故宫博物院图书文献馆[③]。

本次校点采用的底本，为日本国立公文书馆内阁文库所藏延享二年（1745）钞本。此即冈本寿品献上本，是《万安方》现存最早的传本。此本藏书号“枫195函1号”，存六十二卷57册，其中含卷首一卷，缺卷第八下、卷第十八。四眼装帧。书皮题笺书“万安方”，无扉叶。卷第一首叶署“覆载万安方卷第一　性全撰”。书首有冈本寿品“献万安方序”，书末无跋。序首叶及各卷首叶多处钤有“日本政府图书”方印1枚。在卷第一首叶、卷第六十二末叶，载有室町幕府第三代将军足利义满鹿苑院的花押；又在各卷之末，多处可见梶原性全本人的花押。全书无框廓及界格栏线。每半叶8行14字。无版心、鱼尾。此本错简现象较为严重，致书中许多内容不相接续，若未经整理复元则难以卒读。

综上所述，《万安方》被誉为“另一部《医心方》”，是继丹波康赖《医心方》之后传存于世的日本医学名著。书中大量征引辑录以《圣济总录》为代表的中国唐、宋、元医学文献，忠实地继承了元初以前的中医精华，保存了部分在中国散佚失传的医籍内容。全书内容丰富，结构完备，引据严谨，代表着中国唐、宋、元医学在国外传承发展的最高水平。此书旁征博引，按病分门，门下列证，据证出方。其选用的医方，多系在充分参考中国医籍的基础上精选出来的效验良方，具有较高的临床实用价值，深受日本医界推崇，被后世奉为秘宝。今校点出版此书现存最早的钞本，希望能为国内读者研究唐宋元初的中国医方、探讨中日医学交流提供富有特色的珍贵史料，为比较研究中日两国的治病用药经验和特色，开拓中医临床提供更加广阔和丰富的资料来源。

校点者

2017年12月

---

① 石原明. 梶原性全の生涯とその著書［J］. // 梶原性全. 覆载万安方［M］. 影印内阁文库藏延享二年（1745）钞本. 东京：日本科学书院，1986：1750.

② （日）国书研究室. 国书总目录：第7卷［M］. 东京：岩波书店，1977：484.

③ 台北故宫博物院.（台北）国立故宫博物院善本旧籍总目［M］. 台北：故宫博物院图书文献馆，1973：727.